# 科尔曼脂肪注射
## 从填充到再生

# Fat Injection
## From Filling to Regeneration

# Second Edition

主编　Sydney R. Coleman

Riccardo F. Mazzola

Lee L. Q. Pu

主译　李发成　王　阳

韩雪峰　斯楼斌

上海科学技术出版社

**图书在版编目（CIP）数据**

科尔曼脂肪注射：从填充到再生 / （美）悉尼·R.
科尔曼（Sydney R. Coleman），（意）里卡多·F. 马佐拉
（Riccardo F. Mazzola），（美）蒲力群（Lee L. Q. Pu）
主编；李发成等主译. -- 上海：上海科学技术出版社，
2021.1
ISBN 978-7-5478-4965-1

Ⅰ. ①科… Ⅱ. ①悉… ②里… ③蒲… ④李… Ⅲ.
①脂肪组织－移植术(医学) Ⅳ. ①R622

中国版本图书馆CIP数据核字(2020)第101014号

--------------------------------------------------------

Copyright© 2018 of the original English language edition by Thieme
Medical Publishers, Inc., New York, USA
Original title：
Fat Injection–From Filling to Regeneration, 2/e
by Sydney R. Coleman/Riccardo F. Mazzola/Lee L.Q. Pu
Illustrated by Eric Olson, Wendy Hiller Gee, and Kathy M.Grey

上海市版权局著作权合同登记号 图字： 09-2019-617 号

封面图片由译者提供

**科尔曼脂肪注射**
从填充到再生

主　编　Sydney R. Coleman　Riccardo F. Mazzola　Lee L.Q. Pu
主　译　李发成　王　阳　韩雪峰　斯楼斌


上海世纪出版(集团)有限公司 出版、发行
上 海 科 学 技 术 出 版 社
（上海钦州南路 71 号　邮政编码 200235　www.sstp.cn）
上海雅昌艺术印刷有限公司印刷
开本 889×1194　1/16　印张 49　插页 4
字数：1400 千字
2021 年 1 月第 1 版　2021 年 1 月第 1 次印刷
ISBN 978-7-5478-4965-1/R · 2111
定价：498.00 元

--------------------------------------------------------

本书如有缺页、错装或坏损等严重质量问题，
请向工厂联系调换

# 内容提要

本书是脂肪移植领域最经典的教科书，由 Coleman 技术的发明人 Sydney R. Coleman 教授领衔主编，世界近百位专家参编。20 世纪 90 年代，Coleman 基于其丰富的自体脂肪移植经验，确立了脂肪移植技术的正式步骤及其理论体系。这一体系获得世界各地整形外科专家的认可，逐渐成为脂肪移植的金标准。2018 年，*Fat Injection:From Filling to Regeneration* 第二版出版，与前一版（2009 年）相比，本版增加了大量内容，涵盖脂肪移植的几乎所有细分领域，是目前有关脂肪移植最有临床指导意义的教科书，全面详尽地介绍了脂肪移植的几乎所有相关技术。书内含有照片、插图 1 500 余幅，着重讲解了如何合理设计各部位脂肪移植手术，即针对患者的个体差异，合理应用技术，合理安排手术流程。

本书适合整形美容外科、修复重建外科的医生以及干细胞与再生医学领域的研究人员等阅读与参考。

# 献 辞

致已故的 Byron Economidy，在我致力探索脂肪塑形奥秘的过程中，他给予了我始终如一的支持。

——S.R.C.

献给我聪慧、忠贞的妻子 Carola，感谢她对我的支持；献给我的孩子——非凡的 Isabella 与 Sebastiano。

——R.F.M.

献给我的妻子 Yu-Shan (Emily)，以及我的孩子 Felix、Dustin 与 Adrian，他们的爱与谅解，以及无私的奉献与支持使本书得以出版。

——L.L.Q.P.

# 译者名单

## 主　译

李发成　中国医学科学院整形外科医院
王　阳　北京协和医院
韩雪峰　中国医学科学院整形外科医院
斯楼斌　北京协和医院

## 副主译
（按姓氏笔画排序）

王永前　中国医学科学院整形外科医院
刘成胜　北京京美医疗美容连锁机构
刘　凯　长沙凯莱医疗美容门诊部
张光正　台北立新美学诊所
张　诚　首都医科大学附属北京世纪坛医院
金培生　徐州医科大学附属医院

## 参译人员
（按姓氏笔画排序）

于　璐　中国医学科学院整形外科医院　　甘海平　江西南昌美林医疗美容门诊部
马秀伟　上海玺美医疗美容机构　　　　　石思银　重庆星艺美医疗美容机构
马希达　大连医科大学附属第一医院　　　龙　飞　北京协和医院
王小民　同济大学附属东方医院　　　　　田　怡　重庆医科大学附属第二医院
王沛森　北京京韩医学美容集团　　　　　史凯旋　湖南伊百丽医疗美容集团
王　波　沧州瑞美医疗美容医院　　　　　乔　单　新疆明医星整形美容门诊部
王禹能　中国医学科学院整形外科医院　　乔爱军　北京京韩医学美容集团
王晨羽　北京协和医院　　　　　　　　　任学会　北京禾美嘉医疗美容机构
孔　晓　河南郑州郑东美美医疗美容门诊部　刘　杨　武汉五州整形美容医院

| | | | |
|---|---|---|---|
| 刘 柳 | 河北医科大学第三医院 | 钟德成 | 厦门思明臻医整形外科门诊部 |
| 刘 峰 | 南昌普瑞医疗美容门诊部 | 俞楠泽 | 北京协和医院 |
| 杨伊兰 | 北京协和医院 | 姜婵媛 | 中国医学科学院整形外科医院 |
| 杨兆恩 | 重庆妮丝医疗美容门诊部 | 秦 锋 | 北京协和医院 |
| 杨智斌 | 中国医学科学院整形外科医院 | 袁 杰 | 北京立奥医疗美容门诊部 |
| 杨 磊 | 河北医科大学第三医院 | 晋圣阳 | 中国医学科学院整形外科医院 |
| 李长富 | 北京彤美医疗美容门诊部 | 郭昌灏 | 北京常好丽格医疗美容机构 |
| 李 丹 | 中国人民解放军总医院 | 郭艳萍 | 徐州医科大学附属医院 |
| 李文府 | 福州爱美尔医疗美容门诊部 | 陶常波 | 徐州医科大学附属医院 |
| 李 洁 | 中国医学科学院整形外科医院 | 堵顶云 | 北京航天总医院 |
| 李 莎 | 爱颜医疗美容诊所 | 黄小善 | 江西时向医疗美容门诊部 |
| 李海瑞 | 北京协和医院 | 黄安华 | 长沙爱思特医疗美容医院 |
| 李雪阳 | 徐州医科大学附属医院 | 黄 奔 | 中国医学科学院整形外科医院 |
| 李斯磊 | 中国医学科学院整形外科医院 | 黄宗霖 | 中国医学科学院整形外科医院 |
| 李 强 | 徐州医科大学附属医院 | 曹玉娇 | 中国医学科学院整形外科医院 |
| 肖孟春 | 北部战区 65535 部队医院 | 戚 征 | 北京协和医院 |
| 张文超 | 北京协和医院 | 梁青松 | 新疆青松星范医疗美容门诊部 |
| 张弘沛 | 重庆医科大学附属第二医院 | 韩 勇 | 南宁梦想医疗美容门诊部 |
| 张旭龙 | 中国医学科学院整形外科医院 | 董立鹏 | 山东威海董立鹏整形美容门诊部 |
| 张若冰 | 江苏无锡市第二中医医院 | 程金龙 | 北京亚奥医疗美容机构 |
| 张明子 | 北京协和医院 | 鲁树荣 | 成都美壹典医疗美容门诊部 |
| 张京伟 | 四川经纬医美整形连锁机构 | 谢大明 | 江苏连云港大明整形美容门诊部 |
| 张爱君 | 徐州医科大学附属医院 | 靳绍东 | 北京叶子整形美容医院 |
| 陈 杰 | 长沙凯莱医疗美容门诊部 | 蔡伟平 | 广西南宁东方医疗美容医院 |
| 邵 宏 | 浙江义乌欧莱美医疗美容医院 | 翟培明 | 海南省第五人民医院 |
| 罗 琦 | 武汉华美整形外科医院 | 薛红宇 | 北京大学第三医院 |
| 孟 湉 | 北京协和医院 | | |

# 编者名单

## 主 编

**Sydney R. Coleman, MD**
Clinical Assistant Professor of Plastic Surgery,
Hansjög Wyss Department of Plastic Surgery,
NYU School of Medicine, NYU Langone Medical
Center, New York, New York

**Lee L. Q. Pu, MD, PhD, FACS, FICS**
Professor of Surgery, Division of Plastic Surgery,
University of California, Davis, Sacramento,
California

**Riccardo F. Mazzola, MD**
Plastic Surgeon, Department of Clinical Sciences
and Community Health, University of Milan;
Fondazione IRCCS Ca' Granda, Policlinico,
Milan; Director, G. Sanvenero Rosselli
Foundation for Plastic Surgery, Milan, Italy

## 参编人员

**Zeni Alfonso, PhD**
Senior Scientist, Navigate BioPharma (Novartis),
Carlsbad, California

**Eric Auclair, MD**
Membre SoFCPRE, SOFCEP, ISAPS (Société
Internationale) Board Member, Chairman of
Fellowship Program, Président SOFCEP 2012,
Clinique Nescens Paris Spontini, Paris, France

**Valeria Bandi, MD**
Reconstructive and Aesthetic Plastic Surgery
School, Department of Medical Biotechnology
and Translational Medicine BIOMETRA, Plastic
Surgery Unit, Humanitas Clinical and Research
Center, University of Milan, Milan, Italy

**Barbara Banzatti, MD**
Reconstructive and Aesthetic Plastic Surgery
School, Department of Medical Biotechnology
and Translational Medicine BIOMETRA, Plastic
Surgery Unit, Humanitas Clinical and Research
Center, University of Milan, Milan, Italy

**Janos A. Barrera, MD**
Plastic Surgery Resident, Division of Plastic and Reconstructive Surgery, Stanford Health Care, Stanford, California

**Francesco Bertolini, MD, PhD**
Laboratory of Hematology-Oncology, European Institute of Oncology, Milan, Italy

**Jacqueline Bliley, MS**
Research Fellow, Carnegie Mellon University, Pittsburgh, Pennsylvania

**Massimiliano Brambilla, MD**
Board Certified Plastic Surgeon, Plastic and Breast Surgery Unit, General and Transplant Surgery Department, IRCCS Fondazione Ospedale Maggiore Policlinico, Milan, Italy

**James Christian Brown, MD**
Division of Plastic and Reconstructive Surgery, Department of Surgery, University of Florida College of Medicine, Gainesville, Florida

**Daniel Calva, MD**
Miami Breast Center, Key Biscayne, Florida

**David Cangello, MD, FACS**
Department of Plastic Surgery, Lenox Hill/Manhattan Eye, Ear, and Throat Hospital, New York, New York

**Giovanna Cantarella, MD**
Staff Physician, in charge of the Laryngology Unit, Department of Otolaryngology, Fondazione IRCCS Ca' Granda Ospedale Maggiore Policlinico, Milan, Italy

**Barbara Catania, MD**
Reconstructive and Aesthetic Plastic Surgery School, Department of Medical Biotechnology and Translational Medicine BIOMETRA, Plastic Surgery Unit, Humanitas Clinical and Research Center, University of Milan, Milan, Italy

**Fabio Caviggioli, MD**
Reconstructive and Aesthetic Plastic Surgery School, MultiMedica Holding S.P.A., Plastic Surgery Unit, University of Milan, Sesto San Giovanni, Milan, Italy

**Valerio Cervelli, MD**
Associate Professor and Chief of Plastic and Reconstructive Surgery, University of Rome Tor Vergata, Rome, Italy

**Luigi C. Clauser, MD, DMD, PhD, FEBOMFS**
Clinical Professor, Director and Chief, Unit of Cranio-Maxillo-Facial Surgery, St. Anna Hospital and University, Ferrara, Italy

**Giamaica Conti, PhD**
Researcher in Radiology, Toxicology, and Neuroradiology, Department of Neurological and Movement Sciences, University of Verona, Verona, Italy

**Guido Cornegliani, MD**
Reconstructive and Aesthetic Plastic Surgery School, MultiMedica Holding S.P.A., Plastic Surgery Unit, University of Milan, Sesto San Giovanni, Milan, Italy

**Odile Damour, MD**
Hospices Civils de Lyon, Lyon, France

**Aurélie Daumas, MD**

Department of Internal Medicine, Assistance Publique des Hôpitaux de Marseilles, Aix-Marseilles University, Marseilles, France

**Emmanuel Delay, MD, PhD**

Department of Plastic Surgery, Leon Berard Center, Lyon, France

**Albert D. Donnenberg, PhD**

Professor of Medicine, Director, University of Pittsburgh Medical Center, Hematopoietic Stem Cell Laboratories; Director, University of Pittsburgh Cancer Institute, Cytometry Facility, Pittsburgh, Pennsylvania

**Vera S. Donnenberg, PhD, FCP**

Associate Professor, Department of Cardiothoracic Surgery, University of Pittsburgh School of Medicine; Member, University of Pittsburgh Cancer Institute, McGowan Institute of Regenerative Medicine, Pittsburgh, Pennsylvania

**Giovanni Elia, MD**

Craniofacial Fellow, Unit of Cranio-Maxillo-Facial Surgery, St. Anna Hospital and University, Ferrara, Italy

**Dino Elyassnia, MD**

Marten Clinic of Plastic Surgery, San Francisco, California

**Joan Fontdevila, MD, PhD**

Chief, Department of Plastic and Maxillofacial Surgery, Hospital Clinico de Barcelona; Professor of Surgery, Department of Surgery and Surgical Specialties, University of Barcelona, Barcelona, Spain

**Davide Forcellini, MD**

Reconstructive and Aesthetic Plastic Surgery School, MultiMedica Holding S.P.A., Plastic Surgery Unit, University of Milan, Sesto San Giovanni, Milan, Italy

**Jean-Louis Foyatier, MD**

Plastic Surgeon, St. Luc St. Joseph Hospital, Lyon, France

**John K. Fraser, PhD**

Chief Scientist, Cytori Therapeutics, Inc., San Diego, California

**Manlio Galiè, MD, DMD, FEBOMFS**

Clinical Professor, Unit of Cranio-Maxillo-Facial Surgery, St. Anna Hospital and University, Ferrara, Italy

**Riccardo Gazzola, MD**

Plastic Surgeon, Department of Plastic Surgery, Policlinico di Monza, Monza, Italy

**Pietro Gentile, MD, PhD**

Chief, Department of Plastic and Reconstructive Surgery, Catholic University, Tirane, Albania; Research Fellow, University of Roma Tor Vergata, Rome, Italy

**Micol Giaccone, MD**

Reconstructive and Aesthetic Plastic Surgery School, Department of Medical Biotechnology and Translational Medicine BIOMETRA, Plastic Surgery Unit, Humanitas Clinical and Research

Center, University of Milan, Milan, Italy

**Silvia Giannasi, MD**
Reconstructive and Aesthetic Plastic Surgery School, Department of Medical Biotechnology and Translational Medicine BIOMETRA, Plastic Surgery Unit, Humanitas Clinical and Research Center, University of Milan, Milan, Italy

**Brigitte Granel, MD, PhD**
Department of Internal Medicine, Vascular Research Center, Hôpitaux de Marseille, Aix-Marseilles University, Marseilles, France

**Damian Grybowski, MD**
Research Fellow, Department of Plastic Surgery & Bioengineering, University of Pittsburgh, Pittsburgh, Pennsylvania

**Samia Guerid, MD**
Centre Léon Bérard, Lyon, France

**Geoffrey Cash Gurtner, MD, FACS**
Professor of Surgery, Department of Surgery, Stanford University, Stanford, California

**Steven E. R. Hovius, MD, PhD**
Department of Plastic and Reconstructive Surgery, Erasmus Medical Center, Rotterdam, The Netherlands

**Hester J. Kan, MD, PhD**
Resident in Training, Department of Orthopedic Surgery, Noordwest Ziekenhuisgroep Alkmaar, Alkmaar, The Netherlands

**Adam J. Katz, MD, FACS**
Professor, Division of Plastic Surgery, Department of Surgery, University of Florida, Gainesville, Florida

**Roger K. Khouri, MD, FACS**
Surgeon and Founder, Miami Hand Center, Miami, Florida

**Bong-Sung Kim, MD**
Resident, Department of Plastic Surgery, Hand Surgery, Burn Center, RWTH University Hospital Aachen, Aachen Germany; Visiting Researcher, Department of Internal Medicine, Rheumatology, Yale School of Medicine, New Haven, Connecticut

**Francesco Klinger, MD**
Reconstructive and Aesthetic Plastic Surgery School, MultiMedica Holding S.P.A., Plastic Surgery Unit, University of Milan, Sesto San Giovanni, Milan, Italy

**Marco Klinger, MD**
Professor, Department of Plastic, Reconstructive and Aesthetic Surgery, Università Degli Studi di Milano, Milan; Head Physician, Plastic, Reconstructive and Aesthetic Surgery, Humanitas Research Hospital, Rozzano, Milan, Italy

**Lauren E. Kokai, PhD**
Research Assistant Professor, Co-Director, Adipose Stem Cell Center, Department of Plastic Surgery, University of Pittsburgh School of Medicine, Pittsburgh, Pennsylvania

**Charlotte Lequeux, PhD**

Laboratoire des Substituts Cutanés, Edouard Herriot Hospital, University of Lyon, Lyon, France

**Fa-Cheng Li, MD, PhD**

Professor and Chief, Department of Body Contouring and Fat Grafting, Plastic Surgery Hospital, Peking Union Medical College, Chinese Academy of Medical Science, Beijing, China

**Qing Feng Li, MD, PhD**

Yangtze River Scholar Award Scheme Professor and Chairperson, Department of Plastic and Reconstructive Surgery, Shanghai Ninth People's Hospital, Affiliated to Shanghai Jiao Tong University School of Medicine, Shanghai, China

**Jeng-Yee Lin, MD**

Chief Plastic Surgeon, Department of Plastic Surgery, United Aesthetic Plastic Clinic; Attending Physician, Department of Plastic Surgery, Taiwan University, Taipei, Taiwan，China

**Andrea Lisa, MD**

Reconstructive and Aesthetic Plastic Surgery School, Department of Medical Biotechnology and Translational Medicine BIOMETRA, Plastic Surgery Unit, Humanitas Clinical and Research Center, University of Milan, Milan, Italy

**Visnu Lohsiriwat, MD**

Plastic Surgeon, Phuket Plastic Surgery Institute, Phuket, Thailand

**Zeshaan N. Maan, MD, MSc, MRCS**

Resident, Division of Plastic Surgery, Department of Surgery, Stanford University, Stanford, California

**Guy Magalon, MD**

Department of Plastic Surgery; Assistance Publique des Hôpitaux de Marseilles, Culture and Cell Therapy Laboratory, Aix-Marseilles University, Marseilles, France

**Jéremy Magalon, Pharm-D**

Assistance Publique des Hôpitaux de Marseille, Culture and Cell Therapy Laboratory, Aix-Marseilles University, Marseilles, France

**Luca Maione, MD**

University of Milan, Reconstructive and Aesthetic Plastic Surgery School, Department of Medical Biotechnology and Translational Medicine BIOMETRA, Plastic Surgery Unit, Humanitas Clinical and Research Hospital, Rozzano, Milan, Italy

**Alberto Marchetti, MD**

Resident, Department of Plastic and Reconstructive Surgery, and Burns Unit, University Hospital of Verona, Verona, Italy

**Alessandra Marchi, MD**

Breast Reconstruction Unit, Department of Plastic Surgery, Ospedale Civile Maggiore, Verona, Italy

**Maria Rosaria Marinozzi, PhD**

Department of Neuroscience, Biomedicine and

Movement Science, Anatomy and Histology Section, University of Verona, Verona, Italy

**Kacey Gribbin Marra, PhD**
Associate Professor, Department of Plastic Surgery, University of Pittsburgh School of Medicine, Pittsburgh, Pennsylvania

**Timothy Marten, MD, FACS**
Founder and Director, Marten Clinic of Plastic Surgery, San Francisco, California

**Constantino Mendieta, MD, FACS**
Plastic Surgeon, 4 Beauty Aesthetics Institute, Inc., Miami, Florida

**Ernest Michael Meyer, BA**
Manager, University of Pittsburgh Cancer Institute, Cytometry Facility, University of Pittsburgh Cancer Center, Pittsburgh, Pennsylvania

**Ali Mojallal, MD, PhD**
Professor, Department of Plastic Surgery, Co-Chair of the Plastic and Aesthetic Surgery Department, Croix Rousse Hôpital, Hospices Civils de Lyon, University Claude Bernard Lyon, Lyon, France

**Pierre Sébastien Nguyen, MD**
Plastic Surgeon, St. Roch Private Hospital, Toulon, France; Plastic Surgery Department, Laboratory of Cell Therapy, La Conception Hospital, Marseilles, France

**Julien Niddam, MD**
Department of Plastic Surgery, Assistance

Publique des Hôpitaux de Marseilles, Aix-Marseilles University, Marseilles, France

**Christianne A. van Nieuwenhoven, MD, PhD**
Department of Plastic and Reconstructive Surgery, Erasmus MC, Rotterdam, The Netherlands

**Norbert Pallua, MD, PhD, FEBOPRAS**
Professor and Chairman, Honorary Professor Mult., Department of Plastic Surgery, Hand Surgery, Burn Center, RWTH University Hospital Aachen, Aachen, Germany

**Jean-Yves Petit, MD**
Former Director of the Department of Plastic Surgery, European Institute of Oncology, Milan, Italy

**Cécile Philandrianos, MD**
Plastic Surgeon, Assistance Publique des Hôpitaux de Marseilles, Marseilles, France

**Maria Thereza Sarto Piccolo, MD, PhD**
Scientific Director, Pronto Socorro para Queimaduras, Goiânia, Goiás, Brazil

**Mônica Sarto Piccolo, MD, MSc, PhD**
Clinical Director, Pronto Socorro para Queimaduras, Goiânia, Goiás, Brazil

**Nelson Sarto Piccolo, MD**
Chief, Division of Plastic Surgery, Pronto Socorro para Queimaduras, Goiânia, Goiás, Brazil

**Smita R. Ramanadham, MD**
Assistant Professor, Division of Plastic and

Reconstructive Surgery, Department of Surgery, Boston University School of Medicine, Boston, Massachusetts

**Pierre Carlo Rey, MD**
European Institute of Oncology, Division of Plastic and Reconstructive Surgery, Milan, Italy

**Mario Rietjens, MD**
Director of the Plastic and Reconstructive Department, European Institute of Oncology (IEO); Professor of Plastic Surgery, University of Milan, Milan, Italy

**Gino Rigotti, MD**
Clinica San Francesco, Verona, Italy

**Jonathan Rodriguez, PhD**
Cornea Biology Laboratory, Stein Eye Institute, University of California Los Angeles (UCLA), Los Angeles, California

**Rod J. Rohrich, MD, FACS**
Clinical Professor and Founding Chairman, Distinguished Teaching Professor, Department of Plastic Surgery, University of Texas Southwestern Medical Center, Dallas; Founding Partner, Dallas Plastic Surgery Institute, Dallas, Texas

**Ondine Rouyer, Pharm-D**
Banque de Tissus et Cellules, Laboratoire des Substituts Cutanés, Hôpital Edouard Herriot, Hospices Civils de Lyon, Lyon, France

**J. Peter Rubin, MD, FACS**
University of Pittsburgh Medical Center Endowed Professor and Chair, Department of

Plastic Surgery, University of Pittsburgh School of Medicine, Pittsburgh, Pennsylvania

**Florence Sabatier, Pharm-D, PhD**
Culture and Cell Therapy Laboratory, Vascular Research Center, Assistance Publique des Hôpitaux de Marseille, Aix-Marseilles University, Marseilles, France

**Nolwenn Sautereau, MD**
Department of Internal Medicine, Assistance Publique des Hôpitaux de Marseille, Aix-Marseilles University, Marseilles, France

**Andrea Sbarbati, MD, PhD**
Department of Neuroscience, Biomedicine and Movement Science, Anatomy and Histology Section, University of Verona, Verona, Italy

**Benedikt Schäfer, Dr Med**
Department of Plastic Surgery, Hand Surgery, Burn Center, RWTH University Hospital Aachen, Aachen Germany

**Mayara N. A. Silva, MD**
Division of Plastic Surgery, Department of Surgery, Federal University of São Paulo, São Paulo, Brazil; The Adipose Stem Cell Research Laboratory, Department of Plastic Surgery, University of Pittsburgh School of Medicine, Pittsburgh, Pennsylvania

**Ewa Anna Siolo, MD**
Morningside Mediclinic, Morningside, South Africa

**Riccardo Tieghi, MD**
Assistant, Unit of Cranio-Maxillo-Facial Surgery, St. Anna Hospital and University, Ferrara, Italy

**Elie Toledano, MD**
Hand Center, Toulon, France

**Luca Vaienti, MD**
Specialista in Chirurgia Plastica, Ricostruttiva ed Estetica Specialista in Chirurgia della Mano Ordinario di Chirurgia Plastica, Ricostruttiva ed Estetica, Università degli Studi di Milano, Direttore dell'U.O. di Chirurgia Plastica, I.R.C.C.S. Policlinico San Donato Piazza Edmondo Malan, Milan, Italy

**Julie Veran, PhD**
Culture and Cell Therapy Laboratory, Assistance Publique des Hôpitaux de Marseille, Aix-Marseilles University, Marseilles, France

**Jennifer S.N. Verhoekx, MD, PhD**
The Eye Hospital Rotterdam, Rotterdam, The Netherlands

**Alessandra Veronesi, MD**
Reconstructive and Aesthetic Plastic Surgery School, Department of Medical Biotechnology and Translational Medicine BIOMETRA, Plastic Surgery Unit, Humanitas Clinical and Research Center, University of Milan, Milan, Italy

**Valeriano Vinci, MD**
Adjunct Professor, Humanitas University and Humanitas Research Hospital, Rozzano, Milan, Italy

**Chunmei Wang, MD, PhD**
Vice-Director, Chief and Professor, Department of Plastic and Reconstructive Surgery, Dongguan Kanghua Hospital, Guangdong, China

**Yun Xie, MD**
Department of Plastic and Reconstructive Surgery, Shanghai Ninth People's Hospital, Shanghai Jiao Tong University School of Medicine, Shanghai, China

**Kotaro Yoshimura, MD**
Professor and Chair, Department of Plastic Surgery, Jichi Medical University, Shimotsuke-Tochigi, Japan

**Ludovic Zimmerlin, PhD**
Research Associate, Oncology, Division of Pediatric Oncology, Johns Hopkins University, Baltimore, Maryland

# 中文版序一

Sydney R.Coleman 主编的《科尔曼脂肪注射：从填充到再生》一书一直是国内外整形外科脂肪移植领域的经典著作和学习范本，为从事脂肪移植领域的整形外科医师提供了重要的临床经验和学术借鉴。本书由世界著名的脂肪移植领域的顶尖专家编写，从基础研究到临床应用，汇集了多年的学术成果和临床经验，现已出版第二版。相较于第一版，此次修订更新了目前国际上最新最权威的脂肪移植方面研究和技术，为此，以北京协和医学院两所附属医院为主的译者团队将此版《科尔曼脂肪注射：从填充到再生》译为中文，为国内的脂肪移植从业人员提供最为权威的有关脂肪移植的学术专著。

脂肪移植一直以来都是整形外科重要的治疗手段，虽然发展时间不长，但却经历了曲折的发展道路。从脂肪抽吸技术的改进，到自体脂肪移植应用范围的扩大，近几年来在国内外专家、学者的共同努力下，脂肪移植有了飞速和令人欣喜的发展，让我们不仅仅体会到了技术的进步，也同样让我们认识到了脂肪——这一人体最普通组织的价值。

近年来，除了临床技术水平的提高之外，关于脂肪的基础研究也已成为整形外科科研领域的热门方向。脂肪干细胞作为来源广泛、提取简易的干细胞来源，也是脂肪基础研究的重点内容。Sydney R.Coleman 及其他作者在本书中就脂肪干细胞的概念、生物学特性进行了详细介绍。同时，对于移植脂肪的成活机制、影响因素等国际公认的学术现象进行了详细阐述，能够让读者清晰了解脂肪存活及坏死、吸收的过程，加深对于移植脂肪生物学特性的认识。

Coleman 的技术方法一直是国内外脂肪移植领域临床医师的重要学习内容，包括微创脂肪抽吸技术，自体脂肪的离心、纯化及移植技术等，同时这些技术在其他专业领域，例如放射性烧伤及声带麻痹的治疗方面也体现出了独有的优势。

近年来，我国的整形外科医师在脂肪移植的临床及基础研究方面也做出了巨大贡献，我们对吸脂器械进行了改进、对脂肪的抽吸和纯化技术进行了探索、对脂肪移植的适应证进行了拓展，在一代又一代人的努力下，世界也看到了中国脂肪移植技术的崛起，我们在国际脂肪移植舞台上已占有一席之地。

本书一直是中国从事脂肪移植专业青年整形外科医师的必读参考资料，书中所提及的内容均来自于世界脂肪移植领域顶尖专家的临床经验和基础研究成果。本书内容资料丰富，图文并茂，该译本的问世，能够让我国更多的读者了解到世界经典、公认的脂肪移植技术和成果。再次对本书的译者表示感谢！

希望各位同仁在阅读本书之后能够有所收获，不仅能够进一步推动我国脂肪领域科研水平和临床技术水平的发展，还能够造福更多的患者，给他们带来健康和美丽！

欣以为序。

中国医学科学院北京协和医院整形美容外科主任
中华医学会整形外科学分会候任主任委员
海峡两岸医药卫生交流协会整形美容专业主任委员

# 中文版序二

2014 年，Sydney R. Coleman 和 Riccardo F. Mazzola 共同编撰的《科尔曼脂肪注射：从填充到再生》第一版的中文版问世，为中国整形外科医生展现了世界先进的脂肪移植理念和技术，对中国的脂肪移植技术水平提升起到了积极的作用。2017 年，Sydney R. Coleman、Riccardo F. Mazzola 和 Lee L.Q. Pu 共同主编的第二版《科尔曼脂肪注射：从填充到再生》再次面世，再次在世界的脂肪移植领域掀起波澜。纵览该书的第二版，较第一版增加了 23 章，内容更加丰富实用，而且增加了并发症、该技术的未来趋势等章节。在脂肪移植相关基础研究中更为细化地分出基质血管成分的定义、抗炎干细胞学说、脂肪组织和基质血管成分等，使读者更全面细致地了解脂肪移植基础研究现状；同时，对脂肪移植的再生理论做了更为详尽的阐述。另外，在临床研究的部分，增加了东方学者撰写的亚洲人脂肪移植隆乳、面部畸形矫正等章节，丰富了脂肪移植的应用范围，且为中国人的脂肪移植提供更具参考价值的方法。

为尽快将第二版呈现给整形外科医师，几位主译于 2019 年初启动第二版的引进、翻译工作。经历了将近一年的卓越细致的工作，终于将本书的中文版呈现给广大读者。本书译者均具有丰富的理论功底和临床经验，最终呈现给读者的是一本"信、达"的译本。本书理论联系实际，内容广泛，资料详尽，图文并茂，是实用的经典工具书，具有"事半功倍"的指导效果，必将对我国脂肪移植的诊疗水平起到重要的促进作用。

欣以为序。

中国医学科学院整形外科医院院长
中华医学会整形外科学分会副主任委员
北京医学会整形外科分会候任主任委员

# 中文版序三

自 2009 年 Sydney R. Coleman 和 Riccardo F. Mazzola 共同编撰的《科尔曼脂肪注射：从填充到再生》的第一版面世以来，在美容和整形外科学界掀起波澜，成为脂肪移植的经典教科书。该书第一版的每一章节均由该领域著名学者所著，共 30 章，为读者展现了脂肪移植基础与临床的观念。不仅提出并规范了脂肪移植技术，同时证实了脂肪在组织再生中起着关键作用。2014 年，由陈育哲、宋建星、李发成教授主译的第一版中文版面世，也取得了重大的成功，为中国从事脂肪移植的医生提供了重要的参考。

2017 年，自第一版面世后 8 年，由 Sydney R. Coleman、Riccardo F. Mazzola 和 Lee L.Q. Pu 共同主编的第二版《科尔曼脂肪注射：从填充到再生》再次面世，第二版由第一版的 30 章增加到 53 章。与第一版一样，该书由世界上在脂肪移植方面的顶尖专家撰写各个章节，内容更为翔实，增加了脂肪移植相关基础研究、脂肪移植再生的相关研究、并发症等内容。值得一提的是，中国的两位学者李青峰教授和李发成教授也编撰了第二版其中的两个章节，标志着中国的脂肪移植成就步入世界先进行列。

第二版的内容包括 3 个部分：第 1 部分"原则和基本概念"、第 2 部分"再生潜能"和第 3 部分"临床应用"。其中第 2 部分的重点为脂肪的生物学、伤口愈合以及富血小板血浆的作用，阐明了脂肪移植的再生能力及其获得的惊人效果。第 3 部分主要内容为脂肪移植的临床应用，这一部分也是众多中国临床医生更加关注的部分。与第一版相比，本版的内容极少与第一版相同，而且增加了并发症和该技术未来趋势的内容。

近十余年来，随着脂肪移植在全世界如火如荼地展开，中国学者也做出了卓越的成就，在脂肪移植的基础研究、临床研究（诸如脂肪移植面部年轻化、隆乳、面部畸形的矫治）等方面发表了诸多有影响力的论文。在此感谢本书的撰写者和中国杰出的临床医师及基础研究者为世界脂肪移植事业所做的贡献。

纵览全书，本书理论密切联系实际，内容广泛全面，资料丰富详尽，图文并茂，是一本科学实用的工具书。随着本书中文版的问世，省却了我国读者翻阅原版书之辛苦，达到良好的阅读效果。

本书必将对提升我国脂肪移植的诊疗水平起到重要的促进作用。

　　欣以为序。

中国医学科学院整形外科医院前院长

中华医学会整形外科学分会前任主任委员

中国康复医学会修复重建外科专业委员会前任主任委员

# 中文版前言

虽然人类体脂含量显著高于其他哺乳动物，但人类却一直忽视甚至轻视脂肪组织的相关研究。自德国的 Gustav Neuber 在 19 世纪末实施脂肪组织移植，时隔 50 余年后，Lyndon A．Peer 才进行了脂肪移植存活的首次科学研究，历经 120 余年的时间，我们对脂肪组织移植的成活机制仍知之甚少。在很长的时间内，由于脂肪移植不可预知的效果，该技术几近被摒弃。

20 世纪 80 年代早期，巴黎的 Yves-Gerard Illouz 创建了脂肪抽吸技术，并由此掀起了自体脂肪注射的热潮。1989 年，Chajchir 与 Benzaquen 发表了脂肪移植史上最为重要的文献之一，其规范了注射技术的关键步骤，肯定了脂肪注射的良好效果，然而，他们基于经验的结论，依然面临许多质疑和争议。

21 世纪初，脂肪组织的研究出现突破性进展。脂肪干细胞（adipose-derived stem cells，ADSCs）、瘦素（leptin）、抵抗素（resistin）等相继被发现，证实脂肪组织在能量代谢调节中起重要作用，而且具有修复和再生潜力。2017 年，Ronald Kahn 等研究发现脂肪组织能分泌含有特定miRNA的外泌体，是外周血液中外泌体miRNA的主要来源，这是一种新的信号传递模式。2018 年，Paul Martin 等的研究首次发现了脂肪细胞可以主动运动至创伤处，清洁细胞残骸，填补上皮缺损。脂肪组织的面纱被依次揭开，一切如旧，却也宛若新生。自体脂肪组织不仅仅提供了理想的物理支撑作用，似乎在再生修复、信号传递、能量代谢等诸多方面发挥了不可思议的作用，其再生效果超越了我们专业领域中的几乎所有技术。昔日被视之如草芥、弃之如敝屣的脂肪组织，摇身一变成为万众瞩目的焦点，脂肪移植广为流行，成为现今整形外科医师的必备技术。

然而，脂肪移植尚有许多未解的问题。生存还是替代？这个首要的基础问题尚无公认的答案。世界各地的脂肪移植团队只是根据自身的临床经验进行探索，尚处于盲人摸象、管中窥豹的起步阶段。"他山之石，可以攻玉"，其中最具有借鉴意义的应该是 Coleman 所倡导的 Coleman 技术。因此，在 Sydney R. Coleman 等主编的《科尔曼脂肪注射：从填充到再生》第二版出版伊始，我们团队在第一时间与上海科学技术出版社联系去获取此书的中文版版权，期望此书的中文版能够为中国的脂肪移植领域提供良好的推动作用。

本书由全球该领域的知名学者担任著者。内容较之前大为增加，由先前的 30 章拓展为 53 章，基本囊括了近年来脂肪移植的最新进展，突出展现了脂肪移植的再生能力及其获得的惊人效果。本书译者的核心团队来自北京协和医学院的两所附属医院，并广泛邀请国内脂肪移植领域的专家参与。译事三难：信、达、雅。由于著者的母语背景、写作风格迥异，翻译过程充满艰辛，个中滋味，非亲身经历难以体会。我们的翻译原则以达为上，以避免英式中文的通病。雅之高度，或难以企及。感谢所有译者的竭诚奉献，他们的辛勤付出使本书得以如期完成。虽已尽全力，但限于时间、能力等诸多因素，疏漏之处难免，敬请读者批评指正。

衷心感谢北京协和医学院王晓军、蒋海越、祁佐良三位前辈严格细致地审阅，以及在序言中对译者的褒奖和鼓励。

衷心感谢 Lee L.Q. Pu 教授，他使脂肪移植领域的东、西方专家得以有效交流，并且极力促进了本书的出版。

对于脂肪移植而言，这是一个最好的时代，一个智慧的年代，一个光明的时节，充满着希望以及无限可能的未来，望诸位同行珍惜共勉。

李发成　王　阳

# 科尔曼观点

1982 年，在我担任整形外科住院医师期间，我回得克萨斯看望祖母 Mary Coleman，我惊讶地发现她看起来像我刚刚看过的一位有过 3 次上睑整形术病史的患者。我祖母从来没有做过面部手术，她只是老了。她 30 岁和 99 岁的照片显示了这些年来发生的衰老。

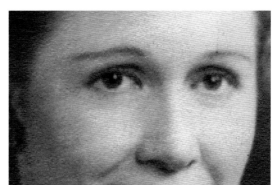

当我重返医院担任住院医师时，由于艾滋病流行，San Francisco 总医院住满了 20 岁左右的患者，其眼部和颞部凹陷。因为处于疾病末期，其眶周的丰满度丧失。正是此原因使我明白，上 1/3 面部的切除性美容手术是一种有害的方式，使眶周区域过于消瘦。我开始意识到，上 1/3 面部过于消瘦会使患者呈现病态、瘦骨嶙峋或苍老的容貌。

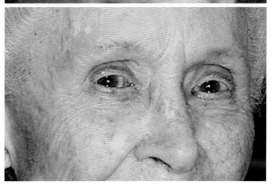

自我的第一本专著 *Structural Fat Grafting* 出版 14 年以来，国际上越来越多的人意识到了脂肪移植在美容和重建外科手术中所起的关键作用。欧洲和美国的外科医生越来越多地愿意采用脂肪移植作为主要的整形外科手术。

提倡脂肪移植的初衷是其能够改善面部在身体中的比例以及用于填充缺陷，现在却发现移植脂肪有巨大的再生潜力。20 世纪 90 年代早期，我个人就观察到脂肪移植的额外优势，当时我注意到移植脂肪似乎改善了受区组织的质量。例如，脂肪植入受损的肌肉纤维中，不仅增加其体积，且恢复了肌肉力量。我发现皮肤的质量由此得以长期逐渐改善。脂肪移植后皱纹变平、毛孔减小、色素沉着改善可长达 10 年的时间。大约在 1995 年，我观察到在凹陷瘢痕下移植脂肪，不仅减轻了凹陷，而且软化甚至完全消除了特定的瘢痕组织，使其看起来像正常皮肤。这使我开始常规用移植脂肪治疗凹陷瘢痕、痤疮瘢痕，甚至陈旧性化学烧伤。

20 世纪 90 年代中期，法国最大整形外科机构的主任 Guy Magalon 到纽约与我会谈。这次面谈促成 Magalon 博士和我于 1998 在马赛组织了一场脂肪移植研讨会。该研讨会将我的脂肪移植技术介绍给欧洲的同行。自那次会议之后，法国外科医生一直热衷于倡导 Coleman 脂肪移植技术及其潜力。Magalon 博士和整个法国的整形外科学界都在探索脂肪移植的应用，为其目前的广泛普及做出巨大贡献。2006 年，法国整形外科学会在其全体会议上交流了 18 篇关于脂肪移植的学术论文，其中关于治疗亚急性创面以及小腿慢性溃疡的法国经验引起了广泛的兴趣。

在过去的 20 年里，我有幸与全球的整形外科医生和其他科的医生保持密切交流，因而有较多的机会借鉴脂肪移植的国际经验。2004 年，意大利整形外科医生开始报道采用我的结构性脂肪移植技术治疗疾病的临床结果。例如，Gino Rigotti 描述了用脂肪移植治疗终末期放射性皮炎和乳房瘢痕；与本书的共同主编 Riccardo F. Mazzola 合作的米兰耳鼻喉科医生 Giovanna Cantarella，报道了数十例声带麻痹或瘢痕的患者，在声带注射脂肪后得以明显改善。在美国，对脂肪移植的激情及其潜在应用的认识也方兴未艾。例如，洛杉矶的颅面外科医生 Henry Kawamoto 博士报道了脂肪移植治疗放射性溃疡的愈合情况。

2005 年，Mazzola 博士在米兰举办了一个由 G. Sanvenero Rosselli 基金会赞助的讲座。他邀请了我和一组精心挑选的欧洲外科医生，比如 Guy Magalon、Gino Rigotti、Giovanna Cantarella 等一起演讲，他们都使用我的脂肪移植技术，并获得了优异效果。某些特殊应用，例如隆乳，已被重点关注。许多意大利和法国外科医生在这次会议上分享了他们独特的经验，特别有意义的是强调脂肪移植的重建和功能性用途。

2006 年，Mazzola 博士成为欧洲整形外科协会 (European Association of Plastic Surgery，EURAPS) 主席，我们组织了一个 2 个小时的座谈会，讨论脂肪移植的发展机遇，特别是在重建和再生领域应用的前景。2007 年，在 EURAPS 与 G. Sanvenero Rosselli 基金会的通力合作下，我们在米兰组织了第二次研讨会。那次会议上发表的信息资料为我和 Mazzola 博士编撰这本新书奠定了基础。我 30 年的脂肪移植经验充分证明了它的再生作用。这些临床经验正在世界范围内被其他医生反复使用、扩展和研究。本书为传播这些激动人心的发展提供了一个媒介。

Sydney R. Coleman

# 英文版前言

2006 年 5 月，时任欧洲整形外科协会主席的 Riccardo F. Mazzola 在协会第十七届年会上，组织举办了首届脂肪注射国际专题研讨会——"Fat Injection, Expanding Opportunities"（脂肪注射，拓展机遇）。在研讨会总结时，Riccardo F. Mazzola 与研讨会成员、该项技术的发明者——Sydney R. Coleman，讨论了将研讨会内容编撰为教科书的想法。

2009 年，Sydney R. Coleman 和 Riccardo F. Mazzola 共同编撰的 *Fat Injection: From Filling to Regeneration* 得以出版。该书源自探讨会的内容，每一章节由该领域著名学者所著，为读者展现了脂肪移植的基础与临床观念。该书开宗明义，直入主题。脂肪不仅是理想的填充物，同时在组织再生中也起着关键作用。

该书是一本真正的畅销书，在全球范围内广为流传。它的出版恰逢其时，脂肪移植技术的推广处于鼎盛时期，而本书是市场上唯一的教科书。此外，Quality 医学出版社付出了巨大努力，出版了一本精美的著作。2014 年出版的中文译本，也取得了巨大的成功。

第一版问世距今已有 8 年，脂肪移植和脂肪源性再生细胞的临床应用范围不断扩展。随着这项技术的许多改进，特别是在世界各地的基础科学领域进行了众多临床试验后，该书第二版的出版势在必行。

本书第二版的目的是明确脂肪转移的作用。为此，我们邀请了全球该领域的著名学者担任著者。因而本书的内容较之前大为增加。由先前的 30 章拓展为现有的 53 章，把所有章节全部纳入一卷书中有一定难度。我们尽量保持统一的格式，但也需要因人而异，使每一位著者依照其独有的风格进行写作。感谢所有著者在写作时的竭诚奉献。

加利福尼亚大学戴维斯分校整形外科主任蒲力群教授增补为新主编。他是 *Clinics in Plastic Surgery* 杂志最近两期脂肪移植专题的执行主编。他在脂肪移植领域的声誉众所周知，衷心感谢他引荐了众多来自东方国家的著者。

正文分为 3 个部分：第 1 部分，原则和基本概念；第 2 部分，再生潜能；第 3 部分，临床应用。第 1 部分包括脂肪移植的基本原则，包括解剖学、生理学、脂肪活力测定及吸收率。第 2 部分重点为脂肪的生物学、伤口愈合以及富血小板血浆的作用。脂肪不仅能够作为组织填充物用于美容与重建的目的，也能提供丰富的间充质多能干细胞，其可分化成人体所有的细胞类型。因此，本书的主旨是脂肪移植的再生能力及其获得的惊人效果。

第 3 部分涵盖了该技术的临床应用，这些临床应用颠覆了我们的专业。现有的许多基础应用，对上一代人只能是想象而已。该部分首先概述了脂肪采集、加工和移植的现有技术，随后介绍了脂肪移植在皮肤、面颈部、乳房和四肢的美容及重建领域的效果，增加了一整章关于并发症的内容，最后一章为该技术的未来趋势。本版与第一版相同的内容较少，绝大部分章节都是完全修订或新添加的。

本书适用于整形外科医生、普外科医生、耳鼻喉科医生、颌面外科医生、妇科医生、骨科医生、生物学家以及医学领域中对脂肪移植和再生医学感兴趣的人。

我们衷心地期望第二版能与第一版同样成功和畅销，并期望全球的读者在未来几年从中广为受益。

Sydney R. Coleman

Riccardo F. Mazzola

Lee L.Q. Pu

# 致 谢

在我作为住院医师期间，St. Francis Memorial 医院由 Mark Gorney 领衔的 14 名整形外科医生，以及由 Harry Buncke 领导的 RK Davies 医院的外科医生团队，使我见识到了整形外科的多样性。他们教导我：要独立思考，不人云亦云，才能做到卓越。

Bruce Connell 给了我第一次演讲的机会。他让我首次在会议上进行长达 7 分钟的演讲，即使在观念有所分歧时，他也拓展了我的视野。

本书是为了纪念 Byron 医疗公司的已故总裁 Byron Economidy，他协助我开发了本书中描述的针管和其他器械。使用他制造的器械，才使我获得了书中所描述的成功。

我的祖母和曾祖母悠然地老去。她们曾经是我学习的榜样，同样也是给我的患者用来对比的老化模版。

撰写教科书需要团队的努力。需要多方的帮助才能使之融为一体。本书亦是如此，需要感谢许多人。

感谢我杰出的助理 Amanda Enriquez，她准备好了书中的多数照片，并将之系统整理在册。她做得非常出色。

Kathy M. Grey 创作了本书使用的精彩插图及大量的叠加图。她帮助我描述了本书的核心——衰老的概念。Eric Olson 与 Wendy Hiller Gee 在 Brenda Bunch 的指导下，创作了其他精美的插图。

最后，最重要的是感谢我的患者，尤其是照片中的众多患者。本书所描述的每一项技术都源于以患者为中心的理念。我只是听取他们的诉求，然后设计手术实现他们的要求。患者一直是我领悟及学习的源泉，并激励我努力达到最高标准。

Sydney R. Coleman

感谢 Thieme 出版社。Thieme 出版社在第二版筹备期间，继续追求第一版的卓越品质。特别感谢 2 名工作人员——整形外科编辑部主任 Sue Hodgson 和策划编辑 Jennifer Gann 在修订稿件、激励著者及协调制作方面的努力。整个出版团队在插图排版和文字润色方面的专业能力提升了本书的最终品质。人人各尽所能，使之成功完成。没有他们坚持不懈的协助，本书不会得以出版。

Riccardo F. Mazzola

我非常荣幸并感激第一主编 Sydney R. Coleman 博士邀请我担任第二版的共同主编。他不仅教我如何正确地进行脂肪移植，而且还把我引入到这个令人振奋的整形外科领域。在过去的 10 年里，我们已经成为亲密的朋友，并在许多项目和学术会议上合作进行脂肪移植。Riccardo F. Mazzola 博士是一位真正的绅士，也是一位受人尊敬的脂肪移植专家。他在推动脂肪移植技术及其数据在全球科学交流方面的远见卓识是一个传奇。Syd 与 Riccardo 不仅有丰富脂肪移植的临床经验，同时也展现了他们撰写世界级脂肪移植教科书的眼界与技能。在我们共同努力下，本书的每一章都保持了很高的水准。

衷心感谢所有著者，在这本教科书中分享了他们的临床经验，以及在脂肪移植和再生治疗方面取得卓越成就的愿景。

感谢 Thieme 出版社和 Sue Hodgson 以及出版团队的所有成员。Sue 是一位天才编辑，富有远见及领导力，他的专职团队则确保了本版内容、插图和布局的最佳品质。

我非常幸运地在加利福尼亚州萨克拉门托的加利福尼亚大学戴维斯分校（University of California Davis）担任全职学术职位。这所著名的学院拥有一流的教师、员工和住院医师。我的许多同事或前同事营造了一个写作及编辑的极佳氛围，帮我照料我的患者，以便我集中精力撰写这本书。感谢我的现任行政助理 Cynthia Perry-Baker，在准备本书稿件期间，她做了大量的行政管理工作。

最后，衷心感谢我的妻子 Yu-Shan（Emily），在我多年的学术生涯中她一直支持我，将家庭管理得井井有条，使我能在深夜和周末集中精力完成这项工作；衷心感谢我的儿子 Felix、Dustin 和 Adrian，他们使我感受到了工作之外的生活乐趣；衷心感谢我的父母、我的弟弟 Lijun（Leo），他一直鼓励我接受挑战。同时，对我以前的教授和规培项目主管 Zhong-Gao Wang、James F. Symes、Marvin A. McMillan 及 Thomas J. Krizek 表示感谢和敬意。感谢在本书编撰过程中，给予我鼓励和支持的朋友们以及全世界的整形外科同行们。

*Lee L.Q. Pu*

# 脂肪移植简介

Riccardo F. Mazzola, Sydney R. Coleman

脂肪移植术的微创特点及其目前在美容和重建外科领域广泛的临床应用，均源自理念的长期演进。最早的实践者有德国的 Gustav Neuber[1] (1850—1932)，在 19 世纪末 (1893)，他将上臂的脂肪组织整块移植到眼眶，以矫正骨髓炎遗留的凹陷性瘢痕，以及 Eugene Holländer (1867—1932) [2]，在 20 世纪初提出在特定治疗区域注射人与羊的脂肪混合物。

实施脂肪移植的外科医生可以观察到该技术的 2 个方面：一个是正面的，脂肪具有愈合潜力；另一个是负面的，存在一定的吸收率。脂肪细胞移植到创面，可显著加速修复过程，减轻了第一次世界大战中面部毁损士兵的破坏程度 [3, 4]。研究人员无法合理解释这一现象。另一方面，吸收率则是令人沮丧的缺点。Lyndon Peer (1898—1977) 在 20 世纪 50 年代证明，移植后约 50% 的脂肪细胞破裂死亡，并被纤维组织所取代 [5]。基于此，以及不可预知的效果，该技术被摒弃。

近年来，脂肪移植广为流行，成为现今整形外科医生的必备技术，首先与 Sydney R. Coleman 在 20 世纪 90 年代 [6] 将技术的系统完善有关，这是取得成功的关键，其次是匹兹堡的整形外科团队在新世纪之初 [7, 8] 发现了脂肪源性干细胞 (adipose-derived stem cells, ADSCs)。他们证实成人间充质干细胞能够分化成其他类型的组织，且主要贮存于脂肪之中。他们还在去除脂肪及液体成分的脂肪抽吸混合物中，获取了基质血管成分 (stromal vascular fraction, SVF)，以及前脂肪细胞、间充质干细胞 (mesenchymal stem cells, MSCS)、内皮祖细胞、T 细胞、B 细胞、肥大细胞以及脂肪组织巨噬细胞等成分，并证实其具有修复和再生的潜力。

我们得知，一些研究人员已经使用自体脂肪成功修复传统治疗方法无效的困难创面 [9, 10]。尽管尚不清楚这一现象背后的真正机制，但大多数研究者认为，脂肪移植修复复杂缺损的能力源于 ADSC 的再生潜能。我们的前辈 Lexer 和 Gillies 在 20 世纪 20 年代 [3, 4] 凭借经验意识到，将脂肪植入一次世界大战中面部毁损士兵的创面，可以有效促进愈合过程，其可能的原因也是 ADSC 的潜能。

在我们的专业领域中没有其他方法可以在组织中达到相同的再生效果。这是否是脂肪抽吸混合液中富含干细胞和再生细胞(abundance of stem and regenerative cells, ADRCs)的结果 [11, 12]？尽管世界各地都在进行大量的临床试验，但我们对此尚无明确的结论。

将传统的脂肪移植增添 ADRCs，以提高最终效果，并获得更为精确的疗效，此种做法是否合适仍然存在争议 [13]。另外，对于脂肪移植联合干细胞和再生细胞的优势，也尚且严重存疑 [14]。

脂肪移植尚有许多未解的问题，尤其是那些与获取、提纯、植入及受区准备等密切相关的最佳措施 [15]。近年来，技术虽已相当完善，但尚无统一标准。我们仍不知道脂肪移植每个步骤的理想方法。当我们更加深入了解如何控制脂肪细胞的活性和受区所能供养的细胞百分比时，才能显著减少吸收率低的问题，获得更加精确的效果。只有对这些悬而未决的问题进行细致的基础和临床研究，我们才能得到令人满意的答案。

在美容和整形重建外科领域，自体脂肪移植的科学研究和临床应用是一个具有挑战性的新领域。它彻底改变了我们的专业，并用微创技术取代了许多复杂的手术。此外，如同所有外科手术，脂肪移植虽然也的确有不良效果的报道，但其安全性已经确立。基于此，读者需要特别关注有关并发症的章节内容。

本书的书名——科尔曼脂肪注射：从填充到再生——反映了脂肪是理想的填充物，且同时在组织再生中起着关键作用。

我们真诚地希望第二版也能够获得成功。

## 参考文献

［1］Neuber G. Über die Wiederanheilung vollständig vom Körper getrennter, die ganze Fettschicht enthaltender Hautstucke. Zbl Chir 30:16, 1893.

［2］Hollander E. Über einen Fall von fortschreitenden Schwund des Fettgewebes und seinen kosmetischen Ersatz durch Menschenfett. Munch med Wochenschr 57:1794, 1910.

［3］Lexer E. Die freien Transplantationen. Stuttgart: Enke, 1919.

［4］Gillies HD. Plastic Surgery of the Face. London: Frowde, Hodder, Stoughton, 1920.

［5］Peer LA. Transplantation of Tissues. Baltimore: Williams & Wilkins, 1955.

［6］Coleman SR. The technique of periorbital lipoinfiltration. Oper Tech Plast Surg 1:120, 1994.

［7］Zuk PA, Zhu M, Mizuno H, et al. Multilineage cells from human adipose tissue: implications for cell-based therapies. Tissue Eng 7:211, 2001.

［8］Zuk PA, Zhu M, Ashjian P, et al. Human adipose tissue is a source of multipotent stem cells. Mol Biol Cell 13:4279, 2002.

［9］Moseley TA, Zhu M, Hedrick MH. Adipose-derived stem and progenitor cells as fillers in plastic and reconstructive surgery. Plast Reconstr Surg 118(3 Suppl):121S, 2006.

［10］Rigotti G, Marchi A, Galiè M, et al. Clinical treatment of radiotherapy tissue damage by lipoaspirate transplant: a healing process mediated by adipose-derived adult stem cells. Plast Reconstr Surg 119:1409, 2007.

［11］Gir P, Oni G, Brown SA, Mojallal A, Rohrich RJ. Human adipose stem cells: current clinical applications. Plast Reconstr Surg 129:1277, 2012.

［12］Brayfield C, Marra K, Rubin JP. Adipose stem cells for soft tissue regeneration. Handchir Mikrochir Plast Chir 42:124, 2010.

［13］Kølle SF, Fischer-Nielsen A, Mathiasen AB, et al. Enrichment of autologous fat grafts with ex-vivo expanded adipose tissue-derived stem cells for graft survival: a randomised placebo-controlled trial. Lancet 382:1113, 2013.

［14］Eaves FF III, Haeck PC, Rohrich RJ. ASAPS/ASPS position statement on stem cells and fat grafting. Plast Reconstr Surg 129:285, 2012.

［15］Longaker MT, Aston SJ, Baker DC, Rohrich RJ. Fat transfer in 2014: what we do not know. Plast Reconstr Surg 133:1305, 2014.

# 目　录

第 **3** 部分
临床应用

# 绪 论

# 脂肪移植的演变：由软组织填充到再生医学

Riccardo F. Mazzola  译者：韩 勇 黄安华 刘 凯 王 阳

## 脂肪移植缘起

19 世纪下半叶，瑞士外科医师 Jacques Reverdin（1842—1929）验证取自供区的游离皮片，覆于身体其他区域的新鲜肉芽创面能够存活。1869 年，他成功实施了首例人体表皮移植术，开启了创伤治疗的新时代 [1]。其他非皮肤组织移植也随之开展。脂肪易于获取，被视为填充凹陷及形体畸形的理想组织。

1893 年，德国外科医师 Gustav Neuber(1850—1932)在整形外科历史上首次实施了脂肪组织移植，将上臂脂肪颗粒移植于眶下缘，矫正骨髓炎继发的丑陋的粘连瘢痕，获得了满意的美学效果 [2]。

2 年后，另一位德国医师 Vincenz Czerny（1842—1916），将由患者臀部切除的拳头大小的脂肪瘤植入左侧乳房，以替代因纤维囊性乳腺炎切除的部分腺体（图 1）[3]。据作者所言，术后 1 年效果稳定，与对侧乳房极为对称。

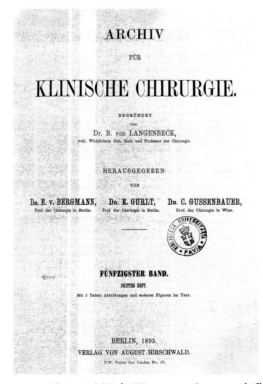

▲图 1　1895 年 Vincenz Czerny 在乳房再造中首次采用脂肪移植的报道

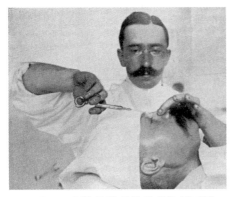

然而，脂肪移植矫正凹陷是一个具有挑战性的大手术，耗时甚久且颇具难度。移植物时常未能奏效。Baron Karl von Reichenbach（1788—1879）于1830年进行了创新，以避免该手术的不足，石蜡开始被广泛使用（图2）[4]。

不幸的是，该材料很快出现了并发症。异物反应导致肉芽肿，即所谓"石蜡瘤"——蜡质、油质及凡士林常常渗入组织，所导致的问题极难矫正。此外，植入物的位移、渗露、感染以及肺栓塞等亦有报道[5,6]。此后，石蜡"奇迹"逐渐失去青睐。

▲图2 在鞍鼻畸形的鼻背注射石蜡

## EUGENE HOLLANDER（1867—1932）及其独出心裁的理念：脂肪注射

为了避免石蜡的相关不良反应，柏林外科教授Eugene Holländer[7]（1867—1932）提议在面部拟行区域注射人与羊的脂肪混合物。据其言，此为更为自然的填充材料，更不易吸收（图3）。他描述的原始技术如下文所述。

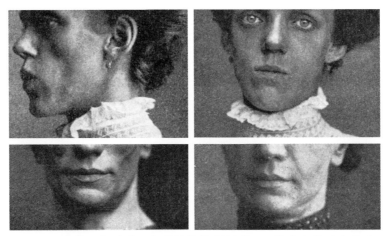

▲图3 脂肪注射治疗面部萎缩的首例报道。2位患者的手术前后图像

无论何种原因导致的严重面部萎缩，该方法均可矫正，并获得满意的美学效果，包括尖牙窝填充脂肪，以及萎缩最为明显的颧骨上下区域。迄今为止，我一直将无菌人体脂肪用作填充材料。由健康人群手术获取脂肪。可将其类似于盐水一样注射，但其缺点为几乎完全不能存活。因此，必须将之与坚固的脂肪混合，最后，我用了一种羊和人脂肪的混合物，在室温下其为乳脂，而如果适度加热，则会变成液体。若添加羊脂肪过多，有时会有较为严重的反应，包括2~3天的痛性皮疹。

至关重要的是注射的混合物应与体温等温，否则会有痛感（技术细节见1910年我发表于Münch Med Wochenschr的文章[7]）。这些原则适用于特定凹陷的治疗。在面瘫继发面部萎缩的病例，我也获得了良好的美学效果。然而，在外伤或骨骼疾患时，若皮肤与凹陷深层粘连，应首先由口腔或鼻部，抑或由眉部或颅骨表面皮肤，松解骨骼与皮肤之间的瘢痕，形成内部的层次。用于美容目的时，液体脂肪优于颗粒脂肪移植（据Lexer）。然而，若拟行侵袭性手术，如上颌骨切除或其他侵袭性手术，选用后者则具有优势。

关于乳房畸形，Holländer[8]认为："巨大肿瘤切除或乳腺全切术后形成的乳房缺损，使患者痛苦不堪。"Czerny[3]成功地将脂肪瘤移植替代乳房缺失区域。我本人也多次使用脂肪移植，尝试解决乳腺切除术后的继发问题（图4）。

Wederhake[9]及Brunning[10]报道了使用类似技术的个人经验。奇怪的是，该时期的欧洲文献极少提及脂肪注射。然而，由于Holländer首次报道了面部及乳房的脂肪注射，在整形外科历史上占据着重要位置。

1920年，意大利外科医师Alessandro Pennisi[11]在其系统专著《脂肪移植手术》（*Trapiantiädi Tessuto Adiposo a Scopo Chirurgico*）（图5）回顾了脂肪移植的不同应用，这是首部系统阐述该领域的专著。尽管其认为Holländer的方法并非真正的移植，但Pennisi却因为该方法优异的美学效果，认可其具有重要的临床价值。

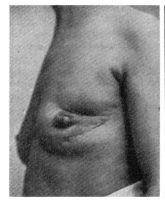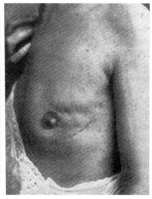

▲图4 乳腺切除后乳房注射脂肪的首例病例。患者的手术前后照片

芝加哥的Charles C. Miller（1880—1950），集"江湖郎中"与"现代美容外科之父"的毁誉于一身，1907年出版了教科书《美容外科：容貌缺陷的矫正》（*Cosmetic Surgery: The Correction of Featural Imperfections*）[12]。他是美容性脂肪移植的拥趸者。1926年，他出版了《导管移植与美容外科移植技术述评》（*Cannula Implants and Review of Implantation Technics in Esthetic Surgery*）[13]（图6），书中除了提及皮下注射橡胶、明胶（celluloid）及杜仲胶（gutta percha）矫正鼻唇沟、鱼尾纹及鞍鼻畸形外，也在美国文献中首次报道了脂肪注射。为了避免供区的明显瘢痕，他写道："我采用的技术是由患者腹壁切取一块脂肪，将之置入强力螺杆活塞注射器，注射于预期填充的凹陷的皮下组织。"（图7）但是，在脂肪抽吸出现之前，脂肪移植始终未能在整形外科界得以推广，临床应用极少。

## ERICH LEXER（1867—1937）与脂肪移植的发展

德国弗莱堡外科诊所主任Erich Lexer是一名技术精湛的骨科医师和杰出的整形外科医师，被公认为整形外科及颌面外科的创始人之一（图8）。其个性专制，同时代的记载显示他不允许任何人协

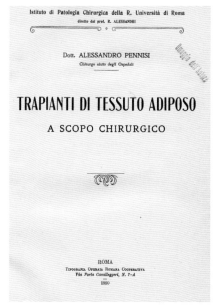

▲图5 Alessandro Pennisi 1920年出版的首部脂肪移植的专著

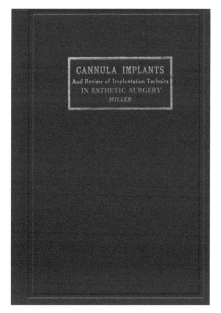

▲图6 C.C.Miller 1926年出版的《导管移植与美容外科移植技术述评》

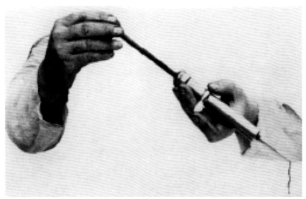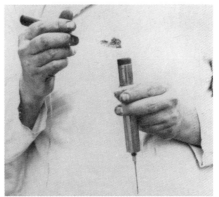

▲图 7　C.C.Miller 注射脂肪所使用的注射器。针管充填中（左）；注射器准备就绪（右）

助其手术："Ich will allein sein in der Wunde（我希望独自处理伤口）"，在修复手术之前，他常引述 Johann Wolfgang von Goethe 的诗歌 "Prometheus" 中的名言："Ich sitze hier und forme Menschen"（"坐守于此，塑造人体"）。

　　他于 1919 年出版的 2 卷本的论著《游离移植》（*Die Freien Transplantationen*）（图 9），有近 300 页专门探讨了其强力推荐的脂肪移植技术。阐述了该技术在功能重建和美容领域的广泛应用，并对该主题的文献进行了系统详尽地综述 [14]。

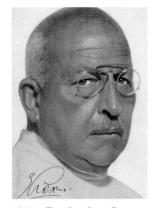

▲图 8　Erich Lexer（1867—1937）

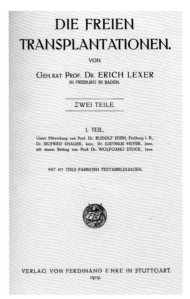

▲图 9　Lexer 1919 年出版的《游离移植》（*Die Freien Transplantationen*）一书的扉页

　　Lexer 在书中循序渐进地描述了由大腿外侧获取脂肪组织，并将之连带真皮整块移植的步骤（图 10），以及其临床广泛应用的范围。包括额部与面部的凹陷性粘连瘢痕（图 11）；纤维囊性乳腺炎切除术后的乳房不对称（图 12）；为一名第一次世界大战士兵再造眼窝，使之容纳假体（图 13）；矫正膝关节强直（图 14）；下颌畸形，即所谓鸟嘴样畸形，合并颞下颌关节强直（图 15）；以及半侧颜面短小导致的形态畸形（图 16）。其他适应证为预防神经手术后的皮肤粘连以及肌腱修复后，尤其是手外科，滑动组织的重建等。在这些病例中，他将神经与肌腱由瘢痕组织游离，移植脂肪将之包裹（图 17）。其报道的大量病例均获得了优异的效果，包括长期随访的效果（图 18）。他建议采用脂肪移植矫正掌腱膜挛缩症（Dupuytren disease）导致的手指挛缩，并认为 Peiser [15] 首次在掌腱膜切除后将脂肪移植于肌腱与皮肤之间。

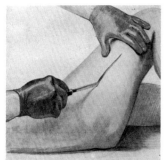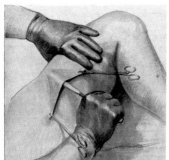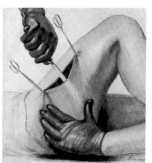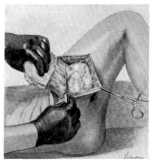

▲图 10　Lexer 图示的脂肪获取技术：由大腿外侧切开、分离及切取脂肪

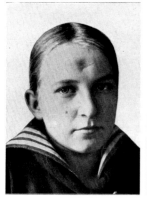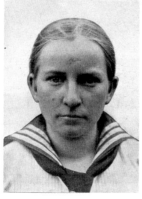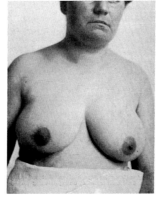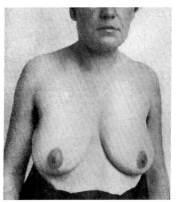

▲图 11　脂肪移植矫正额部凹陷

▲图 12　纤维囊性乳腺炎腺体切除术后乳房移植脂肪。患者术前和术后 3 年照片

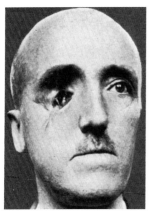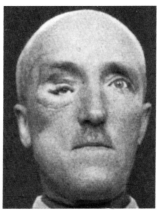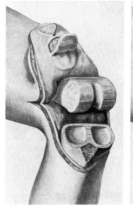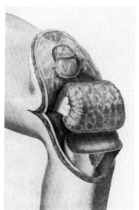

▲图 13　采用脂肪、软骨移植和皮瓣再造一名第一次世界大战士兵的眼窝。患者术前及术后植入假体的照片

▲图 14　治疗膝关节强直。术前及脂肪移植后的图像

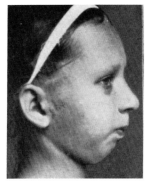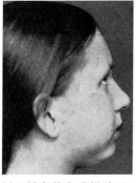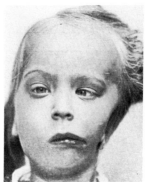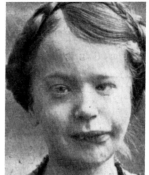

▲图 15　颞下颌关节强直矫正继发的鸟嘴样畸形，颏部移植脂肪后小颌畸形改善

▲图 16　采用脂肪移植矫正半侧颜面短小形态畸形。患者术前及术后 4 年照片

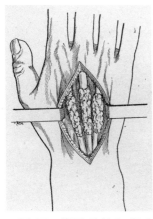
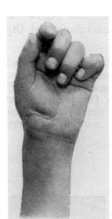
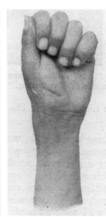
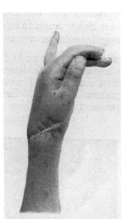
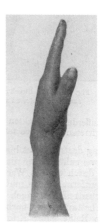

▲图 17　脂肪移植包裹手部肌腱，重建滑动组织

▲图 18　左手皮肤-肌腱粘连，脂肪移植物替代滑动组织，重建其功能。手术前后屈曲及伸展位照片

### 第一次世界大战士兵毁损面容治疗中的脂肪移植

治疗第一次世界大战战伤所导致的严重毁损畸形的外科医师们在临床实践中发现了脂肪促进愈合的潜能。脂肪整块或颗粒状移植，可促进创面愈合过程或矫正枪击伤的不规则瘢痕。其矫正效果可修复毁损性畸形，使士兵们能够在较短时间内回归社会。巴黎 Val-de-Grâce 军队医院外科主任 Hippolyte Morestin[16]（1869—1919）、Harold D. Gillies[17]（1882—1960）、Johannes Esser[18]（1877—1846）、Gustavo Sanvenero Rosselli[19]（1897—1974）和其他医师均报道了类似经验。Gillies 在其 1920 年出版的《面部整形外科》（*Plastic Surgery of the Face*）（图 19）一书中，展示了大量第一次世界大战士兵严重面部创伤的病例，采用脂肪移植治疗获得了令人惊奇的效果。

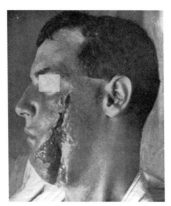
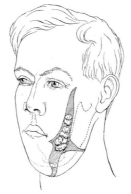
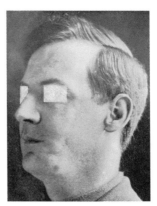

▲图 19　第一次世界大战士兵面部创伤（左）。颗粒脂肪植入创面促进愈合（中）。最终效果（右）

### 20 世纪 20 年代脂肪移植临床各项应用的述评

由于组织移植的重要性日益增加，促使了 2 部专题论著的出版，涵盖了当时已知的所有移植物；其内容包括从组织学、临床和手术等不同角度探讨脂肪移植的大量章节，以及详尽的文献综述。由 Placide Mauclaire[20]（1863—1940）撰写的首部论著《外科移植物》（*Les Greffes Chirurgicales*），1922 年在法国出版（图 20），该论著展示了脂肪植入包裹手部肌腱重建滑动组织（图 17），以及大网膜移植修复膀胱广泛缺损（图 21）的示意图。Harold Neuhof[21]（1884—1964）撰写的第二部论著《组织移植》（*The Transplantation of Tissues*）于 1923 年在美国出版（图 22）。

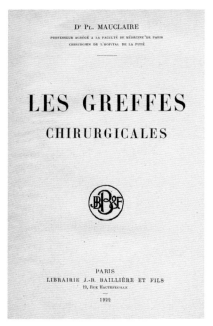

▲图20 《外科移植物》（*Les Greffes Chirurgicales*）扉页，Placide Mauclaire 撰写，1922年出版

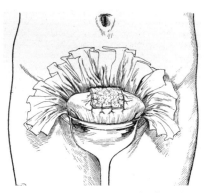

▲图21 大网膜移植修复膀胱广泛缺损

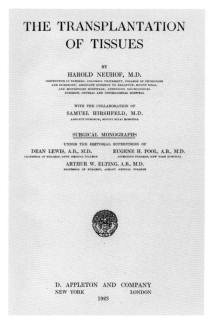

▲图22 《组织移植》的扉页，Harold Neuhof 撰写，1923年出版

20世纪20年代后期至30年代初期，脂肪移植的临床应用范围得以极大扩展，包括治疗腭咽闭合不全（velopharyngeal incompetence，VPI），将脂肪颗粒植入咽后间隙，以矫正鼻腔漏气[22]，治疗半侧颜面萎缩[23]、隆乳[24]和矫正面部瘢痕[25]。

但是，由于脂肪组织易于吸收、形成囊肿，且几乎完全被纤维组织替代，使其效果不可预测，因而脂肪移植及脂肪注射不受青睐，特别是在面部美容领域。久而久之，脂肪移植技术几乎被摒弃。

### 脂肪移植存活的首次科学研究

Lyndon A. Peer[26]（1898—1977）于20世纪50年代研究了人类自体脂肪移植的归宿、整块及颗粒移植物1年后重量与体积减少的评估，以及脂肪移植物的大体及微观表现。其结论是由于脂肪细胞的破裂及死亡，1年时脂肪移植物丧失大约45%的重量及体积，但未破裂的细胞可以存活，构成了残留的脂肪移植物。值得注意的是，他发现核桃大小的整块移植物比同等重量的多块较小的移植物在移植后丧失的体积更少。其原因可能是切割面的增多以及涉及更多数量的脂肪小叶。Peer强调了谨慎处理移植物的重要性："游离的脂肪移植物术中处置不当将导致失败……术中脂肪细胞对最轻微的创伤亦十分敏感……结缔组织常常会替代移植物"（图23）[27]。他基于受区的某些脂肪细胞因手术创伤而无法存活的迹象，提出了细胞存活的假说[28]。微观研究提示早期的再血管化对脂肪细胞存活至关重要，脂肪细胞无法耐受缺血。因此，可能发生细胞早期破溃，局部因组织坏死而无法再血管化，形成油性囊肿[28,29]。这可能是为什么脂肪游离移植难以预测的原因所在。

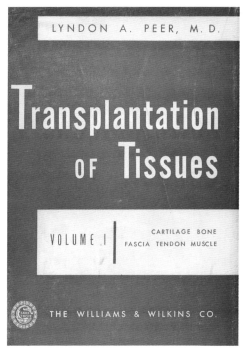

▲图23 《组织移植》Lyndon A. Peer（1898—1977）撰写，1955年出版

除脂肪细胞外，脂肪组织含有多种细胞类型。其中有前脂肪细胞，或幼稚型脂肪细胞前体，为纤维细胞样间质细胞，定向分化为成熟的脂肪细胞[29-34]。Billings 和 May[30] 将前脂肪细胞行组织培养，其后的浮液可以作为自体注射移植物治疗软组织缺损。该方法可以通过多次注射提供大量的软组织移植物。

### 脂肪抽吸的出现

巴黎的 Pierre Fournier[35] 及 Yves-Gerard Illouz[36] 于 20 世纪 80 年代早期创建了脂肪抽吸技术，掀起了自体脂肪注射的热潮，主要用于脂肪过度去除后的并发症。Fournie 采用微创的注射器抽吸脂肪，Illouz 则采用适度负压的抽吸泵。尽管技术迥异，但他们各自发现注射物完全或几乎完全吸收。Illouz 在给《整形重建外科》（*Plastic and Reconstructive Surgery*）杂志主编的信中提议，尽管脂肪注射可能失败或仅仅部分成功，但应当进一步探究。他总结道："可能需要通过更为精细的实验室技术制备脂肪，以获得纯分离的脂肪细胞，为移植培养做好准备[37]。"

### 脂肪注射成为广为接受的手术

与前述的建议一致，1989 年，Chajchir 与 Benzaquen[38] 对 253 例患者进行为期 4 年的评估后，报道脂肪注射用于美容与重建手术获得 86% 的良好效果。他们的建议如下。
（1）局部无须麻醉，以免改变组织的解剖结构。
（2）抽吸和注射脂肪时轻柔操作，以减少脂肪细胞的损伤。
（3）不要用生理盐水冲洗移植物，以防止脂肪细胞形态改变。
（4）仅用优质的脂肪组织。
（5）将材料植入 3 个不同的层次：皮肤、筋膜及肌肉。

作者报道所有脂肪移植区域的皮肤质地均有改善。尽管有一些负面的报道[39,40]，许多临床医师在很大程度上是基于经验的考虑，但自体脂肪组织似乎是理想的替代材料[35-38,41,42]。然而，依然存在着许多困惑和争议。

### 脂肪注射术的系统化

20 世纪 90 年代，Sydney R．Coleman[43] 基于其丰富的自体脂肪移植经验，再次强调了采用创伤最小的技术获取和植入脂肪的重要性，以保护脆弱的脂肪细胞。其认为成功的关键因素如下[44]。
（1）使用 17 G 钝性吸脂针连接 10 mL 注射器抽吸脂肪。
（2）离心纯化移植物，去除油脂及水。
（3）植入微小的脂肪颗粒，增加移植细胞与周围组织的紧密接触，以提高脂肪细胞的存活，直到新血管形成。

数年后，他增加了 2 项要点，以归纳总结其技术。
（1）微量注射纯化的脂肪抽吸物。
（2）在盘错交织的巢状隧道内层层叠加植入脂肪颗粒，使之形成血管化。

Coleman 创造并注册结构性脂肪移植（LipoStructure®）这一术语，确立了技术的正式步骤[45]。2004 年，在其里程碑式的教科书《结构性脂肪移植》（*Structural Fat Grafting*）[46] 中，他全面阐述了结构性脂肪移植应用于不同的解剖区域，获得持久效果的原则。

---

**Coleman 脂肪移植技术概要**

1. 采集。目的是获取小颗粒的脂肪组织或细胞，而不损伤细胞活性。脂肪采集的器械建议采用注射器。
2. 处理。目的是去除血液、细胞碎屑及脂肪酸，尽可能形成纯净的移植物。这些成分可引起明显的炎症反应，

---

从而导致移植物损毁。目前的处置措施包括离心、静置、过滤、吸附等。离心是最常用的方法。据报道，暴露于空气及细胞溶解可损伤脂肪细胞。大多数专家支持采用无菌密闭系统进行组织过滤。

　　3. 移植。选择适宜类型的注脂针至关重要。面部脂肪移植应采用 18 G 或 22 G 的钝性注脂针。多隧道回退注射呈细线状脂肪。应微量注射，避免聚集成团，以确保移植物与周围组织广泛接触。

　　1998 年，Sydney Coleman 协助 Guy Magalon 在法国巴黎联合举办了自体脂肪移植的首次系统化培训课程（图 24）。该项脂肪移植培训课程，在时隔 Morestin 报道 80 余年后[16]，再次将结构性脂肪移植引入法国，但这一次提出了全新的技术，以及在美容及重建整形外科领域广泛的适应证。Coleman 的结构性脂肪移植用于矫正形态畸形以及重建外科领域的恢复饱满度、改善不美观的烧伤后瘢痕，以及治疗 Romberg 综合征、半侧颜面短小、乳房不对称及小腿慢性溃疡等。

　　结构性脂肪移植的推广，改善了再造及美容手术中的脂肪移植的效果[47,48]。Trepsat[48] 是首批在除皱术中同时注射脂肪的医师，面部年轻化效果尤为明显。Toledo 及 Mauad[49] 参考大量文献，发表了一篇有关自体脂肪移植的现有技术、存活率及持久性较好的综述。

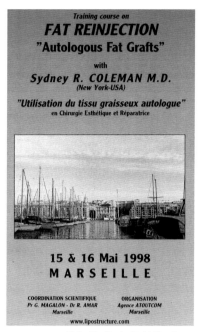

▲图 24　"自体脂肪移植"首次培训课程的封面，Guy Magalon 于 1998 年 5 月在法国马赛举办

## 脂肪源性干细胞：一个重要发现

　　在新千年之初，由 Bill Futrell 领衔的匹兹堡团队的整形外科医师及研究人员有一重要发现[50-53]。他们证实脂肪组织是成人间充质干细胞，即所谓脂肪源性干细胞（adipose-derived stem cells，ADSCs）最主要的来源，这些干细胞能够分化为其他类型的组织，例如骨、肌肉、软骨、神经、血管等。他们还鉴定脂肪抽吸物的基质血管成分（stromal vascular fraction，SVF）含有 ADSCs、内皮（前体）细胞、T 细胞、B 细胞、肥大细胞以及脂肪组织巨噬细胞等，具有修复及再生的潜能。将脂肪抽吸物中的液体和脂肪成分去除处理后，即可获取 SVF。移植的脂肪能够分化为其他组织，使之能够产生更多的毛细血管或血管并形成新的血运[54,55]，也可能是结构性脂肪移植有加速愈合过程和替换受损或缺失细胞作用的原因所在。在不久之后的 2002 年，上述团队的外科医师建立第一个关注该主题的跨学科学术协会——国际脂肪治疗和科学联合会（the International Federation for Adipose Therapeutics and Science，IFATS），以讨论、评价和共享可以直接转化为脂肪生物学及其相关技术领域临床应用的信息。

　　实验研究显示，将 ADSCs 植入颅骨缺损的动物模型，虽然不如分离的成骨细胞，但也能够修复该缺损[56]。人类的治疗结果更令人鼓舞。1 名颅骨缺损的 7 岁女孩，在可吸收聚合物薄片之间的纤维蛋白胶和骨碎片中植入自体脂肪干细胞，骨缺损完全修复[57]。

## 新概念：脂肪是一种修复器官

　　由于脂肪结合大量液体的能力，以及维持特定体温的绝缘特性，传统观念认为脂肪是一种高能量的储层，通常参与体内平衡。但除此之外，脂肪显然也是一种具有愈合潜能的器官[31]。当脂肪移植于身体的其他部位，其修复特性显得更加明显。

## 走向再生医学

2007 年，Rigotti 等 [58] 在 20 例患者的放疗区域注射脂肪，由于 ADSCs 潜在的再生能力，获得了完全恢复（法语 restitutio ad integrum）的效果。该报道首次在一组大量临床病例中证实了移植 ADSCs 治疗放疗损伤组织的疗效。

2006 年 5 月，在土耳其伊斯坦布尔举行的欧洲整形外科医师协会（the European Association of Plastic Surgeons，EURAPS）第 17 年度会议期间，时任协会主席的 Riccardo F. Mazzola 组织了首次"脂肪注射，拓展机遇"的国际专题座谈会（图 25）。由于与会专家阐述了众多的临床应用，例如面部轮廓修复、隆乳、声带增厚、面部萎缩治疗、烧伤后遗症、组织放射损伤、腭咽闭合不全以及其他，因而确信结构性脂肪移植及其潜在的再生能力具有巨大的临床价值。

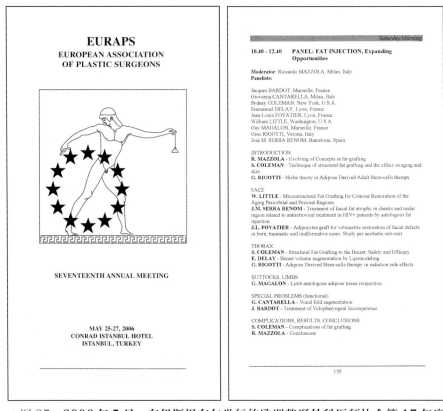

▲ 图 25　2006 年 5 月，在伊斯坦布尔举行的欧洲整形外科医师协会第 17 年度会议期间，Riccardo F. Mazzola 组织了首次"脂肪注射，拓展机遇"的国际专题座谈会

2009 年，Sydney R. Coleman 和 Riccardo F. Mazzola 出版了《脂肪注射：从填充到再生》（Fat Injection：From Filling to Regeneration）[59]。该专著源于前述的专题研讨会，由该领域国际著名的专家撰写，为读者提供了该主题的基础和临床概述。

自此，脂肪移植及脂肪源性再生细胞（Adipose-derived Regenerative Cells，ADRCs）在整形外科的临床应用不断拓展。乳房内脂肪注射引起了许多争议。由此导致美国整形外科学会（the American Society of Plastic Surgeons，ASPS）与美国美容整形外科学会 （American Society for Aesthetic Plastic Surgery，ASAPS）公布了关于乳房植入干细胞和脂肪的安全性及有效性的联合立场声明 [60]。

许多国家正在进行 ADRCs 的再生医学临床试验。世界各地不断地组织会议、专题座谈会、手术直播。2011 年，一组享誉世界的整形外科医师创建了国际整形与再生外科协会（the International

Society of Plastic and Regenerative Surgery，ISPRES），以协调 ADSCs 再生潜能的研究、生物学与临床应用，以及脂肪移植、安全性和调控技术的标准化。干细胞治疗仍处于起步阶段，但前景光明，主要是因为脂肪组织中的 ADSCs 的再生潜能 [61]。但同时也存在肿瘤发生的潜在风险 [61]。

## 史海拾贝

1893 年：Gustav Neuber 发表脂肪移植的整形外科文献。

1895 年：Vincenz Czerny 将臀部脂肪瘤移植于乳房，替代因纤维囊性乳腺炎切除的腺体。

1910 年：Eugene Holländer 描述整形外科史上的首次面部脂肪注射，并首次报道乳房切除术后患者乳房注射脂肪。

1915 年：Hippolyte Morestin 临床实践中发现脂肪促进愈合的潜能。他将脂肪细胞分区植入第一次世界大战战场中受伤士兵的伤口中，以促进愈合过程。E．Lexer（1919）与 H.D. Gillies（1920）亦报道了类似经验。

1919 年：Erich Lexer 出版两卷本的论著《游离移植》（*Die Freien Transplantationen*），有近 300 页专门阐述了脂肪移植技术的广泛临床应用功能。

1920 年：Alessandro Pennisi 出版首部脂肪移植专著《脂肪移植手术》（*Trapianti di Tessuto Adiposo a Scopo Chirurgico*）。

1950 年：Lyndon Peer 进行脂肪移植存活的首次科学研究。

1997 年：Sydney Coleman 规范脂肪注射术的步骤，创造了术语结构性脂肪移植（LipoStructure）。

1998 年：FGuy Magalon 在法国马赛举办首届"自体脂肪移植"培训班。

2001 年：P.A．Zuk 及同事证实脂肪组织含有干细胞（ADSCs），确认了 SVF。

2002 年：国际脂肪治疗和科学联合会（IFATS）创立。

2006 年：R.F．Mazzola 在欧洲整形外科医师协会（EURAPS）第 17 年度会议期间，组织了首次"脂肪注射，拓展机遇"的国际专题座谈会。

2007 年：G．Rigotti 等首次报道 ADSCs（再生医学领域）治疗组织放射损伤的疗效。

2009 年：S.R．Coleman and R.F．Mazzolae 出版首部脂肪移植多种应用的教科书《脂肪移植：由填充到再生》。

2011 年：美国整形外科学会（ASPS）与美国美容整形外科学会（ASAPS）公布了关于乳房植入干细胞和脂肪的安全性及有效性的联合立场声明。国际整形与再生外科协会（ISPRES）创立。

2013 年：S.F．Kølle 等首项随机、安慰剂对照研究显示 ADSCs 可增强人类脂肪移植的功效。

## 参考文献

［1］ Reverdin J. Greffe épidermique. Expérience faite dans le service de M. le Docteur Guyon à l'Hôpital Necker. Bull Soc Imp Chir (Paris) 10:511, 1869.

［2］ Neuber G. Über die Wiederanheilung vollständig vom Körper getrennter, die ganze Fettschicht enthaltender Hautstücke. Zbl Chir 30:16, 1893.

［3］ Czerny V. Drei plastische Operationen. 3. Plastischer Ersatz der Brustdrüse durch ein Lipom. Arch Klin Chir 50:544, 1895.

［4］ Stein A. Paraffin-Injektionen. Theorie und Praxis. Stuttgart: Enke, 1904.

［5］ Goldwyn RM. The paraffin story. Plast Reconstr Surg 65:517, 1980.

［6］ Haiken E. Venus Envy. A History of Cosmetic Surgery. Baltimore: Johns Hopkins University Press, 1997.

［7］ Hollander E. Über einen Fall von fortschreitenden Schwund des Fettgewebes und seinen kosmetischen Ersatz durch Menschenfett. Münch Med Wochenschr 57:1794, 1910.

［8］ Hollander E. Die kosmetische Chirurgie. In Joseph M, ed. Handbuch der Kosmetik. Leipzig: Von Veit, 1912.

［9］ Wederhake K. Über die Verwendung des menschlichen Fettes in der Chirurgie. Berl Klin Wochenschr 55:47, 1918.

［10］ Brunning P. Contribution à l'étude des greffes adipeuses. Bull Mém Acad R Méd Belg 28:440, 1919.

［11］ Pennisi A. Trapianti di Tessuto Adiposo a Scopo Chirurgico. Rome: Tipografia Operaia, 1920.

［12］ Miller CC. Cosmetic Surgery: The Correction of Featural Imperfections. Chicago: Oak Printing, 1907.

［13］ Miller CC. Cannula Implants and Review of Implantation Technics in Esthetic Surgery. In Two Parts. Chicago: Oak Press, 1926.

［14］ Lexer E. Fettgewebsverpflanzung. In Lexer E. Die freien Transplantationen. I. Teil. Stuttgart: Enke, 1919.

［15］ Peiser A. Freie Fetttransplantation bei der Behandlung der Dupuytrenschen Fingerkontraktur. Zbl Chir 44:6, 1915.

［16］ Morestin H. Quelques cas de greffes graisseuse appliquées à la chirurgie réparatrice. Bull Mém Soc Chir (Paris) 41:1631, 1915.

［17］ Gillies HD. Plastic Surgery of the Face. London: Frowde, Hodder, Stoughton, 1920.

［18］ Esser JFS. Biological or Artery Flaps of the Face. Monaco: Institut Esser de Chirurgie Structive, 1935.

［19］ Sanvenero Rosselli G. Mutilviso. Iconografia del Padiglione Sarfatti per i Mutilati del Viso. Milan: Alfieri e Lacroix, 1935.

［20］ Mauclaire P. Le Greffes Chirurgicales. Paris: JB Baillière, 1922.

［21］ Neuhof H. The Transplantation of Tissues. New York: Appleton, 1923.

［22］ von Gaza W. Über freie Fettgewebstransplantation in den retropharyngealen Raum bei Gaumenspalte. Arch Klin Chir 142:590, 1926.

［23］ Moszkowicz L. Fettplastik bei Hemiatrophia faciei. Med Klin 26:1478, 1930.

［24］ Passot R. Chirurgie Esthétique Pure: Technique et Résultats. Paris: Doin, 1931.

［25］ Eitner E. Kosmetische Operationen. Vienna: J Springer, 1932.

［26］ Peer LA. Loss of weight and volume in human fat graft, with postulation of a "cell survival theory." Plast Reconstr Surg 5:217, 1950.

［27］ Peer LA. Transplantation of Tissues. Baltimore: Williams & Wilkins, 1955.

［28］ Peer LA. The neglected free fat graft. Plast Reconstr Surg 18:233, 1956.

［29］ Smahel J. Adipose tissue in plastic surgery. Ann Plast Surg 16:444, 1986.

［30］ Billings E, May JW. Historical review and present status of free fat graft autotransplantation in plastic and reconstructive surgery. Plast Reconstr Surg 83:368, 1989.

［31］ Kinsell LW. Adipose Tissue as an Organ. Springfield, IL: Charles C Thomas, 1962.

［32］ Van RL, Roncari DA. Complete differentiation of adipocyte precursors. A culture system for studying the cellular nature of adipose tissue. Cell Tissue Res 195:317, 1978.

［33］ Van RL, Roncari DA. Complete differentiation in vivo of implanted cultured adipocyte precursors from adult rats. Cell Tissue Res 225:557, 1982.

［34］ Green H, Kehinde O. Formation of normally differentiated fat pads in an established preadipose cell line. J Cell Physiol 101:169, 1979.

［35］ Fournier PF. Microlipoextraction et microlipoinjection. Rev Chir Esthét Lang 10:36 1985.

［36］ Illouz YG. Remodelage chirurgical de la Silhouette par lipolyse-aspiration, ou lipectomie sélective. Ann Chir Plast Esthet 29:162, 1984.

［37］ Illouz YG. The fat cell "graft": a new technique to fill depressions. Plast Reconstr Surg 78:122, 1986.

［38］ Chajchir A, Benzaquen I. Fat-grafting injection for soft-tissue augmentation. Plast Reconstr Surg 84:921, 1989.

［39］ Nguyen A, Pasyk KA, Bouvier TN, et al. Comparative study of survival of autologous adipose tissue taken and transplanted by different techniques. Plast Reconstr Surg 85:378, 1990.

［40］ Ersek RA. Transplantation of autologous fat: a 3-year follow-up is disappointing. Plast Reconstr Surg 87:219, 1991.

［41］ Ellenbogen R. Free autogenous pearl fat grafts in the face. A preliminary report of a rediscovered technique. Ann Plast Surg 16:179, 1986.

［42］ Chajchir A. Fat injection: long-term follow-up. Aesthetic Plast Surg 20:291, 1996.

［43］ Coleman SR. The technique of periorbital lipoinfiltration. Oper Tech Plast Surg 1:20, 1994.

［44］ Coleman SR. Long-term survival of fat transplants: controlled demonstrations. Aesthetic Plast Surg 19:421, 1995.

［45］ Coleman SR. Facial recontouring with LipoStructure. Clin Plast Surg 24:347, 1997.

［46］ Coleman SR. Structural Fat Grafting. St Louis: Quality Medical Publishing, 2004.

［47］ Guerrerosantos J. Long-term outcome of autologous fat transplantation in aesthetic facial recontouring. Clin Plast Surg 27:515, 2000.

［48］ Trepsat F. Periorbital rejuvenation combining fat grafting and blepharoplasties. Aesthetic Plast Surg 27:243, 2003.

［49］ Toledo LS, Mauad R. Fat injection: a 20-year revision. Clin Plast Surg 33:47, 2006.

［50］ Zuk PA, Zhu M, Mizuno H, et al. Multilineage cells from human adipose tissue: implications for cell-based therapies. Tissue Eng 7:211, 2001.

［51］ Zuk PA, Zhu M, Ashjian P, et al. Human adipose tissue is a source of multipotent stem cells. Mol Biol Cell 13:4279, 2002.

［52］ Gimble J, Guilak F. Adipose-derived adult stem cells: isolation, characterization, and differentiation potential. Cytotherapy. 5:362, 2003.

［53］ Huang JI, Zuk PA, Jones NF, et al. Chondrogenic potential of multipotential cells from human adipose tissue. Plast Reconstr Surg 113:585, 2004.

［54］ Hausman GJ, Richardson RL. Adipose tissue angiogenesis. J Anim Sci 82:925, 2004.

［55］ Planat-Bernard V, Silvestre JS, Cousin B, et al. Plasticity of human adipose lineage cells toward endothelial cells: physiological and therapeutic perspectives. Circulation 109:656, 2004.

［56］ Cowan CM, Shi YY, Aalami OO, et al. Adipose-derived adult stromal cells heal critical-size mouse calvarial defects. Nat Biotechnol 22:560, 2004.

［57］ Lendeckel S, Jödicke A, Christophis P, et al. Autologous stem cells (adipose) and fibrin glue used to treat widespread traumatic calvarial defects: case report. J Craniomaxillofac Surg 32:370, 2004.

［58］ Rigotti G, Marchi A, Galié M, et al. Clinical treatment of radiotherapy tissue damage by lipoaspirate transplant: a healing process mediated by adipose-derived adult stem cells. Plast Reconstr Surg 119:1409, 2007.

［59］ Coleman SR, Mazzola RF. Fat Injection. From Filling to Regeneration. St Louis: Quality Medical Publishing, 2009.

［60］ Eaves FF III, Haeck PC, Rohrich RJ. ASAPS/ASPS Position statement on stem cells and fat grafting. Plast Reconstr Surg 129:285, 2012.

［61］ Kølle SF, Fischer-Nielsen A, Mathiasen AB, et al. Enrichment of autologous fat grafts with ex-vivo expanded adipose tissue-derived stem cells for graft survival: a randomised placebo-controlled trial. Lancet 382:1113, 2013.

# 第 1 部分

## 原则和基本概念

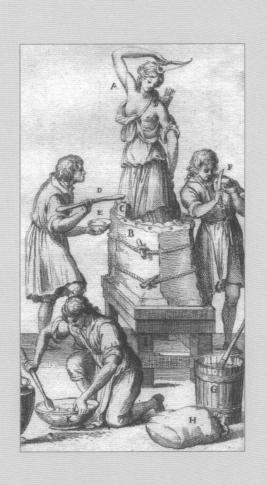

# 第 1 章

# Coleman 技术

Sydney R. Coleman　译者：韩　勇　王　波　黄安华　王　阳

> Coleman 结构性脂肪移植技术的基本原则已经 30 余年未曾改变。
> - 采用钝性吸脂针及注射器低负压获取脂肪颗粒。
> - 采用离心去除非活性成分，纯化脂肪。
> - 有意识地将等量微小的脂肪多点植入受区，颗粒之间相互分开。

遵循上述脂肪移植的原则，可将脂肪组织与受区组织有效地整合，利于长期存活，并促进其稳定性。这种脂肪移植方式能对其受区组织产生积极的影响，形成一种明确的整体结构变化。自 1994 年首次发表以来，Coleman 脂肪移植技术的理念基本保持不变。历经 30 余年的临床应用，Coleman 技术仍然是国际上脂肪移植的金标准。以下是 Coleman 技术从获取到移植基本原则的概述。

脂肪组织，特别是成体脂肪细胞组分比其他大多数组织更脆弱，在体外容易被机械性、压力性和化学性损伤所破坏。获得的脂肪必须是完整的颗粒，其大小应小到足以穿过小直径吸脂针，但应有维持组织结构的足够体积，从而在使用吸脂针和注射器进行抽吸、转移和植入时得以存活。近年来，许多外科医师倾向于应用更小的抽吸侧孔和甚至更细的注脂针，我们要谨慎、仔细地评估通过越来越小的侧孔移植脂肪的长期存活率。而且，脂肪组织中有许多其他类型的细胞，它们对脂肪组织的存活和功能至关重要。即使组织学和酶学分析显示组织完整，但轻微的机械、气压、化学或温度性损伤也会导致组织和细胞在数周甚至数月后死亡。

## 获取

### 选择获取区域

目前尚无供区位置与移植组织的存活时间有明确相关性的报道。一项常见供区干细胞浓度的对照研究发现，下腹部及大腿内侧的脂肪抽吸物干细胞浓度最高[1]。我建议的供区是利于形体塑形以及患者仰卧位易于抽吸的区域。我尽可能首选腹部及大腿内侧，尤其是试图获得增厚或修复皮肤等功能性改善时，因为已经证实这些区域干细胞活性较高（图 1-1）。

### 切口位置

抽吸区域的入路切口尽可能位于皱襞、已有的瘢痕、妊娠纹或毛发区（红圈处）。最常见位置是

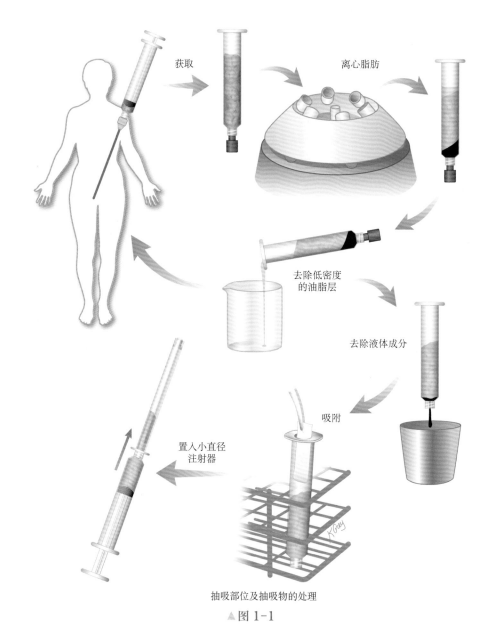

获取

离心脂肪

去除低密度
的油脂层

去除液体成分

吸附

置入小直径
注射器

抽吸部位及抽吸物的处理

▲ 图 1-1

会阴部，经此易于抵达腹部、大腿内侧及大腿前侧。抽吸上腹部及侧腹脂肪，可在脐及上腹部做附加切口。有时，可经侧髋部的切口进入大腿和腰部赘肉（love handle）下部。经背部中线和骶骨外侧的切口可进入腰部赘肉及侧腹部（图 1-2）。

### 无菌技术

始终严格遵循无菌技术，注意使用无菌皂液和无菌剂如聚维酮碘（povidone-iodine）进行术前患者的准备。脂肪组织的细菌污染会导致感染。

根据供区范围和预计去除的脂肪量选择抽吸的麻醉方式。抽吸量较少时，用 0.5% 利多卡因和 1 ：20 万肾上腺素的局部麻醉即可。

首先用 25 G 锐针在切口位置注射利多卡因溶液，然后用 11 号刀片制作切口。灌注麻醉溶液的切口通常用于抽吸脂肪。这些切口的大小（通常为 2 mm）恰可置入吸脂针的头端（图 1-3A、B）。

采用 9 个侧孔 Coleman 吸脂针连接 10 mL 注射器将利多卡因溶液注入拟脂肪抽吸区域（图 1-3C ~ E）。我目前常用此管抽吸脂肪。我以前用 Lamis 注水针注射利多卡因溶液，现在较少使用了。

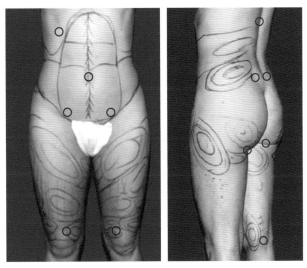

▲图 1-2

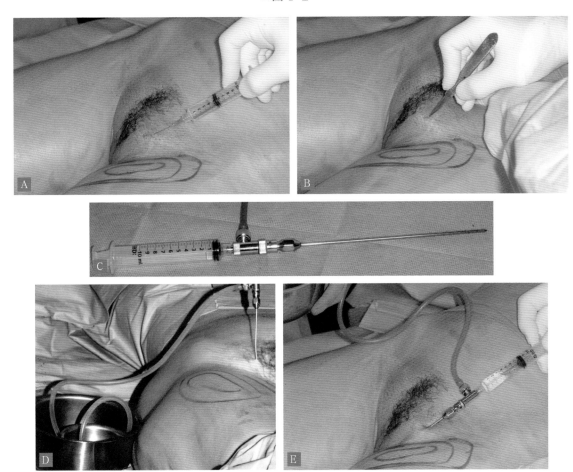

▲图 1-3

　　置入的吸脂针螺口连接与 10 mL 螺旋注射器。抽吸首选 10 mL 注射器，其大小可以手控操作，无须锁定装置。抽吸时要小心谨慎，最大限度降低对脆弱脂肪颗粒的机械损伤。通常每 1 mL 的脂肪注射 1 mL 利多卡因。

　　较大容量或多部位抽吸首选异丙酚或全麻。采用注水针注入 1 : 40 万肾上腺素浓度的林格乳酸盐溶液，麻醉药液与吸出脂肪的比例亦为 1 mL : 1 mL。

抽吸期间避免使用肿胀技术。我认为抽吸的脂肪在肿胀技术的大量液体中移行，可能破坏其结构并释放生长因子（参见第9章）。这种固有组织结构的破坏和生长因子的释放可能降低脂肪组织的潜在存活率。若每个注射器中抽吸物的脂肪少于1 mL或2 mL，那么获取60 mL脂肪可能需要多达50个10 mL注射器；使抽吸过程长达数小时。

## 抽吸技术

Coleman脂肪移植抽吸器械在抽吸及移植过程中较为有效，对移植组织的损伤较小（图1-4）。以前，我使用双孔吸管抽吸，为钝性头端，侧孔圆钝，位置紧邻头端。然而，由于"桶柄"式双孔Coleman吸管开口的特性，使得脂肪不易通过吸脂针头端和（或）螺口孔，导致术者不得不偶尔停止手术以去除堵塞。

9 侧孔吸脂针

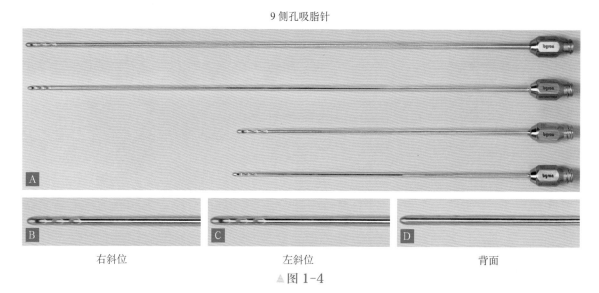

| A | | | |
| --- | --- | --- | --- |
| B 右斜位 | C 左斜位 | D 背面 | |

▲图1-4

我试用了配有数目和大小不等侧孔的各种吸脂针，在实验室中在猪身上尝试，试用于不同手术步骤。我认为，图1-5所示的9孔结构似乎是抽吸最有效的组合，对我而言其可获得类似甚至改进的效果。我使用12 G 9孔吸脂针进行较大容量的抽吸，长度分别为15 cm和26 cm。为了减少浓缩脂肪通过6 cm、5 cm及3 cm Coleman注脂针的难度，我开始使用较小的14 G 9孔吸脂针抽吸脂肪用于面部移植。

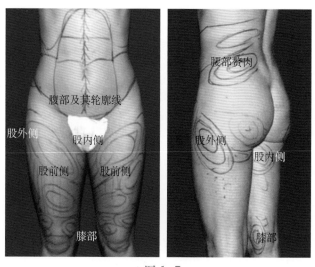

▲图1-5

吸脂针长度大多为 15 cm。虽然常用的 26 cm 吸脂针覆盖范围更大，但其对螺口施加了更大的扭矩，在取出时可折断注射器头端。术者对 15 cm 吸脂针头端掌控得更好，以避免不良事件的发生（参见第 52 章）。因此建议首先使用较短的吸脂针，熟悉仪器后再使用较长的吸脂针。这些也用于肿胀液的注入。

通过注入麻醉液的切口抽吸脂肪组织。这些切口的大小（通常为 2 mm）足以插入吸脂针的头端。

置入吸脂针的螺口连接到 10 mL 螺旋注射器。轻轻回抽针栓以产生较小的负压（图 1-6A ~ C）。只使用 10 mL 注射器用于抽吸；因为其小巧，可以手控操作而无须锁定装置。较大的注射器则较为笨重，而且其即使稍稍回抽针栓，也可能产生破坏性的负压。

轻柔回抽注射器针栓，在针筒内形成 1 ~ 2 mL 负压空间，同时将抽吸插入供区（图 1-6D）。抽吸结束后，尼龙线间断缝合关闭所有切口。

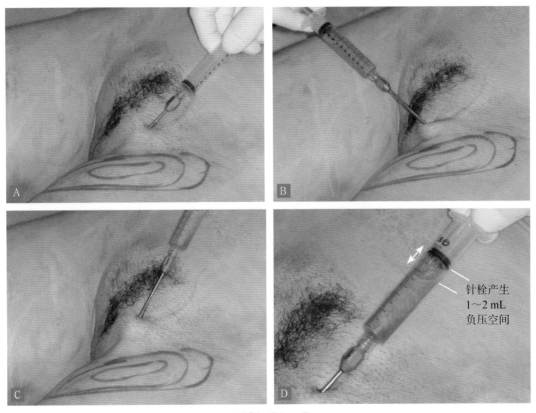

针栓产生
1~2 mL
负压空间

▲ 图 1-6A ~ D

该操作单纯手控即可完成；抽吸过程中不应该使用转动并静态锁定针栓的装置。由这些装置或过度回抽针栓（超过 2 mL）产生的较大真空可增加负压的危害性，可能达到汽化点（在室温下水沸腾的压力），从而损坏组织中的脂肪颗粒。

大量研究支持术中采用轻柔渐进的注射器抽吸脂肪，以使抽吸压力保持最小的优势。PU 等[2] 检测了传统脂肪抽吸获取的脂肪抽吸物，证实传统脂肪抽吸术后，组织的"细胞功能处于非最佳水平，移植后可能无法存活"。

另一项研究表明，与低负压（20 cmH_2O）机器脂肪抽吸相比，注射器轻柔渐进回抽针栓所抽吸的脂肪，其细胞功能水平较高[3]。

虽然某些研究已经证明，大直径吸脂针更适用于抽吸[4]，但更全面的研究显示，小直径吸脂针连接 10 mL 注射器获取的脂肪存活率更高[5]。

抽吸及移植时，吸脂针紧靠切口缘皮肤的反复摩擦可导致切口处的表浅烧伤。抽吸的脂肪离心后，即可获取脂性组织或油，可用于润滑切口，从而减少切口边缘的摩擦烧伤（图 1-6E、F）。

抽吸后，我使用尼龙线间断缝合所有切口（图1-6G、H）。

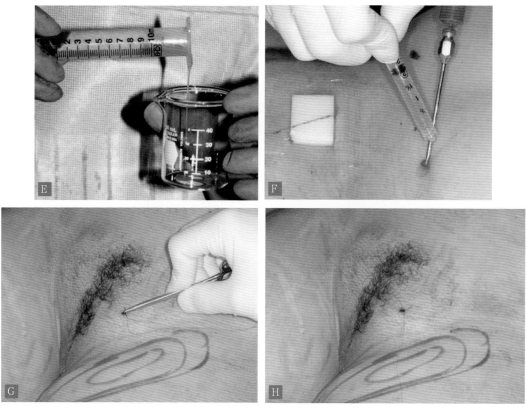

▲图1-6E~H

## 纯化和移植

获取脂肪后，移除吸脂针，注射器连接封闭帽（图1-7A~C）。

封闭帽首选大多数医院配备的双功能螺旋帽，其可旋转密封，可预防离心时渗漏（图1-7D~F）。

不要使用注射器的原配针帽，因为其常常渗漏液体（图1-7G、H）。

螺旋注射器密闭后，将针栓由注射器尾端取出（图1-7I~K）。

### 离心

将去除针栓的注射器置入离心机，分离活性及非活性成分（图1-8A）。建议的离心作用是形成1 300 g 重力3分钟。图示的离心机，其特定直径转子3 000 rpm/min 即可产生上述所需的力。为了减

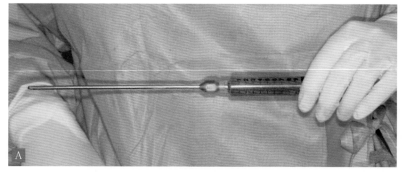

▲图1-7A

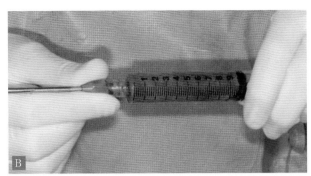
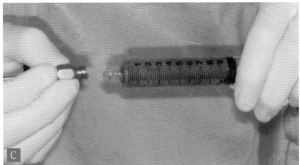
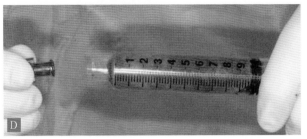
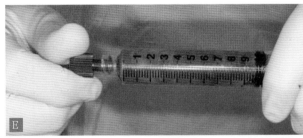
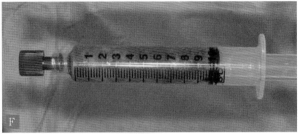
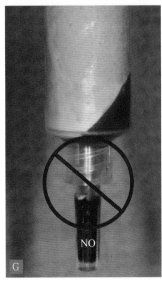
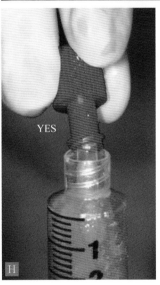

▲ 图 1-7B ~ H

少纯化过程中细菌污染的概率，每次使用时均需消毒离心机的转子和套筒（图 1-8B）。离心机制造商建议中央转子蒸汽灭菌。许多中心转子会生锈和腐蚀，放置在高压锅或液体溶液中灭菌时，油漆会脱落。保护离心机中央转子的方法也很重要。固定转子位置的螺栓会生锈，变得不易牢固，因而我建议使用重力固定的中心转子。在离心机中央转子的每 1 个套筒中放置 1 个 10 mL 注射器。必须均匀放置，使每 1 个注射器与对侧或其他任一套筒平衡（图 1-8C）。如果注射器的液体溢出，可更换或排

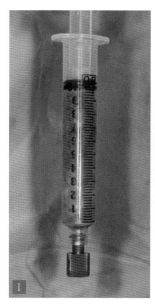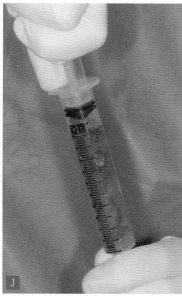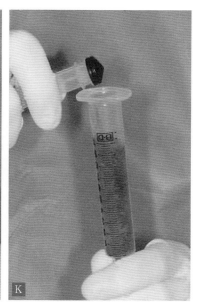

▲图 1-7I ~ K

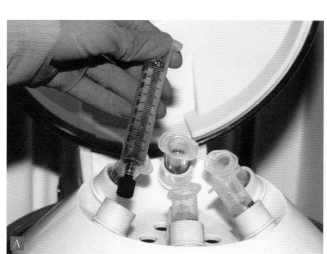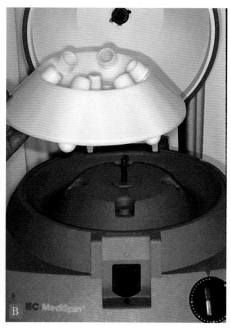

▲图 1-8A、B

空这些套筒。应仔细选择易于嵌合的 10 mL 注射器及套筒；某些类型的 10 mL 注射器较大，而某些离心机套筒则过小。随后，巡回护士关闭并锁定离心机的机盖，设定计时器（图 1-8D、E）。由于离心机上定时器的精确性不一，最好检查定时器的准确度。巡回护士应在离心机转子完全停止后打开机盖，应由无菌技术人员取出离心后的注射器，小心不要接触离心机的盖或其他未消毒的部件（图 1-8F）。

图 1-8G 较高密度成分与较低密度成分分离，以形成前述的多个层面。上层或低密度层主要由油脂组成，可能源自破裂的细胞。中间部分主要是有潜在活性的组织颗粒，其上部有较多油脂，下部则为较为致密的结缔组织。最低层是最为致密层，主要由血液、水和利多卡因组成。

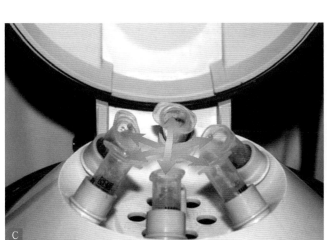

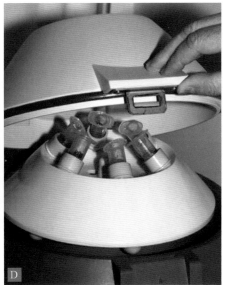

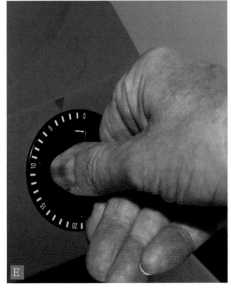

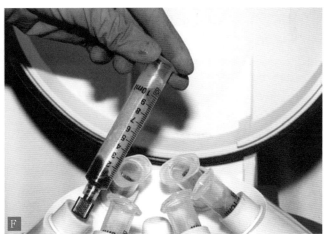

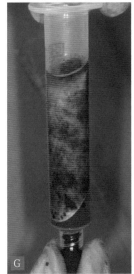

← 上层
 • 低密度层
 • 破裂脂肪细胞的油脂

← 中层（30%～70%）
 • 具有潜在活性的组织颗粒

← 下层
 • 高密度层
 • 血液、水、利多卡因

▲图 1-8C ～ G

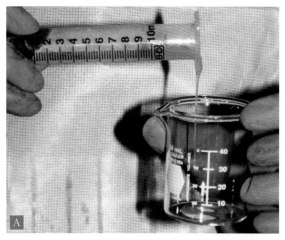

▲图1-9A

## 成分分离

在去除螺旋注射器密闭帽之前，首先轻轻倒出油脂层（图1-9A）。若在倾倒前去封闭帽，会丧失真空，使其内容物无法固定就位，在倾倒过程中会漏出（该油脂用于润滑抽吸和移植部位的切口）。

倾倒油脂后，去除螺口上的封闭帽。去除时置一收集容器，因为水性成分通常会从注射器中流出。开口处的小块组织偶尔会阻塞流体流出，此时应轻轻地敲击注射器的近端，以解除阻塞组织，使水分排出。在罕见的情况下，可能需要使用止血钳从注射器螺口中取出小块组织（图1-9B、C）。

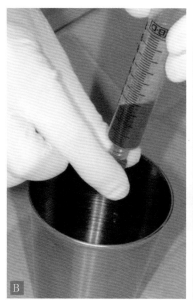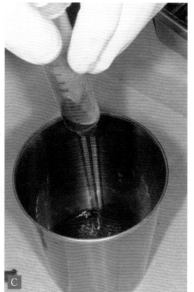

▲图1-9B、C

吸附脂肪抽吸物的最上部，可以较为容易地除去其中的油性成分。将Cordman神经手术垫置于纯化的脂肪组织表面用于吸附；可在几秒后逐渐向上吸附油脂（图1-9D、E）。

4分钟后，换用另一片神经手术垫进行吸附（图1-9F）。至少吸附2次。重要的是要花费足够的时间吸附，以尽可能多地去除油脂，但应尽一切努力减少颗粒中所有细胞过长地暴露于空气中。

去除神经手术垫时常会黏附脂肪（图1-9G）；刮除神经手术垫的脂肪会对其造成不可逆转的损害。若术者怀疑某些脂肪因过度暴露于空气或由于机械创伤而受损，则应将之丢弃。

使脂肪组织滑落至注射器边缘后再置入针栓。手指应压在螺口上，调整空气压里控制脂肪滑动。随后将针栓置入注射器，前推去除无效空间（图1-9H～J）。

在转移到较小的注射器进行注射之前，脂肪可以这样短时间储存在10 mL注射器中（图1-9K）。

### 转移至较小的注射器

10 mL注射器的螺口置于较小注射器底部，推进针栓转移内容物。注意应将2个注射器保持于相对垂直的方向（箭头），以免转移时气泡意外进入脂肪中（图1-10A）。在面部及手部，我使用1 mL螺旋注射器注射组织，躯干部使用3 mL注射器。

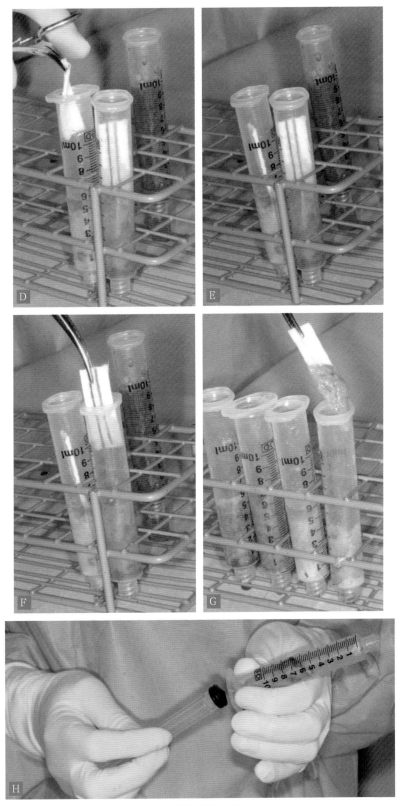

▲图 1-9D ~ H

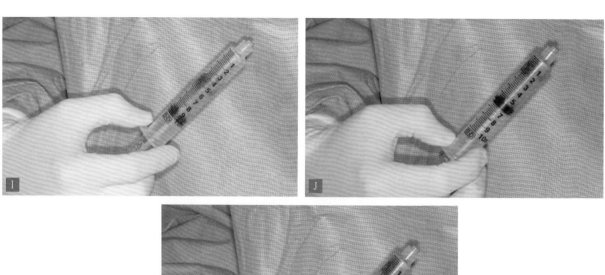

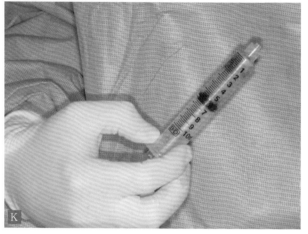

▲图 1-9I ~ K

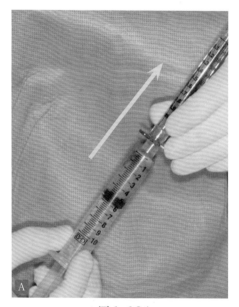

▲图 1-10A

　　与 10 mL 注射器一样，示指放置于螺口，控制脂肪滑动至注射器的近端。填充注射器，预留 0.3 mL 的空间，重新置入针栓去除无效空间。然后，将注射管连接到注射器上，抽吸、纯化的脂肪现可备用于注射（图 1-10B ~ E）。

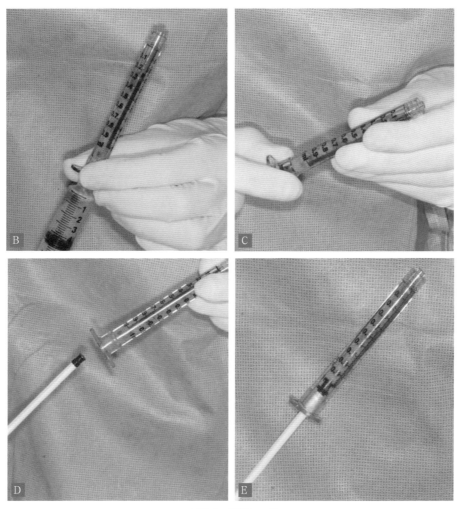

▲图 1-10B～E

## 基本器械

所需器械如下。

- 能够消毒的中心转子离心机。
- 试管架。
- 灌注液体的阀及导管。
- 塑料或橡胶导管。

## 纯化的讨论

注射器吸脂抽吸的抽吸物在离心后，可能含有少至 10% 或多达 90% 的脂肪组织。因为每个样本含有的活性脂肪比例不同，所以很难准确评估现有脂肪的体积。1989 年，我改良了技术，将抽吸物进行离心。当时我的想法是，增加离心步骤可以尽可能减少油、血液及灌注液，从而将浓缩的脂肪组织注射到受区，因此可增加结果的可靠性和可重复性。

临床研究显示离心后移植脂肪的存活率提高。日本的一项研究强调了脂肪中浓缩的干细胞增强移植物存活的重要性[6]。德国的另一项研究证实，离心脂肪中存在大量游离的生长因子；且不迁移到液体或油性成分中[7]。

### 密度分级

几年前，我很清楚，不同层次的离心脂肪可能由不同的细胞和生物成分组成。显然，离心脂肪的上层是油性的、密度较低，而较低层则更稠密、较少油性。因此，我开始在需要更为可靠效果的区域，优先使用密度较高的脂肪，避免使用密度较低、含油的脂肪。我们在纽约大学进行了一项研究，以评估不同密度的离心脂肪，发现高密度离心脂肪比低密度部分存活率更高、纤维化更少。此外，高密度部分的干细胞活性和生长因子浓度更高[8]。

基于上述发现，目前我改良了脂肪移植的技术。10 mL 的抽吸脂肪通常可纯化 4 ~ 6 mL 脂肪。若如此，我分离出最底层 2 mL 的脂肪，予以优先使用以提高存活率和可靠性。未使用的脂肪，瘦削患者我则回植于供区；非瘦削患者，则丢弃之。

## 移植

### 麻醉

常使用区域阻滞，25 G 锐针局部浸润 1% 利多卡因和 1 ∶ 10 万肾上腺素。面部或躯干的所有拟行切口，我使用 27 G 锐针注射 0.5% 利多卡因和 1 ∶ 20 万肾上腺素溶液。若在局部麻醉下手术，则加入缓冲液。在面颈、躯干或手上制作 1 ~ 2 mm 的切口；这些切口也用于植入脂肪组织。即使采用区域阻滞或全身麻醉，大多也在局部浸润少量的肾上腺素稀释溶液，以使血管收缩，从而减少瘀伤，且可减少误入血管内的可能性（参见第 52 章）。在面部，采用 Coleman 注脂针广泛浸润 0.5% 的利多卡因 +1 ∶ 20 万肾上腺素的麻醉药，并植入移植的脂肪。

### 移植技术

将纯化的脂肪植入受区是脂肪移植最具挑战性的步骤。均匀植入脂肪颗粒，以确保其存活稳定，与周围受区组织融为一体。脂肪组织移植的关键是最大限度地增加脂肪与受区组织之间的接触表面积。植入细小的脂肪颗粒，使之被受区组织分隔，可以保持较大的接触表面积（图 1-11A ~ C）。

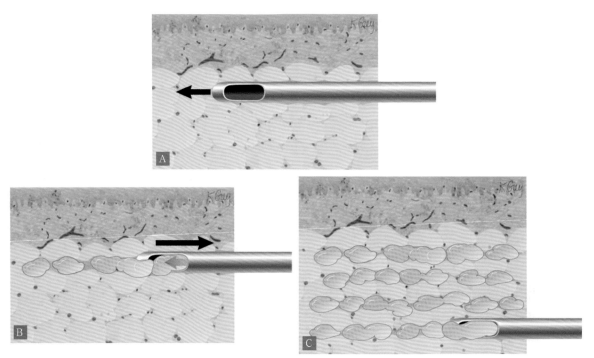

▲ 图 1-11A ~ C

另外，在任何部位注射大块脂肪，均可能导致脂肪某些区域远离富血运组织，因而缺乏营养或呼吸。在这种情况下，大部分组织会死亡或吸收，可能会产生不平整（图 1-11D、E）。

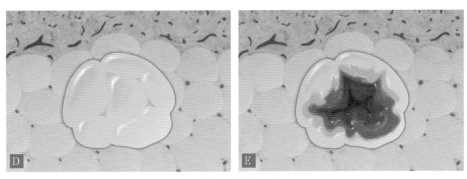

▲图 1-11D、E

注脂针置入原浸润局麻药物的小切口，并在恰当的组织层次推进。另外一只手稳定皮肤。注脂针抵至所需位置后，将之回撤并同时轻柔按压 1 mL 注射器的针栓。脂肪组织随之留在注脂针的回撤路径中，便于更为稳定和规则地植入，并减少组织不平整或聚集成块的可能（图 1-11F）。

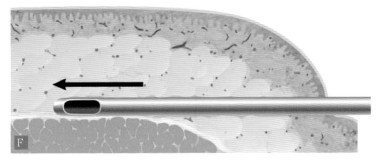

▲图 1-11F

注脂针回撤时，植入的脂肪组织颗粒被塌陷的受区组织包绕，与自然组织融为一体（图 1-11G）。Coleman 脂肪移植成功的关键是每次植入微量的脂肪组织。为了最大限度地增加接触表面积，面部在每次回撤时植入的组织最大量是 1/10 mL，而眶周等某些区域则应该植入更小的颗粒。完整的脂肪组织颗粒应该被受区组织分隔，以增大供区与受区组织的接触表面积。接触表面积的增大可确保更多的移植脂肪接近毛细血管微循环。

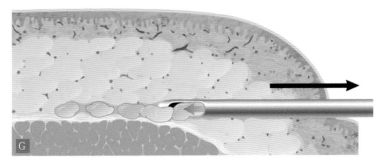

▲图 1-11G

分隔脂肪颗粒不仅仅是增加存活的概率。使用注脂针植入脂肪颗粒，对自然组织层面的破坏较小，有助于脂肪更好地附着于受区（图 1-11H）。组织层面的破坏最小和接触表面积最大，两者联合使新的脂肪颗粒和周围组织之间形成更为稳定的关系。

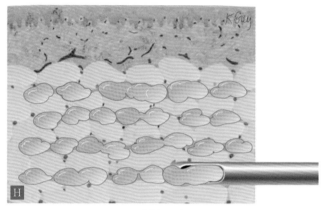

▲图1-11H

### 使用钝性针管

1992 年，我将锐性针管改为钝性针管，以避免对深层结构的损伤，用钝性针管在皮下移植自体脂肪组织方面具有其他的优势。锐性器械穿行于受区组织时，破坏了其路径中固有的连接并分离了组织。其形成的腔隙无法确保位于组织正常层面，而脂肪颗粒则被注射于该腔隙内。脂肪颗粒拥挤于腔隙内，而非分布在整个组织层面。

锐性针植入的脂肪与周围组织的接触表面积较小。因此，移植的组织不太可能获得足够的营养和呼吸，且不太稳定，所以，移植于受区后更易移动，甚至由切口挤出。

钝头针则不同于锐头针，不会带状切割组织。钝头推进时，以更合乎生理的方式分离正常组织层面。回撤钝性针管时，植入的脂肪组织颗粒被塌陷的受区组织包绕，与自然组织融为一体。最后，使用钝性针管可以更稳定地植入脂肪组织，允许外科医师植入更大容量的脂肪组织。

注脂针的口径远小于吸脂针，远端仅有单侧孔。与吸脂针一样，其近端有一接口，适用于螺旋注射器。根据情况，注脂针的口径可从 14 G 到 21 G。较大口径者可用于躯干部的脂肪移植，最小口径的针管可能适用于下眼睑等部位。依据面部和躯体的不同情况，可以使用头端形状、直径、长度和曲度不一的针管[9]。针管的最有效长度，面部手术为 3 ～ 7 cm，躯体塑形手术为 9 ～ 15 cm。采用钝性针管可以更为稳定、更少创伤地移植脂肪颗粒。然而，术者在真皮下、纤维组织及瘢痕组织植入时，较短的针管更易掌控。带有尖头或锐性附件的针管可以用来松解粘连。

### 注射脂肪的稳定性

水肿消退后，移植组织的质地与受区组织大致相似，而不再保留供区脂肪组织的结构特点。植入细小脂肪颗粒，并将之用受区组织分隔，脂肪就变得与受区组织相似，并与之融为一体。

脂肪首次植入的准确性非常重要，因为完成手术后很难处理植入的脂肪组织。若无意中形成团块，指压有时可舒平小的不平整。但移植脂肪应杜绝指压可以改善植入后形状的侥幸想法。在面部，每次回撤针管时植入的最大组织量为 1/10 mL，但在眼睑等某些区域，每次回撤的最大植入量应接近 1/30 mL 甚至 1/50 mL。不同解剖区域的移植位点大相径庭。

因此，难以预估每个区域的植入量。因为注入材料并非纯脂肪组织，应弥补因吸收所丧失的量；即使是纯化后，脂肪组织内也会有部分血液、利多卡因或油。因此，在面颈部和手部最好少量植入，随着经验的积累逐渐增加植入量。出于第 52 章所述的安全原因，面颈部和手部必须使用 1 mL 注射器，以防止过度填充。同样，在躯体使用较小的注射器（如 3 mL）减少了移植脂肪聚集成块，并降低了误注入大血管的可能性。

### 结构性移植

若每一隧道均钝性植入微量脂肪组织，则可以更好地掌控受区组织形状的改善程度。若每一隧道植入的组织与受区组织贴附，多个隧道即可改变一个位置的固有形状，并增加其体积。另外，锐针会反复刺穿受区组织，但这并不改变该处的形状，而是破坏结构完整性。脂肪植入黏膜下和红唇下以使红唇外翻即是结构性移植的示例（参见第 27 章）（图 1-12）。

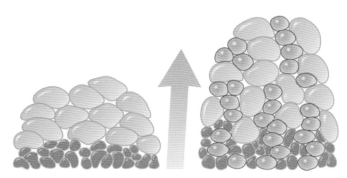

▲图 1-12

### 植入的器械

为了便于 Coleman 脂肪移植，我最初开发了 3 种基本类型的钝性针管以及 V 形分离器，每个均具有其独特功能（Mentor，Irvine，CA）：

• Coleman I 型管头端完全封闭，其远端侧孔缘的弧度为 180°。这是我的主要工具，其初衷是尽量减少深层结构的损伤。

• Coleman II 型管与 I 型相似，但不是完全封闭的。其远端侧孔缘的弧度为 130°～150°。该型针管适用于大多数情况。

• Coleman III 型管末端扁平，适用于特定情况下分离组织，例如，当推剥穿行瘢痕或纤维组织时。其亦有助于贴近真皮植入组织。

• Coleman V 形分离器和 W 形分离器用于分离粘连。

所有类型的针管都有不同的口径和长度，因面部或躯体的个性化应用而定（面部和躯体不同部分的描述见下文）（图 1-13）。过去 4 年里，我开发了松解粘连的改良器械和更多的抽吸及植入针管。

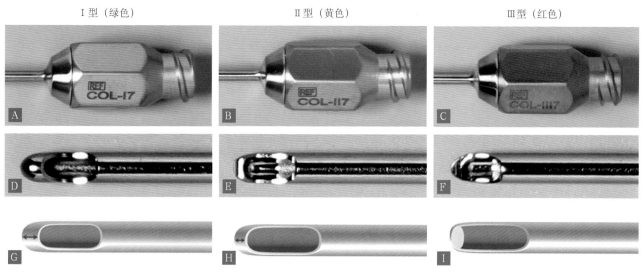

▲图 1-13A ～ I

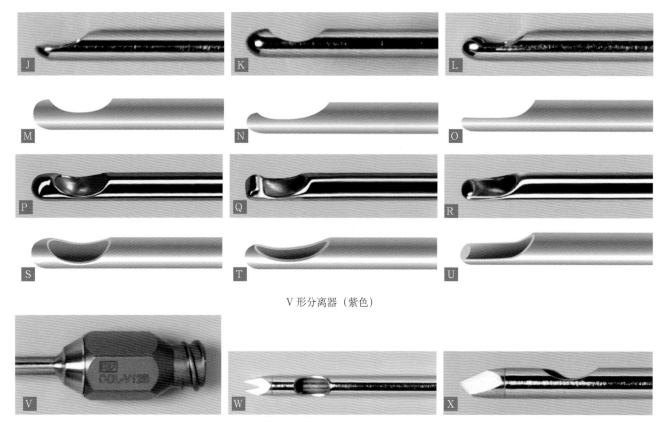

V 形分离器（紫色）

▲图 1-13J ~ X

## 肿胀

　　术者最困难的任务之一是使患者对该技术造成的淤青和肿胀有所预期。脂肪组织的植入，如本章和本书所述，可在受区组织中产生明显的肿胀。这取决于许多因素，包括脂肪的植入量、移植的解剖位置、所使用的具体技术和器械、患者服用的药物以及患者的年龄和遗传因素。

　　患者脂肪移植后的护理旨在减少肿胀和避免移位。抬高患处并使用弹力绷带或 Tegaderm 透明敷料加压固定有助于防止肿胀和稳定移植的新脂肪。某些药物 [ 山金车（*Arnica montana*）和菠萝蛋白酶（bromelain）] 也可以加快恢复。要求患者术后 7 ~ 10 天不要暴力按压移植区域，以免移植脂肪移位。

　　眶周区域尤其是下眼睑会有令人心烦的长时间肿胀。下睑出现晦暗瘀紫色的色素沉着，即使微量的色素沉着也会持续数周。下眼睑移植超微脂肪颗粒的部分患者，会有持续数月的皮肤轻微染色，可能是含铁血黄素沉积或其他色素变化。

　　该手术长期的肿胀和恢复期可能会误导医患双方。通常认为 4 或 6 周时为最终效果。即使有明确的水肿存在，患者或医师也会误认为此时已是最终效果。当移植脂肪量不足时，随后数月，随着肿胀逐渐消退，医患双方可能想当然地认为脂肪正在吸收。虽然术后 4 个月，术者可以大致了解到脂肪的移植量，但是应该在术后 6 个月或 8 个月，甚至更晚进行更为精确的评估，此时肿胀已完全消退，其他微小的变化亦可预判。

　　该患者 3 天内出现明显的肿胀和瘀血。术后 14 天，依然肿胀，但年轻许多（图 1-14A ~ C）。

　　其术后 3 年和 7 个月的长期随访，显示出明显的年轻化和皮肤质地的改善（图 1-14D、E）。

　　图为面中部及适度丰唇手术的更常见的恢复过程（图 1-15A ~ H）。

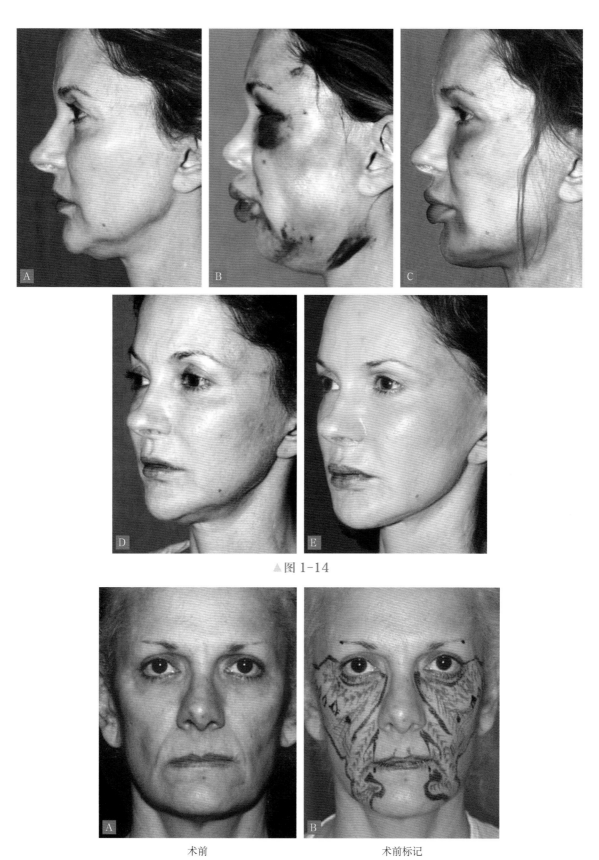

▲图 1-14

术前　　　　　　　　　　　术前标记

▲图 1-15A、B

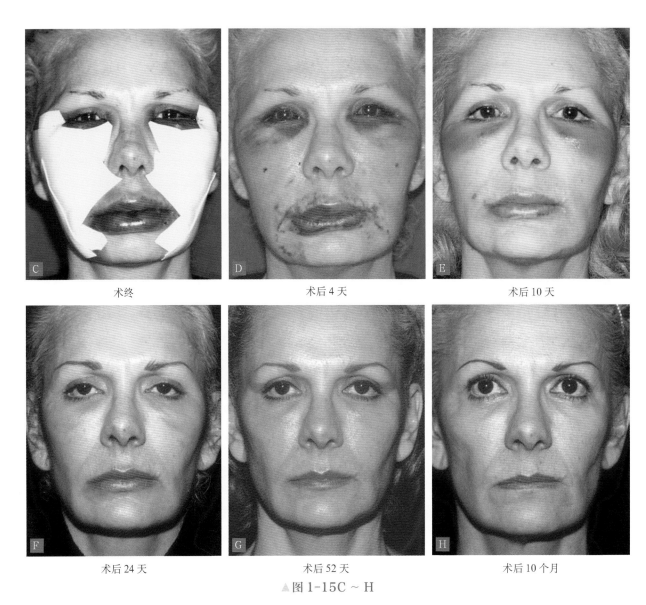

| | | |
|---|---|---|
| 术终 | 术后 4 天 | 术后 10 天 |
| 术后 24 天 | 术后 52 天 | 术后 10 个月 |

▲图 1-15C ~ H

患者的术前（图 1-15I）与术后 10 个月（图 1-15J）照片对照，显示有明显细致的年轻化改善。

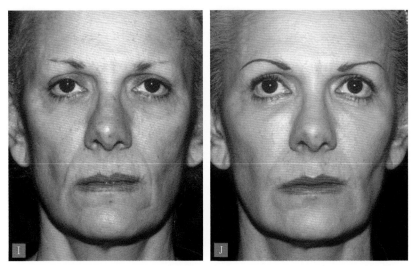

▲图 1-15I、J

### 如何减少肿胀

在脂肪移植后最初数小时及数日，术后护理主要是防止水肿的形成。抬高患处和顺势疗法药物，如山金车可有所帮助。嘱患者抬高头部高于心脏水平。术后 36 ~ 48 小时，在所有注射部位应用冷敷或冰袋。

术后最初数日，嘱患者避免对注射区域的所有压力，以防止移动新植入的脂肪组织。

术终在手术区域贴敷弹性胶带或 Tegaderm 透明敷料作为保护屏障，保留 3 ~ 4 天。嘱患者至少 1 周内不要按摩或推拿该区域。睡眠时，应特别注意不要将面部俯压于枕头上。手术区域加压有 3 个目的：防止患者触摸移植区域，避免脂肪的移动并减轻肿胀。

通常在手术后 4 ~ 5 天去除敷料，与面部缝线去除时间相仿。此时，可通过轻柔滚压的方式，促进淋巴引流，将有助于进一步消肿。

显示术后应用加压固定。术终，患者上、下眼睑，面颊及颈部覆以弹力胶带。第 4 天及第 6 天，仍然"面目狰狞"。第 19 天，虽然稍有些肿，但已漂亮许多（图 1-16）。

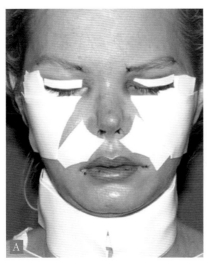
术终覆以微海绵胶带

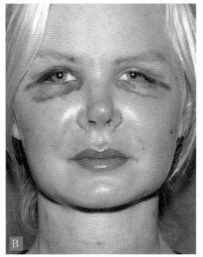
术后 4 天

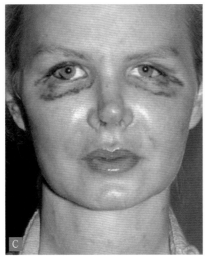
术后 6 天

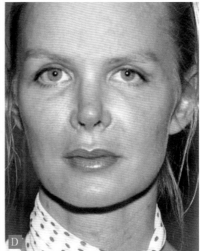
术后 19 天

▲ 图 1-16

## 脂肪真皮内植入

以前我反对使用锐性针植入脂肪移植物[10]。

然而，近10年，我逐渐认识到，使用锐性针将脂肪组织植入真皮深层（图1-17），是脂肪移植技术最重要的进步之一。我曾经坚决反对真皮内注射，但在20世纪90年代后期，我开始在临床中使用透明质酸，我重新意识到真皮内扩容的优势。

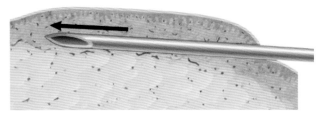
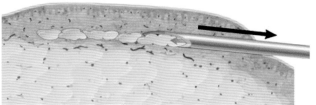

真皮深层注射

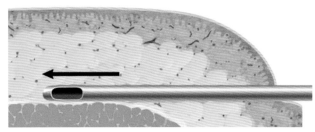
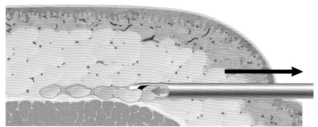

皮下注射

▲图1-17

2003年，我第一次使用真皮内脂肪移植治疗痤疮瘢痕。在成功之后，我开始将精制脂肪植入其他瘢痕中，从痤疮瘢痕到线性凹陷瘢痕。如同其他手术，都有不同程度的成功，但患者的基本感受是注射2次甚至3次才能有好效果。

针头难以推注大颗粒脂肪，并且经常会阻塞。我意外地发现，Coleman常规针管抽吸获得的脂肪颗粒，可以用22 G锐针相对容易地推注。采用注脂针抽吸脂肪并没有显著降低堵塞的发生率。然而，使用较小直径的9孔吸脂针，抽吸的脂肪更容易通过小口径针头。在某些患者，特别是当抽吸的脂肪呈纤维状时，可能因为堵塞而需要频繁地更换针头。

反复试验后，我确定22 G针为最小口径的针，使用该针我觉得可以把脂肪精确地植入真皮深层。较大口径的针头则实在难以置入真皮深层。

瘢痕治疗成功后，我尝试用该技术减轻较深的皱纹和褶皱，通常是作为皮下植入后的补充。正是在这些情况下，我观察到单纯的皮下注射即有显著改善。

60岁男性，重度痤疮瘢痕伴衰老性皮下萎缩，形成明显的鼻唇沟、木偶纹和颏唇褶皱（图1-18A）。

第一次手术，首先用22 G锐针在右侧鼻唇沟真皮内植入2.9 mL，然后在皮下植入5 mL。左侧鼻唇沟，真皮内植入3.5 mL，然后在皮下植入5 mL。植入所有脂肪后，用V形分离器松解多处粘连。

右侧木偶纹区域，首先用22 G锐针在右侧鼻唇沟真皮内植入2.5 mL，然后在皮下植入2.5 mL。左侧木偶纹区域，真皮内植入3 mL，然后在皮下植入2.5 mL。首先用3 mL注射器连接22 G锐针在真皮内移植脂肪，然后将2.5 mL植入皮下平面。植入所有脂肪后，在木偶区域进行皮下分离术（subcision）。

颏唇褶皱处，用22 G锐针植入3 mL，皮下植入3 mL。此外，切牙骨区域及颏区皮下分别植入

8 mL 和 14 mL。

  1 年后再次手术。首先用 22 G 锐针在右侧鼻唇沟真皮内植入 3 mL，然后在皮下植入 6.5 mL。左侧鼻唇沟，真皮内植入 1 mL，然后在皮下植入 4.5 mL。本次手术未再松解（图 1-18B）。

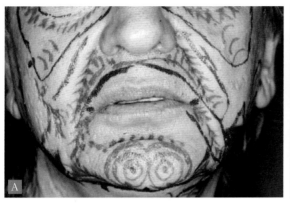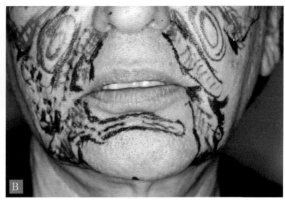

▲图 1-18A、B

  右侧木偶纹区域，首先用 22 G 锐针在右侧鼻唇沟真皮内植入 2 mL，然后在皮下植入 4 mL。左侧木偶纹区域，真皮内植入 1 mL，然后在皮下植入 4 mL。植入所有脂肪后，在木偶区域进行皮下分离术。

  在颏唇褶皱处，用 22 G 锐针植入 2 mL，皮下植入 3 mL。本次手术中，抽吸了鼻唇沟上方，右侧 6 mL，左侧 4.8 mL。

  患者术前及末次手术后 8 个月。注意观察鼻唇沟、木偶纹（尤其是较深的右侧）和颏唇褶皱的显著改善。对于痤疮瘢痕和深褶皱，其他任何方法都难以获得这样的矫正程度（图 1-18C ～ H）。

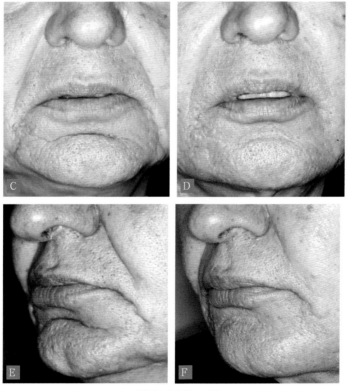

▲图 1-18C ～ F

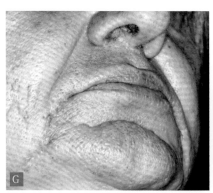
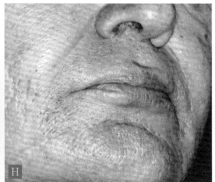

▲图 1-18G、H

31 岁男性，主诉为痤疮瘢痕及额部较深的皱纹。常规方式抽吸及纯化脂肪，患者在静脉镇静下，额部皮下注入 0.5% 利多卡因与 1∶20 万肾上腺素（图 1-19A、B）。

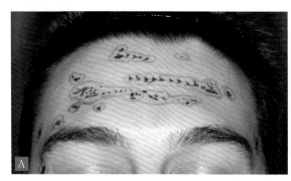
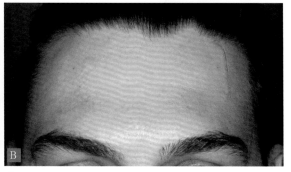

▲图 1-19A、B

22 G 针尖端刺入真皮深层，在额纹深层潜行。经同一穿刺点，制作多个隧道，将组织植入皱纹深层（图 1-19C、D）。

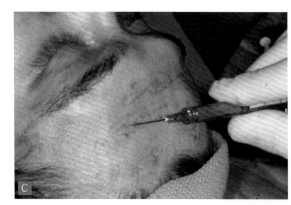
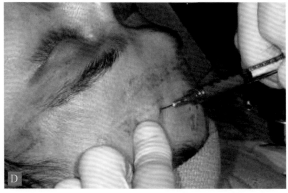

▲图 1-19C、D

沿着皱纹平行方向植入脂肪后，随后在垂直和倾斜的方向上将之植入同一层次，一般沿皱纹纵轴的相反方向进行（图 1-19E、F）。

然后，我尝试将脂肪稍微浅一些地植入特定的瘢痕或皱纹中（图 1-19G ～ I）。

在皱纹和瘢痕的真皮深层植入后，在其深面的皮下层次植入一些脂肪（图 1-19J、K）。

最后，使用 V 形分离器松解所有粘连（图 1-19L、M）。

患者术前标记区域和首次治疗后 19 个月（图 1-19N ～ R）。

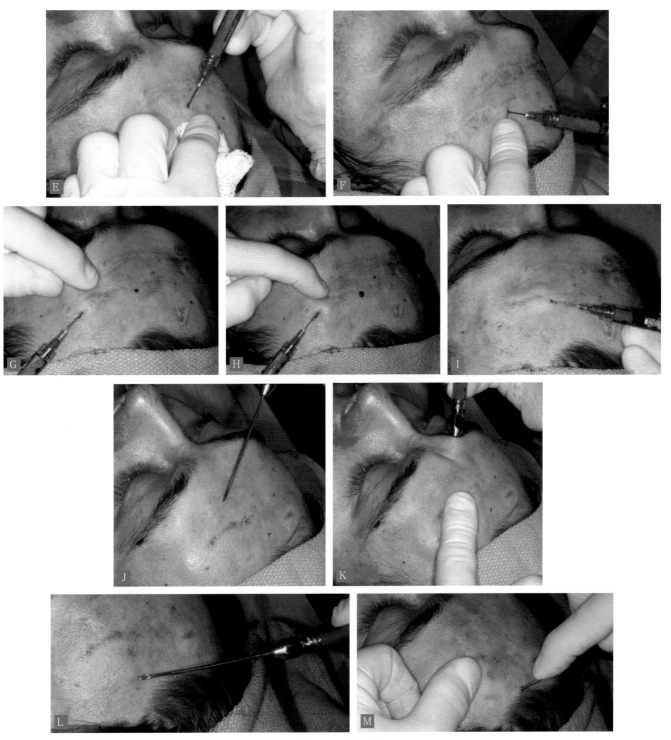

▲图 1-19E ～ M

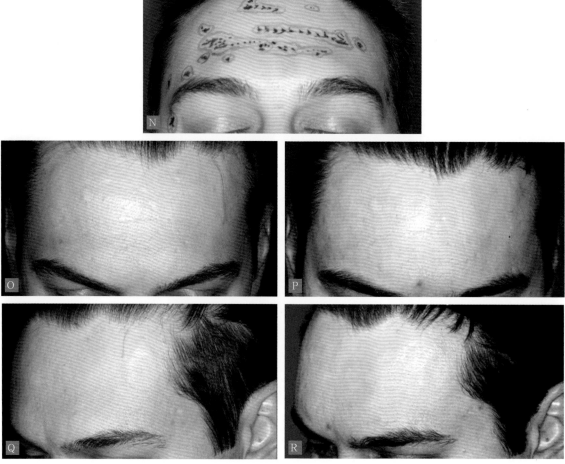

▲图 1-19N ～ R

以我的经验，皮内植入脂肪组织的长期效果不如使用大口径注脂针皮下植入可靠。然而，我观察到许多患者有显著效果，而皮下植入根本无法达到（图 1-19S ～ V）。

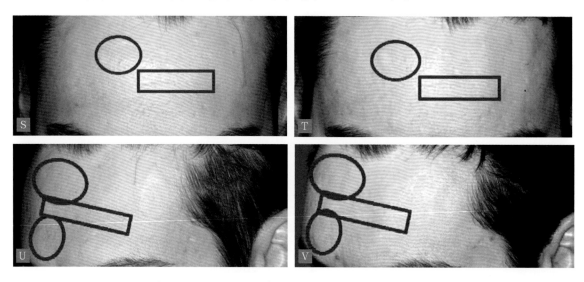

▲图 1-19S ～ V

避免浅表植入非常关键，因为其可以导致明显的局限性矫正。也应注意避免间断植入，因为其可能会导致明显的局限性矫正。此外，等量脂肪植入皮内与植入较深的皮下的效果不同。皮内植入微量脂肪，即使较深的皱纹也会减轻，有时甚至消失。皮下需要植入更多量，且没有类似功效。此外，皮内植入可改善或消除瘢痕，但单纯皮下植入则无效。

我不建议在皮内脂肪移植之前分离或松解粘连或瘢痕。本书描述的脂肪皮内植入技术与 Carraway 和 Mellow [11] 描述的锐性针注射入皮下层次的技术迥然不同。其在注射前，先用小直径针头前行分离出皮下层次。可能会形成潜在的腔隙，破坏了植入脂肪的稳定性，并促使其移动及不平整。

在使用皮内技术之前，术者应该掌握基本的脂肪移植技术。皮内注射脂肪时，每个外科医师均需非常小心，以避免刺入动脉或静脉，将脂肪注入血管内，导致血管内栓塞（参见第 52 章的血管内注射）。

Coleman 微型注脂针脂肪移植联合锐针皮内脂肪移植，使外科医师能够明显减轻或消除鼻唇沟、木偶纹、眉间纹，以及痤疮、切口或外伤所造成的凹陷瘢痕。

## 参考文献

［1］ Padoin AV, Braga-Silva J, Martins P, et al. Sources of processed lipoaspirate cells: influence of donor site on cell concentration. Plast Reconstr Surg 122:614, 2008.

［2］ Pu LL, Cui X, Fink BF, et al. The viability of fatty tissues within adipose aspirates after conventional liposuction: a comprehensive study. Ann Plast Surg 54:288; discussion 292, 2005.

［3］ Pu LL, Coleman SR, Cui X, et al. Autologous fat grafts harvested and refined by the Coleman technique: a comparative study. Plast Reconstr Surg 122:932, 2008.

［4］ Erdim M, Tezel E, Numanoglu A, et al. The effects of the size of liposuction cannula on adipocyte survival and the optimum temperature for fat graft storage: an experimental study. J Plast Reconstr Aesthet Surg 62:1210, 2009.

［5］ Gonzalez AM, Lobocki C, Kelly CP, Jackson IT. An alternative method for harvest and processing fat grafts: an in vitro study of cell viability and survival. Plast Reconstr Surg 120:285, 2007.

［6］ Kurita M, Matsumoto D, Shigeura T, Sato K, Gonda K, Harii K, Yoshimura K. Influences of centrifugation on cells and tissues in liposuction aspirates: optimized centrifugation for lipotransfer and cell isolation. Plast Reconstr Surg 121:1033; discussion 1042, 2008.

［7］ Pallua N, Pulsfort AK, Suschek C, et al. Content of the growth factors bFGF, IGF-1, VEGF, and PDGF-BB in freshly harvested lipoaspirate after centrifugation and incubation. Plast Reconstr Surg 123:826, 2009.

［8］ Allen RJ Jr, Canizares O Jr, Scharf C, Nguyen PD, Thanik V, Saadeh PB, Coleman SR, Hazen A. Grading lipoaspirate: is there an optimal density for fat grafting? Plast Reconstr Surg J 131:38, 2013.

［9］ Miller C. Cannula Implants and Review of Implantation Techniques in Esthetic Surgery. Chicago: Oak Press, 1926.

［10］ Coleman SR. Structural fat grafts: the ideal filler? Clin Plast Surg 28:111, 2001.

［11］ Carraway JH, Mellow CG. Syringe aspiration and fat concentration: a simple technique for autologous fat injection. Ann Plast Surg 24:293, 1990.

# 第2章

# 患者分析

Sydney R. Coleman　译者：李长富　李文府　罗　琦　刘　凯　王　阳

　　实施面部轮廓的精妙塑形，需要成熟有效的策略，以确定脂肪的具体剂量及植入的层次。在制订计划之前，外科医师必须评估患者的生活方式和社会史、目标和预期、既往美容手术史、既往史和容貌。参考上述信息，术者可以着手制订逼真立体的手术策略，以满足患者的预期。因为 Coleman 脂肪移植的增量小至 0.25 mm，很少超过 3 ~ 4 mm，所以，必须有精确的规划。

　　患者必须了解拟行手术的细节、预期效果和术后过程、恢复过程中应负的责任、可能发生的后遗症和并发症；否则，手术可能技术上成功，但结果却是灾难性的。准备期应该始自患者首次电话咨询，并持续到患者对结果满意为止。患者在规划阶段参与越多，其在恢复期的耐受性越好，且对最终效果的满意度越高 [1-3]。

　　与患者的第 1 次电话接触对建立关系的基调至关重要。我的工作人员在几分钟内即可与患者关系融洽，鼓励其积极参与决策。简短回答问题后，工作人员探听出有关患者问题的相关信息，以便将适当的手册邮寄给患者。基于患者现有的主诉，为其第 1 次面诊制订特定的任务，以鼓励其积极地参与。嘱患者在面诊前阅读所收到的手册和文章，并浏览我的网站，以便其在第 1 次面诊之前对我的手术和理念有基本的了解。

　　如果患者对年轻化手术感兴趣，我要求他们携带自己年轻时的照片，以助于确定需要增加的程度。我凭借这些照片评估他们年轻的面部轮廓，看看他们曾经是什么样子，即使他们现在要求不同的外表，并与他们讨论年轻化的潜力。通过研究他们的老照片，使患者清楚其好恶，首次咨询时，患者常常更加了解自己的容貌和审美喜好。第 2 次面诊时，将其现有容貌与年轻时更为丰满的容貌相对比。

　　将患者现有容貌与其既往美容手术前不久的容貌相比较也有所帮助。例如，该患者面部除皱使其下颌轮廓变短。虽然下颌缘变得较紧，但暴露了较多的颏下皮肤。手术计划可能包括将其面部延长到面部除皱前的样子（图 2-1）。

　　获取年轻时最佳照片的建议如下。

　　● 寻求患者不笑的照片，因为微笑会扭曲面部，尤其是面颊、下睑和唇部。然而，患者微笑的照片可以用于评估上睑和额部。

　　● 需要侧位及正位照片，因为侧位可提供下颌及颏部轮廓的最佳信息。

　　● 提醒患者提供高质量的照片。主要是婚纱照、过期护照、旧年鉴和驾照。然而，傻瓜照相机（Instamatic）照片、拍立得（Polaroid）相片和其他图片亦有帮助。

　　若患者的兴趣在于突出其面部特征或调整其面部比例，我嘱其携带与其面部结构相仿，且其认为有魅力的人的照片。这些照片让我更好地了解其审美偏好。我们一起审视照片，不仅使我能够确定所需的注射量和设计轮廓变化，并使患者积极参与其中；它也提供了一个讨论的平台。例如，我们可以

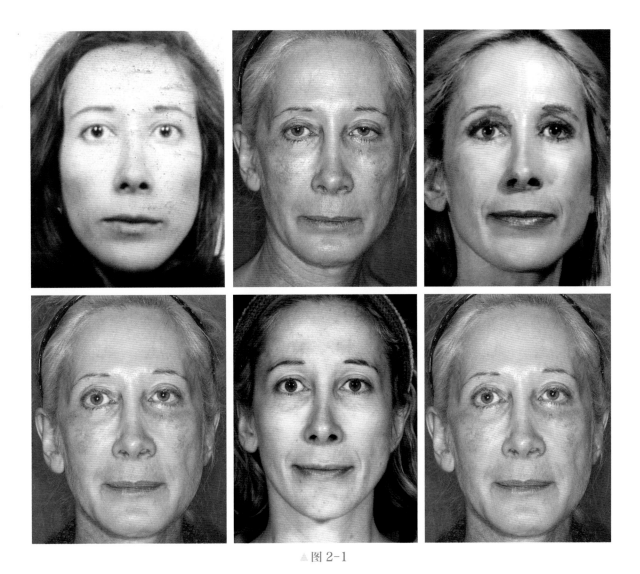

▲图 2-1

探讨他们所喜爱的唇部形状,上、下唇的比例或面颊和下颌的大小。

## 首次面诊

每一位患者在手术前,我至少安排 2 次面诊。每次面诊持续 30 ~ 75 分钟。初次面诊时,我关注患者的生活方式和社会史、具体的目标和期望、既往美容手术史、既往史和身体状况。我还拍摄患者照片,以供其复诊时审视。

我与工作人员在初次面诊继续告知患者,哪些选择能够满足其个体需求。我用手册和计算机化的演示来解释 Coleman 结构性脂肪移植的过程和潜力。

### 生活方式与社会史

全面了解患者的生活方式和期望是避免问题的必要条件。对老龄化的看法,一位 60 岁的退休码头工人与一位同龄投资银行家可能迥然不同,后者需在瞬息万变、崇尚年轻的行业中挣扎求生。一对 38 岁同卵双胞胎,一位是育有 4 位儿女幸福的母亲,另一位没有子女,且处于离婚过程中,两者的目标则大相径庭;前者可能满足于微小的年轻化,而后者可能追求夸张的厚唇或面部比例的改变。

若患者未告知配偶、伴侣、亲人或朋友拟行的手术,或其丈夫或情人对拟行手术不满,为其手术通常会使术后过程更为艰难。一个人的职业和支持体系（恋爱关系和家庭情况）至关重要，可以确保他们有现实的期望，并帮助患者渡过手术期和恢复期。

### 目标和预期

首次面诊最大的挑战是识别患者的目标和预期。探听出要求手术的真实原因或关注的真正缘由可能是一种折磨，然而，值得花费时间去做。若非如此，注定要失败。例如，一个老年女性主诉其唇部使之变老。Coleman 结构性脂肪移植将使其唇部更丰满紧致并消除皱纹——对术者而言是完全成功的效果——但是患者并不满意，数月后又回到诊所，因为尽管她投入了所有的时间和金钱，她所关注的口角仍然下垂。问题是术者未能意识到患者主要关注的是消除木偶纹。结构性脂肪移植将能够可靠地减少唇周皱纹，改善唇部形态，甚至改善木偶纹区域皮肤的质地；然而，消除口角向下垂较为困难。结果是，技术上可能成功的手术，依然使患者不满意。

我通常问患者："您为何而来？"患者经典地回答："因为我的脸。""因为我的眼睛"或"因为我的笑纹。"我要求她更具体些。若患者简略地回答："我老了。"我提醒她，遗憾的是我无法改变其年龄，而我需要知道岁月流逝所引起的何种面部改变使其苦恼。经典的回答包括想要让面部平滑、眼睛上提、去除睑袋及松垂，或者渴望更丰满的面颊。我想知道为什么患者想要更光滑的面部或者更丰满的面颊。我感兴趣的是，她感觉到其面部或鼻唇沟的问题是什么？患者认为她有"悲伤"或"疲倦"的眼睛吗？她的鼻唇沟使其看起来倨傲还是像她在闻腐烂东西？她认为其面部太男性化或者他认为其面部太女性化了？我尽量避免诱导患者说话，我更愿意让其自己寻找出促使其寻求帮助的实际问题。

### 既往美容手术史

既往美容手术可能会影响拟行的结构性脂肪移植，但获取完整的既往美容手术史并非易事。许多患者不会坦言既往手术的细节。即使给予患者登记表，列出既往美容手术，也往往提供不准确的数量，特别是其做过多项手术时。

外科医师应该仔细询问既往手术，以确保没有被遗忘或被忽视。大多数患者不会主动提及先前的鼻整形术。"哦，你说得对。我忘了！但是很久以前的事了，真的不重要了。"他们通常不会提及额部除皱和上眼睑手术。这些患者大多认为眼睑和眉部手术是除皱术的一部分，不用单独提及。许多人直到我指出才记得有颏部移植物。最常见的是患者没有列出修复手术："哦，我忘了告诉你我有 4 次鼻修复手术，但每一次只是一个小手术……除了髂骨移植。"

若患者颊部或颏部有坚实的植入物，术者应该尝试明确植入物的类型。尤其重要的是要确定是否使用硅凝胶植入物，其有刺破风险。此外，移植物周围感染史提示可能存在明显的瘢痕，将使结构性脂肪移植更加困难。

根据我的经验，患者最容易忽略提及的手术是注射液体硅胶及脂肪。注射硅胶的女性除非直接询问，大多不会主动提供信息。即使其否认注射过任何材料，最好还是询问其是否注射过硅胶、其他填充材料或脂肪。当直接询问患者时，通常她会突然想起 10 年前她注射了 15 次硅胶。既往的手术会影响所有拟行手术的成功。例如，在硅胶下植入结构脂肪可将硅胶周围的瘢痕硬结推出并绷紧，导致变化无常的表面不平整。

因为皮肤上存在的瘢痕会影响脂肪移植物的植入方式，因此病史应包括皮肤活检、穿刺活检等信息。

### 疾病史

由于 Coleman 脂肪移植始终是一种择期手术，一般健康状况较差的患者应该谨慎对待。经治医师和麻醉师应确认患者能够耐受所选择的麻醉方式。

结构性脂肪移植的待术者尚有其他应考虑的特殊因素。既往手术出现出血、淤青和异常肿胀等问题者，医患双方均应对类似问题有针对性准备。特别重要的是某些药物对血小板功能的影响。至少在拟行手术日之前 2 周给患者提供禁服药物的清单。框 2-1 列出了列表范例，但是术者应确保每位患者手术时，准确及时获取上述信息。

## 框 2-1 术前禁忌服用药物[①]

下列药物含有阿司匹林和（或）有可能影响您手术的不良副作用（异常出血和瘀血）。手术前 2 周应避免服用这些药物。若您需要缓解轻微疼痛，可以服用对乙酰氨基酚"泰诺"或其他"对乙酰氨基酚产品"。若您正在服用这些药物，请告知我们。

| | | | |
|---|---|---|---|
| Advil | Buff–a–Comp No. 3 | Durasal Tablets | Marnal |
| Alka–Seltzer | Bufferin Arthritis | Easprin | Maximum Bayer Aspirin |
| Alka–Seltzer Plus | Strength | Ecotin | Measurin |
| Anacin | Bufferin Extra Strength | Efficin | Medomen |
| Anaprox | Bufferin with Codeine | Elavil | Methcarbamol with |
| Anadynos | No. 3 | Emagrin | Aspirin |
| Ansaid | Buffets 2 | Emprazil | Micrainin |
| A.P.C. | Buffinol | Empirin with Codeine | Mobidin |
| Argesic | Buf–Tabs | Encaprin | Midol |
| Arthropan Liquid | Butazolidin | Endep | Mobigesic |
| Arthritis Pain Formula | Cams Arthritis Pain | Equagesic Tablets | Momentum Muscular |
| Arthritis Strength Bufferin | Reliever | Etrafon | Backache Formula |
| A.S.A. | Carisoprodol | Excedrin | Motrin |
| A.S.A. Enseals | Cheracol Capsules | Feldene | Mysteclin F |
| Ascriptin | Chlortrimeton | Fiorinal | Nalfon |
| Ascriptin A/D | Clinoril | Fish Oil | Naprosyn |
| Ascriptin with Codeine | Congesprin Chewable | Flagyl | Naproxen |
| Ascriptin Extra Strength | Cope Tablets | Flexeril | Neocylate |
| Asperbuf | Cosprin Tablets | Four Way Cold Tablets | Nicobid |
| Aspergum | CP–2 Tablets | Gaysal–S | Norgesic |
| Aspirin | Damason P | Gelprin | Norgesic Forte |
| Atromid | Darvon Compound | Gemnisin | Nuprin |
| Axotal | Darvon Compound–65 | Goody's | Oraflex |
| Azolid | Darvon N with A.S.A. | Ibuprofen | Orudis |
| Bayer Aspirin | Darvon with A.S.A. | Indocin | Pabalate–SF |
| Bayer Aspirin Maximum | Pulvules | Indomethacin | Pamelor |
| Bayer Children's Aspirin | Di–gesic | Lanorinal | Parnate |
| Bayer Children's Cold | Disalcid | Lioresal | Pepto–Bismol Tablets |
| Bayer Time–Release Aspirin | Dolobid | Lortab | Pepto–Bismol |
| B.C. Tablets and Powder | Dolprin | Magan | Suspension |
| Buff–a–Comp | Dristan | Magsal | Percodan |

[①] 因药品名称无法准确翻译，此处保留其英文名称。——译者注

| | | | |
|---|---|---|---|
| Percodan Demi Tablets | Saleto | Sulindac | Trilisate Tablets and |
| Persantine | Salocal | Surmontil | Liquids |
| Persistin | Sine Aid | Synalgos | Uracel |
| Phentermine | Sine-off Sinus Medicine | Tagamet | Vanquish |
| Phenylbutazone | Sinutab | Talwin Compound | Verin |
| Ponstel | SK-65 Compound | Tenuate Dospan | Vibramycin |
| Propoxyphene | Stanback | Tetracycline | Vitamin E |
| Compound 65 | Stendin | Tolectin | Voltaren |
| Robaxisal | St. Joseph's Aspirin for | Tolmetin | Zomax |
| Rufen | Children | Triaminicin | Zorprin |
| Ru-Tuss | St. Joseph's Cold | Triavil | |
| S.A.C. | Tablets | Trigesic | |

若您服用任何类固醇和（或）治疗关节炎的药物，请电话告知我们诊所。

神经病史很重要。面部神经损伤或面神经麻痹（Bell's palsy）恢复后的患者，肌肉植入的脂肪可充当支架，抑制面部受累区域的运动。如患者存在任何既往及现有的精神问题，则可能需要特别关注患者术后恢复期的准备。询问既往是否有唇疱疹发病史，以确定是否需要预防单纯疱疹。显然，青霉素尤其是头孢菌素的过敏史非常重要，因为其是预防或治疗感染的必选药物。因为吸烟可能会阻碍移植物的新生血管形成以及移植脂肪的存活，所以我积极劝阻患者在脂肪移植前后不要吸烟。

全面询问患者服用的所有药物也非常重要。现今，许多患者都服用草药和补品，医师需要了解这些物质及其对手术患者的可能影响。这些药剂应被视为药物，因为其可能会对手术及患者的恢复产生正面或负面影响。我推荐服用有助于愈合和恢复的补品；这些推荐品日新月异，取决于现有的科学研究和偏方资料。我还给患者提供可能对所有手术患者有害的草药和补品清单，并时常更新；最新版本的清单见框2-2。

## 框2-2　手术前停止服用的产品

下面列出的"天然产物"可能有益于多种疾病，但在围手术期不宜服用。因此，建议停止使用该类产品以避免手术和麻醉的问题。若时间允许，在手术前、后2周停止使用这些产品。

越橘（*Vaccinium myrtillus*）　　　　　　　　山楂（*Crataegus laevigata*）

红辣椒（*Capsicum annuum*）　　　　　　　　卡法椒（*Piper methysticum*）

当归（*Angelica sinensis*）　　　　　　　　甘草（*Glycyrrhiza glabra*）

松果菊属（*Echinacea augusifolia*）　　　　　麻黄（*Ephedra sinica*）

白菊（*Tanacetum paithenium*）　　　　　　　褪黑素

鱼油胶囊　　　　　　　　　　　　　　　　　红丁香（*Trifolium pratense*）

大蒜（*Allium sativum*）　　　　　　　　　　圣约翰草（*Hypericum perforatum*）

姜（*Zingiber officinale*）　　　　　　　　　缬草（*Valeriana officinalis*）

银杏　　　　　　　　　　　　　　　　　　　维生素E

人参（*Panax ginseng/Panax quinquefolium*）　育亨宾（*Corynanthe yohimbe*）

体重是必须考虑的因素。若患者有减肥的规划，我则考虑推迟手术，直至其达到理想体重。面部脂肪量应在一段时间内保持稳定，这样才能准确地预估需要植入的量。我极少建议瘦削者在手术前增加体重。我发现这样的人会很快恢复原有体重。显然，随着体重的波动，脂肪植入区域的体积也会随之波动。原有脂肪和移植脂肪均会丧失体积。无论如何，按照患者的正常体重都会矫正不足。同样，我建议患者不要明显增加体重，因为移植的脂肪可能会膨大。

虽然我对某些自身免疫性疾病（溃疡性结肠炎、类风湿性关节炎和系统性红斑狼疮）患者成功地移植了脂肪，但我发现一些慢性疲劳综合征患者术后有异常问题，特别是供区及受区长时间的肿胀和疼痛。因此，知晓慢性疲劳或类似综合征的病史，并预先告知此类患者可能出现的并发症非常重要。

### 体格检查

面部检查弥补了影像资料的不足。照片不能捕捉到深层结构与皮肤的关系。使用触诊确立这样的地标关系，如眶下缘高度与眼睑的关系，以及下颌角度与下颌缘实际阴影的关系。即使患者没有提及或否认注射过硅树脂和其他注射剂，通常也可触及。此外，还可触摸到颊部、颏部和下颌缘实性植入物的大小和方向。评估面部运动以检测不对称性动度或是否存在麻痹。

### 照片

精心的拍摄是 Coleman 脂肪移植成功的关键。照片记录患者的术前外观，并作为三维分析的基础。仔细询问病史和检查后，我从各种角度和视角拍摄患者照片。在多个视角拍摄全面部照片以评估比例，之后拍摄特写照片，逐个分析面部的各个区域。

第 2 次面诊时与患者一起审视这些照片，并在术中和术后用于比较。亦可作为评估手段，便于患者评价其现有的容貌，并参与制订手术规划。术中，作为三维变化的参考点。照片显示并记录手术后的变化。若术者未拍摄精确的照片，将无法评估形态的变化。Coleman 脂肪移植的体积和结构通常呈现微妙自然的变化。脂肪植入恰当时，其与组织融为一体，水肿消退后难以触及。即使是观察力极为敏锐的患者可能也会忘记手术前面部的确切大小和形状，并可能抱怨部分或全部脂肪吸收了。如果医师不能证明脂肪组织的存在，即使所有的脂肪存活并实现结构改变的目标，手术也是失败的。

每一例患者术前均应拍摄供区照片，记录其状况。手部、躯干和乳房的照片需要特殊的体位，将在之后各自的章节中予以讨论。

#### 拍摄指南

##### 设备

我使用 105 mm 肖像镜头的单反相机拍摄所有的面部照片，因为该镜头有助于防止中央变形。为了避免区域偏离焦点，应该使用大于 11 的光圈级数，并且将相机设置在光圈优先上。自动对焦不可能拍出最佳照片。

相机顶部安装单点闪光灯提供了前后一致的光源。因为数年后的术后照片可能在不同的房间甚至不同的机构拍摄，所以标准的闪光灯保证可重复性。要随时了解闪光灯与相机主体的位置。为了评估对称性，闪光灯应置于相机中央上方或下方。拍摄斜位及侧位像，为了获得倾斜和轮廓的视图，通常将闪光灯朝向面部前方置于照相机的侧面。微距环形闪光灯有助于记录特写像中的皮肤质地，并可将光照入空腔，如眶部或口腔。深天蓝色的非反光背景布为皮肤色调提供了良好的背景。

##### 目测

您必须看到面部才能拍到它！若面部被头发或衣服部分遮盖，就不可能准确评估。评估面部比例必须看到整个额部、大部分耳廓和颈部。

对于绝大多数患者，甚至是男性患者，都需要用头束带、松紧带或发卡将头发拉至面部和耳廓之后（图 2-2）。应敞开衣领或者移开覆盖在颈部的衣服。我要求女性患者去掉唇膏，以准确评估唇部的大小和形状及其与面部其他部位的关系。拍摄首组照片时，我通常让患者保留其余的化妆品；因为其习惯于观看化妆后的面容，便于其更为客观地评价其面容。手术日则拍摄素颜照片，以便记录皮肤的色泽和质地。

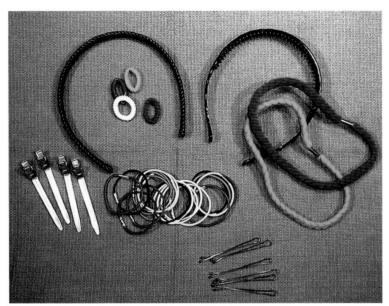

▲图 2-2

## 第 2 次面诊：规划和进一步分析

患者在第 2 次面诊查看其照片时，看到的是其真实形象，而不是其在镜中习惯看到的反向镜像。大脑习惯于改变这些镜像，有时使面部特征更吸引人，有时则反之。然而，当患者看真实的图像照片时，其面对的是未经大脑改变的图像。这就是为什么患者看到照片时通常认为不像自己的原因。全面部及特写放大的多方位视图对制订面部的三维分析必不可少。通过该分析，我向患者勾画出手术的潜在蓝图。

有些专家更喜欢临床评估而非照片，基于患者和医师的看法而非摄影文件。诚然，患者的满意度是衡量手术价值最重要的措施之一，但精细的照片是评价效果更客观的手段。

患者面部的示意图或绘图利于评估所察觉的问题，也利于与患者讨论并规划手术。我用此预测所需的量、植入的层次以及获得理想改善所需的结构。面诊时，示意图也作为知情同意书来记录拟行的手术，标示脂肪组织的供区和受区以及切口位置。关键的是，其在术前即刻及术中可以作为参考标记。

图 2-1 中患者的示意图见图 2-3，整个章节中显示的均是该患者。我使用铅笔在首次面诊时拍摄的照片上绘制示意图。大多使用 2 张侧面和正面的示意图。

第 2 次面诊期间，我用示意图的复印件记录患者的主诉和有用的病史（图 2-4）。我请患者复述首次面诊时所述的美容外科既往史。既往史常会改变，我发现至少遗漏了一次手术。当我们回顾病史时，我按时间顺序记录所有患者记得的手术日期、术者及所实施的手术。

我在一幅单独的示意图中总结了涉及面部特征的手术。例如，该患者有两次上睑成形术，所以我在上睑上做了一个记号："上睑成形×2"。我还要求患者叙述所有的面部注射手术，包括胶原蛋白、硅胶或其他物质，并在示意图上绘制这些信息（图 2-5）。例如，该患者在眉间、鼻唇沟和上唇中注射了 3 次血浆凝胶（Plasma gel）。我标记了患者先前的手术，并在示意图上使用彩色标记笔勾勒出面颊、颏部或颞区存在的所有固体硅胶、高密度多孔聚乙烯（Medpor）、胶原蛋白或膨体（Gore-Tex）等植入物。我还记录现存的金线羟基磷灰石、透明质酸以及所有明显的瘢痕。最后，我记录所有的肉

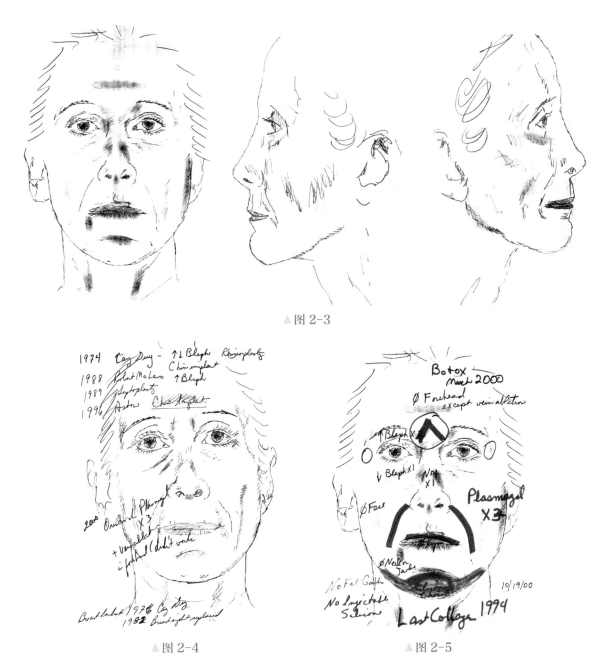

▲图 2-3

▲图 2-4             ▲图 2-5

毒杆菌注射以及最后注射的日期。

    我使用另一幅示意图的复印件检查患者主诉及关注点（图 2-6）。其主诉及关注点同样不同于首次面诊，因为患者有机会再三斟酌先前的面诊，更加清晰了解其关注点。此时我们参照患者面部的真实图像进行面诊，结合镜中的影像定位（记住左右）。我遵循与首次面诊相同的指南绘制草图。

    最后，我采用患者面部不同角度的铅笔示意图复印件来创建手术蓝图。这些蓝图便于患者参与规划并更好地理解手术。可以在蓝图上标记填充区域，并注释拟行注射的层次（贴近骨、肌肉内、黏膜下或皮肤下）。绿色标记表示植入结构脂肪以改变形状的区域。黄色高亮显示区域为将增大或填充而不改变其形状。紫色标记为脂肪组织去除区域(图 2-7)。红色或褐色标记为植入或去除脂肪的入路切口。我列出已向患者讲述过的常见并发症（参见第 52 章），完成整个手术蓝图。

    这个蓝图是我与患者讨论的视觉记录。我会在术中及术后查看该规划。鉴于结构脂肪移植的三维特性，这一阶段的规划过程极为关键。

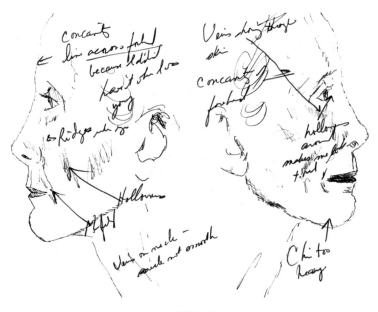

▲图 2-6

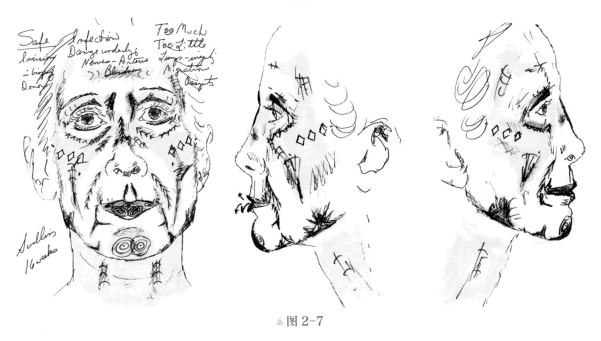

▲图 2-7

## 知情同意

　　我认为知情同意程序的最重要部分并非打印手术同意文件本身，而是在准备手术过程中与患者共处的时间。除了外科医师和护士对手术和围手术期的口头解释外，还应给患者提供打印材料以供参考。我使用个性化电脑生成的方式，告知患者手术前需做的事情、手术当天及术后预期过程。

　　患者必须对术后肿胀、淤血以及结构性脂肪移植的潜在并发症做好心理准备。虽然患者的长期随访满意度高，但对意料之中或意外的术后后遗症没有心理准备的患者，则不可能对效果满意。

　　Coleman 脂肪移植所产生的变化为毫米级或亚毫米级。无论效果有多完美、多么接近术前规划，患者仍会希望进一步的微小改变。要求此类手术的某些患者甚至痴迷于自己面部的纤毫之处。

手术前应与所有患者讨论修复和额外手术的可能性，并应记录所有此类手术的费用，最好是书面形式。

# 手术日

### 回顾手术计划

在手术当天，审查蓝图并与患者再次讨论手术规划。患者几乎总是问一些之前的咨询或工作人员没有回答的问题。手术知情同意书用患者所能理解的词语描述拟行手术，供其阅读并签署姓名。

我在手术前获得摄影同意。向预期行结构性脂肪移植的患者展示我既往患者的照片。在此之前，我需要患者授权我，可以向其他患者和医师展示其照片，并可以在医学出版物或大众消费者杂志上发布照片。

### 标记

手术当天，用彩色标记笔（Penmark 洗衣标签笔较为好使）在患者面部绘制第 2 次面诊时设计的蓝图作为指导。扼要标记出填充的区域以及注射的组织量。所做标记可用于提醒术者具体的植入层次，如靠近皮肤、靠近骨骼或中间层次。

我使用的颜色类似于示意图中使用的颜色，除了黄色，因为术中很难在面部看到。绿色标志着结构变化的位置，橙色勾勒出不注射脂肪的地方。从绿色标记到橙色标记是过渡或移行区域。紫色为特殊标志，比如该患者面颊部的紫色菱形区，即标志面颊部的限定高度。我还用紫色显示脂肪组织去除区域。最后，我用红色表示切口部位（图 2-8）。

患者经常询问标记是否能洗掉。我向其保证，这些标记通常在手术过程中即被擦掉。残留的痕迹都可以用油基乳膏或乳液去除。不应使用水基溶液，如乙醇或丙酮。若墨水渗入切口 1 ~ 2 mm 深，切口瘢痕的真皮处即可被文身。基于此，我用红色的洗衣标签笔标记切口部位，因为它通常不会留下文身。

随后，患者面朝镜子，我则解释填充或去除脂肪的标记处。在给予镇静剂之前，这是患者参与手术的最后机会。患者能够确认或拒绝脂肪组织放置的最终计划。最后，拍摄标记。

若患者后来说："嗯，我真的不知道你在那里注射脂肪。我还以为你要把脂肪植入我的唇部呢！"我能够指出该区域在照片文件上的标记，温和地提醒其所认可的原始规划。人们总是遗忘。若某位患者说："我不记得你要在我额头上注射脂肪。"照片上额部的绿色标记会终止这个话题。我坚决要求所有患者手持镜子仔细检查其面部标记，使其明确脂肪将要植入或去除的区域。

皮肤上绘制的标记是植入脂肪组织最好的三维指南。其不仅标示组织植入的区域，而且还是描绘在特定区域内植入容量的地形图，使之产生特定的轮廓改变。

例如，年轻人的颏部一般中央平坦和两侧隆起。我根据患者老照片中的颏部或患者喜爱之人照片中的颏部，规划大小和形状。我用 2 个同心圆描绘形态目标，其位置类似于被山谷分开的 2 个山丘的地形图。圆圈间距越远，颏部越呈方形。圆圈间距越近，颏部越尖。我采用此类地形图手法，规划绝大部分面部（图 2-9）。

标记在规划最后阶段起着关键作用，用于知情同意以及作为脂肪移植植入的指南。

# 结论

在制订 Coleman 脂肪移植规划之前，外科医师必须明确了解患者的愿望、预期和身体状况。该技术所产生的变化通常非常微妙，术者必须能清晰地构思出拟定的改变。术前规划是效果良好与患者满意的关键。

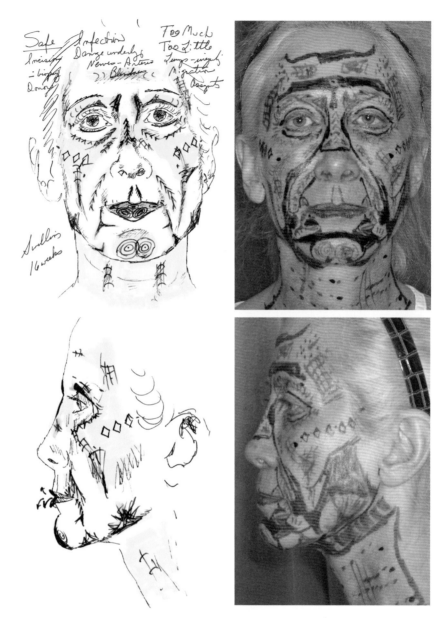

▲ 图 2-8

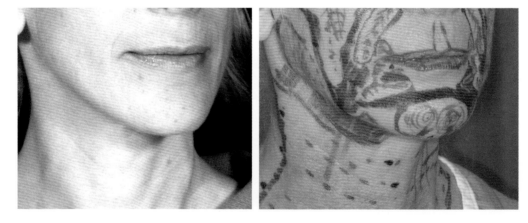

▲ 图 2-9

## 参考文献

［1］ Coleman SR. Structural fat grafting. Aesthet Surg J 18:386, 1998.

［2］ Gorney M. Reconstruction of your self image. Plast Reconstr Surg 51:436, 1973.

［3］ Hurwitz D, Coleman SR, Katz A. Structural fat grafting of the face: lessons from a teacher and his student. Key Issues Plast Surg 17:14, 2000.

# 第3章

# 脂肪移植物存活的生态位理论

Andrea Sbarbati, Giamaica Conti  译者：李 强 杨智斌 黄 奔 罗 琦 金培生 韩雪峰

虽已历经数十年的研究，但是仍未完全明确移植脂肪存活的生物学机制。最近大量关于人体脂肪组织标本的研究结果加深了我们对移植脂肪的存活和体积维持过程的理解[1]。脂肪移植物的体积维持问题仍悬而未决，尤其是在乳房重建和面部缺损矫正术中，脂肪体积的保留率是最关键的因素。

脂肪组织中具有干细胞特性的细胞群的发现促使我们重新考量脂肪的潜在临床应用[2]。在整形和重建外科领域，传统的脂肪移植观念正在向脂肪再生的新观念转变[3]。脂肪组织不应该被认为仅仅是一种填充物，而应该被认为是组织再生单位的来源。在脂肪干细胞（adipose-derived stromal cells, ADSCs）的干细胞特性被发现之前，人们认为脂肪异位移植后的存活效果仅仅与移植后脂肪细胞的存活及其形态保持相关。然而，移植细胞的存活率对于治疗结果的影响一直有着很大争议，因此至今学术界仍有关于内源性和外源性脂肪细胞对移植结果的重要性的争论[4]。同样，移植脂肪细胞的生物活性也受到了质疑。以上争论可以归结于一个问题：脂肪组织移植的成活究竟是移植脂肪细胞的存活（细胞生存理论）还是宿主脂肪细胞的补充（宿主替代理论）[5]。

如今，这场争论已演变成对于ADSCs的作用、细胞存活及其参与再生过程的程度和方式的探究。为了回答这些问题，我们还必须考虑ADSCs与所有外部因素（如移植前生理因素或移植后异位因素）的复杂关系，上述关系即生态位（niche）理论，有助于确定ADSCs的具体作用及归宿。

在本章中，我们将基于生态位理论解释脂肪移植物存活的概念。我们将为生态位做通用定义，并阐述该理论如何支持干细胞生物学的重要进展，以及如何协助选择最佳的脂肪移植方案，发挥其最新的、卓越的治疗潜力。

## 脂肪的脂肪干细胞生态位

通过全面讨论生态位和干细胞生态位的定义，我们将脂肪组织定义为ADSCs细胞的生态位（图3-1）。

### 生态位

"网络在线大辞典"平台为"生态位"提供了以下4个定义：①一个非常适合其拥有者的位置。②小的凹陷。③回缩或收紧的外壳。④（生态学）有机体在其环境和群落中的状态（影响该有机体作为物种的生存）。第5个含义可以从经济学中派生出来，其中术语"生态位市场"（也称为"目标市场"）指市场的某一特定下级单位（子集）。

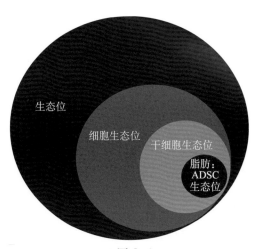

▲图3-1

在物理空间中，生态位是空间中凹陷及受限制的部分，通常与"适用性"的概念相关联，表达了其可以满足拥有者的需要，并有助于表达其身份特征的属性。在诸如生态系统或市场的复杂系统中，生态位分别指允许或支持特定物种、企业长期生存的元素和相互作用。

### 细胞生态位

任何细胞均与其所处的微环境（生态位）之间相互作用，严密调控细胞的生理功能。细胞与微环境的相互作用包括与相邻细胞或周围细胞外基质的物理通信，以及由远距离或局部细胞释放的循环或旁分泌因子的刺激产生的信号通路。换言之，生态位的概念不仅包括物种与整个生态系统环境的相互作用，还可延伸到描述单个生物体内的复杂关系，涉及人体所有细胞的生存、生长、分化与再生。

细胞生态位概念适用于细胞与邻近细胞或周围细胞外基质的相互作用，也适用于通过血液循环、淋巴系统和神经通路的远程相互作用（图 3-2）。任何细胞的表型及其对特定刺激的反应，不仅仅由细胞遗传或表观遗传特征决定，还强烈依赖于细胞所在的特定生态位背景。如生态位环境发生变化，或者细胞移植到其他生态位，都可极大影响细胞生理学特征并改变其性状。

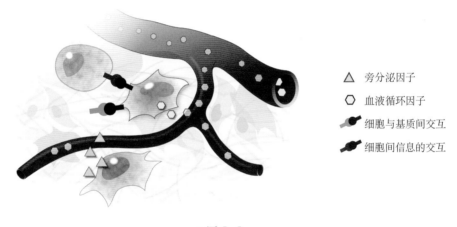

△ 旁分泌因子

⬡ 血液循环因子

细胞与基质间交互

细胞间信息的交互

▲图 3-2

细胞生态位理论适用于所有细胞类型，对于干细胞的生物学背景研究尤其重要。干细胞区别于分化细胞的最主要特征为干细胞的可塑性，即"根据外部环境或生态位改变自身特性的能力"。生态位的变化对干细胞的可塑性产生深远的影响，其通过细胞承诺而引发干细胞捕获，还对细胞的再生或修复功能的激活、肿瘤异常演变均发生重要影响。可将生态位的概念扩展到临床应用方面，在知晓和推测能够控制移植细胞的生理和对预期刺激的反应的局部和远位因素的情况下，可分析、预测和控制将目标细胞移植到外源环境中的治疗方法的疗效。

细胞生态位理论目前尚处于起步阶段，我们的初级理念过于简单。我们将在本章讨论干细胞生态位理论的最新不同见解，应充分理解生态位这一通用生物学模式，以便理解和预测移植细胞的治疗效果，即我们关注的 ADSC（细胞）- 脂肪（生态位）移植。

### 干细胞生态位

生态位是指干细胞所处的特定微环境，大约 40 年前，Schofield[6] 参考了哺乳动物血液学理论首次提出生态位概念。尽管干细胞为生物学中较新的研究领域，理论存在争议，但是学者已经阐明了某些特定干细胞群体的数种特性，为定义干细胞生态位通用模式提供参考。

首个众所周知的干细胞生态位是造血干细胞（hematopoietic stem cells, HSCs）生态位。HSCs 主要存在于骨髓中，少量存在于髓外组织，如脾脏和肝脏。在骨髓中，HSCs 主要排列于骨内膜。成骨细胞和破骨细胞都可参与影响 HSCs 分化。骨内成骨细胞可通过影响多个因素 [ 如骨桥蛋白、KIT 配体和 Notch 配体（Jagged-1）] 来调节造血干细胞的增殖，维持机体造血干细胞库的稳态 [7]。可观察到不同环境因素对 HSCs 生态位信号传导产生的影响（表 3-1）。

表 3-1　影响造血干细胞生态位信号的环境因素

| 因　　素 | 在生态位刺激中的作用 |
| --- | --- |
| NOTCH | Notch 信号可抑制细胞分化，因此利于干细胞的维持和增殖 |
| Wnt | Wnt 通路与 HSC 稳态和归宿相关。beta-catenin 蛋白为该通路关键信号传感器。胚胎发生过程中，Wnt 是中胚层形成的必要因子 |
| 5- 羟色胺 | 5- 羟色胺在体外促进造血功能并抑制造血祖细胞的凋亡 |
| RANKL 与破骨细胞的激活 | RANKL 联合破骨细胞的激活可动员血液循环中的 HSCs 并诱导其分化 |
| （SDF-1）/CXCL12 | 在 HSCs 由骨髓内或外向目的地的趋化过程中起重要作用 |
| 粒细胞集落刺激因子（G-CSF）诱导的成骨细胞抑制和骨髓 CXCL12 下调 | 刺激造血干细胞进入循环 |
| 钙浓度 | 影响造血干细胞归巢到骨内生态位。靠近骨内膜表面的造血干细胞缺乏与细胞外基质蛋白 I 型胶原的黏附缺陷相关 |

HSCs 也可存在于骨髓以及脾脏和肝脏的血窦区域，血窦周血管区域是另一个 HSCs 生态位。HSCs 与血窦的结合可以确保稳定的血细胞生成和对血液应激的快速反应。研究表明，骨内生态位可以长期维持 HSCs 的静止状态，而血管周围的生态位维持 HSCs 静止的时间较短，其决定了细胞的分化、归宿。

神经干细胞（neural stem cells，NSCs）是具有星形胶质细胞的分子和形态特征的细胞，位于侧脑室壁的脑室下区（subventricular zone，SVZ）和海马齿状回的颗粒下区（subgranular zone，SGZ）。除了 NSCs（B 型细胞）外，神经生态位包含快速分裂（转运扩增）细胞群，在 SVZ 中称为 C 型细胞，在 SGZ 中称为 D 型细胞，谱系定型（有丝分裂后）迁移成神经细胞（A 型细胞）、神经胶质细胞、血管和血管相关细胞型（周细胞、成纤维细胞、平滑肌细胞和巨噬细胞）。众多已知分子参与调节 NSC 稳态与细胞发育之间的平衡，如生长因子 [ 头蛋白、骨形态发生蛋白（bone morphogenetic proteins，BMP）、表皮生长因子、成纤维细胞生长因子、血管内皮生长因子、色素 - 上皮衍生因子、血小板衍生生长因子 ] 和神经递质 [ 儿茶酚胺、血清素、γ - 氨基丁酸（gamma-aminobutyric acid，GABA）、谷氨酸和一氧化氮 ] 等 [8]（表 3-2）。

表 3-2　神经干细胞的调节因子

| 因　　素 | 在生态位中的刺激作用 |
| --- | --- |
| NOTCH 和 Wnt | 已证实参与维持 NSC 稳态 |
| （SDF-1）/CXCL12 | 据报道与 NSC 趋化运输有关 |
| 血清素 | 促进 NSC 增殖 |

最近，学者已认识到 NSC 生态稳态中起重要作用的是高组织性的血管外基底层，其沿着室管膜下层有规律地排列，并且就在室管膜下方扩展成众多细微的球形分支。所有与 NSC 生态位相关的细胞均与该基底层的一个或多个分支直接接触，表明细胞 - 基质相互作用直接或间接参与 NSC 发育的调节 [9]。

肠细胞和杯状细胞的前体位于肠隐窝内的特定位置。这些生态位由肠干细胞（intestinal stem cells，ISCs）、转运扩增（transit-amplifying，TA）细胞和隐窝周围成纤维细胞组成，因此它们由内胚层衍生的上皮组成，由中胚层来源的细胞包围。这 2 个组织层之间的细胞信号在协调肠道及其衍生物的生理模式和器官形成方面起着关键作用。表 3-3 总结了这种干细胞生态位中干细胞和环境之间的信号通路。

表 3-3　参与干细胞与细胞外环境信号传递的因子

| 因　素 | 在生态位中的刺激作用 |
| --- | --- |
| Wnt | 通过隐窝 - 绒毛轴控制细胞增殖、分化和凋亡的主要调节因素 |
| 头蛋白和 BMP | 在肠干细胞的归宿中起拮抗作用 |

近年也报道了其他器官或组织（毛囊、啮齿类动物的门牙、牙髓、肾、肝和肺）的干细胞生态位。结论尚不明确，目前仍有某些方面存在争议，尽管不同干细胞生态位的细胞结构和组织学特征存在明显差异，但是在所有各种生态位之间仍可归纳出基本相似的特性。尤其是以下因素，可能是决定干细胞稳态和归宿的关键因子：①经典 Wnt 途径。②细胞 - 基质相互作用。③神经递质。④与血管的相互作用。⑤与中胚层来源的细胞相互作用。

**脂肪的生态位**

哺乳动物体内有 2 种截然不同的脂肪组织，白色脂肪和棕色脂肪。图 3-3 中每处示例（A）均包含间充质间隔中的血管（B）和间充质细胞（C），周围是白色（B、C，星号；D，左图）或棕色（D，右图）的脂肪细胞 [10]。这些组织具有独特的解剖结构和功能；然而，两者都含有间充质细胞，其分子特征和多谱系可塑性类似于骨髓间充质干细胞。上述推定的间充质干细胞被认为是前脂肪细胞的直

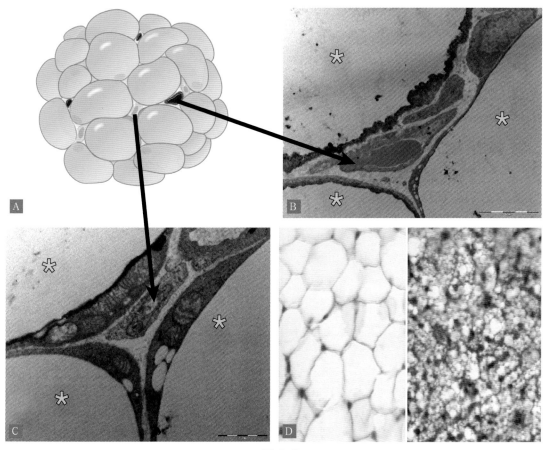

▲ 图 3-3

接前体细胞。上述各种细胞均有众多不同术语，反映出它们与骨髓间充质干细胞的组织遗传学亲缘关系之间的激烈争论。

基于集落形成单位成纤维细胞（colony-forming unit fibroblasts，CFU-F）测定法可估计从脂肪抽吸物获得的基质血管成分（stromal vascular fraction，SVF）中存活的 ADSCs 的数量。该方法为在 10 mm 细胞培养皿中接种 $1 \times 10^4$ 个 SVF 细胞，并在培养 10 天后计数宏观可见的成纤维细胞样集落。该方法假设任何集落都是由黏附在培养板上并增殖的单个细胞形成的。CFU-F 是一种可行的 ADSCs 的定量评估方法。使用该方法的评估结果证实 1 mL 人类脂肪抽吸物平均含有约 $10^4$ 个能够形成成纤维细胞样集落的细胞，相当于总 SVF 群体的 0.5% ～ 5%[11,12]。

大量文献表明，与其他成人和胚胎干细胞群体 [ 如淋巴结、Wnt、BMP 和成纤维细胞生长因子（fibroblast growth factor，FGF）] 稳态相关的因子[12]，也可控制成人脂肪组织中 ADSCs 的胚胎起源及其分化命运。此类信号的复杂网络对干细胞有不同的作用，其决定因素包括生态位中各因子的浓度、干细胞分化阶段，还包括各种外部因素，如基质 - 细胞相互作用、脉管系统以及神经支配的水平和类型。

目前研究多集中在关于 ADSCs 稳态和分化的细胞内信号传导，而关于细胞 - 细胞和细胞 - 基质之间的相互作用却研究甚少。在 Zannettino 等[13] 最近的一项报道中，人脂肪组织切片免疫荧光染色显示间充质细胞和血管周围细胞的标记物共同定位于血管附近区域。因此 ADSCs 定位于血管周围的生态位中。学者推测，与 HSCs 类似，血管周围结构（包括细胞和细胞外基质）可以提供信号，以平衡处于未分化状态的 ADSCs 并决定它们的分化方向。Tran 等[1] 证实脂肪细胞源于脂肪间质血管周围，证实了前述假设。

基于以上脂肪细胞的血管起源假说，在 ADSCs 临床应用时，特别是在整形和重建手术中，可以通过脂肪移植方式保持干细胞的生态位环境。

## 整形手术中的脂肪生态位

最近的证据表明，在 ADSC 的治疗中，如果直接联合生态位移植 ADSC（脂肪生态位），而不是应用单独培养的 ADSC，则可获得更好的治疗结果，并可降低致瘤等副作用[11]。

### 脂肪生态位移植

1893 年，在德国首次实施了美容为目的的脂肪移植，术者 Neuber[3] 从患者臂部获取自体脂肪并填充患者面部的凹陷瘢痕。此后，游离脂肪移植在颅面、骨科、乳房、美容，甚至头部手术中得到了广泛的应用。因此，脂肪是历史上首个，并且至今仍然是外科手术的理想填充物[14-16]。

最近，不同的整形外科领域以及分子和细胞生物学研究证实了脂肪移植物的动态再生特性。临床实践表明，脂肪移植的长期效果包括皮肤质地的再生[15,16]。如 Rigotti 等[15] 提供了脂肪移植再生作用的临床证据，即脂肪移植可改善放射导致的乳房缺血，该团队长达 30 个月的随访研究证明，自体脂肪移植可显著改善放疗后继发病灶。

#### 脂肪生态位移植：预注射 ADSCs 的存活

Coleman 开创性地使用了"再生方案"，脂肪在移植前以 3 000 r/min 的速度离心。根据既往的经验确定该方案，目的是减少脂肪的体积，尽可能多地清除碎片、油脂、血液和水，而移植组织的损伤并不明显[17]。

离心后脂肪的超微结构研究表明，成熟的脂肪细胞受到损害，表现为细胞质膜中断和不同程度的变性，直至细胞坏死。然而，SVF 保存良好，几乎未受到损伤[15]。

我们的研究比较了不同的离心分离方法对脂肪体积浓缩、SVF 细胞数量以及自体移植的脂肪抽吸物中存活的、具有自我更新能力的 ADSCs 数量的影响[11]。在 3 000 r/min、6 000 r/min 和 10 000 r/min 离心 3 分钟的情况下，脂肪体积可浓缩到最初体积的 50% 或更少，各种方法之间几乎没有差异。然而，经过胶原酶消化后的脂肪抽吸物样本，10 000 r/min 组获得的 SVF 量是 3 000 r/min 组的 3/4。非离心样本也比 3 000 r/min 离心组获得平均更少的细胞。从 6 000 r/min 离心样品中，我们获得了不同的结果。对不同离心法的脂肪标本进行超微结构分析并未发现明显差异。3 000 r/min 和 10 000 r/min 离心的脂肪抽吸物显示出脂肪细胞明显受损、细胞膜随机破裂。相对而言，间充质细胞形态完好，无细胞受损证据（图 3-4）。

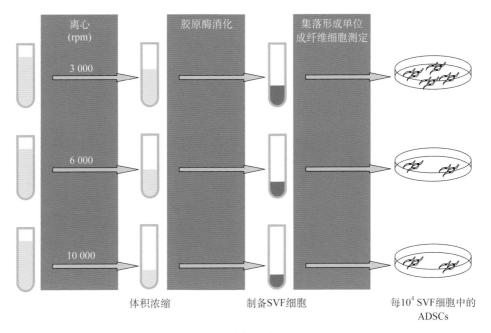

▲ 图 3-4

### 脂肪生态位：ADSCs 的移植后的存活

上文提到的 Rigotti 等[15] 的研究中，脂肪移植前后不同时间点的乳房 X 线的超微结构比较结果可明确显示出组织的再生。在治疗后，组织内的血管系统被重回"正常化"，细胞碎片被移除。最有趣的现象是关于新生的脂肪细胞的证据：移植后的不同时间点，均出现了大量的不同阶段脂肪前体细胞分化表型。在移植前，几乎所有将被移植的脂肪细胞都因离心严重受损；而且在放射损伤的组织中，既无成熟的脂肪细胞，也无分化的前脂肪细胞。对该现象的合理解释是：①治疗后观察到的分化前脂肪细胞来源于移植脂肪中携带的 ADSCs，或者②治疗后观察到的分化前脂肪细胞是在治疗前局部呈现的（内源性）ADSCs，并被体外移植的脂肪组织激活。如前述，尽管经历了吸脂和离心的过程，但是移植的脂肪组织中仍有大量 ADSCs 存活（CFU-F），因此强烈支持第 1 个假设。当然，第 2 个假设同样存在可能性。它假定移植的脂肪通过离心作用而富集 ADSCs，可以作为一个非典型异位生态位（atypical ectopic niche），通过调节内源性组织资源来协调组织再生。

Martino 和 Pluchino[18] 在神经干细胞促进神经再生的研究中引入了非典型异位生态位的概念，此概念可作为一种常见的干细胞疗法的范例。此概念是基于"旁观者"机制引申出来的：干细胞异位移植到某病变区域（如放射区域、心肌梗死、卒中等）后，不通过直接分化取代组织细胞，而是在局部形成一个非典型干细胞生态位，通过释放营养因素，如细胞因子、促血管形成的分子和生长因子来抑制炎症、促进新生血管和激活内源性的干细胞前体。目前，未分化 ADSCs 的免疫调节作用和促进新血管形成的能力已被广泛认可[19,20]。

### 脂肪移植：生态位替代

将来仍需探索的最紧迫的问题是，异位移植到病变部位的 ADSCs 的能力是否与原始生态位的伴随移植有关。换句话说，应该澄清的是，培养分离的 ADSCs 移植或者富集 ADSCs 的脂肪移植能否取得相近的临床治疗效果。目前没有任何数据可以完全解答此问题。而且，生态位理论至今存在激烈的争论，即由老化、外界因子或肿瘤引起的组织缺陷、变异是由生态位改变导致还是干细胞内在特征的改变导致[21,22]？特定组织的老化、肿瘤转化、放射治疗和梗死，不仅会导致其所在的干细胞的直接和不可逆转的改变，而且还会改变它们周围的生态位，并重新规划控制干细胞表型的信号网络（图 3-5）。

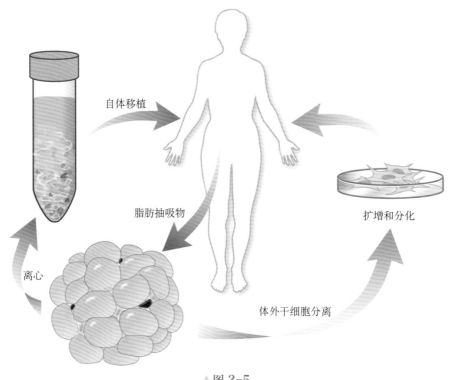

▲图 3-5

自体脂肪移植是将患者健康区域的脂肪转移到自体的损伤区域，其结果可视为用健康的干细胞生态位替代病态的生态位，可以预想其将比单纯 ADSCs 移植更有效。手部和面部的脂肪移植年轻化可视为用年轻的生态位取代老化的皮下脂肪生态位。放射损伤组织的脂肪再生可被看作是用健康的生态位替换受损的乳房脂肪垫生态位。

这个概念也可以扩展到癌症方面。目前人们普遍认为肿瘤由转化的干细胞产生。根据生态位理论，肿瘤转化可能被认为是由变化的生态位的异常信号决定的[22]。此观点认为，如能将分离的 ADSCs 异位移植到生长中的肿瘤[20]，重建完整的健康的生态位，则替代的肿瘤生态位可望恢复正常生理网络信号，重新维持正确的组织稳态。

### 脂肪移植：关于生态位的新进展

Sbarbati 的研究小组对从放射治疗、肥胖和健康的人身上提取的脂肪组织进行了更精确的超结构观察，发现了再生生态位一个新的细胞组分[15]。在上述研究中，所谓的生态位的再生单元的组成包括成熟的脂肪细胞、胶原蛋白支架和干细胞。但是以后的研究有个新的有趣的发现，即在这些脂肪组织样本中，经常能观察到一些细胞的细长形突起，表现为薄的细胞质延伸，内涵小脂滴簇[23]。因为这些细胞存在基底膜，因此被定义为脂肪起源细胞，但是实际上，同时存在脂滴和基底膜就足以将细胞定义为脂肪细胞。Orci 等的研究描述了上述新的细胞成分 [24]，但在随后的出版物中，我们无法找到关于此类细胞的进一步描述或研究，即所谓的后脂肪细胞。在 Sbarbati 及其团队的一篇文章中 [23]，他们采用超微结构分析更准确地描述了后脂肪细胞的概念，并提出脂肪细胞周期的新理论。脂肪细胞的循环中有一个新的阶段，即后脂肪细胞阶段，成熟的脂肪细胞在该阶段失去了脂质电荷。此阶段不是细胞死亡的原因，而是细胞的静止状态。静止状态是典型的应激状态。当诸如白介素、巨噬细胞的招募、机械或物理刺激等应激因素减少时，后脂肪细胞重新激活脂质电荷而变成多腔体，最后演变为单室脂肪细胞 [24]。当然需要一步分析上述研究，以确定在后脂肪细胞期观察到的脂肪细胞是否与应激下已经失去脂质电荷的脂肪细胞相同。

## 结论

综上所述，本章讨论的实验结果和解释揭示了脂肪移植的生物学过程、重要性和其潜在的临床应用。我们对脂肪移植后的所有再生途径的理解仍然是模糊的，在我们能够形成一个坚实的、可靠的理论之前，仍有许多关键问题需要研究。

尽管在一个多世纪前就开始在整形和重建手术中应用脂肪移植，但近几十年来越来越多的证据已经彻底改变了该手术的意义——从"填充移植"到"干细胞－生态位移植"。此类关于脂肪移植的新观点的临床潜力还有待进一步深入探索。

## 参考文献

［1］ Tran KV, Gealekman O, Frontini A, Zingaretti MC, Morroni M, Giordano A, Smorlesi A, Perugini J, De Matteis R, Sbarbati A, Corvera S, Cinti S. The vascular endothelium of the adipose tissue gives rise to both white and brown fat cells. Cell Metab 15:222, 2012.

［2］ Galiè M, Rigotti G, Sbarbati A. The plasticity of fat: from "civilization syndrome" to "therapeutical promise." Adipocytes 2:59, 2006.

［3］ Neuber F. Fett Transplantation. Chir Kong Verhandl Deutsch Gesellsch Chir 22:66, 1893.

［4］ Niechajev I, Sevćuk O. Long-term results of fat transplantation: clinical and histologic studies. Plast Reconstr Surg 94:496, 1994.

［5］ Billings E Jr, May JW Jr. Historical review and present status of free fat graft autotransplantation in plastic and reconstructive surgery. Plast Reconstr Surg 83:368, 1989.

［6］ Schofield R. The relationship between the spleen colony-forming cell and the haemopoietic stem cell. Blood Cells 4:7, 1978.

［7］ Calvi LM, Adams GB, Weibrecht KW, et al. Osteoblastic cells regulate the haematopoietic stem cell niche. Nature 425:841, 2003.

［8］ Yang M, Li K, Ng PC, et al. Promoting effects of serotonin on hematopoiesis: ex vivo expansion of cord blood CD34+ stem/progenitor cells, proliferation of bone marrow stromal cells, and antiapoptosis. Stem Cells 25:1800, 2007.

［9］ Conover JC, Notti RQ. The neural stem cell niche. Cell Tissue Res 331:211, 2008.

［10］ Gesta S, Tseng YH, Kahn CR. Developmental origin of fat: tracking obesity to its source. Cell 131:242,2007.

［11］ Galiè M, Pignatti M, Scambi I, Sbarbati A, Rigotti G. Comparison of different centrifugation protocols for the best yield of adipose-derived stromal cells from lipoaspirates. Plast Reconstr Surg 122:233e, 2008.

［12］ Rigotti G, Marchi A, Sbarbati A. Adipose-derived mesenchymal stem cells: past, present, and future. Aesthetic Plast Surg 33:271, 2009.

［13］ Zannettino AC, Paton S, Arthur A, et al. Multipotential human adipose-derived stromal stem cells exhibit a perivascular phenotype in vitro and in vivo. J Cell Physiol 214:413, 2008.

［14］ Charles-de-Sá L, Gontijo-de-Amorim NF, Maeda Takiya C, Borojevic R, Benati D, Bernardi P, Sbarbati A, Rigotti G. Antiaging treatment of the facial skin by fat graft and adipose-derived stem cells. Plast Reconstr Surg 135:999, 2015.

［15］ Rigotti G, Marchi A, Galiè M, Baroni G, Benati D, Krampera M, Pasini A, Sbarbati A. Clinical treatment of radiotherapy tissue damage by lipoaspirate transplant: a healing process mediated by adipose-derived adult stem cells. Plast Reconstr Surg 119:1409; discussion 1423, 2007.

［16］ Rigotti G, Charles-de-Sá L, Gontijo-de-Amorim NF, Takiya CM, Amable PR, Borojevic R, Benati D, Bernardi P, Sbarbati A. Expanded stem cells, stromal-vascular fraction, and platelet-rich plasma enriched fat: comparing results of different facial rejuvenation approaches in a clinical trial. Aesthet Surg J 36:261, 2016.

［17］ Coleman SR. Hand rejuvenation with structural fat grafting. Plast Reconstr Surg 110:1731, 2002.

［18］ Martino G, Pluchino S. The therapeutic potential of neural stem cells. Nat Rev Neurosci 7:395, 2006.

［19］ Krampera M, Glennie S, Dyson J, et al. Bone marrow mesenchymal stem cells inhibit the response of naive and memory antigen-specific T cells to their cognate peptide. Blood 101:3722, 2003.

［20］ Galiè M, Konstantinidou G, Peroni D, et al. Mesenchymal stem cells share molecular signature with mesenchymal tumor cells and favor early tumor growth in syngeneic mice. Oncogene 27:2542, 2007.

［21］ Rando TA. Stem cells, ageing and the quest for immortality. Nature 441:1080, 2006.

［22］ Li L, Neaves WB. Normal stem cells and cancer stem cells: the niche matters. Cancer Res 66:4553, 2006.

［23］ Conti G, Benati D, Bernardi P, Jurga M, Rigotti G, Sbarbati A. The post-adipocytic phase of the adipose cell cycle. Tissue and Cell 46:520, 2014.

［24］ Orci L, Cook WS, Ravazzola M, et al. Rapid transformation of white adipocytes into fat-oxidizing machines. Proc Natl Acad Sci U S A 101:2058, 2004.

# 第4章

# 基质血管成分的命名法

Jacqueline Bliley，Damian Grybowski，Lauren E. Kokai，Ernest Michael Meyer，Albert D. Donnenberg，Kacey Gribbin Marra，J. Peter Rubin　译者：李　强　杨智斌　黄　奔　刘　杨　金培生　韩雪峰

目前，自体干细胞在全球范围内被广泛应用于临床。同时，脂肪干细胞（adipose-derived stem cells，ADSCs）等更易获取的成体干细胞也备受关注。表 4-1 详细列举了截至 2017 年 4 月的全球相关临床试验，均以 ADSCs 或脂肪基质血管成分（stromal vascular fraction，SVF）作为治疗手段[1]。

表 4-1　ADSCs 或 SVF 临床治疗的适应证排名表

| 临床适应证 | 世界上正在实施的临床试验数量 | 临床试验所在国家或地区 |
| --- | --- | --- |
| 骨关节炎 | 7 | 美国（3），中国（2），韩国（1），法国（1） |
| 脂肪移植软组织重建 | 3 | 美国（3） |
| 急性缺血性卒中 | 2 | 西班牙（1），中国（1） |
| 肾脏疾病 | 2 | 伊朗（1），美国（1） |
| 创伤、瘢痕、软组织缺陷 | 2 | 加拿大（1），丹麦（1） |
| 多种退行性和炎症性疾病 | 2 | 美国（2） |
| 视乳头变性疾病 | 1 | 韩国（1） |
| FSHD | 1 | 伊朗（1） |
| 肝硬化 | 1 | 中国台湾（1） |
| 1 型糖尿病 | 1 | 约旦（1） |
| 缺血性心脏病 | 1 | 丹麦（1） |
| 移植物宿主病 | 1 | 西班牙（1） |
| 卵巢癌 | 1 | 美国（1） |
| ALS | 1 | 西班牙（1） |
| 脊髓损伤 | 1 | 西班牙（1） |
| 硬皮病 | 1 | 法国（1） |
| 肺气肿 | 1 | 俄罗斯（1） |
| 肛瘘和克罗恩病 | 1 | 法国（1） |
| 肾移植中减少免疫抑制 | 1 | 中国（1） |

注：ALS，肌萎缩性脊髓侧索硬化症；FSHD，面肩肱型营养不良。

SVF 和 ADSCs 是一组多潜能间质细胞干细胞的多相群体。采集脂肪后，可选择多种常规方法获取原生的临床"分离物"，即 SVF。获取的 SVF 随即可直接用于改善面部脂肪萎缩，减少骨关节炎导致的炎症和疼痛，甚至治疗硬皮病。尽管很多临床试验正在积极招募志愿者以评估 SVF 治疗相关疾病的效果，但是目前尚未建立分离和鉴定这些细胞的标准化程序。

我们将于本章描述 SVF 的组成成分及其一般分离方法，总结与 SVF 分离相关的变量参数，讨论 SVF 的具体治疗方法、特点与获得良好临床疗效的关系。

## 血管基质成分和脂肪源干细胞的特性

SVF，即"脂肪组织原始分离物"，为一组多相细胞群，包括但不限于内皮细胞、巨噬细胞、周细胞和 ADSCs。尽管在临床治疗中已广泛使用了 SVF，但对其特征却缺乏共识。

在用流式细胞术分析 SVF 的特征之前，需去除细胞团块和自身荧光的影响，分离出单个细胞供分析使用。其中 DAPI 染色用于识别存活细胞（左上角方框）。CD45 染色用于排除造血来源的细胞（右上方框）。成熟的内皮细胞表型为 $CD31^+CD34^-$，而祖细胞则是 $CD31^+CD34^+$。周细胞成分表型为 $CD31^-CD146^+$ 细胞群，而 ADSCs 表现为 $CD31^-CD146^-CD34^+$。

无论是在实验室还是在临床中，流式细胞术都是最常见的传统细胞鉴定方法（图 4-1）。该技术

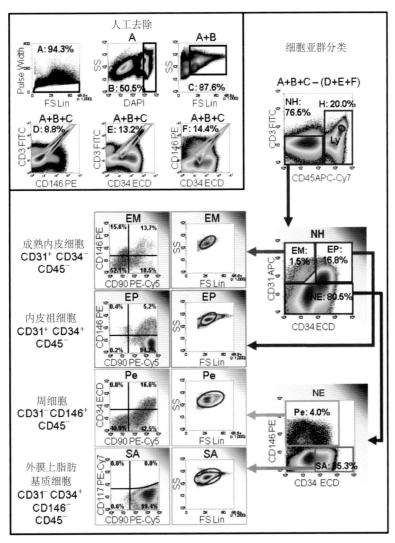

▲ 图 4-1

也用于特定细胞类型的功能检测。流式细胞仪是一种定量分析工具，可以对细胞群体进行快速分析，并确定它们的活性，同时结合荧光抗体染色用于分析细胞表面 CD 标记物。细胞 CD 标记物是细胞表面分子，可用于对细胞群进行分类。另外细胞存活率应 > 70%，以便支持细胞群的持续分化能力。

针对多种表面抗原的多色流式细胞术适用于特殊的多相细胞群体，包括 SVF。因为目前仍无单一标记物可完全鉴别所有 SVF 亚群，所以使用多种标记物进行鉴定（无论是阳性还是阴性染色）至关重要。

白细胞抗原 CD45 是一种常规抗原，可排除红细胞（red blood cells，RBCs）之外的其他造血细胞起源的细胞。RBCs 占 SVF 总数的 25% ～ 45%，具体比例取决于许多因素，包括供体部位、患者特点和干细胞分离方法。为将红细胞从细胞群体中排除出来，有人推荐使用氯化铵溶液。然而，关于是否所有的 RBCs 都能被氯化铵溶液清除，以及在分析过程中氯化铵对其他细胞产生何种影响目前还不清楚。而甘氨酸 A（CD235a）可以作为 RBCs 是否彻底清除的标记。为使分析准确，还应使用其他标记来鉴别其他造血来源的细胞（如巨噬细胞），可根据 CD11b 或 CD14 的阳性表达排除后者。然而，需要指出的是，大部分内皮祖细胞也表达上述标记物。因此，应检测包括干祖标记（CD105、CD90、CD73 和 CD34）以及内皮标记（CD31）的其他一组表面标记物，以便鉴别上述细胞。

内皮细胞占 SVF 的 10% ～ 20%。为区分内皮细胞及其祖细胞，应该同时使用 CD31（PECAM-1 或内皮细胞黏附标记物）和包括 CD105 或 CD34 在内的干细胞标记。$CD31^+CD34^+$ 细胞通常被定义为内皮祖细胞，而 $CD31^+CD34^-$ 抗原与成熟的内皮细胞相关[2]。$CD31^-$ 的表达是 SVF 中具有更高"干性"细胞群体的标准。Boquest 等[3] 发现 $CD45^-CD34^+CD105^+CD31^-$ 细胞高表达提示干细胞的成骨、成脂肪、成神经样细胞的潜力，而 $CD45^-CD34^+CD105^+CD31^+$ 过表达内皮和 MHC II 类（HLA-DR）标记物的细胞则无法在体外增殖。

CD146 可标记 SVF 的周细胞群，然而关于周细胞的其他特征，相关文献的描述并不一致。一般的共识是，周细胞不表达造血（CD45）或内皮（CD31）标记物，而应表达包括 CD90 在内的干细胞标记物。周细胞应阳性表达包括 CD90 在内的干细胞特定标记物。而 CD34 的表达则不确定[2]。

多种干细胞标记物，包括 CD73、CD90、CD105、CD117、CD13 和 CD34，可与上述标记物联合使用，用于识别组织中固有的干细胞。CD90 和 CD105 也在内皮细胞中高度表达；因此，需多个标记物来区分 SVF 的每个亚群（表 4-2）。

表 4-2　用于定义 SVF 的重要 CD 标记物

| 抗　原 | 意　义 | 抗　原 | 意　义 |
|---|---|---|---|
| CD105 （内皮素） | 干细胞／祖细胞标记 | CD31 （PECAM-1） | 内皮细胞及其祖细胞 |
| CD117 （c-kit） | 干细胞／祖细胞标记 | CD34 | 造血干细胞、基质干细胞和内皮细胞 |
| CD13 | 干细胞／祖细胞标记 | CD45 （常见白细胞抗原） | 除红细胞外的造血细胞 |
| CD146 （MCAM） | 周细胞群 | CD73 （L-VAP 2） | 干细胞／祖细胞标记 |
| CD235a （血型糖蛋白 A） | 红细胞 | CD90 （Thy-1） | 干细胞／祖细胞标记 |

干细胞标记物（包括 CD73 和 CD13）阳性细胞比率较高（70% ～ 80%），此类细胞与 $CD45^-CD31^-CD34^+$ 细胞群体有关[4]。Boquest 等[5] 指出 $CD45^-CD34^+CD105^+$ 表达谱的细胞在培养过程中能快速增殖，分化为成软骨、成脂和成骨细胞系。同样地，应同时使用 CD34 和其他干细胞标记，以准确地标识 SVF 中的基质干细胞成分。

## 成纤维细胞集落单位测定

除采用流式细胞术标记 SVF 外，还可以使用成纤维细胞集落形成单位法（fibroblastoid colony-forming unit assay，CFU-F）来评估祖细胞数量。该技术最初被用于计数骨髓来源间充质干细胞，因此也可用来协助计数 SVF 中原代祖细胞的集落数量。在提取 SVF 后，将细胞以非常低的密度（40 ～ 400 个细胞 /cm²）接种并培养增殖 10 ～ 14 天[2]。然后计数包含 50 个细胞以上的集落数量。根据结果，计算得出 SVF 中基质干细胞的百分比，以及干细胞群倍增的速度。文献表明，干细胞占有核 SVF 细胞总数的 0.5% ～ 5%[6]。

## 脂肪干细胞分类

脂肪组织免疫荧光染色显示，内皮标记物 CD31 阳性区域与血管腔壁 α-平滑肌肌动蛋白（α-smooth muscle actin，α-SMA）阳性区域重叠。CD34 染色见于邻近血管管腔内膜的血管外膜上层次。CD90 和 CD34 同样位于血管外膜上层次（图 4-2）。

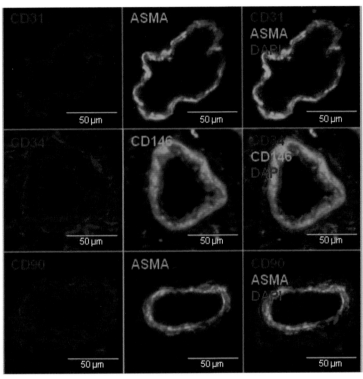

▲图 4-2

细胞鉴定也可在 SVF 细胞培养增殖后进行，以获得更加同质的 ADSC 群；然而，约有 15% 的细胞群不贴壁在培养板上，而会被清洗掉。主要通过细胞培养时的黏附和 CD45（造血）细胞的迅速减少获得纯化的 ADSCs。细胞表面标记物也可用于 ADSCs 的鉴定。国际脂肪治疗和科学联合会（IFATS）和国际细胞治疗学会（ISCT）规定，ADSCs 中造血（CD45⁺）细胞的污染应 < 2%，基质干细胞 / 祖细胞标记物的表达率应 > 90%[7]。在培养的 ADSCs 中还可观察到较低比例的内皮细胞（CD31⁺）。而且，为区分 ADSCs 和骨髓来源的干细胞，许多研究者建议联合使用 CD36 和 CD106 鉴定两者。ADSCs 应主要表达 CD36，而骨髓来源细胞应表达 CD106[7]。

在鉴定多能间充质 ADSC 群时，也应联合使用干细胞 / 祖细胞标记（CD73、CD105、CD13、CD90 和 CD34）。

然而，值得注意的是，表达上述标记细胞的比例会随着培养条件的变化和细胞传代而改变。因此，细胞的鉴定分析应该在同一代进行，并且在相同的培养基和同一治疗时间点进行。只有如此才可为临床应用干细胞提供更准确的数据。

## 脂肪源性干细胞功能测定：三向分化

ADSCs 的特点是可分化为脂肪、软骨和骨组织。标准分化流程已经公布，相关试剂盒已商品化。

诱导培养的细胞向成脂分化需要的"鸡尾酒"条件包括胰岛素、胰岛素样生长因子 (insulin-like growth factor, IGF)、异丁基甲基黄嘌呤 (isobutylmethylxanthine, IBMX)、吲哚美辛或氢化可的松。培养约 3 天后，ADSCs 细胞质内开始积累脂滴，该脂滴可通过油红 O 染色量化。某些脂肪生成基因，包括脂多糖脂酶 (lipoprotein lipase, LPL)、过氧化物酶增殖物激活受体 - γ (peroxisome proliferator activated receptor-gamma, PPAR-γ)、脂肪酸结合蛋白 4 (fatty acid binding protein 4, FABP 4)、CCAAT/ 增强子结合蛋白 α / β / δ (C/EBP-α / β /Delta) 的表达也将显著升高（图 4-3）。

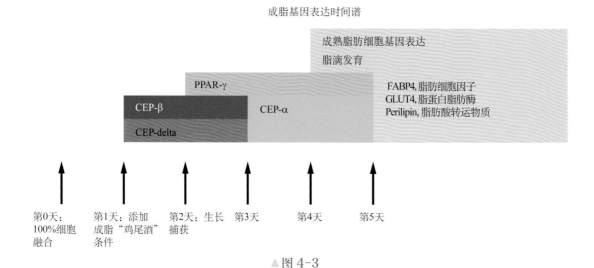

▲ 图 4-3

由于不同的细胞类型（肌细胞和肝细胞）在病理条件下可以储存脂质，此时并不需要激活脂肪基因表达，因此必须同时分析蛋白质和相关的基因表达参数。

比较分别置于图 4-4A（正常培养基）和图 4-4B（成脂培养基）中诱导培养 14 天的 ADSCs，该亮视野部分为 ADSCs 镜下影像（20×）。可见分化后的 ADSCs 细胞质中存在脂质液泡。

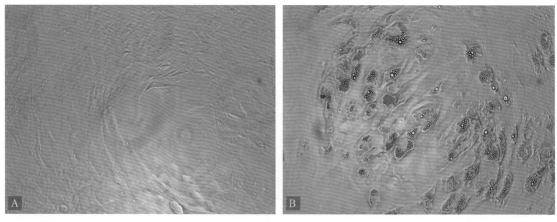

▲ 图 4-4

成软骨分化是在"小丸"状或微型培养系统内进行，该系统的三维环境与胚胎发育过程中软骨形成的环境类似。将 ADSCs 在水凝胶（如海藻酸盐）中孵育，或以约 250 000 数量细胞"小丸"状培养，同时添加转化生长因子 β-3（transforming growth factor beta-3,TGF-β-3）、TGF-β-1、抗坏血酸 2-磷酸、L-脯氨酸和地塞米松以诱导软骨细胞外基质沉积。培养 1～2 周后，ADSCs 将开始产生软骨细胞外基质蛋白，包括聚集蛋白聚糖、II 型胶原和 VI 型胶原（表 4-3）。

表 4-3　软骨分化的早期和晚期标志

| 间充质分化亚型 | 早期标志 | 晚期标志 |
| --- | --- | --- |
| 软骨源性 | SOX9 | II 型胶原、IV 型胶原、聚集蛋白聚糖、硫酸化蛋白多糖 |

"小丸"状脂肪干细胞向软骨方向分化并经阿尔辛蓝染色。图 4-5 中显示，大量硫酸化蛋白多糖染色明显（蓝色），提示形成成熟的软骨基质。阿尔辛蓝染色可用于检测硫酸化蛋白多糖，该糖为软骨基质的特征。另外，ADSCs 可以在 β-甘油磷酸酯、抗坏血酸、维生素 D$_3$ 和地塞米松的混合培养基中诱导分化为成骨细胞样细胞。

ADSCs 诱导分化 21 天后行茜素红染色，检测成骨分化后的钙沉积（图 4-6）。在此培养条件诱导 2～4 周，ADSCs 将开始产生一种磷酸钙矿物，可以用茜素红或 Von Kossa 染色定量。分化后的 ADSCs 还表达碱性磷酸酶（alkaline phosphatase, ALP）、骨桥蛋白（osteopontin,OPN）、转录因子 RUNX-2（runt-related transcription factor-2,RUNX 2）、骨形态发生蛋白 2 和 4（bone morphogenetic protein 2 and 4,BMP-2 和 4）和骨钙素（osteocalcin,OCN）（表 4-4）。

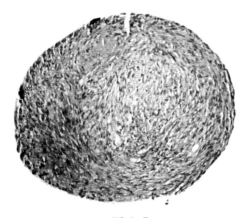
▲ 图 4-5

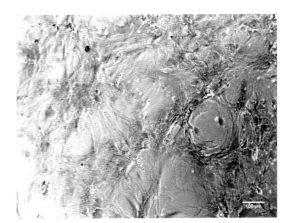
▲ 图 4-6

表 4-4　成骨分化的早期和晚期标志

| 间充质分化亚型 | 早期标志 | 晚期标志 |
| --- | --- | --- |
| 骨源性 | Runx 2、碱性磷酸酶 | 骨钙素、I 型胶原 |

参照上述诱导方案，研究者可以量化分析分离后的 ADSCs 的治疗潜力。所获参数与预期的临床结果相关。

## SVF 和 ADSC 的特性及临床转化

来自不同个体的 SVF 表现出不同比例的基质干细胞和亚群，进而影响 SVF 的临床治疗成功率。例如，SVF 中存在的 CD34$^+$ 干细胞的数量占有核细胞总数的 4.2% 至 36.7% 不等[7]。在分离和收获过程中的样品处理方法不同也可以导致干细胞产品的差异。检测某些表面标记物或表型有助于预测 ADSC 和 SVF 临床治疗成功率。然而，关于 SVF/ADSCs 具有哪些特征才可获得好的疗效的相关研究极为少见。因此，临床医师必须对移植细胞进行适当的鉴定，并分析鉴定结果与临床疗效之间的关系。

在下文，我们将讨论 SVF 分离中的各项变量及其对细胞功能和表面标记变异性的影响。最后还将着重强调细胞表面标记物在评估治疗成功率方面的预测作用。

## 一般分离

已经发表了多种 SVF/ADSC 的分离方法，最常见的方法见于 Zuk 等[8]的文章。该技术涉及胶原酶消化、离心分离成熟脂肪细胞和结缔组织成分，以及后续的红细胞裂解。

然而，Zuk 报道的修正版中的胶原酶浓度、电泳时间和离心速度等参数也有差异。这些差异可能改变分离物的性质，比如获得的细胞亚群的比例和相关的临床结果。例如，不同浓度的胶原酶（0.05% ~ 0.20%）和消化时间（1 ~ 12 小时）均可影响 SVF 细胞的存活率。Faustini 等[9]也发现，0.2% 胶原酶消化 1 小时，可显著提高细胞的存活率，而随着消化时间的增加（超过 1 小时），分离的活细胞比例则显著降低（图 4-7）。

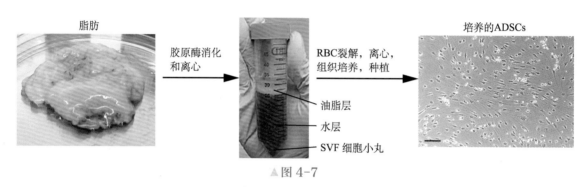

▲图 4-7

除了胶原酶，其他蛋白酶也可用于从脂肪中提取细胞。Pilgaard 等[10]比较了 6 种具有相近胶原酶活性但不同蛋白酶浓度（Blendzy 1、Blendzy 2、Blendzy 3、自由化酶 H$_1$ 和粗胶原酶混合物）的酶混合物。采用混合酶 2 和粗胶原酶混合物消化，可在各时间点从每克组织获取更多的活细胞。而混合酶 1 和粗胶原酶混合物化消化获取的细胞的集落形成能力更强。有趣的是，随着消化时间的延长，可分离出更多的祖细胞（CD90 和 CD34），提示干细胞位于整个脂肪组织中的不同位置。

尽管干细胞广泛存在于整个脂肪组织中，但研究人员还是能使用非酶分离方法获取干细胞，此方案的制备时间缩短，且避免了胶原酶所带来细菌感染的风险。具体程序通常由简单的离心步骤和红细胞裂解组成。Yoshimura 等[11]将脂肪抽吸液来源的细胞（lipoaspirate fluid-derived Cells，LAF）与标准胶原酶消化获得的 SVF 进行比较，与预期结果一致，脂肪抽吸液中可黏附 ADSCs 数量较少。然而，与胶原酶消化获取的 ADSCs 相比，脂肪抽吸液获取的 ADSCs 培养扩增产生的细胞具有相似的 CD 标记、成骨和成脂肪分化的能力。

研究人员并非直接从脂肪抽吸液中分离出 ADSCs，而是在培养瓶中放置脂肪标本碎片，诱导基质干细胞迁移到培养瓶中。与酶消化的 ADSCs 相比，该方法获得的 ADSCs 具有较强的分化潜能、免疫调节活性、增殖和表面标记表达。然而，该操作需要长时间的培养，否则无法产生足够数量的细胞。

吸脂过程的机械破坏也可用来提高脂肪组织的干细胞产量。与经典吸脂术相比，Baptista 等[12]用振动辅助吸脂术提高了细胞产量，培养的细胞表达了典型的间充质干细胞标记物。但是，酶消化法获取的贴壁细胞明显更多。

## 从脂肪抽吸物中获取 SVF

关于分离方法对 SVF 产量及功能影响的研究众多。通过标准吸脂法可获取脂肪抽吸物，但是负压是否对 SVF 产生不良影响尚不明确。Mojallal 等比较了 3 种不同的负压吸脂：包括以 10 mL 注射器手动吸脂（Coleman 技术）、采用传统泵以 –350 mmHg 和 –700 mmHg 负压下吸脂和动力辅助吸脂。结果发现在 –350 mmHg 的负压下，由动力辅助吸脂和传统吸脂获取的脂肪抽吸液中分离出的 SVF 存活率增高[13]。与之相反，Aguena 等[14] 发现，–350 mmHg 抽吸法与手持式抽吸法分离出的 SVF 活性和间充质干细胞的产量之间无差别。然而，上述作者仅研究了活细胞的产量，并未进一步探索负压对细胞功能的影响，而细胞功能也是影响临床疗效的重要因素。

Schreml 等[15] 比较了在未使用肿胀液的标准吸脂术和外科脂肪切除术中分离的 SVF 产量和分化潜能，发现吸脂术组获取的活的 SVF 细胞数目显著增加。但是，吸脂后分离的人 ADSCs 向成骨和成软骨分化能力减弱。Oedayrajsingh–Varma 等[16] 还比较了通过切除、肿胀吸脂或超声辅助吸脂获得的脂肪样品中分离 SVF 的情况，发现获取方式与存活率无关。然而，与切除术相比，通过超声辅助吸脂获取的脂肪颗粒中分离的 SVF，在培养时贴壁细胞数量明显减少，细胞倍增也需要更多时间。有趣的是，切除组织和肿胀吸脂组相比，SVF 增殖及成软骨和成骨分化潜能的无功能差异，表明肿胀液并不明显影响细胞功能。

由于各结果差异大，且相关研究文献较少，目前尚需更多研究来验证分离方法对 SVF 活性、功能及后期临床结果的影响。而且，由于对操作者和技术要求很高，因此有必要在每次分离后对细胞进行鉴定，以确保质量控制和可重复性。

## 患者统计学指标（性别、年龄、体重指数）和解剖部位

众所周知，全身各组织的再生能力都随年龄的增长而逐渐下降。有研究证实老年人的脂肪分离出的 SVF 数量较低。Dos–Anjos Vilaboa 等[17] 发现年龄与 SVF 浓度呈负相关，表明衰老及激素水平变化（因为本研究中所有受试者都是女性）等众多因素可能是导致上述现象的原因。上述研究表明，老年人要取得相似的治疗结果可能需要更多量的 SVF。不过，上述研究的不足在于未评估老化细胞的功能。

Schipper 等[18] 发现随着年龄的增长，ADSCs 的凋亡易感性、分化潜能和增殖能力没有显著差异。由此表明，尽管细胞产量下降[17]，ADSCs 功能仍然正常。此后，Kokai 等[19] 通过研究年龄增长 7 ~ 12 岁的同一患者年轻的和年老的 ADSC 功能而验证了上述结果（表 4-5）。

表 4-5 供体年龄对 SVF 和 ADSC 性质影响的实例研究

| 年龄因素 | 结果 | 参考文献 |
|---|---|---|
| ↑女性年龄 | ↓每克组织活 SVF 量 | 17 |
| ↑年龄 | ↓成骨能力 | 19 |
| ↓小鼠年龄 | ↑黏附 | 20 |
| | ↑增殖 | |
| | ↑增殖细胞核抗原 | |
| | ↑成脂 | |
| ↓小鼠年龄 | 神经生长因子分泌无区别 | 21 |

不同解剖部位的脂肪的代谢和免疫调节能力也有所不同，表明由此分离出的细胞可能存在差异。例如，Jurgens 等[20] 发现，自腹部和股部分离出的 SVF 细胞数量无差别，但自股部分离出的具有贴壁特性的 ADSC 数量显著减少。其他作者发现男性不同解剖部位的细胞也存在差异[9]，如 Faustini 等[20] 发现，女性不同部位获取的 SVF 量无显著差异，而男性腹部 SVF 量更高[9]。Sachs 等[21] 的进一步研究探讨了自身体不同部位获取的细胞的功能，包括 CD 标记物和多能基因表达（OCT4、

SOX2、NANG）及分化潜能。结果发现，自腹部、臀部／腿部、乳房和臀部等不同部位获取的间充质细胞的分化能力无差异。不同解剖部位 ADSCs 的基因表达无差异，但腹部 CD34 阳性的 ADSCs 比例增加。同样，Schipper 等[18] 分析了 5 个不同部位皮下脂肪（上臂、股部内侧、股骨粗隆、腹部浅层和腹部深层）ADSCs 的分化潜能，结果显示无差异。然而与其他部位相比，臂部的 ADSCs 向成脂分化所需要的 PPAR γ2 受体表达显著增加，脂肪的分解活性增加。Tchoukalova 等[22] 发现，与腹部的脂肪前体细胞相比，股前早期分化（aP2+CD68−）脂肪前体细胞所占比例更大，且表现为较低的分化能力和较高的抗凋亡能力（表 4-6）。

表 4-6　目前文献报道的不同组织部位中 SVF 和 ADSC 性状差异

| 研究的解剖部位 | 结果 | 参考文献 |
| --- | --- | --- |
| 腹部、股部 | ↓股部来源贴壁 ADSCs | 22 |
| 背部、腹部、膝部、乳房、股部 | ↑男性腹部 SVF 产物 | 9 |
| 腹部、臂部／腿部、乳房、臀部 | ↑腹部来源 CD34+ADSCs | 23 |
| 上臂、股部内侧、股骨粗隆、腹部浅层，腹部深层 | ↑PPAR γ2 受体表达↑臂部脂肪代谢功能 | 18 |
| 股部、腹部 | ↑股部来源早期分化 (aP2+CD68−) 脂肪前体细胞股部来源脂肪生成↓和凋亡↓ | 24 |
| 小鼠附睾和腹股沟脂肪 | ↑腹股沟来源 SVF 中 MHC Ⅱ 类的表达↑腹股沟来源脂肪干细胞成骨和成心肌细胞的能力 | 25 |

ADSCs 和 SVF 的许多再生作用归因于其旁分泌细胞因子的能力，因此通过分析细胞生长因子来评估其潜在作用至关重要。Sowa 等[23] 发现在年轻和老年小鼠中，不同解剖部位的 ADSC 分泌神经再生因子的能力无差异。同时，Baglioni 等[24] 观察到人内脏和皮下区域 ADSC 分泌促血管生成和免疫调节细胞因子的能力无显著差异。而此 2 种来源的 SVF 均表达多种 CD 标记，提示经培养传代后可获得同质的干细胞产品。为了分析 SVF 中的差异而不是由培养扩增后更均质的 ADSCs，Prunet-Marcassus 等[25] 从同一小鼠模型的 2 个不同的脂肪堆积部位获取 SVF：附睾和腹股沟脂肪垫。在腹股沟直接分离的 SVF 中，CD 标记物表达随 MHCII 类表达的增加而增加。

虽然有许多研究涉及患者人口统计学和驻地对 SVF 和 ADSC 功能的影响，但是并未阐明这些差异对活体临床的影响。鉴于此，很难辨别哪些因素（增殖增强、分化或细胞标志物的比例）可对治疗效果产生影响。因此，强烈建议使用这些疗法的临床医师应将临床结果与许多检测因子相结合，包括流式细胞术、分化能力、增殖潜能等。

## 临床相关性：SVF 特征如何影响预后

SVF 和脂肪干细胞的分离过程中许多因素可影响细胞产物组分。因此，许多研究人员试图探索上述因素对临床结果的影响，以及表面标记物的表达和干细胞的功能对临床结果的作用。

许多文献发现 CD 标记物表达与干细胞功能相关。如 Philips 等[26] 指出，8 名受试者的脂肪组织内 CD34+ 细胞的数量存在很大差异，而且 CD34+ 祖细胞比例与脂肪移植后存活率显著相关，表明 CD34 可以作为移植存活的阳性预测因子。事实上，许多作者研究了在术后的一段时间内 ADSCs 的促血管生成能力以及在非血管化脂肪组织中迁移和存活的能力，结果均提示 CD34 可作为预测血管化再生能力的指标。

最近热点的单细胞基因组学研究使得鉴定高纯化的干细胞群体成为可能。单细胞基因组学分析可帮助研究人员了解潜在的病理过程，如观察到乳房重建后淋巴水肿转化为脂肪组织。Levi 等[27] 指出，自淋巴水肿相关脂肪组织分离的 SVF 的干细胞标记物 KLF4 表达显著降低、血管生成减少，以及成脂潜能增加（表 4-7）。

表 4-7　干细胞 CD 标记在细胞群分化能力中的作用举例

| CD 标记物表达 | 作　用 |
| --- | --- |
| ↓ KLF4 | ↑淋巴水肿相关脂肪组织的成脂潜能 |
| ↑ CD34 | ↑脂肪移植存活 |
| ↓ CD105 | ↑成骨作用 |
| ↑ CD90 | ↑成骨作用 |
| ↑ CD90+CD105 | ↑↑成骨作用 |
| ↑骨形态发生蛋白受体 I B 型(BMPR- I B) | ↑成骨作用 |

单细胞基因组学也有助于分离纯化的干细胞群，增加临床治疗效能。Levi 等[28] 从小鼠颅骨缺损模型中分离到一类 CD105 低表达的细胞 CD105lo，与 CD105 高表达细胞 CD105hi 和未分类细胞相比，CD105lo 显示出更强的成骨作用。Chung 等[29] 发现，与小鼠颅骨缺损模型中的体内成骨类似，CD90+ 亚群选择性表达基因并显示出更强的体内成骨潜能。有趣的是，CD90+ 细胞在增强成骨方面优于未分类的细胞，正如前文描述的 CD105lo 群体中所见的增强的成骨作用。McArdle 等[30] 也鉴定了表达骨形态发生蛋白受体 I 型(bone morphogenetic protein receptor type I B, BMPR-I B)的 ADSCs 细胞群。与不表达这种受体的 ADSCs 相比，BMPR-I B+ 细胞在体外显示出更强的成骨潜能和增强颅骨缺损的骨形成的能力。

上述研究证实，SVF 和 ADSCs 中的某些亚群可能更适用于临床治疗，但是需要详细研究细胞标记物和测定功能，以预测临床疗效。因此，对于使用 SVF 和 ADSCs 疗法的临床医师来说，有必要对通过本章所述方法获得的细胞进行特征鉴定，并将此与临床结果进行关联分析。

## 参考文献

[ 1 ] Open end clinical trials on adipose derived stem cells and stromal vascular fraction. Available at *www.clinicaltrials.gov*.
[ 2 ] Zimmerlin L, Donnenberg VS, Pfeifer ME, et al. Stromal vascular progenitors in adult human adipose tissue. Cytometry Part A 77:22, 2010.
[ 3 ] Boquest AC, Shahdadfar A, Fronsdal K, et al. Isolation and transcription profiling of purified uncultured human stromal stem cells: alteration of gene expression after in vitro cell culture. Mol Biol Cell 16:1131, 2005.
[ 4 ] Maumus M, Peyrafitte JA, D'Angelo R, et al. Native human adipose stromal cells: localization, morphology and phenotype. Int J Obes (Lond) 35:1141, 2011.
[ 5 ] Boquest AC, Shahdadfar A, Brinchmann JE, et al. Isolation of stromal stem cells from human adipose tissue. Methods Mol Biol 325:35, 2006.
[ 6 ] Peroni D, Scambi I, Pasini A, et al. Stem molecular signature of adipose-derived stromal cells. Exp Cell Res 314:603, 2008.
[ 7 ] Bourin P, Bunnell BA, Casteilla L, et al. Stromal cells from the adipose tissue-derived stromal vascular fraction and culture expanded adipose tissue-derived stromal/stem cells: a joint statement of the International Federation for Adipose Therapeutics and Science (IFATS) and the International Society for Cellular Therapy (ISCT). Cytotherapy 15:641, 2013.
[ 8 ] Zuk PA, Zhu M, Mizuno H, et al. Multilineage cells from human adipose tissue: implications for cell-based therapies. Tissue Eng 7:211, 2001.
[ 9 ] Faustini M, Bucco M, Chlapanidas T, et al. Nonexpanded mesenchymal stem cells for regenerative medicine: yield in stromal vascular fraction from adipose tissues. Tissue Eng Part C Methods 16:1515, 2010.
[10] Pilgaard L, Lund P, Rasmussen JG, et al. Comparative analysis of highly defined proteases for the isolation of adipose tissue-derived stem cells. Regen Med 3:705, 2008.
[11] Yoshimura K, Shigeura T, Matsumoto D, et al. Characterization of freshly isolated and cultured cells derived from the fatty and fluid portions of liposuction aspirates. J Cell Physiol 208:64, 2006.
[12] Baptista LS, do Amaral RJ, Carias RB, et al. An alternative method for the isolation of mesenchymal stromal cells derived from lipoaspirate samples. Cytotherapy 11:706, 2009.
[13] Mojallal A, Auxenfans C, Lequeux C, et al. Influence of negative pressure when harvesting adipose tissue on cell yield of the stromal-vascular fraction. Biomed Mater Eng 18:193, 2008.
[14] Aguena M, Fanganiello RD, Tissiani LA, et al. Optimization of parameters for a more efficient use of adipose-derived stem cells in regenerative medicine therapies. Stem Cells Int 2012:303610, 2012.
[15] Schreml S, Babilas P, Fruth S, et al. Harvesting human adipose tissue-derived adult stem cells: resection versus liposuction. Cytotherapy 11:947,

2009.

[16] Oedayrajsingh-Varma MJ, van Ham SM, Knippenberg M, et al. Adipose tissue-derived mesenchymal stem cell yield and growth characteristics are affected by the tissue-harvesting procedure. Cytotherapy 8:166, 2006.

[17] Dos-Anjos Vilaboa S, Navarro-Palou M, Llull R. Age influence on stromal vascular fraction cell yield obtained from human lipoaspirates. Cytotherapy 16:1092, 2014.

[18] Schipper BM, Marra KG, Zhang W, et al. Regional anatomic and age effects on cell function of human adipose-derived stem cells. Ann Plastic Surg 60:538, 2008.

[19] Kokai LE, Traktuev DO, Zhang L, et al. Adipose stem cell function maintained with age: an intra-subject study of long-term cryopreserved cells. Aesthet Surg J 37:454, 2017.

[20] Jurgens WJ, Oedayrajsingh-Varma MJ, Helder MN, et al. Effect of tissue-harvesting site on yield of stem cells derived from adipose tissue: implications for cell-based therapies. Cell Tissue Res 332:415, 2008.

[21] Sachs PC, Francis MP, Zhao M, et al. Defining essential stem cell characteristics in adipose-derived stromal cells extracted from distinct anatomical sites. Cell Tissue Res 349:505, 2012.

[22] Tchoukalova YD, Koutsari C, Votruba SB, et al. Sex and depot-dependent differences in adipogenesis in normal-weight humans. Obesity (Silver Spring) 18:1875, 2010.

[23] Sowa Y, Imura T, Numajiri T, et al. Adipose-derived stem cells produce factors enhancing peripheral nerve regeneration: influence of age and anatomic site of origin. Stem Cells Dev 21:1852, 2012.

[24] Baglioni S, Francalanci M, Squecco R, et al. Characterization of human adult stem-cell populations isolated from visceral and subcutaneous adipose tissue. FASEB J 23:3494, 2009.

[25] Prunet-Marcassus B, Cousin B, Caton D, et al. From heterogeneity to plasticity in adipose tissues: site-specific differences. Exp Cell Res 312:727, 2006.

[26] Philips BJ, Grahovac TL, Valentin JE, et al. Prevalence of endogenous CD34$^+$ adipose stem cells predicts human fat graft retention in a xenograft model. Plast Reconstr Surg 132:845, 2013.

[27] Levi B, Glotzbach JP, Sorkin M, et al. Molecular analysis and differentiation capacity of adipose-derived stem cells from lymphedema tissue. Plast Reconstr Surg 132:580, 2013.

[28] Levi B, Wan DC, Glotzbach JP, et al. CD105 protein depletion enhances human adipose-derived stromal cell osteogenesis through reduction of transforming growth factor beta1 (TGF-beta1) signaling. J Biol Chem 286:39497, 2011.

[29] Chung MT, Liu C, Hyun JS, et al. CD90 (Thy-1)-positive selection enhances osteogenic capacity of human adipose-derived stromal cells. Tissue Eng Part A 19:989, 2013.

[30] McArdle A, Chung MT, Paik KJ, et al. Positive selection for bone morphogenetic protein receptor type-IB promotes differentiation and specification of human adipose-derived stromal cells toward an osteogenic lineage. Tissue Eng Part A 20:3031, 2014.

# 第5章

## 干细胞的抗炎机制

Mayara N.A. Silva, Vera S. Donnenberg, J. Peter Rubin, O Ludovic Zimmerlin,
Albert D. Donnenberg　译者：张爱君　杨智斌　黄　奔　刘　杨　金培生　韩雪峰　李发成

对脂肪组织结构特征的研究逐步揭示了其结构的复杂性。在 21 世纪早期，人们发现脂肪组织中除了脂肪细胞外还有许多不同的成分，其中包括一群特定的干细胞[1]。干细胞分离自新鲜脂肪抽出物，数量众多，能够在培养基中增殖，具有多向分化潜能。如今脂肪组织已被公认是成人多潜能细胞的重要来源。

脂肪干／祖细胞以环状方式围绕小血管组织周围。图 5-1 左：CD34+ 细胞形成两个同心环；内皮祖细胞排列形成小血管腔，外膜上脂肪基质细胞（supraadventitial adipose stromal cells, SA-ASC，前脂肪细胞）在血管周围形成外圈。中：CD146+ 周细胞（绿色）紧密包围血管。右：CD90+ 细胞（周细胞和 SA-ASC，红色）位于外膜外，染色 α 平滑肌肌动蛋白（α-SMA）作为标记。

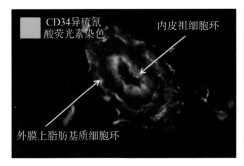
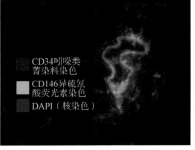
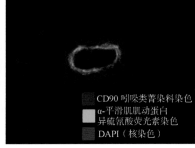

▲图 5-1

图 5-2 中所示为脂肪－固有白细胞围绕血管周围排列的状况。免疫组化染色切片采用整个脂肪标本的冷冻切片。细胞用过氧化物酶标记的抗 CD45 抗体染色。结合于造血细胞（淋巴细胞和巨噬细胞）的抗体通过氧化 3，3'－二氨基联苯胺（深棕色）显示。脂肪细胞（浅棕色）染色为非特异性。最后用苏木精和伊红做对比染色组织，可见血管细胞胞核蓝染。

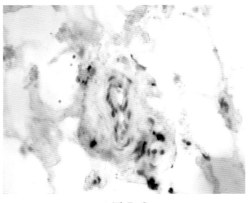

▲图 5-2

与微血管密切相关的细胞是间充质细胞、内皮细胞及它们扩增的后代。4 类不同的干细胞群体以环状方式排列在脂肪组织小血管周围[1]。内皮祖细胞为 CD45−／CD31+／CD43+ 细胞，周细胞（CD45−／CD31+／CD146+）与血管表面的 α-SMA+ 细胞密切相关。外膜上脂肪基质细胞（CD45−／CD31−／CD146−／CD34+）有时被称为前脂肪细胞，呈鞘状包围血管。第 4 个群体是处于周细胞、外膜上基质细胞（SA–ASC）和内皮祖细胞的中间状态的、具有高度增殖活性的 CD146$^+$CD34$^+$ 的细胞，可用流式细胞仪检测到，但很少被组织染色发现，提示周细胞是一种常见的干细胞[2,3]。CD45$^+$ 造血细胞（T 细胞和巨噬细胞）分布在脂肪组织中，与脉管系统联系松散[3]。CD45$^+$ 造血细胞细胞间黏附力弱，经胶原酶消化和机械消化诱导剂分离后，较血管细胞或基质细胞更易存活。因此各种免疫细胞在 SVF 中的浓度大于在原始脂肪组织中的浓度[4]。尽管 SVF 中普遍存在免疫细胞，但是仍未有关于免疫细胞与脂肪移植后的生理变化相关性的系统性分析。我们将于本章提供关于 SVF 的 T 细胞和巨噬细胞成分的最新数据，总结间充质成分可能参与的免疫调节过程，并讨论上述发现的临床意义（框 5–1）。

## 框 5–1 免疫学和干细胞生物学术语汇编

**脂肪干细胞（ADSCs）**：在脂肪组织中发现的干细胞，其可以通过过滤、胶原酶消化和离心等步骤从整体脂肪或脂肪抽吸物组织中分离出来，从而获得用于再生医学的细胞

**抗球蛋白（antiglobulin）**：针对另一种（通常是跨物种）抗体而产生的抗体。在免疫组织化学和流式细胞术中，抗球蛋白常与检测分子如荧光色素或酶结合

**APCH 7（allophycocyanin–H7）**：全藻蓝蛋白 –H7 是一种用于多色流式细胞术的级联荧光色素。它通常与识别细胞蛋白质的抗体直接结合

**CD（cluster of diferentiation）**：分化集群是指 1982 年人类白细胞分化抗原国际研讨会议通过的命名法则。仍用于单克隆抗体的特异性分类。目前已经确定了 330 多个独特的 CD 集群

**损伤相关的分子模式（damage–associated molecular patterns，DAMPs）**：损伤相关的分子模式是由宿主被破坏的细胞释放的宿主分子，可引起炎症反应

**能量偶联染料（energy–coupled dye，ECD）**：一种用于流式细胞术的专用级联荧光色素（藻红蛋白偶联得克萨斯红）

**内皮祖细胞（endothelial progenitor cell，EPC）**：一种能够分化为成熟内皮细胞的细胞

**Fc–γ 受体（Fc–gamma receptor）**：免疫球蛋白 G 尾部区域的一种受体，称为 Fc（fraction crystallizable）。巨噬细胞和其他类型的细胞用包含 Fc 受体的抗体包被细胞自身，赋予其结合抗体的特异性

**荧光染料（fluorochrome）**：一种用于标记生物物质的荧光染料。荧光染料可与单克隆抗体或抗球蛋白结合，用于流式细胞术和免疫荧光染色，以检测细胞蛋白和其他成分

**人类白细胞抗原 – 相关抗原 D（human leukocyte antigen–antigen D related，HLADR）**：HLADR 被认为是移植排斥反应的主要靶点。其功能是将多肽抗原呈递给 CD4$^+$ 辅助 T 细胞

**间充质干细胞（mesenchymal stromal cells，MSCs）**：MSCs 是一种多功能的间充质细胞，可分化为多种细胞类型，包括脂肪细胞、成骨细胞、软骨细胞和心肌细胞

**主要组织相容性复合体Ⅰ（major histocompatibility complex class Ⅰ，MHC Ⅰ）**：几乎所有体细胞的表面均表达 MHC Ⅰ分子。它们的功能是将多肽抗原呈递给 CD8$^+$ 细胞毒性 T 细胞

**主要组织相容性复合体Ⅱ（major histocompatibility complex class Ⅱ，MHC Ⅱ）**：为 HLADR 所属的主要组织相容性分子

**病原体相关的分子模式（pathogen–associated molecular patterns，PAMPs）**：该分子模式是与被先天免疫系统的细胞识别的病原体群相关联的分子

**藻红蛋白 – 花菁 5（phycoerythrin–cyanine 5，PECY 5）**：是一种串联荧光色素，用于多重染色的流式细胞术

**藻红蛋白 – 花菁 5.5（phycoerythrin–cyanine 5.5，PECY 5.5）**：是一种串联荧光色素，用于多重染色的流式细胞术

续

周细胞（pericyte）：周细胞是一种细胞，包裹在毛细血管和小静脉的内皮细胞周围，一般被认为是多潜能祖细胞的一种

前列腺素 $E_2$（prostaglandin $E_2$，$PGE_2$）：是前列腺素家族的一员。它参与炎症的消除和 T 细胞信号的抑制

基质血管成分（stromal vascular fraction，SVF）：由脂肪组织分解得到的单个细胞悬液，为多种细胞成分混合组成

外膜上脂肪基质细胞（supraadventitial adipose stromal cells）：$CD45^-/CD31^-/CD34^+$ 细胞，呈环状围绕在小血管外膜上。因上述细胞可分化为脂肪细胞，故也被称为前脂肪细胞

辅助 T 细胞 -1（T-helper 1，Th1）：该细胞为由 IL-12，IL-2 触发的 $CD4^+T$ 细胞亚群。当受到刺激时，它们分泌的主要细胞因子是 γ 干扰素，可促进巨噬细胞、CD8 T 细胞和 IgG B 细胞的效应反应

辅助 T 细胞 -2（T-helper 2，Th2）：该细胞为由 IL-4 触发的 $CD4^+T$ 细胞亚群。当受到刺激时，它们分泌的主要细胞因子是 IL-4、IL-5、IL-9、IL-10 和 IL-13，可促进嗜酸性粒细胞、嗜碱性细胞和肥大细胞的效应反应

辅助 T 细胞 -17（T-helper 17，Th17）：该细胞是 $CD4^+T$ 细胞亚群，不同于 Th1 和 Th2 细胞。当受到刺激时，可分泌大量的细胞因子，包括白细胞介素 -17（IL-17）。Th17 细胞主要定位于皮肤和黏膜

耐受性（tolerogenic）：诱导机体免疫耐受，对外来抗原呈无反应状态，一般主要用于诱导耐受移植抗原

Tol-like 受体（toll-like receptor，TLRs）：TLRs 是一类在天然免疫系统中起关键作用的受体蛋白。TLR 在哨兵细胞（如巨噬细胞和树突状细胞）中表达，它们识别来自微生物（PAMPs）或受损宿主组织（DAMPs）的结构保全分子

转运扩增祖细胞（transit-amplifying progenitor cell）：转运扩增细胞是由干细胞产生的一类祖细胞，其经有限的增殖扩增后，即发生分化

# 材料和方法

### 免疫组化染色

我们已经发表我们采用的免疫组化方法。我们通常在液氮中冷冻脂肪标本[5]，然后在低温恒温器上切割标本，制作切片。免疫切片用 CD34、CD90、CD146 和 α-SMA 的特异性抗体染色。用荧光 DNA 染色剂 DAPI 染色显示细胞核，再用苏木精和伊红染色后，用 CD45 抗体（识别造血细胞）进行染色。用过氧化物酶结合的抗球蛋白染色检查 CD45 阳性细胞。然后用酶底物孵育，只有当细胞表面有过氧化物酶时，细胞才会被染成棕色。

### 流式细胞术

在分解的脂肪组织中可以检测到巨噬细胞、T 细胞和 B 细胞。图 5-3 左至右：$CD45/CD14^+$ 状态（巨噬细胞，A 门：粉红色）和 $CD45/CD14^-$ 状态（B 门：绿色）是"清洁状态"。清洁状态指单线性细胞，DNA 含量为 2N 到 4N，用 DAPI（4'，6- 二胺 -2'- 苯环吲哚二盐酸盐，未显示）染色测定。T 细胞（中）为 $CD45^+/CD14^-/CD3^+$（C 门：绿色）状态，具有低侧散射区（SSC-A）。B 细胞（右）为 $CD45^+/CD14^-/CD19^+$（D 门：洋红色）状态，具有低侧散射区（SSC-A）。百分比是有核细胞（左）或 CD45 阳性细胞（中、右板）的百分比。

图 5-4 阐明了间充质干细胞标记物在脂肪 SVF 中 4 个干细胞／祖细胞群体中的表达。间充质相关标记 CD90、CD73 和 CD105 在 4 个干细胞／祖细胞群体中共同表达。直方图区域内的百分比显示

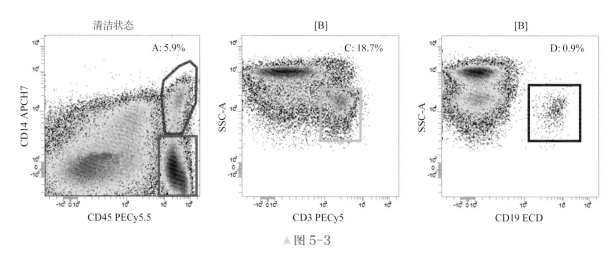

▲ 图 5-3

了 8 个独立样本的"均数 ± 标准差"。

流式细胞术（flow cytometry，FCM）是一种强大的单细胞染色计数技术，该技术通过染色与多种不同类型细胞（如 SVF）结合的多种抗体（每种抗体与一种不同的荧光染料结合）而发挥作用。抗体通常针对特定的目标蛋白质，其中许多是通过"CD"识别。例如，一种仅在 T 淋巴细胞表面表达的蛋白质称为 CD3。流式细胞仪每次检测 1 个细胞，并测量每个细胞的每种染料的荧光强度。因此可定量测量每个细胞上多个蛋白质的表达。虽然数据是多维的，但是结果（与给定蛋白质相关的荧光）通常用二维直方图表示。

从脂肪组织和脂肪抽吸物中制备单细胞悬液，如前方法染色[5,6]。首先，同时用 CD45-PECy5.5（抗体染色）、CD3-PECy5、CD19-ECD 和 CD14-APCH 7 抗体染色细胞。通过 CD45[+]/CD3[+]（T 细胞）、CD45[+]/CD19[+]（B 细胞）和 CD45[+]/CD14[+]（组织巨噬细胞）的表面表达鉴定相关亚群。然后将大量已染色的细胞加入 BDT FACSCAP Lyoplate 系统（BD Bioscience，Mat.，No.BP80394）中，我们通常使用 1 个 96 孔板，孔内含有荧光结合抗体（每孔 3 种），可覆盖 242 个不同的细胞表面蛋白。通过采取此种方式，我们可确定每种蛋白质在 T 细胞、B 细胞和巨噬细胞上的表达程度。通过对 4 个独立样本进行分析，结果用"均数 ± 标准误"（SEM）来表示平均值的精度，或用"均数 ± 标准差"表示样品间的不均一性[7]。

## 结果

关于 SVF 组成成分的详细描述既往未见报道。为此我们采用 FACS CAP Lyoplate 系统，从 4 名正常人的腹部脂肪组织中 SVF 细胞中检测脂肪固有 T 细胞、B 细胞和巨噬细胞的细胞表面蛋白组。结果发现 CD3+T 细胞占所有核单细胞的 6.9%±3.5%（*SD*）。CD14[+] 巨噬细胞（7.6%±5.5%）和 CD19[+]B 细胞（0.2%±0.1%）构成 SVF 中免疫细胞的其他部分。T 细胞与 B 细胞（30∶1）和巨噬细胞/B 细胞（32∶1）的比例与正常外周血中的比例（分别约为 5∶1 和 2∶1）相差很大，说明检测到的 T 细胞和巨噬细胞大多为组织来源，外周血对其数值影响很小。

### 脂肪固有 T 细胞

与循环系细胞相比，脂肪组织中的 T 细胞和巨噬细胞亚群具有高度的选择性。脂肪 T 细胞表现出与皮肤 T 细胞部分相似的独特表型[8]，尤其是 CD162 阳性表达（CD162 是一种白细胞黏附分子，也称为皮肤淋巴细胞相关抗原）。与皮肤 T 细胞一样，大多数（52.4%±16.3%）是 CD4[+] 或辅助 T 细胞，这种细胞与巨噬细胞和树突状细胞呈递的 MHC- Ⅱ类蛋白（HLA-DR）和多肽抗原相互作用，启动免疫应答。只有 5.1%±4.0% 的 T 细胞为 CD8[+]。一般与"经验"和功能（幼稚、记忆、反应）

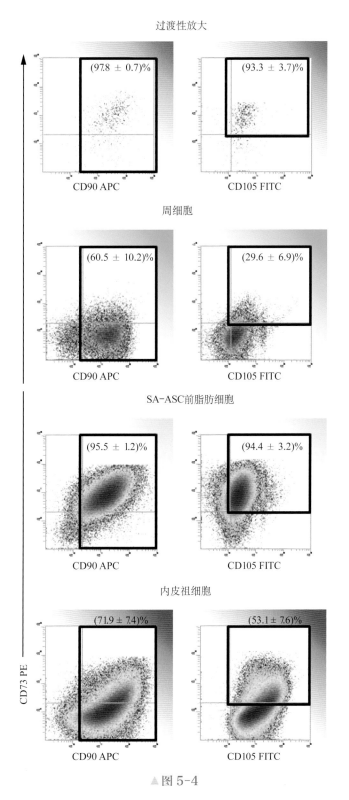

▲图 5-4

相关的标记物的表达呈现独特的结合方式，与外周或淋巴结 T 细胞的表达类型并不相同，大多数细胞表达 CD45 的 Rb 亚型（一般是幼稚的 T 细胞标记），但缺乏 CD62L（主要存在于幼稚的 T 细胞上）。T 细胞高表达黏附分子（CD44、CD11a、CD18）和运动相关的标记物（CD162、CD151），说明 T 细胞运动能力较强，与其已渗入脂肪组织的事实相符，T 细胞在脂肪组织中最有可能参与免疫监视，与组织巨噬细胞相配合，并可调节后者的极化和功能。表 5-1 列出了更完整的脂肪固有 T 细胞的表

表 5-1　表型标记在 CD45+/CD3+ 脂肪固有 T 细胞上的表达

| | 反应物 | 阳性百分比（%） | | 功　能 |
|---|---|---|---|---|
| | | 平均数 | 标准差 | |
| 分组 | CD4 | 52.4 | 16.3 | 在 MHC Ⅱ类中识别抗原 |
| | CD8 | 5.1 | 4.0 | 在 MHC Ⅰ类中识别抗原 |
| | 推测的 CD4-/CD8- | 42.6 | | 先天免疫反应 |
| 幼稚／记忆 | CD45RA | 6.5 | 2.0 | 蛋白质酪氨酸磷酸酶 RA 亚型 |
| | CD45RB | 87.9 | 7.2 | 蛋白质酪氨酸磷酸酶 Rb 亚型 |
| | CD45RO | 2.2 | 3.8 | 蛋白酪氨酸磷酸酶 RO 亚型 |
| | CD44 | 98.5 | 1.5 | 透明质酸受体 |
| | CD62L | 5.9 | 6.4 | 淋巴细胞 - 内皮细胞相互作用 |
| | CD26 | 33.0 | 25.5 | 二肽酰肽酶 -4，生长因子裂解 |
| | CD27 | 36.5 | 21.2 | 免疫检查点、信号转导 |
| | CCR4 | 0.5 | 0.4 | 皮肤取向 |
| | CLA | 13.4 | 5.2 | 皮肤取向 |
| 激活 | CD11a | 98.7 | 0.9 | 细胞黏附、共刺激信号 |
| | CD25 | 2.05 | 1.6 | IL2 受体 |
| | CD69 | 28.3 | 19.6 | 早期淋巴细胞激活 |
| | HLADR | 28.1 | 10.8 | CD4 T 细胞肽呈递 |

型描述，但需说明的是，该单个标记物的表达情况检测均来自 CD45+/CD3+ 细胞。由于被检测细胞的标记相对较少，因此限制了更确切地定义子集（该子集细胞为表达 2 个或 2 个以上标记物而定义的细胞）。总体情况显示了组织固有抗原 - 经验 - 记忆细胞或效应细胞 - 记忆细胞的转化过程[9]。

### 脂肪固有巨噬细胞

绝大多数脂肪中的巨噬细胞（92.2%±2.4%）表达 HLA-DR，该抗原是向 CD4+T 细胞呈递多肽抗原所必需的组织相容性标志。该抗原分别涉及 M1（促炎、抗肿瘤、杀菌剂）和 M2（抗炎、基质沉积、组织重塑）极化标记。相当比例的脂肪巨噬细胞表达 T 细胞共刺激分子 CD86 和（或）Fc-γ 受体 CD64（即 M1 巨噬细胞的特征），与 M2 巨噬细胞相关的 CD36、CD163 和（或）CD206 受体的表达比例大致相同。大约 1/3 的细胞表达 TLR-2 受体，该受体为对环境中的危险信号做出反应的受体。近年来关于巨噬细胞极化的研究强调了巨噬细胞对细胞信号和细胞外细胞因子的反应，从而改变其表型和功能[10]。表 5-2 列出了一个完整的脂肪组织固有巨噬细胞表型描述特征，再次强调，该结果为在 CD45+/CD14+ 细胞上单次测量单一标记物而获得。

表 5-2　表型标记在 CD45+/CD14+ 脂肪固有巨噬细胞上的表达

| 反应物 | 阳性百分比（%） | | 功　能 |
|---|---|---|---|
| | 平均数 | 标准差 | |
| HLADR | 92.2 | 2.4 | 对 CD4 T 细胞的多肽递呈 |
| CD163 | 14.4 | 10.5 | 血红蛋白 - 珠结合蛋白受体（M2） |
| CD206 | 36.6 | 13.7 | 甘露糖受体（M2） |

| 反应物 | 阳性百分比（%） | | 功　能 |
|---|---|---|---|
| | 平均数 | 标准差 | |
| CD36 | 62.6 | 19.8 | 脂肪酸内吞 |
| CD86 | 38.0 | 16.9 | B7-2 共刺激 |
| CD64 | 41.4 | 21.3 | FcγR1（抗体介导的吞噬作用） |
| CD282 | 34.9 | 24.8 | TLR2（病原体和损伤相关分子模式分子受体，PAMPs 和 DAMPS） |

有趣的是，核受体 PPAR-γ 在调节脂肪组织细胞和组织巨噬细胞中均起着至关重要的作用。在脂肪组织中，血管周围间充质基质细胞（内源性配体）中的 PPAR-γ 被激活，协调了负责脂肪分化的基因的表达[11]。组织巨噬细胞中的 PPAR-γ 的激活是与固有的 Th2 T 细胞双向相互作用过程的一部分，后者分泌细胞因子 IL-4 和 IL-13。PPAR-γ 的激活促进了组织巨噬细胞 M2 的极化，在此过程中诱导 CD36 的表达[12]。CD36 是一种清道夫受体，也称为脂肪酸转运酶，参与脂肪酸摄取[13]，在脂肪固有的巨噬细胞中高表达（表 5-1）。

最新观点认为肥胖是一种以组织巨噬细胞积聚为特征的炎症状态，这也表明了脂肪细胞－巨噬细胞轴的复杂性[14]。而当由胃旁路术减轻脂肪负担时，不仅巨噬细胞数量减少，其极化也从 M1 向 M2 转化[15]。因此，在肥胖的病理过程中，脂肪可能是促炎因素。新理论解释了这一现象：与巨噬细胞和 T 细胞一样，骨髓间充质干细胞（可能还有 ADSCs）也易受极化的影响，并可能促进或抑制炎症[16]。除了组织清除和脂类代谢外[17]，M2 极化的巨噬细胞也在促进血管形成方面发挥作用[18]。所有这些过程在脂肪组织中都具有高度的生物活性，而脂肪组织作为一种弹性极大的储存能量来源，必须不断地进行组织和血管重构。

总之，脂肪固有的 T 细胞和巨噬细胞可能不仅在免疫监视中发挥作用，而且在调节有利于组织重塑的环境中发挥作用。当巨噬细胞被浓缩于 SVF 中并作为细胞辅助脂肪移植时，其会对自体脂肪移植物产生免疫监视、促进伤口愈合、促进血管生成和稳定移植物、抑制瘢痕形成等作用。

## 脂肪基质细胞的间充质性质

固有在脂肪组织中的干细胞／祖细胞群现被认为属于成人组织干细胞的一类，被称为间充质基质细胞（mesenchymal stromal cells，MSCs）[4]。MSCs 是一种多能细胞，根据环境影响可分化为各种类型的细胞，包括成骨细胞、软骨细胞、心肌细胞和脂肪细胞[4]。MSCs 最初被定义为骨髓内一个很小的组成部分，在体外培养中容易扩增[19]，现在 MSCs 则被认为几乎与每个器官的血管系统相关[20]，并且在高度血管化的脂肪组织中普遍存在[1]。免疫荧光染色已经成为鉴定脂肪组织中 MSCs 的关键技术；血管性血友病因子（von Willebrand factor，vWF）和 α-SMA 作为标记物，前者标记血管内皮细胞，后者标记血管外层。周细胞 CD146+/vWF 表达呈阴性。CD90 与 vWF 共同表达于毛细血管内皮细胞，但在较大血管的管腔细胞中无表达。间质标记物 CD73 呈环状表达于小血管周边，该处同时表达 CD146。CD90 和 CD73 表达于毛细血管和小血管周围的外膜环上[4]。

上述组织学标志有助于流式细胞仪检测 SVF 细胞。流式细胞术的优点在于该技术允许在单个细胞上同时测量多个标记，绘制出更完整的 SVF 表型图，并允许在制备 SVF 的完整脂肪组织的情况下对其进行检测。在我们前期的一系列报道中[4]，SVF 的非造血成分由内皮祖细胞（15.4%±4.8%，均数 ± 标准差）、周细胞（2.0%±1.1%）、CD146+/CD34+ 转换扩增细胞（0.5%±0.3%）和外膜上基质细胞（SA-ASC，前脂肪细胞）组成（59.0%±10.0%）。图 5-4 显示了间质细胞标记物

CD73、CD90 和 CD105 在 4 种干／祖细胞上的表达。直方图中的百分比显示了 8 个被研究对象的均数 ± 标准差。从管腔表面看，成熟内皮细胞（CD31$^+$/CD34$^-$）不表达间质细胞标记物（图中未示），而大约一半的脂肪内皮祖细胞（53.1%±7.6%）表达 CD73 和 CD105，并且有 71.9%±7.4% 的细胞表达 CD90。周细胞是 4 个亚种群中最不具间质性的细胞（29.6%±6.9% CD73$^+$/CD105$^+$，60.5%±10.2% CD90$^+$）。然而，CD146$^+$ 周细胞中的 CD34$^+$ 亚群为间充质细胞（93.3%±3.7% CD73$^+$/CD105$^+$，97.8%±0.7% CD90$^+$），推测可能是转化扩增祖细胞，可形成 SA－ASC 和周细胞内皮祖细胞。最常见和最具脂肪性的亚群，即 SA－ASC（或前脂肪细胞），也是高度间质性的细胞（94.4%±3.2% CD73$^+$/CD105$^+$，95.5%±1.2% CD90$^+$）。间质细胞的"周围血管"表型并不是脂肪组织所特有的，在其他有丰富微血管床的组织中也可以观察到[21]，如真皮组织中[22]。

### 脂肪源性干细胞的免疫调节效应

国际细胞治疗协会定义的间充质干细胞为：①能够黏附于塑料培养皿上，能在含血清培养基中扩增。②细胞免疫表型（CD13、CD73、CD90、CD105 和 HLA－Class Ⅰ 阳性表达，CD45、CD11b、CD14、CD31、CD34 阴性表达）。③具有分化为间质组织的能力（成脂肪、成软骨和成骨能力）[23]。原生前脂肪细胞（也被称为外膜上脂肪基质细胞）的表型与上述叙述的表型略有不同，该细胞表达 CD34，该标记在培养的 MSCs 和 ADSCs 中均不表达[4]。除了多能干细胞的特性，MSC 对其周围环境具有有效的免疫调节作用。遗憾的是，无论是体外还是体内获取的数据，几乎所有可获得的关于 MSC 免疫调节作用的信息皆来源于体外培养的细胞或从脂肪组织中提取的 ADSCs。因为原生（未传代的）骨髓源性 MSC 数量极少，大约只占核骨髓细胞的 0.05%，所以可理解几乎没有关于原生骨髓源性 MSC 免疫调节能力的信息[24]。然而，鉴于未传代的脂肪 SVF 中 MSC 样细胞普遍存在的事实，以及研究者具有分类和纯化 SVF 亚群的能力，因此在未传代的脂肪 SVF 中确定 MSC 样细胞的免疫特性并非不可克服[25]。迄今为止，我们对脂肪生物学的理解远远不够，尤其是当上述细胞作为治疗性脂肪源性细胞产物的原生成分而特意添加到富含祖细胞的脂肪组织中时[26]。

然而，培养的 MSCs 和 ADSCs 的免疫调节能力的重要性不仅因为它们可以模拟本体细胞在体内的作用，还因为需要评估它们进行细胞治疗的能力。MSC 的免疫调节作用主要表现为免疫抑制、抗炎和致敏性。通过与 MSCs 或它们的条件培养基共同培养，来减少抗原、抑制由各种有丝分裂诱导的 T 细胞增殖反应。体内、外实验研究都证实了 ADSCs 增加了调控性 T 细胞的数量和功能[27]。关于 MSC 是否也能调节 B 细胞和自然杀伤细胞的能力仍有争议[27]。与 MSC 一样，通过 γ 干扰素刺激 ADSCs 或在 ADSCs 或 MSC 条件培养液中培养也可减少周围血液淋巴细胞的增殖。该效应是通过减少促炎细胞因子的分泌来实现的[28]。ADSCs 本身不具备免疫抑制功能，它们需要被如 γ 干扰素、TNF－α 和 IL－1β 等炎症介质激活。最近，同 MSC 极化的概念一致，人们认为 ADSCs 可被不同的特定的因子刺激而转变为促炎或抗炎表型[29]。

图 5-5 中显示脂肪组织中的炎性／抗炎巨噬细胞、T 细胞和间质轴。①巨噬细胞被损伤相关分子（DAMPs）和与病原相关分子（PAMPs）激活。②激活的巨噬细胞（M－phi）分泌促炎细胞因子。③外膜上脂肪间充质干细胞（前脂肪细胞）被激活，T 细胞被促炎细胞因子（TH1）极化。④激活的前脂肪细胞分泌 PGE2 抗炎因子和 SIL－1 受体，导致 IL－10 强效抗炎因子的释放，抑制巨噬细胞分泌促炎细胞因子，并再次调节 T 细胞的环境。虚线表示分泌物；实线表示可溶介质的作用；红线表示抑制。图示进行了大量简化，只显示了一些已知的介质，包括可调节脂肪组织扩张和收缩、伤口愈合和抗菌反应的介质。最近研究表明，TLR 阳性的 MSCs 也可以被 PAMPs 和 DAMPs 激发，使它们变成类 M1 巨噬细胞的促炎状态。

自体免疫动物模型可被用来评估人 MSCs 的抗炎特性，在急性肺炎[30]、炎症性肠病、多发性硬化、

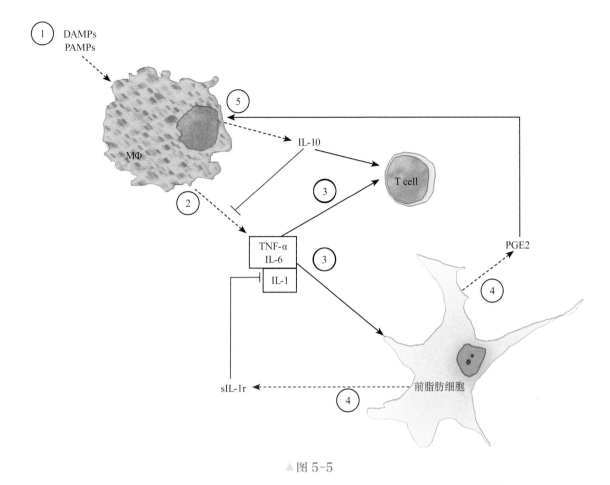

▲图 5-5

糖尿病、心肌梗死、脑血管疾病、肺部炎性疾病、移植物抗宿主病（GVHD）[27] 等多种模型中都能看到明显的症状改善。在体外和体内，扩增的 MSCs 能平衡被无菌组织损伤或感染因子激活的促炎性巨噬细胞（图 5-5）。同样，巨噬细胞产生的细胞因子（IL-1a、IL-1β、TNF-a）也会引发炎症级联反应，从而激活 MSC，MSC 通过短期代理介质（IL-1r-a、PGE2、TSG-6）影响局部巨噬细胞极化和抑制促炎细胞因子的下游效应[31]。尤其是活化 MSCs 分泌的 PGE2，可诱导巨噬细胞分泌强大的抗炎细胞因子 IL-10，继而抑制巨噬细胞释放促炎细胞因子 TNF-a 和 IL-6 [32]。IL-10 还可通过抑制 IL-2 的生成对 CD4+T 细胞的激活产生直接抑制作用[33]。特别是起源于脂肪组织的 MSCs 可直接抑制树突细胞的分化[34]，下调 T 细胞刺激因子和抑制 Th1 极化[35]。

因为 TNF-a 是细胞毒性 T 细胞活性的有效促进剂[36]，IL-6 是促炎因子 IL-21、IL-23、TH-17 轴的关键刺激因子[37]，所以巨噬细胞源性 TNF-a 和 IL-6 的抑制也会影响 T 细胞的极化。MSCs 还能通过生成吲哚 - 吡咯 -2- 二氧合酶（indoleamine-pyrrole 2,3-dioxygenase，IDO）直接削弱 T 细胞的免疫应答[38]，IDO 是一种降解必需氨基酸色氨酸的酶，是 T 细胞激活和增殖所必需的参与因素。ADSCs 和骨髓来源的 MSCs 似乎也有类似的免疫调节效果[39]；因此，可以合理地假设，可通过增加脂肪移植物中的自体 MSC 含量调节由外科伤口激发的巨噬细胞的促炎级联反应（该反应是通过巨噬细胞的 TLR 与 DAMPs 相互作用而产生），目前已有向脂肪移植物中添加 MSC 的商业化设备。由于免疫调节作用是由激活而不是静止的 ADSCs 介导的[28]，因此，在将 SVF 加入脂肪移植物之前，通过 IFN-γ [28,40]、TNF-α 和（或）IL-1 预处理，可以增强其治疗效果。

### 静脉注射间充质干细胞的难题

由于 MSCs 的迁移和分布与安全性和临床效果直接相关，因此人们极为关注此方面的研究。遗憾的是，不管是动物模型还是临床研究都无法提供明确的治疗结果。截至目前的临床研究，因为静脉注射方便、快捷，并能满足大剂量细胞输注的要求，所以成为移植 MSCs 的首选途径，正如许多动物研究和临床试验所证明[29]。然而，直接实验证实即使发生抗炎作用，其效率也非常低。肝脏缺血再灌注损伤小鼠模型的细胞示踪结果显示，静脉注射的 MSCs 于肺部停留，但只能在肺部存活 24 小时，并不能迁移到受伤部位[41]。与之相反的是，给小鼠皮肤烧伤模型静脉输入 MSCs，从术后第 1 天到第 28 天，可一直观察到创口边缘存在静脉注射的 MSCs[42]。明确 MSCs 存活和归巢的影响因素对确保静脉注射的细胞能到达预定靶器官至关重要。目前尚不清楚为何注入的 MSCs 对炎症反应的影响时间远比它们的存在更为持久。尽管没有实验数据的支持，但目前唯一有说服力的解释是静脉注射 MSCs 有效的原因是 MSCs 可能会引发如巨噬细胞、T 细胞和基质细胞等固有细胞的免疫应答。需要指出的是，在 SVF 与脂肪移植物直接混合使用时，并未发现肺部捕获现象、减轻炎症反应机制和归巢机制。当将 MSCs 注射到或直接应用到受损伤的组织中时，特别是当治疗性细胞被复合在一个生物相容性的基质（如纤维蛋白）中的时候，则显著减弱了上述机制发挥的作用[43]。

### 自体与同种异体细胞产物

因不会引起免疫排斥反应，通常人们认为自体移植优于异种移植。然而，获取和扩增自体细胞远比建立一个具有良好特征的细胞库用于同种异体 MSCs 治疗需要消耗更多的劳动和资源。此外，尚不清楚自患有慢性炎症、自身免疫性疾病[44,45]或年长的个体身上获取的自体 MSCs 的治疗潜力。另外，有报道指出同种异体 MSCs 不会引发或引发极轻微的先天性和后天性免疫应答。该现象产生的原因可能是 MHC-I 类抗原的低表达和 MHC-II 类抗原、共刺激分子 CD40、CD80 和 CD86 的缺失。当激活后，MSCs 增加了 MHC-I 类分子和 MHC-II 类分子的表达，但在体外并不引起同种异体反应性 T 细胞反应[46]。尽管 MSCs 具有上述作用，但将 MSCs 称为免疫抑制剂却有夸大之嫌。动物模型的证据显示，对同种异体 MSCs 的免疫反应虽然有所减弱，但仍存在有效的免疫应答，这可能是 MSCs 被快速清除的原因，而且持久性免疫应答并不是获得良好治疗效果的必备条件。ADSCs 的不同之处在于，它具有表达高水平 MCH-I 类分子的特性，在某些情况下还表达细胞相关的抗原呈递分子 CD4、CD58 和 CD70[47]。

### 未经处理的自体 SVF 和扩增的异体 MSCs 的临床应用现状

由于 ADSCs 具血管生成、抗纤维化和抗凋亡的作用，因此可作为炎症和自身免疫性疾病的治疗方法。随机对照试验是迄今为止最适合研究治疗效果的实验设计，clinicaltrials.gov. 已注册了 532 项与 MSCs 有关的临床试验。这些试验处于不同的阶段（招募、进行、完成）。表 5-3 列出了所有治疗的适应证。当将研究范围缩小到 ADSCs 时，共有 173 项随机对照试验，大多数试验处于招募或开始阶段，尚无结果发表。

表 5-3　间充质干细胞治疗的随机对照研究

| 分类 | 适应证 | |
| --- | --- | --- |
| 心血管系统 | 扩张型心肌病<br>慢性缺血性心肌病 | 心肌梗死<br>慢性下肢缺血 |
| 呼吸系统 | 急性呼吸窘迫综合征<br>支气管肺发育不良<br>肺纤维化 | 肺气肿<br>慢性阻塞性肺疾病 |

| 分类 | 适应证 | |
| --- | --- | --- |
| 神经病学系统 | 杜氏肌营养不良 | 脑缺血 |
| | 多发性硬化 | 共济失调 |
| | 帕金森病 | 脑病 |
| | 肌萎缩性脊髓侧索硬化症 | 阿尔茨海默病 |
| | 癫痫 | |
| 创伤 | 骨折 | 截肢残肢软组织重建 |
| | 膝关节软骨损伤 | 颅面整形 |
| | 脊髓损伤 | |
| | 烧伤 | |
| 先天性疾病 | 多囊性肾病 | 成骨不全症 |
| | 唇腭裂 | 家族性高胆固醇血症 |
| 矫形外科 | 骨关节炎 | 腰椎间盘退变病 |
| | 股骨头坏死 | |
| 肿瘤 | 卵巢癌 | |
| 自身免疫系统 | 1 型糖尿病 | 溃疡性结肠炎 |
| | 再生障碍性贫血 | 狼疮性肾炎 |
| | 移植物抗宿主病 | 类风湿性关节炎 |
| | 干燥综合征 | 原发性胆汁性肝硬化 |
| | 硬皮病 | 强直性脊柱炎 |
| | 克罗恩病 | 自身免疫性肝炎 |
| 其他 | 肝硬化 | 大便失禁 |
| | 上颌骨囊肿 | 牛皮癣 |
| | 不孕症 | 巨细胞感染 |
| | 青光眼 | 糖尿病足部溃疡 |
| | 性功能障碍 | |

### 自体脂肪移植在肿瘤中的应用

头颈部肿瘤和乳房肿瘤的切除往往会对患者外形造成严重影响。在此情况下，用脂肪移植来完成组织修复重建是一个有吸引力但仍受争议的选择。争议很大程度上在于对复合了 MSCs（例如具有免疫抑制作用的 ADSCs）的组织再生可能会引发免疫抑制、进而创造出适合隐匿性肿瘤细胞持续生长的微环境的担忧。目前，人类 MSCs 和 ADSCs 可能的致癌问题随着临床经验积累而逐渐得到解答。体内、外实验中，MSCs 和 ADSCs 都成功用于抑制肿瘤的增殖和侵袭，不管是基于分泌作用，还是利用它们的肿瘤归巢效应作为治疗载体[48,49]。

大多数 MSCs 与肿瘤细胞相互作用的实验数据都是基于共培养和人类／小鼠的异种移植研究。在体内外使用肿瘤来源细胞株作为肿瘤模型解决了一个特定的问题：MSCs 是如何影响细胞的快速增殖和转移行为的？这些模型没有考虑到肿瘤的异质性，以及隐匿性和休眠在肿瘤发生和复发的自然病程中的重要性。在肿瘤术后运用自体组织 MSCs 完成重建手术，无论是积极的还是消极的作用，最有可能带来的问题是：MSCs 和与手术重建相关的创伤愈合环境在治疗后是如何持续影响隐匿性肿瘤的行为的？这是个更难建模的问题。因此 MSC／癌症相互作用的研究存在争议，结论有时甚至完全相反，这并不令人吃惊。同类型的癌症和相同来源的 MSCs，在不同研究中分别有着不同的肿瘤增强或肿瘤抑制效应[50,51]。MSCs 极化模型也许可以解释这一明显的矛盾现象[16,52]。排列上的微小差别可能直接影响了 MSC 的极化，从而决定了 MSC 介导的调节效应是促进还是抑制。

膀胱癌的体外研究证实 ADSCs 通过近分泌和旁分泌能减少肿瘤细胞增殖、诱导细胞凋亡、抑制迁移，以及阻滞细胞周期[53]。黑色素瘤的体内、外研究也证明 ADSCs 可调节治疗效果。同膀胱癌一样，ADSCs 减少了肿瘤细胞增殖、诱导细胞凋亡，并导致细胞周期阻滞。小鼠模型的治疗结果显示了 MSCs 向肿瘤部位迁移，并减缓了肿瘤的生长[54]。

在使用脂肪移植（尤其是富含 SVF 的脂肪移植）行乳癌保乳术后或乳房切除术后的重建手术中，由于固有的或添加的 MSCs 可能具有肿瘤再激活效应，因此同样引起研究者的关注。应该注意的是，应在治疗结束后（即疾病的非活动期）进行重建手术。隐匿性肿瘤细胞的高发病率可从保乳手术后局部复发率中推断出来。 Fisher 等[55]参与了"国家外科辅助乳房计划"，经过 12 年随访，发现局部复发率存在差异，即单独行乳房肿瘤切除术的患者术后同侧复发率为 55%，而辅助放射治疗的患者只有 10% 复发。在该计划的相同研究中，20 年后复发率分别为 39.2% 和 14.3%[9]。至于重建手术（无论是否有脂肪移植）和相关的伤口愈合反应是否影响隐匿性乳腺癌细胞的行为及其程度，目前尚不明确。同其他肿瘤一样，体内、外实验数据的迅速增加并未对解决这一担忧带来帮助。我们的研究是将临床乳癌中分离的原代细胞直接异种移植到小鼠模型中，经过 6 个月甚至更长的时间形成可触及的肿瘤。结果证实 ADSCs 强化了活性肿瘤细胞的致瘤性，而且增强了未经选择的新鲜分离的肿瘤细胞的体外生长能力。然而，ADSCs 并不能促进或抑制被称为乳腺癌干细胞的静息间质样细胞群的致瘤性[51]。

## 结论

尽管临床前研究提供了许多关于 MSCs 免疫调节的证据，但从临床的角度来解释上述证据仍需谨慎。因为 MSCs 的再生潜力取决于高增殖率和开放的染色质状态[56]，所以要充分考虑到体外培养扩增的 MSCs 的保护作用随传代次数的增加而逐渐减少的现象[57]。关于 MSCs 的免疫抑制性，T 细胞增殖的减弱仅为体外现象，与特定的治疗效果并不直接相关。此外，MSCs 的免疫调节作用是由当时所处的环境和危险信号（PAMPs 和 DAMPs）以及其他相互作用的细胞类型所决定的。在体内，MSCs 因为环境因素的不同而可能抑制或促进炎症反应。

无论如何，不管是骨组织还是脂肪组织来源并在体外培养的 MSCs，或是新鲜制备的脂肪 SVF，对于再生医学、各种炎症和自身免疫系统疾病而言都是一种有前景的治疗方法。自体 SVF 是脂肪移植的附属产物，因为 SVF 具有再生和血管生成特性，而且还可以调节移植物的免疫环境，所以可以促进伤口愈合、抑制炎症和瘢痕形成。随着临床前研究揭示了更多的再生 / 免疫系统轴以及细胞调节炎症、介导组织维持和修复的性质和机制，将会提出新的治疗干预措施并应用到临床实践中。

## 参考文献

[ 1 ] Zuk PA, Zhu M, Mizuno H, Huang J, Futrell JW, Katz AJ, Benhaim P, Lorenz HP, Hedrick MH. Multilin-eage cells from human adipose tissue: implications for cell-based therapies. Tissue Eng 7:211, 2001.

[ 2 ] Zimmerlin L, Donnenberg VS, Donnenberg AD. Pericytes: a universal adult tissue stem cell? Cytometry A 81:12, 2012.

[ 3 ] Zimmerlin L, Park T, Donnenberg VS, Zambidis ET, Donnenberg AD. Pericytes: a ubiquitous source of multipotent adult tissue stem cells. In Shiffman MA, Di Giuseppe A, Bassetto F, eds. Stem Cells in Aesthetic Procedures. Berlin: Springer, 2014.

[ 4 ] Zimmerlin L, Donnenberg VS, Rubin JP, Donnenberg AD. Mesenchymal markers on human adipose stem/progenitor cells. Cytometry A 83A:134, 2013.

[ 5 ] Zimmerlin L, Donnenberg VS, Pfeifer ME, Meyer EM, Peault B, Rubin JP, Donnenberg AD. Stromal vascular progenitors in adult human adipose tissue. Cytometry A 77:22, 2010.

［6］ Zimmerlin L, Donnenberg VS, Donnenberg AD. Rare event detection and analysis in flow cytometry: bone marrow mesenchymal stem cells, breast cancer stem/progenitor cells in malignant effusions, and pericytes in disaggregated adipose tissue. Methods Mol Biol 699:251, 2011.

［7］ Donnenberg AD. Statistics of immunological testing. In O'Gorman MR, Donnenberg AD, eds. Handbook of Human Immunology, ed 2. Boca Raton: CRC Press, 2008.

［8］ Clark RA, Chong B, Mirchandani N, et al. The vast majority of CLA+ T cells are resident in normal skin. J Immunol 176:4431, 2006.

［9］ Appay V, van Lier RA, Sallusto F, et al. Phenotype and function of human T lymphocyte subsets: consensus and issues. Cytometry A 73:975, 2008.

［10］ Martinez FO, Gordon S. The M1 and M2 paradigm of macrophage activation: time for reassessment. F1000Prime Rep 6:13, 2014.

［11］ Farmer SR. Regulation of PPARgamma activity during adipogenesis. Int J Obes Relat Metab Disord 29(Suppl 1):S13, 2005.

［12］ Bouhlel MA, Derudas B, Rigamonti E, et al. PPARgamma activation primes human monocytes into alternative M2 macrophages with anti-inflammatory properties. Cell Metab 6:137, 2007.

［13］ Glatz JC, Luiken JFP, Bonen A. Involvement of membrane-associated proteins in the acute regulation of cellular fatty acid uptake. J Mol Neurosci 16:123, 2001.

［14］ Weisberg SP, McCann D, Desai M, et al. Obesity is associated with macrophage accumulation in adipose tissue. J Clin Invest 112:1796, 2003.

［15］ Aron-Wisnewsky J, Tordjman J, Poitou C, et al. Human adipose tissue macrophages: M1 and M2 cell surface markers in subcutaneous and omental depots and after weight loss. J Clin Endocrinol Metab 94:4619, 2009.

［16］ Waterman RS, Tomchuck SL, Henkle SL, et al. A new mesenchymal stem cell (MSC) paradigm: polarization into a pro-inflammatory MSC1 or an immunosuppressive MSC2 phenotype. PLoS One 5:e10088, 2010.

［17］ Chawla A, Barak Y, Nagy L, et al. PPAR-gamma dependent and independent effects on macrophage-gene expression in lipid metabolism and inflammation. Nat Med 7:48, 2001.

［18］ Baer C, Squadrito ML, Iruela-Arispe ML, et al. Reciprocal interactions between endothelial cells and macrophages in angiogenic vascular niches. Exp Cell Res 319:1626, 2013.

［19］ Beresford JN. Osteogenic stem cells and the stromal system of bone and marrow. Clin Orthop Relat Res 240:270, 1989.

［20］ Corselli M, Chen CW, Sun B, Yap S, Rubin JP, Peault B. The tunica adventitia of human arteries and veins as a source of mesenchymal stem cells. Stem cells and development 21:1299, 2012.

［21］ Corselli M, Chen CW, Crisan M, et al. Perivascular ancestors of adult multipotent stem cells. Arterioscler Thromb Vasc Biol 30:1104, 2010.

［22］ Feisst V, Brooks AE, Chen CJ, et al. Characterization of mesenchymal progenitor cell populations directly derived from human dermis. Stem Cells Dev 23:631, 2013.

［23］ Bourin P, Bunnell BA, Casteilla L, Dominici M, Katz AJ, March KL, Redl H, Rubin JP, Yoshimura K, Gimble JM. Stromal cells from the adipose tissue-derived stromal vascular fraction and culture expanded adipose tissue-derived stromal/stem cells: a joint statement of the International Federation for Adipose Therapeutics and Science (IFATS) and the International Society for Cellular Therapy (ISCT). Cytotherapy 15:641, 2013.

［24］ Zimmerlin L, Donnenberg VS, Donnenberg AD. Rare event detection and analysis in flow cytometry: bone marrow mesenchymal stem cells, breast cancer stem/progenitor cells in malignant effusions, and pericytes in disaggregated adipose tissue. In Hawley TS, Hawley RG, eds. Flow Cytometry Protocols, vol 699, ed 3. Methods in Molecular Biology. New York: Humana Press, 2011.

［25］ Li H, Zimmerlin L, Marra KG, Donnenberg VS, Donnenberg AD, Rubin JP. Adipogenic potential of adipose stem cell subpopulations. Plast Reconstr Surg 128:663, 2011.

［26］ Yoshimura K, Asano Y, Aoi N, et al. Progenitor-enriched adipose tissue transplantation as rescue for breast implant complications. Breast J 16:169, 2010.

［27］ Singer NG, Caplan AI. Mesenchymal stem cells: mechanisms of inflammation. Annu Rev Pathol 6:457, 2011.

［28］ DelaRosa O, Lombardo E, Beraza A, et al. Requirement of IFN-gamma-mediated indoleamine 2,3-diox-ygenase expression in the modulation of lymphocyte proliferation by human adipose-derived stem cells. Tissue Eng Part A 15:2795, 2009.

［29］ DelaRosa O, Dalemans W, Lombardo E. Mesenchymal stem cells as therapeutic agents of inflammatory and autoimmune diseases. Curr Opin Biotechnol 23:978, 2012.

［30］ Bustos ML, Huleihel L, Meyer EM, et al. Activation of human mesenchymal stem cells impacts their therapeutic abilities in lung injury by increasing interleukin (IL)-10 and IL-1RN levels. Stem Cells Transl Med 2:884, 2013.

［31］ Prockop DJ, Oh JY. Mesenchymal stem/stromal cells (MSCs): role as guardians of inflammation. Mol Ther 20:14, 2012.

［32］ Strassmann G, Patil-Koota V, Finkelman F, et al. Evidence for the involvement of interleukin 10 in the differential deactivation of murine peritoneal macrophages by prostaglandin E2. J Exp Med 180:2365, 1994.

［33］ de Waal Malefyt R, Yssel H, de Vries JE. Direct effects of IL-10 on subsets of human CD4$^+$ T cell clones and resting T cells. Specific inhibition of IL-2 production and proliferation. J Immunol 150:4754, 1993.

［34］ Ivanova-Todorova E, Bochev I, Mourdjeva M, et al. Adipose tissue-derived mesenchymal stem cells are more potent suppressors of dendritic cells differentiation compared to bone marrow-derived mesenchymal stem cells. Immunol Lett 126:37, 2009.

［35］ Peng W, Gao T, Yang ZL, et al. Adipose-derived stem cells induced dendritic cells undergo tolerance and inhibit Th1 polarization. Cell Immunol 278:152, 2012.

［36］ Ranges GE, Figari IS, Espevik T, et al. Inhibition of cytotoxic T cell development by transforming growth factor beta and reversal by recombinant tumor necrosis factor alpha. J Exp Med 166:991, 1987.

［37］ Zhou L, Ivanov II, Spolski R, et al. IL-6 programs TH-17 cell differentiation by promoting sequential engagement of the IL-21 and IL-23 pathways. Nat Immunol 8:967, 2007.

［38］ Ling W, Zhang J, Yuan Z, et al. Mesenchymal stem cells employ IDO to regulate immunity in tumor microenvironment. Cancer Res 74:1576, 2014.

［39］ Lee JM, Jung J, Lee HJ, et al. Comparison of immunomodulatory effects of placenta mesenchymal stem cells with bone marrow and adipose mesenchymal stem cells. Int Immunopharmacol 13:219, 2012.

［40］ Ryan JM, Barry F, Murphy JM, et al. Interferon-gamma does not break, but promotes the immunosup-pressive capacity of adult human mesenchymal stem cells. Clin Exp Immunol 149:353, 2007.

［41］ Eggenhofer E, Benseler V, Kroemer A, et al. Mesenchymal stem cells are short-lived and do not migrate beyond the lungs after intravenous infusion. Front Immunol 3:297, 2012.

［42］ Hu C, Yong X, Li C, et al. CXCL12/CXCR4 axis promotes mesenchymal stem cell mobilization to burn wounds and contributes to wound repair. J Surg Res 183:427, 2013.

［43］ Zimmerlin L, Rubin JP, Pfeifer ME, Moore LR, Donnenberg VS, Donnenberg AD. Human adipose stromal vascular cell delivery in a fibrin spray. Cytotherapy 215:102, 2013.

［44］Kastrinaki MC, Sidiropoulos P, Roche S, et al. Functional, molecular and proteomic characterisation of bone marrow mesenchymal stem cells in rheumatoid arthritis. Ann Rheum Dis 67:741, 2008.

［45］Perez-Simon JA, Tabera S, Sarasquete ME, et al. Mesenchymal stem cells are functionally abnormal in patients with immune thrombocytopenic purpura. Cytotherapy 11:698, 2009.

［46］Le Blanc K, Tammik C, Rosendahl K, et al. HLA expression and immunologic properties of differentiated and undifferentiated mesenchymal stem cells. Exp Hematol 31:890, 2003.

［47］Donnenberg AD, Meyer EM, Rubin JP, Donnenberg VS. The cell-surface proteome of cultured adipose stromal cells (ASC). Cytometry A 87:665, 2015.

［48］Gjorgieva D, Zaidman N, Bosnakovski D. Mesenchymal stem cells for anti-cancer drug delivery. Recent Pat Anticancer Drug Discov 8:310, 2013.

［49］Choi SA, Lee JY, Kwon SE, et al. Human adipose tissue-derived mesenchymal stem cells target brain tumor-initiating cells. PLoS One 10:e0129292, 2015.

［50］Donnenberg VS, Zimmerlin L, Rubin JP, Donnenberg AD. Regenerative therapy after cancer: what are the risks? Tissue Eng Part B Rev 16:567, 2010.

［51］Zimmerlin L, Donnenberg AD, Rubin JP, Basse P, Landreneau RJ, Donnenberg VS. Regenerative therapy and cancer: in vitro and in vivo studies of the interaction between adipose-derived stem cells and breast cancer cells from clinical isolates. Tissue Eng Part A 17:93, 2011.

［52］Waterman RS, Henkle SL, Betancourt AM. Mesenchymal stem cell 1 (MSC1)-based therapy attenuates tumor growth whereas MSC2-treatment promotes tumor growth and metastasis. PLoS One 7:e45590, 2012.

［53］Yu X, Su B, Ge P, et al. Human adipose derived stem cells induced cell apoptosis and phase arrest in bladder tumor. Stem Cells Int 2015:619290, 2015.

［54］Ahn JO, Coh YR, Lee HW, et al. Human adipose tissue-derived mesenchymal stem cells inhibit melanoma growth in vitro and in vivo. Anticancer Res 35:159, 2015.

［55］Fisher ER, Gregorio RM, Fisher B, et al. The pathology of invasive breast cancer. A syllabus derived from findings of the National Surgical Adjuvant Breast Project (protocol no. 4). Cancer 36:1, 1975.

［56］Crisostomo PR, Wang M, Wairiuko GM, et al. High passage number of stem cells adversely affects stem cell activation and myocardial protection. Shock 26:575, 2006.

［57］Janicki P, Boeuf S, Steck E, et al. Prediction of in vivo bone forming potency of bone marrow-derived human mesenchymal stem cells. Eur Cell Mater 21:488, 2011.

# 第6章

## 脂肪组织和基质血管成分

Kotaro Yoshimura　译者：陶常波　王禹能　黄小善　金培生　韩雪峰　李发成

脂肪组织是能量储存器官和最大的内分泌器官，也可作为软组织填充物（用于组织移植／器官重建），或者是美容吸脂术后丢弃的无用组织。而现在，它也被认为是成体干细胞的重要来源［脂肪来源的干细胞／基质细胞（adipose-derived stem/stromal cells，ADSCs）］和再生疗法的潜在工具[1]。整形外科医师需要了解脂肪组织的生理解剖和功能及微观的复杂细胞成分［提取后命名为SVF（stromal vascular fraction）］，并探索脂肪组织和细胞成分对缺血、损伤、移植等外科操作的反应[2]。

### 脂肪组织的解剖学和生理学

脂肪组织由黄色层（主要是脂肪细胞）和白色结缔组织组成。脂肪细胞密集地填充在具有毛细血管网的软黄色区域中。黄色部分密度较轻的原因是由于脂肪细胞中的三酰甘油（密度为0.80～0.90），因此脂肪会漂浮在水里，而结缔组织比水重（密度为1.1～1.2）。

生理上，脂肪组织的更新速度非常缓慢，一般脂肪细胞的寿命为5～10年[3]。我们体内每秒都有数千个脂肪细胞死亡并被新的脂肪细胞取代。脂肪细胞呈球形，体积相对较大（直径50～150μm），内部充满三酰甘油。每个脂肪细胞都与毛细血管网直接接触[4]。脂肪细胞可能是体内最大的细胞，通过毛细血管内的血浆扩散来维持细胞的体积。实际上，当脂肪细胞超过脂肪组织所能维持的最大体积时，部分脂肪细胞将死于缺血，此时M1巨噬细胞将浸润到死亡的脂肪细胞周边并吞噬后者。因此肥胖的脂肪组织总是处于持续的炎症状态，上述炎症状态是导致肥胖者脂肪组织的激素功能障碍、胰岛素抵抗和代谢综合征的主要原因[5]。

该脂肪组织的扫描电镜图像显示了脂肪组织中大球形脂肪细胞的聚集情况。脂肪细胞之间有明显的血管组织和毛细血管网（比例尺：40μm）（图6-1）。

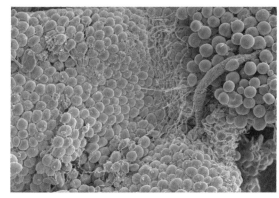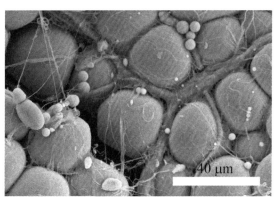

40 μm

▲图6-1

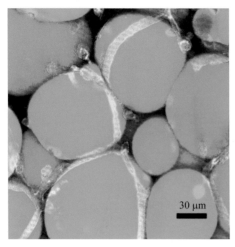

图 6-2 显示了脂肪组织的全成像染色。获取的未经固定的脂肪组织染色：BODIPY（绿色，脂肪细胞），凝集素（红色，内皮细胞）和 Hoechst33342（蓝色，细胞核）。活体脂肪组织的组织学染色评估显示脂肪细胞和毛细血管网。注意每个脂肪细胞均直接与毛细血管附着（比例尺：30 μm）。

▲图 6-2

## 脂肪组织的细胞成分

尽管脂肪细胞占脂肪组织体积的 90% 以上，但是除脂肪细胞外，脂肪组织还包含许多其他细胞。我们通过流式细胞术和二、三维组织学评估细胞成分：$1\ cm^3$ 脂肪组织含有 $5 \times 10^6 \sim 7 \times 10^6$ 个细胞，包括 $1 \times 10^6$ 个脂肪细胞、$1 \times 10^6$ 个 ADSCs、$1 \times 10^6$ 个血管内皮细胞，以及 $2 \times 10^6 \sim 3 \times 10^6$ 个其他细胞（如脂肪组织固有巨噬细胞和淋巴细胞、周细胞和成纤维细胞）[2,4,6]。

该系列图像显示了获取脂肪的 SVF 的分离方法和细胞构成（图 6-3）。通过胶原酶消化脂肪抽吸物获取 SVF。SVF 中含有红细胞、CD45[+] 血细胞（白细胞）、CD31[+]/ CD34[-] 脂肪来源的干／基质细胞（ADSCs）、CD31[+]/ CD34[+] 内皮细胞和 CD45[-]/CD31[-]/ CD34[-] 的其他细胞。

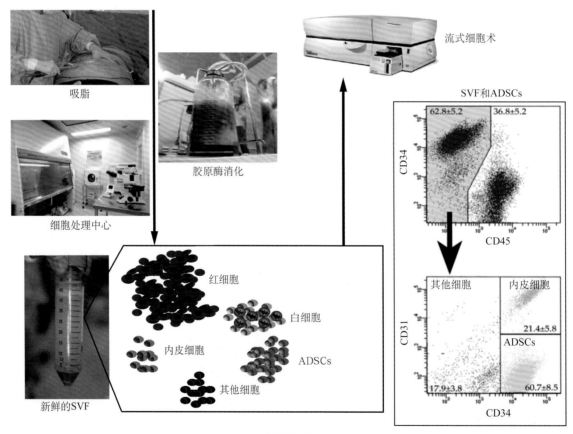

▲图 6-3

ADSCs 是成纤维细胞样的细胞，位于脂肪细胞（与毛细血管共区域）之间、血管壁内和结缔组织中，其中大多数 ADSCs 位于血管周围[7]。ADSCs 是脂肪细胞和血管内皮细胞的祖细胞，因此负责脂肪组织更新。ADSCs 具有异质性，由单能祖细胞和多能干细胞共同组成[8]。

图 6-4 显示了脂肪来源的干细胞／基质细胞的定位。全成像染色 CD34（绿色，ADSCs 和内皮细胞）、凝集素（红色，内皮细胞）和 Hoechst33342（蓝色，细胞核）显示 ADSCs 与毛细血管网中的周细胞类似，位于脂肪细胞之间。

最近，在人类脂肪组织中发现被 SSEA-3 标记的另一种多功能或多能干细胞，称为多向分化应激耐受细胞（Muse 细胞）[9]。Muse 细胞并不位于血管附近的结缔组织中，而是非常稀疏地分布于脂肪细胞之间。以上结果表明可能存在 2 种类型的脂肪干／祖细胞：位于较大血管附近但位于较大血管外的多能"干细胞"（Muse 细胞）和位于毛细血管周围的脂肪"祖细胞"（对应于 ADSCs）。

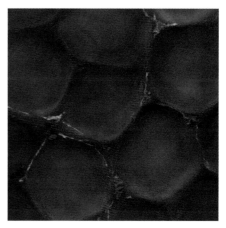

▲图 6-4

## 脂肪源性干细胞／基质细胞的生理和生物学功能

ADSCs 通常被认为是脂肪细胞的单能祖细胞，或脂肪细胞和血管内皮细胞（VECs）的双能祖细胞[8]。ADSCs 也是所有类型脂肪组织重塑的主要参与者，如发育生长、肥胖相关的增生以及意外损伤后的组织修复[1,2,10]。脂肪移植后，由于内部／外部机械力引发的组织扩张激活 ADSCs，引发脂肪细胞和血管内皮细胞再生。体外实验条件下，ADSCs 可分化成多个谱系，如脂肪细胞、软骨细胞、成骨细胞、肌肉细胞和神经样细胞（图 6-5）。因此，ADSCs 被认为是脂肪组织重塑和修复能力的重要因素，可广泛用于再生医学领域[1]。

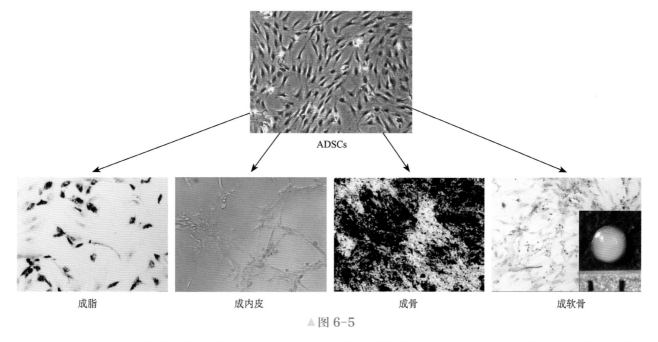

ADSCs

| 成脂 | 成内皮 | 成骨 | 成软骨 |

▲图 6-5

ADSCs 具有多分化潜能，他们可以通过贴壁培养实现扩增。在实验中，通过在每种分化诱导培养基中培养，ADSCs 可以在体外分化成血管、成脂、成骨和成软骨的细胞谱系（图 6-5）。

## 脂肪组织的 SVF

SVF 是异质细胞混合物，并且包含除脂肪细胞之外的脂肪组织中所有细胞群。SVF 可以冷冻保存，在解冻后通常只有 ADSCs 才能恢复增殖能力。如果我们在培养皿中接种基质 SVF，只有 ADSCs 会在常规培养基如 DMEM 和 F12 中生长。通过这种贴壁培养方法，ADSCs 可以几乎无限制地扩增，必要时可以冷冻保存。

SVF 不仅包括脂肪组织固有细胞，如 ADSCs、血管内皮细胞、周细胞、脂肪固有巨噬细胞和淋巴细胞，还包含血液来源的各种外周血细胞[11]。因此，SVF 的细胞组成在很大程度上取决于血液混杂的程度，原因是脂肪来源的细胞仅占 SVF 的一部分，所有外周血细胞（视血液混杂情况）占另一部分。大多数混入的红细胞可通过溶血处理（使用低渗水或缓冲液）去除，但遗憾的是所有白细胞都包含在 SVF 的最终产品中。使用流式细胞术，通过表型分析（表面标志物表达）将 SVF 细胞分为 4 个主要群体。CD45$^+$ 细胞是白细胞（包括脂肪固有的和外周血来源）。CD45$^-$/CD31$^+$/CD45$^+$ 细胞是血管内皮细胞，而 CD45$^-$/CD31$^-$/CD34$^+$ 细胞是 ADSCs（图 6-3）。CD45$^-$/CD31$^-$/CD34$^-$ 细胞是其他细胞，如周细胞和成纤维细胞。ADSCs 的表型将在培养物扩增时发生变化，并且 ADSCs 在 DMEM 中培养的前 2 周内 CD34 表达逐渐消失[12]。

## SVF 的分离方法

胶原酶（纯产品或粗产品）是最常用的可以从脂肪抽吸物中分离 SVF 的酶。酶促 SVF 分离可在 2 小时内完成，但迄今为止分离效率通常低于 50%。实际上 1 g 脂肪组织或脂肪抽吸物中固有的 SVF 细胞达数百万个，而实际上分离得到的 SVF 细胞数量均不足 $2 \times 10^6$ 个（通常为 $0.3 \times 10^6 \sim 0.8 \times 10^6$ 个）。

图 6-6 显示通过胶原酶消化法从脂肪抽吸物中分离 SVF 的标准方法。将收集提取的细胞进行沉淀、洗涤、消化 30 分钟后再次清洗。获得的 SVF 用细胞计数器或血细胞计数器计数。

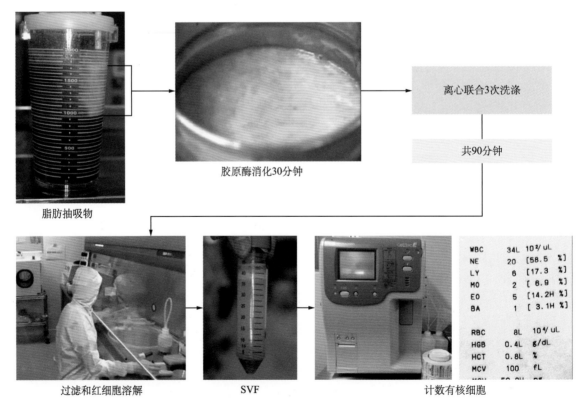

脂肪抽吸物　　　　胶原酶消化30分钟　　　　离心联合3次洗涤　　　　共90分钟

过滤和红细胞溶解　　　　SVF　　　　计数有核细胞

▲ 图 6-6

文献中已经报道了一些用于获得 SVF 或 ADSCs 的非酶解方法。实际上，脂肪抽吸物的液体部分也可以获得 SVF，尽管大多数 SVF 的细胞是血细胞，ADSCs 的数量也非常有限[11]。

通过诸如常规或动力辅助脂肪抽吸之类的方法进行机械破碎可以将一些基质细胞（例如 ADSCs 和血管内皮细胞）释放到吸出的液体中。摇动、切碎或切割等类似的机械方式也可从完整或吸出的脂肪中释放基质细胞。迄今为止仍未找到最有效的 SVF 收集方法。超声空化技术也可加以利用，但目前尚未开发出可行的技术方案。因此，胶原酶消化仍是手动或半自动分离方案中从脂肪组织提取 SVF 的标准方法。市场上可获得许多商品化的自动化或半自动化分离系统（参见第 7 章）。获得的 SVF 中的有核细胞的数量可通过手动、自动血细胞计数器或核细胞计数器计数。SVF 的活力通常高于 80%。复苏并种植 SVF 后，可见 ADSCs 增殖活性高。集落形成试验用于检测培养的 ADSCs 的质量，在培养的 ADSCs 中，集落形成细胞通常达 1% ~ 10%[12]。

## SVF 和 ADSCs 的临床应用

在细胞辅助（细胞添加）的脂肪移植中，可将新鲜分离的 SVF 未经任何处理即与常规脂肪移植相结合[13]，最近的研究采用了贴壁培养扩增的纯化 ADSCs[14]。SVF 或 ADSCs 与脂肪联合移植是同源使用的实例。预期 ADSCs 可分化成脂肪细胞或血管内皮细胞和（或）释放营养因子以促进脂肪移植后的组织修复或再生。

在某些临床应用中，将 SVF 或 ADSCs 注射到皮肤或皮下／肌肉层中，以促进血管再生、调节或抑制免疫、年轻化或恢复组织活性。如果于局部注射 SVF 或 ADSCs 悬浮液，则细胞容易扩散并迁移到周围组织或进入淋巴循环系统[15]。必须避免这种非预期的迁移或分化；其中一种解决方案是在注射或移植前制备细胞聚集／球状体或细胞膜片[16]。在某些临床试验中，通过静脉输注 SVF 或 ADSCs 治疗诸如神经源性疾病和系统性自身免疫性疾病，但仍需探讨其安全性（如栓塞）。其他应用还包括将 SVF 或 ADSCs 注射到关节腔中治疗骨关节炎，减少骨的慢性炎症。

## 结论

了解脂肪组织的解剖学和生理学的基础知识，是整形外科医师进行脂肪移植和相关再生手术的必要前提。SVF 和 ADSCs 具有促进缺血组织的伤口愈合和血管再生、恢复组织活力和治疗慢性炎性疾病的作用。整形外科医师需要与细胞生物学和相关领域的专业人员合作，以收集这些治疗效果的临床证据，并遵守各国法规和伦理限制。

**参考文献**

［1］ Yoshimura K, Suga H, Eto H. Adipose-derived stem/progenitor cells: roles in adipose tissue remodeling and potential use for soft tissue augmentation. Regen Med 4:265, 2009.

［2］ Mashiko T, Yoshimura K. How does fat survive and remodel after grafting? Clin Plast Surg 42:181, 2015.

［3］ Spalding KL, Arner E, Westermark PO, et al. Dynamics of fat cell turnover in humans. Nature 453:783, 2008.

［4］ Eto H, Suga H, Matsumoto D, Inoue K, Aoi N, Kato H, Araki J, Yoshimura K. Characterization of adipose tissue structure and cellular components: differences between aspirated adipose tissue and excised adipose tissue. Plast Reconstr Surg 124:1087, 2009.

［5］ Pasarica M, Sereda OR, Redman LM, et al. Reduced adipose tissue oxygenation in human obesity: evidence for rarefaction, macrophage chemotaxis, and inflammation without an angiogenic response. Diabetes 58:718, 2009.

［6］ Suga H, Matsumoto D, Inoue K, Shigeura T, Eto H, Aoi N, Kato H, Abe H, Yoshimura K. Numerical measurement of viable and nonviable adipocytes and other cellular components in aspirated fat tissue. Plast Reconstr Surg 122:103, 2008.

［7］ Traktuev DO, Merfeld-Clauss S, Li J, et al. A population of multipotent CD34-positive adipose stromal cells share pericyte and mesenchymal surface markers, reside in a periendothelial location, and stabilize endothelial networks. Circ Res 102:77, 2008.

［8］ Planat-Benard V, Silvestre JS, Cousin B, et al. Plasticity of human adipose lineage cells toward endothelial cells: physiological and therapeutic perspectives. Circulation 109:656, 2004.

［9］ Kuroda Y, Kitada M, Wakao S, et al. Unique multipotent cells in adult human mesenchymal cell populations. Proc Natl Acad Sci U S A 107:8639, 2010.

［10］Yoshimura K, Eto H, Kato H, et al. In vivo manipulation of stem cells for adipose tissue repair/reconstruction. Regen Med 6(6 Suppl):33, 2011.

［11］Yoshimura K, Shigeura T, Matsumoto D, et al. Characterization of freshly isolated and cultured cells derived from the fatty and fluid portions of liposuction aspirates. J Cell Physiol 208:64, 2006.

［12］Bourin P, Bunnell BA, Casteilla L, Domonici M, Katz AJ, March KL, Redl H, Rubin JP, Yoshimura K, Gimble JM. Stromal cells from the adipose tissue-derived stromal vascular fraction (SVF) and culture expanded adipose tissue-derived stromal/stem cells: a joint statement of the International Federation for Adipose Therapeutics and Science (IFATS) and the International Society for Cellular Therapy (ISCT). Cytotherapy 15:641, 2013.

［13］Yoshimura K, Sato K, Aoi N, et al. Cell-assisted lipotransfer (CAL) for cosmetic breast augmentation: supportive use of adipose-derived stem/stromal cells. Aesthet Plast Surg 32:48, 2008.

［14］Kølle SF, Fischer-Nielsen A, Mathiasen AB, et al. Enrichment of autologous fat grafts with ex-vivo expanded adipose tissue-derived stem cells for graft survival: a randomised placebo-controlled trial. Lancet 382(9898):1113, 2013.

［15］Yoshimura K, Sato K, Aoi N, et al. Ectopic fibrogenesis induced by transplantation of adipose-derived progenitor cell suspension immediately after lipoinjection. Transplantation 85:1868, 2008.

［16］Kuno S, Yoshimura K. Condensation of tissue and stem cells for fat grafting. Clin Plast Surg 42:191, 2015.

# 第7章

## 处理基质血管成分和计算干细胞数量的自动化系统

John K. Fraser, Zeni Alfonso　译者：李雪阳　王禹能　靳绍东　韩雪峰　黄小善　金培生

　　人脂肪组织的基质血管成分（stromal vascular fraction，SVF）获取方便，含有大量的具有巨大治疗潜力的细胞。Martin Rodbell[1] 于 1964 年首次提出 SVF，首先用胶原酶消化脂肪组织，经离心后，不包含脂肪细胞的其他细胞的沉淀部分称为 SVF。顾名思义，SVF 主要由基质细胞（如巨噬细胞、肥大细胞和成纤维细胞）、血管细胞（内皮细胞、平滑肌细胞或周细胞）以及血管内释放的血细胞组成。在某些情况下，也可能有部分消化的血管碎片。

　　2001 年和 2002 年发表的 2 篇影响深远的论文指出，SVF 还含有一群能够在体外广泛增殖和多系分化的细胞，即使是单个细胞也具有同样的潜能[2,3]。此类细胞称为脂肪源性干细胞（adipose-derived stem cells，ADSCs）。同一组研究表明，ADSCs 与间充质干细胞（mesenchymal stem cells，MSCs）相区别的特征是，ADSCs 对同一批次的胎牛血清相对不敏感，其细胞表面标志物的表达谱也不相同[4]。更重要的是，SVF 在脂肪组织中扩增生成 ADSCs 的概率，比在骨髓中形成 MSCs 的概率要高出 2 倍甚至更多[5,6]。

　　关于 SVF 性能的相关报道中，研究人员评估了 SVF 在各种临床前和临床研究中的治疗潜力[7-10]。在此类研究中，由于 SVF 的异质性、患者个体之间的差异性，以及在组织获取和处理方法上的不同，因此如何精准描述 SVF 的特性是一个非常具有挑战性的课题，也是预测、评价、解释其临床治疗结果的关键，尤其是当采用不同部位的组织样本和采用不同处理方法时。

　　本章我们将描述使用自动化程序处理脂肪组织的经验，并介绍简便可行的 SVF 细胞表征鉴定方法，该自动化系统已在多个司法管辖区的监管机构备案。

## SVF 的自动化与标准化

　　满足临床应用需要的 SVF 细胞提取方法要求使用临床级处理系统和标准化试剂。理想情况下，标准的系统、试剂和方法将产生一致的、可重复的 SVF 细胞产品，其具有可靠的安全性和有效性。我们将以脂肪来源的再生细胞（adipose-derived regenerative cells，ADRCs）的处理方式来获取 SVF，分别采用非临床标准的酶试剂、开放的非自动化处理系统处理，以及尚未经验证的自动处理系统获取 SVF，并对比分析 SVF 中的细胞。

　　我们的研究推动了 Celution 系统的发展，这是一种自动化系统，旨在从脂肪组织中消化、提取、清洗和浓缩 SVF 细胞。该系统是在欧盟生产应用的具有 CE 标记的医疗设备，作为研究设备也在数个美国 FDA 批准的临床试验中有所应用。该系统旨在提供高质量、可重复、标准化、有效的细胞生产过程，从而使最终产品能够具有确切的组分含量，因此可以预见其具有更高的安全性和有效性。Celution 系统由一个独立的可重复使用的硬件单元组成，包括 Celution 装置、Celution 耗材装置和 Celase 试剂（图

7-1）。Celase 试剂是一种专有的酶试剂，它可消化细胞外基质，释放被包裹的 SVF 细胞。根据医用级试剂的要求，Celase 是按照药物标准制造的无菌产品，使用的是不含哺乳动物产品的系统，以消除对传染性海绵状脑病药物的担忧。该酶确保了产品的安全性，并可进行一致的、可复制的组织消化标准化程序。将脂肪组织导入 Celution 装置的组织收集室中，清洗后去除红细胞和碎片，再用 Celase 消化。该装置随后通过封闭的导管和储存系统导入细胞和液体，然后利用离心技术浓缩细胞，再通过同样的导管导出医疗废物。

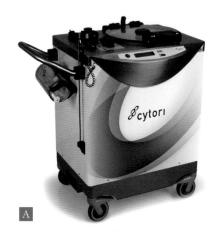
Celution 系统 800 装置

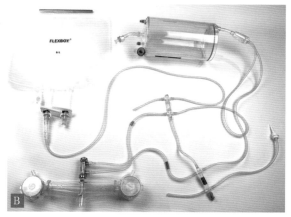
Celution 耗材装置

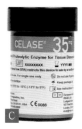
Celase 试剂

▲ 图 7-1

自从 Celution 系统发布以来，其他许多自动化、半自动和人工脂肪组织处理系统也被开发出来，例如 Cha-Station（CHA Biotech, Kangnamgu, Republic of Korea）和 Icellator（Tissue Genesis, Honolulu, HI）。Sepax 系统（Biosafe, Eysins, Switzerland）是一种最初设计用于处理脐带血的设备，改用胶原酶消化后也用于处理浓缩脂肪组织细胞[11]。表 7-1 提供了这 4 种系统的异同之处。值得注意的是，虽然每种系统都能处理脂肪组织，但它们在设计和试剂方面存在显著差异，因此某一系统制备的细胞产品在产量、细胞类型组成和残余酶水平上往往与其他系统差异很大[12]，因此很难将用一个系统获得的安全性和有效性数据推广到另一个系统中。而且，这些差异也再次提醒我们认识到产品质量控制的重要性。

表 7-1　4 种自动处理系统的特点总结

|  | Celution 800/CRS | Icellator | Sepax | Cha-Station |
| --- | --- | --- | --- | --- |
| 过程 | 酶消化，离心 | 酶消化，离心 | 离心后手动消化 | 酶消化，离心 |
| 酶 | GMP 认证，无菌 | GMP 认证 | 未认证 | 未认证 |
| 处理的组织量 | 100 ～ 360 mL | 15 ～ 60 mL | 50 ～ 500 mL | 50 mL×4=200 mL |
| 处理时间 | 70 ～ 80 分钟 | 65 ～ 85 分钟 | 120 分钟 | 0 ～ 40 分钟 |

注：此处引用的处理系统仍在升级中，某些处理特性可能随时间和设计的改进而发生变化。GMP，药品生产质量管理规范。

尽管现在有许多系统可制备 SVF，但很少有对不同的设备进行直接比较的对照研究。此外，不同方法所生产的细胞群体特征本身具有很大的差异性，因此源自技术上的差异常常使已发表的研究结论之间互有冲突。目前最全面的直接比较研究来自 Aronowitz 和 Ellenhorn 2013 年[12]发表的文章，作者比较了 4 种不同的系统：Multi Station、Cha-Station、Celution 系统和具备 MaxStem 的 Lipokit 系统（Medi-Khan, West Hollywood, CA）。结果显示，细胞产量（每克脂肪组织原材料中提取出的活性有核细胞）、残留酶水平以及细胞产品组成等各项指标在不同系统中具有非常巨大的差异。例如，CD34[+] 基质细胞（定义为表达 CD34 的细胞，但不包括内皮标记 CD31[+] 或造血标记 CD45[+] 细胞），平均约占 Celution 系统产生的细胞产物的 43%，但在其他系统中仅占 20% ~ 28%。同样的，CD34[+]/CD31[+] 血管内皮比率平均为其他细胞系统的 4 倍。经 CFU-F 测定，干细胞比率也高出 4 倍。该文章最重要的结论是，即使使用相同的脂肪组织和相同的细胞特性进行测定，不同的处理系统产生的 SVF 产物也非常不同。这一观点也得到了各个细胞治疗的专业协会的认可，也说明了此种细胞治疗模式在临床应用的可行性 [13]。

## 细胞产量和活性测定

与体外扩增传代后细胞产品的相对均一不同，由脂肪组织分离的细胞是直径为 5 ~ 30 μm 的多种细胞类型的复杂混合物。红细胞（浓度大于有核细胞的 10 ~ 100 倍）和细胞处理过程中形成的脂滴进一步增加了 SVF 组分的复杂性，因此 SVF 不仅包含活细胞成分，还包含非活细胞成分。而且，未完全酶解的细胞外基质碎片和脂肪细胞受损后释放的 DNA 残片均可产生细胞团簇。在学术会议、文献和商业营销材料中，人们对细胞产量的说法大相径庭。因此，就比较和解释各研究小组之间的临床前和临床治疗数据而言，其可信程度将严重下降。

根据我们的经验，因为实际操作中通常难以区分有核的 SVF 细胞、红细胞、细胞大小的脂滴和其他因素，所以传统的基于血细胞计的细胞计数方法，即使用简单的染料排除法来确定细胞活力的方式也是不可靠的。用商品化氯化铵溶液处理来溶解红细胞有一定的可行性，但由于后期溶解阶段也可导致部分 SVF 细胞溶解于溶液中，因此也可能导致误差。

基于同样的原因，使用基于图像分析的计数方式或电流实时干扰的粒子计数系统不足以区分有核细胞和溶液中其他类似大小或带电的无细胞粒子，所以往往会高估有核细胞的数量。此外，由于更大的细胞簇或细胞外基质碎片堵塞了这些仪器的液体通路，因此可能会导致技术问题。

我们发现最可靠的有核细胞计数方法是应用染色和鉴定细胞核的方法。在这方面，我们已经验证了一种使用荧光显微镜的人工方法和一种商业上可用的自动化系统。人工"活／死"方法采用吖啶橙染料，该染料可渗透和染色完整活细胞的细胞核和死亡细胞的细胞核，溴化乙啶不穿透活细胞，因此只染色已经死亡或正在死亡的细胞。细胞被加载到血细胞计上，用双激发／发射滤光片进行荧光显微镜观察，同时观察绿色和橙色波长的光密度。图 7-2 就是溴化乙啶（红色，死）和吖啶橙（绿色，活）染色的 ADRCs 荧光图像，使用手动"活／死"测定，客观效能为 10 倍。该技术虽然耗时，但结果的一致性和准确性较高。然而，这种人工方法的可重复性取决于技术人员的经验和技术水平，因此，

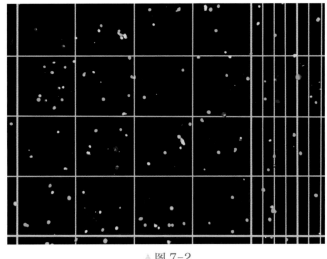

▲图 7-2

为了更广泛的应用，比如在临床实验室环境中，最好采用更快、客观、半自动的方法。

基于半自动原子核的光学计数方法采用一步或两步的方法。Cytori 已经使用 ChemoMetec 的原子核计数装置验证了两步法核计数过程。第一步将样本吸入含有荧光碘化丙酸丙基 DNA 结合染料的微流控盒中，测定死亡有核细胞的数量，该染料只能穿透死细胞。第二步通过溶解细胞膜来确定细胞总数，在样品采集到微流控盒前加入相同体积的细胞裂解缓冲液和溶解后的稳定缓冲液，使染料染色所有细胞核。在微盒内的观察窗口中拍摄细胞核荧光的数字图像，通过从总细胞数中减去死亡细胞的数目来确定存活细胞的总数。我们以前曾报道过此方法的有效性，Celution 系统制备 SVF 细胞即应用该方法[14]。

总之，从脂肪组织中获得的细胞产物的复杂性，无论是通过酶法还是其他手段都需要实施有效的计数方法确保结果的准确性和可重复性。根据我们的经验，基于核染色的方法能够可靠地满足这一要求，而其他方法则可能产生不准确的数据，混淆得出的结论。

## SVF 中干细胞比率的测定

如前所述，SVF 中含有大量 ADSCs。ADSCs 比率可以通过标准集落实验测定，称为集落形成单位 - 成纤维细胞（colony forming units–fibroblast，CFU–F）。该实验中的 SVF 细胞在相对低密度（通常约为 100 个细胞 /cm²）的条件下培养，使单个细胞黏附和增殖成为可识别的集落。细胞种植于培养皿后约 5 天首次更换培养基，之后每 3 ~ 4 天更换 1 次培养基，直至实验结束（通常在种植后第 14 天结束实验）。然后将培养物固定、染色、计数。由于种植密度低，集落以分离的方式生长，每个集落代表原始细胞悬液中单个干细胞（CFU–F）的克隆增殖。在我的实验室中，采用 2 组细胞浓度进行 CFU–F 测定，每组 6 个标本，取 4 个中间值计算平均数，使实验误差最小化。为了获得可重复的结果，必须采用前述的基于 DNA 的方法准确地测量种植前的细胞数量和活性。

## 多参数流式细胞术

流式细胞术（flow cytometry，FCM）可检测外周血、骨髓或脐带血中成熟和干细胞 / 祖细胞的表面蛋白表达，一直以来被认为是细胞表面蛋白检测的金标准。该方法同样适用于检测 ADSCs 表面蛋白表型特征[4,15]。然而，很少有文献对新鲜分离的 SVF 细胞的组成进行严格的检测。与血液和骨髓不同，SVF 细胞本身并不是单一的细胞悬液。而且，刚从脂肪组织中分离出来的细胞的固有自体荧光特性与从细胞培养或从血液和骨髓中获得的细胞相比具有明显区别。由于上述原因，有必要使用一个精准和全面的抗体谱型检测，以准确定义在 SVF 中发现的多个细胞亚群。

与全血、骨髓或培养的细胞不同，SVF 细胞不具有易于识别的光散射图案。该群体包括大量的红细胞、细胞碎片和聚集体以及各种尺寸、形状和粒度的细胞类型。上述因素导致 SVF 样品组分复杂，因此其散射光通常比从血液相关组织提取的样品更多。SVF 细胞流式细胞术中的第一个挑战是正确捕获它们的光散射分布频度。白细胞（表达 CD45 的细胞）是点图曲线内最容易识别的有核细胞类型，因此我们通常将白细胞作为参考点，以通过在 FSC 与 SSC 图上的反向门控 CD45⁺ 细胞来设置光散射的初始电压。图 7-3 显示了 CD45⁺ 细

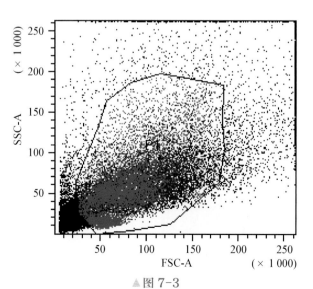

▲图 7-3

胞（蓝色）分布的典型 ADRC 点阵图。

为确保所有的细胞类型都包括在散射门中，电压被调整到将淋巴细胞放置在散点图的左下角的位置，因此不管是低散射还是高散射细胞都可以折射于门内（排除非标度聚集）。此外，流式细胞术中还应包括染活细胞的染料，因为在 SVF 的制备过程中，细胞的死亡率很高，超过 20% ~ 30%[13]。

介于 SVF 存在自身荧光，因此必须设立严格的非特异性阴性对照。此外，当在单个检测管中使用多个探针时，需要进行单一补偿控制以纠正荧光辐射的溢出。识别细胞自身荧光的准确方法是采用荧光减一对照（fluorescence minus one，FMO）。然而，我们的经验是，某些 SVF 制备中经常出现非独特的相互作用。此种情况下，可以在 FMO 控件中添加一个同型对照组，以验证样本中任何特定细胞群中的非特异性染色。

在报道某些亚群的比率时，纳入或排除"中间细胞"也可影响结果，导致文献报道中 CD31 和 CD34 标记细胞的百分比差异巨大。应该注意的是，例如单核／巨噬细胞同样表达 CD31，因此该标记不应作为内皮细胞表型的唯一参数[16]。

总之，对于 SVF 细胞的流式细胞术检测，必须考虑到所用试剂的敏感性、抗体／荧光染色的组合、样品的制备、严格的对照和正确的补偿等各因素[17]。通过选择合适的抗体、实施本文所述的最佳设门方法，以及使用适当的对照，可以精确地和可重复地识别 SVF 种群中的各个亚群体。

介于流式细胞术检测的复杂性，Cytori 共检测了 100 多个抗体，建立了一种使用 4 种荧光参数的方法。该方法提供了足够的证据将 SVF 细胞细分为至少 4 个主要的细胞亚群：白细胞、内皮细胞、平滑肌相关细胞和 CD34[bright] 基质成分细胞（包括干细胞和其他几种细胞）。

组合 CD45、CD31、CD146 和 CD34 这 4 种明确的 CD 标记，可区分这 4 个主要的细胞亚群。该流程符合参考文献中专业协会的建议[13,18]。表 7-2 总结了脂肪组织中的主要细胞类型及其表型。所示范围证实了即使在使用标准化处理方法时也存在的固有的个体差异（图 7-4）。其中一些差异也可归因于获取组织的器械和技术、湿性麻醉液体／肿胀液成分以及脂肪供区差异。例如，肿胀液中肾上腺素的水平会影响组织内的外周血数量，导致 CD45[+] 细胞比率的变化。值得注意的是，CD45[+] 细胞约占 SVF 细胞的一半，其中许多细胞为组织来源的巨噬细胞，而不是因为消化前组织洗涤不充分或组织内血管释放的血细胞。上述数据与文献报道的数据一致，即在健康哺乳动物中，巨噬细胞约占脂肪组织细胞总数的 10%[19]，因此成为脂肪组织中最大的免疫细胞群[20]。

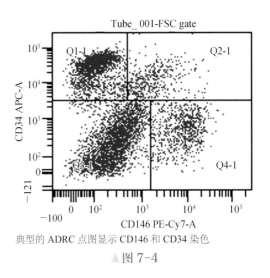

典型的 ADRC 点图显示 CD146 和 CD34 染色

▲图 7-4

表 7-2 脂肪组织中主要细胞类型／表型匹配

| 细胞表面表型 | 可能的细胞类型 | 平均比率（%） |
| --- | --- | --- |
| CD45[−]/CD34[bright]/CD31[bright]/CD146[+] | 内皮细胞相关细胞 | 5 ~ 15 |
| CD45[−]/CD34[−]/CD31[−]/CD146[+] | 平滑肌细胞／周细胞 | 5 ~ 12 |
| CD45[−]/CD34[bright]/CD31[−]/CD146[−] | 包含 ADSCs 的成分 | 25 ~ 50 |
| CD45[+]/CD146[−]/CD34[−]/CD31[−] | 白细胞 | 15 ~ 55 |

注：自脂肪组织中分离的 ADRCs 中主要细胞群的平均比率。脂肪标本来自附近不同美容门诊部的 12 位志愿者。

# 结论

目前，处理脂肪组织的自动化平台已经并将继续改进获得 SVF 细胞的流程，并将大大缩短处理时间、降低由于人工方法而导致的差异。阐述自动化平台特点的目的是使 SVF 细胞的分离标准化以及所获取的 SVF 表现的特性标准化。

综合考量，我们很容易忽略一个事实，即 SVF 不仅包含细胞成分，还含有例如细菌内毒素（来自酶制剂）和残留的加工试剂等成分，后者可能影响 SVF 的安全性和有效性 [12]。上述所有因素的标准化将大大促进临床前和临床研究，并有助于促进 SVF 细胞在转化医学领域的应用。

## 参考文献

［1］ Rodbell M. Metabolism of isolated fat cells. I. Effects of hormones on glucose metabolism and lipolysis. J Biol Chem 239:375, 1964.

［2］ Zuk PA, Zhu M, Mizuno H, Huang J, Futrell JW, Katz AJ, Benhaim P, Lorenz HP, Hedrick MH. Multilineage cells from human adipose tissue: implications for cell-based therapies. Tissue Eng 7:211, 2001.

［3］ Zuk PA, Zhu M, Ashjian P, De Ugarte DA, Huang JI, Mizuno H, Alfonso ZC, Fraser JK, Benhaim P, Hedrick MH. Human adipose tissue is a source of multipotent stem cells. Mol Biol Cell 13:4279, 2002.

［4］ De Ugarte DA, Alfonso Z, Zuk PA, Elbarbary A, Zhu M, Ashjian P, Benhaim P, Hedrick MH, Fraser JK. Differential expression of stem cell mobilization-associated molecules on multi-lineage cells from adipose tissue and bone marrow. Immunol Lett 89:267, 2003.

［5］ Fraser JK, Wulur I, Alfonso Z, Hedrick M. Fat Tissue: an underappreciated source of stem cells for biotechnology. Trends Biotechnol 24:150, 2006.

［6］ Caplan AI. Why are MSCs therapeutic? New data: new insight. J Pathol 217:318, 2009.

［7］ Feng Z, Ting J, Alfonso Z, Strem BM, Fraser JK, Rutenberg J, Kuo HC, Pinkernell K. Fresh and cryopreserved, uncultured adipose tissue-derived stem and regenerative cells ameliorate ischemia-reperfusion induced acute kidney injury. Nephrol Dial Transplant 25:3874, 2010.

［8］ Houtgraaf JH, den Dekker WK, van Dalen BM, Springeling T, de Jong R, van Geuns RJ, Geleijnse ML, Fernandez-Aviles F, Zijlsta F, Serruys PW, Duckers HJ. First experience in humans using adipose tissue-derived regenerative cells in the treatment of patients with ST-segment elevation myocardial infarction. J Am Coll Cardiol 59:539, 2012.

［9］ Gotoh M, Yamamoto T, Kato M, et al. Regenerative treatment of male stress urinary incontinence by periurethral injection of autologous adipose-derived regenerative cells: 1-year outcomes in 11 patients. Int J Urol 21:294, 2014.

［10］ Marino G, Moraci M, Armenia E, et al. Therapy with autologous adipose-derived regenerative cells for the care of chronic ulcer of lower limbs in patients with peripheral arterial disease. J Surg Res 185:36, 2013.

［11］ Güven S, Karagianni M, Schwalbe M, et al. Validation of an automated procedure to isolate human adipose tissue-derived cells by using the Sepax technology. Tissue Eng Part C Methods 18:575, 2012.

［12］ Aronowitz JA, Ellenhorn JD. Adipose stromal vascular fraction isolation: a head-to-head comparison of four commercial cell separation systems. Plast Reconstr Surg 132:932e, 2013.

［13］ Bourin P, Bunnell BA, Casteilla L, Dominici M, Katz AJ, March KL, Redl H, Rubin JP, Yoshimura K, Gimble JM. Stromal cells from the adipose tissue-derived stromal vascular fraction and culture expanded adipose tissue-derived stromal/stem cells: a joint statement of the International Federation for Adipose Therapeutics and Science (IFATS) and the International Society for Cellular Therapy (ISCT). Cytotherapy 15:641, 2013.

［14］ Hicok KC, Hedrick MH. Automated isolation and processing of adipose-derived stem and regenerative cells. In Gimble JM, Bunnell BA, eds. Adipose-Derived Stem Cells: Methods and Protocols, Methods in Molecular Biology, vol 702. New York: Springer Science+Business Media, 2011.

［15］ Mitchell JB, McIntosh K, Zvonic S, et al. Immunophenotype of human adipose-derived cells: temporal changes in stromal-associated and stem cell-associated markers. Stem Cells 24:376, 2006.

［16］ Bourlier V, Zakaroff-Girard A, Miranville A, et al. Remodeling phenotype of human subcutaneous adipose tissue macrophages. Circulation 117:806, 2008.

［17］ Mahnke YD, Roederer M. Optimizing a multicolor immunophenotyping assay. Clin Lab Med 27:469, 2003.

［18］ Corselli M, Crisan M, Murray IR, et al. Identification of perivascular mesenchymal stromal/stem cells by flow cytometry. Cytometry A 83:714, 2013.

［19］ Weisberg SP, Hunter D, Huber R, et al. CCR2 modulates inflammatory and metabolic effects of high-fat feeding. J Clin Invest 116:115, 2006.

［20］ Schipper HS, Prakken B, Kalkhoven E, et al. Adipose tissue-resident immune cells: key players in immunometabolism. Trends Endocrinol Metab 23:407, 2012.

# 第8章

# 脂肪活力的测定

Lee L.Q. Pu, Kotaro Yoshimura　译者：郭艳萍　晋圣阳　韩雪峰　钟德成　金培生

结构性脂肪移植确实存在如下问题：移植的脂肪随时间的推移发生吸收的可能性增高，可达移植体积的 50% 以上 [1,2]。脂肪移植存活不良最可能的解释是基于 Peer 的细胞存活理论，即移植时活性脂肪细胞的数量可能与移植物的最终存活体积有关 [3]。

为了使移植的自体脂肪组织长期存活，必须在所获取和处理的脂肪颗粒植入体内前保持其活性。虽然已进行了几项试图改进脂肪移植技术的研究 [4-6]，但是仍未明确众多技术所获取和处理的脂肪移植物的活性情况。最近，出现了一些确定脂肪移植物活性的实验室检测方法，如免疫组织学染色。评估脂肪移植物活性的最佳检测方法目前仍在探索中。

本章我们将回顾一些用于研究脂肪移植物活性的实验室检测方法，并为每项实验室检测方法提供科学的解释。因此，通过本章的讲解，实施结构性脂肪移植的外科医师能够熟悉这些技术，并有可能将其中的某项技术用于指导脂肪移植的临床实践。

## 实验室检测

测定脂肪移植物活性的实验室检测方法包括：活性脂肪细胞计数、比色法、脂肪细胞特异性酶的测定、常规组织学检测和免疫组织化学染色（表 8-1）。每项检测均须在体外进行，且可能耗时较长；研究人员可以选取其中一种或者多种检测方法，以测定脂肪移植物的活性。

表 8-1　测定脂肪活性常用的实验室检测方法

| 检测方法名称 | 检测内容 |
| --- | --- |
| 活性脂肪细胞计数 | 定量检测脂肪内的细胞活性；需要酶消化 |
| 比色法 | 细胞增殖测定，间接测定组织内所有细胞的活性 |
| 甘油 -3- 磷酸脱氢酶（G3PDH）测定法 | 脂肪特异性检测方法，利用分光光度计检测脂肪细胞功能 |
| 常规组织学检测 | 评价脂肪的结构完整性，但不能评价脂肪的真实活性 |
| 全成像染色（whole-mount staining） | 在活细胞染色后，可观察到活的脂肪细胞和毛细血管网络 |
| 免疫组织化学染色（脂周蛋白） | 特异性评估脂肪细胞活性的免疫组织化学染色方法，组织学上观察活性脂肪细胞最可靠的方法 |

### 活性脂肪细胞计数

通过锥虫蓝染色对活性脂肪细胞计数，以检测特定组织内的活细胞，该方法是一项公认的检测方法。此项实验需要通过酶消化使脂肪细胞从脂肪颗粒中释放出来。但是酶消化会对脂肪细胞造成损伤，

导致检测出的活性脂肪细胞数量减少。显微镜下可见细胞膜完整的活脂肪细胞呈蓝染。计数所有蓝染细胞，即活脂肪细胞。对于同样体积的脂肪组织，蓝染脂肪细胞数量越多则明确表示脂肪移植物活性越好。

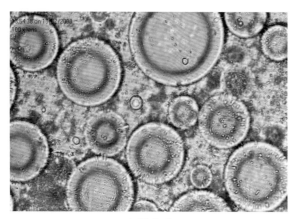

▲ 图 8-1

通常每个样本为 1 g 脂肪。磷酸盐缓冲液（PBS）洗涤 3 次，然后加入 1 mg/mL 的 I 型胶原酶（Sigma，St. Louis，MO）[I 型胶原酶用含有 5% 牛血清白蛋白（Sigma）的 PBS 配制]，混匀，并在 $CO_2$ 培养箱中（37 ℃）孵育。孵育 1 小时后，用 10%（v/v）胎牛血清（Sigma）终止消化。将消化过的脂肪组织用一片大纱布过滤，以去除剩余的组织碎片。以 200 g 的速度离心 10 分钟后，样本被分为上层的脂肪细胞层和底层的基质层。取 100 μL 样本，加入锥虫蓝 100 μL，即按 1 : 1 稀释。0.4% 锥虫蓝（Sigma）活性染色后，测定活性脂肪细胞数量。采用血细胞计数板在 400 倍放大率的显微镜下对活性脂肪细胞进行计数（图 8-1）[7,8]。

此种方法可以显示完整的活性脂肪细胞的正常外观。由于成熟的脂肪细胞中细胞质含量较少，因此这种细胞计数方法较难应用于脂肪细胞计数 [9]。因为测定流程中使用了胶原酶消化组织，该分离过程去除了脂肪细胞周围的基质成分，所以并不能准确地反映整块组织中的脂肪组织的活性 [10]。尽管如此，该项检测还是可以提供评价脂肪移植物活性的有意义的信息，可以作为确定脂肪移植物活性的基本检测方法。

## 比色法测定

比色法是使用 2，3- 双（2- 甲氧基 -4- 硝基 -5- 砜苯基）-5-[（苯基 - 氨基）- 羰基 ]-2H- 四唑基（XTT） 进行比色。这种染料可以被活细胞中的线粒体脱氢酶还原，产生深染的甲臜产物。即使是新死亡的脂肪细胞也不会还原 XTT，因此这种方法对存活细胞的检测较敏感。体外定量细胞增殖比色法测定已用于确定脂肪移植物的活性 [4,6,9]。

Rohrich 等 [4] 对比法的描述如下。

用 XTT（Roche Molecular Biochemicals，Branchburg，NJ）试剂进行比色法分析，采用分光光度法对细胞生长和活性进行定量。因为四唑盐 XTT 被线粒体脱氢酶代谢成水溶性福尔马林染料，于 450 ~ 500 nm 波长处光下测定。XTT（Roche）比色法系统采用分光光度法对细胞生长和活性进行定量。使用细胞增殖试剂盒 II XTT（Roche Diagnostics No. 1465015）可通过以下方法测定脂肪细胞的活性。首先，于 37 ℃ 水浴中制备 XTT 标记试剂和电子偶联试剂（取自试剂盒）。24 孔板中每孔加入 1.0 mL 培养基（DMEM，pH7.4）。其中 1 孔作为对照组（培养基 + XTT+，细胞 -），每个样品设 1 个副孔，1 孔加入经过热处理（60 ℃，10 分钟）的脂肪样本作为阴性对照。除对照组外，每孔加 0.2 mL 样品。将 5.0 mL XTT 标记试剂和 0.1 mL 电子偶联剂混合，每孔加入 1.5 mL 混合的 XTT 试剂。在 0、1、2、3 小时分别于 492 nm 和 690 nm 波长处进行吸光度读数。在各个时间点，每孔取 0.75 mL 置于 96 孔板并进行读数（Spectramax Plus 384；Molecular Devices，Sunnyvale，CA）。读数期间，24 孔板置于 37 ℃ 保存。

XTT 测定证实了脂肪移植物中活细胞数与对应的甲臜吸光度值之间具有密切关联 [4,6,9,11]。因为该方法不需要行细胞分离，可以准确地反映脂肪移植物和脂肪细胞周围完整的基质成分的活性。然而该方法对脂肪细胞不具有特异性。任何在脂肪移植物中的活细胞如血源性细胞、内皮细胞、脂肪源性干细胞和成纤维细胞等都会影响总吸光度值 [9]。

### 甘油 −3− 磷酸脱氢酶测定

甘油 −3− 磷酸脱氢酶（glycerol−3−phosphate dehydrogenase，G3PDH）是一种相对简单的脂肪特异性检测方法，可用于评估脂肪组织的细胞功能。G3PDH 通常位于成熟脂肪细胞的细胞质中。当脂肪细胞受到损伤时，G3PDH 由脂肪细胞的细胞质中释放到细胞外。因此，可以测定细胞外和脂肪细胞的胞质中 G3PDH 的水平[12]。

虽然利用洗涤技术和分光光度法可以测定受损脂肪细胞的细胞外 G3PDH 水平[12]，但是许多研究者推荐检测脂肪细胞胞质中的 G3PDH 水平，目前已有商品化的 G3PDH 检测试剂盒，可以测量脂肪细胞胞质中 G3PDH 水平。G3PDH 水平越高，表明脂肪组织的细胞功能越好[8, 9]。根据说明书，用分光光度法测定脂肪移植物中 G3PDH 活性。简而言之，1 g 脂肪移植物标本与 4 mL 0.25 M 蔗糖混合并制成匀浆。然后，在 4 ℃ 条件下以 700 g 转速离心匀浆 10 分钟，取上清液置于特定的离心管中，再次以 54 000 g 转速离心 60 分钟。取上清液，用酶提取剂将上清液稀释 20 ～ 100 倍。

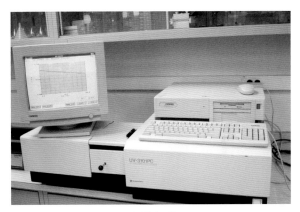

▲ 图 8-2

测定的最终步骤如下：底物试剂（400 μL）置于测试孔，加热至 25 ℃；稀释的上清液也加热至 25 ℃，取 200 μL 加入测试孔，与底物试剂混合。测量 340 nm 波长处的光吸收值，测量时间为 3 ～ 10 分钟，绘图。从曲线的线性位置求出每分钟光密度值的变化（$\Delta OD$）（图 8-2）。根据以下公式计算 G3PDH 的活性：

$$G3PDH \text{ 活性（U/mL）} = \Delta OD@340\,nm/min \times 0.482$$

数值以 U/mL 表示。

最近一项研究表明，虽然 XTT 和 G3PDH 测定结果与活性脂肪细胞的数量具有较好的相关性，但只有 G3PDH 测定具有严格的脂肪细胞特异性[9]。由于脂肪基质细胞与脂肪细胞的比值明显大于既往的描述，因此在测定脂肪移植物活性时，G3PDH 检测应该作为首选的实验室检查。然而，这种检测只能在酶消化和离心后进行，上述过程可能会部分破坏脂肪细胞，而且很难直接对未行组织分离的脂肪移植物内的脂肪细胞进行评估[9]。应进一步研究所有无须行组织分离即可进行的试验（如葡萄糖转运试验）在评估脂肪移植物活性中的潜在作用[13]。

### 常规组织学检测

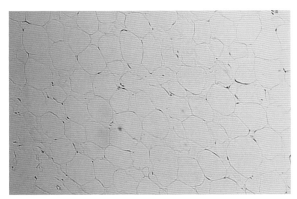

▲ 图 8-3

组织学检测主要用于评估脂肪移植物的结构完整性。由于脂肪细胞虽然有时可以维持组织学结构，但是其细胞功能已经有所损伤，因此常规组织学检测方法不能评估脂肪移植物的实际活性[8,14-16]。因此该方法应作为确定移植脂肪结构的一种补充检测手段。

每个脂肪移植物标本（约 3 g）取材后立即固定于 10% 福尔马林缓冲液中，经多孔纸重力过滤浓缩，梯度乙醇和二甲苯处理，石蜡包埋，进行病理切片，每张切片厚度约 5 μm，苏木精和伊红（H&E）染色（图 8-3）。所有组织切片应由经验丰富的病理学家阅片，对组织结构破坏、脂肪细胞变性或坏死进行评估[8]。切除的正常脂肪标本的 H&E 染色图片如上所示。其他类型的组织染色，如油红染色，也可达到同样目的，但是油红染色需要行冰冻切片。

### 全成像染色

活体脂肪组织全成像染色（取材后数小时内进行）获得了一些进展。通过全成像染色，可观察到包括脂肪细胞和毛细血管网络在内的细胞三维结构，而其他检测方法皆无法做到。Bodipy 染色可显示脂肪细胞，但是死脂肪细胞的脂滴也可以被 Bodipy 染成阳性，因此我们应更仔细地评估脂肪细胞活性[17]。

图中所示为脂肪组织全成像染色。通过脂肪细胞染色（绿色，Bodipy）、毛细血管网染色（红色，异凝集素）以及细胞核染色（蓝色，Hoechst）可清楚显示脂肪组织的三维结构（图 8-4A）。脂肪组织三维图片（图 8-4B）显示每个脂肪细胞都附着于毛细血管网上，偶见 CD34 阳性的血管周围脂肪来源干细胞／基质细胞（ADSCs）。

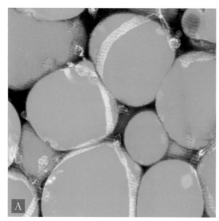
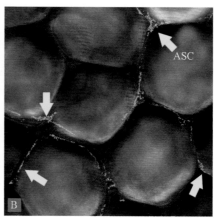

凝集素（毛细血管）
Bodipy（脂肪细胞）
Hoechst（核）

凝集素（毛细血管）
CD34（脂肪干细胞）
Hoechst（核）

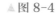图 8-4

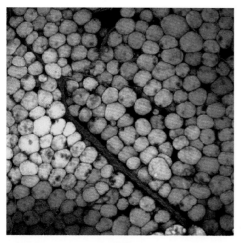

▲图 8-5

脂肪组织全成像染色（图 8-5）。全成像染色显示活的完整脂肪组织，可见脂肪细胞（黄色，Bodipy）、毛细血管网络（红色，异凝集素）和细胞核（蓝色，Hoechst）。可清楚显示大血管和脂肪细胞间走行的毛细血管网。

Eto 等[17] 首先报道了该染色步骤和观察方法。取样 2 小时内将脂肪组织切成 3 mm 薄片，用以下试剂孵育 30 分钟：Bodipy 558/568 或 Bodipy-FL（Molecular Probes, Eugene, OR）染色脂肪细胞、Alexa Fluor 488 偶联异凝集素 GS-IB4（Molecular Probes）染色血管内皮细胞、Hoechst 33342（Dojindo, Kumamoto, Japan）染色所有细胞核、碘化丙啶（PI, Sigma）染色坏死细胞的细胞核。样本洗涤，直接用共聚焦显微镜系统（Leica TCS SP2, Leica Microsystems, Wetzlar, Germany）观察。每隔 3 μm 间距拍照，共拍 10 幅图像，重建得到 30 μm 厚的三维图像。根据检测目的，可同时行免疫染色如 CD34（ADSCs）、MAC-2（巨噬细胞）或 Lyve-1（淋巴细胞）等指标。

### 免疫组织化学染色（脂周蛋白，perilipin）

脂周蛋白是脂肪细胞胞质中包被脂滴的一种蛋白质。脂周蛋白免疫组化染色对脂肪细胞具有非常高的特异性，该蛋白质会在脂肪细胞死亡后的几天内逐渐消失。因此，本方法是目前最可靠的通过组织学水平观察脂肪细胞活性的方法。由于移植脂肪中通常含有较多的死脂肪细胞（脂滴），因此通过本方法评估移植脂肪的组织活性非常有效。为了评估脂肪移植物的保留情况，应同时评估移植脂肪的重量／大小和活性，脂周蛋白免疫染色即为针对活性进行的检测[18]。

对脂肪组织行连续组织切片，采用常规 HE 染色和脂周蛋白免疫染色（图 8-6）。在 HE 图像中有许多圆形脂滴，但脂周蛋白染色显示，其中只有一部分是活脂肪细胞。因此，脂周蛋白免疫染色可非常清楚地分辨出活脂肪细胞和死脂肪细胞。

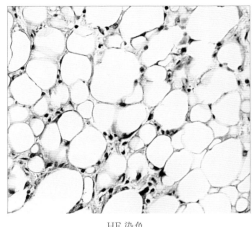 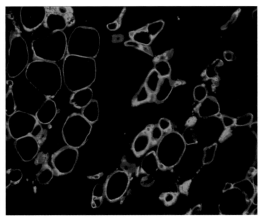

HE 染色        脂周蛋白免疫染色

▲ 图 8-6

移植后 2 周，对移植物行免疫染色，脂周蛋白绿色荧光标记活脂肪细胞，MAC-2 红色荧光标记巨噬细胞，Hoechst 蓝色荧光标记细胞核（图 8-7）。在死脂肪细胞之间（注意未染色的圆形区域）出现许多新的脂肪细胞／脂肪前体细胞，死脂肪细胞周边是吞噬脂滴的、呈浸润分布的巨噬细胞。

取材的脂肪组织固定于锌固定液中（BD Biosciences，San Jose，CA），石蜡包埋，免疫组织化学染色用切片厚度为 6μm。豚鼠抗脂周蛋白抗体（Cedarlane Laboratories，Burlington，Ontario，Canada）作为一抗。以同型抗体为阴性对照。使用 Alexa Fluor 488 或 Alexa Fluor 568 偶联作为二抗（Molecular Probes），便于显色和观察。细胞核用 Hoechst 33342 染色。此外，根据染色目的，还可以同时使用其他一抗，如 CD34（ADSCs）、MAC-2（巨噬细胞）和 vWF（血管内皮细胞）。

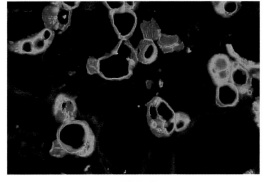

▲ 图 8-7

## 首选方案

多年来每个实验室都已开发出特定的确定脂肪移植物活性的首选方案。我们实验室一般选用活性脂肪细胞计数法、G3PDH 法和常规组织学检查相结合的方法来确定脂肪移植物活性，并发现这种组合明显优于任何一种单独使用的方法。我们的首选方案可用于评估直接切除、传统吸脂、移植物获取转移设备和 Coleman 技术获取的脂肪组织的活性 [8,14,15]。此外，本方法可用于评估冷冻保存前后脂肪组织的活性 [16]。近年来，全成像染色法实现了脂肪组织的三维可视化，它可以清晰显示脂肪细胞与毛细血管网之间的密切关系 [17,18]。作为一种免疫组织化学方法，脂周蛋白染色可以清楚地将活脂肪细胞与死脂肪细胞区分开来，并有助于阐明脂肪移植后脂肪细胞的转归。本方法是体外检测方法中评价脂肪细胞活性最有效的方法 [19]。然而在我们的方案中，使用的所有检测方法都是在体外进行的，理想的检测方法应该是可以在体内和临床环境中检测细胞活性，而不需要行组织分离的方法。这种检测方法未来可用于整形或重建手术中预测结构性脂肪移植的临床转归。

## 结论

无论采用何种脂肪移植物的获取和处理方法，最重要的是在脂肪移植前保留脂肪细胞的活性。我们最近的研究倾向于将 Coleman 技术作为脂肪移植物获取和处理的首选方法，因为该技术在获取和处理过程中维持了更好的细胞功能，获得了更多具有活性的脂肪细胞 [15]。在体内移植前，还可采用几种方法对脂肪移植物进行预处理，以提高其活性，例如用培养基、胰岛素或聚合物 [20-22]。此外，细胞辅助脂肪移植技术已用于临床，并经证实具有良好的初步效果 [23,24]。

---

### 技术精要

- 移植脂肪组织的长期存活取决于获取和处理技术，务必使脂肪细胞在移植前保持存活状态。
- 用于确定脂肪移植物活性的实验室检测方法包括活性脂肪细胞计数、比色法测定、脂肪细胞特异性酶测定，以及常规组织学检测、全成像染色和脂周蛋白免疫组织化学染色。
- 应联合应用活性脂肪细胞计数、G3PDH 测定和组织学检测来确定脂肪移植物的活性；联合应用明显优于单独使用某一项检测方法。
- 免疫组织化学技术，如脂周蛋白染色，在组织学上评价脂肪移植物活性方面有明显优势，因为该方法可真正区分脂肪组织内的活脂肪细胞和死脂肪细胞。

---

**参考文献**

[ 1 ] Billings E Jr, May J Jr. Historical review and present status of free fat graft autotransplantation in plastic and reconstructive surgery. Plast Reconstr Surg 83:368, 1989.

[ 2 ] Sommer B, Sattler G. Current concepts of fat graft survival: histology of aspirated adipose tissue and review of the literature. Dermatol Surg 26:1159, 2000.

[ 3 ] Peer LA. Cell survival theory versus replacement theory. Plast Reconstr Surg 16:161, 1955.

[ 4 ] Rohrich RJ, Sorokin ES, Brown SA. In search of improved fat transfer viability: a quantitative analysis of the role of centrifugation and harvest site. Plast Reconstr Surg 113:391, 2004.

[ 5 ] Ramon Y, Shoshani O, Peled IJ, et al. Enhancing the take of injected adipose tissue by a simple method for concentrating fat cells. Plast Reconstr Surg 115:197, 2005.

[ 6 ] Smith P, Adams WP Jr, Lipschitz AH, et al. Autologous human fat grafting: effect of harvesting and preparation techniques on adipocyte graft survival. Plast Reconstr Surg 117:1836, 2006.

[ 7 ] Boschert MT, Beckert BW, Puckett CL, et al. Analysis of lipocyte viability after liposuction. Plast Reconstr Surg 109:761, 2002.

[ 8 ] Pu LL, Cui XD, Fink BF, et al. The viability of fatty tissues within adipose aspirates after conventional liposuction: a comprehensive study. Ann Plast Surg 54:288, 2005.

[ 9 ] Suga H, Matsumoto D, Inoue K, et al. Numerical measurement of viable and nonviable adipocytes and other cellular components in aspirated fat tissue. Plast Reconstr Surg 122:103, 2008.

[10] MacRae JW, Tholpady SS, Katz AJ, et al. Human adipocyte viability testing: a new assay. Aesthetic Surg J 23:265, 2003.

[11] Roehm NW, Rodgers GH, Hatfield SM, et al. An improved colorimetric assay for cell proliferation and viability utilizing the tetrazolium salt XTT. J Immrol Methods 142:257, 1991.

[12] Lalikos JF, Li Y, Roth TP, et al. Biochemical assessment of cellular damage after adipocyte harvest. J Surg Res 70:95, 1997.

[13] Xie Y, Zheng D, Li Q, Chen Y, Lei H, Pu LL. The effect of centrifugation on viability of fat grafts: an evaluation with the glucose transport test. J

Plast Reconstr Aesthet Surg 63:482, 2010.

[14] Ferguson REH, Cui XD, Fink BF, Vasconez HC, Pu LL. The viability of fat grafts harvested with the Lipi-Vage system: a comparative study. Ann Plast Surg 60:594, 2008.

[15] Pu LL, Coleman SR, Ferguson RE, Cui XD, Vasconez HC. Autologous fat grafts harvested and refined by the Coleman technique: a comparative study. Plast Reconstr Surg 122:932, 2008.

[16] Pu LL, Cui X, Fink BF, et al. Long-term preservation of adipose aspirates after conventional lipoplasty. Aesthetic Surg J 24:536, 2004.

[17] Eto H, Suga H, Matsumoto D, Inoue K, Aoi N, Kato H, Araki J, Yoshimura K. Characterization of structure and cellular components of aspirated and excised adipose tissue. Plast Recontr Surg 124:1087, 2009.

[18] Suga H, Eto H, Aoi N, Kato H, Araki J, Doi K, Higashino T, Yoshimura K. Adipose tissue remodeling under ischemia: death of adipocytes and activation of stem/progenitor cells. Plast Reconstr Surg 126:1911, 2010.

[19] Nishimura S, Manabe I, Nagasaki M, et al. Adipogenesis in obesity requires close interplay between differentiating adipocytes, stromal cells, and blood vessels. Diabetes 56:1517, 2007.

[20] Ullmann Y, Hyams M, Ramon Y, et al. Enhancing the survival of aspirated human fat injected into nude mice. Plast Reconstr Surg 101:1940, 1998.

[21] Yuksel E, Weinfeld AB, Cleek R, et al. Increased free fat-graft survival with the long-term, local delivery of insulin, insulin-like growth factor-I, and basic fibroblast growth factor by PLGA/PEG microspheres. Plast Reconstr Surg 105:1712, 2000.

[22] Medina MA, Nguyen JT, Kirkham JC, et al. Polymer therapy: a novel treatment to improve fat graft viability. Plast Reconstr Surg 127:2270, 2011.

[23] Yoshimura K, Sato K, Aoi N, et al. Cell-assisted lipotransfer for cosmetic breast augmentation: supportive use of adipose-derived stem/stromal cells. Aesthetic Plast Surg 32:48, 2008.

[24] Kolle SF, Fischer-Nielsen A, Mathiasen AB, et al. Enrichment of autologous fat grafts with ex-vivo expanded adipose tissue-derived stem cells for graft survival: a randomised placebo-controlled trial. Lancet 382 (9898):1113, 2013.

# 第9章

# 抽吸物中的生长因子

Norbert Pallua, Benedikt Schäfer, Bong-Sung Kim 译者：李 强 晋圣阳 靳绍东 韩雪峰 钟德成 金培生 李发成

脂肪移植可应用在众多不同的软组织修复领域中，由于脂肪移植安全可靠，现已成为整形外科领域的一种重要手段。然而，很多长期研究表明移植组织会出现容量丢失，特别是移植后早期阶段。学者们探讨了造成这种现象的众多原因。

许多整形外科医师用来浸润供区和受区的局部麻醉药，被认为是降低移植物活性的相关因素之一。某些文献就上述因素做了探讨。虽然 Livaoğlu 等[1] 和 Shoshani 等[2] 未观察到利多卡因和肾上腺素对脂肪移植物存活的负面作用，但 Keck 等[3] 的报道发现脂肪来源干细胞（ADSCs）的活性下降。Gugerell 等[4] 和 Girard 等[5] 进一步观察到利多卡因对 ADSC 存在负面影响[4,5]。综合来看，目前尚不能排除局部麻醉药对脂肪移植物，尤其是脂肪前体细胞的毒性作用。

关于移植后移植物活性下降，另一个更被认可的解释是移植后脂肪组织供氧不足。氧供扩散范围仅限于数毫米，超过此范围的组织不可避免地会出现缺氧。缺氧时间过长，移植细胞发生凋亡和坏死，导致移植物体积减少和瘢痕化。基于此，Kato 等[6] 描述了一个由表面存活区、再生区和中央坏死区组成的 3 区模型。因此，足够的新生血管形成对于维持移植物稳定的存活效果必不可少。已存在的血管中的新生血管，或称之为血管发生，是受到诸多因素影响的极为复杂的过程。生长因子直接参与血管发生过程。

本章将深入探讨当前脂肪移植中有关生长因子的知识，总结潜在风险，并展望该领域未来发展的前景。

## 生长因子

生长因子是一类天然蛋白质或类固醇激素，其通过自分泌或旁分泌信号发挥作用。它们与靶细胞的特定受体结合，然后参与刺激细胞生长、增殖、分化及血管生成等过程。

血管内皮生长因子（vascular endothelial growth factor，VEGF）是参与血管生成的重要生长因子之一。VEGF 基因敲除后的小鼠无法存活，表明该生长因子具有重要作用。在血管生成过程中，VEGF 通过调节血管通透性，促进内皮细胞的增殖、迁移和分化，介导血管发生。组织缺氧是众多刺激 VEGF 生成的因素中的一个重要因素。研究还发现 VEGF 分泌与脂肪细胞分化率呈正相关[7]。

血管生成和脂肪组织扩增的另一个关键因子是碱性成纤维细胞生长因子（basic fibroblast growth factor，bFGF），它能刺激内皮细胞的增殖和迁移。此外，bFGF 还能促进 ADSCs 的增殖和脂肪细胞的有丝分裂。

胰岛素样生长因子 -1（insulin-like growth factor 1，IGF-1）通过稳定新生血管从而促进血管生成。此外，它对脂肪细胞的存活有积极的作用，从而增强移植物活性。

血小板源性生长因子 BB（platelet-derived growth factor BB，PDGF-BB）参与了血管生成

过程，其通过募集有利于促进新生血管的稳定和成熟的周细胞而起作用。此外，PDGF-BB 作为一种促成活因子还对基质血管成分 (stromal vascular fraction,SVF) 中的细胞具有抗凋亡作用，刺激 ADSCs 的增殖，促进细胞的成活。

脂肪组织中的其他重要生长因子有基质细胞源性因子 -1-α (stromal cell-derived factor-1-alpha，SDF-1-alpha) 和表皮生长因子 (epidermal growth factor, EGF)。SDF-1α 在血管生成中起重要作用，EGF 是诱导有丝分裂的重要因子。

综上所述，VEGF、bFGF、IGF-1、PDGF-BB、SDF-1-α 和 EGF 等生长因子通过促进细胞募集、成熟和稳定新生血管共同促进新生血管生成。它们是移植组织中的重要成活因子，促进脂肪组织的成活。

## 生长因子和抽吸物

脂肪组织是已知的生长因子丰富的储存库。因此，脂肪移植不仅包括具有体积效应的组织块的移植，还包括生长因子和分泌生长因子的细胞移植。然而，在脂肪获取、处理、储存和注射过程中，脂肪组织经历多种操作，可能会对抽吸物中的生长因子产生未知的影响。

我们之前发表了一份报告，证明抽吸物中含有大量生长因子[8]。在我们的研究中，抽吸物的获取和处理遵循 Coleman 技术。离心后，抽吸物可分为 4 个组分：最上层的油脂层、纯化脂肪层、水层和细胞颗粒层[9]。细胞颗粒由多种细胞组成，一些整形外科医师把细胞颗粒层称为"红色颗粒"，并加入脂肪移植物中，而其他外科医师不使用这种方法。文献中也提到了细胞颗粒是 1 个单独的部分 / 层。生长因子在离心后纯化脂肪组织和抽吸后未纯化的脂肪组织中含量最高。

在抽吸后未纯化的脂肪组织和纯化脂肪组织中存在大量不同浓度的 VEGF、bFGF、IGF-1 和 PDGF-BB。生长因子含量最高的是纯化脂肪，而在颗粒层和水层中的含量则明显较低。IGF-1 含量最高，其次是 bFGF，而 VEGF 和 PDGF-BB 含量则明显较低（图 9-1）。

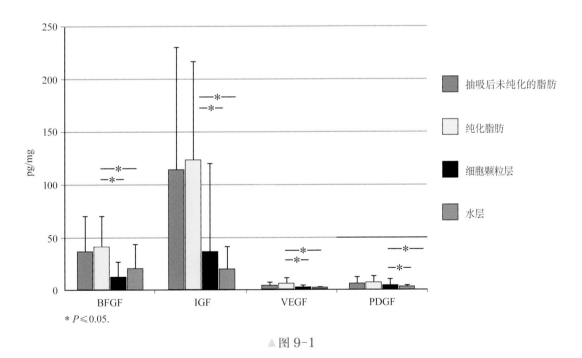

* $P \leqslant 0.05$.

▲图 9-1

抽吸后未纯化的脂肪组织和纯化脂肪组织在生长培养基中分别进一步培养 3 天和 5 天后，分析生长因子含量。重要的是，抽吸后未纯化的脂肪组织和纯化脂肪组织即使在培养 3 天和 5 天后也会分泌大量的生长因子[8]。

在最近一项研究中，我们测定了SVF中生长因子的含量（图9-2）[10]。SVF分别在分化和增殖培养基中培养，ELISA检测培养3天和6天的VEGF、IGF、PDGF、瘦素和基质金属蛋白酶-9（matrix metallopeptidase-9，MMP-9）的水平。结果发现，培养基类型对生长因子的分泌有显著影响。在分化和增殖培养基中，VEGF水平在第3~6天逐渐升高，而同一时期瘦素水平逐渐下降。在分化培养基中，IGF、PDGF和MMP-9水平升高。我们的结论是，SVF在分化培养基中培养可促进生长因子的分泌，得到更加稳定的效果。这对于组织工程方法和干细胞治疗中SVF的体外扩增具有重要意义。

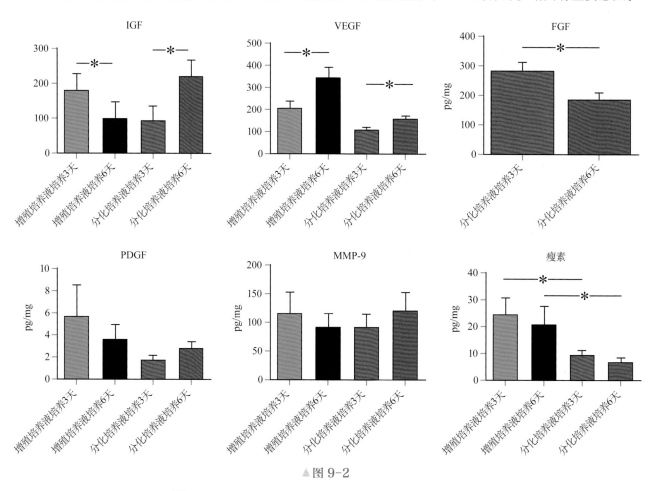

▲ 图9-2

梯度密度是Allen等[11]提出的一个新概念。作者假定离心可以使脂肪层分离成不同密度的组分。将密度最高和最低的部分注射到小鼠体内，分别于2周后进行短期观察和10周后进行长期观察。2周和10周后，高密度脂肪组的存活率均高于低密度脂肪组。随后的分析表明，高密度脂肪组ADSCs计数及VEGF、SDF-1α、PDGF和脂联素含量均显著高于低密度脂肪组。作者认为，因为抽吸物的最高密度组分含有较高水平的生长因子和前体细胞，会产生更持久的结果，因此此组分是最适合移植的部分。

用于获取和处理抽吸物的技术进一步改变了抽吸物中生长因子的含量。如今，有各种各样的钝针可供整形外科医师选择，以满足每一种手术的具体需要。用多孔钝针获取微粒脂肪组织，该方法获得的抽吸物偏液态，可注射到真皮浅层。

尽管微粒脂肪移植技术具有独特的优点，但是Alharbi等[12]发现，传统Coleman技术比微粒脂肪抽吸技术获取和处理的脂肪颗粒中VEGF和IGF-1的含量明显更高，而bFGF和PDGF含量无明显差异。

对于不同情况使用不同钝针的方法可以解决上述问题。根据Coleman技术，用大管径钝针获取的脂肪抽吸物中含有高水平的促血管因子,可促进移植物成活。当我们的目标是获取大量脂肪(如隆乳)的时候,推荐使用大管径钝针。另外,Magalon[13] 的微粒移植技术可以通过移植大量 ADSCs 来增厚和修复真皮层。

## 结果

一项包含 35 例患者的临床回顾性研究中,采用患者和观察者瘢痕评定量表 (patient and observer scar assessment scale,POSAS)、照片记录和激光多普勒光谱 (O$_2$C)[14] 对脂肪移植后的面部瘢痕进行评估,瘢痕疼痛、颜色和色素沉着、僵硬和柔软度、不规则程度在移植后改善,患者总体满意率较高。此外,O$_2$C 检测显示移植后早期血红蛋白水平升高。

狗咬伤的女性患者,行脂肪移植治疗后瘢痕情况得到明显改善(图 9-3)[15]。

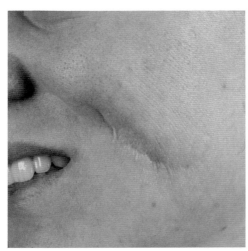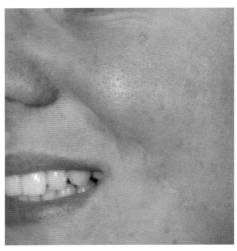

▲图 9-3

在面部提升联合脂肪移植的患者中,脂肪填充还能有效地解决老化性面部脂肪萎缩的问题[16]。上述手术为脂肪和干细胞的治疗方式,包括高位表浅肌肉腱膜系统(SMAS)面部提升和辅助性脂肪填充。联合脂肪移植的面部提升手术的长期随访结果非常令人满意。随访内容包括比较手术前后照片和 O$_2$C 分析。ADSCs 除了分泌促血管生长因子外,还可分化为产生胶原的成纤维细胞,这可能是皮肤整体质量显著改善的原因。图 9-4 举例说明自体脂肪组织在老化性面部脂肪萎缩中的年轻化作用。

女性患者接受自体脂肪移植治疗老化性脂肪萎缩,术前(图 9-4 左)和术后 36 个月(图 9-4 右)[16]。

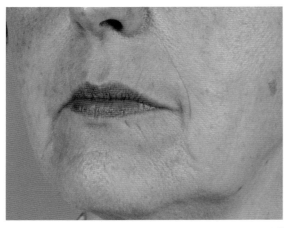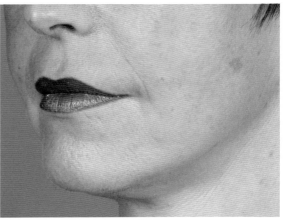

▲图 9-4

## 潜在并发症

脂肪移植通常被认为是一种安全的手术，只要术者遵循基本原则，大多数情况下并发症是可控的。但关于生长因子，还需要考虑某些风险。

生长因子最大的益处之一是其具有促进血管生长的能力。但是从另一方面来说，血管生成在肿瘤发生中起到关键作用，肿瘤组织的快速扩增依赖于足够的血管生成。Folkman 等 [17] 首次描述了肿瘤生长与血管生成之间的关系。进一步研究表明，某些生长因子可直接刺激肿瘤细胞增殖并促进其存活。这不可避免地导致了如下问题：抽吸物中的生长因子是否也能促进已有的癌症复发或促进癌症的发生。

迄今为止，大量体外研究和动物实验表明，脂肪组织或者 ADSCs 的引入促进了肿瘤细胞的生长。相比之下，临床观察并未证实上述实验结果。在包括大样本量乳癌患者在内的多项临床研究中，并未发现脂肪移植的不良反应。唯一一个例外的临床研究证实了脂肪移植在导管和小叶上皮内瘤变的病例中的致癌潜力。Petit 等 [18] 观察到，脂肪移植后病理学上导管和小叶上皮内瘤变发生频率显著增加。一种可能的解释是，上述肿瘤细胞的去分化程度较低，因此对生长因子等旁分泌信号反应更加灵敏。

基于现有文献，无法对该问题提供明确的建议。

脂肪移植后容量减少仍是其主要缺点，因为移植组织的成活率不可预测，可能需要再次手术，所以导致患者满意度下降。

## 讨论

抽吸物中含有很多重要的生长因子，如 IGF-1、VEGF、bFGF 和 PDGF-BB，在进行离心处理后，纯化脂肪中生长因子的含量更高。因此脂肪移植的同时也会将生长因子移植到受区。

因为有生长因子的存在，脂肪组织不同于一般人工合成材料。与人工合成填充剂相比，脂肪组织是可再生的和有生物活性的动态填充剂，可主动分泌生长因子，并能对外界刺激如组织缺氧或细胞因子等做出反应。另外一个重要因素是，脂肪抽吸物还可作为各种生长因子的生理复合体。迄今为止，针对某种单一生长因子分布的研究表明其生物学作用往往非常有限，每种生长因子均有其独特的生理作用，但它们之间可互相影响和协同，扩大各自的生物学效应 [19]。

促血管生长因子保证了脂肪移植物充分血管化，从而改善移植效果。完善的毛细血管网络可提供充足的氧气供应，减轻移植细胞的坏死和凋亡。换言之，脂肪移植可以防止由于组织缺氧而导致的容量损失。

各种不同研究均显示了脂肪移植物的血管新生潜力。其中一项使用 PET-CT 检测的研究揭示了 VEGF 的关键作用 [20]。作者从小鼠的附睾脂肪垫中获取脂肪组织，并通过一过性的 VEGF-A 刺激来预处理，最后将移植物注射到额部区域。PET-CT 检测有助于体内监测移植物的体积变化和代谢活动。在移植后 4 周和 12 周结果显示，VEGF-A 组和对照组之间氟脱氧葡萄糖（代谢的标志物）的摄取水平无显著统计学差异。然而，12 周后脂肪垫取材行组织学分析表明，VEGF 治疗组中移植物的毛细血管密度显著增加。此外，VEGF-A 组中移植物的重量和体积都明显大于对照组。

除了 VEGF，最近一项研究 [21] 表明 EGF 也是一种有效的血管生成刺激因子。研究人员从兔的腹股沟区获取脂肪，实验组注射 EGF，对照组注射生理盐水，然后将脂肪移植到兔耳部。3 个月后行移植物取材结果显示，EGF 实验组保留体积更多。此外，对照组的受区出现更高程度的粘连和纤维化。EGF 治疗组新生血管的数量明显增加。最后，实验组移植的脂肪细胞发生变形或坏死的概率更低，说明 EGF 对移植物血管化和存活均有促进作用。

上述体内实验 [20,21] 表明，移植物中的生长因子对移植物的血管化和存活均有促进作用。

除生长因子对移植物本身存活的促进作用外，移植物释放的生长因子也对促进受区组织的再生起到重要作用。在治疗难治性慢性创面时，脂肪移植的效果也受到了密切关注。Zografou 等 [22] 报道指出，当皮肤移植物与培养的 ADSCs 同时移植治疗糖尿病大鼠创面时，治疗效果明显改善，其移植存活率、血管生成和上皮化等指标均显著提高，VEGF 表达明显提高，毛细血管密度和胶原强度显著提高。

Sultan 等 [23] 研究了脂肪移植对小鼠烧伤模型的作用，作者在小鼠背部制造了一块全层皮肤烧伤创面，2 周后将人的脂肪（实验组）或生理盐水（对照组）移植到烧伤区域下方，在 4 周和 8 周后对瘢痕进行评估。结果显示脂肪移植动物的烧伤瘢痕在 4 周后的多普勒通量明显增高。促血管标记物 VEGF 和 EGF 水平在脂肪移植组更高，而纤维化标记物 MMP-9 和肿瘤生长因子 - β（tumor growth factor-beta，TGF-beta）水平下降。此外，组织学染色表明实验组的血管化及瘢痕指数均有改善。

过去 10 年的大量研究均证实，脂肪组织中加入生长因子是提高其移植效果的有效方法。目前提出了许多新的概念，使生长因子的持续和精准释放已成为可能。由于生长因子早期的降解较快，例如 VEGF 只需 50 分钟即会降解，因此只联合注入单一生长因子并不是理想方案，其治疗作用很快就会消失。

研究表明，VEGF 基因转染 ADSCs 可改善脂肪移植的存活率。研究人员已在纳米微球中封装 VEGF，将其加入 SVF 细胞或脂肪抽吸物中，此方案可避免 VEGF 过早灭活。还有一种方法是对 ADSCs 进行基因改造，以提高脂肪活性。例如，将 VEGF 转染的 ADSCs 注射入小鼠体内，结果提高了毛细血管密度。除了联合注射纳米球／微球、生长因子转染细胞外，用 VEGF 对受体部位进行预处理也是一种可行方案 [24]。

在相似的实验环境下，有学者研究了 FGF-2 和促红细胞生成素的治疗作用，发现两者也可促进移植物血管化和存活。进一步研究发现，促红细胞生成素可上调促血管生成因子的表达，减少了细胞凋亡、减轻了炎症反应 [25]。

然而，过量的生长因子可能会导致有害的影响，Hiraoka 等 [26] 在 bFGF 荷载的微球胶原基质中，监测了脂肪组织再生过程。组织学分析发现纤维化和组织炎症程度随着生长因子浓度的增加而增加，而低浓度则无此类现象。

因此以后的研究中，为了找到有益和有害的影响之间的平衡，确定合适的移植物／生长因子比例至关重要。

## 结论

抽吸物中含有大量的生长因子以及可分泌生长因子的细胞。脂肪抽吸物中生长因子的浓度主要取决于脂肪获取和处理技术。大量文献表明，生长因子对移植物的体积保留有促进作用。其主要机制是通过促进血管生成，保证氧供，从而提高脂肪组织移植物的存活率。此外，移植组织中分泌的生长因子通过增加血管形成、减少细胞死亡和瘢痕形成，从而改善受区环境。随着组织工程技术的进步，未来有望通过在移植物中加入生长因子来提高移植物的活性。尽管如此，我们还是建议谨慎使用，尤其是在癌症患者的治疗中。此类患者的脂肪移植物可能通过其促血管生成特性促进肿瘤的发生。因此未来需要进一步的研究，来明确生长因子的生理作用，增加脂肪移植的安全性。

## 参考文献

[1] Livaoğlu, M, Buruk CK, Uragloğlu M, et al. Effects of lidocaine plus epinephrine and prilocaine on autologous fat graft survival. J Craniofac Surg 23:1015, 2012.
[2] Shoshani O, Berger J, Fodor L, et al. The effect of lidocaine and adrenaline on the viability of injected adipose tissue—an experimental study in

nude mice. J Drugs Dermatol 4:311, 2005.

［3］ Keck M, Janke J, Ueberreiter K. [The influence of different local anaesthetics on the viability of preadipocytes] Handchir Mikrochir Plast Chir 39:215, 2007.

［4］ Gugerell A, Kober J, Schmid M, et al. Botulinum toxin A and lidocaine have an impact on adipose-derived stem cells, fibroblasts, and mature adipocytes in vitro. J Plast Reconstr Aesthet Surg 67:1276, 2014.

［5］ Girard AC, Atlan M, Bencharif K, et al. New insights into lidocaine and adrenaline effects on human adipose stem cells. Aesthetic Plast Surg 37:144, 2013.

［6］ Kato H, Mineda K, Eto H, et al. Degeneration, regeneration, and cicatrization after fat grafting: dynamic total tissue remodeling during the first 3 months. Plast Reconstr Surg 133:303e, 2014.

［7］ Berendsen AD, Olsen BR. How vascular endothelial growth factor-A (VEGF) regulates differentiation of mesenchymal stem cells. J Histochem Cytochem 62:103, 2014.

［8］ Pallua N, Pulsfort AK, Suschek C, et al. Content of the growth factors bFGF, IGF-1, VEGF, and PDGF-BB in freshly harvested lipoaspirate after centrifugation and incubation. Plast Reconstr Surg 123:826, 2009.

［9］ Condé-Green A, Baptista LS, de Amorin NF, et al. Effects of centrifugation on cell composition and viability of aspirated adipose tissue processed for transplantation. Aesthet Surg J 30:249, 2010.

［10］ Pallua N, Serin M, Wolter TP. Characterisation of angiogenetic growth factor production in adipose tissue-derived mesenchymal cells. J Plast Surg Hand Surg 48:412, 2014.

［11］ Allen RJ Jr, Canizares O Jr, Scharf C, et al. Grading lipoaspirate: is there an optimal density for fat grafting? Plast Reconstr Surg 131:38, 2013.

［12］ Alharbi Z, Opländer C, Almakadi S, et al. Conventional vs. micro-fat harvesting: how fat harvesting technique affects tissue- engineering approaches using adipose tissue-derived stem/stromal cells. J Plast Reconstr Aesthet Surg 66:1271, 2013.

［13］ Mojallal A, Lequeux C, Shipkov C, et al. Improvement of skin quality after fat grafting: clinical observation and an animal study. Plast Reconstr Surg 124:765; discussion 775, 2009.

［14］ Pallua N, Baroncini A, Alharbi Z, et al. Improvement of facial scar appearance and microcirculation by autologous lipofilling. J Plast Reconstr Aesthet Surg 67:1033, 2014.

［15］ Pallua N, Kim BS. Fat grafting and adipose tissue engineering. Plastic Surgery Hyperguide Online Tutorial. Copyright by Vindico Medical Education.

［16］ Pallua N, Wolter T. The lipo-facelift: merging the face-lift and liposculpture: eight years experience and a preliminary observational study. Aesthetic Plast Surg 37:1107, 2013.

［17］ Folkman J, Merler E, Abernathy C, et al. Isolation of a tumor factor responsible for angiogenesis. J Exp Med 133:275, 1971.

［18］ Petit JY, Rietjens M, Botteri E, et al. Evaluation of fat grafting safety in patients with intraepithelial neoplasia: a matched-cohort study. Ann Oncol 24:1479, 2013.

［19］ Sundaram H, Mehta RC, Norine JA, et al. Topically applied physiologically balanced growth factors: a new paradigm of skin rejuvenation. J Drugs Dermatol 8(5 Suppl Skin Rejuvenation):4, 2009.

［20］ Tervala TV, Grönroos TJ, Hartiala P, et al. Analysis of fat graft metabolic adaptation and vascularization using positron emission tomography-computed tomographic imaging. Plast Reconstr Surg 133:291, 2014.

［21］ Park B, Kong JS, Kang S, et al. The effect of epidermal growth factor on autogenous fat graft. Aesthetic Plast Surg 35:738, 2011.

［22］ Zografou A, Papadoupoulos O, Tsigris C, et al. Autologous transplantation of adipose-derived stem cells enhances skin graft survival and wound healing in diabetic rats. Ann Plast Surg 71:225, 2013.

［23］ Sultan SM, Barr JS, Butala P, et al. Fat grafting accelerates revascularisation and decreases fibrosis following thermal injury. J Plast Reconstr Aesthet Surg 65:219, 2012.

［24］ Topcu A, Aydin OE, Ünlü M, et al. Increasing the viability of fat grafts by vascular endothelial growth factor. Arch Facial Plast Surg 14:270, 2012.

［25］ Hamed S, Egozi D, Kruchevsky D, et al. Erythropoietin improves the survival of fat tissue after its transplantation in nude mice. PLoS One 5:e13986, 2010.

［26］ Hiraoka Y, Yamashiro H, Yasuda K, et al. In situ regeneration of adipose tissue in rat fat pad by combining a collagen scaffold with gelatin microspheres containing basic fibroblast growth factor. Tissue Eng 12:1475, 2006.

# 第10章

# 脂肪移植技术概述

Lee L.Q. Pu, Jeng-Yee Lin　译者：龙　飞　陈　杰　刘　凯　斯楼斌　王　阳

人们很早就认识到脂肪是躯体和面部软组织填充的理想材料。其优点包括脂肪获取简单、可重复性强和经济高效[1]。目前脂肪移植技术在诸多方面获得了长足的进步，包括保持脂肪细胞的活性、受区条件的准备、脂肪注射技术的改进，以及在整个注射过程中保持高效有序，大大地提高了移植脂肪的存活率以及远期成功率。

本章我们将对近年来众多学者关于自体脂肪移植技术的研究做一个全面的总结。为了更好地概括脂肪移植的全过程，其基本技术可分为4个组成部分：①自体脂肪的采集。②脂肪抽吸物的处理。③受区的准备。④以特定方式注射小颗粒的纯化脂肪。我们还将讨论其他一些重要考虑事项。今后重要的目标是依照近期严谨的研究，创建科学合理的脂肪移植最佳标准化技术。

### 基于所需容量的各种技术

根据受区对塑形或重建的容量需求，可将脂肪移植分为3类：①小容量脂肪移植（＜ 100 mL），主要用于面部年轻化或者是再生。②大容量脂肪移植（100 ～ 200 mL），主要用于改善乳房形态和躯体轮廓。③超大容量脂肪移植（＞ 300 mL），主要用于丰臀、隆乳或乳房重建[2]。本章主要讨论小容量和大容量脂肪移植技术。

## 脂肪移植的基础技术

脂肪移植的基础技术包括脂肪的获取、处理、受区准备和脂肪的植入。同时根据所需容量的不同，又可分为小容量及大容量脂肪移植技术。每一种类别均有其特定的技术[3]。

### 脂肪的获取

#### 小容量脂肪获取技术：低压无创技术

近年来的研究表明，与传统负压脂肪抽吸相比，注射器抽吸技术对脂肪组织创伤更小，可作为脂肪获取的标准式式，尤适用于小容量脂肪移植[4, 5]。但该项技术即使对经验丰富的外科医师来说也相对耗时，不易获取大容量的脂肪移植物。目前关于获取脂肪的注射器及吸脂针的型号管径尚无定论。一项综合性研究表明，采用 2 mm 多孔钝头吸脂针连接 10 mL 注射器抽吸的脂肪组织活性最高。使用 10 mL 注射器有利于保持吸脂过程中的低负压[4]。

注射器抽吸技术，即众所周知的 Coleman 技术，已被整形界广为接纳，特别适用于小容量脂肪移植[3,5,6]。　切口通常选择在瘢痕隐蔽的区域，用 11 号手术刀切开 2 ～ 3 mm 的切口作为抽吸脂肪的进针点，亦可选择注射麻药的切口抽吸脂肪。用蚊式钳将皮下组织适当分离从以便于吸脂针的置入。

一般情况下，供区注射麻药 10 ~ 15 分钟后开始脂肪抽吸，以利于抽吸脂肪并减少损伤。肿胀液和脂肪抽吸量的比值应在 1:1 左右，以确保每次往复抽吸的有效性。注射麻药后可做预隧道分离，从而使脂肪抽吸更加容易、耗时更短。

根据获取脂肪（小容量）及注射脂肪的需求，采用不同直径和形状的吸脂针（图 10-1）。可用叉状吸脂针松解纤维组织、瘢痕或粘连。

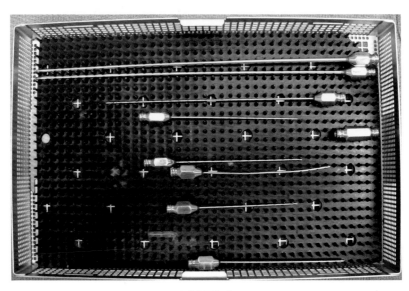

▲ 图 10-1

将 10 mL 螺纹注射器连接至吸脂针（图 10-2）。相对于较大的注射器，10 mL 注射器用起来更方便灵活，因而我们更喜欢用 10 mL 的注射器。我们选用 15 cm 长的双孔钝头吸脂针。轻柔后拉针栓，在注射器内产生 2 mL 的真空负压。注射器轻柔往复运动，脂肪逐渐进入注射器内；此方法对抽吸物的损伤最小。如抽吸物中混有较多的液体，竖立注射器即可轻松排出底部的液体，随之继续抽吸脂肪。脂肪抽吸完成后，应充分排净组织中残留的肿胀液和血液，间断缝合切口。一般来说，100 mL 以下的脂肪移植皆可选用上述方法。

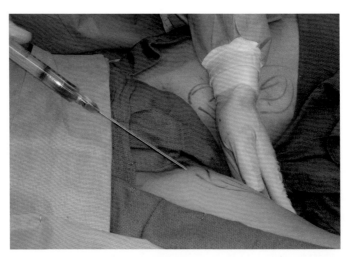

▲ 图 10-2

**大容量或超大容量脂肪获取技术：低负压吸脂技术**
有研究表明，采用低负压吸脂（低于 250 mmHg）获取大容量脂肪，比高负压吸脂（大于

760 mmHg）获得的脂肪组织活性更高[7]。很多制造商都试图开发一款同时具备脂肪抽吸、处理以及植入功能的理想设备[8]。遗憾的是，仅有少数设备的可靠性和优越性被全面评估，且其结论难以令人信服[9,10]。

LipiVage 就是集脂肪抽吸、洗涤和植入功能于一体的设备之一（Genesis Biosystem, Inc., Lewisville, TX）[8]。其有助于新手获取及处理脂肪移植物，保持了脂肪细胞的活性及结构的完整性，使其效果更为稳定。近年来，外科医师也开发多种密闭装置并应用于临床。包括 PureGraft system（具备洗涤和过滤功能的密闭系统，Cytori Therapeutics, San Diego, CA）[9]、Revolve system（脂肪处理密闭系统，LifeCell, Branchburg, NJ）[10]、LipoKit（密闭手动离心器系统，Medi-Khan, West Hollywood, CA）[11]。上述具备脂肪获取和处理功能的设备在今后都有可能被应用于大容量脂肪移植。但就目前而言，上述设备的成本及有效性仍未被外科医师认可。

对于超大容量脂肪的获取和处理，Khouri 等[12] 建议采用特制设备（K-Vac 注射器，Lipocosm, Key Biscayne, FL）低负压（300 mmHg）抽吸获取脂肪，采用恒定低压及低重力（15 g 维持 2 ~ 3 分钟）手动离心机处理脂肪。

Khouri 等最新研发的吸脂针因为其高效性和对脂肪破坏小而具有很多优势（图 10-3）。该吸脂针也可连接到大容量脂肪移植装置上，也可连接到低负压吸引装置上抽吸大容量脂肪移植物。

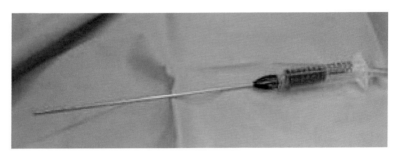

▲ 图 10-3

## 脂肪处理

脂肪处理存在多种方法，包括静置、纱布包裹、离心，以及洗涤和过滤，以有效去除抽吸物中的麻醉肿胀液和细胞碎片，获得纯度更高的脂肪组织用于移植[13]。脂肪组织的最佳处置方法是脂肪移植最具争议的话题。其中最大的争议是脂肪移植物的处理是否需要离心脂肪抽吸物。

### 脂肪组织离心处理

作为 Coleman 技术的组成部分，离心方法是我们推荐的脂肪处理方法，也被大多数研究证实了其临床实用性[5,6]。离心具有诸多益处。即使是以 50 g 离心 2 分钟，根据细胞计数，也可在中间层的底部检测到更多的活性脂肪细胞，使脂肪移植的操作更容易，移植脂肪的活性也更有保障[14,15]。最新的研究还发现适当的离心不仅能够提高抽吸物中脂肪细胞和脂肪干细胞（adipose-derived stromal cells, ADSCs）的浓度，还能增加各种促血管生长因子的浓度[11,16]。体外、体内实验都证实较高含量的干细胞或促血管生长因子与脂肪移植存活率呈正相关[17]，3 000 r/min（约 1 200 g）离心 3 分钟是最佳的选择，该离心率下脂肪细胞、脂肪源性干细胞／祖细胞和促血管长子因子的浓度最高。Allen 等[18] 研究最佳浓度的动物实验显示，高密度移植物较低密度移植物的存活率高。因此可根据预期效果来选择脂肪移植物的密度。适当的离心是处理脂肪移植物，特别是小容积脂肪移植物的有效方法[2-6]。

当脂肪抽吸结束后，将 10 mL 螺纹注射器口密闭，准备进行离心（图 10-4）。保持每一个注射器的密闭，

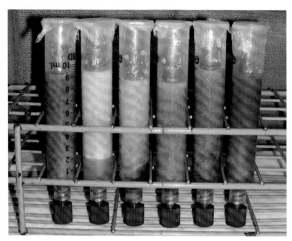

▲图 10-4

防止污染和过长时间暴露于空气。获取足够量脂肪后，小心移除针栓，将装满抽吸物的 10 mL 注射器放入离心机中，进行 3 000 r/min（1 200 g）离心 3 分钟。不推荐更快的转速或者更长时间的离心，其有可能对脂肪细胞造成损害[19]。

离心过后，注射器内的抽吸物将分成 3 层：上层为油脂，中间为脂肪组织，最下层为液体成分（图10-5）。上层的油状成分可以直接倒出。残留的油状成分可以用棉条或棉签吸附。去除螺纹注射器口密闭塞，可轻易排出下层的液体。通过离心，形成 3 层不同的成分：油脂、脂肪组织，以及包括肿胀液和组织碎片的液体成分。

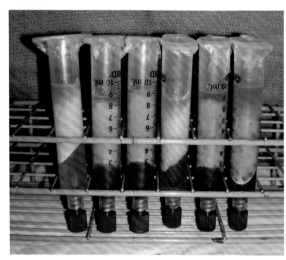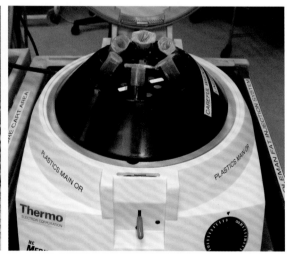

▲图 10-5

注射器内的浓缩脂肪随之被转移到 1 mL 注射器（我们脂肪移植所首选的型号）中（图 10-6）。小容量脂肪移植首选 1 mL 丙烯酸注射器；注射时其摩擦力或阻力很小，因此术者很容易控制注射量。注射器中的空气应该排净以便于准确记录注射量。我们通常选用 3 mL 注射器进行大容量脂肪移植。

**采用设备、过滤或静置处理脂肪**

脂肪处置设备（如 Revolve System, LifeCell, Branchburg, NJ；PureGraft, Cytori Therapeutics, San Diego, CA；或 LipoKit, Medi-Khan, West Hollywood, CA）[9-11] 的生产商们宣称其设备能够有效地去除红细胞碎片和油状物，从而得到与其他方法（如离心法）一样甚至更高浓度的纯化脂肪。然而，他们的这些研究在设计上都存在问题，且没有独立测试。此外，他们未能证明其设备处置脂肪后，

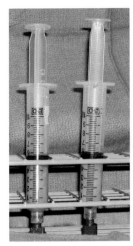
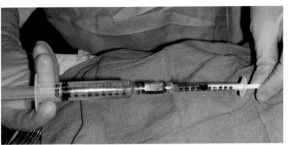
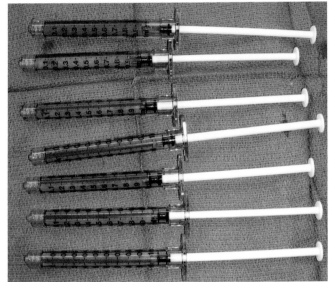
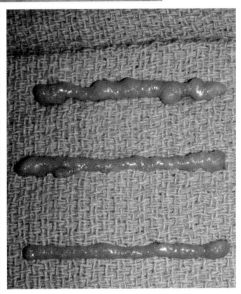

▲图 10-6

在活性脂肪细胞浓度和在体内脂肪移植物中的保留率方面的优势。

对于大容量或者超容量脂肪移植物的处理，一些术者提倡采用过滤技术或者仅自然静置。但是，没有适当的离心，脂肪移植物仅采用过滤或者自然静置就无法获取足够的纯度；同时可能混有潜在的炎症物质，如游离脂肪酸和红细胞碎片等。因此，即使对于大容量或超大容量脂肪移植，适当的离心也是可取的。

Khouri 等[12] 介绍了一种大容量或超容量脂肪移植物的处理方法。采用 12 G  12 孔吸脂针低负压（300 mmHg）抽吸脂肪。脂肪抽吸物置入静脉输液袋中，然后用离心机或手动离心机进行 15 g 离心 3 分钟。排出下层的液体成分后，上层的脂肪都集中到原有的收集容器中，作为移植物的转移容器。与 1 200 g 离心后获得的紧实膏状移植物相比，低重力手工离心获取的是稀疏的浆状移植物。由于特制设备快速有效，其倡导者将其作为大容量或超容量脂肪移植的首选方法。

或者，仍然采用标准离心法处理由多孔吸脂针低负压吸脂获取的脂肪抽吸物（图 10-7）[2]。这是本文资深作者(L.L.Q.P.)临床上获取及处理大容量脂肪的方法。在这套装置中，采用多孔吸脂针（图 10-3）低负压抽吸脂肪。首先将抽吸物收集于无菌罐中，随后将之转移到多个 10 mL 注射器中进行离心。

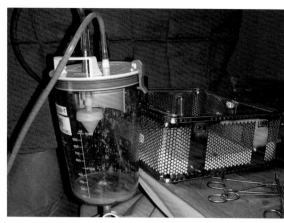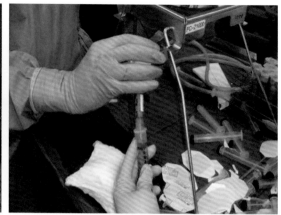

▲ 图 10-7

## 受区准备——外扩张

准备受区，为脂肪移植物的存活创造最佳环境，是提高移植物存活的关键因素。Khouri 等 [20] 为此率先提出了一种创新性的方法，即使用外置设备对受区皮肤施加持续负压，预扩张受区，与促进创面愈合的创面负压（创面 VAC）疗法类似。由于隆乳或乳房再造需要超大容量脂肪移植，移植物的高存活率至关重要且难以实现，因而特制的乳房外置预扩张设备首先应用于乳房脂肪移植。采用用于乳房组织的预扩张设备，或者外扩张器（external volume expansion，EVE）可成功提高乳房内脂肪移植物的长期存活，也已被很多研究证实。Khouri 等认为 EVE 可能增加组织的厚度，并增加脂肪移植受区的血管生成。其他学者报道 EVE 通过激活局部祖细胞，调控碱性成纤维生长因子的释放以及血管重塑，诱导脂肪组织的增加 [21,22]。另外研究发现外扩张还介导受区的机械刺激、水肿、缺血和炎症反应，从而在不同时段形成了有利于细胞生长和血管生成的环境。外扩张的缺点主要有皮肤皮疹、皮炎、色素沉着，以及需要患者持续使用的依从性和重要性 [23]。

大量整形医师在隆乳或乳房再造前，成功运用乳房外扩张器（BRAVA）预扩张了乳房组织 [20,24]。该装备包括一个有硅胶内衬的半球形硬塑料罩，以及由导管连接的一个负压泵。在扩张过程中受区血运增加。患者需要佩戴 BRAVA 至少 3 周以上，每天不少于 10 小时。在手术前 36 ~ 48 小时，患者需要不间断地使用 BRAVA，直至进到手术室时仍需佩戴，从而即刻三维扩张皮下组织。但是扩张流程应因人而异，可适当延长扩张时间，以达到适当预扩张。有人对 BRAVA 临床使用的安全性提出了质疑。

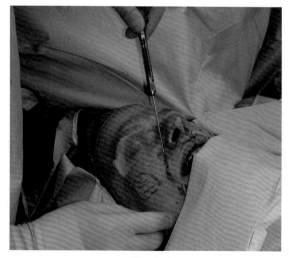

▲ 图 10-8

## 脂肪注射

脂肪移植的最关键技术之一是如何将脂肪移植物植入受区（图 10-8）。脂肪注射的关键在于将脂肪均匀地分布。只有这样才能使注射脂肪最大限度地接触受区组织，才更有利于脂肪组织通过血浆吸取营养和血管再生 [6]。

每次推注少量的脂肪不仅移植效果好，而且有助于避免脂肪纤维变性、油性囊肿形成、钙化甚至感染等与脂肪过量注射相关的并发症（图 10-9）。为了达到这个目的，每次注射的脂肪应该尽量少（少于 0.1 mL）。但我们仍可以通过多次等量的脂肪注射完成大容量脂肪移植 [12]。在退针的过程中每秒缓慢注

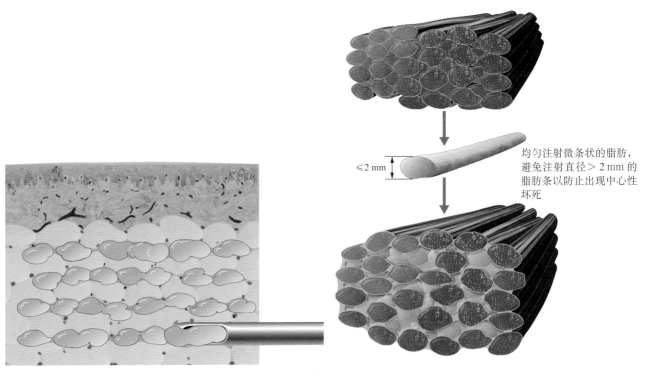

均匀注射微条状的脂肪，避免注射直径 > 2 mm 的脂肪条以防止出现中心性坏死

▲图 10-9

射 0.5 ~ 1 mL 脂肪以减少脂肪移植物的创伤[25]。应在不同方向，逐层多点注射少量脂肪[1,2,6,12,26]。

　　注射手法应该尽量轻柔，以避免损伤血管或神经。暴力注射会影响效果，并增加相关并发症的发生率。注脂针的直径一般为 12 ~ 20 G，通常选用单侧孔的钝头注脂针。根据注射量及注射部位选择不同长度和形状的注脂针。面部注射通常选用 5 ~ 9 cm 长的注脂针，躯体注射时选用 9 ~ 15 cm 长的注脂针。一般来说，在眶周等区域注射脂肪时应选择较细的针，其每次注射仅需要极少的量。细针亦可使术者在注射微量脂肪时，可以更加精细地控制。根据不同的需要，可选用直型或者弯型，钝头或者叉状的注射针。叉状注射针可以分离组织，可以用来松解纤维组织或者瘢痕、组织粘连或者韧带附着点。

　　近期一些外科医师推荐一款注射器材，其利于脂肪移植物的植入，且可精确控制每次注射微量脂肪颗粒。可定量设定每次注射的脂肪量，可以以更加均匀的方式进行多次注射[27,28]。由于其安全精确，首先被应用于面部，也可用于身体其他部位的脂肪注射，例如乳房或者臀部，以确保均匀注射，避免移植物出现团块状。经验较少的医师使用该器械，可以为患者创造更好的效果，并提高安全性。然而，对于经验丰富的医师而言，其实用性和性价比却是值得考量的。

　　由于术中脂肪移植所形成的变化十分精妙，因而在患者术前照片进行细致的标记，有助于术中的对比。术者在术中必须掌控注射针头端的位置。若无法确定其位置，则应向皮肤面上挑头端；其被覆皮肤呈苍白色，即可显露其准确位置。若脂肪移植物置于正确的位置，移植区域的"填充"效果则显而易见。若移植位置准确，但填充效果却不明显，则可能有一些限制填充的因素，比如纤维粘连或者被覆皮肤过紧等。纤维粘连可以用 18 G 锐针或者叉状针进行分离。被覆皮肤过紧则需在脂肪移植前预扩张。

　　大容量或者超容量脂肪移植的移植物植入原则与小容量脂肪移植相同，只不过其受区面积更大，需要更多的脂肪而已[12]。每次可以注射 1 mL 的脂肪颗粒，避免注射团块状的脂肪颗粒。再次强调，应该遵循脂肪注射的基本原则，以确保更好的效果，避免脂肪坏死。

## 其他重要问题

### 供区选择

很多脂肪丰富的区域均可作为获取脂肪移植物的供区，包括腹部、侧腹部、臀部、大腿的内外侧和膝部内侧（图10-10）。一般来说，选择脂肪抽吸能够改善其形态的供区。由于大多数面部和躯体填充均采用仰卧位，因此应选择仰卧位方便操作的区域。不同供区获取的脂肪细胞活性没有本质区别，因而没有一个公认的最佳供区，但有一项研究发现在 45 岁以下的人群中，下腹部和大腿内侧的脂肪干细胞浓度较高[29]。据我们所了解的脂肪干细胞在脂肪移植中的潜在作用[30]，因而下腹部和大腿内侧应该是"更好"的供区[31]。其不仅利于术者在患者仰卧位时操作，而且通常含有充足的脂肪。若患者采用俯卧位，则优先选择大腿后内侧、大腿外侧和侧腹部作为供区。手掌测量并捏夹测试供区组织，判断有无充沛的脂肪量，并快速预估可获取的脂肪量[12]。一个手掌的面积大约为 200 cm$^2$，捏夹试验则评估皮下脂肪的厚度。例如，即使是脂肪厚度为 0.25 cm 的消瘦者，一手掌体表面积亦获取 50 mL 脂肪（200 cm$^2$ × 0.25 cm = 50 mL）。因此女性大约 5 个手掌面积的大腿前侧即可提供 250 mL 的脂肪。

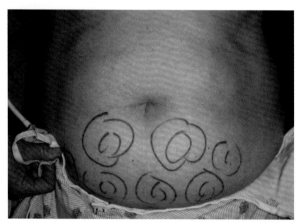

▲图 10-10

### 麻醉

脂肪抽吸手术可以选择全身麻醉，硬膜外麻醉或者局部麻醉（镇静／非镇静均可）。如果患者需要，区域麻醉或者局部麻醉常规联合静脉镇静。用于供区镇痛止血的肿胀液应尽可能含有最低浓度的利多卡因，过高浓度的利多卡因会影响脂肪的功能和活性[32]。我们一般全麻时用 0.03% 利多卡因的乳酸林格液，局部麻醉（有或无镇静）选用 0.05% 利多卡因的乳酸林格液。肿胀液中同时含有 1 : 20 万的肾上腺素。肾上腺素能够使供区以及受区的血管收缩，从而减少出血、皮肤淤青和血肿，同时减少脂肪注入血管的可能，尤其是在眶周或者面部的其他区域。

### 过度矫正

脂肪移植是否需要过度矫正尚无定论。因为脂肪仅存活于移植物外周 1.5 mm 范围内，移植物的存活率取决于其厚度和形状[33]，因而过度矫正促进受区移植物的存活率似乎缺乏科学证据。此外，过量过度矫正会增加脂肪坏死、继发性钙化，甚至严重感染的发生率[34]。因此，在今后研究证实其必要性和安全性之前，应该避免过量的过度矫正。术中可监测组织间隙液压来防止脂肪过量注射[12]。

## 术后护理和预期效果

受区肿胀会持续 1 ～ 2 周，移植区域在术后几周可能会致密变硬。应告知患者这是脂肪移植术后正常现象，一旦出现时会使患者安心。面部脂肪移植时，肿胀时间可能会延长（持续 6 周）。在恢复期，应该避免冰敷、弹力绷带加压包扎以及局部按摩，因为这些都有可能影响脂肪的存活以及最终效果。但是，术区覆盖黏性敷料却能减轻肿胀，同时也能防止患者挤压或者触摸术区（图 10-11）。术区的任何外伤或者外力都有可能影响脂肪的存活，应该尽量避免。

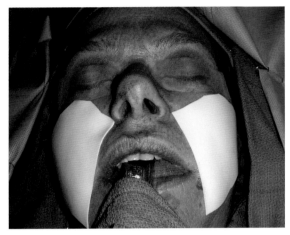
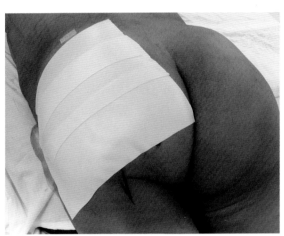

小容量脂肪移植的胶布包扎　　　　　　　　　　　　大容量脂肪移植的胶布包扎

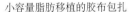

▲图 10-11

只要遵循本文我们所阐述的基本原则，术者均会获得良好的脂肪移植远期效果。当然，也需要和患者在术前强调反复手术的可能。

### 再次脂肪注射的时机

因为即使是经验丰富的外科医师，脂肪移植的总体吸收率也在 50% ～ 90% [1,33,35]，所以为了达到最佳治疗效果往往需要多次注射。然而，目前还没有有关再次脂肪移植时机的研究。目前为止，关于该问题仅有文献中所提出的"专家"建议而已。其叙述如下："再次脂肪移植的时机应该在术后 6 个月以上，以减少移植区域的炎症反应" [36]。

在脂肪移植后的最初几周内，通常很难评估手术效果。一般来说，肿胀程度和消肿时间与脂肪的注射量相关。我们可以观察到移植的脂肪随着时间逐渐被吸收，如果手术恢复顺利，通常在术后 3 个月达到基本稳定。因此，再次脂肪移植的时机应至少在上次手术后 3 个月。

### 供区选择

除了选择合适的供区外（小容量脂肪移植选择下腹部和大腿内侧），还应采用较小创伤的方法进行脂肪抽吸，如注射器负压吸引法或低负压吸引法，然后进行适当的离心处理（图 10-12）。每次注射时，都应该少量（不大于 0.1 mL 或大容量注射移植时相当容量）多次、多隧道、多层次和多方向的均匀注射。应选择低浓度的利多卡因麻醉液（或肿胀液）用于供区的浸润。应避免过量的过度矫正，以减少脂肪坏死等并发症。二次注射的时间应选在上一次注射后 3 ～ 6 个月（表 10-1）。如果没有达到预期的治疗效果，应该告知患者再次手术的必要性。

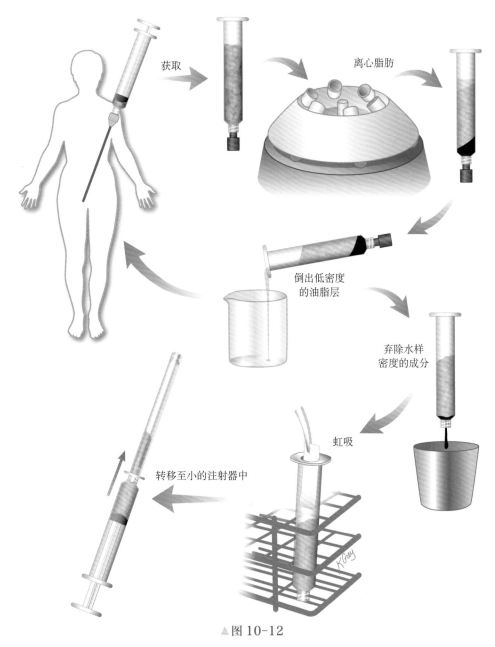

获取

离心脂肪

倒出低密度的油脂层

弃除水样密度的成分

虹吸

转移至小的注射器中

▲图 10-12

表 10-1　脂肪移植的核心技术和关键点

| 推荐的供区 | 下腹部和大腿内侧区 |
|---|---|
| 麻醉 | 低浓度的利多卡因肿胀液 |
| 脂肪抽吸 | 小创伤注射器抽吸技术或者是低负压吸脂技术 |
| 脂肪处理 | 设置合适的离心参数，如 3 000 r/min（1 200 g）离心 3 分钟 |
| 受区准备 | 运用外扩张技术（大容量或超容量脂肪移植） |
| 脂肪注射 | 在退针过程中小容量注射（0.1 mL 或相当容量），多次多层次，多水平和多方向注射 |
| 过度矫正 | 不推荐 |
| 术后护理／预期效果 | 术区适当制动，肿胀很常见，可能需要多次注射 |
| 再次注射时机 | 手术后 3 ～ 6 个月 |

## 讨论

脂肪移植的并发症较少见，而且通过精细手术操作即可基本避免[1,2,12]。供区的并发症与脂肪抽吸术相同：局部凹陷和凹凸不平。抽吸脂肪时应该仔细评估局部多余脂肪，以改善躯体形态。受区早期并发症有术后血肿、感染、神经损伤或罕见的血管损伤，远期并发症主要是脂肪坏死。幸运的是，急性并发症非常罕见且可自限。脂肪坏死最常见于超大容量脂肪移植中，并可能因巨噬细胞吞噬坏死的脂肪组织而发生脂肪纤维化[34]。脂肪坏死通常伴有油性囊肿或钙化，并根据其严重程度决定行局部抽吸或手术切除。

脂肪移植存活率的改善可能是通过脂肪源性干细胞的自我更新能力使移植脂肪细胞再生而实现[37]。在脂肪移植中使用 ADSCs 的安全性问题和疗效尚未明确，因此在它可以投入临床实践之前还需要更多的研究。相反，Matsumoto 和同事[37] 提出的使用血管基质部分（stromal vascular fraction，SVF）作为辅助的细胞辅助脂肪移植技术在临床上已经开始应用，SVF 含有多相细胞群，包括 ADSCs、脂肪来源的祖细胞、血液来源细胞（CD45$^+$）、内皮细胞性祖细胞和周细胞。一些研究已经在实验和临床当中证实了它的有效性，同时细胞辅助脂肪移植也已经越来越受欢迎，也推动了脂肪移植技术的发展[37]。一项动物研究显示细胞辅助脂肪移植与脂肪存活率存在剂量依赖效应，SVF 浓度高于最佳水平可能对脂肪移植物存活有损害[38]。然而，ADSCs 或 SVF 与脂肪细胞保持多少比例才能到达脂肪移植存活率最高，目前尚无定论，需要进一步的研究来评估 SVF 作为干细胞群的复杂作用，以便这种细胞疗法可以在临床上用于改善脂肪移植的存活率。

## 结论

根据最新的研究结果，对小容量和大容量脂肪移植，脂肪的获取、处理，受区的准备和注射技术都应该标准化。目前小容量脂肪移植的技术在某种程度上说已经是标准化了，但是大容量和超容量脂肪移植技术还尚未达到标准化。将我们对脂肪组织和干细胞生物学理解整合到我们的实践中可以进一步改善脂肪移植手术的效果。通过本章所述的技术和重要问题的探讨，我们以更满意的方式进行脂肪移植来完成美容和重建手术，并且能够取得良好的临床预期效果，同时可以减少或消除并发症的发生。

### 参考文献

［1］ Coleman SR. Structural fat grafting: more than a permanent filler. Plast Reconstr Surg 118(3 Suppl):108S, 2006.

［2］ Lin JY, Wang CM, Pu LL. Can we standardize the techniques for fat grafting? Clin Plast Surg 42:199, 2015.

［3］ Del Vecchio D, Rohrich RJ. A classification of clinical fat grafting: different problems, different solutions.Plast Reconstr Surg 130:511, 2012.

［4］ Gonzalez AM, Lobocki C, Kelly CP, Jackson IT. An alternative method for harvest and processing fat grafts: an in vitro study of cell viability and survival. Plast Reconstr Surg 120:285, 2007.

［5］ Pu LL, Coleman SR, Cui X, et al. Autologous fat grafts harvested and refined by the Coleman technique: a comparative study. Plast Reconstr Surg 122:932, 2008.

［6］ Pu LL. Towards more rationalized approach to autologous fat grafting. J Plast Reconstr Aesthet Surg 65:413, 2012.

［7］ Cheriyan T, Kao HK, Qiao X. Low harvest pressure enhances autologous fat graft viability. Plast Reconstr Surg 133:1365, 2014.

［8］ Ferguson REH, Cui X, Fink BF, Vasconez HC, Pu LL. The viability of autologous fat grafts harvested with the LipiVage system: a comparative study. Ann Plast Surg 60:594, 2008.

［9］ Zhu M, Cohen SR, Hicok KC, et al. Comparison of three different fat graft preparation methods: gravity separation, centrifugation, and simultaneous washing with filtration in a closed system. Plast Reconstr Surg 131:873, 2013.

［10］ Ansorge H, Garza JR, McCormack MC, et al. Autologous fat processing via the Revolve system: quality and quantity of fat retention evaluated in an animal model. Aesthet Surg J 34:438, 2014.

［11］ Kurita M, Matsumoto D, Shigeura T, Sato K, Gonda K, Harii K, Yoshimura K. Influences of centrifugation on cells and tissues in liposuction aspirates: optimized centrifugation for lipotransfer and cell isolation.Plast Reconstr Surg 121:1033, 2008.

［12］ Khouri RK, Rigotti G, Cardoso E, Khouri RK Jr, Biggs TM. Megavolume autologous fat transfer: Part II. Practice and techniques. Plast Reconstr Surg 133:1369, 2014.

［13］ Cleveland EC, Albano NJ, Hazen A. Roll, spin, wash, or filter? Processing of lipoaspirate for autologous fat grafting: an updated, evidence-based review of the literature. Plast Reconstr Surg 136:706, 2015.

［14］Boscher MT, Beckert BW, Puckett CL, et al. Analysis of lipocyte viability after liposuction. Plast Reconstr Surg 109:761, 2002.

［15］Pu LL, Cui X, Fink BF, et al. The viability of fatty tissues within adipose aspirates after conventional liposuction: a comprehensive study. Ann Plast Surg 54:288, 2005.

［16］Pallua N, Pulsfort AK, Suschek C, Wolter TP. Content of the growth factors bFGF, IGF-1, VEGF, and PDGF-BB in freshly harvested lipoaspirate after centrifugation and incubation. Plast Reconstr Surg 123:826, 2009.

［17］Philips BJ, Grahovac TL, Valentin JE, et al. Prevalence of endogenous CD34$^+$ adipose stem cells predicts human fat graft retention in a xenograft model. Plast Reconstr Surg 132:845; discussion 859, 2013.

［18］Allen RJ Jr, Canizares O Jr, Scharf C, Nguyen PD, Thanik V, Saadeh PB, Coleman SR, Hazen A. Grading lipoaspirates: is there an optimal density for fat grafting? Plast Reconstr Surg 131:38, 2013.

［19］Kim IH, Yang JD, Lee DG, et al. Evaluation of centrifugation technique and effect of epinephrine on fat cell viability in autologous fat injection. Aesthetic Surg J 29:35, 2009.

［20］Khouri RK, Eisenmann KM, Cardoso E, et al. Brava and autologous fat transfer is a safe and effective breast augmentation alternative: results of a 6-year, 81 patient, prospective multicenter study. Plast Reconstr Surg 129:1173, 2012.

［21］Kato H, Suga H, Eto H, et al. Reversible adipose tissue enlargement induced by external tissue suspension: possible contribution of basic fibroblast growth factor in the preservation of enlarged tissue. Tissue Eng Part A 16:2029, 2010.

［22］Heit YI, Lancerotto L, Mesteri I, et al. External volume expansion increases subcutaneous thickness, cell proliferatio, and vascular remodeling in a murine model. Plast Reconstr Surg 130:541, 2012.

［23］Lancerotto L, Chin MS, Freniere B, et al. Mechanism of action of external volume expansion devices. Plast Reconst Surg 132:569, 2013.

［24］Del Vecchio DA, Bucky LP. Breast augmentation using preexpansion and autologous fat transplantation: a clinical radiographic study. Plast Reconstr Surg 127:2241, 2011.

［25］Lee JH, Kirkham JC, McCormack MC, et al. The effect of pressure and shear on autologous fat grafting. Plast Reconstr Surg 131:1125, 2013.

［26］Xie Y, Zheng DN, Li QF, Gu B, Liu K, Shen GX, Pu LL. An integrated fat grafting technique for cosmetic facial contouring. J Plast Reconstr Aesthetic Surg 63:270, 2010.

［27］Lin TM, Lin TY, Chou CK, et al. Application of microautologous fat transplantation in the correction of sunken upper eyelid. Plast Reconstr Surg Glob Open 2:e259, 2014.

［28］Chung MT, Paik KJ, Atashroo DA, et al. Studies in fat grafting: Part I. Effects of injection technique on in vitro fat viability and in vivo volume retention. Plast Reconstr Surg 134:29, 2014.

［29］Geissler PJ, Davis K, Roostaeian J, Unger J, Huang J, Rohrich RJ. Improving fat transfer viability: the role of aging, body mass index, and harvest site. Plast Reconstr Surg 134:227, 2014.

［30］Yoshimura K, Suga H, Eto H. Adipose-derived stem/progenitor cells: roles in adipose tissue remodeling and potential use for soft tissue augmentation. Regen Med 4:265, 2009.

［31］Padoin AV, Braga-Silva J, Martins P, et al. Sources of processed lipoaspirate cells: influence of donor site on cell concentration. Plast Reconstr Surg 122:614, 2008.

［32］Keck M, Zeyda M, Gollinger K, Burjak S, et al. Local anesthetics have a major impact on viability of preadipocytes and their differentiation into adipocytes. Plast Reconstr Surg 123:1500, 2010.

［33］Carpaneda CA, Ribeiro MT. Percentage of graft viability versus injected volume in adipose autotrans-plants. Aesthetic Plast Surg 18:17, 1994.

［34］Sherman JE, Fanzio PM, White H, Leifer D. Blindness and necrotizing fasciitis after liposuction and fat transfer. Plast Reconstr Surg 126:1358, 2010.

［35］Gutowski CA. Current applications and safety of autologous fat grafts: a report of the ASPS Fat Graft Task Force. Plast Reconstr Surg 124:272, 2009.

［36］Kanchwala SK, Glatt BS, Conant EF, Bucky LP. Autologous fat grafting to the reconstructed breast: the management of acquired contour deformities. Plast Reconstr Surg 124:409, 2009.

［37］Matsumoto D, Sato K, Gonda K, Takai Y, Shigeura T, Sato T, Aiba-Kojima E, Iizuka F, Inoue K, Suga H, Yoshimura K. Cell-assisted lipotransfer: supportive use of human adipose-derived cells for soft tissue augmentation with lipoinjection. Tissue Eng 12:3375, 2006.

［38］Paik KJ, Zielins ER, Atashroo DA, et al. Studies in fat grafting: Part V. Cell-assisted lipotransfer to enhance fat graft retention is dose dependent. Plast Reconstr Surg 136: 67, 2015.

# 第 2 部分

# 再生潜能

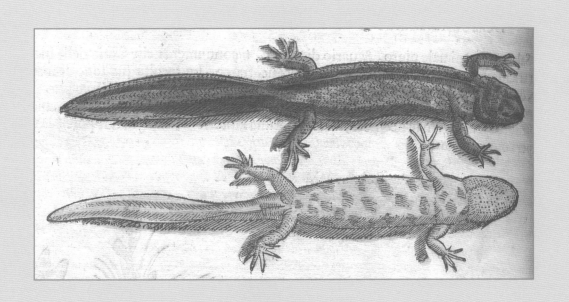

# 第11章

# 脂肪生物学和再生医学的演变

James Christian Brown, Adam J. Katz　译者：张明子　杨伊兰　黄宗霖　陈　杰　刘　凯　王　阳

　　长期以来，研究者们都简单地认为脂肪是人体的"能量储存器"，是为器官、神经、血管等重要结构提供保护作用的组织。然而，近几十年，人们发现脂肪组织是一个具有生物活性的动态器官，参与了一系列的生理和病理过程。脂肪组织生物学领域的最新研究显示，脂肪是组织工程和再生医学的重要细胞来源。

　　Rodbell 于 1964 年 [1,2] 首次描述了将脂肪组织分解和分离成单细胞悬浮液，因而可以对其中的不同细胞成分进行界定和研究。之后的研究阐明了脂肪前体细胞（前脂肪细胞）及其分化过程 [3-5]。

　　肥胖和脂肪移植的相关研究一直着重于脂肪组织的细胞成分分析 [6-8]，直到近 15 年来，前脂肪细胞才成为组织工程等新兴领域研究的焦点 [9-13]。

　　由于骨髓间质细胞来源有限，限制了其潜在的临床应用。于是，随着对脂肪组织细胞成分的研究及对其细胞多样性的认知，人们将目光转向脂肪组织，希望能将其作为良好的细胞来源。

　　1986 年，Jarrell 等 [14] 发表分离脂肪源性微血管内皮细胞并将之用作人工血管衬里的文章 [15]。直至 21 世纪初，人们才发现脂肪组织中含有分化成脂肪细胞及其他细胞类型能力的祖细胞／干细胞。在 2000 年，Halvorsen 等 [16] 成功诱导了脂肪间质细胞的成骨分化；2001 年 Zuk 等 [17] 证实，脂肪组织是具有多向分化潜能的间充质干细胞（mesenchymal stem cells, MSCs）的新来源。现在海量的文献表明，许多组织中可能都存在 MSCs。为此，Crisan 等 [18] 及其他几个独立研究团队提出了某种"统一理论"，即源自不同组织和器官的 MSCs 均位于血管周围间隙或"生态位"内 [19,20]。实际上，周细胞（也称为壁细胞或 Rouget 细胞）具有多向分化潜能并非新的概念，可以至少追溯至 20 世纪 80 年代早期 [21-25]。而且，人们对脂肪组织独特微血管结构的认识至少也有 25 年之久 [26-28]。

## 细胞类别和相关术语

　　人类皮下脂肪为再生医学的众多应用提供了丰富的细胞。研究人员和生物技术公司探索了采用不同的方法和即时设备，从脂肪抽吸物中获取再生细胞。脂肪抽吸物经过胶原酶的解离和脂肪细胞的去除后，即可得到间充质干细胞（stromal vascular fraction, SVF）。SVF 是一种原代的、未经分化的异质性细胞群，包括成纤维细胞、周细胞、血管祖细胞和多功能 MSCs 等 [14,16,17,29]。

　　SVF 的"传统"细胞表达以下分化抗原簇（cluster of differentiation, CD）标记物：CD45⁻、CD235a⁻、CD31⁻、CD34⁺；以及以下表面抗原：CD13、CD73、CD90 和 CD105。反之，脂肪源性干细胞（adipose-derived stem cells, ADSCs）通过贴壁分离并进行体外培养具有了多项分化能力（图 11-1）。ADSCs 也表达多种分化抗原簇标记物（CD90、CD105、CD73、CD44、CD36 等），但并不表达 CD45、CD31 和 CD106 [29]（图 11-2）。因此，ADSCs 是一种独立的细胞成分，具有特定的

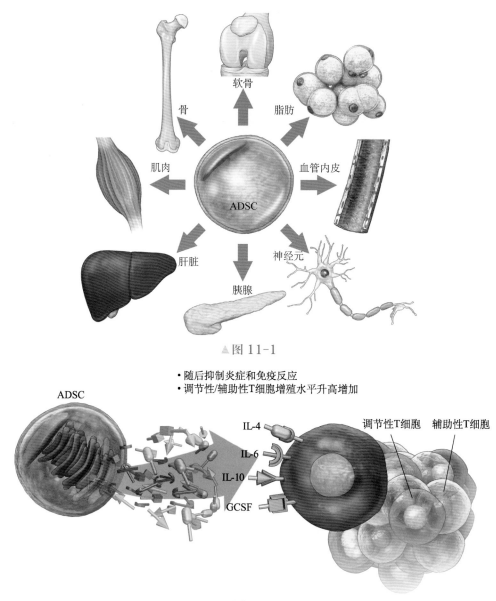

▲ 图 11-1

· 随后抑制炎症和免疫反应
· 调节性/辅助性T细胞增殖水平升高增加

▲ 图 11-2

免疫表型并可以通过其贴壁特点进行分离。过去，人们认为 ADSCs 与其他间质细胞具有不同的分化特性。事实上，已经有研究验证了这个假设，并介绍了 ADSCs（更倾向于分化成肌肉组织）和 MSCs（更具有成骨和成软骨分化倾向性）的优先分化倾向[29,30]。

## 免疫调节

ADSCs 的免疫调节作用进一步拓展了其应用范围。ADSCs 可以促进细胞因子和生长因子特别是白介素 -6、白介素 -10、白介素 -4 和粒细胞集落刺激因子（granulocyte colony-stimulating factor，G-CSF）的分泌，并调节细胞介导的免疫反应（促进调节性和辅助性 T 细胞的增殖）。这些细胞的免疫抑制效应对自身免疫性疾病的治疗具有重要意义，其抗炎效应也在出血性卒中、气道反应性疾病、多发性硬化和类风湿性关节炎的研究中得到证实[31-36]。近期，它们对移植免疫的作用也正在研究当中[31,37]。

## 分泌体

ADSCs 不仅仅通过分化为靶组织细胞改变其微环境。分泌体是分泌细胞器及其分泌蛋白产物的集合。脂肪分泌体产生脂肪因子和细胞因子，具有局部和全身效应，单个 ADSC 即可产生上述效应。ADSCs 条件培养液是分泌体的直接产物，已有研究证实其具有内分泌和旁分泌作用。例如，在动物伤口愈合模型中，炎症刺激下产生的 ADSCs 条件培养液可以使单核细胞积聚于炎症和组织损伤部位，促进伤口愈合。ADSCs 分泌的细胞因子（结缔组织生长因子、SERPINE1、纤溶酶原激活抑制剂、肝细胞生长因子、成纤维细胞生长因子 −1 等）贯穿于细胞外基质（extracellular matrix，ECM）的重塑、角质形成细胞的迁移、毛细血管密度增加等组织再生过程[38−47]。ADSCs 的免疫调节作用为自身免疫性疾病提供了新的治疗思路。ADSCs 条件培养液可以通过调节 γ 干扰素、肝细胞生长因子、前列腺素 $E_2$、转化生长因子 − β、吲哚胺 2,3− 双加氧酶、白介素 −10 的分泌来影响外周血单核细胞的作用[32,35,40−43]。ADSCs 条件培养液在实验动物肢体缺血后的血管再生和急性心肌损伤中也表现出了一定的治疗效应[38,39]（图 11-3）。

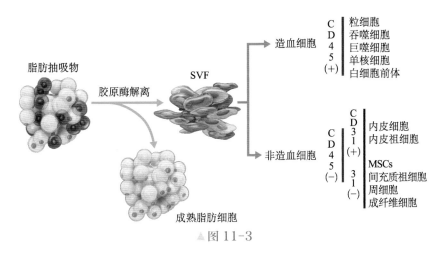

▲图 11-3

有趣的是，ADSCs 可产生条件培养液，其立体结构可以改变 ADSC− 分泌体以及培养液诱导的内分泌和旁分泌效应的强度。对伤口愈合率的影响，三维无支架的球形结构中的 ADSCs 所产生的条件培养液远大于二维单层结构中产生的条件培养液，这可能是因为细胞外基质和生长因子之间发生了协同效应[48−50]。

## 细胞疗法中 SVF 的应用

毫无疑问，脂肪抽吸物中的特定衍生物（即 SVF 和 ADSCs）有望在临床得以广泛应用。虽然影响决策的因素很多，包括监管和设备要求、细胞剂量要求、相关成本等，但最为重要的一点是处置时间。SVF 无须通过贴壁进行提取，因此仅需数分钟即可处理完成；相反，ADSCs 则需要数日的时间进行分离提纯。这就使得 SVF 有"现场即时"获取的独特优势，污染的可能性更低、节约了相关成本、治疗应用更为便捷。部分研究表明，SVF 较 ADSCs 作用更为显著，例如抑制脑脊髓炎的进展、改善犬髋关节发育不良模型中的关节运动范围和疼痛程度、促进山羊模型中软骨再生和软骨下骨再生等[51−53]。

使用 SVF 的已知缺点为缺乏有效性，若需要大量的细胞，则细胞剂量不足。现如今，大部分的研究主要集中于探讨 ADSCs 的生物学特性及其治疗疾病的相关潜质，对 SVF 的研究较少[54−57]。极少有研究（使用不同的实验模型）比较 SVF 细胞与 ADSCs 的疗效及效力。此外，最近的倾向是，ADSCs 在专业领域内获得了一致的认可[29]。需要指出的是，尽管 ADSCs 和 SVF 已经被界定为 2 组不同的细胞群，但许多报道仍将两者混淆使用。总之，两者之间的功能差异是否会导致不同的临床应用，目前尚无结论，仍需要进一步的基础研究和临床试验。

## 目前的争议：肿瘤形成

文献中，关于 ADSCs 与肿瘤的生物行为存在较大争议。研究表明 ADSCs 可以导致肿瘤细胞植入、提高肿瘤细胞增殖水平、促进血管形成、增加肿瘤细胞活性、促进肿瘤生长和转移[58-60]。在以恶性胸腔积液为特征的乳癌模型研究中证实了 ADSCs 的促肿瘤形成作用。当 ADSCs 与恶性肿瘤细胞共培养时，肿瘤细胞的增殖速率提高了 5.1 倍[61]。

SVF 在乳腺癌、前列腺癌、卡波西肉瘤的异种移植小鼠模型以及 Lewis 肺癌小鼠模型的研究中也表现出促肿瘤效应。SVF 细胞通过静脉和皮下不同途径进行动物体内注射，均发现细胞归巢现象。在到达肿瘤部位后，SVF 定植于肿瘤内部并促进肿瘤细胞的增殖。研究者进一步界定了注射的 SVF，发现了 2 种主要成分——ADSCs 及脂肪源性内皮细胞 (adipose-derived endothelial cells, AECs)，尽管两者是从肿瘤内不同的移植物龛中分离出来的，但均表现出促肿瘤作用[62]。

细胞对外环境的反应在多种细胞活动中具有重要作用，包括细胞周期和增殖、代谢、信号转导、核酸转录。鉴于 ADSCs 分泌体的内分泌和旁分泌效应，人们也研究了 ADSCs 条件培养液对肿瘤形成的作用。ADSCs 条件培养液与子宫内膜癌细胞或炎性乳癌细胞共培养时，癌细胞的增殖水平和相关蛋白质（细胞因子及生长因子等）表达显著增高。电子显微镜和免疫荧光成像分析发现，肿瘤细胞与邻近的 ADSCs 之间形成伪足连接并发生外泌体囊泡转移[63,64]。

尽管这些研究显示 SVF、ADSCs 以及它们各自的分泌体在肿瘤的发生发展中具有促进作用，但也有部分研究提出了它们的"抗肿瘤"效应。许多 ADSC-肿瘤共培养的体外研究表明，可以有效降低造血细胞和乳癌细胞的增殖水平[65,66]。ADSCs 注入乳癌模型的小鼠体内，肿瘤组织变小且降低了肺转移的发生率。ADSCs 的此种效应可能与旁分泌细胞信号转导的修饰以及含半胱氨酸的天冬氨酸蛋白水解酶依赖的细胞凋亡通路有关[67]。

鉴于 ADSCs 对肿瘤生物行为的研究结果相互矛盾，Cousin 等[68]欲通过观察胰腺导管腺癌细胞在 ADSCs 作用下的变化来进一步研究其对实体肿瘤的效应。结果表明，ADSCs 在体内和体外模型中均显著降低了胰腺导管腺癌细胞的增殖水平。除此之外，ADSCs 条件培养液同样存在抗肿瘤效应，其机制可能是下调细胞周期调控因子，特别是细胞周期蛋白依赖性激酶 -4 (Cyclin-dependent Kinase 4，CDK4)。

尽管进行了大量研究，但关于 ADSCs 在肿瘤生成中的作用仍然存在较大争议。鉴于肿瘤发生发展的异质性机制，当 ADSCs 旁分泌-内分泌活动的异质性也参与其中时，则可能会有互相矛盾的结果。此外，肿瘤的发生是细胞合成、代谢、生长等多个过程的复杂结果，因此 SVF 和 ADSCs 的肿瘤促进和抑制作用并不是相互排斥的，且有可能同时发生。尽管争议一直存在，但一项来自 RESTORE-2 的临床试验结果表明，在乳腺癌保乳术后进行含有 SVF 和 ADSCs 的脂肪组织移植隆乳术，术后随访 1 年的时间内并无新生肿瘤[69]。

## 发展中的障碍：监管和商业化风险

细胞再生医学如同其他医学疗法，必须满足人类使用的最低要求——患者的安全第一，其次是临床疗效。

细胞的临床应用在全球范围内，根据不同国情的需要，由不同的机构及其组织框架进行管理（图 11-4）。欧洲药品管理局、美国食品药品监督管理局（the Food and Drug Administration，FDA）和其他地区当局已经制定了不同的指南和法律来规范这一新兴领域，以保护患者的安全。一般情况下，用于患者的细胞产品分为：一类是在同一手术过程中稍加处置即回注的自体细胞（例如 SVF 细胞）；另一类是需要实质性操作的自体或同种异体细胞（例如培养扩增的 ADSCs）。

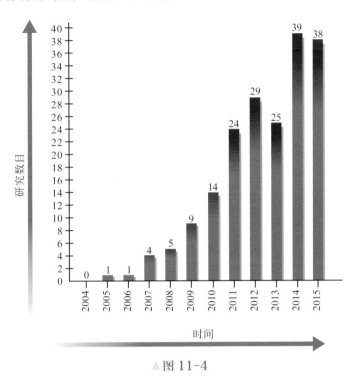

▲ 图 11-4

令转化医学研究者苦恼的是相应的规定和指南会随着最新的临床数据和研究结果不断修正和更新。例如，欧盟下属机构——欧洲药物管理局（the European Medicines Agency，EMA）的先进治疗委员会（Committee for Advanced Therapies，CAT）近期发布了一份公众舆情反馈文件，建议对欧洲目前的细胞治疗法规进行一些修改。具体而言，包括修改先进治疗药品（advanced-therapy medicinal products，ATMPs）的分类，以体现委员会的现有理念，并包括"实质性操作"的定义。迄今为止，欧洲仍将在同一手术中为同一例患者（自体）使用胶原酶分离细胞归类于细胞分离措施，因而被列入《先进治疗类医药产品的临床数据以及质量认证和评估方面实施条例 1394/2007 号》非实质性操作的列表中。在 EMA-CAT 的反馈文件中，正在考虑将酶消化分离法归类于实质性操作的可能性。这一举措显示了与美国食品药品监督管理局现行政策的相似立场，反映出全球监管机构为建立"国际统一"的细胞治疗政策付出越来越多的努力。

## 结论

ADSCs 及 SVF 等脂肪抽吸物中细胞成分的临床应用刚刚起步，但势头迅猛，在过去数年中得以快速发展。脂肪来源细胞可能通过多种途径发挥治疗效应，其主要机制可能涉及内分泌和旁分泌介导的血管生成、炎症反应、细胞归巢等生物过程。随着对这些细胞研究的深入，相应的监管政策也趋近于成熟。尽管现如今的监管政策大多取决于各个国家的基本国情，但也存在全球逐步统一化的趋势。除此之外，许多生物技术公司成功通过监管程序，引入了新的细胞分离方法和设备。随着科技、监管政策、经济基础设施的成熟，该领域势必将拥有强劲的发展势头和广阔的发展前景。

## 参考文献

［1］ Rodbell M. Localization of lipoprotein lipase in fat cells of rat adipose tissue. J Biol Chem 239:753, 1964.

［2］ Rodbell M. Metabolism of isolated fat cells. I. Effects of hormones on glucose metabolism and lipolysis. J Biol Chem 239:375, 1964.

［3］ Loffler G, Hauner H. Adipose tissue development: the role of precursor cells and adipogenic factors. Part II:The regulation of the adipogenic conversion by hormones and serum factors. Klin Wochenschr 65:812,1987.

［4］ Teichert-Kuliszewska K, Hamilton BS, Deitel M, et al. Augmented production of heparin-binding mitogenic proteins by preadipocytes from massively obese persons. J Clin Invest 90:1226, 1992.

［5］ Petruschke T, Hauner H. Tumor necrosis factor-alpha prevents the differentiation of human adipocyte precursor cells and causes delipidation of newly developed fat cells. J Clin Endocrinol Metab 76:742,1993.

［6］ Hauner H, Entenmann G. Regional variation of adipose differentiation in cultured stromal-vascular cells from the abdominal and femoral adipose tissue of obese women. Int J Obes 15:121, 1991.

［7］ Hauner H, Wabitsch M, Pfeiffer EF. Differentiation of adipocyte precursor cells from obese and nonobese adult women and from different adipose tissue sites. Horm Metab Res Suppl 19:35, 1988.

［8］ Billings E Jr, May JW Jr. Historical review and present status of free fat graft autotransplantation in plastic and reconstructive surgery. Plast Reconstr Surg 83:368, 1989.

［9］ Katz AJ, Llull R, Hedrick MH, et al. Emerging approaches to the tissue engineering of fat. Clin Plast Surg 26:587, 1999.

［10］ Patrick CW Jr, Chauvin PB, Hobley J, et al. Preadipocyte seeded PLGA scaffolds for adipose tissue engineering. Tissue Eng 5:139, 1999.

［11］ Kimura Y, Ozeki M, Inamoto T, et al. Adipose tissue engineering based on human preadipocytes combined with gelatin microspheres containing basic fibroblast growth factor. Biomaterials 24:2513, 2003.

［12］ von Heimburg D, Kuberka M, Rendchen R, Hemmrich K, Rau G, Pallua N. Preadipocyte-loaded collagen scaffolds with enlarged pore size for improved soft tissue engineering. Int J Artif Organs 26:1064, 2003.

［13］ Frye CA, Wu X, Patrick CW. Microvascular endothelial cells sustain preadipocyte viability under hypoxic conditions. In Vitro Cell Dev Biol Anim 41:160, 2005.

［14］ Jarrell BE, Williams SK, Stokes G, et al. Use of freshly isolated capillary endothelial cells for the immediate establishment of a monolayer on a vascular graft at surgery. Surgery 100:392, 1986.

［15］ Williams SK, Wang TF, Castrillo R, et al. Liposuction-derived human fat used for vascular graft sodding contains endothelial cells and not mesothelial cells as the major cell type. J Vasc Surg 19:916, 1994.

［16］ Halvorsen YC, Wilkison WO, Gimble JM. Adipose-derived stromal cells—their utility and potential in bone formation. Int J Obes Relat Metab Disord 24(Suppl 4):S41, 2000.

［17］ Zuk PA, Zhu M, Mizuno H, et al. Multilineage cells from human adipose tissue: implications for cell-based therapies. Tissue Eng 7:211, 2001.

［18］ Crisan M, Yap S, Casteilla L, et al. A perivascular origin for mesenchymal stem cells in multiple human organs. Cell Stem Cell 3:301, 2008.

［19］ Ergun S, Tilki D, Klein D. Vascular wall as a reservoir for different types of stem and progenitor cells. Antioxid Redox Signal 15:981, 2011.

［20］ Zannettino AC, Paton S, Arthur A, et al. Multipotential human adipose-derived stromal stem cells exhibit a perivascular phenotype in vitro and in vivo. J Cell Physiol 214:413, 2008.

［21］ Richardson RL, Hausman GJ, Campion DR. Response of pericytes to thermal lesion in the inguinal fat ad of 10-day-old rats. Acta Anat (Basel) 114:41, 1982.

［22］ Hausman GJ, Campion DR, Martin RJ. Search for the adipocyte precursor cell and factors that promote its differentiation. J Lipid Res 21:657, 1980.

［23］ Brighton CT, Hunt RM. Ultrastructure of electrically induced osteogenesis in the rabbit medullary canal. J Orthop Res 4:27, 1986.

［24］ Brighton CT, Lorich DG, Kupcha R, et al. The pericyte as a possible osteoblast progenitor cell. Clin Orthop Relat Res 275:287, 1992.

［25］ Diaz-Flores L, Gutierrez R, Lopez-Alonso A, et al. Pericytes as a supplementary source of osteoblasts in periosteal osteogenesis. Clin Orthop Relat Res 275:280, 1992.

［26］ Silverman KJ, Lund DP, Zetter BR, et al. Angiogenic activity of adipose tissue. Biochem Biophys Res Commun 153:347, 1988.

［27］ Hoying JB, Boswell CA, Williams SK. Angiogenic potential of microvessel fragments established in three-dimensional collagen gels. In Vitro Cell Dev Biol Anim 32:409, 1996.

［28］ Crandall DL, Hausman GJ, Kral JG. A review of the microcirculation of adipose tissue: anatomic, metabolic, angiogenic perspectives. Microcirculation 4:211, 1997.

［29］ Bourin P, Bunnell BA, Casteilla L, et al. Stromal cells from the adipose tissue-derived stromal vascular fraction and culture expanded adipose tissue-derived stromal/stem cells: a joint statement of the International Federation for Adipose Therapeutics and Science (IFATS) and the International Society for Cellular Therapy (ISCT). Cytotherapy 15:641, 2013.

［30］ Casteilla L, Planat-Benard V, Laharrague P, et al. Adipose-derived stromal cells: their identity and uses in clinical trials, an update. World J Stem Cells 3:25, 2011.

［31］ Zuk P. Adipose-derived stem cells in tissue regeneration: a review. Stem Cells 2013, Volume 2013, Article ID 713959, 2013.

［32］ Ryu HH, Lim JH, Byeon YE, et al. Functional recovery and neural differentiation after transplantation of allogenic adipose-derived stem cells in a canine model of acute spinal cord injury. J Vet Sci 10:273, 2009.

［33］ Kim J, Lee ST, Chu K, et al. Systemic transplantation of human adipose stem cells attenuated cerebral inflammation and degeneration in a hemorrhagic stroke model. Brain Res 1183:43, 2007.

［34］ Cho KS, Roh HH. Immunomodulatory effects of adipose-derived stem cells in airway allergic diseases. Curr Stem Cell Res Ther 5:111, 2010.

［35］ Riordan NH, Ichim TE, Min WP, et al. Non-expanded adipose stromal vascular fraction cell therapy for multiple sclerosis. J Transl Med 7:29, 2009.

［36］ Ra JC, Kang SK, Shin IS, et al. Stem cell treatment for patients with autoimmune disease by systemic infusion of culture-expanded autologous adipose tissue derived mesenchymal stem cells. J Transl Med 9:181, 2011.

［37］ Yañez R, Lamana ML, Garcia-Castro J, et al. Adipose tissue-derived mesenchymal stem cells have in vivo immunosuppressive properties applicable for the control of the graft-versus-host disease. Stem Cells 24:2582, 2006.

［38］ Rehman J, Traktuev D, Li J, et al. Secretion of angiogenic and antiapoptotic factors by human adipose stromal cells. Circulation 109:1292, 2004.

［39］ Bayes-Genis A, Soler-Botija C, Farré J, et al. Human progenitor cells derived from cardiac adipose tissue ameliorate myocardial infarction in rodents. J Mol Cell Cardiol 49:771, 2010.

[40] DelaRosa O, Lombardo E, Beraza A, et al. Requirement of IFN-gamma-mediated indoleamine 2,3-dioxygenase expression in the modulation of lymphocyte proliferation by human adipose-derived stem cells. Tissue Eng Part A 15:2795, 2009.

[41] García-Olmo D, Garcia-Arranz M, Herreros D, et al. A phase I clinical trial of the treatment of Crohn's fistula by adipose mesenchymal stem cell transplantation. Dis Colon Rectum 48:1416, 2005.

[42] García-Olmo D, Herreros D, Pascual I, et al. Expanded adipose-derived stem cells for the treatment of complex perianal fistula: a phase II clinical trial. Dis Colon Rectum 52:79, 2009.

[43] Kebriaei P, Robinson S. Treatment of graft-versus-host-disease with mesenchymal stromal cells. Cytotherapy 13:262, 2011.

[44] Moon KM, Park YH, Lee JS, et al. The effect of secretory factors of adipose-derived stem cells on human keratinocytes. Int J Mol Sci 13:1239, 2012.

[45] Lee MJ, Kim J, Kim MY, et al. Proteomic analysis of tumor necrosis factor-alpha-induced secretome of human adipose tissue-derived mesenchymal stem cells. J Proteome Res 9:1754, 2010.

[46] Heo SC, Jeon ES, Lee IH, et al. Tumor necrosis factor-alpha-activated human adipose tissue-derived mesenchymal stem cells accelerate cutaneous wound healing through paracrine mechanisms. J Invest Dermatol 131:1559, 2011.

[47] Kapur SK, Katz AJ. Review of the adipose derived stem cell secretome. Biochimie 95:2222, 2013.

[48] Macri L, Silverstein D, Clark RA. Growth factor binding to the pericellular matrix and its importance in tissue engineering. Adv Drug Deliv Rev 59:1366, 2007.

[49] Clark RA. Synergistic signaling from extracellular matrix-growth factor complexes. J Invest Dermatol 128:1354, 2008.

[50] Amos PJ, Kapur SK, Stapor PC, et al. Human adipose-derived stromal cells accelerate diabetic wound healing: impact of cell formulation and delivery. Tissue Eng Part A 16:1595, 2010.

[51] Semon JA, Maness C, Zhang X, et al. Comparison of human adult stem cells from adipose tissue and bone marrow in the treatment of experimental autoimmune encephalomyelitis. Stem Cell Res Ther 5:2, 2014.

[52] Marx C, Silveira MD, Selbach I, et al. Acupoint injection of autologous stromal vascular fraction and allogeneic adipose-derived stem cells to treat hip dysplasia in dogs. Stem Cells Int 2014:391274, 2014.

[53] Jurgens WJ, Kroeze RJ, Zandieh-Doulabi B, et al. One-step surgical procedure for the treatment of osteochondral defects with adipose-derived stem cells in a caprine knee defect: a pilot study. Biores Open Access 2:315, 2013.

[54] Nakagami H, Morishita R, Maeda K, et al. Adipose tissue-derived stromal cells as a novel option for regenerative cell therapy. J Atheroscler Thromb 13:77, 2006.

[55] Schäffler A, Büchler C. Concise review: adipose tissue-derived stromal cells—basic and clinical implications for novel cell-based therapies. Stem Cells 25:818, 2007.

[56] Bailey AM, Kapur S, Katz AJ. Characterization of adipose-derived stem cells: an update. Curr Stem Cell Res Ther 5:95, 2010.

[57] Senarath-Yapa K, McArdle A, Renda A. Adipose-derived stem cells: a review of signaling networks governing cell fate and regenerative potential in the context of craniofacial and long bone skeletal repair. Int J Mol Sci 15:9314, 2014.

[58] Klopp AH, Gupta A, Spaeth E, et al. Concise review: dissecting a discrepancy in the literature: do mesenchymal stem cells support or suppress tumor growth? Stem Cells 29:11, 2011.

[59] Muehlberg FL, Song YH, Krohn A, et al. Tissue-resident stem cells promote breast cancer growth and metastasis. Carcinogenesis 30:589, 2009.

[60] Yu JM, Jun ES, Bae YC, et al. Mesenchymal stem cells derived from human adipose tissues favor tumor cell growth in vivo. Stem Cells Dev 17:463, 2008.

[61] Zimmerlin L, Donnenberg AD, Rubin JP, et al. Regenerative therapy and cancer: in vitro and in vivo studies of the interaction between adipose-derived stem cells and breast cancer cells from clinical isolates. Tissue Eng Part A 17:93, 2011.

[62] Zhang Y, Daquinag A, Traktuev DO, et al. White adipose tissue cells are recruited by experimental tumors and promote cancer progression in mouse models. Cancer Res 69:5259, 2009.

[63] Linkov F, Kobai L, Edwards R, et al. The role of adipose-derived stem cells in endometrial cancer proliferation. Scand J Clin Lab Invest Suppl 244:54; discussion 57, 2014.

[64] Kuhbier JW, Bucan V, Reimers K, et al. Observed changes in the morphology and phenotype of breast cancer cells in direct co-culture with adipose-derived stem cells. Plast Reconstr Surg 134:414, 2014.

[65] Zhu Y, Sun Z, Han Q, et al. Human mesenchymal stem cells inhibit cancer cell proliferation by secreting DKK-1. Leukemia 23:925, 2009.

[66] Qiao L, Xu ZL, Zhao TJ, et al. Dkk-1 secreted by mesenchymal stem cells inhibits growth of breast cancer cells via depression of Wnt signalling. Cancer Lett 269:67, 2008.

[67] Sun B, Roh KH, Park JR, et al. Therapeutic potential of mesenchymal stromal cells in a mouse breast cancer metastasis model. Cytotherapy 11:289, 2009.

[68] Cousin B, Ravet E, Poglio S, et al. Adult stromal cells derived from human adipose tissue provoke pancreatic cancer cell death both in vitro and in vivo. PLoS One 4:e6278, 2009.

[69] Pérez-Cano R, Vranckx JJ, Lasso JM, et al. Prospective trial of adipose-derived regenerative cell (ADRC)-enriched fat grafting for partial mastectomy defects: the RESTORE-2 trial. Eur J Surg Oncol 38:382, 2012.

# 第12章

## 损伤、肥胖、移植、濒死脂肪生理学

Kotaro Yoshimura　译者：张明子　杨伊兰　黄宗霖　史凯旋　刘　凯　王　阳

　　尽管每时每刻都有成千上万的脂肪细胞死亡并被新生细胞替代，但是在生理状态下，脂肪组织的更新仍然十分缓慢。除了生理性重塑，各种损伤包括创伤、缺血或缺氧、外力挤压和炎症反应等，也会导致意外重塑。抽吸脂肪进行脂肪移植会对供区造成创伤性损伤，而受区则同时发生移植脂肪的动态组织重塑（变性和再生）。通过研究脂肪移植后的细胞事件，研究者可以寻求改善脂肪移植的临床效果的策略，如组织体积化、血运重建和脂肪组织再生。

### 脂肪源性干细胞在脂肪重塑过程中的作用

　　在脂肪组织重塑和组织扩张中，例如组织生长、肥胖时的组织增生、创伤或缺血后的组织修复[1]、内部或外部机械力导致的组织扩张等，脂肪源性干细胞（adipose-derived stem cells，ADSCs）对脂肪细胞的生成与再生起到了至关重要的作用（详见第6章）[2]。在ADSCs的调控下，这些重塑过程表现为脂肪细胞的凋亡或坏死与再生之间的平衡。与人体其他器官相比，皮下脂肪组织有最高的组织氧分压（pt$O_2$；40～60 mmHg），这表明脂肪的毛细血管分布密度较高而组织氧气消耗水平较低。糖尿病患者的脂肪组织处于相对缺血的状态，组织内有少量脂肪细胞坏死并伴有低水平的慢性炎症，从而导致了脂肪组织内分泌紊乱、胰岛素抵抗和代谢综合征。相反，脂肪瘤并不呈现缺血状态，可能是血管生成水平相对升高的结果[3]。

　　脂肪组织中，最容易受到缺血影响而死亡的是脂肪细胞，特别是当氧分压低至15 mmHg时[4]。若缺血状态持续存在，脂肪细胞可以在24小时内发生死亡，其后死亡的是血管内皮细胞和血源性细胞。相反，ADSCs可以在缺血的状态下存活3天之久[4]；而在这3天内，ADSCs可以被死亡细胞所释放的信号激活，并与来源于骨髓的其他干细胞/祖细胞一起参与代偿性修复，例如脂肪再生和血管再生[4,5]。

### 脂肪组织的损伤

　　损伤可以引起脂肪组织的坏死并启动修复过程，包括各种炎症细胞的积聚以及炎症因子的释放（图12-1）。损伤后，发生脂肪细胞坏死等退行性变性，初始损伤因子，诸如碱性成纤维细胞生长因子（basic fibroblast growth factor，bFGF）以及血小板聚集所释放的血小板衍生生长因子（platelet-derived growth factor，PDGF）、表皮细胞生长因子（epidermal growth factor，EGF）和转化生长因子-β（transforming growth factor-beta，TGF-beta）等最先被释放至损伤区域并启动损伤修复的级联反应[1,6]。bFGF由损伤的结缔组织释放并通过c-Jun N末端激酶（c-Jun N-terminal kinase，JNK）信号通路来激活静止期的ADSCs进行增殖并进一步释放细胞因子，例如肝细胞生

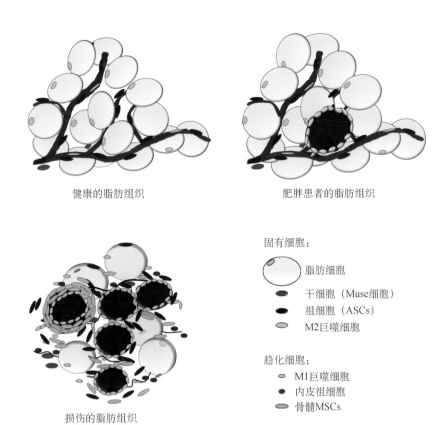

健康的脂肪组织　　　　　　　　　　肥胖患者的脂肪组织

固有细胞：

脂肪细胞

干细胞（Muse细胞）

祖细胞（ASCs）

M2巨噬细胞

趋化细胞：

M1巨噬细胞

内皮祖细胞

骨髓MSCs

损伤的脂肪组织

▲ 图 12-1

长因子（hepatocyte growth factor, HGF）和血管内皮生长因子（vascular endothelial growth factor, VEGF）。损伤后的第 1 周，ADSCs 可以促进脂肪组织再生并抑制纤维组织的生成[6]。同时，内皮祖细胞（endothelial progenitor cells, EPCs）等来自骨髓的多种干细胞或祖细胞会与 ADSCs 发挥协同作用，共同修复受损的脂肪组织。

完整的脂肪组织中除了有脂肪细胞外，还有许多诸如 ADSCs 和血管内皮细胞（vascular endothelial cells, VECs）等其他类型的细胞成分。肥胖患者的脂肪组织中存在少量被 M1 巨噬细胞（树冠状结构）所包裹的死亡脂肪细胞，并呈现出低水平的慢性炎症。在脂肪组织损伤时，ADSCs 被激活并与来自骨髓的多种干细胞或祖细胞一起参与组织损伤修复。

## 机械力与脂肪组织

机械力不管是来自外部（剪切力、牵拉力、张力、分散力和压力）还是内部（细胞骨架应力），都会影响到组织的生长和细胞的功能。此外，ADSCs 与细胞外基质的相互作用也会影响细胞的行为[7]。持续性组织扩张（BRAVA 技术）可以应用于乳腺组织的扩张[8]。

作者曾对小鼠背部进行外力扩张实验（图 12-2），4 周后发现扩张部位皮下组织增生，特别是脂肪组织增生明显，但是在去除外力 2 周后增生效果则发生消退[2]。随着时间的推移，在机械力的方向可见脂肪生成和血管生成等动态重塑。再生效果与 ADSC 的数量（密度）和潜能有关。因此，放射治疗后组织的扩张潜力非常有限。

## 脂肪移植后发生了什么

近期进行了大量严谨的动物基础研究，以探索脂肪移植的奥秘；这些研究揭示了脂肪组织在移植

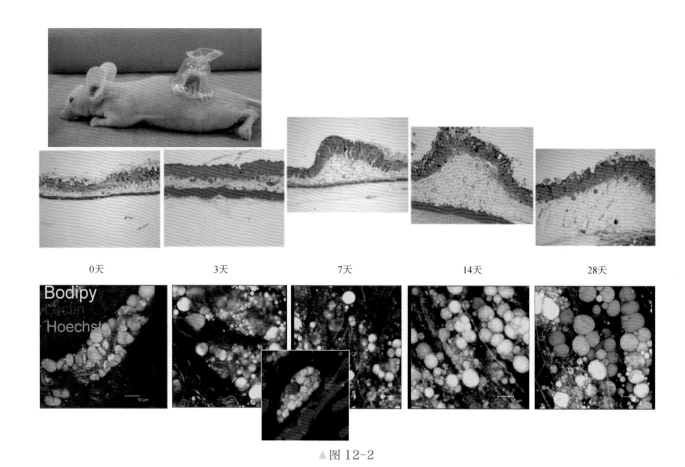

▲图 12-2

后的行为及其细胞层面的相关机制。移植脂肪是一种非血管化组织，如皮肤移植一样，只有浅层的细胞才能存活。尽管移植物中的大多数其他细胞死亡，但由于 ADSCs 和其他干／祖细胞的作用，退化组织可以部分再生。

在再生区域，移植术后 3 天血管再生改善了缺氧环境，ADSCs 诱导产生新的脂肪细胞，在 3 个月时最终完全替代坏死的脂肪细胞。而在坏死区域，术后 3 天局部微环境未得到改善，ADSCs 最终死亡，导致移植组织中央坏死。

### 脂肪移植后的急性反应

脂肪组织注射于受区后，即处于缺血（缺氧）状态，最初几天仅由周边组织的血浆渗出供给营养，直至重新建立血供。导致在最初的 24 小时内有大量的脂肪细胞死亡，并从死亡的移植组织和受伤的宿主组织释放出多个细胞死亡或损伤相关因子[4,6]。炎症细胞（例如巨噬细胞和淋巴细胞）浸润以及炎症因子（例如白介素）得以释放。尽管脂肪细胞死亡，但即使在严重缺血的情况下，ADSC 仍能维持 72 小时的功能，它被激活并试图与骨髓中的浸润干细胞／祖细胞一起修复受损的组织[4,5]。

小鼠移植脂肪组织的免疫组织学研究中，对采集的组织样本进行了脂周蛋白（perilipin，活脂肪细胞胞质，绿色）、Mac2（单核／巨噬细胞，红色）和 Hoechst 33342（核，蓝色）的免疫染色[5]。如图 12-3 所示低倍图像（左栏）中的矩形进一步放大（右栏）。存活区域和再生区域的界限在 1 周时变得清晰（虚线）；死亡脂肪细胞（*）为脂周蛋白阴性，存活脂肪细胞脂周蛋白强阳性。2 周时死亡脂肪细胞之间出现带有多个细胞内脂质滴（箭头）的小体积前脂肪细胞，死亡脂肪细胞被单层 M1 巨噬细胞（红染）包围。

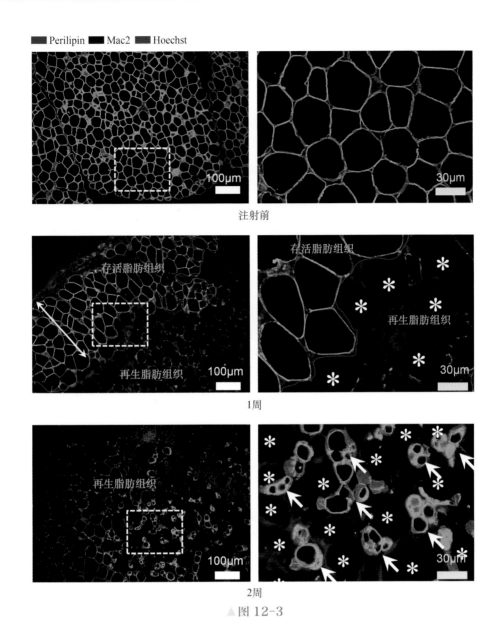

▲图 12-3

## 组织缺血性损伤后的再生：不同细胞归宿的 3 个区域

根据我们近期的研究，脂肪移植后的最初 3 个月为组织再生期，此后不再发生脂肪形成[9]。脂肪移植物由外至内分为 3 个区域：①存活区域（浅表层）；②再生区域（中间层）；③坏死区域（中央层）[5]。存活区域（100～300 μm）与再生区域的界限约在 1 周时间显现；而再生区域与坏死区域的界限在 2～4 周显现（图 12-3）。

4 周时，小鼠移植物样本的免疫组织学显示了存活、再生及坏死各区域的分界。如图 12-4 所示低倍镜下，脂周蛋白染色显示坏死区（黄色虚线），无脂肪生成。高倍图像显示分界（白色虚线）存活（脂周蛋白阳性脂肪细胞）、再生（脂周蛋白阳性小脂肪细胞）和坏死区（无活脂肪细胞）。

位于组织边缘 100～300 μm 处的浅层脂肪细胞仍然存活（存活区），而其余的脂肪细胞（再生和坏死区）在移植后 24 小时内死亡。死亡的脂肪细胞变成脂质滴，被 M1 巨噬细胞包围吞噬（图 12-3）。脂质吸收过程需要数周和数月，这取决于脂滴的大小；因此，尽管脂肪细胞死亡，移植的脂肪在最初的 4 周内仍保持原来的大小。再生区和坏死区的 ADSCs 被激活并开始修复组织。1～2 周时，在再生区（600～1 200 μm 厚）的死亡脂肪细胞周围（由单层巨噬细胞包围）出现新的前脂肪细胞，

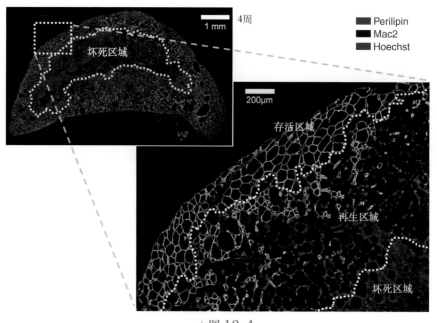

▲ 图 12-4

而在坏死区未观察到脂肪生成（图 12-4）。在再生区，移植后 3 天内通过血运重建改善缺氧状态，ADSCs 产生新的脂肪细胞，3 个月最终完全替代死亡的脂肪细胞。另外，在坏死区，3 天内微环境没有改善，ADSCs 最终死亡，导致移植组织的中心坏死。决定脂肪移植后最终体积的坏死区和存活／再生区的比率，受受体微环境诸多因素影响，如血运、移植脂肪的大小、移植技术和术后护理。我们使用小鼠模型进行的实验研究表明，术后 3 天用 60% 的氧对受区常压氧合，可促进移植脂肪的存活、再生和最终保留[10]。存活区和再生区的厚度增加，表明脂肪细胞和局部 ADSCs 的存活率较高。

**移植后组织的长期稳定过程：脂质吸收和瘢痕形成**

脂肪再生的同时，在再生和坏死区发生稳定事件，如脂质吸收（吞噬）和瘢痕组织脂质替代（纤维化）[5]。尽管脂肪形成的再生过程在 4 周达到顶峰并于 12 周完成，但是组织稳定的过程却会持续至少数月，临床观察也表明脂肪移植后体积会持续减少，直至术后 1 年。小型脂滴可以被吸收或被多层 M2 巨噬细胞暂时包绕，在脂质吸收的同时诱导纤维形成以填充无效腔。而较大的脂滴（8 mm 以上）则吸收困难，经过数月可以形成油性囊肿并持续存在。这是脂肪移植（除外完全坏死）最糟糕的结果，且可能伴有慢性炎症和钙化[5,9,11]。

图 12-5 总结了小鼠移植脂肪组织的免疫组织学。移植后 8 周和 12 周采集的组织样本进行了脂周蛋白（活脂肪细胞胞浆，绿色）、Mac2（单核／巨噬细胞，红色）和 Hoechst 33342（核，蓝色）的免疫染色。很少有新的小脂肪细胞，这意味着脂肪再生似乎在 12 周内完成。组织中可见由 M1 巨

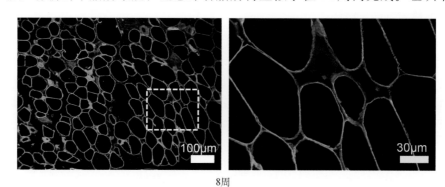

8周

▲ 图 12-5

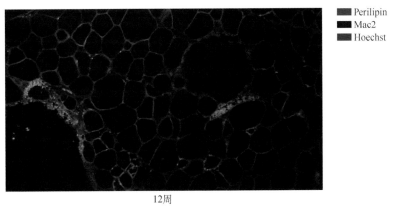

Perilipin
Mac2
Hoechst

12周

▲ 图 12-5（续）

噬细胞包围的大脂滴。

在脂肪组织重塑的前 3 个月，移植的脂肪细胞根据其微环境有不同的归宿。细胞转归如图 12-6 所示，脂肪细胞的转归分为 4 种模式：存活、成功再生、失败再生（瘢痕化）和油性囊肿形成。瘢痕化和油性囊肿形成往往持续 3 个月以上。最浅层为存活区，其厚度小于 300 μm。在存活区，脂肪细胞和 ADSCs 均存活。第 2 个区域是再生区域，其厚度根据微环境条件而变化（600 ~ 1 200 μm）。在这一区域，脂肪细胞死亡，但 ADSCs 存活，并诱导新的脂肪细胞替代死亡的脂肪细胞。中心区是坏死区，脂肪细胞和 ADSCs 均死亡，预计不会再生，无效腔将被纤维化，或演变为油性囊肿。

激活的 ADSCs 诱导产生脂肪细胞死亡后的脂肪生成（图 12-7）。一些死亡的脂肪细胞被新生代的脂肪细胞替代，脂肪生成在 3 个月内完成（组织修复阶段）。在接下来的 9 个月内（组织稳定阶段），剩余的死亡脂肪细胞被吸收。脂滴（死亡脂肪细胞）被巨噬细胞吞噬作用吸收，但吸收非常缓慢，吸收时间取决于脂滴的直径；当脂滴直径较大（如 10 mm）时，在完成吸收之前形成囊壁，随着时间的推移，囊壁开始钙化。脂肪移植后的最终体积保持率由脂肪细胞成功替换的速率决定。如果移植的脂肪组织只有很小的脂质滴，并且在 3 个月内吸收完成，那么体积不会随着时间的推移而发生实质性变化（显示为"极好"）。另外，如果 3 个月后仍然存在许多大的脂质滴，组织将在 3 ~ 12 个月萎缩（表现为"差"）。

### 脂肪移植后新生代细胞的来源是什么

我们近期使用绿色荧光蛋白（GFP）小鼠的研究揭示了移植脂肪中细胞成分的起源[12]。成熟脂肪细胞主要来源于移植脂肪中的 ADSCs。尽管血管壁成分（平滑肌细胞）主要来源于移植物，但毛细血管（血管内皮细胞）却分别来源于移植物和宿主骨髓。再生脂肪中的 ADSCs 是移植的 ADSCs、宿主非骨髓和宿主骨髓细胞的混合物。这些发现强调了移植脂肪中含有的 ADSCs 对脂肪细胞再生的重要性。宿主骨髓和局部组织对毛细血管网络的形成作用巨大，并且提供了新的 ADSCs，有助于将来脂肪组织的重塑。因此，尽管骨髓或其他组织可以提供 ADSCs，但它们必须提前与垂死的脂肪细胞相邻，以取代脂肪细胞。

## 如何改善效果

基本机制的最新进展为临床提供了一些启示。目前认为，受区周围组织可以影响存活区域的范围和厚度。受区组织血运充分，氧张力高，则存活区增大。受区组织给予负压吸引和（或）提高压氧等预处理可以达到上述效果。但是，过度的负压吸引会造成受区组织缺血而减少存活区域。同皮肤移植一样，受区制动有利于毛细血管在第 1 周长入移植物，改善再生区域的氧张力，减少 ADSCs 的缺血性死亡。

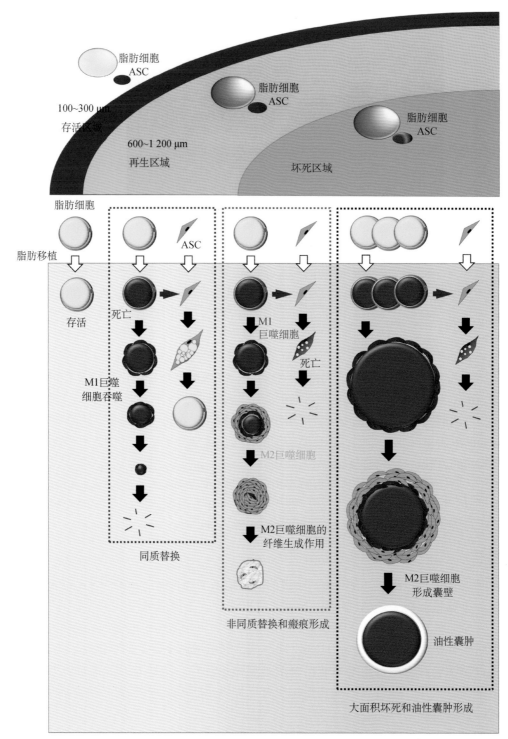

▲ 图 12-6

移植脂肪颗粒的大小和表面积是决定中心坏死区域范围的重要因素。建议注射脂肪颗粒的直径应尽量 < 2 mm。由于从外部招募的干细胞不能有效地成为脂肪细胞,因此,移植物中必须含有大量的活性脂肪细胞和 ADSCs,以利于脂肪移植后的脂肪生成。移植物中的死亡脂肪细胞释放相关因子,激活相应的 ADSCs,使其分化为脂肪细胞。因此,移植前处理移植组织,增加脂肪细胞与 ADSCs 的含量至关重要。有 2 种方法可以提高移植物中干细胞的相对含量。一种是减少组织体积和脂肪细胞的数量,另一种是提高脂肪间充质细胞的数量。降低组织体积和脂肪细胞的数量可以通过机械分离完成,

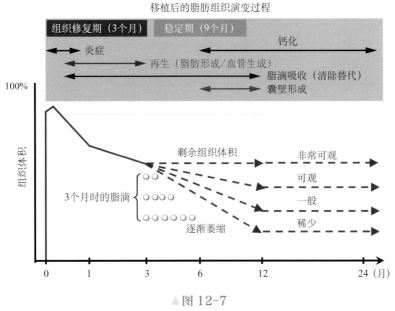

▲图 12-7

例如机械破碎、超速离心和超声乳化。在进行以上破坏性分离时需格外小心，因为过度的破坏／加热／加压都可能导致脂肪间充质细胞的死亡。向移植物补充新鲜分离的 SVF 或培养／纯化的 ASCs（细胞辅助脂肪移植,cell-assisted lipotransfer,CAL)可提高脂肪间充质细胞的含量。若脂肪抽吸组织较多，可以通过胶原酶消化或其他方法获取的 SVF。脂肪间充质细胞可以通过 SVF 经贴壁分离纯化后获得，并可以长时间液氮保存以便随时取用。

## 结论

ADSCs 通过分化为脂肪细胞或血管内皮细胞，并释放血管生成相关因子而在脂肪再生过程中（例如脂肪移植后的再生）起到主导作用。移植脂肪的转归取决于移植物颗粒大小和微环境中的脂肪细胞等细胞成分。移植后，存活区域的脂肪细胞依然存活，而再生区域和坏死区域的脂肪细胞则迅速死亡。在再生区域中，脂肪细胞死亡激活血管周边的 ADSCs 并使之迅速增殖和分化，同再生区域浸润的干细胞／祖细胞协同进行组织损伤的修复。若再生区域微环境良好，死亡的脂肪细胞可以被 M1 巨噬细胞吞噬，并由新生的脂肪细胞进行同质替换。相反，若再生区域微环境较差或在坏死区域，死亡的脂肪细胞被纤维组织替代或形成油性囊肿，M2 巨噬细胞参与纤维形成过程。再生过程中，死亡的脂肪细胞为新生脂肪细胞腾留替换空间。移植后组织的最终体积由组织变性和再生之间的平衡状态决定，并受移植物再生区域和受区微环境等诸多因素影响。脂肪形成基本由移植物中 ADSCs 的含量决定，因此在进行移植前需对移植物进行组织处理以提高 ADSCs 含量。

## 参考文献

［1］Suga H, Eto H, Shigeura T, Inoue K, Aoi N, Kato H, Nishimura S, Manabe I, Gonda K, Yoshimura K. IFATS collection: fibroblast growth factor-2 induced hepatocyte growth factor secretion by adipose-derived stromal cells inhibits postinjury fibrogenesis through a c-Jun N-terminal kinase-dependent mechanism. Stem Cell 27:238, 2009.

［2］Kato H, Suga H, Eto H, Araki J, Aoi N, Doi K, Iida T, Tabata Y, Yoshimura K. Reversible adipose tissue enlargement induced by external tissue suspension: possible contribution of basic fibroblast growth factor in the preservation of enlarged tissue. Tissue Eng Part A 16:2029, 2010.

［3］Suga H, Eto H, Inoue K, Aoi N, Kato H, Araki J, Higashino T, Yoshimura K. Cellular and molecular features of lipoma tissue: comparison with normal adipose tissue. Br J Dermatol 161:819, 2009.

［4］Eto H, Kato H, Suga H, Aoi N, Doi K, Kuno S, Yoshimura K. The fate of adipocytes after nonvascularized fat grafting: evidence of early death and replacement of adipocytes. Plast Reconstr Surg 129:1081, 2012.

［5］Kato H, Mineda K, Eto H, Doi K, Kuno S, Kinoshita K, Kanayama K, Yoshimura K. Degeneration, regeneration, and cicatrization after fat grafting: dynamic total tissue remodeling during the first 3 months. Plast Reconstr Surg 133:e303, 2014.

［6］ Eto H, Suga H, Aoi N, Kato H, Araki J, Doi K, Higashino T, Yoshimura K. Adipose injury-associated factors activate adipose stem/stromal cells, induce neoangiogenesis, and mitigate hypoxia in ischemic tissues. Am J Pathol 178:2322, 2011.

［7］ Guilak F, Cohen DM, Estes BT, et al. Control of stem cell fate by physical interactions with the extracellular matrix. Cell Stem Cell 5:17, 2009.

［8］ Khouri RK, Schlenz I, Murphy BJ, et al. Nonsurgical breast enlargement using an external soft-tissue expansion system. Plast Reconstr Surg 105:2500, 2000.

［9］ Yoshimura K, Eto H, Kato H, et al. In vivo manipulation of stem cells for adipose tissue repair/reconstruction. Regen Med 6(6 Suppl):33, 2011.

［10］ Kato H, Araki J, Doi K, Kuno S, Kinoshita K, Mineda K, Kanayama K, Yoshimura K. Normobaric hyperoxygenation enhances initial survival, regeneration, and final retention in fat grafting. Plast Reconstr Surg 134:951, 2014.

［11］ Mineda K, Kuno S, Kato H, Kinoshita K, Doi K, Hashimoto I, Nakanishi H, Yoshimura K. Chronic inflammation and progressive calcification as a result of fat necrosis: the worst outcome in fat grafting. Plast Reconstr Surg 133:1064, 2014.

［12］ Doi K, Ogata F, Eto H, Kato H, Kuno S, Kinoshita K, Kanayama K, Feng J, Manabe I, Yoshimura K. Differential contributions of graft- and host-derived cells in tissue regeneration/remodeling after fat grafting. Plast Reconstr Surg 135:1607, 2015.

# 第13章

# 创伤愈合中的脂肪组织

Janos A. Barrera、Zeshaan N. Maan 和 Geoffrey Cash Gurtner 译者：张明子　斯楼斌　黄宗霖　史凯旋　王阳

创伤的愈合涉及多种组织生理反应，并以恢复机体的保护屏障——皮肤的稳态为目的。这一过程需要对多种细胞内和细胞外信号通路进行精确的时空协调，对其复杂性仍知之甚少。受伤后，必须激活凝血级联反应以防止失血。同时，细胞因子和其他介质被释放，从而使循环中的炎症因子和祖细胞进入伤口并刺激局部组织细胞。炎症细胞抵抗细菌定植和隔离坏死组织，同时也分泌因子激活创面愈合反应。激活的祖细胞释放促进新血管形成的生长因子，同时调节纤维化和炎症。内皮细胞、角质形成细胞和成纤维细胞对释放的因子做出反应，同时也分泌因子以恢复组织完整性。

创伤后极少发生组织增生与恶性肿瘤，提示创面愈合极为复杂而精准[1]。损伤的组织通常由纤维组织和排列不规则的胶原所替代，即瘢痕。尽管瘢痕化在初期可以提供有效的保护作用，但遗憾的是，瘢痕未能保持健康组织的生物学特性。心肌梗死或肝硬化中的瘢痕尤其明显，其对器官功能的长期影响显而易见。对于皮肤创伤，瘢痕组织无法达到正常皮肤的机械与美学特性。例如烧伤患者常会出现毁损性病态瘢痕挛缩，限制了关节的活动和功能。因此，人们普遍认为，为了恢复损伤后的功能，必须重建天然的组织结构。

有趣的是，一些真核生物能够再生其原始组织结构。在哺乳动物中，妊娠早期的胎儿能够再生，但这种能力在胚胎发育过程中逐渐丧失[2-4]。研究人员和临床医师长期以来一直在探索组织再生或无瘢痕伤口愈合。为了促进组织再生和减少纤维化，越来越多的实验疗法正在研发中，包括输送干细胞、生长因子、miRNA、小分子或细胞外组织支架等。干细胞疗法已经在临床前试验中显示出巨大的前景。鉴于脂肪源性干细胞(adipose-derived stem cells，ADSCs)来源丰富，可以通过脂肪抽吸轻易获得，因而成为治疗应用中最有前景的干细胞来源[5]。因此，ADSCs已跃升至再生医学研究的前沿。

在本章中，我们将讨论ADSCs在伤口愈合生理阶段的组织愈合能力，以及受损伤口愈合的病理基础，强调其对掌控上述过程的细胞分子途径的影响。ADSCs和伤口愈合是目前最为活跃的研究领域。因此，我们鼓励读者参考Medline (http://www.ncbi.nlm.nih.gov/pubmed) 了解该领域的最新综述。

## 创伤的愈合过程

人体创伤愈合过程分为3个独立又相互交叠的阶段（图13-1）。在最初的炎性反应期，进行止血，招募炎症细胞清除失活组织和对抗定植在创面的微生物。增殖期以细胞增殖、迁移和细胞外基质（extracellular matrix，ECM）沉积为特征。最终的重塑阶段ECM逐渐重塑，从而尽可能保持伤口愈合后的组织完整性。

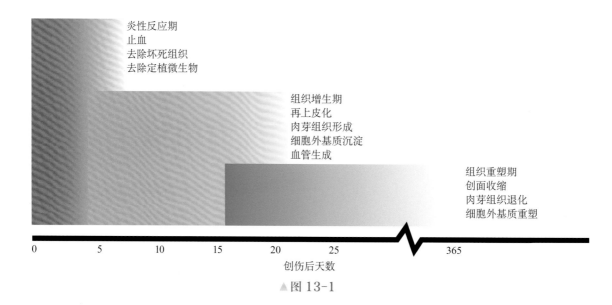

炎性反应期
止血
去除坏死组织
去除定植微生物

组织增生期
再上皮化
肉芽组织形成
细胞外基质沉淀
血管生成

组织重塑期
创面收缩
肉芽组织退化
细胞外基质重塑

0　　5　　10　　15　　20　　25　　　　365

创伤后天数

▲ 图 13-1

## 炎性反应期

炎症阶段的主要过程是止血和招募炎性细胞，以清除失活组织及创面的微生物，并分泌额外的可溶性因子促进伤口愈合反应（图 13-2）。ADSCs 通过促进 T 细胞抑制因子的形成、招募单核细胞和抑制活化淋巴细胞增殖来调节炎症。

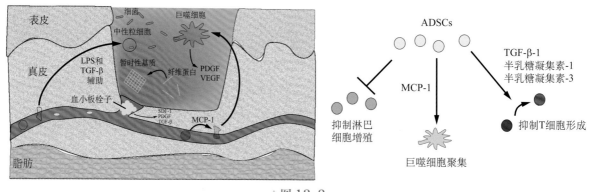

▲ 图 13-2

在止血过程中，纤维胶原和组织因子激活凝血级联反应，最终导致纤维蛋白原转化为纤维蛋白，然后聚合形成临时基质。该基质可作为细胞（如炎症细胞和祖细胞）募集和植入的支架。同时，活化的血小板聚集并堵塞破裂的血管。血小板释放包括基质细胞衍生因子 -1（stromal cell-derived-factor-1，SDF-1）、血小板衍生生长因子（platelet-derived growth factor，PDGF）和转化生长因子 - β（transforming growth factor-beta，TGF-beta）在内的多种信号因子，激活下游效应器。SDF-1 在干细胞的募集和调控中具有重要的作用[6]。ADSCs 能够分泌这些营养因子，补充正常的内源性反应或纠正受损的反应。

炎症细胞募集迅速，由营养因子介导，包括脱粒血小板的 TGF- β、补体级联蛋白和细菌降解后的脂多糖[7]。在最初的 2 或 3 天内，中性粒细胞是炎性浸润内主要的细胞类型。中性粒细胞通过自由基和细胞介导的细胞毒性机制吞噬死亡组织并杀死细菌。它们还分泌蛋白酶来降解细胞外基质，并为细胞进入准备好创面床[8]。虽然中性粒细胞对预防急性感染很重要，但只有进展为慢性难愈创面时，才会长期存在[9]。已知 ADSCs 可保护邻近细胞免受氧化应激[10]，并可促进中性粒细胞的能力和活性[11]。因此，ADSCs 有助于促进早期微生物清除，同时保护原生组织。

循环中的单核细胞主要由单核细胞趋化蛋白 -1 (monocyte chemoattractant protein-1, MCP-1) 招募到伤口，分化为巨噬细胞。在伤后 3 天，其为伤口中的主要细胞类型。与中性粒细胞一样，巨噬细胞吞噬失活组织和细菌。此外，巨噬细胞产生生长因子，如 PDGF 和血管内皮生长因子 (vascular endothelial growth factor, VEGF)，这些因子对细胞外基质的产生和血管生成十分重要，研究表明它们在伤口愈合中起着关键作用 [12]。有趣的是，已知外源性 ADSCs 可以表达 MCP-1，表明其可通过招募单核细胞至创面，以改善愈合的潜在机制 [13]。

组织损伤后的 5 ~ 7 天，淋巴细胞浸润创面 [14]。尽管淋巴细胞对清除外源性微生物具有重要作用，但是持续性的淋巴细胞浸润同样会延迟伤口愈合 [15]。ADSCs 可以通过细胞间作用和旁分泌信号通路来抑制淋巴细胞的增殖，从而解决淋巴细胞长期浸润的问题 [16]。ADSCs 可以通过分泌转化生长因子 β -1 [17]、半乳糖凝集素 -1 (galectin-1) 和半乳糖凝集素 -3 (galectin-3) [18] 来促进创面的免疫耐受性。旁分泌因子可以诱导辅助性 T 细胞分化为抑制性 T 细胞。抑制性 T 细胞可以抑制炎症反应的过度发生，从而发挥其对创面愈合的正向作用 [19]。

很明显，炎症在伤口愈合中起着关键作用，ADSCs 可显著影响这一过程。最新的动物实验表明，ADSCs 在许多不同程度的炎症疾病中表现出了潜在的治疗优势，例如移植物抗宿主病 (graft-versus-host disease, GVHD) [20]、类风湿性关节炎 [21] 和结肠炎 [22]。本章仅提及了炎症反应期的部分关键因子，其实还有许多其他因子在这一过程中起到了重要作用。表 13-1 介绍了与创面愈合相关且研究较为深入的细胞因子或生长因子，而这些因子均可由 ADSCs 表达产生。

表 13-1　创面愈合过程中 ADSCs 所分泌的相关因子

| 中文名称 | 英文名称 | 缩写 | 其他来源 | 功能 |
|---|---|---|---|---|
| 血管内皮生长因子 | vascular endothelial growth factor | VEGF | 内皮细胞、MSCs | 促进血管生成和 MSC 聚集 |
| 基质细胞衍生因子 -1 | stromal cell-derived-factor-1 | SDF-1 | 血小板、内皮细胞、MSCs | 促进血管生成、白细胞和 MSC 的聚集 |
| 血小板衍生生长因子 | platelet-derived growth factor | PDGF | 血小板、巨噬细胞、内皮细胞 | 促进血管生成、ECM 产生、促进巨噬细胞、周细胞、MPCs 和成纤维细胞的聚集 |
| 成纤维细胞生长因子 2 | fibroblast growth factor 2 | FGF-2 | 巨噬细胞、肥大细胞、内皮细胞、T 淋巴细胞 | 促进 VEGF 依赖的血管生成、MPC 聚集、血管重塑 |
| 肝细胞生长因子 | hepatocyte growth factor | HGF | 间质细胞 | 促进单核细胞聚集、血管生成和再上皮化过程 |
| 角质细胞生长因子 | keratinocyte growth factor | KGF | 成纤维细胞 | 调节角质形成细胞生长、成熟和功能 |
| 表皮细胞生长因子 | epidermal growth factor | EGF | 血小板、巨噬细胞 | 促进成纤维细胞胶原酶的分泌 |
| 转化生长因子 -β | transforming growth factor-beta | TGF-beta | 血小板、巨噬细胞、淋巴细胞 | 促进 ECM 生成，血管生成，MPC 的分化 |
| 单核细胞趋化蛋白 -1 | monocyte chemoattractant protein-1 | MCP-1 | 单核细胞、内皮 / 表皮细胞、成纤维细胞 | 促进巨噬细胞、T 细胞和 NK 细胞的聚集 |
| 肿瘤坏死因子 -α | tumor necrosis factor-alpha | TNF-alpha | 巨噬细胞、淋巴细胞、NK 细胞 | 调节胶原合成、中性粒细胞的聚集和功能 |
| 粒细胞集落刺激因子 | granulocyte colony-stimulating factor | G-CSF | 基质细胞、成纤维细胞、内皮细胞、淋巴细胞 | 刺激粒细胞增殖、成熟和激活 |

续表

| 中文名称 | 英文名称 | 缩写 | 其他来源 | 功能 |
|---|---|---|---|---|
| 粒细胞-巨噬细胞集落刺激因子 | granulocyte-macrophage colony-stimulating factor | GM-CSF | 角质形成细胞、成纤维细胞、巨噬细胞、内皮细胞、树突状细胞、淋巴细胞 | 促进 BM-MSC 聚集、单核/巨噬细胞的聚集和激活、免疫调节 |
| 干扰素-α | interferon-alpha | IFN-alpha | 巨噬细胞、淋巴细胞、成纤维细胞、表皮细胞 | 激活巨噬细胞、抑制成纤维细胞增殖 |
| 基质金属蛋白酶-1 | matrix metalloproteinase-1 | MMP-1 | 成纤维细胞、角质形成细胞 | 参与 ECM 重塑 |
| 基质金属蛋白酶-9 | matrix metalloproteinase-9 | MMP-9 | 中性粒细胞、巨噬细胞 | 参与 ECM 重塑、MPC 聚集和动员、引导 ECM 释放血管生成相关因子 |
| 基质金属蛋白酶组织抑制因子-1 | tissue inhibitor of matrix metalloproteinase-1 | TIMP-1 | 角质形成细胞、成纤维细胞 | 参与 ECM 重塑、抑制 MMP 功能 |

注：BM-MSC，骨髓 MSCs；ECM，细胞外基质；MPC，间质祖细胞； NK，自然杀伤。

## 组织增生期

在增殖期，发生再上皮化，而肉芽组织产生新的血管和富含Ⅲ型胶原的 ECM。ADSCs 分泌多种营养因子，加速再上皮化和促进新血管形成（图 13-3）。

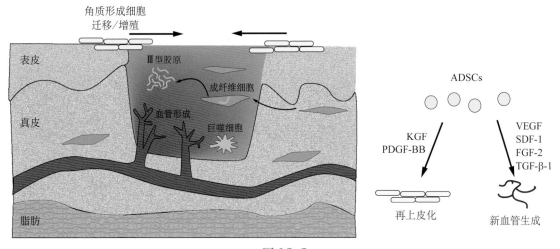

▲图 13-3

损伤后的 4 ~ 21 天是创面愈合的增生期，包括再上皮化、肉芽组织形成、细胞外基质沉淀和新生血管形成。有研究指出，ADSCs 可以通过细胞分化和旁分泌因子来影响这些过程。再上皮化很可能在组织损伤时立即发生。当角质形成细胞失去细胞间桥粒和半桥粒连接时，他们就会通过肌动蛋白聚合机制立即从伤口周边向内迁移。整合素受体通过与暂时性基质中的各种细胞外基质蛋白（包括Ⅰ型胶原、纤连蛋白和玻连蛋白）相互作用而促进迁移过程。角质形成细胞的迁移也受多种细胞外基质重塑相关的酶类影响，例如基质金属蛋白酶-1（matrix metalloproteinase-1，MMP-1）和纤溶酶原。随着迁移向创面中央进行，周边的角质形成细胞会在创缘进行增殖以推动创面再上皮化的进程。有研究表明，ADSCs 在动物模型上可以促进创面的再上皮化过程，其机制可能与 ADSCs 分泌的角质细胞生长因子（keratinocyte growth factor，KGF）和血小板衍生生长因子 –BB 有关[23,24]。除此之外，ADSCs 也具有向上皮细胞分化的能力[25,26]。

组织损伤后的第 4 天，成纤维细胞、巨噬细胞和内皮细胞逐步替代暂时性基质并形成肉芽组织。肉芽组织中的成纤维细胞产生细胞外基质，并使之沉淀和重塑而形成愈合瘢痕，同时为角质形成细胞的迁移提供组织支架结构。瘢痕在初期主要是由纤细的 III 型胶原组成，但在后期的组织重塑期，它将为肥厚的 I 型胶原所替代。在细胞外基质沉淀和重塑过程中，转化生长因子 –β–1 起到了重要的调节作用，它在胎儿创面中的相对缺乏，可能是成年人瘢痕形成的机制所在[27]。ADSCs 在纤维化和瘢痕形成中的作用将在下文进行阐述。

随着增殖阶段的继续，巨噬细胞持续产生诸如血小板衍生生长因子和成纤维细胞生长因子 –2 等生长因子，其可诱导内皮细胞增殖和迁移，影响成纤维细胞行为并促进新生血管化。乏氧诱导因子 1–α（hypoxia–inducible factor–1–alpha，HIF–1–alpha）是新生血管生成中的关键调节因子，它在乏氧环境中可以促进多种血管生成相关因子的表达，例如血管内皮生长因子和基质细胞衍生因子 –1。在创面修复过程中，成纤维细胞生长因子 –2、血管生成素 –1 和血小板反应素都具有促进血管生成的作用。

ADSCs 能显著促进增殖期新血管的形成，主要是由于它可以分泌多种血管生成相关的因子，例如基质细胞衍生因子 –1 和血管内皮生长因子等[13,28–31]。有研究表明，人类的 ADSCs 可以有效改善裸鼠下肢的缺血[28]，在类似模型中，其治疗效果要显著优于另一个促血管生成的干细胞——骨髓 MSCs（bone marrow derived mesenchymal stem cells，BM–MSCs）[32]。应用自体 ADSCs 治疗严重下肢缺血的初步研究结果表明，患者可以安全耐受移植的 ADSCs，其治疗作用改善了局部氧供、促进了创面愈合[33]、降低了疼痛和跛行的严重程度[34]。因此，ADSCs 可以明显改善局部组织的血液和氧合、提高组织活性，以加快创面愈合。

## 组织重塑期

重塑期始于创伤后 2 ～ 3 周，往往持续 1 年以上，是愈合过程最终与最长的阶段（图 13-4）。在重塑阶段会出现创面的收缩，同时，细胞外基质逐步重塑以促进伤口愈合后的结构完整性。ADSCs 通过与成纤维细胞的相互作用以及表达多种纤维调节因子来改善瘢痕的形成。同炎症反应期和组织增生期一样，每一个时期都与前一个时期有莫大的相关性和重叠性。在伤口愈合的第 2 周，肉芽组织中残留的成纤维细胞可以分化为肌成纤维细胞来促使愈合的伤口发生收缩，其机制可能是细胞内的肌动蛋白微丝通过整合素介导的细胞 – 细胞和细胞 – 基质间的相互作用来产生收缩伤口的效应，这一过程中有转化生长因子 –β–1、转化生长因子 –β–2 和血小板衍生生长因子等因子参与[35,36]。

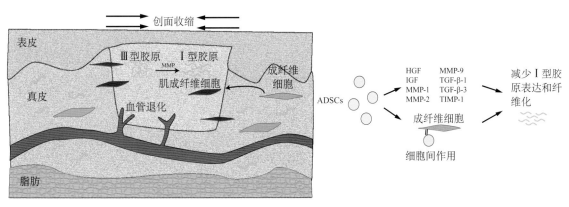

▲图 13-4

该阶段的另一个重要特征是细胞的失活和程序性死亡。当胶原基质完全覆盖创面后,细胞的失活和程序性死亡便立即启动以防止过多的胶原形成而对组织器官的功能造成影响。在该过程中,细胞的失活和程序性死亡出现异常可能是增生性瘢痕或瘢痕疙瘩形成的主要原因。ADSCs 在创面愈合的组织增生期和重塑期具有调节成纤维细胞活性和瘢痕形成的作用,其主要机制可能在于 ADSCs 的旁分泌因子对成纤维细胞的影响,当然,细胞间相互作用也可能在其中发挥了一定的作用[37]。

细胞外基质的重塑是组织增生期产生的Ⅲ型胶原逐步被Ⅰ型胶原替代的过程[38]。这一过程主要受角质形成细胞、巨噬细胞、成纤维细胞和内皮细胞表达的基质金属蛋白酶类和基质金属蛋白酶组织抑制因子类的作用影响[39]。机械力可以通过作用于成纤维细胞和黏着斑激酶介导的炎症反应来影响瘢痕的形成[40]。综上所述,瘢痕的形成与成熟是由细胞因子、炎症反应/细胞、机械力等因素共同作用的结果。

对大鼠肝硬化[41]以及小鼠肺纤维化[42]的基础研究显示,ADSCs 可以有效改善动物的纤维化。研究发现其潜在影响因素是肝细胞生长因子、胰岛素样生长因子(insulin-like growth factor,IGF)和基质金属蛋白酶-2(matrix metalloproteinase-2,MMP-2)的表达改变。在家兔增生性瘢痕模型中,病灶内注射 ADSCs 可以有效减少瘢痕组织中Ⅰ型胶原的沉积并改善瘢痕的组织学结构[43]。在猪创面动物模型中,ADSCs 也可通过调节转化生长因子-β-3、基质金属蛋白酶-1 和基质金属蛋白酶组织抑制因子-1 的表达来减少瘢痕形成、增加组织柔软度[44]。除此之外,烧伤小鼠创面进行脂肪移植可以减少纤维化以及纤维化相关因子的表达(转化生长因子-β 和基质金属蛋白酶-9)[45]。这些现象可能都是基于脂肪移植物中 ADSCs 的作用。最后,值得注意的是,骨髓 MSCs 是一种与 ADSCs 密切相关的干细胞群,有研究表明,他们可以通过细胞凋亡后的免疫调节机制来减少增生性瘢痕的形成[46]。未来关于 ADSCs 的研究可能会进一步揭示其抗纤维化的机制。尽管以上基础实验的数据和结果令人满意,但是 ADSCs 对人体瘢痕形成的效应仍需进一步研究和探讨。

## 创面愈合的影响因素

创面的微环境(包括基质的三维结构、局部细胞和趋化细胞以及它们所分泌的细胞因子等)对其愈合具有深远影响[3]。全身性因素和局部因素(例如年龄、糖尿病、感染)可以对创面的微环境造成病理性改变而延迟伤口的愈合。在这一部分中,作者将介绍部分影响伤口愈合的常见因素并对其所产生的影响加以阐述(表 13-2)。

表 13-2 影响伤口愈合的因素

| 全身性因素 | 局部因素 |
| --- | --- |
| 年龄 | 感染 |
| 糖尿病 | 缺血(氧)/再灌注损伤 |
| 应激状态 | 异物 |
| 营养状态 | 静脉功能不全 |
| 尿毒症 | 放射 |
| 黄疸 | 水肿 |
| 肿瘤 | 加压 |
| 肥胖 | |
| 药物:类固醇激素、免疫抑制剂 | |
| 化疗 | |

续表

| 全身性因素 | 局部因素 |
| --- | --- |
| 吸烟 | |
| 饮酒 | |
| 遗传性伤口愈合障碍 | |
| 免疫状态 | |

虽然 ADSCs 对创面愈合具有一定的促进作用，但是临床医师在治疗创面时依然需要综合考量并处理可能影响创面愈合的因素以达到最佳的治疗效果。

### 老年患者创面愈合中 ADSCs 的作用

随着年龄的增加，创面在愈合时，由乏氧诱导因子 -1 介导的新生血管形成能力会进行性下降，且创面局部干细胞数量和功能减退、细胞外基质沉积不良以及慢性炎症都会进一步减弱老年患者伤口的愈合能力。

老年人毛细血管密度减少，乏氧诱导因子 -1 信号通路激活受损，生长因子生成减少，最终导致创面的供血不足[47]。而创面局部干细胞数量和功能的进行性下降，以及慢性炎症的存在和细胞外基质沉积不良会进一步延迟创面的愈合[48]。单细胞转录分析的最新进展，允许我们研究和鉴定老年小鼠所缺乏的 ADSCs 亚群[49]。对该组表达谱的分析揭示了 ADSCs 在表达促血管生成（乏氧诱导因子 -1-α）和抗氧化应激（超氧化物歧化酶 2，superoxide dismutase 2，Sod2）相关基因中的作用。尽管有一些新的治疗方法可以分离并替换创面局部功能不良的干细胞亚群（这一操作可能会有助于改善创面局部的细胞问题），但是在老年患者创面的治疗中仅仅通过 ADSCs 的辅助可能并不会获得很好的治疗效果（图 13-5）。

非老年患者创面         老年患者创面

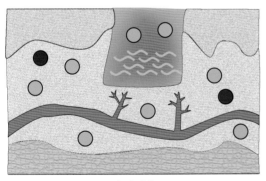

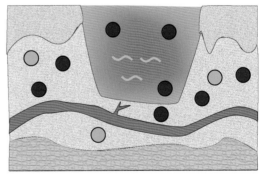

↑干细胞功能　↑新生血管　↓炎症反应　↑细胞外基质生成　　　　干细胞　炎症细胞　　　　↓干细胞功能　↓新生血管　↑炎症反应　↓细胞外基质生成

▲ 图 13-5

### 糖尿病患者创面愈合中 ADSCs 的作用

糖尿病难愈性创面是非常棘手的公共卫生问题，同样也是绝大多数非外伤性截肢的主要原因。糖尿病难愈性创面可能存在多种机制。有报道指出，高血糖水平可以抑制乏氧诱导因子 -1-α 的活性，而这是低氧环境下影响新生血管生成最重要的因素。通常情况下，乏氧诱导因子 -1-α 在低氧环境中比较稳定，这使得它们能够顺利进入细胞核并刺激多种下游效应分子的表达，比如血管内皮生长因子和基质细胞衍生因子 -1[6]。以上 2 种因子以及乏氧诱导因子 -1-α 通路中的其他因子共同作用，促进循环中的祖细胞向乏氧区域迁移和新生血管的形成。糖尿病也会降低祖细胞对乏氧区域的黏附和迁移能力[50]，并抑制骨髓间充质祖细胞（bone marrow-derived mesenchymal progenitor cell，BM-MPC）的活性[51]。除此之外，较正常的 ADSCs 而言，糖尿病患者 ADSCs 分泌的肝细胞生长因子、血管内皮细胞生长因子和胰岛素样生长因子-1（insulin like growth factor-1，IGF-1）均有降低，在治疗糖尿病小鼠创面时其治疗效果也不尽人意[52]。以上研究结果表明，在治疗创面时需与正常的 ADSCs 进行比较，以明确所使用的细胞亚型有可观的细胞活性。识别和替换老年糖尿病患者创面中功能不良的干细胞亚群可能有助于提高临床治疗效果（图 13-6）。

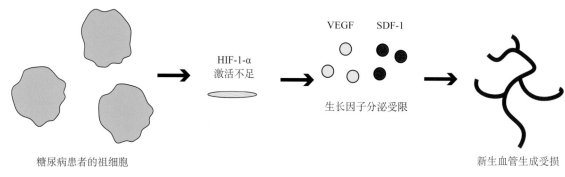

▲图 13-6

## 结论

生物医学的进步极大地扩展了我们对创面愈合的认知。这一新的知识推动了越来越多的实验疗法的发展，这些疗法通过调节已知的分子和细胞途径来增强伤口愈合。由于创面愈合过程的复杂性，治疗策略必须考虑到影响创面微环境的全身性因素和局部因素。

自体脂肪移植已经成为一种具有多种临床应用价值的新兴治疗手段[53]。脂肪组织本身便可以作为一种支撑皮下的填充物，而新的证据表明，其内的 ADSCs 还可能具有除此以外的临床治疗效应。ADSCs 本身即可以通过影响多种信号通路来促进皮肤创面的愈合，这一点是单独应用其他任何一种生长因子无法达到的[5,13,54]。与其他的细胞群系相比，ADSCs 的来源十分丰富，且可以通过脂肪抽吸颗粒和块状脂肪进行提取。除此之外，ADSCs 可以通过基因修饰而大量表达治疗相关因子，也可以通过接种于特殊的生物支架中以进一步发挥其再生潜能[55,56]，同时，诸如微流控芯片单细胞分析等新兴的生物学技术可以帮助分离和鉴定对治疗更为高效的细胞亚群[57]。尽管有大量的试验在研究 ADSCs 对创面的愈合效应（图 13-7），但是截止至撰写本章之时，食品药品监督管理局并未批准任

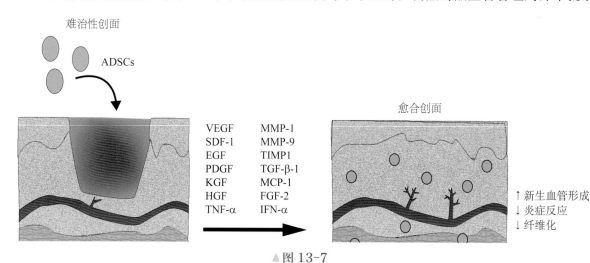

▲图 13-7

何类型的干细胞创面治疗方法。读者可以登录 https://www.ClinicalTrials.gov/ 来获取该领域的最新资讯。

## 参考文献

[ 1 ] Epstein FH, Singer AJ, Clark RA. Cutaneous wound healing. N Engl J Med 341:738, 1999.

[ 2 ] Wong VW, Gurtner GC, Longaker MT. Wound healing: a paradigm for regeneration. Mayo Clin Proc 88:1022, 2013.

[ 3 ] Gurtner GC, Werner S, Barrandon Y, et al. Wound repair and regeneration. Nature 453:314, 2008.

[ 4 ] Ferguson MW, Whitby DJ, Shah M, et al. Scar formation: the spectral nature of fetal and adult wound repair. Plast Reconstr Surg 97:854, 1996.

[ 5 ] Kokai LE, Marra K, Rubin JP. Adipose stem cells: biology and clinical applications for tissue repair and regeneration. Transl Res 163:399, 2014.

[ 6 ] Ceradini DJ, Kulkarni AR, Callaghan MJ, et al. Progenitor cell trafficking is regulated by hypoxic gradients through HIF-1 induction of SDF-1. Nat Med 10:858, 2004.

[ 7 ] Martin P, Leibovich SJ. Inflammatory cells during wound repair: the good, the bad and the ugly. Trends Cell Biol 15:599, 2005.

[ 8 ] Simpson DM, Ross R. The neutrophilic leukocyte in wound repair a study with antineutrophil serum. J Clin Invest 51:2009, 1972.

[ 9 ] Yager DR, Nwomeh BC. The proteolytic environment of chronic wounds. Wound Repair Regen 7:433, 1999.

[10] Jones J, Estirado A, Redondo C, et al. Human adipose stem cell-conditioned medium increases survival of Friedreich's ataxia cells submitted to oxidative stress. Stem Cells Dev 21:2817, 2012.

[11] Park YS, Lim GW, Cho KA, et al. Improved viability and activity of neutrophils differentiated from HL-60 cells by co-culture with adipose tissue-derived mesenchymal stem cells. Biochem Biophys Res Commun 423:19, 2012.

[12] Leibovich SJ, Ross R. The role of the macrophage in wound repair. A study with hydrocortisone and antimacrophage serum. Am J Pathol 78:71, 1975.

[13] Garg RK, Rennert RC, Duscher D, et al. Capillary force seeding of hydrogels for adipose-derived stem cell delivery in wounds. Stem Cells Transl Med 3:1079, 2014.

[14] Park JE, Barbul A. Understanding the role of immune regulation in wound healing. Am J Surg 187:11S, 2004.

[15] Swift ME, Burns AL, Gray KL, et al. Age-related alterations in the inflammatory response to dermal injury. J Invest Dermatol 117:1027, 2001.

[16] McIntosh KR. Evaluation of cellular and humoral immune responses to allogeneic adipose-derived stem/ stromal cells. Methods Mol Biol 702:133, 2011.

[17] Li MO, Flavell RA. Contextual regulation of inflammation: a duet by transforming growth factor-beta and interleukin-10. Immunity 28:468, 2008.

[18] Ribeiro A, Laranjeira P, Mendes S, et al. Mesenchymal stem cells from umbilical cord matrix, adipose tissue and bone marrow exhibit different capability to suppress peripheral blood B, natural killer and T cells. Stem Cell Res Ther 4:125, 2013.

[19] Poutahidis T, Kearney SM, Levkovich T, et al. Microbial symbionts accelerate wound healing via the neuropeptide hormone oxytocin. PloS One 8:e78898, 2013.

[20] Yañez R, Lamana ML, Garcia-Castro J, et al. Adipose tissue-derived mesenchymal stem cells have in vivo immunosuppressive properties applicable for the control of the graft-versus-host disease. Stem Cells 24:2582, 2006.

[21] Gonzalez MA, Gonzalez-Rey E, Rico L, et al. Treatment of experimental arthritis by inducing immune tolerance with human adipose-derived mesenchymal stem cells. Arthritis Rheum 60:1006, 2009.

[22] Gonzalez MA, Gonzalez-Rey E, Rico L, et al. Adipose-derived mesenchymal stem cells alleviate experimental colitis by inhibiting inflammatory and autoimmune responses. Gastroenterology 136:978, 2009.

[23] Alexaki VI, Simantiraki D, Panayiotopoulou M, et al. Adipose tissue-derived mesenchymal cells support skin reepithelialization through secretion of KGF-1 and PDGF-BB: comparison with dermal fibroblasts. Cell Transplant 21:2441, 2012.

[24] Werner S, Smola H, Liao X, et al. The function of KGF in morphogenesis of epithelium and reepithelialization of wounds. Science 266:819, 1994.

[25] Baer PC. Adipose-derived stem cells and their potential to differentiate into the epithelial lineage. Stem Cells Dev 20:1805, 2011.

[26] Baer PC, Brzoska M, Geiger H. Epithelial differentiation of human adipose-derived stem cells. Methods Mol Biol 702:289, 2011.

[27] Sullivan KM, Lorenz HP, Meuli M, et al. A model of scarless human fetal wound repair is deficient in transforming growth factor beta. J Pediatr Surg 30:198; discussion 202, 1995.

[28] Rehman J, Traktuev D, Li J, et al. Secretion of angiogenic and antiapoptotic factors by human adipose stromal cells. Circulation 109:1292, 2004.

[29] Kilroy GE, Foster SJ, Wu X, et al. Cytokine profile of human adipose-derived stem cells: expression of angiogenic, hematopoietic, and pro-inflammatory factors. J Cell Physiol 212:702, 2007.

[30] Blanton MW, Jadad I, Johnstone BH, et al. Adipose stromal cells and platelet-rich plasma therapies synergistically increase revascularization during wound healing. Plast Reconstr Surg 123(2 Suppl):56S, 2009.

[31] Gimble JM, Katz AJ, Bunnell BA. Adipose-derived stem cells for regenerative medicine. Circ Res 100:1249, 2007.

[32] Kim Y, Kim H, Cho H, et al. Direct comparison of human mesenchymal stem cells derived from adipose tissues and bone marrow in mediating neovascularization in response to vascular ischemia. Cell Physiol Biochem 20:867, 2007.

[33] Bura A, Planat-Benard V, Bourin P, et al. Phase I trial: the use of autologous cultured adipose-derived stroma/stem cells to treat patients with non-revascularizable critical limb ischemia. Cytotherapy 16:245, 2014.

[34] Lee HC, An SG, Lee HW, et al. Safety and effect of adipose tissue-derived stem cell implantation in patients with critical limb ischemia: a pilot study. Circ J 76:1750, 2012.

[35] Montesano R, Orci L. Transforming growth factor beta stimulates collagen-matrix contraction by fibroblasts: implications for wound healing. Proc Natl Acad Sci U S A 85:4894, 1988.

[36] Clark RA, Folkvord JM, Hart CE, et al. Platelet isoforms of platelet-derived growth factor stimulate fibroblasts to contract collagen matrices. J Clin Invest 84:1036, 1989.

[37] Kumai Y, Kobler JB, Park H, et al Crosstalk between adipose-derived stem/stromal cells and vocal fold fibroblasts in vitro. Laryngoscope 119:799, 2009.

[38] Lovvorn HN III, Cheung DT, Nimni ME, et al. Relative distribution and crosslinking of collagen distinguish fetal from adult sheep wound repair.

J Pediatr Surg 34:218, 1999.

[39] Page-McCaw A, Ewald AJ, Werb Z. Matrix metalloproteinases and the regulation of tissue remodelling. Nat Rev Mol Cell Biol 8:221, 2007.

[40] Wong VW, Rustad KC, Akaishi S, et al. Focal adhesion kinase links mechanical force to skin fibrosis via inflammatory signaling. Nat Med 18:148, 2011.

[41] Tang WP, Akahoshi T, Piao JS, et al. Basic fibroblast growth factor-treated adipose tissue-derived mesenchymal stem cell infusion to ameliorate liver cirrhosis via paracrine hepatocyte growth factor. J Gastroenterol Hepatol 30:1065, 2015.

[42] Tashiro J, Elliot SJ, Gerth DJ, et al. Therapeutic benefits of young, but not old, adipose-derived mesenchymal stem cells in a chronic mouse model of bleomycin-induced pulmonary fibrosis. Transl Res 166:554, 2015.

[43] Zhang Q, Liu LN, Yong Q, et al. Intralesional injection of adipose-derived stem cells reduces hypertrophic scarring in a rabbit ear model. Stem Cell Res Ther 6:145, 2015.

[44] Yun IS, Jeon Yr, Lee WJ, et al. Effect of human adipose derived stem cells on scar formation and remodeling in a pig model: a pilot study. Dermatol Surg 38:1678, 2012.

[45] Sultan SM, Barr JS, Butala P, et al. Fat grafting accelerates revascularisation and decreases fibrosis following thermal injury. J Plast Reconstr Aesthet Surg 65:219, 2012.

[46] Liu S, Jiang L, Li H, et al. Mesenchymal stem cells prevent hypertrophic scar formation via inflammatory regulation when undergoing apoptosis. J Invest Dermatol 134:2648, 2014.

[47] Lähteenvuo J, Rosenzweig A. Effects of aging on angiogenesis. Circ Res 110:1252, 2012.

[48] Duscher D, Barrera J, Wong VW, Maan ZN, Whittam AJ, Januszyk M, Gurtner GC. Stem cells in wound healing: the future of regenerative medicine? A mini-review. Gerontology 62:216, 2015.

[49] Duscher D, Rennert RC, Januszyk M, et al. Aging disrupts cell subpopulation dynamics and diminishes the function of mesenchymal stem cells. Sci Rep 4:7144, 2014.

[50] Capla JM, Grogan RH, Callaghan MJ, et al. Diabetes impairs endothelial progenitor cell-mediated blood vessel formation in response to hypoxia. Plast Reconstr Surg 119:59, 2007.

[51] Januszyk M, Sorkin M, Glotzbach JP, et al. Diabetes irreversibly depletes bone marrow-derived mesenchymal progenitor cell subpopulations. Diabetes 63:3047, 2014.

[52] Cianfarani F, Toietta G, Di Rocco G, et al. Diabetes impairs adipose tissue-derived stem cell function and efficiency in promoting wound healing. Wound Repair Regen 21:545, 2013.

[53] Coleman SR. Structural fat grafting: more than a permanent filler. Plast Reconstr Surg 118(3 Suppl):108S, 2006.

[54] Teng M, Huang Y, Zhang H. Application of stems cells in wound healing—an update: stem cells in wound healing. Wound Repair Regen 22:151, 2014.

[55] Wong VW, Sorkin M, Gurtner GC. Enabling stem cell therapies for tissue repair: current and future challenges. Biotechnol Adv 31:744, 2013.

[56] Nauta A, Seidel C, Deveza L, et al. Adipose-derived stromal cells overexpressing vascular endothelial growth factor accelerate mouse excisional wound healing. Mol Ther 21:445, 2013.

[57] Glotzbach JP, Januszyk M, Vial IN, et al. An information theoretic, microfluidic-based single cell analysis permits identification of subpopulations among putatively homogeneous stem cells. PloS One 6:e21211, 2011.

# 第14章

# 富血小板血浆和脂肪移植

Valerio Cervelli, Pietro Gentile 译者：秦　锋　乔　单　刘　凯　斯楼斌　王　阳　韩雪峰

近年来，自体脂肪移植乳房再造已成为常见的手术方法。许多研究人员在提取的脂肪中添加了基质血管成分（stromal vascular fraction，SVF）或生长因子，促进了这项技术的发展。该技术已应用于如下疾病：矫正乳房缺损和乳房切除术后放疗所致的软组织损伤修复[1]、隆乳术[2]、乳房切除术后乳房重建[3]、乳房假体植入术后并发症[4]、颅骨缺损[5]、Crohn 瘘管和复杂的肛周瘘管[6, 7]、骨骼肌损伤[8]、Parry-Romberg 综合征和面部脂肪萎缩[9]、环状瘢痕、臀肌软组织缺损、漏斗胸、皮肤纤维化[10]和声带增容[11]。

在欧洲，最近更多的是在美国，出现了将自体血液制品与提取的脂肪混合用于脂肪移植以促进组织再生和愈合的趋势。我们已经发表了使用获取的脂肪联合富血小板血浆（platelet-rich plasma，PRP）来提高软组织缺损和乳房再造中移植脂肪存活率的研究结果。我们使用 Coleman 所描述的结构性脂肪移植技术[12,13]，以确定脂肪组织提取物与 PRP[14]联合治疗下肢慢性溃疡[15]、半侧颜面萎缩[9]和乳房再造的疗效[16, 17]。我们比较了单纯移植离心后脂肪与移植离心后脂肪联合 PRP 的结果。患者的自我评估作为 1 项附加的指标支持了临床评价的结果。

## 基于现行管理条例的 PRP 和脂肪移植物的制备

根据意大利的现行管理条例，需在患者知情同意以及输血服务机构医师在场的情况下才可进行我们的研究。简而言之，准备 PRP 的过程包括 4 个阶段。
（1）采血。
（2）离心浓缩血小板。
（3）诱导凝胶化（若使用 PRP 凝胶）。
（4）激活。

无论是大容量还是小容量的采集，大多数采集系统通常都不会将血浆蛋白浓缩至凝血级联。因此，必须制订一套规程，使用符合生物制药药品质量标准的产品。相应的，这些管理条例与相关法律有关，这些法律描述了复杂的授权程序。欧洲议会关于新治疗方法的第 1394/2007 号法规明确定义了生物工程产品。

该定义包含了用于基因和体细胞治疗的先进药物产品 [2001/83/ 指令（欧洲议会）欧洲共同体，附件 I][18]。但排除了含有或仅由细胞和人或动物的失活组织制成的不具有药理学、免疫学或代谢作用的产品。细胞和组织如果经历"重大的操作"，则被认为是生物工程的产物。同样的法规定义了广泛操作和最小操作之间的区别，并列出了与之相应的操作。

### 采血

我们使用了 2 种方法制备 PRP。

(1) 使用 Cascade-Selphyl-Esforax 改良系统（Aesthetic Factors, LLC），从少量血液（18 mL）中提取。

(2) 根据富血小板脂质体转移（platelet rich lipotransfert, PRL）系统（Corios），从大量血液（60～120 mL）中提取。

简言之，从外周静脉采集了血液并使用了枸橼酸钠作为抗凝剂。

### 离心浓缩血小板

制备 PRP 的传统方法为低速离心，使血小板悬浮在血浆中，而白细胞和红细胞位于管底。

在我们目前制备血小板浓缩物的系统中，我们使用了多种类型的离心机。当使用少量血液（18 mL）制备 PRP 时，根据 Cascade-Selphyl-Esforax 的改良系统的操作方法，我们将血液以 1 100 g 的转速离心了 10 分钟。当根据改良的 PRL 系统从 60 mL 血液制备 PRP 时，使用不含 SVF 的 PRP（CPunT; Biomed 装置），我们用 1 200 rpm 离心样品 10 分钟。

### 使用 PRL 系统离心移植的脂肪

PRP 激活之前，我们使用某些特制吸脂针从全麻患者的腹部抽取脂肪组织。组装 Fastkit 材料，开始 PRL 操作（图 14-1A）。该系统可自动过滤 80 mL 脂肪（图 14-1B）。获取的脂肪以 1 700 rpm 离心 10 分钟（图 14-1C），然后从袋中获取 40 mL 悬浮液。将取出的悬浮液通过 120 μm 过滤器进一步过滤，得到 20 mL 增强的基质血管成分（enhanced SVF, e-SVF）悬浮液（图 14-1D）。随后 e-SVF 悬浮液加入离心的脂肪移植物并与之混合。使用特定的微型钝针移植，将 e-SVF

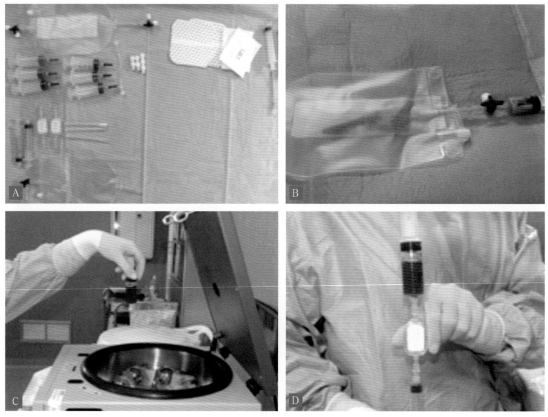

▲ 图 14-1

脂肪移植物转移到 10 mL 注射器中。我们将 0.2 mL 的 PRP 与 1 mL 的 e-SVF 离心的脂肪抽吸物混合，在无菌条件下将混合物再次注入缺损的软组织中。

### 激活血小板

在 Cascade-Selphyl-Esforax 系统的 PRP 制备方案中 [9,14,15]，使用 Ca$^{2+}$ 诱导血小板活化和 α 颗粒的胞外分泌。而 PRL 系统的 PRP 制备方案则不使用 Ca$^{2+}$。

## 移植

通过全面分析需要改善的部位来确定脂肪移植的受区。对于面部软组织缺损的患者，在颧区、颊部边缘、口周、上下眼睑、颞区和眶周区域注射强化脂肪移植物。首先预制不同层次的隧道，然后使用直径 1.5 mm 的注脂针将脂肪组织以精确和可控的方式植入其中。随着注脂针的后退，每次注射 1 ～ 2个脂肪微粒，以便形成大网格，促进每个脂肪细胞与周围正常血管的接触并存活。

对于隆乳的患者，强化移植物主要移植入 3 个区域：乳房下缘、乳晕的上部和下部以及乳房的外上象限。预制隧道后，使用注脂针（直径 1 或 2 mm）以精确、可控的方式在不同层次植入脂肪组织（平均共计 280 mL，每侧乳房为 80 ～ 400 mL，平均为 120 mL）。因为脂肪移植的前几天为关键性时段，该时段脂肪的存活依靠血浆渗透，并且是血管生长促进移植物永久性成活的时段，所以，多层次的注射可增大受区组织与移植物之间的接触面积，对移植脂肪的成活至关重要 [1,2,5,11]。5-0 尼龙缝线缝合切口，无须使用加压绷带。

## 结果

### PRP 和脂肪组织的增长

在我们的系列研究中，与对照组相比，PRP 增加了脂肪源性干细胞（adipose-derived stem cells，ADSCs）的数量，而并未改变其形态。在第 4 天和第 6 天细胞融合前的时段，ADSCs 的数量大约增加了 4 倍，有显著的统计学意义（$P < 0.02$）。8 天后细胞融合时，与对照组相比，PRP 培养物中 ADSCs 的数量增加了 3 倍。油红 O 染色显示 PRP 处理组和对照组 ADSCs 之间的胞质内脂质沉积无显著差异。

### 临床评估

使用团队评估和患者自我评估 2 种临床结果评估的方法 [16]。团队评估基于临床观察，采用 6 级评分（优秀、良好、较好、一般、较差和不足）。患者自我评估使用相同的 6 个级别。考量的因素 / 变量为色素沉着、血管形成、柔韧性、厚度、瘙痒和疼痛。

使用主观评估和客观评估两种不同的标准对容量维持的百分比进行临床评估。主观评估基于每位患者的个人评分，重点关注以下变量：①存在不对称、畸形、不规则、皮肤变色、感觉迟钝、感觉异常和疼痛。②在乳房重建的外上象限、外下象限、内上象限和内下象限的效果。③ 1 个或多个区域的脂肪吸收。④移植脂肪稳定的时间。⑤是否需要再次治疗。对于每个变量，患者给出是或否（或阳性或阴性）的反馈，通过计算单个容量维持的百分比的平均值获得总体修复维持的百分比。

客观评估基于对术前和术后照片的分析。照片具有相同的大小、亮度和对比度。根据上述变量，术者同样计算了容量维持的百分比。最后，计算患者和术者评估的平均值 [17,18]。

## 乳房软组织缺损的影像评估方法

术前和术后影像显示：患者乳房发育不良假体植入术后出现乳房的容量缺损（图 14-2）。在乳房下皱襞注射 33 mL 脂肪抽吸物与 PRP 的混合移植物，修复了容量缺损的同时覆盖了假体。

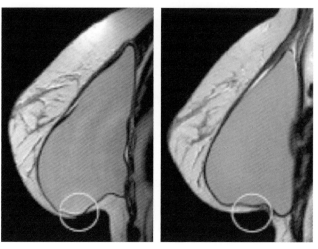

▲图 14-2

一名 21 岁女性未接受过乳房手术，实施了 2 次脂肪移植手术以矫正右侧小乳症。每次手术注射 PRP 混合脂肪 120 mL。术前和第 2 次治疗后 6 个月的 $T_2$ 加权 MRI 显示右侧乳房体积增加（图 14-3）。

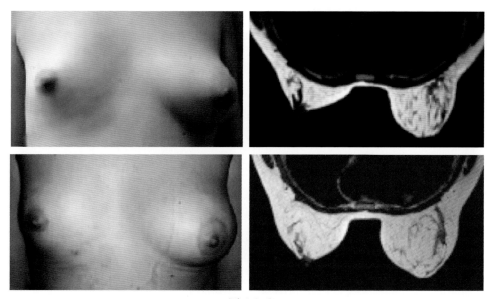

▲图 14-3

该患者发生双侧包膜挛缩，并更换了假体（图 14-4A）。拟行脂肪移植矫正由于挛缩导致的双侧乳房轮廓缺陷。在首次脂肪移植手术中，在右侧乳房注射 90 mL 与 PRP 混合的脂肪，在左侧注射 85 mL；1 年后乳房轮廓明显改善（图 14-4B）。第 2 次脂肪移植在右侧乳房再次注射 70 mL 脂肪，左侧注射 60 mL，第 2 年时可见进一步改善（图 14-4C）。第 3 次手术分别于右侧和左侧注射 50 mL 和 40 mL 脂肪。第 4 次手术右侧注射 40 mL，左侧注射 30 mL，乳房轮廓获得最佳改善。首次术后 3 年的照片（图 14-4D）。

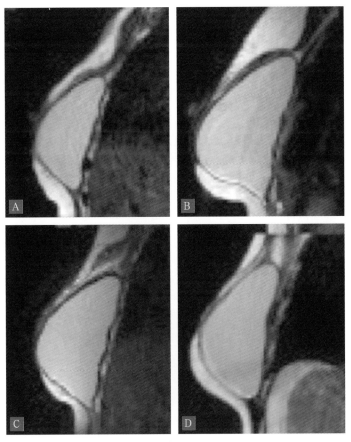

▲图 14-4

该患者因双侧乳房体积缺失而实施脂肪移植。于右侧乳房注射 PRP 混合脂肪 150 mL，左侧乳房注射 150 mL。术后可见乳房体积增大（图 14-5）。

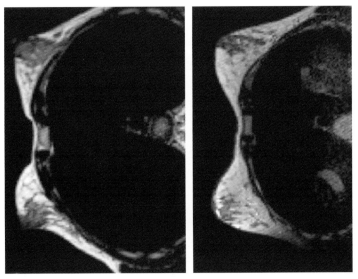

▲图 14-5

在我们的系列研究中，MRI 显示了乳腺周围的皮下以及乳腺和胸肌之间移植的脂肪均存活，形成了厚厚的脂肪层。增大的乳房柔软且形态自然，几乎所有患者都对此感到满意。

在首次脂肪移植前（T0）和最后 1 次术后 12 个月（T12）进行钼靶、超声和 MRI 检查。在首次术后 3 个月（Ti）和最后 1 次手术后 3 个月和 6 个月（T3 和 T6）进行超声和 MRI 检查。通过三维 MRI 重建评估体积[19]。注射体积的平均吸收率在 T6 时为 15.36%，T12 时为 28.23%[19]。采用仪器成像、MRI 和超声分析移植脂肪的再吸收情况。与使用相同体积假体重建的乳房相比，虽然 PRP 和脂肪组织混合的注射隆乳术所获得的乳房高度较低，但是乳房轮廓更自然、更柔软。所有患者均对术后乳房的质地、柔软度和轮廓感到满意，MRI 也证实了修复的长期效果。

在用脂肪混合 PRP 治疗的患者中，超声检查显示 Ti 中 66.67% 的乳房有油性囊肿，T3 时为 70.83%，T6 时为 62.5%，T12 时为 45.83%，而 MRI 检查结果显示 Ti、T3 和 T6 时油性囊肿为 8.33%，T12 时为 4.17%。Ti、T3 和 T6 时，通过超声和 MRI 确定的细胞坏死区域没有变化（8.33%），而在 T12 时，超声检查发现细胞坏死区域增多（12.5%），MRI 显示则更多（16.67%）。

### 面部软组织缺损的影像评价方法

临床照片和 MRI 扫描可用于评估 PRP 联合脂肪移植的长期存活效果。术前可见患者颞区软组织缺损（图 14-6A、B）。脂肪与 PRP 混合 2 次移植术后（每次注射 25 mL）60 个月的照片（图 14-6C、D）。

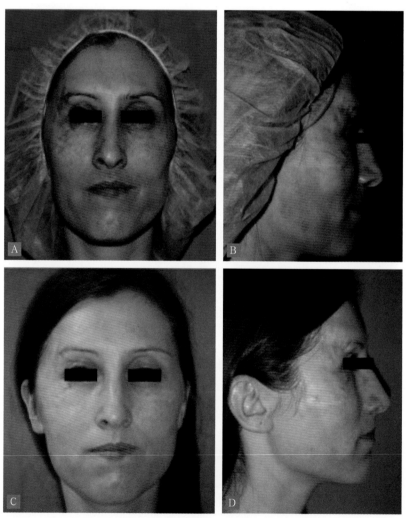

▲图 14-6A ~ D

T₂加权成像：颞区（图 14-6E）和颧区（图 14-6F）的术前与术后 60 个月的图像（图 14-6G、H）对比。

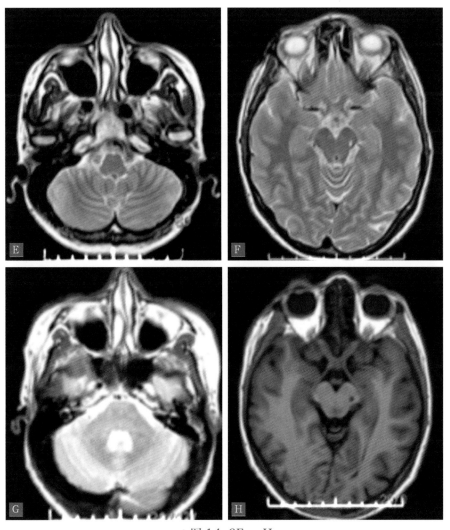

▲图 14-6E ~ H

　　使用 MRI 和超声检查分析移植脂肪组织的再吸收情况。在应用脂肪和 PRP 移植修复面部瘢痕的患者中，移植的脂肪吸收较少。所有患者均对所获得的皮肤质地、柔软度和最终轮廓表示满意。MRI证实未形成囊肿和微钙化灶[18]。

　　在接受脂肪联合 PRP 移植治疗的面部软组织缺损的患者中，与对照组相比，1 年后面部轮廓保持和三维体积的保持率为 69%。用仪器成像（MRI 和超声）来分析移植脂肪组织的再吸收情况。无患者发生并发症，且所有病例的疗效均得以维持（平均随访 60 个月）。

## 并发症

　　定期患者评估非常重要，富有经验的放射科医师由此可以识别脂肪移植后乳房的变化，并将其与恶性病变区分开来，使脂肪移植不再增加早期癌症诊断的难度。尽管对已实施乳房脂肪移植的患者尚无筛查方案，但是在术后第 1 年进行特异性的评估至关重要，包括最后 1 次脂肪移植后的 3 个月、6个月和 12 个月的超声和 MRI 扫描以及 12 个月后的钼靶检查。即使未发生改变，患者也应每年进行 1次随访并由其外科医师检查，尤其是患有癌症的患者。在首次脂肪移植前进行乳房钼靶、超声和 MRI检查以排除任何肿瘤复发的迹象并作为初始比较点；首次脂肪移植后 3 个月的检查似乎并未提供重要数据信息[19]。

对于患有癌症或年龄在 35 岁以上的患者，在脂肪移植前和术后每年或更频繁地（频率取决于发现改变的类型）使用乳房钼靶检查进行随访至关重要。乳房钼靶检查是唯一可用于清楚识别微钙化灶并将其与恶性肿瘤区分开的检查。此外，乳房钼靶检查是一项使我们能够将典型的"肥皂泡"病变、巨大钙化和乳房浑浊进行区分的技术。因此，它是在脂肪移植后监测乳房的重要方法；但是，仅凭钼靶检查还不能完全确定患者的状况。对于年龄小于 35 岁的仅出于美观原因而接受脂肪移植的患者，乳房钼靶检查并不适用 [19]。

超声检查比 MRI 可以更可靠地检测出小囊肿（敏感性更高），但它不能区分油性囊肿和正常囊肿（特异性低）。由于小油囊表现为类似小流体的形态，因此最易被超声探及。在我们的患者中，乳房超声图像中发现的小油囊比例要比 MRI 高得多，小油囊的发现也从反面印证了移植脂肪的再吸收现象。在我们的一例患者中，超声最初误诊的油性囊肿被随后实施的 MRI 检查证实为正常囊肿 [19]。

对于评估"致密型乳房"、手术瘢痕和复杂囊肿以及区分囊肿和实体肿块，超声检查也极具价值。而且，对于有可疑发现的患者，可以进行超声引导下的显微活检。因为油性囊肿由脂肪组成（即使是坏死的脂肪），所以 MRI 中油性囊肿的信号强度在脂肪抑制的序列中被抑制。然而，由于小油囊体积小而不能被明确认定，因此它们极易与天然脂肪混淆（也被抑制）。正如我们的研究中通过 McNemar 检验所证实的，在显示大的细胞脂肪坏死区域方面，MRI 至少与超声和乳房钼靶检查一样有效。此外，对于疑似复发的病例，例如当有复发的临床症状，同时具有阴性或可疑的标准放射学检查和瘢痕改变时，MRI 检查极具价值。MRI 在浸润性病变复发的诊断中具有极好的敏感性和特异性（大于 90%），但由于血管生成的巨大差异，其在纯导管性病变中的使用仍然受限（敏感性在 60% 和 85% 之间）。此外，MRI 还可用于评估乳房体积和纵向研究中的可能变化。因此，它非常有助于更好地理解移植脂肪的行为和吸收的机制。

该 55 岁患者采用脂肪移植矫正双侧乳房瘢痕，最后 1 次脂肪移植术后 6 个月的右侧乳房轴向 $T_2$ 加权 MRI 成像（图 14-7A）和短时反转恢复序列 MRI 成像（图 14-7B）。可清晰地显示出细胞脂肪变性坏死区域：约 28 mm 的圆形区域，$T_2$ 加权图像上的高信号（箭头），在短时反转恢复序列上该信号被抑制（箭头）。右侧乳房注射的脂肪量为 200 mL。

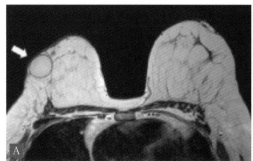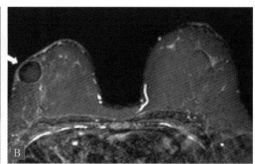

▲ 图 14-7

该 38 岁患者右侧乳房的超声图像显示约 4 cm 的细胞脂肪变性坏死区域（低回声／无回声区）（图 14-8）。

43 岁患者的侧位和内外侧斜位双侧乳房钼靶照片显示脂肪坏死区域的钙化（图 14-9）。使用 MRI 评估容量维持的百分比。

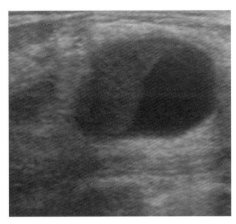

▲图 14-8

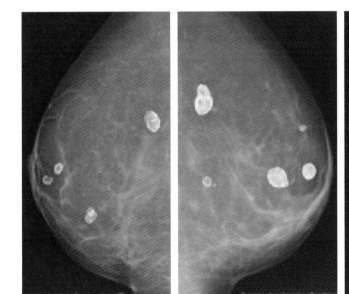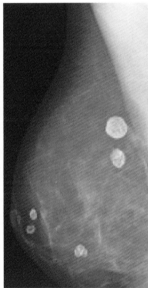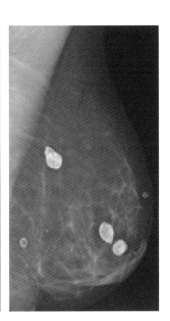

▲图 14-9

## 讨论

这种体内组织工程的方法提出了 4 个基本观点。

(1) PRP 提供了最佳的微环境，以允许正确构建脂肪细胞的分布、细胞间更好的相互作用、脂肪组织的生长和 ADSCs 的分化；其中 ADSCs 在早期降低了周边的炎症反应。

(2) PRP 在早期诱导了新生血管、微毛细血管网的形成，有助于向移植细胞提供适当的营养和充足的氧气 [8,10]。

(3) e-SVF 可以增强成纤维细胞在新生血管的血管化和纤维化中的活性，有利于脂肪组织的成活和三维组织的重建。

(4) e-SVF 和 PRP 可延长再生手术患者脂肪移植的维持时间。

现有文献介绍了 PRP 应用于组织再生的新技术，但迄今为止，尚无文章探讨 PRP、脂肪混合移植物和 e-SVF、脂肪混合移植物用于治疗软组织缺陷的可能性。

我们假设组织再生的机制是：受损区域为靶向区域，血管生成和抗凋亡因子被释放，随后形成新的血管并增强移植组织的氧合作用。在血供重建之前，移植的脂肪组织必须通过简单的扩散机制存活。

因此，促存活因素可以促进移植物的长期存活，并因此延长移植物的维持时间[18]。

脂肪移植手术可以改变放射性图像，然而，已有文献对此干扰进行了研究[20,21]，放射学研究表明，成像技术（超声、乳房钼靶和MRI检查）可用于识别脂肪注射引起的微钙化灶[19-21]。而且，最近的随访研究证明了该手术的安全性，并未增加新的疾病或肿瘤复发[3,21-23]。采用上述技术隆乳的最大注射量，因患者而异，为80~150 mL。虽然上述体积可能小于较大乳房假体的体积，但是其具有明显的优势，即患者不必担心假体置入引起的术后并发症，如破裂、感染、包膜挛缩、不自然的轮廓形状、手感发硬、神经症状和免疫反应。

相较于传统乳房脂肪移植的患者，PRP与脂肪混合隆乳的效果更好。每次传统脂肪移植手术的乳房软组织体积通常增加0.5~1.2 cm，而脂肪抽吸物加PRP的患者则增加1.2~2.0 cm，尽管填充效果因患者而异。我们最近设计的测量系统可能有助于在未来量化增加体积的差异。

移植物的存活，特别是大容量移植物的存活，是单纯扩散直至建立活跃的血供和低氧诱导的细胞死亡之间的一种平衡[24]。存活因素可以延长移植物的长期存活和耐久性。在一项动物实验研究中，通过使用基因治疗将血管内皮生长因子（一种有效的促血管生成因子）转染至移植物验证了上述效应。结果显示移植物内的血管密度增加，在15周时移植物的存活显著增多。

制备PRP需要标准细胞分离器和回收装置。将一个单位的血液置入这些装置，通常使用连续流动离心机转筒或连续流动盘分离技术，同时用硬（快）和软（慢）旋转，产生2~4倍基线值的血小板浓度[25]。虽然所有操作均采用少量血液（45~60 mL）并按离心原则进行，但每一系在收集和浓缩血小板方面的差异巨大，收集的血小板为30%~85%，并且血小板浓度从不到基线的2倍到高于基线大约8倍。有几种用于制备PRP的装置，例如Fibrinet（Cascade Medical Enterprises）、Regen（Regen Lab USA）、Plateltex（Plateltex SRO）、Vivostat（Vivostat A/S）和Platelet Rich Lipotransfert（PRL）。在大多数系统中，无论处理大量还是少量的血液，通常都不会将血浆蛋白浓缩至凝血级联。

各种创新包括干细胞技术的进步以及对SVF机制的更好理解，可能有助于改善自体组织移植和再生。该技术进一步的改进可能导致脂肪移植成为未来隆乳的首选[4,24]。

## 结论

使用与PRP混合的脂肪组织进行乳房再造可以恢复令人满意的乳房体积。此外，这项技术可以改善瘢痕或放疗后遗症的皮肤质量。在某些情况下，脂肪移植可以覆盖乳房假体并重塑残留的体积缺陷。在乳房发育不全的病例中，我们可以多次重复治疗以恢复乳房体积，获得无明显瘢痕的自然形态。对于年轻患者来说，这更是其重要优势。

在我们的系列研究中，获得了无重大并发症的满意的临床效果。因此，我们可以得出结论，可以安全地继续研究PRP与脂肪移植物混合的治疗方法，尽管需要对照研究和积累长期的疗效来确定治疗的总体安全性和有效性。此外，还必须进行更多的研究以进一步评估该方法的有效性。

**参考文献**

[ 1 ] Rigotti G, Marchi A, Galiè M, Baroni G, Benati D, Krampera M, Pasini A, Sbarbati A. Clinical treatment of radiotherapy tissue damage by lipoaspirate transplant: a healing process mediated by adipose-derived adult stem cells. Plast Reconstr Surg 119:1409; discussion 1423, 2007.

[ 2 ] Yoshimura K, Sato K, Aoi N, et al. Cell-assisted lipotransfer for cosmetic breast augmentation: supportive use of adipose-derived stem/stromal cells. Aesthetic Plast Surg 32:48; discussion 56, 2008.

[ 3 ] Rigotti G, Marchi A, Stringhini P, Baroni G, Galiè M, Molino AM, Mercanti A, Micciolo R, Sbarbati A. Determining the oncological risk of autologous lipoaspirate grafting for post-mastectomy breast reconstruction. Aesthetic Plast Surg 34:475, 2010.

[ 4 ] Yoshimura K, Asano Y, Aoi N, et al. Progenitor-enriched adipose tissue transplantation as rescue for breast implant complications. Breast J 16:169, 2010.

［5］Lendeckel S, Jodicke A, Christophis P, et al. Autologous stem cells (adipose) and fibrin glue used to treat widespread traumatic calvarial defects: case report. J Craniomaxillofac Surg 32:370, 2004.

［6］García-Olmo D, García-Arranz M, Herreros D, et al. A phase I clinical trial of the treatment of Crohn's fistula by adipose mesenchymal stem cell transplantation. Dis Colon Rectum 48:1416, 2005.

［7］García-Olmo D, Herreros D, De-La-Quintana P, et al. Adipose-derived stem cells in Crohn's rectovaginal fistula. Case Rep Med. [Epub 2010 Mar 7]

［8］Peterson B, Zhang J, Iglesias R, et al. Healing of critically sized femoral defects, using genetically modified mesenchymal stem cells from human adipose tissue. Tissue Eng 11:120, 2005.

［9］Cervelli V, Gentile P. Use of cell fat mixed with platelet gel in progressive hemifacial atrophy. Aesthetic Plast Surg 33:22, 2009.

［10］Tiryaki T, Findikli N, Tiryaki D. Staged stem cell-enriched tissue (SET) injections for soft tissue augmentation in hostile recipient areas: a preliminary report. Aesthetic Plast Surg 35:965, 2011.

［11］Cantarella G, Mazzola RF, Domenichini E, et al. Vocal fold augmentation by autologous fat injection with lipostructure procedure. Otolaryngol Head Neck Surg 132:239, 2005.

［12］Coleman SR. Facial recontouring with lipostructure. Clin Plast Surg 24:347, 1997.

［13］Coleman SR. Long-term survival of fat transplants: controlled demonstrations. Aesthetic Plast Surg 19:421, 1995.

［14］Cervelli V, Gentile P, Scioli MG, et al. Application of platelet-rich plasma in plastic surgery: clinical and in vitro evaluation. Tissue Eng Part C Methods 15:625, 2009.

［15］Cervelli V, Gentile P, Grimaldi M. Regenerative surgery: use of fat grafting combined with platelet-rich plasma for chronic lower-extremity ulcers. Aesthetic Plast Surg 33:340, 2009.

［16］Gentile P, Di Pasquali C, Bocchini I, Floris M, Eleonora T, Fiaschetti V, Floris R, Cervelli V. Breast reconstruction with autologous fat graft mixed with platelet-rich plasma. Surg Innov 20:370, 2013.

［17］Gentile P, Orlandi A, Scioli MG, Di Pasquali C, Bocchini I, Curcio CB, Floris M, Fiaschetti V, Floris R, Cervelli V. A comparative translational study: the combined use of enhanced stromal vascular fraction and platelet-rich plasma improves fat grafting maintenance in breast reconstruction. Stem Cells Transl Med 1:341, 2012.

［18］Gentile P, De Angelis B, Pasin M, Cervelli G, Curcio CB, Floris M, Di Pasquali C, Bocchini I, Balzani A, Nicoli F, Insalaco C, Tati E, Lucarini L, Palla L, Pascali M, De Logu P, Di Segni C, Bottini DJ, Cervelli V.Adipose-derived stromal vascular fraction cells and platelet-rich plasma: basic and clinical evaluation for cell-based therapies in patients with scars on the face. J Craniofac Surg 25:267, 2014.

［19］Fiaschetti V, Pistolese CA, Fornari M, Liberto V, Cama V, Gentile P, Floris M, Floris R, Cervelli V, Simonetti G. Magnetic resonance imaging and ultrasound evaluation after breast autologous fat grafting combined with platelet-rich plasma. Plast Reconstr Surg 132:498e, 2013.

［20］Pulagam SR, Poulton T, Mamounas EP. Long-term clinical and radiologic results with autologous fat transplantation for breast augmentation: case reports and review of the literature. Breast J 12:63, 2006.

［21］Kwak JY, Lee SH, Park HL, et al. Sonographic findings in complications of cosmetic breast augmentation with autologous fat obtained by liposuction. J Clin Ultrasound 32:299, 2004.

［22］Fraser JK, Hedrick MH, Cohen SR. Oncologic risks of autologous fat grafting to the breast. Aesthet Surg J 31:68, 2011.

［23］Bielli A, Scioli MG, Gentile P, Agostinelli S, Tarquini C, Cervelli V, Orlandi A. Adult adipose-derived stem cells and breast cancer: a controversial relationship. Springerplus 8:345, 2014.

［24］Zhu M, Zhou Z, Chen Y, et al. Supplementation of fat grafts with adipose-derived regenerative cells improves long-term graft retention. Ann Plast Surg 64:222, 2010.

［25］Kevy SV, Jacobson MS. Comparison of methods for point of care preparation of autologous platelet gel. J Extra Corpor Technol 36:28, 2004.

# 第15章

# 移植脂肪组织的低温保存

Lee L.Q. Pu, Chunmei Wang　译者：秦　锋　乔　单　刘成胜　斯楼斌　王　阳　韩雪峰

目前，脂肪抽吸物只能在吸脂术中即刻用于结构性脂肪移植，因此，手术中获取的多余的、纯化的脂肪抽吸物通常会被丢弃。整形外科医师和患者都有充足的理由希望长期保存获取的脂肪组织，如果有可行的最佳技术，则可以在未来为患者使用长期保存的脂肪。然而，因为用液氮简单冷冻的脂肪移植物将导致纯化的脂肪抽吸物难以维持活性，并且导致移植后较高的吸收率，所以并被不认为是长期保存脂肪的标准方法。基于我们的体外研究结果，如果在冷冻保存前不向脂肪组织内添加低温保护剂，则保存效果很差，我们的体内研究结果再次证实了这一观点[1-3]。毫无疑问，研发一种实用且最优的低温保存技术将使许多患者受益，无论是出于美容原因还是重建原因，这些患者都希望用自身的脂肪来进行软组织填充。

根据目前基于细胞的组织工程和移植使用加工的脂肪组织细胞的策略，即对常规吸脂术获取的脂肪抽吸物立即进行处理用以加工细胞，然后通过某种组织库技术（低温保存）来储存这些细胞[4,5]。我们的一项研究表明，使用我们首选的技术进行低温保存后，人体脂肪抽吸物可能成为处理后成人脂肪细胞的可靠来源，因为此后它们可以加工到足够剂量以供脂肪移植[6]。

图15-1示扁平的纺锤状且经过处理的脂肪抽吸物（processed lipoaspirate，PLA）细胞从新鲜获取到培养2周后的情况，对照组（A）和低温保存组（B）。使用相差显微镜，原始放大倍数为100倍。2种PLA细胞样品似乎都具有正常的形态，并且可能在将来用于基于细胞的治疗。

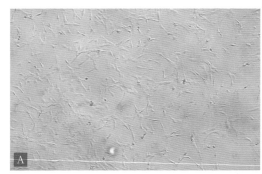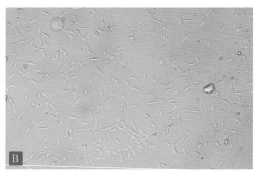

▲图15-1

## 现代低温保存技术

现代低温保存技术允许长期储存活细胞和组织，这些细胞和组织可能具有许多临床应用的潜能，例如输血、骨髓移植、体外受精、血管移植、骨移植和皮肤移植[1]。低温保存过程的主要步骤可归

纳如下：①在冷冻前向细胞／组织中加入低温保护剂。②以受控的速率冷却储存的细胞／组织至某较低的温度。③复温细胞／组织。④除去解冻后的细胞／组织中的低温保护剂[7]。细胞存活的最佳冷冻速率，应慢至足以避免细胞内冰晶的形成，且快至足以使细胞受损最小。

低温保护剂会影响水的运输速度、成核速度和晶体生长的速度，因而加入细胞后，会改变其冷冻行为。在冷冻后存活的细胞仍然面临解冻的挑战，解冻对细胞存活的影响与冷冻相当。此外，了解细胞对水和低温保护剂渗透性使我们能够在添加和去除低温保护剂时预测细胞最小和最大的体积改变，以提供避免渗透损伤的定量的最佳方法。

二甲基亚砜（dimethyl sulfoxide，DMSO）是一种渗透剂，已被广泛用作活细胞或组织低温保存中的有效低温保护剂（cryoprotective agent，CPA）[7,8]。当单独用作 CPA 时，DMSO 的浓度通常为 10%。因为 DMSO 在正常体温下有组织毒性，所以应该在解冻后将之从之前低温保存的细胞或组织中除去。在我们之前的研究中，我们试图通过添加另一种非组织毒性低温保护剂（如海藻糖）来降低脂肪组织低温保存中使用的 DMSO 的浓度。作为一种 CPA，海藻糖可以使细胞脱水，从而减少冷冻前细胞储存的水分。它还可以在冷冻和干燥过程中稳定细胞膜和蛋白质。将海藻糖（一种非渗透性的低温保护剂）与 DMSO（一种渗透性的低温保护剂）结合，可以在低温保存期间发挥协同作用以保护脂肪组织[9]。因此，当与海藻糖结合使用时可以理论上降低 DMSO 的浓度。联合使用 DMSO 和海藻糖作为低温保护剂可能对于实现脂肪组织或其他类型组织的最佳低温保存具有价值。

## 既往对于脂肪移植物低温保存的研究

许多研究人员最近使用简单的冷冻技术来探索长期储存脂肪移植物的可能性。在一项研究中，将脂肪移植物在液氮中冷冻并可在 −195.8 ℃ 储存长达 8 天。结果表明，冷冻的脂肪移植物可以很好地维持线粒体代谢活性[10]。然而，其他人的一项独立研究表明，在简单冷冻后，脂肪移植物的代谢活性减少了 92.7%，但加入低温保护剂可以保留高达 54% 的基本活性[11]。作者指出，被广泛使用的单纯冰箱冷冻这一方法会导致组织失去活性，而通过添加低温保护剂可以改善细胞存活。在另一项研究中，将脂肪移植物单纯置于液氮中冷冻可在 −35 ℃ 下储存 6 个月。有趣的是，这些作者发现在液氮中冷冻的脂肪移植物的活性和组织学特征与新鲜的移植物相似[12]。然而，他们的发现受到其他研究人员的质疑，这些研究人员发现为了实现脂肪组织的最佳低温保存，有必要在冷冻前加入低温保护剂，与低温保护剂混合的脂肪移植物也应在低温保存期间进行受控的冷冻和解冻[1-3,13,14]。

我们实验室先前进行的初步研究评估了温度对脂肪组织储存的影响和作用。在这些研究中，通过甘油−3−磷酸脱氢酶（glycerol−3−phosphate dehydrogenase，G3PDH）检验来测定在 4 ℃ 和 −20 ℃ 下经历了"低"温度保存的脂肪抽吸物的存活率。在我们的研究中，选择 G3PDH 检验来评估脂肪组织的细胞功能，原因是该方法相对简单且 G3PDH 具有脂肪特异性。该检验方法测量脂肪细胞的细胞质内 G3PDH 的水平。酶水平越高，代表着脂肪组织的细胞功能越好[15]。

储存 2 周后，在 4 ℃ 时脂肪抽吸物的活性降低约 80%（图 15-2）。

相比之下，在 −20 ℃ 时脂肪抽吸物的活性在 2 周内仅降低约 5%（图 15-3）。此外，还对不同类型和浓度的低温保护剂进行了一系列实验，通过对它们不同的组合以确定何种方式是专用于脂肪组织的最佳低温保护剂。

尽管一些研究表明，未来应用低温保存自体脂肪移植物的初步结果令人鼓舞，但研究中所描述的技术只能用于短期保存（几天或几周），并且由于无序的冷冻／加热过程和不使用低温保护剂，这项技术可能不是最佳选择。通过应用现代低温保存技术，可以更好地长期保存脂肪组织。这种方法可能允许脂肪移植物储存数月或数年（低于 −85 ℃）或超过 10 年（在 −196 ℃ 的液氮中）。

我们使用现代低温保存技术对低温保存的脂肪抽吸物进行了初步研究。我们的初步结果相当鼓舞

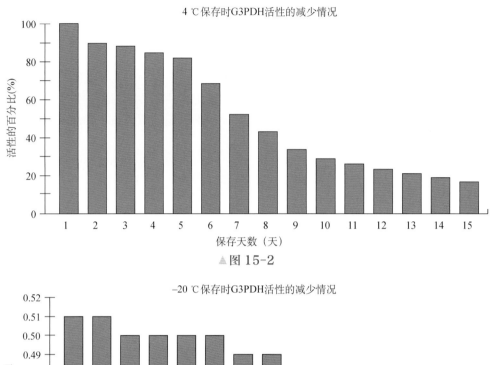

▲图 15-2

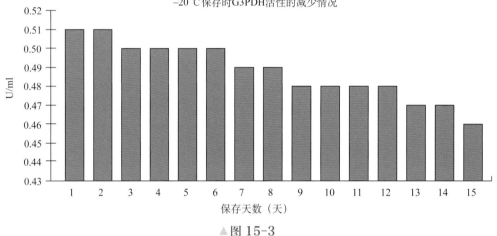

▲图 15-3

人心，可以选择适当的低温保护剂及其最佳浓度或组合。

图 15-4 中显示了不同低温保护剂处理组中存活的脂肪细胞计数的结果：除了 0.25 M 的海藻糖组之外，与其他所有 CPA 组相比 $P>0.00625$（*）；与 0.25 M 海藻糖组相比 $P=0.083$（NS）；与新鲜脂肪抽吸物相比 $P=0.014$（NS）。很明显，0.5 M 的 DMSO 和 0.2 M 的海藻糖组合是脂肪组织低温保存时最佳的低温保护剂[3]。此外，单独使用海藻糖也可用于脂肪组织的低温保存[16]。在初步研究中还评估了许多冷冻和解冻脂肪组织的方法。

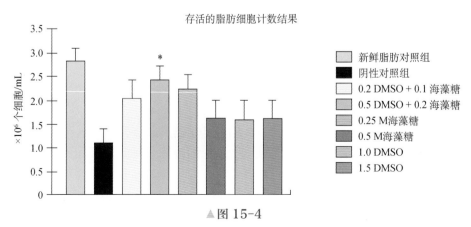

▲图 15-4

在我们的实验室中，我们再次进行了深入的研究，以确定海藻糖是否可以单独作为一种有效的低温保护剂。我们计算了不同浓度的海藻糖中存活的脂肪细胞计数。浓度为 0.35 mol/L 的海藻糖组中活的脂肪细胞计数最高，与新鲜对照组相比 $P>0.05$，与其他所有海藻糖组相比 $P>0.001$。在我们实验室研发的相同的冷冻和解冻方案下，浓度为 0.35 mol/L 的海藻糖是一种在体外和体内低温保存的过程中似乎能提供对脂肪抽吸物最好保护的保护剂[17]。这种保护效果与 0.5 M DSMO 和 0.2 M 海藻糖组合起来作为 CPA 的效果相似[18]。

在不同浓度的海藻糖组中存活的脂肪细胞计数（图 15-5）。浓度为 0.35 mol/L 的海藻糖组中存活的脂肪细胞计数最高，与新鲜脂肪对照组相比 $P>0.05$，与其他所有海藻糖组相比 $P>0.001$。

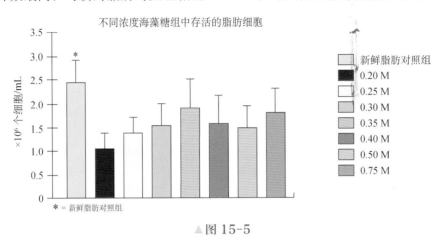

▲ 图 15-5

## 研发脂肪移植物的低温保存的方案

### 低温保护剂的选择

DMSO 是一种渗透性的低温保护剂，可以通过细胞内冰晶形成和"溶解作用"来减少细胞损伤；海藻糖是另一种选择，它是一种可以保护细胞膜的非渗透性的低温保护剂[7,8]。0.5 M（3.3%）DMSO（Sigma，St.Louis，MO）和 0.2 M（7.6%）海藻糖（Sigma）被认为是最佳的组合，我们的研究即应用该组合方式[3]。然而，浓度为 0.35 mol/L 的海藻糖单独作为低温保护剂也可以提供脂肪抽吸物低温保存期间最佳的保护，而且因为解冻后无须去除海藻糖，因此可以在未来用于临床[17]。首先制备双倍浓度的不同类型低温保护剂溶液，然后将每一种选择的低温保护剂新鲜稀释至最终浓度，约 30 后再将其加入脂肪组织中[2]。

### 制订一种冷冻和解冻的方案

本文所描述的冷冻和解冻的方案代表了为脂肪组织的低温保存而研发的最佳方案，同时也是我们的研究中所使用的方法。将处理后的新鲜脂肪抽吸物转移至小瓶中，并与 DMSO（0.5 M）和海藻糖（0.2 M）的组合溶液或仅含海藻糖（0.35 M）的溶液以 1：1 的比例混合。加入低温保护剂后，将小瓶置于室温下 10 分钟，然后放入甲醇浴中（Kinetics，Stone Ridge，NY）（图 15-6）。

冷冻系统设置温度降低速率为 1 ~ 2 ℃ /min，

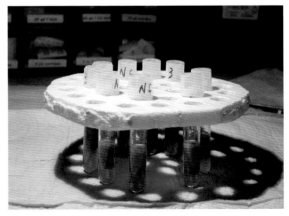

▲ 图 15-6

用缓慢冷却速率从 22 ℃降温至 −30 ℃，无人工诱导的冰晶形成。然后在达到 −30 ℃后将小瓶转移至液氮（−196 ℃）中以进行长期保存（图 15-7）。

在解冻之前，将含有低温保存脂肪抽吸物的小瓶从液氮罐中取出并在室温下放置 2 分钟以使液氮蒸气从小瓶中逸出（图 15-8）。

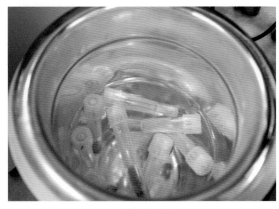

▲图 15-7

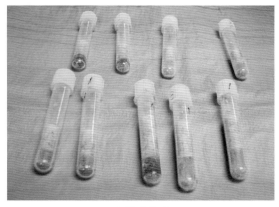

▲图 15-8

然后将小瓶放入 37 ℃搅拌的水浴中，直至完全解冻保存的脂肪抽吸物（图 15-9）。

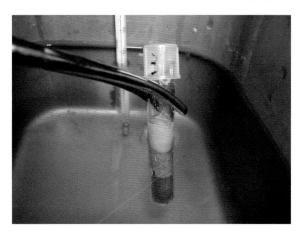

▲图 15-9

**我们的研究结果**

使用我们首选的方法，既往低温保存的脂肪移植物在解冻后具有接近正常的外观（图 15-10A），与新鲜获取／纯化的脂肪移植物非常类似（图 15-10B），并且如果有必要可以随时用于未来的脂肪移植[3]。

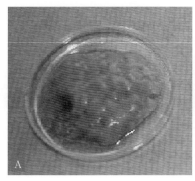

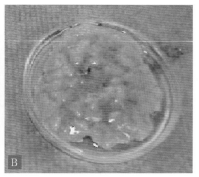

▲图 15-10

将海藻糖单独作为低温保护剂时，我们的研究使用了相同的冷冻和解冻方案。在我们的体外研究中，当海藻糖浓度为 0.35 M 时，低温保存的脂肪移植物有更多存活的脂肪细胞。新鲜对照组和 0.35 M 海藻糖低温保存组之间无统计学差异（$P>0.05$）。G3PDH 检验显示，与所有低温保存组相比，新鲜对照组无统计学差异（所有的 $P>0.05$）。在大多数低温保存组中，脂肪组织的基本组织学结构得到充分的保持。基于该研究，浓度为 0.35 M 的海藻糖作为低温保护剂，似乎在低温保存期间提供了对脂肪抽吸物最佳的保护[17]。

新鲜或低温保存的脂肪抽吸物使用常规组织学染色（HE 染色；原始放大 200 倍），显示新鲜对照组的碎片脂肪组织的正常结构（图 15-11A），以及脂肪抽吸物使用 0.35 M 的海藻糖行最佳的低温保存时，维持和接近正常的脂肪组织结构（图 15-11B）。

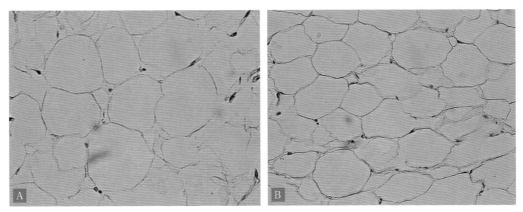

▲图 15-11

在接下来的体内研究中，用于冷冻和解冻脂肪抽吸物的方案与我们的体外研究中使用的方案相同。在对照组中，将 0.5 mL 的脂肪抽吸移植物注射到裸鼠的后部的头皮中。在低温保存 1 组中，联合使用 DMSO（0.5 M）和海藻糖（0.2 M）作为低温保护剂。在低温保存 2 组中，使用最佳海藻糖浓度（0.35 M）单独作为低温保护剂。在 2 个低温保存组中，与对照组相同的方式将解冻后 0.5 mL 的低温保存的脂肪移植物注射到动物体内。在研究结束时评估存活的脂肪移植物的最终体积、重量及其组织学形态。2 组与 1 组相比具有相等的体积和重量。然而，2 个低温保存组的结果仍然低于对照组的结果（均 $P<0.05$）。在组织学上，脂肪组织的基本结构在所有 3 组中都得到了保持。

海藻糖作为低温保护剂的最佳浓度为 0.35 mol/L，在体内低温保存时似乎也提供了对人体脂肪移植物的充分保护。这种保护与 DMSO 和海藻糖联合作为低温保护剂所提供的保护相似[18]。

将新鲜的脂肪抽吸物或低温保存的脂肪抽吸物体内移植后 8 周，"脂肪移植物"的常规组织学显微照片（HE 染色，原始放大 200 倍）。在所有 3 组中，保持的脂肪组织结构主要位于纤维包膜内。除了在 2 个低温保存组中发现一些组织收缩外，碎片脂肪组织的基本结构在 3 组中都得到了维持：对照组（图 15-12A）、低温保存 1 组（图 15-12B）和低温保存 2 组（图 15-12C）。

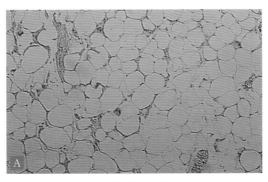

▲图 15-12A

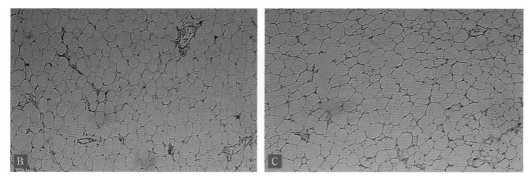

▲图 15-12B、C

## 未来前景

　　因为脂肪抽吸物也可以在美容或重建手术中通过自体脂肪移植的方式用于软组织填充，因此如果脂肪抽吸物在吸脂术后可以妥善地保存，那么对于许多患者来说，肯定会更有吸引力。对面部、乳房和臀部脂肪移植来说的确如此，因为上述部位可能需要多次手术才可获得更好的效果。当患者之后需要再次进行脂肪移植时，只要妥善保存的脂肪移植物保持活力和无菌，就可以使用他或她的脂肪抽吸物，而不需要额外的吸脂手术。此外，如果以后需要基于脂肪源性干细胞（adipose-derived stem cell，ADSC）的治疗，则可以在体外对特定患者之前保存的脂肪抽吸物进行处理，以获得加工后的脂肪抽吸物的细胞[6]。

　　脂肪抽吸物作为"天然和原始"材料可以通过最佳的低温保存方法有效地保存起来，以满足患者未来的需要，无论是用于多次脂肪移植或是基于 ADSC 的治疗[17-19]。成功的长期保存脂肪抽吸物将真正开启整形和重建外科中脂肪移植和 ADSC 相关治疗的新时代，我们期待再生医学的这一未来。

　　图 15-13 显示了在脂肪提取物低温保存后，对同一患者未来进行自体脂肪移植和用于再生医学应

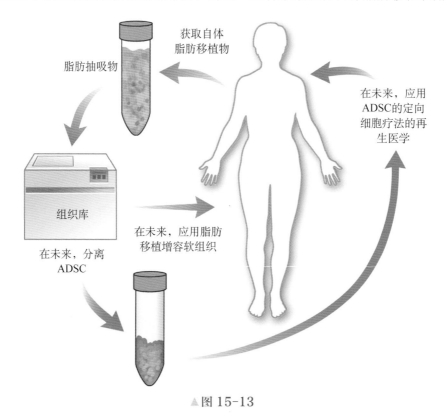

▲图 15-13

用的 ADSC 的定向细胞疗法。

# 结论

我们专门为脂肪组织研发的低温保存方法似乎为脂肪抽吸物提供了良好的长期保存，但到目前为止，低温保存的脂肪抽吸物的整体质量仍然不如新鲜获取的脂肪。不仅对脂肪组织如此，最佳低温保存后的其他类型组织也是如此[7-9]。

最佳浓度的海藻糖可单独作为低温保护剂，由于其安全性和有效性，通过我们的冷冻和解冻方案，可以长期保存患者新鲜获取的脂肪[20,21]。此外，用组织培养液、富血小板血浆或泊洛沙姆预处理低温保存的脂肪抽吸物也可以改善其活性，因为在低温保存期间脂肪细胞的一些细胞膜损伤可以得到修复[22]。

显然，必须进一步进行研究以研发可靠且临床上可行的低温保存方法，以用于脂肪组织的长期保存。我们近期研究的有利结果值得进一步研究人类脂肪组织的低温保存，以用于未来可能的自体脂肪移植。

## 技术精要

- 应该避免单纯在 4 ℃甚至更低温度的冰箱中冷藏脂肪组织——即使是在液氮冷藏也不能可靠地获得可用于移植的脂肪移植物。
- 在冷冻保护脂肪组织之前，必须添加低温保护剂（CPAs）。
- DMSO 是一种常用的低温保护剂，在室温下对人体有毒，因此必须在再次注射前从脂肪组织中除去。
- 天然存在的糖——海藻糖对脂肪组织无毒，在使脂肪组织脱水的同时能够稳定细胞膜。
- 低剂量 DMSO 联合海藻糖似乎可以起到协同作用，安全地保护脂肪组织免受冷冻、储存和解冻过程中所受的伤害。
- 浓度为 0.35mol/L 的海藻糖可单独作为低温保护剂为脂肪移植物提供足够的保护，并可能在未来临床上用于脂肪移植物的储存。
- 脂肪的低温保存可能受组织储存条款的约束。因此，为了长期保存常规吸脂术获取的脂肪组织，可能需要合理的审批才可进行组织储存。

## 参考文献

［1］ Pu LL, Cui X, Fink BF, et al. Long-term preservation of adipose aspirates after conventional lipoplasty. Aesthetic Surg J 24:536, 2004.

［2］ Pu LL, Cui XD, Li JH, et al. The fate of cryopreserved adipose aspirates after in vivo transplantation. Aesthetic Surg J 26:653, 2006.

［3］ Cui XD, Gao DY, Fink BF, Vasconez HC, Pu LL. Cryopreservation of human adipose tissues. Cryobiology 55:269, 2007.

［4］ Ashjian PH, De Ugarte DA, Katz AJ, et al. Lipoplasty: from body contouring to tissue engineering. Aesthetic Surg J 22:121, 2002.

［5］ De Ugarte DA, Ashjian PH, Elbarbary A, et al. Future of fat as a raw material for tissue regeneration. Ann Plast Surg 50:215, 2003.

［6］ Pu LL, Cui XD, Fink BF, et al. Adipose aspirates as a source for human processed lipoaspirate cells after optimal cryopreservation. Plast Reconstr Surg 117:1845, 2006.

［7］ Gao DY, Critser JK. Mechanisms of cryoinjury in living cells. ILAR J 41:187, 2000.

［8］ Pegg DE. The history and principles of cryopreservation. Semin Reprod Med 20:5, 2002.

［9］ Erdag G, Eroglu A, Morgan J, et al. Cryopreservation of fetal skin is improved by extracellular trehalose. Cryobiology 44:218, 2002.

［10］ MacRae JW, Tholpady SS, Ogle RC, et al. Ex vivo fat graft preservation: effects and implications of cryopreservation. Ann Plast Surg 52:281, 2004.

［11］ Wolter TP, Heimburg DV, Stoffels I, Groeger A, Pallua N. Cryopreservation of mature human adipocytes: in vitro measurement of viability. Ann Plast Surg 55:408, 2005.

［12］ Atik B, Oztürk G, Erdoğan E, et al. Comparison of techniques for long-term storage of fat grafts: an experimental study. Plast Reconstr Surg 118:1533, 2006.

［13］Moscatello DK, Dougherty M, Narins RS, et al. Cryopreservation of human fat for soft tissue augmentation: viability requires use of cryoprotectant and controlled freezing and storage. Dermatol Surg 31:1506, 2005.

［14］Pu LL. Comment on Atik B, Oztürk G, Erdoǧan E, Tan O. Comparison of techniques for long-term storage of fat grafts. Plast Reconstr Surg 120:813, 2007.

［15］Pu LL, Cui XD, Fink BF, et al. The viability of fatty tissues within adipose aspirates after conventional liposuction: a comprehensive study. Ann Plast Surg 54:288; discussion 292, 2005.

［16］Pu LL, Cui XD, Cibull ML, et al. Cryopreservation of adipose tissues: the role of trehalose. Aesthetic Surg J 25:126, 2005.

［17］Zuk PA, Zhu M, Mizuno H, et al. Multilineage cells from human adipose tissue: implications for cell-based therapies. Tissue Eng 7:211, 2001.

［18］Ashjian PH, Elbarbary AS, Edmonds B, et al. In vitro differentiation of human processed lipoaspirate cells into early neural progenitors. Plast Reconstr Surg 111:1922, 2003.

［19］De Ugarte DA, Morizono K, Elbarbary A, et al. Comparison of multi-lineage cells from human adipose tissue and bone marrow. Cells Tissues Organs 174:101, 2003.

［20］Cui XD, Pu LL. The search for a useful method for optimal cryopreservation of adipose aspirates: part I. In intro study. Aesthetic Surg J 29:248, 2009.

［21］Cui XD, Pu LL. The search for a useful method for the optimal cryopreservation of adipose aspirates: part II. In vivo study. Aesthetic Surgery J 30:451, 2010.

［22］Medina MA, Nguyen JT, Kirkham JC, et al. Polymer therapy: a novel treatment to improve fat graft viability. Plast Reconstr Surg 127:2270, 2011.

# 第3部分

# 临床应用

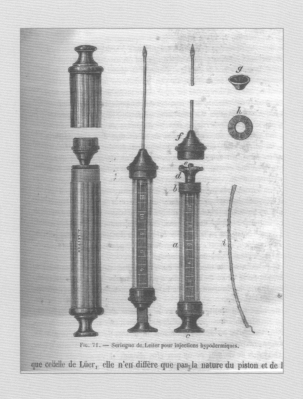

FIG. 71. — Seringue de Leiter pour injections hypodermiques.

que celle de Lüer, elle n'en diffère que par la nature du piston et de l

# 第 1 篇

## 皮肤

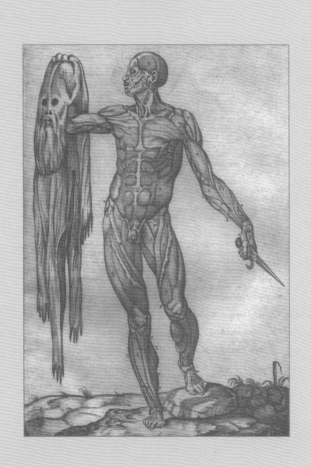

# 第16章

## 改善皮肤质量：脂肪及其基质细胞对皮肤质量影响的实验和临床研究

Ali Mojallal, Jonathan Rodriguez, Ondine Rouyer, Charlotte Lequeux, Jean-Louis Foyatier, Samia Guerid, Odile Damour　译者：李　莎　王　波　王小民　刘成胜　王　阳　韩雪峰

在人体组织中，脂肪组织含有最丰富的干细胞[1]。脂肪组织植入受区时，可通过脂肪细胞分泌的细胞因子、干细胞和各种生长因子的作用与周围组织发生相互作用。因此脂肪组织可作为一种生物活性填充物[2-4]。脂肪组织中的内皮生长因子可改善缺血[5]。某些作者甚至使用脂肪组织移植技术治疗血运不良的放射性营养不良[3]和慢性溃疡病变[6]。

我们将在本章介绍裸鼠接受人体脂肪组织移植后，其受区皮肤质量改变的组织学及免疫组化分析的实验[7]，以及基质细胞在创面愈合模型中的皮肤再生潜能[8]。我们还将展示通过脂肪移植治疗放射性皮肤萎缩或实施美容手术，治疗区域皮肤质量获得改善的临床病例[8,9]。

## 动物实验证明改善皮肤质量

迄今为止，脂肪组织对皮肤的影响仅有临床证据[2]。为了进一步了解该技术的作用机制，我们进行了实验研究。我们的目标是采用组织学和免疫组化分析，对比脂肪移植前后的皮肤[6]。根据Coleman所描述的技术流程，获取、纯化及注射脂肪组织，以模拟临床条件[10-12]。选用能够免疫耐受人体细胞的免疫缺陷裸鼠作为模型。采用组织学和免疫组化分析研究移植的脂肪组织、皮下组织不同层次的结构以及脂肪组织与皮肤之间的间距。

实验选用10只42日龄雄性裸鼠。使用直径3 mm Coleman吸脂针连接10 mL螺旋注射器，从1名36岁志愿患者腹部抽取30 mL脂肪组织。接下来根据Coleman所述的技术流程[10-12]处理脂肪组织，然后直接送至动物实验室进行裸鼠实验。用1 mm的钝性注脂针将1 mL纯化脂肪组织注射到每只小鼠的左侧肩胛区。植入后8周，注射区域的皮肤及皮下组织实施活检。对侧未注射的相同区域作为对照组实施活检。

显示活检区域，左侧为注射部位，右侧为对照区域。注意仅在左侧可见组织生长（图16-1）。

### 组织学和免疫组化分析

5 μm脱蜡切片进行苏木精-四溴二氯荧光黄-藏红花（hematoxylin-phloxin-saffron，HPS）染色。苏木素是一种碱性染料，能使细胞核蓝染。四溴二氯荧光黄是一种酸性染料，将细胞质染为粉红色，藏红花将结缔组织染为橙色。

将标本包埋于组织包埋盒中，随后用异丙醇固定7 μm切片，然后用油红O（Sigma）溶液染色，其为脂肪细胞特异性染料，可红染脂质空泡。

将5 μm厚的切片脱蜡，随后用抗小鼠I型胶原蛋白抗体孵育。使用抗小鼠IgG抗体偶联过氧化物酶检测免疫复合物，以二氨基联苯胺为底物。用Harris苏木精进行反染色。该标记使我们能够检

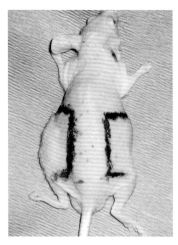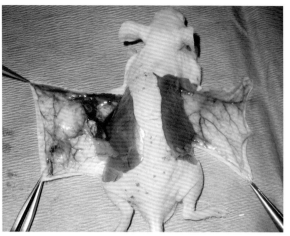

▲ 图 16-1

测到鼠来源的细胞。阴性对照为人类皮肤。

其他切片使用抗人 I 型胶原蛋白特异性一级抗体孵育，随后用与荧光染料偶联的二级抗体显示一级抗体的结合位点。由此可以在荧光显微镜下观察人类来源的胶原纤维。

### 组织学及免疫组化结果

植入 8 周后，10 只裸鼠左侧肩胛旁对应脂肪移植的区域均可见隆起。组织学分析可见油红 O 染色的成熟脂肪细胞。HPS 染色可见脂肪组织周边及其与真皮之间的细胞外基质密度显著增加。移植脂肪后的真皮也可见厚度增加。增加的细胞外基质由 I 型胶原纤维组成，对照组为阴性结果。

对照组皮肤（图 16-2A）和脂肪组织移植后皮肤（图 16-2B）的组织切片。注意观察脂肪组织移植组中真皮的增厚、皮肤和脂肪组织之间以及脂肪小叶周围细胞外基质的大量增多。免疫组织化学：用抗小鼠 I 型胶原蛋白抗体将细胞外基质标记为棕褐色，显示增殖的胶原纤维源自小鼠（图 16-2C、D）。阴性对照组（人皮肤）显示无标记（图 16-2E）。油红 O 染色证实脂肪细胞活性（图 16-2F）。

使用抗小鼠 I 型胶原蛋白标记技术进行免疫组化分析，使我们能够证明新生细胞的来源。由人类皮肤阴性对照证实，新合成的细胞外基质为鼠源性而非人源性。使用抗人 I 型胶原蛋白抗体的免疫荧光同样证实了胶原纤维的鼠源性，因为在小鼠中未见标记。

脂肪移植后小鼠皮肤的免疫荧光切片（图 16-3A）显示采用抗人 I 型胶原蛋白特异性抗体进行标记未见人胶原纤维。反之，人类皮肤（图 16-3B）显示高密度的绿染人胶原纤维。

### 结论

我们在小鼠中的实验研究结果与用相同技术治疗的患者的临床观察结果一致。脂肪移植物可以存活且具有增容的效果。此外，人脂肪组织通过诱导胶原合成来增加小鼠受区真皮厚度，可能原因为干细胞诱导、生长因子和细胞因子的作用。胶原蛋白源自小鼠，大多为 I 型，也有 V 型和 VI 型。我们的研究还表明脂肪组织可以刺激宿主细胞在受区产生胶原。其他研究也证实，脂肪组织中的 ADSCs 可促进成纤维细胞的增殖和迁移，刺激细胞外基质的合成 [13-16]。然而，我们的研究未能确定该诱导效应是直接由脂肪组织引起，还是由间接性炎症反应引起。脂肪移植物可增加局部血运，从而在受区产生新的生理平衡。总之，上述结果证实了脂肪组织的活性填充特性。需进一步研究以揭示脂肪移植物在受区的长期作用。

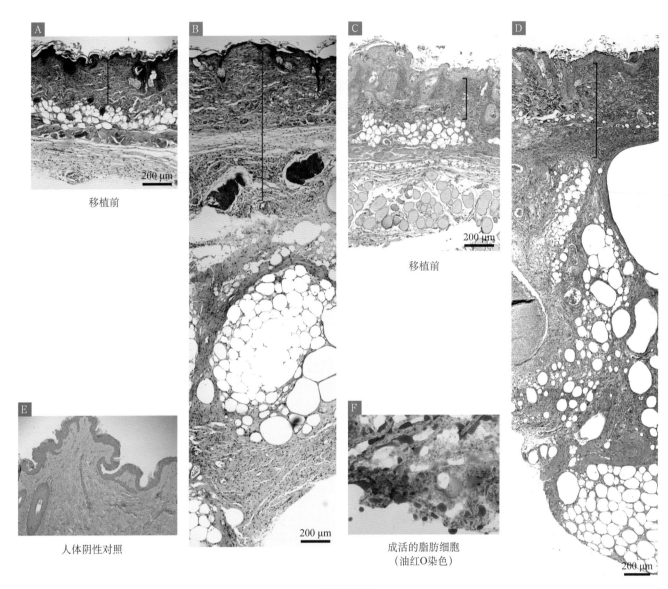

移植前

人体阴性对照

移植前

成活的脂肪细胞
（油红O染色）

▲ 图 16-2

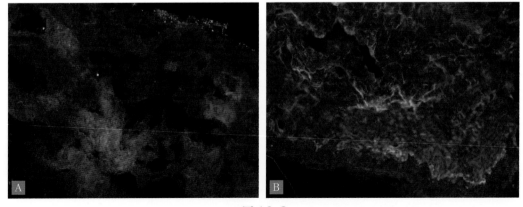

▲ 图 16-3

## 动物实验研究证实了 ADSCs 的创伤愈合特性

糖尿病、慢性肾功能衰竭、放射治疗以及老化等多种情况均可降低皮肤的愈合能力[17]。由于人口老龄化，慢性创面目前已经成为现实的公共健康问题。治疗的主要目的是迅速闭合创面，以恢复皮肤的屏障功能、防止感染、抑制疼痛和恢复功能。在过去的 10 年中，出现许多基于干细胞的修复疗法。干细胞为具有自我更新特质的未分化细胞，能够分化成特定细胞，包括皮肤细胞、成纤维细胞和内皮细胞[18]。脂肪组织的基质血管成分 (stromal vascular fraction, SVF) 含有 ADSCs，在动物模型愈合实验中已证实其有效性。作用机制可能是通过干细胞的分化调节炎性反应和组织再生[19]。然而，SVF 是多种细胞的悬浮液，含有少量（1% ~ 3%）的 ADSCs[20]。目前，经过细胞处理可以获得同种细胞治疗的产品，含有大于 90% 的 ADSCs[21]。冻存的 ADSCs 具有如下特点：①在产品使用之前能够进行所有的安全检查。②必要时可重复治疗。

我们进行了一项动物实验研究，注射一定剂量的新鲜或冷冻的 ADSCs 及 SVF，评估其对伤口愈合的效应。为防止 ADSCs 在皮下组织中扩散，将之注射于非交联透明质酸凝胶（Cytocare 532）中。

### 方法

采用随机抽取的方法分组脂肪抽吸的患者，从患者的脂肪抽吸物中分离出人 SVF。胶原酶消化脂肪组织，加入 DMEM 培养液终止消化。弃除漂浮的脂肪细胞，将 SVF 中的细胞进行离心、漂洗、再离心和计数，然后与非交联透明质酸 Cytocare532 混合，注射到裸鼠体内。Cyt532 是一种复合物，含有非交联透明质酸和 50 种促进年轻化的成分。之前发表的研究[22]显示其为 ADSCs 的最佳培养基，因此在我们的研究中将其用作载体。而交联的透明质酸则会影响干细胞增殖和分化。

将含有 ADSCs 的新鲜分离的细胞悬液置于 ADSCs 培养基中培养，直至达到 80% 融合。细胞融合后用胰蛋白酶消化并离心。使用前述方法获取 ADSCs 中含有的干细胞并冷冻保存。细胞在术前 1 周解冻并于 ADSCs 培养基中培养。

16 只雄性 42 日龄裸鼠麻醉后，在标准无菌条件下进行手术。在小鼠背部创建 2 个直径为 12 mm 的圆形全层皮肤缺损，伤口周边缝合硅酮环以防止皮肤退缩（图 16-4）。每个创面注射 $1 \times 10^6$ 的 ADSCs 或 SVF，半数细胞分 4 点注射于创缘的真皮内，半数细胞应用于创面。每只裸鼠的每侧创面采用不同的治疗方式。用 Cyt532 作为细胞载体。

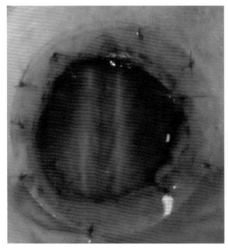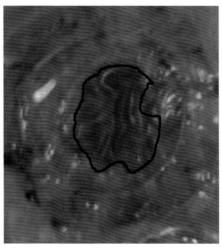

▲图 16-4

我们设计了 2 套实验方案，包括 16 只小鼠的 32 个创面（2 个创面／每只小鼠）。每组 5 例创面设计如下。

(1) 阴性对照组（自行愈合）。

(2) 单用载体组（Cyt532）。

(3) 培养的冻存 ADSCs 组(c.fr.ADSCs+Cyt532)。所用 ADSCs 为传代 1 次后冻存并解冻的细胞。

(4) SVF 组（SVF+Cyt532）。

(5) 培养的 ADSCs 组（c.ADSC+Cyt532）。所用 ADSCs 为在传代 2 次未经冻存的细胞。

每天观察小鼠并拍摄电子图像。使用图像分析软件计算创缘的像素以测量创面。通过测量上皮化表面积计算创面愈合百分比。

在第 27 天，切取周边带有部分正常健康皮肤的瘢痕组织进行组织学分析。组织标本固定包埋于石蜡中并染色。半定量量表评估炎症反应。采用盲式方法，由 2 名独立人员阅读病理切片。第 27 天，创面全部愈合后，通过激光多普勒成像评估血运灌注，通过生物力学检测评估小鼠瘢痕组织的性能。

### 结果

采用 ADSCs 或 SVF 治疗可显著缩短完全愈合时间。ADSCs 未冷冻治疗组（c.ADSCs+Cyt532）的愈合时间为 14 天 ±0.3 天，冷冻治疗组（c.fr.ADSCs+Cyt532）为 14.4 天 ±0.5 天，与阴性对照组的 21.7 天 ±1.8 天相比，具有统计学差异（$P < 0.05$）。如果将冷冻和未冷冻 ADSCs 治疗组合并，则愈合时间缩短 7 天以上。此外，冷冻处理并未减弱 ADSCs 影响愈合时间的作用。冷冻和未冷冻 ADSCs 治疗组合并后，愈合时间为 14.2 天 ±0.3 天，与单独应用 Cyt532 治疗组（17.6 天 ±1 天）相比，愈合时间显著减少（$P < 0.01$）。与阴性对照组相比，SVF 治疗组也有明显的愈合作用（15.6 天 ±0.6 天 vs.21.7 天 ±1.7 天；$P < 0.05$）。SVF 治疗组和单独应用 Cyt532 治疗组之间无显著差异（表 16-1）。

表 16-1　每组标本不同的愈合时间（天）

| | 阴性对照组 | ADSCs | Cytocare532 | SVF |
| --- | --- | --- | --- | --- |
| 愈合时间（均数 ± 标准差） | 21.7±1.8 | 14.4±0.5 | 17.6±1.0 | 15.6±0.6 |

因此，ADSCs 似乎是促进创面愈合最有效的治疗，且冻存的 ADSCs 似乎并没有降低其有效性。

因为即使在同一张切片中，不同部分的瘢痕厚度也存在很大变异，因此无法确切地整体评估瘢痕区的炎症反应和质量改善情况。在 ADSCs 治疗组中，真皮乳头的突出更为明显。与阴性对照组相比，所有治疗组中真皮的炎症程度均较低，且具有更规律、更有序的结构。

图 16-5 示去除痂的和无须处理痂皮的瘢痕组织的组织学结构（测量标尺为 20 μm）。瘢痕组织 HPS 染色典型图像，28 天伤口阴性对照组（A）、ADSC 组（B）、单用载体组（C）和 SVF 组（D）。在 ADSC 治疗组（B）中，真皮乳头突出更为明显。在 ADSC 组（B）、单用载体组（C）和 SVF 组（D）中，炎症反应似乎更小。

组织学切片显示，ADSC 治疗组炎症反应呈中度，阴性对照组和 SVF 治疗组炎症反应仍较高。ADSC 合并组与阴性对照组的差异具有统计学意义（$P < 0.05$），未冻存 ADSC 治疗组与阴性对照组之间差异具有统计学意义（$P < 0.05$）。

我们注意到，与健康皮肤相比，ADSCs 诱导伤口中的血液灌注增加了约 30%，而阴性对照组的血液灌注增加甚微，Cyt532 治疗组血液灌注无增加。冻存 ADSC 组与 Cyt532 组相比，以及 ADSC 合并组与 Cyt532 组相比，血液灌注增多均具有统计学意义。所有组别的皮肤弹性均趋于改善，恢复到皮肤正常的张力，提示本模型研究中选择的生物力学测试可能不足以敏感地显示各组之间的显著差异。

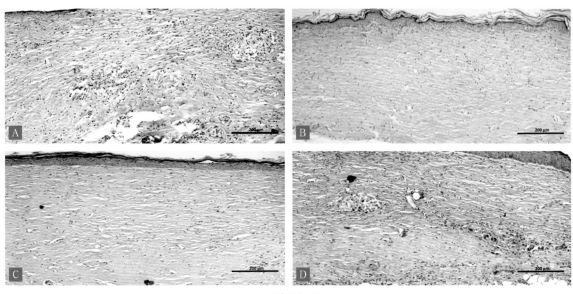

▲ 图 16-5

## 结论

本研究证实了培养的 ADSC 对愈合的影响，与自行愈合相比，完全愈合时间明显缩短了 6 天以上。ADSC 组与 SVF 组以及单用载体组比较，同样观察到了显著的差异，但差异程度略小。然而，需要注意的是，SVF 治疗同样有效，与自行愈合组相比，愈合时间缩短约 2 天。总的来说，上述结果与文献中报道的使用 ADSC 加速愈合的时间相一致[23,24]。

在愈合模型中，还需要验证获得的修复是否尽可能接近健康皮肤。在本研究中，我们基于组织学和功能标准分析了愈合的质量。所有的治疗试验均在形态学上改善了瘢痕，包括比自行愈合形成更少的纤维性真皮，就愈合时间而言，上述结果验证了临床结果。

我们发现，与单用载体组相比，ADSC 组血液灌注明显增多，这表明 ADSCs 具有明显作用。上述结果表明，在我们的伤口模型中，ADSCs 可通过直接影响供应血管的功能或间接通过减少纤维化和加速愈合来改善灌注。此外，初步结果表明，SVF 含有已知的具有血管舒张和扩张特性（内皮细胞，巨噬细胞）的细胞成分，SVF 对血管功能的作用较 ADSCs 更大。最后，我们的研究揭示了一个有趣的现象，即冻融对培养的 ADSC 愈合性能的影响并不明显。

## 临床病例：脂肪移植改善皮肤

如前所述，脂肪组织是一种活性填充材料。除了增容特性，脂肪还可以刺激胶原蛋白的生成和增强血管化。治疗后的整个皮肤区域发生肉眼可见的变化。在本章的前文中，已就产生这些变化的原因做了阐述，主要基于动物模型。正如我们所表述，脂肪组织包含的 SVF 中含有大量的间充质干细胞。间充质干细胞可分化成各种结缔组织细胞，并可分泌具有调节炎症和增强血管生成作用的酶，因此具有再生作用。Kim 等[16] 在 ADSCs 抗皱作用方面的研究表明，ADSCs 的正向作用主要是刺激真皮成纤维细胞的结果，继而减少紫外线 B 诱导的细胞凋亡并刺激胶原生成。他们推测 ADSCs 还可以诱导皮肤成纤维细胞产生抗氧化酶，如超氧化物歧化酶，从而抑制细胞凋亡。

通过分析经过 1 次或数次脂肪移植后的效果，可得出受区部位的营养获得改善的结论。具体改变描述如下。

● 皮肤质地的改善。原因可能为：真皮增厚、皮肤变软、局部皱纹减少或毛孔直径缩小。

- 皮肤柔软度的提高，特别是皮肤与皮下层之间滑动性的显著提高。在营养不良区域、植皮区和人工真皮下移植脂肪后可见上述改变。
- 皮肤颜色的改善。在炎症区内移植脂肪后可见上述改变，其机制为减少炎性瘢痕，或刺激色素异常区域的黑色素合成。

该 28 岁患者患有 Romberg 病，左侧半面萎缩并累计额部。单次脂肪移植 7 mL，1 年后回访。注意皮肤质地的改善以及注射区域真皮的增厚（图 16-6）。

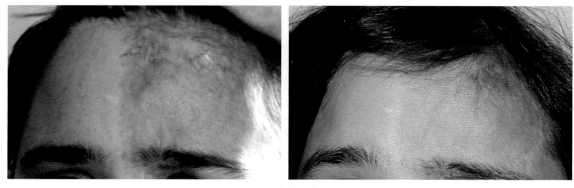

▲图 16-6

该 51 岁女性患者患有 Romberg 病，右侧半面萎缩。手术分多次实施，右颧区注射剂量分别为 5 mL、6 mL 和 4 mL，右颊部分别为 4 mL、3 mL 和 3 mL，右下颌缘分别为 4 mL、3 mL 和 3 mL，颏部分别为 5 mL、4 mL 和 4 mL。患者于第 3 次术后 2 年回访。注意颏部周围皮肤的改善和皱纹的消失（图 16-7）。

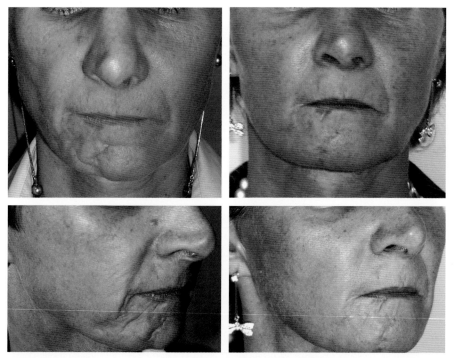

▲图 16-7

该 56 岁女性的诉求为面部年轻化。在实施面颈部除皱手术的同时实施了脂肪移植，于每侧颧部注射 6 mL 脂肪，每侧颊部 8 mL，每侧木偶纹 3 mL。患者 1 年后回访。注意位于颧部和颏部的口周细皱纹的消失（图 16-8）。

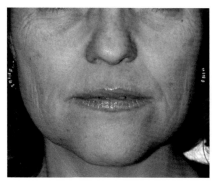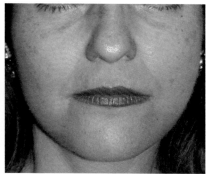

▲图 16-8

该女性患者表现为颧部萎缩和色斑。完成上睑整形后，实施了 1 次脂肪移植，于右侧颧部移植 8 mL 脂肪，左侧颧部 6 mL，右侧颊部 7 mL，左侧颊部 5 mL，每侧下睑 1.5 mL，每侧木偶纹 2 mL。患者于 1 年后回访。注意脂肪的增容作用和再生作用导致的皮肤质地的改善（图 16-9）。

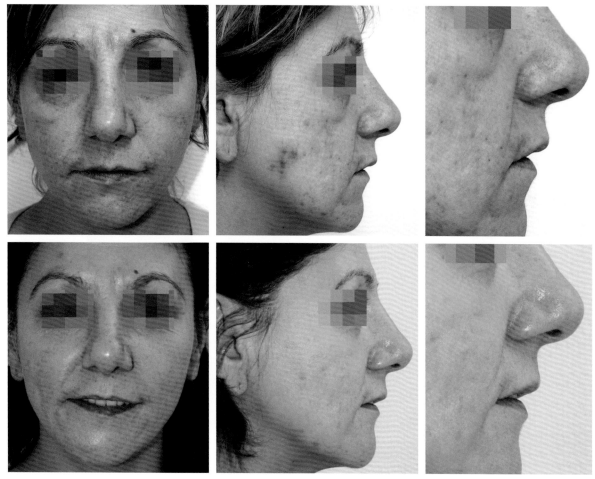

▲图 16-9

此为大腿内侧中厚皮片移植。术前实施捏夹试验以评估皮肤柔软度和皮肤与皮下组织之间的滑动性。实施 12 mL 脂肪移植后 4 个月，注意植皮未发生坏死和捏夹试验时皮下组织的表现（图 16-10）。

女性患者，既往颊部周围和右颈部烧伤病史，曾实施右侧上下唇的全厚皮片移植手术。植皮手术后 1 年实施单次脂肪移植，于右颊部移植脂肪 6 mL，右下颌缘 3 mL，颏部 4 mL。脂肪移植术后 10 个月的结果显示红色瘢痕组织的全面减少（图 16-11）。

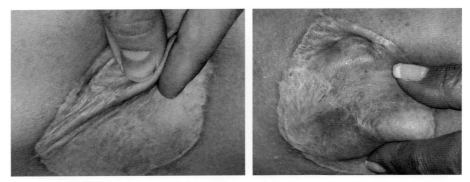

▲图 16-10

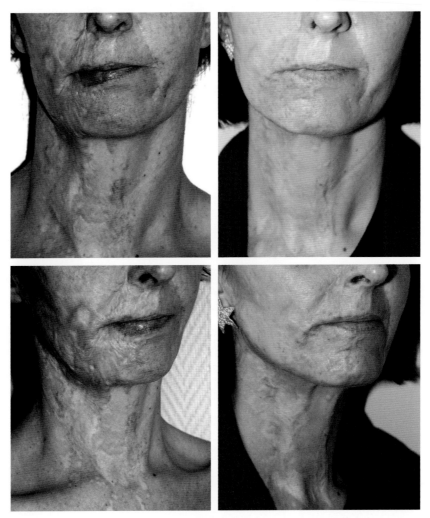

▲图 16-11

　　该患者由于左侧腰部肥厚性瘢痕而长期注射类固醇，导致局部萎缩并伴有瘢痕周边色素脱失。在凹陷的瘢痕组织下移植 18 mL 脂肪。患者于术后 4 个月回访，可见皮下萎缩已获得矫正，瘢痕周边皮肤颜色获得恢复（图 16-12）。

　　在重建手术中，瘢痕组织呈现纤维化，并且通常血运不佳。此种受区条件不利于脂肪移植，导致移植的脂肪成活不佳。介于此，我们告知所有患者重复脂肪移植手术的必要性。首次脂肪移植引入了生长因子和干细胞，同时血管生成因子（如瘦素）的分泌增加了局部的营养、促进了新生血管的生成[5]；上述所有因素提高了再次移植脂肪的成活率。

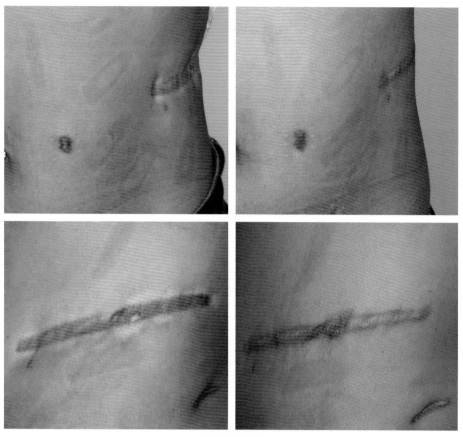

▲图 16-12

## 讨论

脂肪移植对皮肤再生和伤口愈合的影响具有共同的酶通路和细胞与细胞之间的通讯。脂肪组织是间充质干细胞的主要来源，目前可以做到将其分离和培养。间充质干细胞已被证明可分化为成纤维细胞并刺激胶原分泌和新生血管形成。人们正在研究进一步的机制，以便我们可以清楚地理解伤口愈合和皮肤再生的复杂机制。主要选择动物模型研究的原因是研究人类伤口存在诸多困难。该领域的未来目标将是开发新技术来研究创伤愈合和组织再生的体外模型[25-28]，以获取组织修复中细胞通讯的新数据，并能够证明其在人类中的作用。理解这些机制可以开辟现代细胞或酶疗法的新途径。

**参考文献**

[1] von Heimburg D, Hemmrich K, Haydarlioglu S, Staiger H, Pallua N. Comparison of viable cell yield from excised versus aspirated adipose tissue. Cells Tissues Organs 178:87, 2004.

[2] Rigotti G, Marchi A, Galiè M, Baroni G, Benati D, Krampera M, Pasini A, Sbarbati A. Clinical treatment of radiotherapy tissue damage by lipoaspirate transplant: a healing process mediated by adipose-derived adult stem cells. Plast Reconstr Surg 119:1 409; discussion 1 423, 2007.

[3] Coleman SR. Structural fat grafting: more than a permanent filler. Plast Reconstr Surg 118(3 Suppl):108S, 2006.

[4] Nakagami H, Maeda K, Morishita R, et al. Novel autologous cell therapy in ischemic limb disease through growth factor secretion by cultured adipose tissue-derived stromal cells. Arterioscler Thromb Vasc Biol 25:2 542, 2005.

[5] García-Olmo D, García-Arranz M, García LG, et al. Autologous stem cell transplantation for treatment of rectovaginal fistula in perianal Crohn's disease: a new cell-based therapy. Int J Colorectal Dis 18:451, 2003.

[6] Mojallal A, Lequeux C, Shipkov C, Breton P, Foyatier JL, Braye F, Damour O. Improvement of skin quality after fat grafting: clinical observation and an animal study. Plast Reconstr Surg 124:765, 2009.

[7] Rodriguez J, Boucher F, Lequeux C, Josset-Lamaugarny A, Rouyer O, Ardisson O, Rutschi H, Sigaudo-Roussel D, Damour O, Mojallal A. Intradermal injection of human adipose-derived stem cells accelerates skin wound healing in nude mice. Stem Cell Res Ther 6:241, 2015.

[8] Mojallal A, Shipkov C, Braye F, Breton P, Foyatier JL. Influence of the recipient site on the outcomes of fat grafting in facial reconstructive

surgery. Plast Reconstr Surg 124:471, 2009.

[ 9 ] Foyatier JL, Mojallal A, Voulliaume D, et al. [Clinical evaluation of structural fat tissue graft (Lipostructure) in volumetric facial restoration with face-lift. About 100 cases] Ann Chir Plast Esthet 49:437, 2004.

[10] Coleman SR. Long-term survival of fat transplants: controlled demonstrations. Aesthetic Plast Surg 19:421, 1995.

[11] Coleman SR. Facial recontouring with lipostructure. Clin Plast Surg 24:347, 1997.

[12] Coleman SR. Structural fat grafts: the ideal filler? Clin Plast Surg 28:111, 2001.

[13] Lequeux C, Oni G, Wong C, Damour O, Rohrich R, Mojallal A, Brown SA. Subcutaneous fat tissue engineering using autologous adipose-derived stem cells seeded onto a collagen scaffold. Plast Reconstr Surg 130:1 208, 2012.

[14] Mojallal A, Lequeux C, Auxenfans C, Braye F, Damour O. Does adipose tissue cultured with collagen matrix and preadipocytes give comparable results to the standard technique in plastic surgery? Biomed Mater Eng 18:187, 2008.

[15] Kim JH, Jung M, Kim HS, et al. Adipose-derived stem cells as a new therapeutic modality for ageing skin. Exp Dermatol 20:383, 2011.

[16] Kim WS, Park BS, Park SH, et al. Antiwrinkle effect of adipose-derived stem cell: activation of dermal fibroblast by secretory factors. J Dermatol Sci 53:96, 2009.

[17] Riedel K, Ryssel H, Koellensperger E, et al. [Pathogenesis of chronic wounds] Chirurg 79:526, 2008.

[18] Gimble JM, Guilak F. Differentiation potential of adipose derived adult stem (ADAS) cells. Curr Top Dev Biol 58:137, 2003.

[19] Auxenfans C, Lequeux C, Perrusel E, Mojallal A, Kinikoglu B, Damour O. Adipose-derived stem cells (ASCs) as a source of endothelial cells in the reconstruction of endothelialized skin equivalents. J Tissue Eng Regen Med 6:512, 2012.

[20] Oedayrajsingh-Varma MJ, van Ham SM, Knippenberg M, et al. Adipose tissue-derived mesenchymal stem cell yield and growth characteristics are affected by the tissue-harvesting procedure. Cytotherapy 8:166, 2006.

[21] Mitchell JB, McIntosh K, Zvonic S, et al. Immunophenotype of human adipose-derived cells: temporal changes in stromal-associated and stem cell-associated markers. Stem Cells 24:376, 2006.

[22] Lequeux C, Rodriguez J, Boucher F, Rouyer O, Damour O, Mojallal A, Auxenfans C. In vitro and in vivo biocompatibility, bioavailability and tolerance of an injectable vehicle for adipose-derived stem/stromal cells for plastic surgery indications. J Plast Reconstr Aesthet Surg 68:1 491, 2015.

[23] Lim JS, Yoo G. Effects of adipose-derived stromal cells and of their extract on wound healing in a mouse model. J Korean Med Sci 25:746, 2010.

[24] Nie C, Zhang G, Yang D, et al. Targeted delivery of adipose-derived stem cells via acellular dermal matrix enhances wound repair in diabetic rats. J Tissue Eng Regen Med 9:224, 2015.

[25] Lequeux C, Auxenfans C, Thépot A, Géloën A, André V, Damour O, Mojallal A. A simple way to reconstruct a human 3-d hypodermis: a useful tool for pharmacological functionality. Skin Pharmacol Physiol 25:47, 2012.

[26] Lequeux C, Auxenfans C, Mojallal A, Sergent M, Damour O. Optimization of a culture medium for the differentiation of preadipocytes into adipocytes in a monolayer. Biomed Mater Eng 19:283, 2009.

[27] Lequeux C, Oni G, Mojallal A, Damour O, Brown SA. Adipose derived stem cells: efficiency, toxicity, stability of BrdU labeling and effects on self-renewal and adipose differentiation. Mol Cell Biochem 351:65, 2011.

[28] Mojallal A, Lequeux C, Shipkov C, Rifkin L, Rohrich R, Duclos A, Brown S, Damour O. Stem cells, mature adipocytes, and extracellular scaffold: what does each contribute to fat graft survival? Aesthetic Plast Surg 35:1 061, 2011.

# 第*17*章

# 采用一次性钝针行微粒脂肪注射

Guy Magalon, Pierre Sébastien Nguyen　译者：张光正　尹　博　王小民　韩雪峰　李发成

Coleman 的结构性脂肪移植技术已非常成熟，其技术及适应证均已规范，且可获得满意效果[1-4]。早在 1992 年，Coleman 就注意到脂肪组织注射不仅具有增容效果，而且还可改善皮肤质地[5,6]。近年，随着微粒脂肪注射技术的发展，以及更小直径的获取设备和注射器械的出现，脂肪组织已成为有效的皮下层次的填充物。最新的研究证明，脂肪组织中存在基质血管成分（stromal vascular fraction, SVF），可通过机械分离或酶消化获得数以千万个细胞，其中含有 3%～5% 的干细胞[7,8]。在不久的将来，有可能制作出富含 SVF 的脂肪组织混合物，达到改善营养、促进血管生成的作用，赋予再生医学和再生手术真正的意义。

## 概念及基本原理

微粒脂肪移植技术（框 17-1）代表了一种重要的技术革新，这要归功于新型一次性设备的使用和多年实验室研究的验证[9]。通过微粒脂肪移植技术，目前可获取和移植的微粒脂肪直径约为 0.5 mm，其含有数百个细胞，可移植到更接近皮肤深层的层次，而无表面凹凸不平的风险。

| 框 17-1　微粒脂肪注射与 Coleman 的结构性脂肪移植技术的比较 | |
| --- | --- |
| **Coleman 的结构性脂肪移植技术**<br>一种简单、经过验证的技术，拥有 20 年的经验<br>无并发症 | **微粒脂肪注射**<br>更简单的技术<br>实验证实其有效性<br>更多适应证<br>最好的皮下填充产品 |

设备的进步使微脂肪颗粒移植技术成为可能：目前，吸脂针直径变得更小（14 G，直径 2 mm，长 130 mm），注脂针亦如此（21 G，直径 0.8 mm，长 40 mm 或 60 mm）（图 17-1）。由于钝针的尺寸小，无法清洗，因此使用一次性钝针。

根据 Yoshimura 及其同事的研究[10]，脂肪小叶的"存活区"小于 300 μm。在"存活区"中，脂肪细胞和脂肪干细胞（adipose-derived stromal cells, ADSCs）都会存活。这解释了微粒脂肪注射为什么会有非常稳定的效果。另外，Pallua 及其同事也证明[11]，由微粒脂肪分离而来的 ADSCs，其活力和迁移能力更强，所以微粒脂肪更适用于组织工程和再生手术。

抽吸获得的微粒脂肪可与富含血小板的血浆（platelet-rich plasma, PRP）以 10%～50% 的比

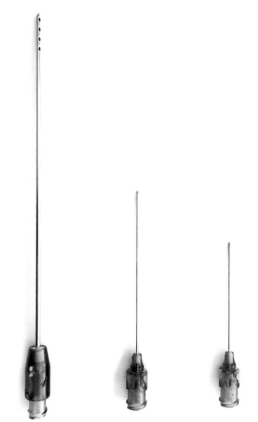

2.0 mm × 130 mm   0.8 mm × 60 mm   0.8 mm × 40 mm

▲图 17-1

例混合，并通过具有阻抗或荧光技术的自动分析仪计数血小板。混合物中 PRP 的体积百分比和每单位体积混合物中血小板数量的详细信息，应系统化地呈现以更好理解此项技术。根据 Khouri 等提出的皮下松解术和脂肪填充术（percutaneous aponeurotomy and lipofilling，PALF）的概念，如担心瘢痕形成，可将此混合物注射到预先制备的脂肪抽吸物中[12]。

# 适应证

### 重建手术适应证

在重建手术中，微粒脂肪移植有几种适应证：矫正粘连或凹陷性瘢痕、类固醇皮质激素治疗后的皮肤萎缩、放射性皮肤炎、改善皮肤变薄（例如手背）、面部皮肤萎缩尤其是面部硬皮病。于烧伤瘢痕内和瘢痕下移植微粒脂肪也是一种有效的手段。

微粒脂肪移植适用于小容量的填充——即小于 50 mL 的移植量。在小儿外科手术中，微粒脂肪移植用于治疗唇腭裂的后遗症，以改善唇部的容积和对称性，于咽后壁注射治疗腭咽闭合不全。

### 医学美容适应证

针对面部容量减少和其他面部老化征象，可使用微粒脂肪补充缺失的组织，以获得更年轻的外观。微粒脂肪已被用于颧颊部、颞部、眼睑、鼻唇沟、木偶纹、唇和颏等部位的注射。

微粒脂肪行皮下组织层注射可减少面部皱纹。该技术也可用于矫正鼻整形术后的不平整。另外，手背和指背的微粒脂肪注射对手部的年轻化也具有非常显著的效果。

## 手术技术

首次面诊时，外科医师应进行细致的临床评估，并拍摄拟手术区域，以确定拟治疗的部位和所需的脂肪组织量。手术通常在门诊进行，使用局部麻醉剂，可以辅以清醒镇静麻醉。如有必要，可在医院留观一晚。

### 微粒脂肪获取与浸润麻醉

面诊期间确定脂肪供区范围，通常为脐下方的腹部、侧腹、大腿、膝内侧、背部等。

用 3 mL 注射器、30 G 针头行吸脂入口局部麻醉，局麻药含有 1% 利多卡因和肾上腺素。然后用 14 G 或 2 mm 锐针刺开皮肤，吸脂和浸润麻醉使用相同管径的吸脂针和注水针，浸润麻醉药包含 1% 利多卡因和肾上腺素（可用生理盐水稀释）。

用 10 mL 注射器负压抽吸获取脂肪，负压小于 300 mmHg。

### 纯化

以下是几种不同的脂肪纯化技术。

（1）离心：对于微粒脂肪注射，我们建议使用 1 200 g 离心 1 或 2 分钟。离心后注射器底层为浸润液和碎屑，需弃除。根据我们的经验，顶层中含有源自破碎脂肪细胞的少量油脂。

（2）也可采用静置方法，但需更长时间。

（3）弃除静置后注射器内下层的浸润液，顶层可能没有或只有极少的油脂。使用 Luer-Lok 转换器转移 10 mL 注射器的脂肪抽吸物至 1 mL 注射器。首先将连接器放在 10 mL 注射器上，并用脂肪组织填满转换器，然后再连接到 1 mL 注射器以避免产生气泡[13]。静置技术与 Coleman 技术相同，但静置技术油脂更少，而 Coleman 的离心技术所需时间更短。

（4）也可采用密闭过滤脂肪系统。经过孔径为 74 μm 和 800 μm 的滤网（PureGraft，Cytori Therapeutics，San Diego，CA）纯化脂肪，去除了游离油脂和红细胞。

### 移植

入针口采用 1% 利多卡因和肾上腺素行局部麻醉，无须麻醉移植区域。用 21 G 或 0.8 mm 锐针穿刺以突破皮肤阻力，穿刺方向与 21G 注脂针方向相同。

于距受区一定距离处，用 0.8 mm 锐针穿刺作为入针点。用直径相同的细注脂针经此入针点，在不同方向、不同的层次注入脂肪。图 17-2 左：4 个入针点以 21 G（0.8 mm）锐针显示。如需要，也可增加入针点。图 17-2 右：用 21 G（0.8 mm，40 mm 长）的注脂针行微粒脂肪注射。交叉注射可实现多层次的脂肪注射。

脂肪注射后以脂肪微岛形式存在，随着时间推移获得最终效果。

由于微粒脂肪大小约为 500 μm（包含数百个细胞），因此可打通多个隧道，实现多层交叉平面注射。这些小的脂肪团块可以沉积到多个平面——此点非常重要。微粒脂肪可注射于很浅的层次，即尽可能靠近真皮的层次。

### 术后恢复

无特殊术后恢复过程。患者的疼痛和肿胀程度很轻，几乎无淤青。术后 2 个月达到稳定的效果。皮肤质地会随着时间的推移不断改善。术后 2 个月和 6 个月面诊时，外科医师可确认是否达到了预期效果，如有必要，可与患者讨论是否再次填充。

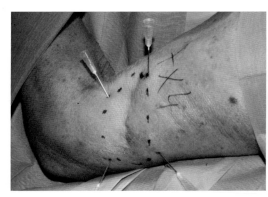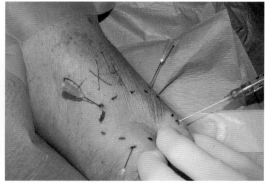

▲图 17-2

## 结果

微粒脂肪填充可以单独或和其他美容手术同时进行，例如面部及颈部提升术。

女性 20 岁，面部瘢痕治疗。采用微粒脂肪填充技术于皮下注射脂肪 5 mL。右图为术后 6 个月随访结果（图 17-3）。

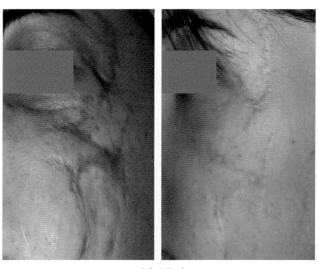

▲图 17-3

女性 56 岁，颈部慢性伤口及放射性皮炎，采用微粒脂肪填充技术于伤口周围及伤口下注射脂肪 10 mL。图 17-4 为术后 6 个月随访结果。

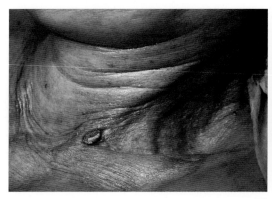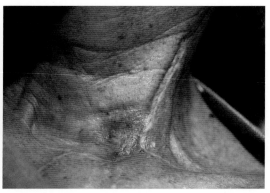

▲图 17-4

女性 38 岁，要求面部年轻化。该患者颧骨、上唇和颏部皆存在容量减少。采用微粒脂肪填充技术在上述标注区域内共注射脂肪 28 mL。术后 1 年随访显示微粒脂肪移植的再生和增容效果（图 17-5）。

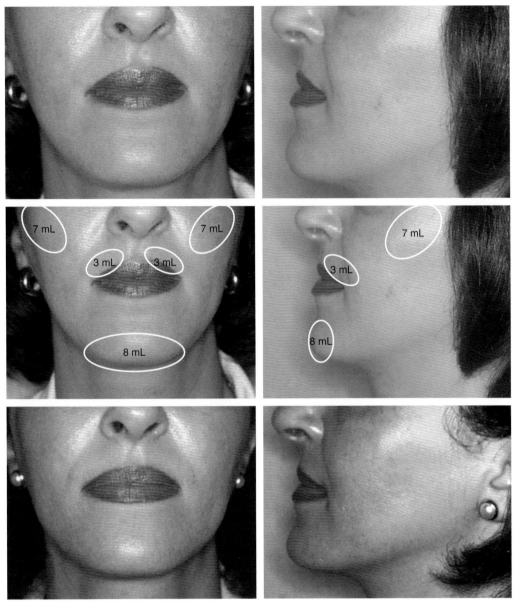

▲图 17-5

女性 32 岁，鼻整形术后存在鼻背不平整。术后 1 年随访，采用 3 mL 微粒脂肪填充矫正了鼻背的不平整（图 17-6）。

微粒脂肪移植是手部老化的极佳治疗方法。该患者设计了 6 个入针点（红点）。用 21 G（0.8 mm）吸脂针获取脂肪，用 1 mL 注射器注射，将 12 mL 脂肪移植于手背静脉上方的浅表层。图 17-7 为术后 3 个月随访结果。

## 讨论

微粒脂肪填充技术发展于 Coleman 技术。14 G（直径 2 mm）、末端开口小于 1 mm 的无创吸脂针，以及 21 G（直径 0.8 mm）的注脂针，实现了 600 μm 脂肪微粒的获取和注射。微粒脂肪移植最初用

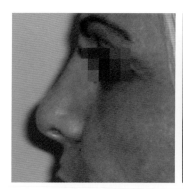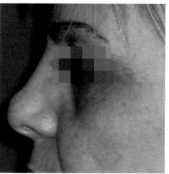

▲图 17-6

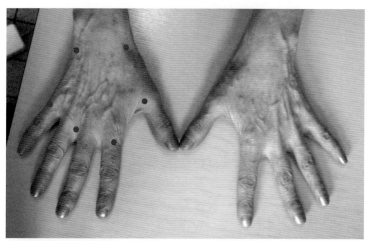

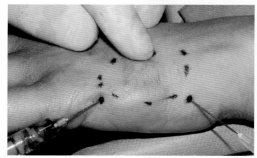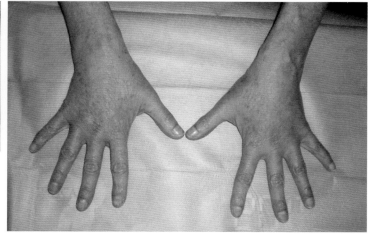

▲图 17-7

于治疗面部硬皮病，现已被用于许多修复性和美容性治疗。由于注脂针管径较小，皮下注射时疼痛轻微，血肿和术后水肿也很少发生。微粒脂肪成活佳，吸收少。

目前的趋势是用密闭脂肪过滤系统替代离心处理。多项正在进行的研究将最终找出处理脂肪抽吸物的最佳方案，以提供用于移植的活性脂肪组织。微粒脂肪还可以与PRP或SVF混合以增加再生潜力。

## 结论

微粒自体脂肪填充是一种新技术，其成功归功于高效的一次性吸脂针和注脂针。该技术在重建和美容手术中有许多适应证。低并发症和快速恢复的特点令微粒脂肪移植成为外科医师和患者有价值的手术方式。

## 参考文献

[ 1 ] Coleman SR. Long-term survival of fat transplants: controlled demonstrations. Aesthetic Plast Surg 19:421, 1995.

[ 2 ] Coleman SR. Facial recontouring with lipostructure. Clin Plast Surg 24:347, 1997.

[ 3 ] Coleman SR. Structural fat grafts: the ideal filler? Clin Plast Surg 28:11, 2011.

[ 4 ] Coleman SR. Structural fat grafting: more than a permanent filler. Plast Reconstr Surg 118(3 Suppl):108S, 2006.

[ 5 ] Mojallal A, Lequeux C, Shipkov C, et al. Improvement of skin quality after fat grafting: clinical observation and an animal study. Plast Reconstr Surg 124:765, 2009.

[ 6 ] Jauffret JL, Champsaur P, Robaglia-Schlupp A, Andrac-Meyer L, Magalon G. [Arguments in favor of adipocyte grafts with the S.R. Coleman technique] Ann Chir Plast Esthet 46:31, 2001.

[ 7 ] Zuk PA, Zhu M, Ashjian P, et al. Human adipose tissue is a source of multipotent stem cells. Mol Biol Cell 13:4 279, 2002.

[ 8 ] Zuk PA. Adipose-derived stem cells in tissue regeneration: a review. ISRN Stem Cells, Article ID 713959, 2013.

[ 9 ] Nguyen PS, Desouches C, Gay AM, Hautier A, Magalon G. Development of micro-injection as an innovative autologous fat graft technique: the use of adipose tissue as dermal filler. J Plast Reconstr Aesthet Surg 65:1 692, 2012.

[10] Eto H, Kato H, Suga H, Aoi N, Doi K, Kuno S, Yoshimura K. The fate of adipocytes after nonvascularized fat grafting: evidence of early death and replacement of adipocytes. Plast Reconstr Surg 129:1 081, 2012.

[11] Alharbi Z, Opländer C, Almakadi S, Fritz A, Vogt M, Pallua N. Conventional vs. micro-fat harvesting: how fat harvesting technique affects tissue-engineering approaches using adipose tissue-derived stem/stromal cells. J Plast Reconstr Aesthet Surg 66:1 271, 2013.

[12] Khouri RK, Smit JM, Cardoso E, Pallua N, Lantieri L, Mathijssen IM, Khouri RK Jr, Rigotti G. Percutaneous aponeurotomy and lipofilling: a regenerative alternative to flap reconstruction? Plast Reconstr Surg 132:1 280, 2013.

[13] Zhu M, Cohen SR, Hicok KC, et al. Comparison of three different fat graft preparation methods: gravity separation, centrifugation, and simultaneous washing with filtration in a closed system. Plast Reconstr Surg 131:873, 2013.

# 第18章

# 脂肪移植重塑烧伤后瘢痕

Marco Klinger, Francesco Klinger, Fabio Caviggioli, Silvia Giannasi, Alessandra Veronesi, Valeria Bandi, Barbara Banzatti, Davide Forcellini, Luca Maione, Barbara Catania, Valeriano Vinci, Andrea Lisa, Guido Cornegliani, Micol Giaccone　译者：张光正　尹　博　王小民　韩雪峰　李发成

## 与烧伤瘢痕相关的问题

在 II 度或 III 度烧伤中幸存的患者中，通常发生外观明显的烧伤瘢痕，累及身体重要区域，遗留功能和形态并发症，导致患者出现社会、经济和心理上的问题。尽管科学一直在努力解决上述问题，但是远期效果和瘢痕的改善程度仍十分有限。严重烧伤愈后最常见的问题是增生性瘢痕、挛缩、瘙痒、异位性骨化症、神经性疾病和疼痛。

面部烧伤瘢痕挛缩可致小口畸形、唇部缺损、外翻和面部表情丧失。在颈部、手部、足部和腋窝，则可能由于瘢痕收缩导致主被动活动范围降低。此外，尽管烧伤区域已经愈合，仍可能有15%～44%的患者感到持续瘙痒[1]，82%的患者出现感觉异常[2]。亦曾报道过诸如持续疼痛、出汗和体温调节障碍等并发症[3]。

目前的治疗方法，如手术治疗（如早期切除瘢痕联合植皮、传统 Z 成形和 V-Y 成形及组织扩张技术）[4]、物理治疗和加压治疗（弹力衣和夹板）[5]、使用薄膜和硅胶绷带[6]、注射皮质类固醇激素[7]以及激光[8]治疗，其疗效均有限且不确定，复发率高。放射治疗[9]的使用和秋水仙碱[10]、干扰素[11]等药物的使用仍存在争议。脂肪移植为解决该棘手问题提供了一种具有前景的新方法。

## 脂肪移植治疗烧伤瘢痕患者的基本原理

由于存在显著的组织纤维化、回缩、瘢痕挛缩、增生和瘢痕疙瘩，因此治疗深度烧伤导致的瘢痕尤其困难。另外，因为毒素和蛋白酶导致的感染和炎症会改变和破坏正常伤口的愈合过程，所以发生皮肤正常结构失常和色素改变[12]。组织学研究表明：在重塑期存在纤维组织增生，无明显再生活性，类似坏死过程中的细胞活性消失。

我们决定使用脂肪移植技术来治疗烧伤瘢痕，原因如下。

（1）已证实脂肪移植可矫正轻度面颈部瘢痕性挛缩[13]。

（2）有实验研究表明，自体成纤维细胞治疗创面可改善组织回缩和瘢痕挛缩[14]。

（3）已证实脂肪移植可有效治疗放疗术后组织慢性退行性变[15]。

## 干细胞的作用

随着近年来生物科技的发展，再生医学与组织工程也不断取得突破。研究表明，联合应用生物材料、

生长因子和干细胞，极有可能修复损伤的中胚层[16,17]。

干细胞具有自我复制、长效活性及分化成多种细胞系的潜力。常用的干细胞包括胚胎细胞和来源于成体的骨髓干细胞。胚胎干细胞的使用受到伦理和政策的限制，而成人骨髓干细胞的使用存在取材疼痛和获取细胞数量有限的问题[18]。脂肪间叶组织最近已和骨髓一样被确定为成体干细胞的理想来源。实际上最近的研究表明，按照 Coleman 的方法获得的脂肪抽吸物和纯化脂肪内含有较多的间充质干细胞，后者具有非单一细胞系的多向分化潜能。在人体各种组织内，脂肪中含有的干细胞比例最高：约为 5 000 个 /g，相比之下骨髓中只有 100 ~ 1 000 个 /g。甚至可以从 1 g 脂肪中分离出约 350 000 个前脂肪细胞[19]。

图 18-1 为采用 Coleman 技术在腹部获得的脂肪干细胞在显微镜下的表现，由 antivimentin/Cy3（红色）和 DAPI（蓝色）染色。左图是原始图像（放大倍数 100 倍）；右图经过图像软件增强，显示了在细胞核周围环绕成团的丝状结构。

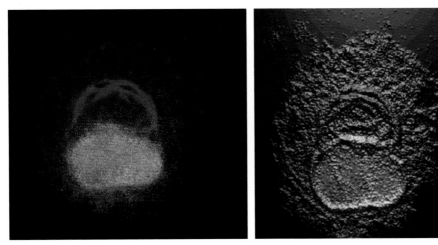

▲图 18-1

成体间充质干细胞治疗组织损伤是一种新的有前景的治疗方法。事实上，骨髓来源或脂肪来源的成体干细胞可能有不同的细胞表型，如成骨、成脂肪、成软骨、成肌肉、成皮肤及神经组织等。有研究报道，采用骨髓来源的成体干细胞治疗肢体缺血[20]、心肌缺血[21]、视网膜[22]和尿失禁[23]等已取得了令人鼓舞的效果。

根据我们的经验，要获得具有更高再生能力的纯化脂肪，最理想的方法是使用 Coleman 方法进行离心。我们进行了一项临床试验来证实此观点：把经过 Coleman 技术获得的离心样品与非离心样品进行比较，包括细胞活力、脂肪干细胞（adipose-derived stromal cells，ADSCs）数量以及克隆前体出现的频率[24]。

我们的研究结果发现，离心处理后的活细胞富含间充质和内皮前体细胞，相比非离心处理组具有更高的克隆形成潜力。此外，离心样品中的杂质，比如油和血细胞含量也较低，这些杂质可能对移植效果有影响。因此，经离心处理获得的脂肪具有较少移植物中含有更多具有再生能力细胞的特点，故该方法是获取用于治疗挛缩瘢痕组织纯化脂肪的理想方法。

## 研究设计

我们的试验开始于 2005 年 12 月，首次采用脂肪移植治疗了 3 名患者[25]。至今我们已经用结构性脂肪移植治疗了近 1 000 名 II 度和 III 度烧伤患者的成熟或不成熟瘢痕。我们研究的开始阶段，通过结构性脂肪移植招募和治疗了共 160 名患者。我们对每例患者都进行了详细的临床评估，根据

Vancouver 瘢痕量表 [26] 对其瘢痕进行分类，并进行了一系列常规术前检查。然后对研究对象在局麻无菌操作下实施脂肪抽吸术。

在首次外科手术前，对烧伤瘢痕区域及作为对照的健康周围组织进行穿刺组织检查。将样品固定在石蜡中并用 HE 染色评估组织的结构特征、胶原分布和血管化情况。采用有或无造影剂的 MRI 检查评估烧伤瘢痕区域治疗前、后真皮下注射层的组织变化，重点评估注射含有 ADSCs 的纯化脂肪的区域 [27]。

某些患者将在 3 ~ 6 个月后重复相同的外科手术。在第 2 次手术前进行 MRI 检查。 术中如前进行穿刺组织检查。第 2 次手术后 3 个月再次进行 MRI 及穿刺组织检查。3 ~ 6 个月后，某些患者接受了第 3 次、第 4 次或第 5 次手术。

除了以上研究群组，我们对另外 20 名患者进行了平行分析。以临床评估、患者和观察者瘢痕评估量表（patient and observer scar assessment scale，POSAS）和硬度计测量来客观地证明自体脂肪移植确实改善了瘢痕质量。我们排除了贴骨瘢痕挛缩的患者（如胫骨前部、髌骨部位或肘部），因此硬度计结果不会失真。00 型 RexGauge 硬度计（RexGauge，Buffalo Grove，IL）是一种用于测量皮肤硬度的弹簧仪器，具有 5 mm 直径的圆形无创测量头，测量范围为 0 ~ 100。该仪器以前被广泛用于评估硬皮病的皮肤，目前被某些临床试验作为瘢痕组织的客观评价工具。上述患者的瘢痕被分为 2 组：其中 1 组的瘢痕用脂肪移植（试验组）治疗；另 1 组的瘢痕用生理盐水溶液（对照组）浸润注射 [28]。

## 技术指南

### 麻醉

由于患者比较方便取仰卧体位手术，并且大多数个体腹部堆积大量脂肪，因此腹部为脂肪抽吸的首选供区。11 号刀片切开脐部附近皮肤后，使用 Coleman 钝头注水针在手术区域内注射含 10 mL（7.5 mg/mL）左旋布比卡因（丁哌卡因），20 mL（10 mg/mL）甲哌卡因和 0.5 mL（1 mg/mL）的肾上腺素的 100 mL 冷生理盐水溶液。该局麻药具有良好的止血和术后镇痛作用。

### 获取脂肪

我们采用 Coleman 技术进行脂肪抽取和纯化，如第 1 章中所述。使用长度 15 ~ 23 cm，直径为 2 ~ 3 mm 的钝头吸脂针，连接至 10 mL Luer-Lok 注射器。注射器内部加以轻微的负压，以往复运动在腹部行扇形抽吸。外科医师须注意勿于同一区域内过多重复进行抽吸的动作，以免造成局部畸形。

接下来，将脂肪抽吸物以 3 000 rpm 离心 3 分钟。一般来说，通过离心获取 30 ~ 40 mL 的脂肪即可完成注射治疗，但是也要根据患者的个体情况调整所需脂肪量。纯化的脂肪含有 ADSCs，它们保留在天然的三维支架中，ADSCs 将促进微血管床的重建 [29]。将脂肪从 10 mL 注射器转移到 1 mL Luer-Lok 注射器内，有利于精确控制脂肪注射量并便于操作。

### 注射

初始采用此种方法时，术者通过皮肤小切口将纯化的脂肪以 7 ~ 9 cm 长的线状注射到烧伤瘢痕的真皮 - 真皮下交界层次（使用 0.1 或 0.2 cm Coleman 钝针），但我们很快发现，使用稍锐利的钝头注脂针更易于将脂肪注射于紧贴烧伤瘢痕皮下层次的操作。由于瘢痕含有丰富的纤维组织，所以使用钝针穿刺会感到显著阻力。

由于上述原因，最近我们改用了带螺旋帽卡扣的 18 G 血管造影针（Cordis/Johnson &

Johnson，Roden，The Netherlands）来注射脂肪。现在我们认为，注脂针[30]是快速、安全、无痛地获得良好效果的关键因素。通过改用 18 G 血管造影针，我们已经能够解决瘢痕组织阻力过大的问题。

运用高精确注射技术呈多向辐射状在真皮 - 真皮下结合处注射脂肪，为损伤组织提供理想的网状支撑。我们认为锐针会刺激新的胶原蛋白沉积和纤维组织重塑，类似于美容医学中使用的"针刺"法。另外，如需松解组织，使用 18 G 锐针注射脂肪还可更易实现组织的松解（参见第 20 章）。血管造影针为易获取的低成本一次性耗材，比经典的可重复使用的钝针更节约成本。

与 Coleman 的研究相比，我们的临床经验主要集中于矫正瘢痕组织，我们发现锐针是关键因素，其有助于治疗纤维化瘢痕，也有利于在恰当的层次内注射自体脂肪。

每点脂肪的注射量非常少，不超过 0.1 mL，以避免不平整和脂肪团块。并可降低坏死、钙化和囊肿的风险。如果发生不平整，可即刻通过指压法解决问题。通过 2 种不同的方法促进瘢痕组织的消退：①推动注射器的活塞，由注射的脂肪的支撑力抵抗瘢痕内的张力。②使用退针注射技术，把注射针头全长刺入真皮 - 表皮交界，然后，在退针同时注射脂肪。脂肪移植的隧道和隧道之间空隙小于 1 mm。

## 术后护理

脂肪移植后，保持烧伤瘢痕区域周边贴无菌胶带 1 周。嘱患者勿压迫或摩擦手术区域，以防止注射的脂肪移位或游走。5-0 尼龙线缝合供区和受区的切口，供区覆盖 Reston 自黏性泡沫敷料。

## 并发症

我们认为自体脂肪移植手术安全性高，较少发生早期、晚期局部和全身并发症。我们最近回顾了 1 000 例不同适应证的脂肪移植治疗病例[31]，无术中并发症发生。我们仅遇到一例乳房假体破裂的患者（该患曾实施乳房切除术和放射治疗），该并发症可能是直接刺破乳房假体导致。我们未发生任何术后全身并发症，如肺栓塞、败血症、深静脉血栓形成或死亡。

关于局部并发症，2 例患者术后早期发生供区血肿。83 例纤维化（吸脂导致的局部畸形，直径 < 2 cm）为晚期供区并发症[31]。4 例感染，但未伴皮肤坏死。我们主要关注的问题是使用锐针发生脂肪注入血管的潜在风险，但是通过退针注射的方法可较易避免上述风险。在使用血管造影针的临床实践中，我们发现，锐针导致治疗区域的水肿和出血的概率与使用标准技术相比没有差别。

我们发现可通过局部加压处理血肿，而局部不平整却较难处理。我们的经验是，只有中度不平整的病例可通过局部按摩来减少深层纤维化，从而改善外观轮廓。局部不平整的患者中有 3 例供区局部畸形严重，需使用脂肪移植矫正轮廓畸形。为防止上述并发症的发生，脂肪抽吸时应格外小心。应采用辐射状的多向抽吸，避免于同一区域反复抽吸造成轮廓畸形。在低体重或既往接受过脂肪抽吸术的患者中，传统供区可能不足以提供足够的脂肪量，可通过全面的临床检查选择富含脂肪组织的供区解决上述问题。

## 二次手术

我们的方法通常需 2 ~ 5 次手术，手术间隔 3 ~ 6 个月，以重塑真皮 - 真皮深层。

# 结果

该男性患者 31 岁时因接触明火造成了面部、上臂和躯干的 II 度和 III 度烧伤。该患于 38 岁时首次接受结构性脂肪移植手术（图 18-2）。

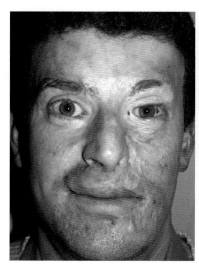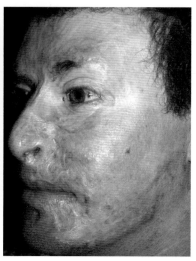

▲ 图 18-2

图 18-3 切片取自患者首次接受结构性脂肪移植术前的左眼睑：左下睑（HE 染色；放大倍数 4 倍）和右上睑（HE 染色；放大倍数 10 倍）。染色显示：纤维组织处于重塑阶段，无明显再生迹象。箭头指示：毛发周边的支持细胞为近于坏死状态。

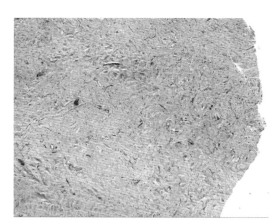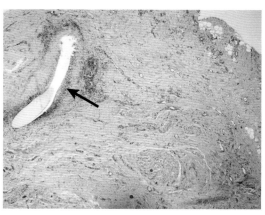

▲ 图 18-3

该患者共接受了 3 次脂肪移植治疗，部位为：左侧脸颊、上唇、左侧鼻翼和左侧眶周区域（首次共注射 17 mL；6 个月后再次注射 25 mL；6 个月后再次注射 23 mL）。最后 1 次治疗后 1 年回访，可见皮肤颜色、均一性、形态、弹性和紧致度明显改善。脂肪移植后，左侧鼻翼向尾侧下移，该处未经其他手术矫正（图 18-4）。

于患者首次脂肪移植后 3 个月获取上述组织样本（图 18-5）。左图（HE 染色；放大倍数 4 倍）：皮肤基本正常，血管化丰富。右图（CD34, 4 倍）：丰富的血管化亦可由右图的特殊染色呈现，该现象可能是再生刺激的结果。

图 18-6 切片为同一手术中采取。左上图（EE；放大 10 倍）：清晰显示正常的皮肤切片和存在血

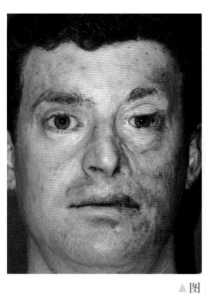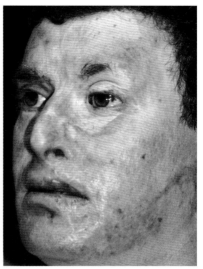

▲ 图 18-4

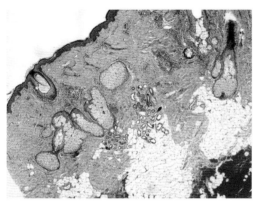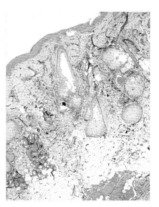

▲ 图 18-5

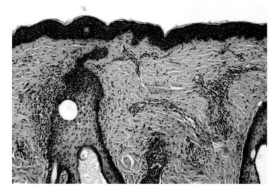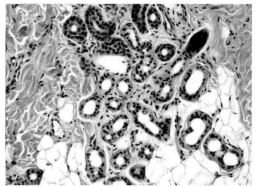

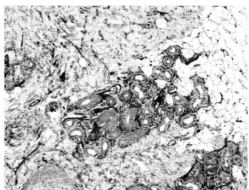

▲ 图 18-6

管新生的其他皮肤切片。右上图（EE；放大 20 倍）：可见汗腺与脂肪组织混合，表明可能存在再生。下图（CD34；放大 15 倍）：特殊染色显示腺体周围丰富的血管化。

　　该女性患者 10 岁时因接触明火而导致 Ⅱ 度和 Ⅲ 度躯干烧伤。图 18-7 左：该患者 42 岁时接受脂肪移植治疗。图 18-7 右：该患者共接受了 2 次脂肪移植手术（单次总量分别注射了 43 mL 和 52 mL），第 2 次手术后 6 个月时可见瘢痕颜色和挛缩改善。

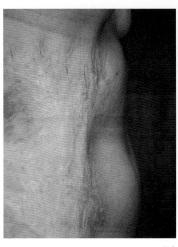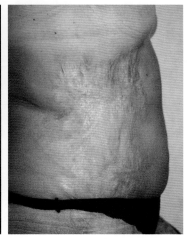

▲ 图 18-7

　　该女性 9 岁时因火焰烧伤，导致其面颈部，躯干，上臂 Ⅱ 度、Ⅲ 度烧伤。32 岁时行首次脂肪移植（左图）。其口周、颊部、下颌部注射了两次（首次注射了 14 mL；4 个月后又注射了 10 mL）。第二次注射后 3 个月（右图），可见皮肤色泽、质地，唇外翻及颈部挛缩带均有改善（图 18-8）。

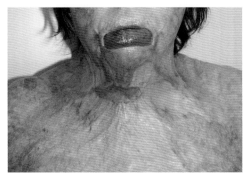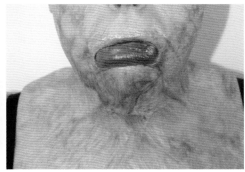

▲ 图 18-8

　　该女性患者 1 岁时因热水烫伤导致下肢 Ⅱ 度和 Ⅲ 度烧伤。图 18-9 左：该患者 18 岁时接受脂肪移植手术。图 18-9 右：右大腿外侧脂肪移植（注射 14 mL）术后 2 个月，可见皮肤颜色和质地改善。

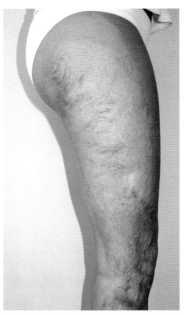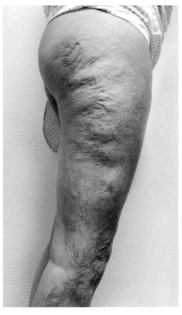

▲图 18-9

该患者 18 岁时因接触明火而导致颈部和胸部 II 度和 III 度烧伤。图 18-10 左：该患者 32 岁时接受脂肪移植术。图 18-10 右：颈部和胸部脂肪移植（注射 29 mL）术后 4 个月，可见皮肤色泽、质地和瘢痕挛缩明显改善。

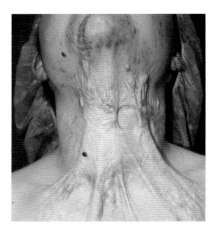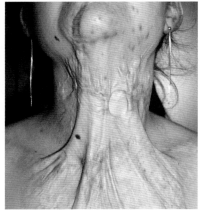

▲图 18-10

该女性患者 26 岁时接触明火导致 II 度和 III 度躯干烧伤。图 18-11 左：该患者 27 岁时接受脂肪移植手术。图 18-11 右：脂肪移植至左侧胸部区域（首次注射 63 mL；3 个月后再次注射 38 mL），第 2 次术后 3 个月，可见皮肤色泽、质地和瘢痕挛缩明显改善。

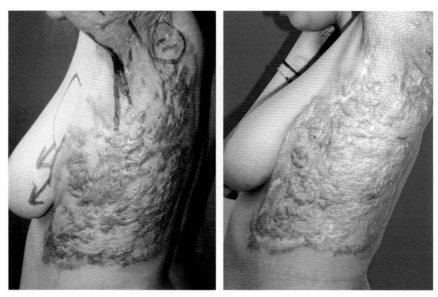

▲图 18-11

该女性患者 17 岁时因接触明火而导致背部 II 度和 III 度烧伤。图 18-12 左：该患者 31 岁时接受首次脂肪移植治疗。图 18-12 右：该患者接受了 3 次脂肪移植。最后 1 次治疗后 2 个月，瘢痕挛缩和皮肤质地明显改善。

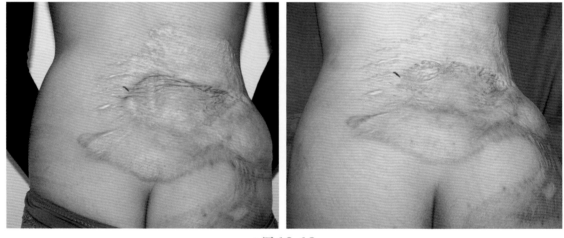

▲图 18-12

该女性患者 5 岁时因热水烫伤导致胸部 II 度和 III 度烧伤。图 18-13 左：该患 29 岁时接受首次脂肪移植治疗。图 18-13 右：该患于右侧乳房区域行脂肪移植（首次注射 20 mL，5 个月后再次注射 21 mL），第 2 次治疗后 1 个月，可见皮肤纹理、质地以及乳头位置的改善[32]。

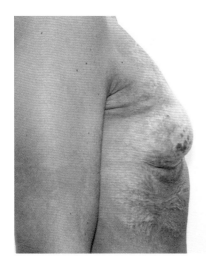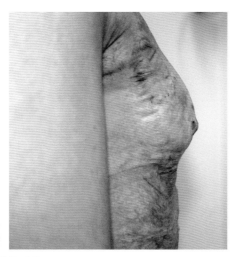

▲图 18-13

该女性患者 33 岁时左侧面部因热铁烧伤，右侧面部未受伤。该患者 36 岁时接受首次脂肪移植手术。在首次治疗之前和治疗后 3 个月行 MRI 检查。治疗后（图 18-14 右），左面颊皮下脂肪较治疗前（图 18-14 左）更均匀，更类似于对侧脸颊。上述发现可能证实了皮下脂肪层次发生了结构性重组。患者共接受 3 次结构性脂肪移植治疗（首次注射 13 mL；5 个月后再次注射 17 mL；9 个月后再次注射 14 mL）。临床效果显示，第 3 次治疗后 6 个月，皮肤质地、皮下脂肪、弹性以及面部表情均有明显改善。皮肤颜色则无明显改善。

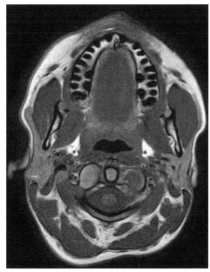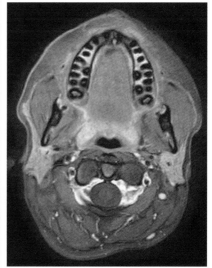

▲图 18-14

## 讨论

表 18-1 总结了我们第 1 组病例的数据。最后 1 次术后随访时，所有患者皆认为，无论从自身主观感受还是烧伤瘢痕区域的实际外观上都有所改善。由于皮肤的柔软度、弹性、厚度和柔韧性得到改善，患者对术后结果感到满意（图 18-2、图 18-4 和图 18-7 ~ 图 18-13）。

表 18-1　我们第 1 组病例数据

| 患者数 | 160 |
| --- | --- |
| 性别 | 女性：124，男性：36 |
| 平均受伤年龄 | 22 岁（范围为 6 个月至 56 岁） |
| 平均首次注射时的年龄 | 35.5 岁（范围为 5 ~ 67 岁） |
| 首次注射前 Vancouver 瘢痕量表（VSS）得分（0 ~ 14 分） | 12.8 年（范围为 10 ~ 14 年） |
| 平均治疗次数 | 1.37（范围为 1 ~ 5） |
| 平均抽取的脂肪总量 | 32 mL（范围为 8 ~ 250 mL） |
| 注射脂肪平均 | 24.5 mL（范围为 4 ~ 150 mL） |
| 随访 | 1 个月、3 个月、6 个月和 12 个月 |

组织切片显示，烧伤瘢痕区域出现新胶原沉积、局部血管化增加和皮肤层增厚，上述组织学证据进一步证实了我们的结构脂肪移植的临床观察结果。附属器的结构几乎与正常组织相似（图 18-3、图 18-5 和图 18-6）。MRI 显示皮肤和皮下组织的再生，与健康侧相比，烧伤区域的软组织仅有轻微的不对称和萎缩（图 18-14）。在注射造影剂钆后，并未发现信号增加或造影剂的累积。所有接受自体脂肪移植治疗的患者均表现出受损皮下组织的临床和组织学改善。

在另一组病例中，我们使用硬度计测量术前与术后 3 个月瘢痕的硬度，我们发现试验组有显著的降低。然而对照组未见明显减少（表 18-2）。

表 18-2　硬度计测量临床瘢痕硬度（$P < 0.05$）

| | 硬度计平均值（术前） | 硬度计平均值（术后） |
| --- | --- | --- |
| 试验组 | 40.91（DS 11.85） | 31.67（DS 9.46） |
| 对照组 | 33.75（DS 10.94） | 30.72（DS 10.77） |

在该组中，临床医师和患者分别给予瘢痕评分，我们发现患者和观察者的瘢痕评估量表（POSAS）评分值，术后较术前皆有显著降低（表 18-3）。

表 18-3　临床术前和术后值，POSAS 参数和 $P$ 值

| 参数 | 平均值（基线） | 平均值（术后 3 个月） | $P$ 值 |
| --- | --- | --- | --- |
| 血管化 | 2.2 | 1.9 | <0.05 |
| 色素沉着 | 5.5 | 4.8 | <0.01 |
| 厚度 | 7 | 4.2 | <0.01 |
| 松解程度 | 4.8 | 4.5 | <0.05 |
| 柔韧度 | 6.3 | 4.8 | <0.01 |
| 总体 | 5.9 | 4.5 | <0.01 |

治疗的结果取决于注射脂肪中干细胞的比例，即移植组织中的活性再生成分。随着细胞因子、血管生长因子的产生，新血管的形成以及干细胞向成熟细胞的分化，皮肤和皮下组织几乎完全再生及正常化。因此，结构性脂肪移植通过增厚被烧伤所破坏并且在组织修复过程中几乎不可再生脂肪层，改善了皮肤和皮下瘢痕交界区。Brzoska 等 [33] 对成体脂肪干细胞向上皮分化的实验研究非常有趣，与我们的临床研究结果相对应。

## 技术精要

- 根据我们的经验，自体脂肪移植治疗烧伤瘢痕是一种微创的、具有良好耐受性的有效方法。
- 结构性脂肪中含有大量具有多细胞系分化潜能和刺激血管形成的成体干细胞，是脂肪移植的基础，也是治疗疼痛性增生性瘢痕和瘢痕疙瘩的基础。

## 参考文献

［1］ Willebrand M, Low A, Dryster-Aas J, et al. Pruritus, personality traits and coping in long-term follow-up of burn-injured patients. Acta Derm Venereol 84:375, 2004.

［2］ Malenfant A, Forget R, Papillon J, et al. Prevalence and characteristics of chronic sensory problems in burn patients. Pain 67:493, 1996.

［3］ Shapiro Y, Epstein Y, Ben-Simchon C, et al. Thermoregulatory responses of patients with extensive healed burns. J Appl Physiol Respir Environ Exerc Physiol 53:1 019, 1982.

［4］ Cole JK, Engrav LH, Heimbach DM, et al. Early excision and grafting of face and neck burns in patients over 20 years. Plast Reconstr Surg 109:1 266, 2002.

［5］ Carr-Collins JA. Pressure techniques for the prevention of hypertrophic scar. Clin Plast Surg 19:733, 1992.

［6］ Carney SA, Cason CG, Gowar JP, et al. Cica-Care gel sheeting in the management of hypertrophic scarring. Burns 20:163, 1995.

［7］ Boyadjiev C, Popchristova E, Mazgalova J. Histomorphologic changes in keloids treated with Kenakort. J Trauma 38:299, 1995.

［8］ Alster CS, Williams CM. Treatment of keloid sternotomy scars by the 585 nm flashlamp-pumped pulseddye laser. Lancet 345(8 959):1 198, 1995.

［9］ Norris JE. Superficial x-ray therapy in keloid management: a retrospective study of 24 cases and literature review. Plast Reconstr Surg 95:1 051, 1995.

［10］ Lawrence WT. In search of the optimal treatment of keloids: report of a series and review of the literature. Ann Plast Surg 27:164, 1991.

［11］ Harrop AR, Ghahary A, Scott PG, et al. Regulation of collagen synthesis and mRNA expression in normal and hypertrophic scar fibroblasts in vitro by interferon-gamma. J Surg Res 58:471, 1995.

［12］ Ehrlich HP. The physiology of wound healing. A summary of normal and abnormal wound healing processes. Adv Wound Care 11:326, 1998.

［13］ Miller C. Cannula Implants and Review of Implantation Techniques in Esthetic Surgery. Chicago: The Oak Press, 1926.

［14］ Lamme EN, Van Leuwen RT, Brandsma K, et al. Higher numbers of autologous fibroblasts in an artificial dermal substitute improve tissue regeneration and modulate scar tissue formation. J Pathol 190:595, 2000.

［15］ Rigotti G, Marchi A, Galiè M, Baroni G, Benati D, Krampera M, Pasini A, Sbarbati A. Clinical treatment of radiotherapy tissue damage by lipoaspirate transplant: a healing process mediated by adipose-derived adult stem cell. Plast Reconstr Surg 119:1 409, 2007.

［16］ Gimble JM, Katz AJ, Bunnell BA. Adipose-derived stemcells for regenerative medicine. Circ Res 100:1 249, 2007.

［17］ Hsu VM, Stransky CA, Bucky LP, et al. Fat grafting's past, present, and future: why adipose tissue is emerging as a critical link to the advancement of regenerative medicine. Aesthet Surg J 32:892, 2012.

［18］ Zuk PA, Zhu M, Ashjian P, et al. Human adipose tissue is a source of multipotent stem cells. Mol Biol Cell 13:4 279, 2002.

［19］ Strem BM, Hicok KC, Zhu M, et al. Multipotential differentiation of adipose tissue-derived stem cells. Keio J Med 54:132, 2005.

［20］ Tateishi-Yuyama E, Matsubara H, Murohara T, et al. Therapeutic angiogenesis for patients with limb ischaemia by autologous transplantation of bone-marrow cells: a pilot study and a randomised controlled trial. Lancet 360(9 331):427, 2002.

［21］ Kocher AA, Schuster MD, Szabolcs MJ, et al. Neovascularization of ischemic myocardium by human bone marrow–derived angioblasts prevents cardiomyocyte apoptosis, reduces remodeling and improves cardiac function. Nat Med 7:430, 2001.

［22］ Otani A, Kinder K, Ewalt K, et al. Bone marrow-derived stem cells target retinal astrocytes and can promote or inhibit retinal angiogenesis. Nat Med 8:1 004, 2002.

［23］ Patrick CW Jr. Tissue engineering strategies for adipose tissue repair. Anat Rec 263:361, 2001.

［24］ Ibatici A, Caviggioli F, Valeriano V, Quirici N, Sessarego N, Lisa A, Klinger F, Forcellini D, Maione L, Klinger M. Comparison of cell number, viability, phenotypic profile, clonogenic, and proliferative potential of adipose-derived stem cell populations between centrifuged and noncentrifuged fat. Aesthetic Plast Surg 38:985, 2014.

［25］ Klinger M, Marazzi M, Vigo D, et al. Fat injection for cases of severe burn outcomes: a new perspective of scar remodeling and reduction. Aesthetic Plast Surg 32:465, 2008.

［26］ Baryza MJ, Baryza GA. The Vancouver Scar Scale: an administration tool and its interater reliability. J Burn Care Rehabil 16:535, 1995.

［27］ Hörl HW, Feller AM, Biemer E. Technique for liposuction fat reimplantation and long-term volume evaluation by magnetic resonance imaging. Ann Plast Surg 26:248, 1991.

［28］ Klinger M, Lisa A, Klinger F, et al. regenerative approach to scars, ulcers and related problems with fat grafting. Clin Plast Surg 42:345, 2015.

［29］ Scherberich A, Beretz A. Culture of vascular cell in tridimensional (3-D) collagen: a methodological review. Therapie 55:35, 2000.

［30］ Caviggioli F, Forcellini D, Vinci V, Cornegliani G, Klinger F, Klinger M. Employment of needles: a different technique for fat placement. Plast Reconstr Surg 130:373e, 2012.

［31］ Maione L, Vinci V, Klinger M, Klinger FM, Caviggioli F. Autologous fat graft by needle: analysis of complications after 1000 patients. Ann Plast Surg 74:277, 2014.

［32］ Caviggioli F, Villani F, Forcellini D, Vinci V, Klinger F. Nipple resuscitation by lipostructure in burn sequelae and scar retraction. Plast Reconstr Surg 125:174e, 2010.

［33］ Brzoska M, Geiger H, Gauer S, et al. Epithelial differentiation of human adipose tissue-derived adult stem cells. Biochem Biophys Res Commun 330:142, 2005.

# 第19章

# 结构性脂肪移植在放疗后组织再生中的应用

Alessandra Marchi, Alberto Marchetti, Gino Rigotti 译者：张光正 尹 博 韩雪峰 谢大明 李发成

分子和细胞生物学研究以及整形外科的应用都已证明了移植的脂肪具有动态变化和再生特性[1]。多项临床研究报道，脂肪移植对组织修复和再生有长期、正向的作用。

细胞生物学研究已证明，成体脂肪的可塑性源于其中的多能干细胞，其免疫表型和分化特性与骨髓来源的间充质干细胞（bone marrow-derived mesenchymal stem cells, BM-MSCs）相似，但不相同。20年前，关于自体脂肪细胞生物学实验研究发现了成纤维细胞样间质细胞的存在，后者能够被培养成活、增殖，甚至分化为脂肪细胞[2]。此外，最近的研究表明脂肪组织的基质血管细胞成分提供了丰富的前体细胞，具有促血管生成能力[3-5]。动物实验也证明脂肪基质细胞能分泌血管生成因子和抗细胞凋亡因子[6]，可分化成内皮细胞并参与血管生成[7]，从而促进缺血组织的血管化。

## 材料与方法

外部肿瘤放疗导致的组织损伤是其重要的并发症，该损伤过程进展缓慢，逐渐恶化而不可逆转。此即为放疗后数年才发生如皮肤溃疡、骨质疏松症等严重的并发症的原因。我们曾证实，放疗产生的炎症反应加重了毛细血管通透性和血管周围水肿，继而逐渐发生血管阻塞[8]。上述过程导致血流改变和减少，最终发生缺血性损伤[9]。目前对放疗相关的慢性缺血性病变有多种治疗方法，效果不尽相同。我们既往的初步研究评估了脂肪抽吸物中脂肪来源的成体干细胞的再生能力及其在缺血组织中再生的潜在作用[8]。脂肪移植治疗放射性病变效果显著，皮肤溃疡和放射性骨坏死得到明显改善。该方法已推广到该类疾病的整个患者群体，并得到长期随访的效果证实。

临床上采用微创的手术方式可非常便利地自患者体部获得充足的脂肪，充足的脂肪来源保证了结构性脂肪移植有效治疗缺血性组织的可行性，为规范应用该技术提供了广阔的前景[10]。

### 适应证

脂肪移植适用于改善放疗术后的进展性病变。通常依照患者正常组织受损情况，应用主观、客观、管理和解析（late effects in normal tissues per subjective, objective, management, and the analytic, LENT-SOMA 或 LS）量表进行分析，来对患者进行筛选和客观评估[11,12]。其中1级为轻症，4级为不可逆的功能损害。LS分级无论高低，均可纳入手术治疗。当症状分级为LS 2时，出现纤维化、萎缩、回缩、溃疡和毛细血管扩张并伴有瘙痒和疼痛时，则建议治疗。患者年龄、放疗部位不作为筛选因素，乳房（无论有无扩张器或假体）是最常见的治疗区域。因此放疗剂量、放射后的时间、放疗术后症状严重程度（LS 评分）均不是脂肪移植的禁忌证。我们治疗的患者中，放疗结束至首次脂肪移植的时间跨度从6个月到44年。应首先处理乳房放疗早期并发症，至少6~8个月后才进行脂肪移植。

## 技术指南

### 术前准备

应于术前标记拟注射的区域、入针点的位置和数量以及注射隧道的方向，术中可根据情况调整。手术标记的目的是尽可能均匀地注射脂肪，减少移植组织的重叠和凹陷的发生。

### 获取

麻醉方式为局麻联合深度镇静麻醉，术前 20 分钟应用抗生素 1 次。因为膝内侧、腹部或大转子区通常富含脂肪，所以成为常用供区。吸脂区域先行肿胀液浸润（500 mL 冷盐水溶液，1 ：40 万肾上腺素和 20 mL 0.5% 的利多卡因）。使用 2 mm 直径的钝头多孔吸脂针，连接到 50 mL Luer-Lok 注射器进行吸脂，注意轻柔操作，避免过高负压。目的是获取微小脂肪颗粒，以利于脂肪的成活[13]。

### 纯化

获取足量脂肪后，将注射器放入碗形容器中静置[14]。静置结束后弃去上层油脂和下层液体，然后把脂肪从 50 mL 注射器转移到 3 mL 注射器中备用。

### 移植

当患者处于深度镇静状态时，采用钝性注脂针注射脂肪，以免刺破动、静脉。肾上腺素导致的血管收缩还可明显减少血肿的发生。

### 注脂针

因为 Coleman II 型和 III 型注脂针较易穿透纤维组织和放疗后组织，所以通常选用此二型注脂针。

### 移植层次

脂肪通常可移植于皮肤至骨之间的任何层次，注射顺序为从病灶周边开始，逐渐转向病灶中心。如果需要，可将脂肪注入溃疡正下方的深层。当治疗保乳术放疗后创面时，可将脂肪移植在下胸部、乳腺后和皮下组织层，勿移植于乳腺内。但当患者存在乳房假体且同时患有放疗组织损伤时，应将脂肪注射于包膜与皮肤之间，需谨慎操作以免损坏假体。

### 移植剂量

脂肪移植剂量非常关键，外科医师需要考虑诸多因素，如皮下组织和腺体组织的硬度、皮肤挛缩的程度等。具体移植剂量应当个体化，需注意的是，在完成脂肪移植后，治疗区域的皮肤应保持一定的弹性[15]，以避免移植的脂肪承受过大的压力。如术前设计部分所述，脂肪在移植区域的注射模式极为重要，均匀的注射可增加脂肪与周围组织的接触面积，利于脂肪成活[1]。

### 治疗次数

治疗次数取决于患者治疗前的临床情况及患者对移植脂肪的反应。根据我们的经验，通常 3 ~ 6 次疗程即可治愈。

## 技术要点

为提高脂肪移植的临床效果，应保证移植的脂肪颗粒与受区组织最大化的接触。少量、多隧道的脂肪注射是获得满意效果的关键[15]。大团块样注射常会导致油囊形成、脂肪钙化等问题，尽管上述问题会在影像学方面与癌症复发混淆，但两者易于区分。为了降低动、静脉栓塞的风险，建议外科医师采用退针注射的方式行脂肪注射。

使用 14 G 锐针可以对纤维化瘢痕或挛缩的纤维进行松解，但应谨慎操作，不要进行大范围的切断或分离，否则容易导致油囊形成。此外，过度操作还易导致出血和脂肪液化，甚至需要留置引流管[10,16]。

### 术后护理

脂肪移植术后即刻，可在吸脂区域行冰敷以减少血肿形成的可能，然后施以软绷带包扎固定。冰敷需要持续 6 ~ 8 小时，压力绷带则建议尽可能长时间使用，通常不超过 15 天。

术后通常会出现瘀斑和小范围血肿，但多在 2 ~ 3 周内消退。使用细的吸脂针和正确的吸脂技术可以避免出现凹凸不平。患者通常可良好耐受吸脂后的疼痛，并不会引起任何功能障碍。

## 结果

65 岁的女性在 44 年前（21 岁时）接受过右侧卵巢癌的放射治疗。患者主诉在本院就诊前发生（发病较为突然）渐进性疼痛、骶骨区渗出性溃疡（图 19-1A）。计划实施脂肪移植治疗。

术中病变活检证实为骨放射性溃疡。首次脂肪移植在溃疡周边和深部共注射 40 mL 脂肪（图 19-1B）。术后 2 周，活检发现局部恶化（图 19-1C）。2 个月后，炎性病变部位明显改善（图 19-1D）。第 2 次和第 3 次脂肪移植分别注射 40 mL 和 50 mL 自体脂肪（图 19-1E 和图 19-1F）。局部组

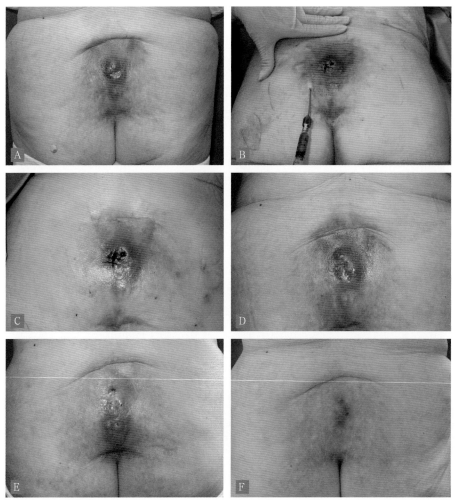

▲ 图 19-1A ~ F

织状况改善，但仍有分泌物自瘘管渗出。第4次脂肪移植，在溃疡周围和病变深部注射60 mL自体脂肪。8个月后，瘘管尚未完全愈合，但不再渗出分泌物（图19-1G）。

术后6年随访，治疗可见脂肪移植治疗效果确切稳定（图19-1H）。局部未见复发，疼痛彻底治愈。

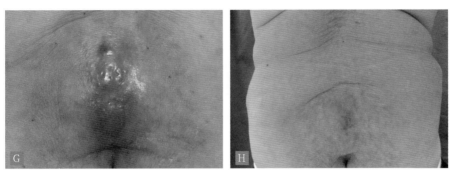

▲图 19-1G、H

72岁的女性30年前行 Halsted 乳房切除术，术后实施放疗。患者术后出现了严重的放疗晚期病变，伴有弥漫性软组织坏死和深方肋骨的放射性骨坏死（LS 等级4级）（图19-2A、B）。

手术刚开始时，我们采用的是喉罩辅助的深度镇静麻醉，但因为患者的胸腔存在严重的纤维化，无法正常扩张，所以行紧急插管全麻。因此，我们强烈建议对该类患者行插管全身麻醉。

首先进行术中组织活检，以确诊病变为放射性损伤而不是癌症复发。清除坏死组织后，自病灶周边向病灶中心均匀注射脂肪，首次注射量为50 mL（图19-2C、D）。

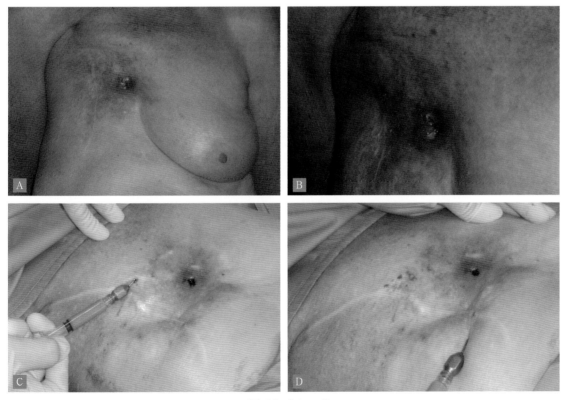

▲图 19-2A ～ D

首次治疗后，溃疡周边炎症获得改善，疼痛治愈，但活检部位的溃疡明显恶化。患者在第2次手术（注射50 mL自体脂肪并清除放射性坏死的肋骨）后3个月随访，可见病变仍然存在，但首次观察到坏死组织存在自发愈合的迹象（图19-2E、F）。

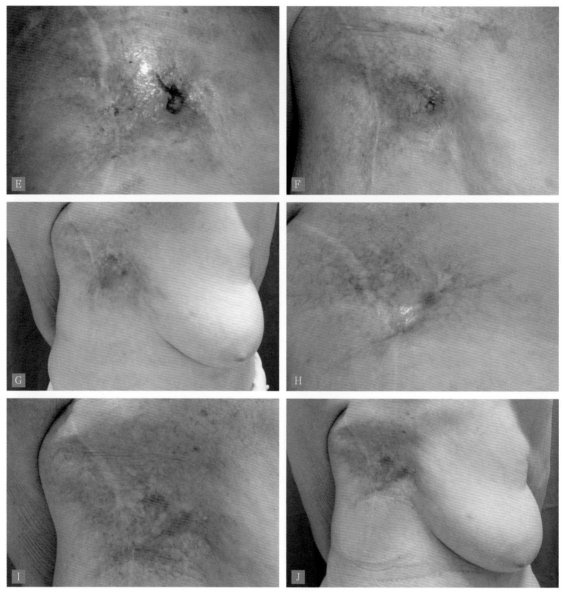

▲图 19-2E ～ J

　　在第 3 次注射 80 mL 脂肪后，自发愈合进程明显加快（图 19-2G、H）。

　　术后 6 年随访，未见溃疡或疼痛复发，脂肪移植区域的皮肤柔软，肤质随着时间不断改善。患者的客观 LS 评级为 1 级（图 19-2I、J）。

　　一名年轻女性接受了保留乳头的乳房切除和即刻乳房重建术（植入非扩张乳房假体）。在组织学检查后，该患者进行了一个疗程的放疗。放疗损伤导致分泌性瘘管（图 19-3A、B）。当患者于本院就诊时，瘘管已迁延 18 个月。

　　脂肪移植前须进行细菌学检查以排除任何细菌感染，如存在细菌感染，则需取出乳房假体。此病例未检测到细菌生长，无脂肪移植的禁忌证。

　　患者在接受首次脂肪移植手术的同时行瘘管直接缝合关闭手术（图 19-3C、D）。脂肪注射于瘘管周边、整个乳房表面，以及假体包膜和皮肤之间的多个层次。

　　6 个月后，患者接受了第 2 次脂肪移植手术。该次手术完全治愈了放疗损伤（图 19-3E）。治疗后区域的皮下脂肪层厚度增加，为乳房假体提供了柔软而有弹性的组织覆盖，乳房下垂程度更加自然（图 19-3F）。

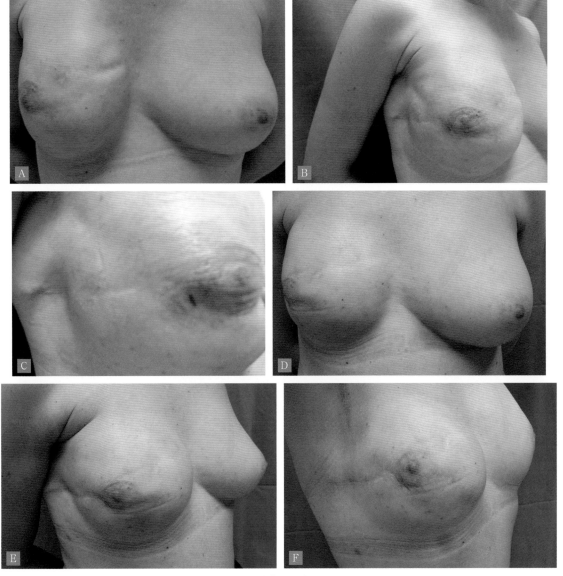

▲图 19-3

该 56 岁的女性患有浸润性导管癌，于 2007 年接受了 Madden 乳房切除术和放疗，术后出现了 Baker Ⅲ级包膜挛缩。该患的假体向头侧移位、接方外侧象限变平、皮肤僵硬伴有疼痛（图 19-4A、B）。

患者接受了 2 次脂肪移植手术，第 2 次手术移除了乳房假体（图 19-4C ~ F）。患者自诉脂肪移植术前的疼痛彻底消失，异物感明显减轻。

接下来的第 3 和第 4 次脂肪移植改善了患者乳房的体积和轮廓。脂肪移植总量为 755 mL，18 个月内完成了乳房重建（图 19-4G、H）。

术后 6 年（图 19-4I ~ L），乳房呈现良好的外形和体积的对称性。右侧乳房的柔软和下垂程度与对侧乳房一致。重建的乳房与正常乳房一样，随患者的体重变化而变化。

这例患者病情极为复杂：在乳房外上象限切除和放疗术后，于乳房下皱襞出现典型的放疗并发症和瘘管（图 19-5A ~ D）。双乳体积明显不对称，患侧乳房由于腺体收缩和手术瘢痕向头端挛缩，患侧乳房皮肤发红、毛细血管扩张、质硬，LS 评级为 3 级。

患者接受了 3 次脂肪移植手术，共注射了 570 mL 自体脂肪，同时进行了 Rigottomy 松解术，对健侧乳房整形以改善双侧的对称性。

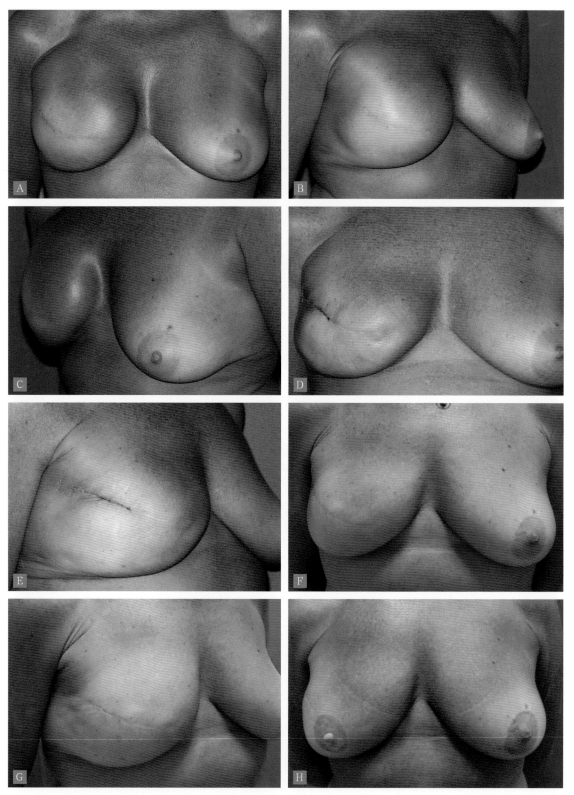

▲图19-4A～H

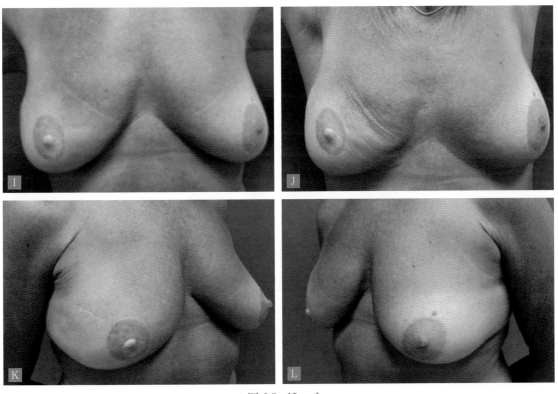

▲图 19-4I ~ L

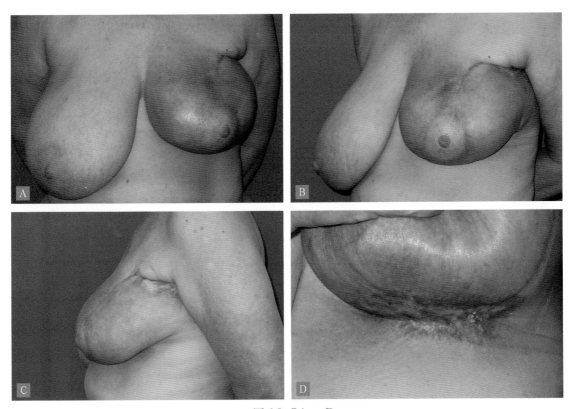

▲图 19-5A ~ D

术后 6 年，重建的乳房外观自然、下垂减少、挛缩的瘢痕明显延长、皮肤纹理和颜色几近正常（图 19-5E ～ H）。Rigottomy 松解术实现了乳房向下方位置的调整和挛缩瘢痕的伸长。前 2 次脂肪术后很快即出现疼痛消退，患者自诉之后未再次出现疼痛或瘙痒症状。随着时间的进展，乳房几乎恢复了正常的感觉。毛细血管扩张也明显改善，乳房下皱襞分泌性瘘管完全愈合，未复发。

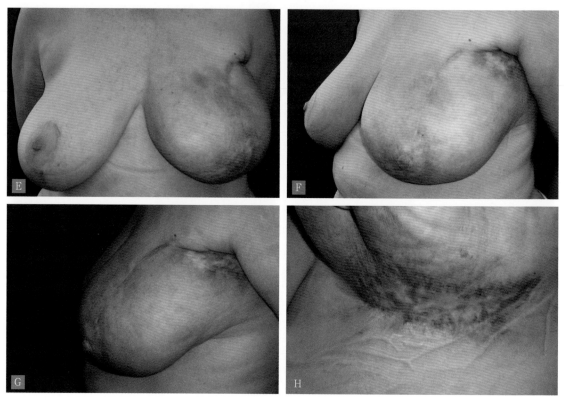

▲图 19-5E ～ H

## 并发症

脂肪移植治疗放疗损伤很少发生并发症。术后感染非常罕见，发病率＜ 0.5％。可能的原因是：脂肪颗粒已被证实可阻断 T 淋巴细胞，具有抗炎特性。然而，我们仍强烈建议术前 20 分钟静脉滴注抗生素。

静脉或小动脉的损伤可能导致局部瘀青，偶尔发生血肿。在乳房的手术中避免使用锐针（即使是注射局部麻醉剂）可减少上述问题的发生。

脂肪移植行乳房重建术后可能会出现油囊，通过直接抽吸即可解决此问题。

无论是脂肪移植行全乳重建还是保乳术后的重建，放射影像通常会显示新生钙化灶。脂肪移植后形成的钙化，分级通常为 Bi-Rads 1 级和 Bi-Rads 2 级，提示为良性钙化，不会与乳腺癌典型钙化（线性，无定形性微钙化）相混淆。

## 讨论

在我们的患者中，结构性脂肪移植最常用于治疗乳癌放疗术后并发症。放疗并发症甚至在放疗多年后还有可能发生，曾有患者在放疗术后 15 年或 40 年才发生放疗并发症。病变的迟发性证实了放疗对组织的缺血性损害是一个缓慢渐进的过程。乳房放疗并发症的常见症状有：胸壁溃疡性病变、深部肋骨放射性坏死、瘙痒、吗啡镇痛无效的疼痛、上肢功能受限，以及严重影响社交生活的强烈异味。

在我们治疗的病例中，平均接受 3 次脂肪移植即可痊愈。皮肤质地和功能随时间逐渐改善。首次脂肪移植后，溃疡病灶的炎症和疼痛即有明显减轻。每次手术均可根据病情逐步清除坏死组织和肋骨。按照 LENT-SOMA 量表行术后评估，我们治疗的所有脂肪移植的患者均获得了临床改善。

使用扩张和非扩张性乳房假体的患者，放疗后常会出现不同程度的包膜挛缩。在一些严重的病例中，甚至会出现软组织变薄、伤口裂开、皮肤坏死和假体外露。

保乳术后的患者行辅助性脂肪移植，对乳房轮廓不规则、残余腺体回缩、乳房体积不足、皮肤纹理质量都有很好的改善效果。

尽管我们的患者平均接受了 3 次脂肪移植，但可能还会增加手术次数。由于放疗导致组织纤维化而变得硬韧，因此与未行放疗的组织相比，每次脂肪注射量较少。在缺血组织中注射少量脂肪可促进再次移植脂肪的成活。手术的次数与放疗损伤的严重程度相关。

在初次面诊时，应告知所有患者需行多次脂肪移植手术（通常是 3 ~ 6 次），每次术前、术后都要向患者强调此点。首次脂肪移植的吸收率可能有时会很高；然而在某个时间点，移植的脂肪会有惊人的存活率。我们猜想，脂肪首先发挥的是其再生功能，而只有在发挥再生功能之后，才能获得永久性的容量增加。

在采用脂肪移植行乳房重建甚至是放疗术后乳房重建中，皮肤感觉的恢复是最引人注目的效果之一。感觉恢复是脂肪移植术最令人惊讶的疗效。即使在乳房切除术后多年，经过数次脂肪移植，患者仍然恢复了敏感的乳房皮肤感觉。因此，对患者而言，不仅仅是恢复了对称的乳房形态，更是真正意义上的乳房重建。

我们最初采用离心法来纯化脂肪，但过去的 4 年中，我们已经改用静置法。这两种处理方式均可将脂肪抽吸物分成为 3 层：顶层的油脂、中间的纯化脂肪和底部的麻醉剂／血性液体。最底层是含有基质血管成分的"小丸"。当油脂和液体超过总量的 20% 时，需弃除油脂和液体，但我们会保留含有基质血管成分的"小丸"，加回到拟行注射的脂肪中。

我们确认 Tonnard 的技术在治疗皮肤老化方面非常有效。当放疗损害导致皮肤变得菲薄、挛缩并附着在胸壁上而无法行脂肪移植时，我们将纳米脂肪注入挛缩或肥大的瘢痕内，以软化和提高组织质量。

在一些保乳术或全乳房切除术后延期重建的严重病例中，我们建议佩戴负压外扩张系统。如患者能正确的使用此设备，可使受区容量增大、血管分布增加，可以改善瘢痕挛缩、减少手术／脂肪移植次数[17]。

如可能，我们会全部使用脂肪移植行完整的乳房重建，而不使用假体。此手术无明确的禁忌证，自身脂肪组织量、是否愿意行多次手术和使用外扩张系统是该手术的限制因素。

## 结论

随着对结构性脂肪移植治疗效果信心的增强，我们目前已常规建议患者选择脂肪移植来治疗放疗术后和缺血性病变的远期并发症。

如果患者可接受多次手术，我们建议采用脂肪移植进行全乳房重建，而不使用假体、脱细胞基质或创伤性皮瓣手术。最新的研究证实了脂肪移植在肿瘤学上的安全性[18-22]。

## 技术精要

- 人体脂肪是行自体组织移植再生修复手术的丰富来源。
- 离心／静置纯化脂肪技术的目的在于加强移植组织中的干细胞活性。
- 手术过程相对简单，无须特殊的术前准备和术后护理。
- 无手术次数限制，可根据临床改善情况决定治疗次数。
- 通常需要 3 ~ 6 次手术治疗即可获得显著的临床效果。
- 在脂肪移植区采用均匀的几何布局的注射隧道至关重要，可获得较好的美学效果。
- 在每个隧道内均匀地、每点少量地注射脂肪，可以减少油囊和（或）钙化的形成。
- 外扩张负压系统是行复杂病例乳房重建的有效工具。
- Rigottomy 松解术至关重要。它可以松解挛缩的瘢痕，为脂肪移植创造空间，有利于乳房下皱襞的重新定位和乳房垂度的形成。

## 参考文献

［1］ Coleman SR. Hand rejuvenation with structural fat grafting. Plast Reconstr Surg 110:1 731; discussion 1 745, 2002.
［2］ Billings E Jr, May JW Jr. Historical review and present status of free fat graft autotransplantation in plastic and reconstructive surgery. Plast Reconstr Surg 83:368, 1989.
［3］ De Ugarte DA, Morizono K, Elbarbary A, et al. Comparison of multi-lineage cells from human adipose tissue and bone marrow. Cells Tissues Organs 174:101, 2003.
［4］ Rydén M, Dicker A, Götherström C, et al. Functional characterization of human mesenchymal stem cell-derived adipocytes. Biochem Biophys Res Commun 311:391, 2003.
［5］ Gimble J, Guilak F. Adipose-derived adult stem cells: isolation, characterization, and differentiation potential. Cytotherapy 5:362, 2003.
［6］ Rehman J, Traktuev D, Li J, et al. Secretion of angiogenic and antiapoptotic factors by human adipose stromal cells. Circulation 109:1 292, 2004.
［7］ Cao Y, Sun Z, Liao L, et al. Human adipose tissue-derived stem cells differentiate into endothelial cells in vitro and improve postnatal neovascularization in vivo. Biochem Biophys Res Commun 332:370, 2005.
［8］ Rigotti G, Marchi A, Galiè M, et al. Clinical treatment of radiotherapy tissue damage by lipoaspirate transplant: a healing process mediated by adipose-derived adult stem cells. Plast Reconstr Surg 119:1409; discussion 1 423, 2007.
［9］ Bentzen SM, Thames HD, Overgaard M. Latent-time estimation for late cutaneous and subcutaneous radiation reactions in a single-follow-up clinical study. Radiother Oncol 15:267, 1989.
［10］ Rigotti G, Marchi A, Khouri RK. Minimally invasive autologous mastectomy incisionless reconstruction; external expansion fat grafting and percutaneous scar release: a multicenter experience. Presented at the Eighty-eighth Annual Meeting and Symposium of the American Society of Plastic Surgeons, Seattle, Oct 2009.
［11］ Pavy JJ, Denekamp J, Letschert J, et al. EORTC Late Effects Working Group. Late effects toxicity scoring: the SOMA scale. Int J Radiat Oncol Biol Phys 31:1 043, 1995.
［12］ LENT SOMA scales for all anatomic sites. Int J Radiat Oncol Biol Phys 31:1 049, 1995.
［13］ Khouri RK, Khouri RK Jr, Rigotti G, et al. Aesthetic applications of Brava-assisted megavolume fat grafting to the breasts: a 9-year, 476-patient, multicenter experience. Plast Reconstr Surg 133:796; discussion 808, 2014.
［14］ Khouri RK, Rigotti G, Cardoso E, Khouri RK, Biggs TM. Megavolume autologous fat transfer: part II. Practice and techniques. Plast Reconstr Surg 133:1 369, 2014.
［15］ Rigotti G. Discussion: The volumetric analysis of fat graft survival in breast reconstruction. Plast Reconstr Surg 131:192, 2013.
［16］ Khouri RK, Smit JM, Cardoso E, Pallua N, Lantieri L, Mathijssen IM, Rigotti G. Percutaneous aponeurotomy and lipofilling: a regenerative alternative to flap reconstruction? Plast Reconstr Surg 132:1 280, 2013.
［17］ Khouri RK, Rigotti G, Khouri RK Jr, et al. Tissue-engineered breast reconstruction with Brava-assisted fat grafting: a 7-year, 488-patient, multicenter experience. Plast Reconstr Surg 135:643, 2015.
［18］ Rigotti G, Marchi A, Stringhini P, et al. Determining the oncological risk of autologous lipoaspirate grafting for post-mastectomy breast reconstruction. Aesthetic Plast Surg 34:475, 2010.
［19］ Rigotti G, Marchi A, Micciolo PR, et al. On the safety of autologous fat grafting for breast reconstruction. Plast Reconstr Surg 130:206e; author reply 208e, 2012.
［20］ Klopp AH, Gupta A, Spaeth E, et al. Concise review: Dissecting a discrepancy in the literature: do mesenchymal stem cells support or suppress tumor growth? Stem Cells 29:11, 2011.
［21］ Petit JY, Maisonneuve P, Rotmensz N, et al. Safety of lipofilling in patients with breast cancer. Clin Plast Surg 42:339, 2015.
［22］ Kronowitz SJ, Mandujano CC, Liu J, et al. Lipofilling of the breast does not increase the risk of recurrence of breast cancer: a matched controlled study. Plast Reconstr Surg 137:385, 2016.

# 第20章

# 硬皮病与脂肪移植

Guy Magalon, Aurélie Daumas, Jéremy Magalon, Nolwenn Sautereau, Julie Veran, Florence Sabatier, Brigitte Granel　**译者：张光正　尹　博　谢大明　韩雪峰**

　　系统性硬皮病（systemic sclerosis，SSc）是一种罕见的全身性自体免疫病，其特征是进行性微血管病变和纤维化，以及由此导致的显著发病率和死亡率。由于诊断标准不同，因此 SSc 的发病率在欧洲为（1.26 ～ 1.58）/10 000 人。SSc 较常见于女性，男女性别比约为 1 : 3，发病高峰期通常在 40 ～ 50 岁。

　　血管病变源于慢性血管舒缩失衡，从而导致血管收缩、内皮损伤、增殖性血管病变、毛细血管破坏和外膜纤维化，最终发生管腔阻塞。针对微血管发生的病变，机体无法适时地再生或修复血管。SSc 的微血管病变可以促发炎症反应和纤维化，纤维细胞增殖分化成肌成纤维细胞并分泌大量细胞外基质蛋白。纤维化过程不仅涉及皮肤，还包括内脏器官，导致器官功能退化[1]。

　　众多研究的目的在于预防和治疗 SSc 中威胁生命的内脏病变，尤其是肺动脉高压（pulmonary arterial hypertension，PAH）、肺纤维化和肾脏危象。

　　通常，血管扩张剂如钙离子通道阻断剂，硝酸盐和 PDE5 抑制剂被作为一线药物。当一线药物治疗失败时，其他血管扩张药物，如内皮素受体刺激素（endothelin receptor agonists，ERAs）和前列腺素类药物（iloprost，prostacyclin）可用于治疗雷诺现象，上述药物也常被用作肺动脉高压的一线药物。在间质性肺病 / 肺纤维化的治疗中，建议使用免疫抑制药物，包括环磷酰胺、霉酚酸酯或咪唑硫嘌呤。而硬皮病肾危象（scleroderma renal crisis，SRC）的一线药物为血管张力素转换酶抑制剂（angiotensin-converting enzyme inhibitors，ACEI）[2]。

　　近年来，SSc 的死亡率明显下降，因此患者面部和手部病变的治疗需求增多。药物治疗通常很难改善上述病变，导致患者出现社交障碍。迄今为止，SSc 的治疗主要依靠使用治疗雷诺现象和手指足趾溃疡的血管扩张药物。Bosentan（Tracleer）是一种 ERA，可用来预防缺血性指 / 趾端溃疡。与其他自体免疫病不同，类固醇和免疫抑制剂治疗 SSc 的临床效果有限。目前，尚未有任何治疗证实可以逆转或减缓组织纤维化的进展，或改变疾病的自然进程[3-8]。

　　在 Coleman 首次介绍了结构性脂肪技术后（参见第 1 章），临床中使用脂肪移植修复容量缺陷的治疗显著增加。在本章中，我们回顾了该领域的文献，并介绍了使用自体脂肪治疗 SSc 患者面部和手部病变的临床经验。

## 脂肪移植：治疗 SSc 患者面部的新选择

　　超过 90% 的 SSc 患者累及面部，伴发口部并发症、容貌改变以及自我形象受损[9-12]。患者呈"面具脸"外观、额纹消失，由于皮肤的收缩，口周出现垂直皱纹，鼻部轮廓变得锐利。面部和口部的变化还包括唇部变薄、口裂宽度变短（小唇）、张口受限（小口畸形）和口腔干燥。上述问题会导致进食、讲话和口腔清洁的困扰。SSc 患者经常发生牙齿问题的原因是：面部皮肤的挛缩导致张口变小和变窄，难以护理牙齿；唾液腺损伤引起的口干会加速蛀牙；口腔中结缔组织的损伤会导致牙齿松动。SSc 的面部临床表现通常为毁损性面容，并由此导致患者面部功能障碍和容貌受损，由于目前极为缺乏治疗手段，因此非常有必要增加 SSc 的治疗方法。脂肪移植目前已被用于治疗其他硬化性病症，包括局限型硬皮病。

2015 年，Del Papa 等 [13] 首次报道了使用 Coleman 脂肪移植的方法，治疗 20 例 SSc 患者口周弥漫性纤维化的临床效果。在获取脂肪并离心后，使用钝针将 2 mL 脂肪注射到口周 8 个不同位置。该微创手术具有良好的安全性。治疗后 3 个月，患者的切牙间距和口腔周长均显著增加。

SSc 症状和体征的特殊性要求改进其治疗技术，尤其是改进了获取和移植更小粒径的脂肪颗粒的技术 [14]。因此，微粒脂肪移植技术代表了该领域的最新进展。使用侧孔＜ 1 mm、直径为 2 mm（14 G）吸脂针，获取的脂肪粒径约为 600 μm，然后以 0.8 mm（21 G）的钝头注脂针注射纯化后的脂肪。整个手术过程可以在门诊或住院的局麻下完成（必要时辅以镇静麻醉）。

### 手术技术

图 20-1 中显示使用微粒脂肪治疗 SSc 患者面部病变的手术步骤。于该患膝内侧（首选位置）进行局部浸润麻醉（A）。利多卡因生效后，采用封闭系统获取微粒脂肪（B）。处理脂肪抽吸物（如前述的纯化技术），在面部受累区域行注射局部麻醉（C），用 21 G（0.8 mm）锐针穿刺做入路切口（D）。用 1 mL 注射器和 21 G（0.8 mm）注脂针进行移植（E）。该患脂肪注射的部位及注射总量（共 21.5 mL）（F）。

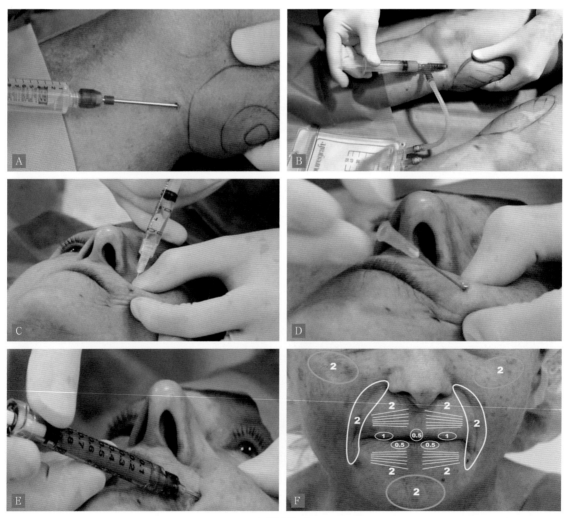

▲ 图 20-1

### 获取脂肪与麻醉

首先，采用 3 mL 注射器和 30 G 针头行切口麻醉。然后，用 14 G 针头做入路切口，继而插入同样尺寸的注水针（14 G，2 mm）。我们采用湿性麻醉，使用的肿胀液为改良的 Klein 液（含有 800 mg 利多卡因和 1 ∶ 1 000 000 肾上腺素）。常用的脂肪供区包括腹部、臀部和膝内侧；如仅需少量脂肪，则首选膝内侧。使用 10 mL 注射器进行抽吸，负压小于 1 mL（小于 300 mmHg）。

### 纯化

可采用 2 种纯化技术。

- 长期以来，标准的脂肪纯化技术皆基于离心技术。针对微粒脂肪移植，我们建议 1 200 g 离心 1 或 2 分钟，并弃去底层含肿胀液的部分。根据我们的经验，破碎的脂肪细胞仅释放极少量油脂。
- PureGraft 封闭式膜过滤系统（PureGraft，Solana Beach，CA）亦可作为另一种处理脂肪的方法和设备。通过该系统可以除去肿胀液、血细胞、细胞碎片和油脂，最后留下过滤后纯化的活脂肪。

使用上述 2 种技术获取纯化的脂肪，然后通过 Luer-Lok 转接头将后者从 10 mL 注射器转移到 1 mL 注射器。为防止气泡，首先将连接器接在 10 mL 注射器上并充满脂肪，然后再转移到 1 mL 注射器中。

### 移植

先局部麻醉进针点，用 21 G（直径 0.8 mm）锐针做入路切口后，用相同管径（21 G，0.8 mm）的微小钝针经入口注射脂肪。可于所有病变区域注射脂肪颗粒，但在无不平整风险的前提下，在表浅层次的注射应尽可能接近皮肤。可将脂肪注入不同方向和不同层次。微粒脂肪直径约为 500 μm，仅含数百个细胞。

### 结果

3 例 SSc 患者接受微粒脂肪移植，术后 6 个月随访结果。该 47 岁 SSc 患者的类型为弥漫型硬皮病、皮肤受累，微粒脂肪移植改善了该患者张口的能力（图 20-2A、B）。该 58 岁 SSc 患者表现为局限型皮肤受累（图 20-2C、D）。

该 51 岁患者，弥漫性皮肤受累，由皮肤挛缩和失营养导致的口周垂直皱纹明显增多（图 20-2E、F）。每例女性患者的外观皆有明显改善。

应用微创脂肪移植技术治疗了 14 例 SSc 患者（8 例局限型）。面部残疾严重程度依据系统性硬皮病口腔障碍量表（mouth handicap in systemic sclerosis scale，MHISS）评分等于或大于 20 分，Rodnan 皮肤评分等于或大于 1 分，最大张口幅度小于 55 mm。治疗结果如表格所示[15]。未发生与手术相关的感染并发症。8 例患者出现吸脂区小面积瘀青，3 例患者出现局部疼痛。在口周脂肪注射的病例中，可观察到小面积瘀青（n=3）、疼痛（n=3）、口周敏感（n=1）和三叉神经痛（n=1），所有并发症均于几天后自然痊愈。手术后 3 个月和 6 个月时 MHISS 显著下降。面部 Rodnan 皮肤评分，最大张口幅度，口腔干燥症（使用问卷和方糖测试评估）和面部疼痛（用视觉模拟量表评估）也于 3 个月和 6 个月时显著改善（表 20-1）。因此，该微创治疗面部的方法为 SSc 患者提供了新的希望。

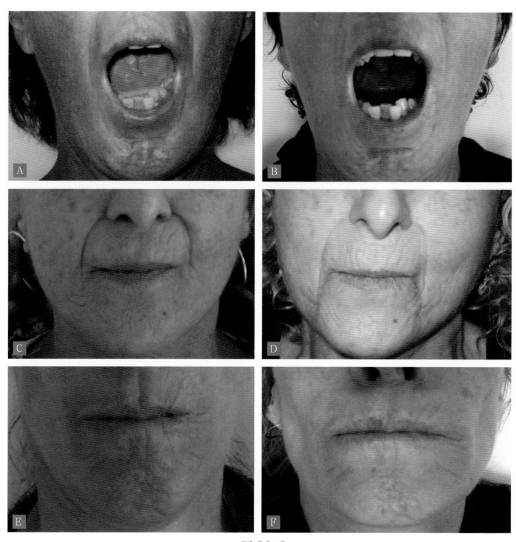

▲ 图 20-2

表 20-1　SSc 患者面部微粒脂肪移植后的结果

| | 入选（基线） | 3 个月（n=13） | 变化（3 个月/基线） | P 值* | 6 个月（n=12） | 变化（6 个月/基线） | P 值† |
|---|---|---|---|---|---|---|---|
| 系统性硬皮病口腔障碍量表（MIHSS）/48 | | | | | | | |
| 平均值 ± 标准差 | 33.2（±6.3） | 25.3（±11.7） | −7.1（±10.2） | 0.028 | 21.8（±8.9） | −10.7（±5.1） | <0.001 |
| 中位数（Q1 ～ Q3） | 33.5（29 ～ 36） | 24.0（14 ～ 35） | −7.0（−14 ～ 0） | | 20.5（14.5 ～ 30） | −10.5（−14.5 ～ −6.5） | |
| 面部 Rodnan 皮肤评分 /3 | | | | | | | |
| 平均值 ± 标准差 | 1.4（±0.6） | 0.9（±1.3） | −0.5（±0.7） | 0.039 | 0.9（±1.1） | −0.6（±0.5） | 0.016 |
| 中位数（Q1 ～ Q3） | 1.0（1 ～ 2） | 0.0（0 ～ 2） | −1.0（−1 ～ 0） | | 0.5（0 ～ 2） | −1.0（−1 ～ 0） | |

续表

| | 入选<br>（基线） | 3 个月<br>（n=13） | 变化（3 个<br>月 / 基线） | P 值* | 6 个月<br>（n=12） | 变化（6 个<br>月 / 基线） | P 值† |
|---|---|---|---|---|---|---|---|
| **张口能力 /（mm）** | | | | | | | |
| 平均值 ±<br>标准差 | 26.1<br>（±6.0） | 28.7<br>（±5.2） | 3.7（±3.8） | 0.004 | 28.3<br>（±5.6） | 3.7（±4.4） | 0.015 |
| 中位数<br>（Q1 ~ Q3） | 25.7（22.0<br>~ 30.7） | 28.0（24.7<br>~ 32.0） | 3.0（1.7 ~<br>5.0） | | 27.0（24.2<br>~ 33.4） | 3.4<br>（2.0 ~ 5.8） | |
| **口干程度管理量表 /55** | | | | | | | |
| 平均值 ±<br>标准差 | 34.7<br>（±13.5） | 30.4<br>（±11.9） | −5.8<br>（±6.1） | 0.005 | 30.8<br>（±12.8） | −5.2<br>（±4.9） | 0.004 |
| 中位数<br>（Q1 ~ Q3） | 39.0<br>（20 ~ 45） | 28.0<br>（19 ~ 38） | −5.0<br>（−11 ~ −1） | | 34.5<br>（16 ~ 40） | −5.0（−8.5<br>~ −1.0） | |
| **方糖测试（min:sec）‡** | | | | | | | |
| 平均时间 ±<br>标准差 | 3:54<br>（±3:24） | 3:45<br>（±3:34） | −0:13<br>（±1:11） | 0.522<br>（NS） | 2:45<br>（±2:52） | −1:22<br>（±1:29） | 0.002 |
| 中位数<br>（Q1 ~ Q3） | 2:03（1:38<br>~ 6:02） | 2:05（1:15<br>~ 5:05） | −0:01<br>（−0:58 ~<br>−0:20） | | 1:27（0:59<br>~ 3:06） | −0:52<br>（−2:00 ~<br>−0:36） | |
| **面部疼痛视觉模拟量表：VAS /100** | | | | | | | |
| 平均值 ±<br>标准差 | 35.0<br>（±27.3） | 31.2<br>（±26.5） | −6.5<br>（±29.6） | 0.447<br>（NS） | 15.2<br>（±21.0） | −25.6<br>（±26.5） | 0.007 |
| 中位数<br>（Q1 ~ Q3） | 32.5<br>（9 ~ 53） | 36.0<br>（2 ~ 52） | −6.0<br>（−26 ~ 2） | | 7.0<br>（0 ~ 20） | −27.5<br>（−45.5 ~<br>−9.5） | |

注：*P 值从基线至 3 个月；†P 值从基线至 6 个月；‡方糖测试（融化方糖的时间，方糖体积：长 27 mm，宽 17 mm，高 11 mm）：未压碎。

## 以脂肪组织为基础治疗 SSc 患者的手部

多数 SSc 患者会因手部病变而导致日常生活不便，社交和职业障碍。导致手部残疾的原因众多：微血管病变、皮肤硬化、肌腱挛缩、骨关节侵犯以及皮下钙化沉积。所有上述病变都会导致疼痛、功能障碍、丧失美观和心理困扰[16-18]。

### 侵犯手部血管

血管功能失调，包括雷诺现象、冻疮（永久性缺血）和随之而来的指部溃疡，其潜在的并发症（感染、坏死、截肢）是 SSc 重要的发病机制。几乎所有 SSc 的患者都会出现雷诺现象（95%）。指部溃疡定义为指远端或骨突出部位的坏死病变，超过一半的患者会出现，并且经常复发。

### 侵犯皮肤

依照皮肤增厚和硬化的程度而分级皮肤侵犯程度。手指、手部和面部通常是身体最早被侵犯的区域。随着疾病的发展，皮肤失去延展能力，皮肤伸展时由于贴在骨面而变得紧绷。在严重的病例中，手指最终失去活动能力，出现伸展困难，导致"爪形手"畸形。

### 侵犯手部骨骼关节

在 SSc 患者中，可以观察到指部远端骨质溶解（acroosteolysis）的情况。约 50% 的病例中会出现关节痛和关节炎，经常发生掌指和近节指间关节关节炎。此种关节破坏程度不如类风湿性关节炎严重，但仍可导致手指畸形和残疾。

目前，几乎没有改善手部功能的有效治疗手段。因为主要的治疗方法（血管扩张剂、针对寒冷刺激和创伤的保护措施以及物理治疗）皆疗效欠佳，所以再生医学可能是一种新的选择[19-20]。

Bank 等[21] 报道了脂肪移植治疗难治性雷诺现象的 13 例患者，其中 9 例是 SSc 患者。12 例患者既往接受过肉毒毒素注射，11 例患者接受过交感神经切除术。使用 Coleman 技术获取腹部脂肪并处理，用钝针注射约 30 mL 的纯化脂肪：手背 10 ~ 15 mL，鼻烟壶 2 ~ 3 mL，每个背侧指蹼 1 ~ 2 mL，沿掌浅弓 3 ~ 4 mL，掌侧指蹼 1 ~ 2 mL，第 1 指蹼 2 ~ 4 mL。术后平均随访时间为 17.9 个月（9.4 ~ 24.3 个月）。术后观察到包括疼痛减轻，雷诺现象发作次数、持续时间和严重程度减少，以及溃疡数量减少。3 例患者无明显变化，后重复此治疗。2 例患者发生轻微并发症：1 例患者发生蜂窝织炎并应用抗生素，另 1 例患者出现短暂的手指麻木。1 例患者在第 2 次注射时发生腕管综合征。

Del Papa 等[22] 报道了脂肪移植治疗疗效不佳的、慢性 SSc 缺血性指部溃疡的疗效。15 例患者参加了该研究，每例患者皆患有慢性的指端溃疡（至少 5 个月），对加强的全身和局部治疗无效。手术在局麻下进行，自腹部获取脂肪并离心处理，然后在病变手指基底沿不同方向均匀注射少量脂肪，注射量为 0.5 ~ 1 mL。所有患者的溃疡均于术后平均 4.23 周（范围为 2 ~ 7 周）愈合。持续随访 6 个月，依然维持疗效，疼痛强度显著降低，每例患者同时接受止痛药治疗，未观察到副作用。

介于皮肤的纤维化和高张力，我们认为手指脂肪移植存在风险，原因为体积变化可能会加重缺血。因此我们提出使用脂肪来源的基质血管成分细胞（adipose-derived stromal vascular fraction cells, ADSVF）作为注射材料，采用 Celution System (Cytori Therapeutics, San Diego, CA)、通过酶消化脂肪组织[23, 24] 制备出富含细胞的溶液。体外和体内实验研究以及血管侵犯和（或）免疫功能障碍的疾病的早期临床试验的数据均表明 ADSVF 具有促血管生成、抗炎、抗纤维化和免疫调节作用。我们使用 ADSVF 进行了第 1 次人类临床试验，采用上述技术治疗了 12 例 SSc 患者的手部病变[25]。

## 手术技术

ADSVF 手术治疗手部病变如图 20-3 所示。进针点局部麻醉（A），此例患者的供区选择膝内侧（B）。14 G 针头穿刺做进针入口（C）。使用封闭的 Celution closed system (D、E) 抽吸膝内侧脂肪。制备 10 个 1 mL（每指 1 mL）稀释 ADSVF 溶液（F）。用 25 G 锐针（0.5 mm）做入口（G）。拇指的进针点位于掌指关节（H）。使用 25 G（0.5 mm）强化注脂针，将 0.25 mL ADSVF 采用边退针边注射的方式注入与神经血管蒂相接触的皮下组织（I ~ L），插入深度为 2 ~ 3 cm（取决于手指的长度），注射层次为皮下层，退针过程中再注射 SVF。长度较长手指的进针点位于近节指间关节水平的掌侧和背侧皮肤相结合处。使用 25 G（0.5 mm）强化注脂针，采用边退针边注射的方式，将 0.25 mL 的 ADSVF 注射到拇指的皮下组织中。

在手术室中，采用镇静麻醉进行脂肪抽吸和 ADSVF 注射，供区局部麻醉。

### 脂肪获取与浸润麻醉

采用 3 mL 注射器和 30 G 针头行切口麻醉。我们采用湿性浸润麻醉，肿胀液为含有 800 mg 利多卡因和 1：1 000 000 肾上腺素的改良 Klein 肿胀液。14 G 针头做入路切口，在膝内侧，腹部和臀部用 2 mm 注水针进行注射浸润，如需要也可选用背部供区。我们使用 Khouri 12 孔吸脂针（侧孔为 2.5 mm×1.5 mm）或标准 Coleman 吸脂针。采用 10 mL 注射器在闭合系统中完成抽吸，此闭合回路系统包含 2 个 4 mm 转 2 mm 的终端开口，具有双向止回阀，无菌管道和 250 mL 收集袋。低压抽取脂肪。当收集袋装满后，将其放入双层无菌包装中并运送到细胞治疗实验室（图 20-3）。

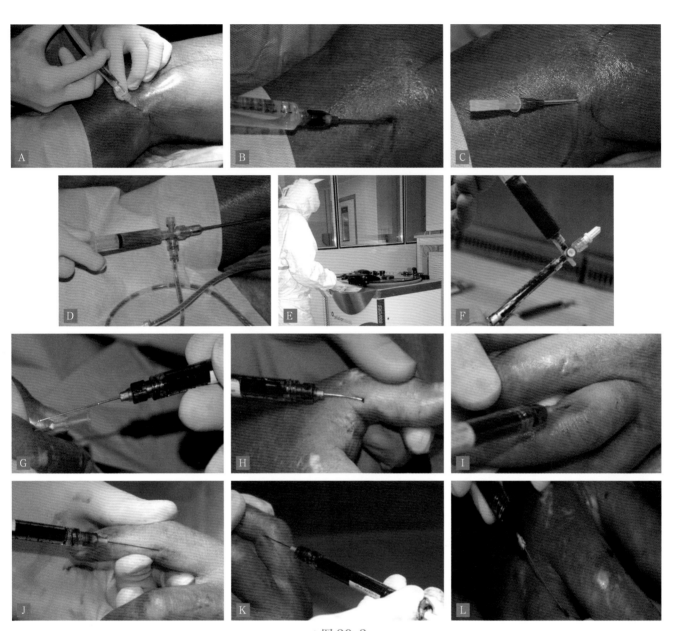

▲图 20-3

**纯化**

在完成脂肪抽取后 2 小时内，使用 Celution 自动化处理系统获得 ADSVF。将组织转移至容器中，在完成消化酶的准备和注射入容器的工作后，用 37 ℃乳酸盐林格溶液冲洗组织。酶分解完成后，系统会自动清洗并浓缩 ADSVF 细胞。离心后，从离心机的每侧收集 2.5 mL 的 ADSVF，共 5 mL。将 5 mL 稀释到 11 mL 乳酸盐林格溶液中，然后转移至 10 个 1 mL 注射器，每个手指 1 mL。使用自动细胞计数器测定全部有活性的有核细胞的复原和活性百分比。通过流式细胞仪分析细胞表面标志物来测定细胞成分。

**移植**

ADSVF 细胞以可控的方式运输至手术室。在每个手指的侧面（手掌面和背面的交界处）标记进针点。使用 25 G 锐针做进针切口（0.5 mm），然后使用 25 G（0.5 mm）强化钝针在与神经血管蒂相邻的皮下组织内注射 ADSVF 细胞，以边退针边注射和由远及近的方式，在每个手指的侧面注入 0.5 mL。拇指的进针点位于掌指关节处，其他稍长手指的进针点位于掌侧和背侧皮肤相交界的近节指间关节处。首先注射一只手的所有手指，然后再注射另一只手。双侧手部的治疗约需 20 分钟。

必须使用放大镜才可获得使用钝针时最佳的清晰的术野。我们倾向使用神经安定止痛剂，该药物与外科手术后的恢复有明确但不显著的相关性。

### 术后阶段
患者在手术后几小时出院。无须敷料。脂肪移植后可即刻恢复正常活动。

## 结果

我们进行了开放标签的、单臂和单一部位研究的 I 期临床试验，随访时间 6 个月（SCLERADEC）。从 2012 年 12 月至 2013 年 5 月，共有 12 例 SSc 患者入组本研究。根据 EULAR 2009 的建议，所有受试者均已接受手指血管病变的最佳治疗。如患者年龄超过 18 岁且 Cochin 手功能量表（cochin hand function scale，CHFS）超过 20/90，则可入组。临床试验期间受试者继续如前接受定期手部物理治疗。延长到 12 个月的随访数据已公布 [26]（图 20-4）。

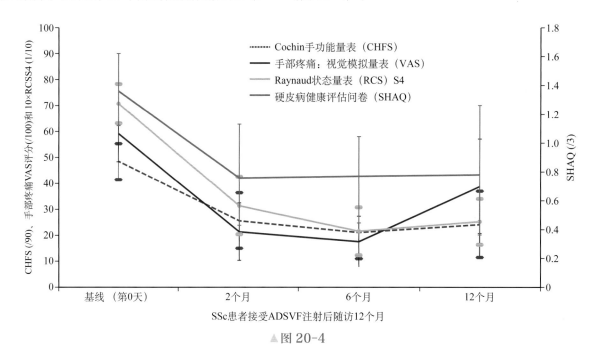

▲图 20-4

SSc 患者对 10 指 ADSVF 移植具有良好的耐受性，仅发生极轻的可能与手术有关的并发症：2 例患者出现吸脂导致的腹部青肿；1 例患者发生左小指外侧缘短暂性感觉异常；1 例患者发生左拇指外侧疼痛。上述并发症在几天内自行消失。腹部吸脂区域于术后 7 天内愈合，手部 ADSVF 移植的入口点在 1 天内愈合。ADSVF 移植未引起任何手指缺血或感染的并发症。

Cochin 手功能量表（CHFS）是针对类风湿性关节炎和骨关节炎患者日常活动功能障碍评估的问卷，最近应用于 SSc 的评估中。在 10 指移植 ADSVF 后，可观察到 CHFS 分数在 2 个月、6 个月和 12 个月时显著降低。雷诺状态量表（Raynaud's condition score，RCS）是根据患者在评估前的 1 周内发生雷诺现象（雷诺现象危相、疼痛、麻木或其他症状）的频率和强度对手部功能的影响而做出的评分（评分 0= 无疼痛或无功能影响；强度到 10= 最大疼痛或功能影响）。可观察到 RCS 在术后第 2、

6 和 12 个月较基线水平显著降低。手部疼痛视觉模拟量表（VAS）分数同样显示出疼痛在 2 个月和 6 个月时（0 ～ 100）显著改善。与基线相比，疼痛的 VAS 评分在 12 个月随访时仍维持于低水平，接近统计学上的显著差异。

患者于术后 6 个月和 12 个月的握力评估（Jamar 测力计测试）均显示强度增加，捏力"key pinch"评分也同样增加。Kapandji 评分 6 个月时与基线相比没有变化，但术后 12 个月时有所改善（$P=0.008$）。在 ADSVF 注射后 6 个月和 12 个月时，手指的侧向运动范围增大。

ADSVF 移植术后的 2 个月、6 个月和 12 个月，双手手指周长显著减少（用珠宝环测量）。皮肤的评估包括皮肤厚度、柔韧性（硬度）以及皮肤与下层结构之间的固定（束缚）程度的半定量评估（改良的 Rodnan 手部皮肤评分）。术后 12 个月可见皮肤硬化减轻。在包含至少 1 个手指溃疡的受试者中，手指溃疡的总数减少：基线时 15 个，2 个月时 10 个，6 个月时 7 个和 12 个月时 9 个（表 20-2）。

表 20-2　SSc 患者手指经 ADSVF 注射治疗后，基线至 6 个月和 12 个月的主要结果

| | 基线 | 6 个月 | 变化（6 个月至基线） | P 值* | 12 个月 | 变化（12 个月至基线） | P 值† |
|---|---|---|---|---|---|---|---|
| **Cochin 手功能量表总分 /90** | | | | | | | |
| 平均值 ± 标准差 | 48.5±10.8 | 21.2±15.4 | −27.3±17.2 | 0.002 | 24.3±19.8 | −24.2±18.1 | <0.001 |
| 中位数（min ～ max） | 48.5 (30.0 ～ 69.0) | 20.0 (0.0 ～ 48.0) | −30.0 (−58.0 ～ 10.0) | | 17.5 (0.0 ～ 66.0) | −27.5 (−58.0 ～ 7.0) | |
| **雷诺状态量表 /10** | | | | | | | |
| 平均值 ± 标准差 | 7.2±0.9 | 2.9 ±1.4 | −4.3 ±2.1 | 0.011 | 2.5±1.4 | −4.5±1.8 | <0.001 |
| 中位数（min ～ max） | 7.5 (6.5 ～ 8.0) | 3.0 (2.5 ～ 3.0) | −4.5 (−7.0 ～ −1.5) | | 3.0 (0.5 ～ 4.5) | −4.5 (−7.5 ～ −1.5) | |
| **手部疼痛，视觉模拟量表 /100** | | | | | | | |
| 平均值 ± 标准差 | 59.4±17.2 | 17.8±15.3 | −41.7±22.7 | <0.001 | 38.9±28.6 | −20.5±32.6 | 0.052 |
| 中位数（min ～ max） | 58.5 (50.0 ～ 72.5) | 13.6 (9.0 ～ 26.0) | −44.0 (−80.0 ～ 10.0) | | 40.0 (0.0 ～ 90.0) | −4.0 (−80.0 ～ 15.0) | |
| **Jamar 握力计（kg）** *惯用手* | | | | | | | |
| 平均值 ± 标准差 | 16.0±5.8 | 19.4±7.4 | 4.8±6.4 | 0.033 | 20.9±6.4 | 5.8±5.1 | 0.004 |
| 中位数（min ～ max） | 15.0 (9.0 ～ 26.5) | 20.0 (5.0 ～ 30.0) | 3.0 (−6.0 ～ 17.0) | | 19.5 (12.0 ～ 30.0) | 5.0 (0.0 ～ 17.0) | |
| *非惯用手* | | | | | | | |
| 平均值 ± 标准差 | 14.9±6.1 | 17.6±8.0 | 4.0±3.5 | 0.002 | 19.3±7.8 | 51±42 | 0.002 |
| 中位数（min- max） | 14.0 (8.0 ～ 30.0) | 20.0 (3.5 ～ 29.0) | 3.0 (0.0 ～ 13.0) | | 20.0 (8.0 ～ 30.0) | 4.0 (0.0 ～ 14.0) | |

续表

| | 基线 | 6个月 | 变化（6个月至基线） | P 值* | 12个月 | 变化（12个月至基线） | P 值† |
|---|---|---|---|---|---|---|---|
| **捏夹分数（kg）** *惯用手* | | | | | | | |
| 平均值 ± 标准差 | 1.3±1.1 | 2.3±1.3 | 1.0±1.1 | 0.009 | 5.1±2.0 | 2.1±2.9 | 0.038 |
| 中位数（min~max） | 0.9（0.2~4.1） | 2.0（0.9~5.4） | 0.9（-1.1~3.4） | | 5.2（2.0~9.0） | 2.0（-2.5~7.5） | |
| *非惯用手* | | | | | | | |
| 平均值 ± 标准差 | 1.3±0.9 | 2.1±1.0 | 0.8±1.2 | 0.050 | 4.8±1.6 | 1.8±2.4 | 0.030 |
| 中位数（min~max） | 0.9（0.2~3.2） | 2.0（0.7~3.6） | 0.5（-1.1~3.4） | | 4.8（2.0~7.5） | 2.0（-2.5~7.0） | |
| **珠宝环测定的手指平均周长（戒围）** *惯用手* | | | | | | | |
| 平均值 ± 标准差 | 61.9±2.2 | 59.8±2.4 | -2.1±1.1 | <0.001 | 59.8±2.1 | -2.2±2.3 | 0.007 |
| 中位数（min~max） | 61.8（58.8~66.0） | 60.0（56.0~64.4） | -2.3（-4.6~-0.4） | | 59.6（56.2~64） | -1.8（-7.6~1.6） | |
| *非惯用手* | | | | | | | |
| 平均值 ± 标准差 | 60.7±2.3 | 58.1±2.2 | -2.5±1.5 | <0.001 | 58.2±1.9 | -2.5±1.6 | <0.001 |
| 中位数（min~max） | 61.0（57.0~64.2） | 58.0（54.0~62.8） | -2.5（-4.8~0.4） | | 58.3（55.4~61.6） | -2.2（-6.0~0.4） | |
| **改良 Rodnan 皮肤评分分数 /18** | | | | | | | |
| 平均值 ± 标准差 | 10.9±4.9 | 9.9±6.0 | -1.0±2.8 | 0.246 | 8.4±5.5 | -2.5±3.0 | 0.014 |
| 中位数（min~max） | 11.5（3.0~18.0） | 12.0（1.0~18.0） | -2.0（-5.0~4.0） | | 8.5（1.0~18.0） | -3.0（-7.0~3.0） | |
| **硬皮病健康评估问卷 /3** | | | | | | | |
| 平均值 ± 标准差 | 1.4±0.3 | 0.8±0.4 | -0.6±0.4 | 0.001 | 0.8±0.7 | -0.6±0.5 | 0.002 |
| 中位数（min~max） | 1.4（0.8~2.1） | 0.8（0.0~1.5） | -0.6（-1.5~-0.1） | | 0.8（0.0~2.5） | -0.6（-1.5~-0.4） | |

注：*P 值从基线至6个月；†P 值从基线至12个月。P 值通过配对 t 检验获得。

　　硬皮病健康评估问卷（SHAQ，评分从 0= 无障碍至 3= 严重残疾）的结果显示，术后第 2、6 和 12 个月评分减少至 1/2，患者仍保持良好的一般健康状态。由于手部障碍对人们的生活质量有重要影响，因此我们期望获得手部障碍改善的结果。

## 讨论

微粒脂肪移植治疗 SSc 患者的面部病变是一种安全可靠的方法，可减少与该疾病相关的功能障碍的发生，并改善皮肤质量、张口程度、口腔干燥和面部疼痛。

Del Papa 等 [13] 证实了 SSc 患者脂肪移植的安全性和可行性。术后 3 个月时可观察到患者张口程度获得显著改善。Del Papa 等平均注射纯化脂肪的剂量与我们大致相同，术后 3 个月时，最大切牙间距的平均值增大，具有显著统计学意义（平均值 +2.63 mm），该结果与我们治疗的 1 例患者的结果非常接近（+3.7 mm）。在更长时间的随访中，我们观察到患者在术后 6 个月时张口程度持续增加，患者自觉讲话和进食能力、牙齿护理难易成都等方面均获得临床提高。

我们采用微粒脂肪移植的方案，而 Del Papa 等 [22] 则使用了经典的 Coleman 技术。相比重力分离和离心方法，PureGraft 过滤技术可以去除血细胞和游离油脂而获得更高质量的脂肪，具有更好的组织活力。通过系统性硬皮病口腔障碍调查问卷评估，面部障碍的改善包括 3 个方面：张口程度、干燥综合征、美学问题（数据未公布）。有趣的是，干燥综合征的改善表现为口腔干燥问卷得分的提高以及舌上方糖融化时间的缩短。需长期随访以评估脂肪填充功能和美学收益。此外，随访数据将有助于确定再次脂肪移植手术是否会提高疗效。

即刻制备的自体 ADSVF 注射治疗 SSc 患者的手指病变安全有效。根据 12 个月的随访结果，单次皮下脂肪移植即可长期改善如下手部病变：手部残疾、雷诺现象、指部硬化、手指力量和活动度，从而显著改善生活质量。从术后 2 个月开始，大多数疗效参数获得改善，持续至少 12 个月。值得注意的是，某些在 6 个月时无统计学意义的数据（Kapandji、改良 Rodnan 皮肤评分），在 12 个月时变得具有统计意义。上述结果表明，此种基于细胞疗法的治疗方式对皮肤纤维化具有持续的改善作用。

ADSVF 表现出可以对抗各种手部病损机制的能力，特别是缺血和皮肤纤维化。由于其多效性，ADSVF 治疗硬皮病患者手部病变是一种有前景的疗法。为了证实上述结果，更大 SSc 患者群的两项随机安慰剂对照试验正在进行中——法国的 SCLERADEC II（CT NCT02558543）和美国的 STAR 试验（CT NCT02396238）。

临床获益不能归因于 ADSVF 内特定的细胞亚群，但是，目前的数据不足以得出明确结论。ADSVF 的其他表型和功能特征将有助于理解 ADSVF 临床效果的机制。

虽然脂肪移植治疗 SSc 患者手指病变仍然被认为是一种有风险的治疗方式，但是 Del Papa 等 [22] 已报道了脂肪注射于创面基底处治疗难治性手指溃疡的安全性和有效性。作者将其有效性归因于含有脂肪干细胞（修复间充质细胞）和 ADSVF 的脂肪组织。

脂肪移植联合 ADSVF 或富含血小板的血浆（platelet-rich plasma，PRP）填充并改善局部营养将是未来非常有趣的研究方向。将结构性脂肪技术与再生细胞治疗组织相结合，将进一步提高移植物的成活率和正向效果。在 SSc 的治疗中，手部和面部病变均获得明显改善：手部——缓解缺血表现和皮肤紧贴骨面导致的机械性溃疡；面部——最佳的再生效果和更好的脂肪存活。

## 结论

SSc 引起的口、面部和手部病变严重影响生活质量，然而目前仍缺乏有效的治疗手段。在伴有功能障碍的 SSc 患者中，面部微粒脂肪移植和手指 ADSVF 注射切实可行且安全有效。虽然在循证医学方面仍缺乏足够的证据，但从文献报道和我们自己的经验可以得出，SSc 患者可从脂肪移植中获益。面部注射微粒脂肪可改善张口程度和皮肤质量，改善面部外观；手指注射 ADSVF 可以改善功能和起到局部营养作用。上述结果支持临床应用微粒脂肪治疗 SSc 患者的面部障碍以及自体 ADSVF 治疗

SSc 患者的手部病变。更大患者群的安慰剂对照研究正在进行中，这将有助于确定 ADSVF 在 SSc 治疗方法中的意义。

## 参考文献

［1］ Servettaz A, Agard C, Tamby MC, et al. Systemic sclerosis: pathophysiology of a multifaceted disease. Presse Med 35:1 903, 2006.

［2］ Walker KM, Pope J. participating members of the Scleroderma Clinical Trials Consortium (SCTC); Canadian Scleroderma Research Group (CSRG). Treatment of systemic sclerosis complications: what to use when first-line treatment fails—a consensus of systemic sclerosis experts. Semin Arthritis Rheum 42:42, 2012.

［3］ Kowal-Bielecka O, Landewé R, Avouac J, et al. EULAR recommendations for the treatment of systemic sclerosis: a report from the EULAR Scleroderma Trials and Research group (EUSTAR). Ann Rheum Dis 68:620, 2009.

［4］ Korn JH, Mayes M, Matucci Cerinic M, et al. Digital ulcers in systemic sclerosis: prevention by treatment with bosentan, an oral endothelin receptor antagonist. Arthritis Rheum 50:3 985, 2004.

［5］ Matucci-Cerinic M, Denton CP, Furst DE, et al. Bosentan treatment of digital ulcers related to systemic sclerosis: results from the RAPIDS-2 randomised, double-blind, placebo-controlled trial. Ann Rheum Dis 70:32, 2011.

［6］ Brueckner CS, Becker MO, Kroencke T, et al. Effect of sildenafil on digital ulcers in systemic sclerosis: analysis from a single centre pilot study. Ann Rheum Dis 69:1 475, 2010.

［7］ Wigley FM, Seibold JR, Wise RA, et al. Intravenous iloprost treatment of Raynaud's phenomenon and ischemic ulcers secondary to systemic sclerosis. J Rheumatol 19:1 407, 1992.

［8］ Pope JE, Bellamy N, Seibold JR, et al. A randomized, controlled trial of methotrexate versus placebo in early diffuse scleroderma. Arthritis Rheum 44:1 351, 2001.

［9］ Vincent C, Agard C, Barbarot S, et al. [Orofacial manifestations of systemic sclerosis: a study of 30 consecutive patients] Rev Med Interne 30:5, 2009.

［10］ Wood RE, Lee P. Analysis of the oral manifestations of systemic sclerosis (scleroderma). Oral Surg Oral Med Oral Pathol 65:172, 1988.

［11］ Avouac J, Sordet C, Depinay C, et al. Systemic sclerosis-associated Sjogren's syndrome and relationship to the limited cutaneous subtype: results of a prospective study of sicca syndrome in 133 consecutive patients. Arthritis Rheum 54:2 243, 2006.

［12］ Mouthon L, Rannou F, Bérezné A, et al. Development and validation of a scale for mouth handicap in systemic sclerosis: the Mouth Handicap in Systemic Sclerosis scale. Ann Rheum Dis 66:1 651, 2007.

［13］ Del Papa N, Caviggioli F, Sambataro D, et al. Autologous fat grafting in the treatment of fibrotic perioral changes in patients with systemic sclerosis. Cell Transplant 24:63, 2015.

［14］ Nguyen PS, Desouches C, Gay AM, et al. Development of micro-injection as an innovative autologous fat graft technique: the use of adipose tissue as dermal filler. J Plast Reconstr Aesthet Surg 65:1 692, 2012.

［15］ Sautereau N, Daumas A, Magalon J, et al. Efficacy of autologous microfat graft on facial handicap in systemic sclerosis patients. Plast Reconstr Surg Glob Open 4:e660, 2016.

［16］ Maddali-Bongi S, Del Rosso A, Mikhaylova S, et al. Impact of hand and face disabilities on global disability and quality of life in systemic sclerosis patients. Clin Exp Rheumatol 32(6 Suppl 86):S15, 2014.

［17］ Rannou F, Poiraudeau S, Bérezné A, et al. Assessing disability and quality of life in systemic sclerosis: construct validities of the Cochin Hand Function Scale, Health Assessment Questionnaire (HAQ), Systemic Sclerosis HAQ, and Medical Outcomes Study 36-Item Short Form Health Survey. Arthritis Rheum 57:94, 2007.

［18］ Guillevin L, Hunsche E, Denton CP, et al. DUO Registry Group. Functional impairment of systemic scleroderma patients with digital ulcerations: results from the DUO Registry. Clin Exp Rheumatol 31:71, 2013.

［19］ Scuderi N, Ceccarelli S, Onesti MG, et al. Human adipose-derived stromal cells for cell-based therapies in the treatment of systemic sclerosis. Cell Transplant 22:779, 2013.

［20］ Daumas A, Eraud J, Hautier A, et al. Interests and potentials of adipose tissue in scleroderma. Rev Med Interne 34:763, 2013.

［21］ Bank J, Fuller SM, Henry GI, et al. Fat grafting to the hand in patients with Raynaud phenomenon: a novel therapeutic modality. Plast Reconstr Surg 133:1 109, 2014.

［22］ Del Papa N, Di Luca G, Sambataro D, et al. Regional implantation of autologous adipose tissue-derived cells induces a prompt healing of long-lasting indolent digital ulcers in patients with Systemic Sclerosis. Cell Transplant 24:2 297, 2014.

［23］ Lin K, Matsubara Y, Masuda Y, et al. Characterization of adipose tissue-derived cells isolated with the Celution system. Cytotherapy 10:417, 2008.

［24］ Fraser JK, Hicok KC, Shanahan R, et al. The Celution® system: automated processing of adipose-derived regenerative cells in a functionally closed system. Adv Wound Care (New Rochelle) 3:38, 2014.

［25］ Granel B, Daumas A, Jouve E, et al. Safety, tolerability and potential efficacy of injection of autologous adipose-derived stromal vascular fraction in the fingers of patients with systemic sclerosis: an open-label phase I trial. Ann Rheum Dis 74:2 175, 2015.

［26］ Guillaume-Jugnot P, Daumas A, Magalon J, et al. Autologous adipose-derived stromal vascular fraction in patients with systemic sclerosis: 12-month follow-up. Rheumatology (Oxford) 55:301, 2016.

# 第21章

# 脂肪移植治疗难治性伤口和瘢痕

Nelson Sarto Piccolo, Mônica Sarto Piccolo, Maria Thereza Sarto Piccolo

译者: 张正光　谢大明　韩雪峰　李发成

由于脂肪来源干细胞 (adipose-derived stem cells, ADSCs) 具有再生能力, 加之其具有分化成为脂肪、骨软骨、肌肉以及其他组织的能力, 因此脂肪移植已成为全球整形外科医师的常用方法。注射 (或铺置) 的脂肪还具有非常广泛的再生和代谢特性, 同时还可分泌 EGF、TGF-β、HGF、PDGF 和 BFGF 等生长因子[1-4]。

通过常规吸脂技术获得移植用脂肪组织。可通过物理、化学方法或两者联合的方式处理脂肪抽吸物, 在手术室或实验室中浓缩或分离干细胞, 用以注射和 (或) 铺置在目标治疗区域。

近年来, 我们逐步改变了手部或足部深度烧伤的常规治疗方法, 从切除联合移植更改为切除联合脂肪移植, 只偶尔采用皮肤移植。我们还治疗当地一家州立医院的转诊患者, 通常是腿部慢性伤口伴骨外露的患者 (无论是否存在骨折)。以前我们旋转肌皮瓣覆盖骨质 (骨折) 并行即刻移植, 现在我们对大多数的患者进行脂肪注射和铺置治疗。此类患者获得了令人满意的伤口愈合效果。

同样, 我们也使用脂肪移植治疗压疮 (褥疮溃疡), 脂肪移植还可用于其他类型的骨折和腱周修复, 以松解愈合后的纤维性粘连。许多外科医师都发现了一个令人惊喜的现象, 该现象促使了医师开始并坚持使用脂肪移植作为治疗手段, 该现象是: 如果创伤急性期使用脂肪移植, 则无或只有很少的增生性瘢痕; 如在伤口愈合期使用脂肪移植, 也可抑制增生性瘢痕的发展。

## 脂肪移植治疗难治性伤口和瘢痕的适应证

我们将脂肪移植手术作为辅助治疗的患者的适应证如下。

- 手或足部深 II 度或 III 度烧伤。
- 烧伤后 3 周或更长时间后无明显愈合趋势的伤口。
- 超过 6 周的亚急性烧伤或其他伤口, 无论是否存在开放性伤口或骨折。
- 使用弹力服或压迫设备超过 6 周或更长时间而未改善的增生性瘢痕或导致功能缺失的瘢痕。
- 由纤维化导致的关节周围畸形和其他后遗症。
- 局部瘢痕切除后即刻于缝合后伤口下注射脂肪。
- 脂肪移植填充褥疮溃疡、撕裂伤和窦道 (洞), 联合 / 不联合皮瓣移植 (不使用负压引流)。

## 材料与方法

我们所有的手术步骤均遵循 Coleman 技术 (参见第 1 章)。我们每隔 2 ~ 3 周在伤口内重复注射脂肪, 治疗终点为伤口愈合或实施特定手术 (如皮肤移植、皮瓣或其他手术)。伤口愈合后, 每隔

3 个月行瘢痕下脂肪移植和（或）瘢痕表面铺置脂肪。在伤口已经愈合的患者中，我们也采用脂肪移植治疗对压力治疗无效的增生性瘢痕，同样使用 Coleman 技术，间隔期为 3 个月。对于导致功能缺失的增生性瘢痕，诊断后即可实施脂肪移植，每隔 2 个月重复进行脂肪注射手术 [5-7]。

### 治疗目的

- 于伤口进行脂肪移植的间隔时间为 15 ~ 21 天，该间隔时间有利于发挥脂肪的填充和再生作用，治疗目的是获得伤口愈合 [8-10]。
- 治疗烧伤或其他瘢痕时，治疗目的是降低增生（纤维化）程度、减少瘢痕厚度和提高瘢痕可塑性。我们也使用该技术来减少骨关节周围纤维化并松解肌腱粘连 [11-13]。

### 麻醉

患者在全身麻醉下进行手术。

### 供区，切口位置和抽吸剂量

我们根据需要选择供区位置。腹部、大腿内侧和外上臀部是最常用的供区。吸脂针进入体内的切口位置位于中线：耻骨上褶皱处、股动脉内侧、腹股沟褶皱处（患者仰卧位时）、腋窝中线、髂骨上缘（患者侧卧位时）。

脂肪抽吸物的实际剂量应至少为预期注射剂量的 2 倍，如手术计划中包括铺置伤口的脂肪，则应至少获取预期注射剂量的 4 倍。脂肪直接铺置于伤口表面上，或铺置于已被激光或微针预处理的瘢痕表面上。铺置的脂肪量通常约为 2 mL/10 cm²，然后用细网眼凡士林纱布覆盖于铺置的脂肪上。

初步预估所需脂肪量的根据是：我们认为每 10 cm² 的创面面积约需 2 mL 的纯化（离心）脂肪。还须考虑到离心后平均 30% ~ 40% 的脂肪抽吸物会被作为油性或水性部分丢弃。

### 患者体位

当供区为腹部或大腿时，患者采取仰卧位；当供区为大腿外侧时，患者采取侧卧位。通常于患者仰卧位时注射脂肪。

### 手术步骤

因为脂肪获取和移植为无菌外科手术，所以只能在认证的手术室内进行此类严格无菌的操作。必要时，可在手术室内、即将手术前，对耻骨区域或大腿近端备皮。

对于患有瘢痕（伤口已愈合）的患者，应分别消毒、铺巾供区和受区。对于具有开放性（未愈合）伤口的患者，只有在获取预估脂肪量之后才可准备受区，准备受区的同时可将脂肪离心并分装入多个注射器。

使用 10 mL Luer-Lok 注射器连接至 3 mm 吸脂针（钝针远端有 2 个 3 mm 侧孔）来吸取脂肪。我们使用 10 mm、15 mm 或 20 cm 的吸脂针，具体使用何种型号取决于供区位置。15 号刀片穿刺切口，向供区内插入吸脂针。

对于体重小于 25 kg 的儿童，我们更喜欢使用 20 mL 注射器和多（微）孔吸脂针，该吸脂针可产生更高的负压，能够更均匀有效地抽吸脂肪。极少的情况下，对于非常小的患者（我们最小的患者的体重是 13 kg），有必要从多个供区抽取脂肪。

将含有脂肪抽吸物的 1 个或多个远端堵塞的 10 mL 注射器置于 30° 角离心机中，以 3 000 rpm/min 离心 3 分钟。离心后所得物质为：顶层为油脂，中层为脂肪 [ 其中中层的下半部分含有基质血管成分（stromal vascular fraction，SVF）]，底层为水分。在拔除注射器的远端塞子前，弃去顶层油脂。

然后拔除塞子，水分通过重力排出。将剩余的混合物依次注入无柱塞的胰岛素注射器中，然后再安装上注射器的柱塞（图 21-1）。

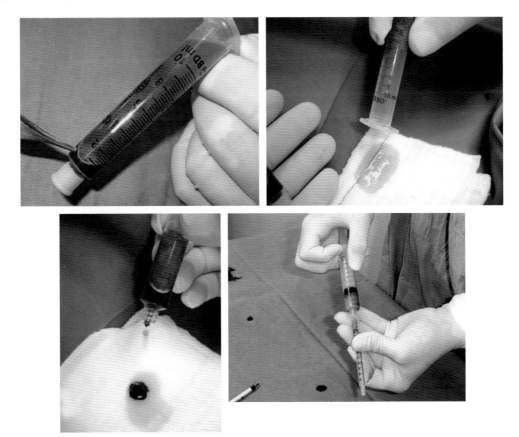

▲ 图 21-1

**脂肪注射**

用 16 G 针头在伤口或瘢痕周边的健康皮肤上以锐角穿刺开口，该穿刺口为脂肪注射入口。将 1 个长 70 mm 的注脂针（外径 1.8 mm，内径 1.2 mm）连接到 1 mL 注射器上，然后自锐针穿刺入口穿入注脂针，随即用力向伤口床下和瘢痕下穿刺、行进（患者 1，图 21-2A、B，注射 0.8 mL 脂肪；患者 2，图 21-2C、D，注射 12 mL 脂肪）。

以边退边注的方式注射脂肪，注射终点为注射隧道已覆盖整个治疗区域，瘢痕或伤口周围应在需要的情况下尽可能多地开注射入口。每 10 cm² 面积平均注入 1.6 ~ 2.0 mL 脂肪；每注入 1 mL 脂肪，共需穿刺 25 ~ 30 条注射隧道。对于慢性伤口，脂肪还应移植于残余伤口周围硬化的、"已愈合"的区域内[14-17]。（图 21-3A ~ D：0.3 mL 脂肪注入耳部，4 mL 注入面部瘢痕。图 21-3E ~ H：为同一患者，每个伤口内注射 1.5 mL 脂肪；每个伤口覆盖 0.8 mL 脂肪）。

该 48 岁女性糖尿病患者患有静脉性溃疡 3.5 年。可见创面的红斑外周硬化区面积较大，深度较深。伤口清创后，在伤口下注射 8 mL 脂肪。在硬化的组织上向各个方向施以滚针治疗。然后将 22 mL 脂肪放置／铺置在硬化区域（用微针预处理）和伤口上。该患者第 2 次，也是最后 1 次脂肪移植与上次手术间隔 15 天，32 天后进行皮肤移植，伤口于治疗后 44 天内愈合（图 21-4）。

**脂肪铺置**

该 32 岁患者自摩托车上摔伤后 8 天出现血肿感染。已完成坏死组织切除和引流。伤后第 12 天，

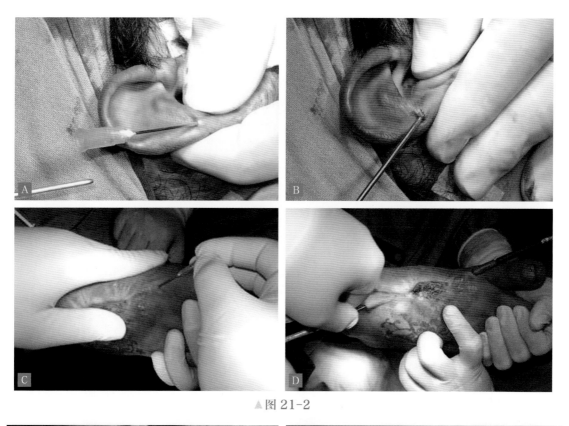

▲图 21-2

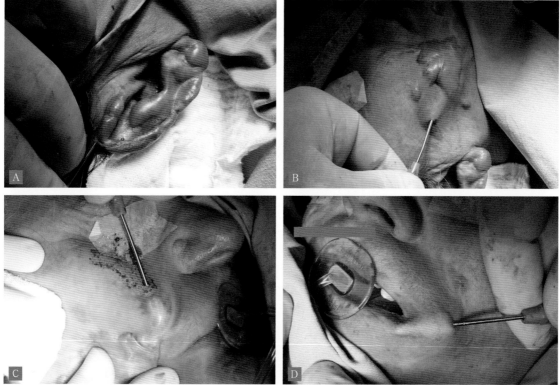

▲图 21-3A ～ D

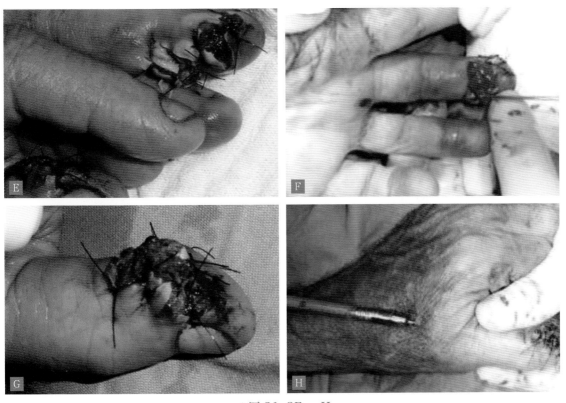

▲图 21-3E ~ H

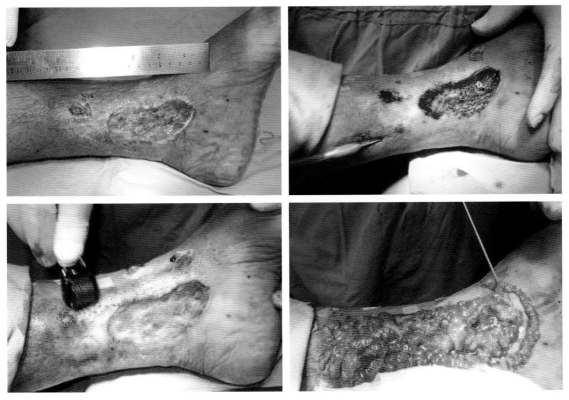

▲图 21-4

233

自伤口向肌间隔和肌间隙内行脂肪移植（22 mL），并把脂肪（28 mL）铺置在整个伤口上（图 21-5）。偶尔可以把较大的范围的伤口、骨折线、骨缺失空隙或外露骨作为注射入口来注射脂肪。此种情况下，脂肪可以注入特定区域。

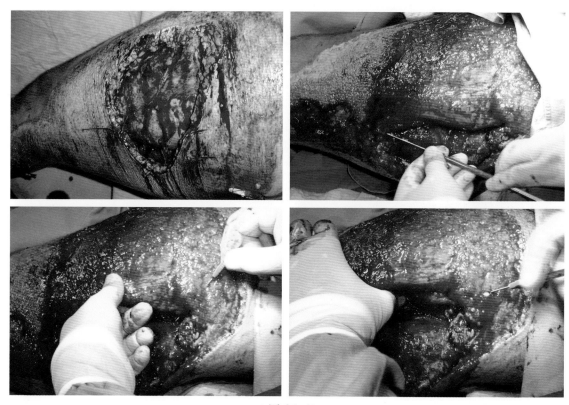

▲图 21-5

该 22 岁患者 6 天前因手持金属屏幕与城市高压线（13 800 V）接触，致左手电击伤，左第 2 至第 5 指屈肌腱完全断裂。通过外科手术重新缝合肌腱，并且将 8 mL 脂肪移植到开放性伤口和肌腱上。脂肪保障了创面的良好恢复（图 21-6）。同一患者如图 21-10E ~ H 所示。

脂肪可直接铺置于经点阵 $CO_2$ 激光或滚针预处理的瘢痕上（图 21-7）。将共 16 mL 的脂肪铺置于面部瘢痕（图 21-7C）。由于预处理产生了针刺伤口，铺置于瘢痕的脂肪将通过上述伤口进入瘢痕组织内，大大提高了 ADSCs 和脂肪所包含的生长因子的作用。理想的结果是增生性瘢痕的增生大大减弱，瘢痕顺应性大大提高。

在皮肤全层缺失或存在重要组织（神经、血管、肌腱、骨）损伤的伤口中，可使用与上述型号一致的注脂针，将脂肪以 Z 字形铺置于整个创面的表面。当治疗瘢痕时，首先对瘢痕实施点阵 $CO_2$ 激光或滚针治疗，然后将脂肪直接堆积于瘢痕表面。滚针或激光穿透瘢痕上皮，造成诸多微小的穿刺创伤，瘢痕通过这些小孔直接吸收离心后的脂肪以及脂肪移植物内成分，因此增强了脂肪移植的效果。

### 脂肪填充

在压疮（褥疮溃疡）、撕裂伤或挤压伤中，当皮肤和皮下组织因创伤或血肿与筋膜分离，且存在空腔或感染腔隙时，我们将清除所有可见的肉芽或污染的组织，再用铺置的脂肪封闭伤口。

对于有压疮的患者，我们将清除所有受污染的组织。尽管彻底清创并非完全必要，我们仍尽力整体掀起并清除污染组织直至暴露下方有活力的健康组织。然后用未经处理的不可吸收的缝合

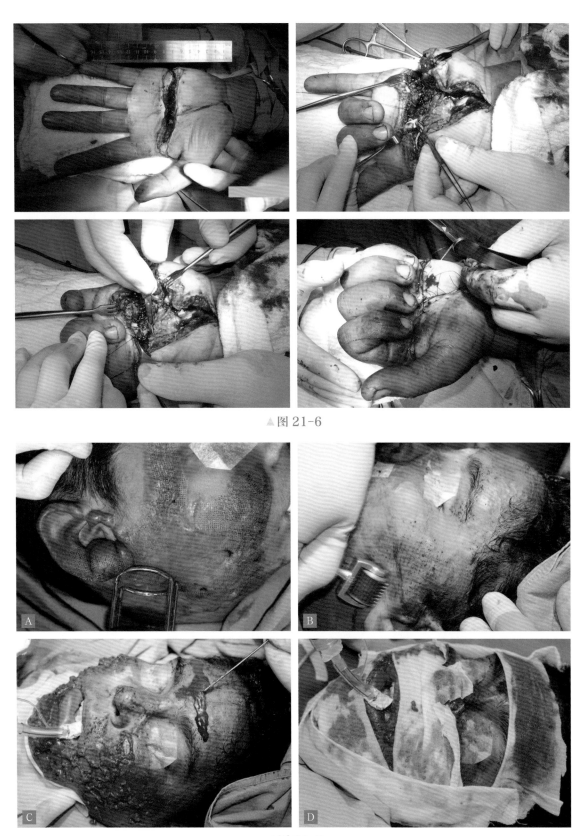

▲图 21-6

▲图 21-7

线分层闭合伤口，并在每个缝合层之间铺置脂肪，收紧缝线线结会将多余的脂肪挤压出伤口。重复分层缝合和铺置脂肪，直至伤口完全填满。无须使用引流管，最后间断缝合（而非连续缝合）闭合皮肤。

对于撕裂伤，应清创明显污染的组织，采用间断缝合伤口边缘或清创后的皮肤边缘。然后将脂肪铺置于清创后的空腔中。间隔 7 ~ 15 天再次重复脂肪移植，直至创面完全粘连。在使用 Dakin 溶液浸泡的细网眼纱布和绷带固定之前，可轻微按压注射区域以确定空腔内的脂肪容量是否足够。

在慢性创面中，创面周边通常存在明显的、大量的硬化（与静脉性溃疡中发现的硬结相似），我们不仅在硬化组织深层移植脂肪，还将脂肪铺置于硬化组织上。在慢性创面的病例中，我们通常使用滚针（540 针，针长 1.5 mm）在硬化组织内形成垂直的隧道，然后将脂肪直接铺置于该区域。当把在硬化区铺置脂肪纳入手术计划时，外科医师就必须计划获取并纯化足量的脂肪用于铺置该区域（每 10 cm$^2$ 约 2 mL），并预留出硬化组织深层注射的剂量。也就是说，每 10 cm$^2$ 的待处理组织，平均需加 2 mL 的脂肪（深层，用于注射；表面，用于铺置）。

该患者因骑摩托车致伤，胫骨 - 腓骨多处碎片骨折，于伤后 23 后清创该感染伤口。在初次清创后进行脂肪移植，并连续 1 周使用 3 种静脉注射抗生素。骨折愈合（24 天）后 6 周实施 X 线拍摄，结果显示内踝骨折愈合坚固（图 21-8，箭头指示注射脂肪的位置）。

伤口内细菌培养阳性并不是影响脂肪移植效果的考量因素；我们已在多个革兰阴性和（或）革兰阳性培养阳性的伤口内进行了多次脂肪移植。对于从其他医院转诊来的患者，当治疗不充分或治疗效果不佳时，我们通常在清创后即刻进行脂肪移植。对于开放性骨折，无论是使用内固定还是外固定，我们都会常规在伤口的所有区域内进行脂肪移植和铺置，在伤口的周围和下方移植脂肪，在缺失组织的空腔内（包括骨折线或骨碎片之间的裂隙）铺置脂肪。

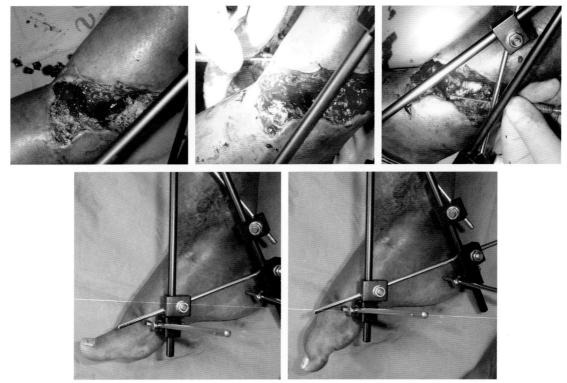

▲ 图 21-8

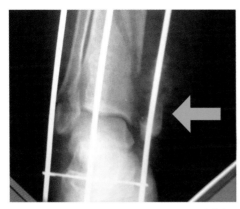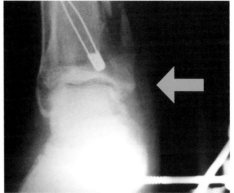

▲图 21-8（续）

**术后护理**

用敷料封闭伤口和铺置于瘢痕上的脂肪：第 1 层用凡士林纱布覆盖，然后覆盖几层浸泡双倍浓度 Dakin 溶液的细网眼纱布，最后缠绕绷带（图 21-9）。每 2 天更换 1 次敷料。请注意已使用 2 天的凡士林纱布敷料的外观，其上无分泌物，并可以通过伤口观察到黄色的成活脂肪（该患者图片也见于图 21-17）。在脂肪铺置区域，如凡士林纱布在 2 天内仍然黏附于创面，则在旧的凡士林纱布上重新覆盖纱布，并将该部位如前方法浸泡在 Dakin 溶液中，并用绷带固定。当我们注射瘢痕时，我们在穿刺部位放置 1 条纸带，并在 2 或 3 天内将其取出。

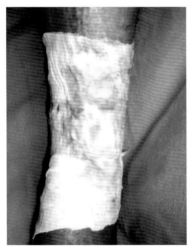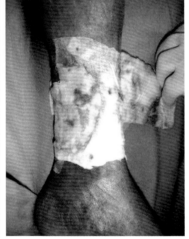

▲图 21-9

## 结果

### 烧伤，血管相关的伤口和外伤

在我们的系列研究中，共有 268 例烧伤或外伤伤口的患者，我们应用此项技术治愈了全部患者的伤口。1 例 68 岁女性患者，患静脉性溃疡 8 年，经过 2 次脂肪移植（间隔 15 天）联合植皮治疗，伤口愈合（静脉性溃疡患者，$n=28$）。然而，该患者在其他医院实施巨结肠手术时溃疡复发。2 例患有糖尿病足溃疡的患者（$n=68$）（1 名伤口不愈 2 年，1 名伤口不愈 7 年），虽然足底边缘和足背的伤口仍维持愈合状态，但足底伤口出现复发。此 2 例患者皆因不遵临时限制负重的医嘱导致。在外伤患者中，我们还成功地将脂肪移植应用于肌腱修复、肌腱粘连松解、骨折线和其他深部伤口。

该68岁糖尿病肾移植患者（图21-10A～D）因弹药爆炸致伤。该患者的伤口在脂肪移植后14天（伤后1个月后）痊愈。请注意未发生增生性瘢痕（该图与图21-3E～H为同一患者）。请注意第2名患者（图21-10E～H）卓越的运动范围，证实无粘连发生（该图与图21-6为同一患者）。

该58岁糖尿病患者，体重300 lb（1lb=0.45 kg），6个月前剪指甲后出现自发的、不愈合的伤口。首次手术实施了第2足趾截除、清创，于伤口床的深层和周边注射脂肪，并将脂肪铺置于创面上

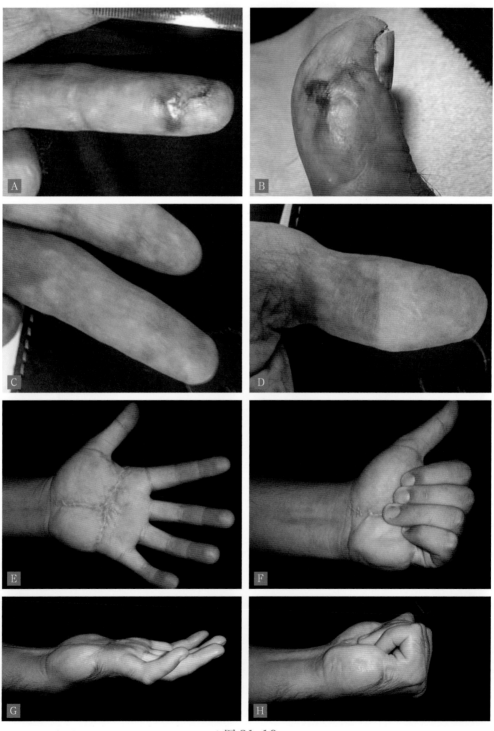

▲ 图 21-10

（图 21-11）。该患者共完成 4 次清创和脂肪注射，每次间隔时间为 12 ～ 15 天。每次脂肪注射包括脂肪移植 8 mL、创面表面脂肪铺置 6 mL。最终创面愈合，未出现增生性瘢痕，无复发。

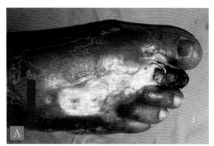

术前不愈合的伤口

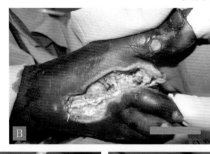
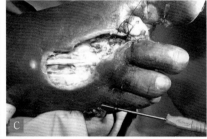

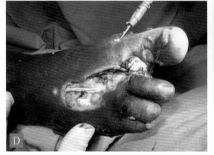
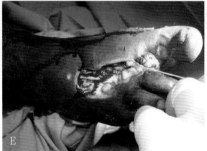
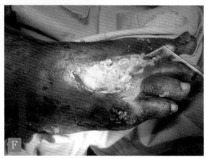

首次手术

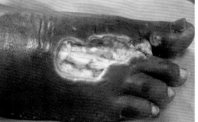
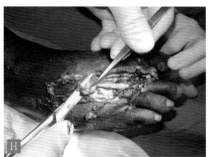
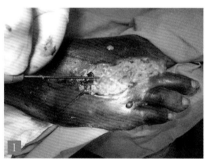

首次手术后 11 天　　　　　　　　　　　　　　　　　第 2 次手术

▲图 21-11A ～ I

该 32 岁患者左足摩擦／挤压伤后 3 个月。自头皮获取皮肤移植物，但植皮发生中心区域坏死。清伤后于伤口下和跖骨内移植 8 mL 脂肪，于整个创面铺置 10 mL 脂肪。在未行再次植皮的情况下，伤口在 32 天内愈合。在创面愈合后 4 个月进行第 2 次脂肪注射，于瘢痕下和跖骨关节周边区域注射脂肪 10 mL，以减轻局部纤维化。在初步愈合后 8 个月和第 3 次脂肪移植后 3 个月检视足部。对比初步愈合时和 8 个月后的足底印迹。在初步愈合时，足底印迹可见足底表面平坦，无足趾接触。再经过 2 次的脂肪移植手术后，足底印迹明显可见 4 个足趾接触和变长的纵弓，表明骨间纤维化已松解（图 21-12）。

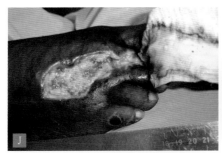
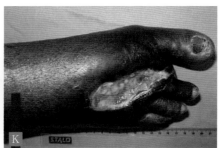

第 3 次手术后 2 天 　　　　　　　第 3 次手术后 4 天

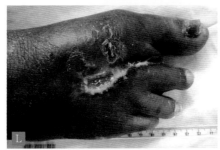
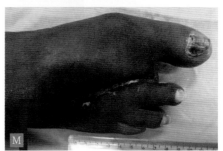

随访时愈合中的伤口 　　　　　　　4 个月后

▲图 21-11J ~ M

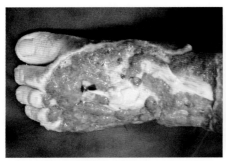
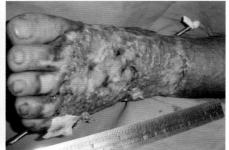

挤压伤 3 个月后 　　　　　　　植皮术后 15 天，植皮中心区域坏死

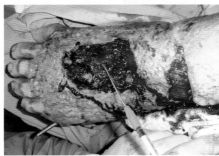

清创、脂肪移植和脂肪铺置

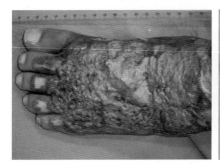
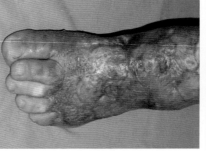
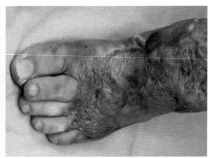

脂肪注射后 32 天，未再次行植皮手术　　4 个月后再次实施脂肪注射手术　　8 个月后：第 3 次脂肪注射术后 3 个月

▲图 21-12

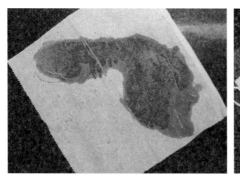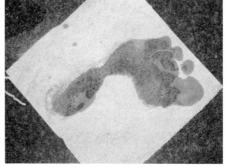

初步愈合时的足底印迹　　　　　　　　　　8 个月时的足底印迹

▲图 21-12（续）

　　该 32 岁的四肢瘫痪患者患有复发性大转子区溃疡，伤口深度为 28 cm×16 cm。彻底清创伤口，直至深层的、健康的"新鲜"组织。将通过 Coleman 技术制备的 26 mL 脂肪移植于伤口周围，当逐层缝合伤口时，将 36 mL 的脂肪铺置于每层之间的间隙中。最后的照片显示伤口愈合后 12 天的外观（图 21-13）。

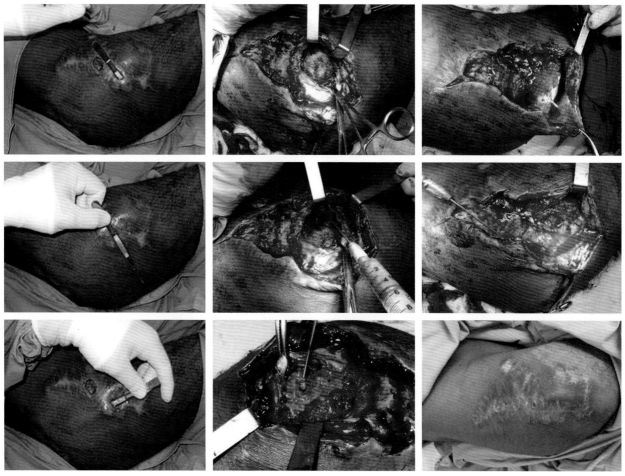

▲图 21-13

## 烧伤瘢痕

　　我们采用此技术治疗了 128 例瘢痕患者，每次注射均可改善所有患者（除 1 例患有面部瘢痕的青少年患者外）的瘢痕外观。在该例效果不佳的患者中，虽然在首次注射后瘢痕外观无明显改善，但是瘢痕的柔软性大大提高，后续的注射治疗明显改善了瘢痕外观。在上述脂肪移植治疗瘢痕的患者中，某些病例获得了非常满意的效果，治疗方案如下：首先实施病灶部分切除（瘢痕内切除，层次未深及皮下组织），然后实施基本的缝合，即刻于缝合线下注射脂肪。

该 38 岁男性患有瘢痕疙瘩 20 年，行瘢痕疙瘩瘢痕内部分切除，缝合线下脂肪注射（图 21-14A ～ D）。图 21-14 显示部分切除术和脂肪注射，2 年内共实施了 5 次手术（图 21-14E ～ J）。

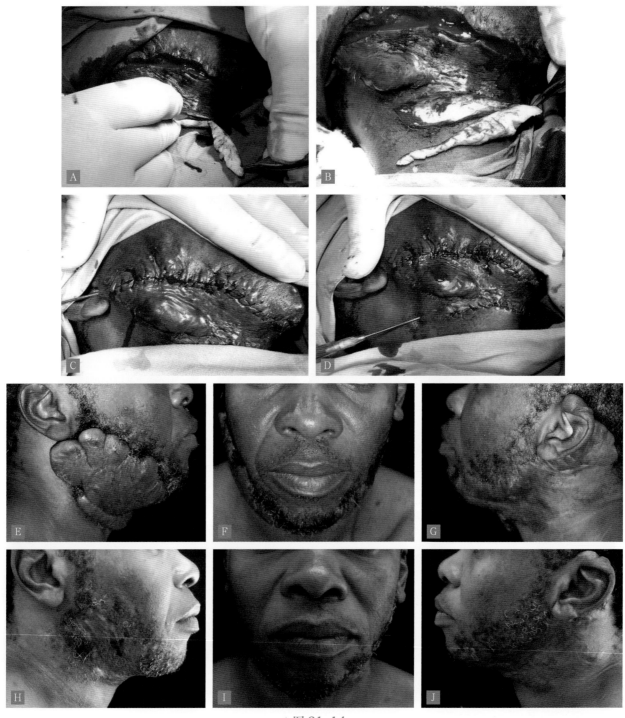

▲ 图 21-14

　　无论是早期还是晚期的复杂的烧伤或外伤伤口，我们均采用脂肪注射治疗以促进患者伤口愈合。令人惊讶的是，经过脂肪注射治疗，不出现或只出现极轻度的增生性瘢痕，而且通常也可改善患者关节周围的纤维化。

　　该患者臂部植皮手术后 1 个月外观（图 21-15A）。初次脂肪移植术后 16 天，伤口初步愈合（图 21-15B）。术后 2 个月，注意愈合后 2 个月无增生性瘢痕（图 21-15C）。术后 10 个月，注意 10 个月的最终照片证实无瘢痕增生（图 21-15D）（本图与图 21-5 为同一患者）。

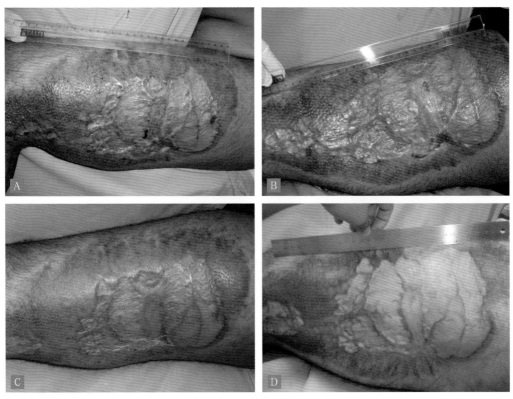

▲图 21-15

　　该 14 岁女性患有口周瘢痕，左侧瘢痕实施 2 次脂肪注射前后（图 21-16A、B），右侧瘢痕实施 Z 成形术（图 21-16C、D），双侧均实施脂肪注射（图 21-16E、F）。请注意左侧微笑时露出 3 颗牙齿，而最初"未注射"的右侧微笑时只露出 2 颗牙齿（图 21-16C、D）。在右侧注射脂肪后，柔软度增加，微笑最终露出 3 颗牙齿（图 21-16E、F）。

　　该 14 岁患者 5 个月前被食用油烧伤面部（图 21-17A）。在面部瘢痕下注射脂肪（分别为 9 mL、8 mL 和 5 mL，每隔 2 个月注射 1 次），增生瘢痕外观消失（图 21-17B）。手术局部切除耳前区的增生瘢痕。

　　该 42 岁女性因酒精火焰烧伤遗留瘢痕，严重限制患者张口能力。于首次脂肪移植后 3 个月和第 2 次脂肪移植后 3 个月后回访。注意瘢痕的外观和口周的弹性均有显著改善（图 21-18）。

　　该 38 岁患者，卡车轮胎压过其左足时引起左足挤压／摩擦伤（图 21-19A、B）。经过 2 次脂肪注射和皮肤移植，3 个月后愈合的照片（图 21-19C、D）。创面愈合后 8 个月，于瘢痕下和关节周围进行了 3 次脂肪注射，显著改善了足的外观和功能（图 21-19E、F）。注意愈合期间的（图 21-19G）和治疗后 8 个月的（图 21-19H）足底印迹。

　　左足和右足的 X 线片显示，愈合期间左足的关节间隙模糊（图 21-19I、J）。8 个月后，经过 3 次在瘢痕下和关节间隙周边的脂肪注射，可见关节间隙自愈合期间 X 线片上的"模糊"（即纤维化）

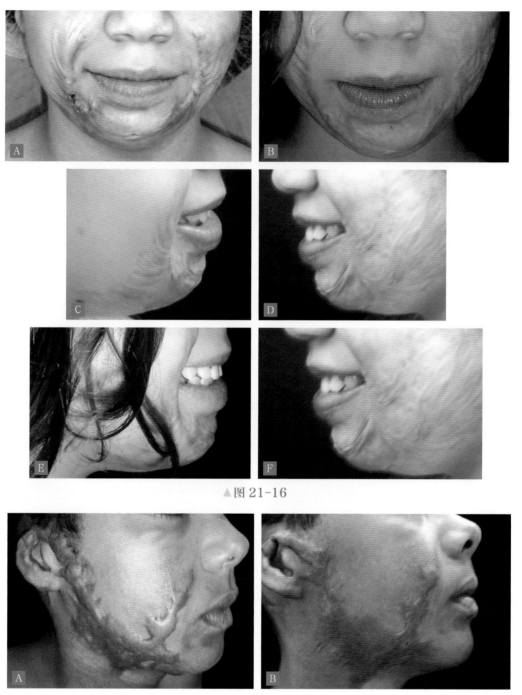

▲图 21-16

▲图 21-17

改善到 8 个月后的正常状态（图 21-19K、L）。侧位 X 线片显示左足的纵弓在愈合期间变高，8 个月后变为正常（图 21-19M ～ P）。

## 潜在并发症

虽然感染是烧伤和其他外伤的常见并发症，但即使是经过烧伤组织和其他组织的伤口进行脂肪注射和整个创面的脂肪铺置，我们也没有发生与感染有关的并发症。

必须避免钝针造成深层结构物理创伤的并发症。当在增生性瘢痕组织下注射时，按照如下操作以

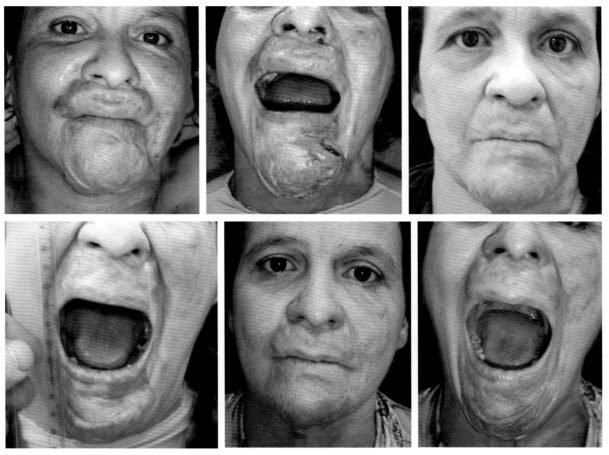

▲图 21-18

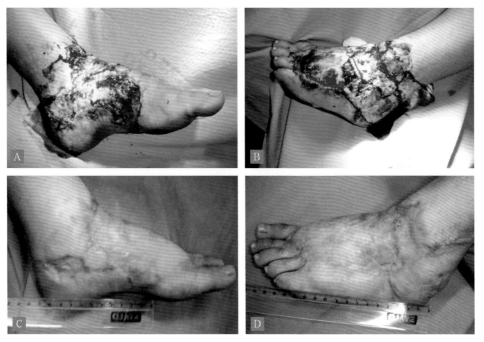

▲图 21-19A ~ D

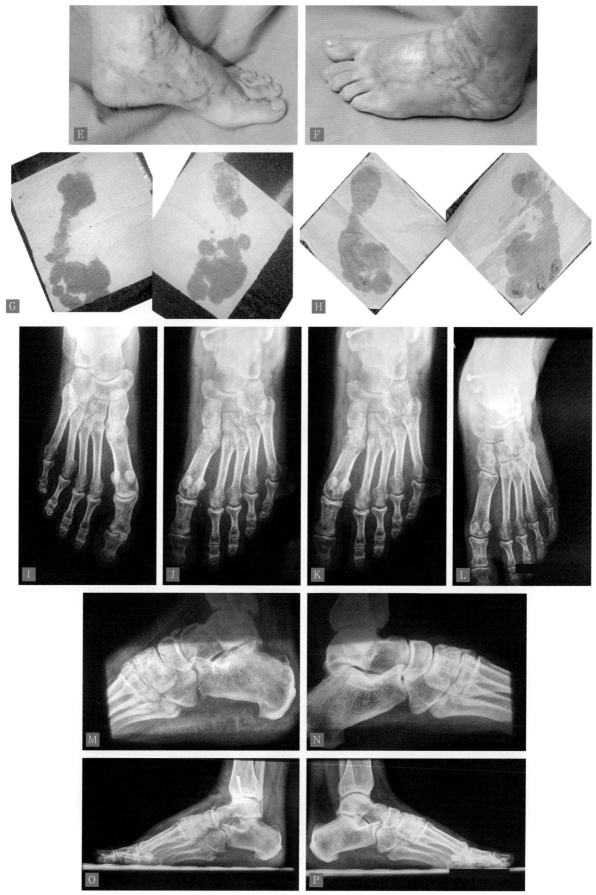

▲ 图 21-19E ~ P

提高安全性；多个方向穿刺注射；当边退边注射的方式在多个隧道注射脂肪时，应以更快的速度穿刺组织以便形成注射隧道；钝针直径 < 2 mm [18]。

在极少数情况下会损伤皮下或深层的血管，创面出血理论上会立即引起局部压力增高和移植的脂肪吸收。随之发生的瘀斑将随时间延长而消失，应再次告知患者瘀斑的病程特点，并告知患者瘀斑这种不常见的并发症最终会恢复正常。

瘢痕患者行脂肪移植后的几天内经常会发生术后水肿。必须提前告知患者此种并发症。

该 28 岁患者因骑摩托车发生事故，10 天后转至本院，该患者已于先前所在医院实施尺骨远端骨折外固定器固定和远端骨碎片清创手术（图 21-20A）。转院后第 2 天，我们实施了初次彻底清创，手术修复了破裂的 III ~ V 伸肌腱（图 21-20B）。

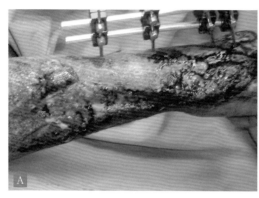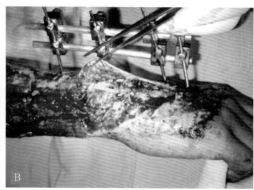

▲图 21-20A、B

我们分别在第 4 天（图 21-20C、D）、第 10 天（图 21-20E）和第 15 天（图 21-20F）进行脂肪移植。初步愈合时间为 33 天（图 21-20G）。术后 3 个月，未见增生性瘢痕（图 21-20H、I）。

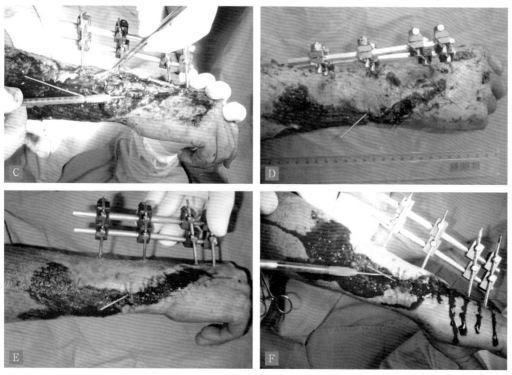

▲图 21-20C ~ F

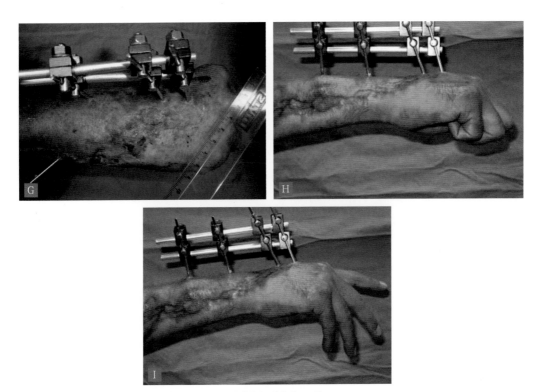

▲图 21-20G ~ I

比较了于其他医院清创后的初期（图 21-20J）和随访（已于骨折部位实施 3 次脂肪移植）（图 21-20K）的 X 线片，骨折部位于 4 个月（图 21-20L）、5 个月（图 21-20M）时显现新骨形成。最终的随访为术后 8 个月，经 4 次脂肪注射后（每次间隔为 3 个月），X 线片显示原尺骨无骨部位出现骨连接（图 21-20N），背侧偏差极小（图 21-20O）。在 8 个月时，患者几乎拥有正常功能（图 21-

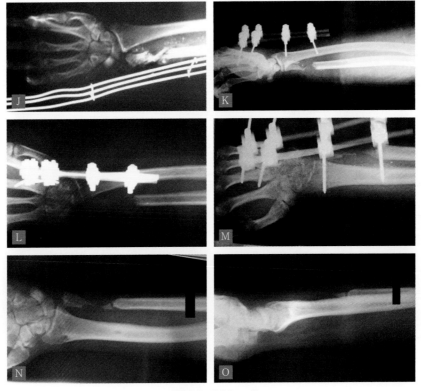

▲图 21-20J ~ O

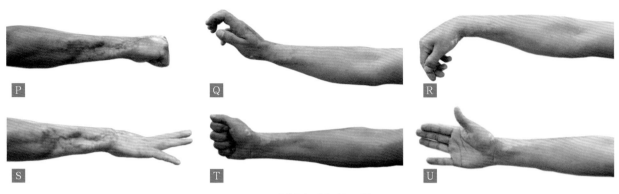

▲图21-20 P～U

20P～U），无增生性瘢痕，无肌腱粘连。

　　该68岁糖尿病女性患者于24天前发生挤压伤，来院后早期经过冲洗治疗，于4天后在伤口进行18 mL脂肪移植，12 mL的脂肪铺置（图21-21A～C）。第2次脂肪移植14 mL和铺置12 mL（图21-21D）。经过4次脂肪移植，足部于100天时愈合，未行植皮手术（图21-21E、F）。愈合后9个月，患者可以作完全屈曲，中度伸展动作，并且几乎无增生性瘢痕（图21-21G～K）。

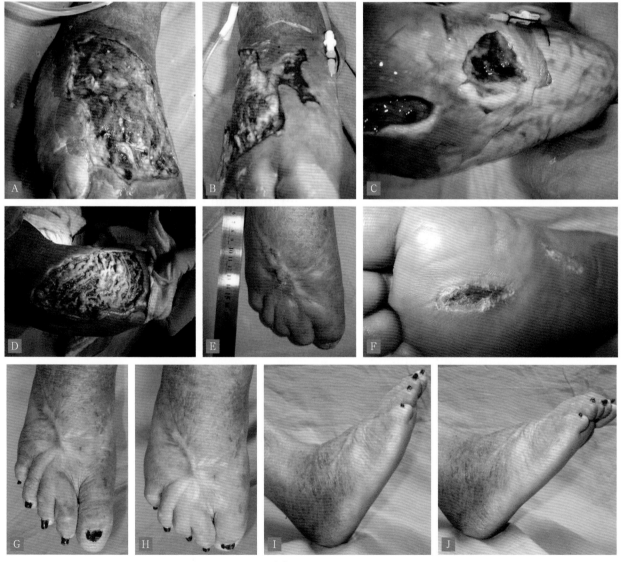

▲图21-21A～J

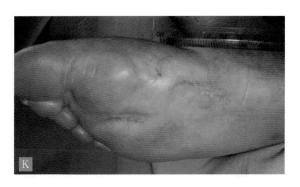

▲图 21-21K

该 22 岁女性手部被熨斗烫伤。该患者接受了清创治疗和 1 次脂肪注射（7 mL 移植，8 mL 铺置），最终完全治愈，存在极少量增生性瘢痕，皮肤外观与正常皮肤几乎一致（图 21-22）。

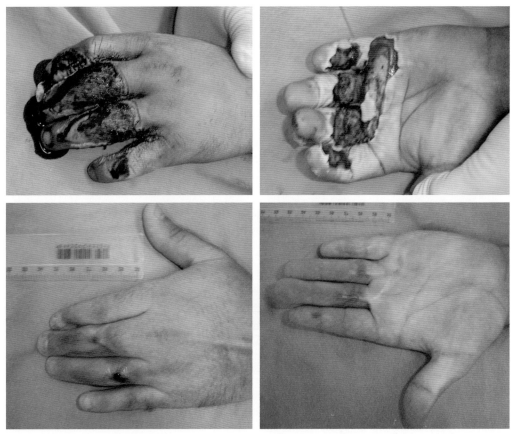

▲图 21-22

患者 62 岁女性，患有静脉性溃疡 7.5 年，糖尿病和高血压病史，创面细菌培养为肺炎克雷伯菌和假单胞菌阳性（图 21-23A、B）。该患经过 3 次脂肪注射治疗（每次间隔 15 天），第 3 次脂肪注射后 12 天，以头皮为供区实施创面皮肤移植，图示为该患者愈合后 4 个月照片（图 21-23C、D）。术后 18 个月随访，无增生性瘢痕，无复发（图 21-23E、F）。

## 讨论

因为从年龄很小的患者身上获取脂肪的案例仍然很少，所以我们建议获取脂肪时要非常小心，同

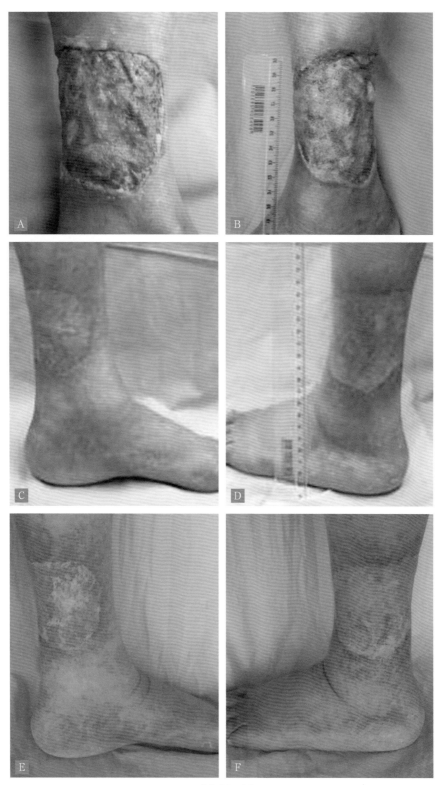

▲图 21-23

时尽量做到双侧对称并抽吸更深层的脂肪（Scarpa 筋膜下），以免在未来出现凹凸不平。另外，使用稍高的负压（使用 20 mL 注射器）和多（微）孔吸脂针以确保更快、更精确的获取脂肪。随着年少患者的成长，有必要进行长期随访。

在静脉性溃疡的患者中，体位引流是成功治疗的关键；必须告知患者，伤口情况的改善并不代表可以不做体位引流。在患有动脉疾病的糖尿病患者中，为避免创面复发，需注意：穿着合适的鞋、做适当的足部护理、创面愈合后逐渐增加负重。

一些研究表明，获取脂肪中的基质血管成分中富含 ADSCs，所以某些学者建议将 SVF 的细胞添加到移植的脂肪中，即细胞辅助脂肪移植（cell-assisted lipotransfer，CAL）。尽管 CAL 有显著的优势，但是我们认为离心的脂肪中已含有足够的干细胞，在我们采用 Coleman 技术治疗的患者中已可观察到明显的效果[19-21]。

注射的脂肪具有促进愈合的作用，可能与 ADSCs 自身激发的相关反应和注射的脂肪含有的生长因子有关，上述因素有助于减少纤维化和炎症反应，并促进愈合进程。注射脂肪有许多获益，其中包括众多加速新陈代谢和促进再生的机制，如加速血管重建、减少纤维化和促进组织再生的进程。因为 ADSCs 可分泌 EGF、TGF-β、HGF、PDGF 和 BFGF 等生长因子，所以注射或铺置在伤口或瘢痕部位的脂肪可作用于局部组织。

ADSCs 还参与免疫调节、抗凋亡，血管生成和再生过程。当存在严重缺血时，ADSCs 还可通过减少炎性淋巴因子、减少内皮白细胞黏附和改善微观动力学来促进血管恢复。

由于 ADSCs 可以分化为多种间充质细胞系和组织，如成脂肪组织、成骨组织、成软骨组织和肌源性组织，也有可能分化成神经源性、胰性、肝性、内皮细胞和其他组织，上述机制可以解释当脂肪移植于骨折部位时愈合能力增强的现象①。

同样，脂肪移植后的瘢痕组织延展性和弹性（源自弹性纤维数量的增加）增加，最可能的原因是脂肪抽吸物中包含的 ADSCs 和生长因子激发了瘢痕的改善。上述改善也可能与注射次数和（或）注射后经过的时间有关[24]。

我们相信，Coleman 技术为外科医师提供了一种相当标准的脂肪移植方法，具有学习曲线很短、标准化及易于被整个手术团队学习的特点。此外，当采用 Coleman 技术抽吸和制备脂肪时，由于不同外科医师使用相同的方法，因此更易比较结果[25]。

# 结论

脂肪移植作为烧伤和其他伤口的辅助治疗可增强组织愈合能力、缩短愈合时间、促进最小化甚至完全抑制增生性瘢痕的形成。当在瘢痕下或直接在关节间隙注射脂肪时，移植的脂肪可减轻纤维化、降低瘢痕厚度，从而使皮肤更柔韧并恢复至正常关节间隙。脂肪移植还可以促进骨形成，有利于修复骨折和节段性骨缺损，同时还可以填充空腔和间隙（例如压疮）。

## 参考文献

［1］Zuk PA, Zhu M, Mizuno H, et al. Multilineage cells from human adipose tissue: implications for cell based therapies. Tissue Eng 7:211, 2011.

［2］Fujimura J, Ogawa R, Mizuno H, et al. Neural differentiation of adipose-derived stem cells isolated from GFP transgenic mice. Biochem Biophys Res Commun 333:116, 2005.

［3］Rigotti G, Marchi A, Galiè M, et al. Clinical treatment of radiotherapy tissue damage by lipoaspirate transplant: a healing process mediated by adipose-derived adult stem cells. Plast Reconstr Surg 119:1409; discussion 1 423, 2007.

［4］Gimble JM, Katz AJ, Foster SJ. Adipose-derived stem cells for regenerative medicine. Circ Res 100:1 249, 2007.

［5］Coleman SR. The technique of periorbital lipoinfiltration. Oper Tech Plast Reconstr Surg 1:120, 1994.

［6］Coleman SR. Long-term survival of fat transplants: controlled demonstrations. Aesthetic Plast Surg 19:421, 1995.

［7］Coleman SR. Structural fat grafts: the ideal filler? Clin Plast Surg 28:111, 2001.

［8］Kim W, Park BS, Sung JH, et al. Wound healing effect of adipose-derived stem cells: a critical role of secretory factors on human dermal fibroblasts. J Derm Sci 48:15, 2007.

［9］Lolli P, Malleo G, Rigotti G. Treatment of chronic anal fissures and associated stenosis by autologous adipose tissue transplant: a pilot study. Dis Colon Rectum 53:460, 2010.

［10］Bene MD, Pozzi MR, Rovati L, et al. Autologous fat grafting for scleroderma-induced digital ulcers. An effective technique in patients with systemic sclerosis. Handchir Mikrochir Plast Chir 46:242, 2014.

---

① 参考文献：2~4，8，11，13，22，23。

［11］ Klinger M, Marazzi M, Vigo D, et al. Fat injection for cases of severe burn outcomes: a new perspective of scar remodeling and reduction. Aesthetic Plast Surg 32:465, 2008.

［12］ Viard R, Bouguila J, Voulliaume D, et al. [Fat grafting in facial burns sequelae] Ann Chir Plast Esthet 57:217, 2012.

［13］ Sultan SM, Barr JS, Butala P, et al. Fat grafting accelerates revascularization and decreases fibrosis following thermal injury. J Plast Reconstr Aesthet Surg 65:219, 2012.

［14］ Carpaneda CA, Ribeiro MT. Study of histologic alterations and viability of adipose grafts in humans. Aesthetic Plast Surg 17:43, 1993.

［15］ Klinger M, Caviggioli F, Klinger FM, et al. Autologous fat graft in scar treatment. J Craniofac Surg 24:1 610, 2013.

［16］ Matsumoto D, Sato K, Gonda K, et al. Cell-assisted lipotransfer: supportive use of human adipose-derived cells for soft tissue augmentation with lipoinjection. Tissue Eng 12:3 375, 2006.

［17］ Yoshimura K, Sato K, Aoi N, et al. Cell-assisted lipotransfer for cosmetic breast augmentation: supportive use of adipose-derived stem/stromal cells. Aesthetic Plast Surg 32:48, 2008.

［18］ Carpaneda CA, Ribeiro MT. Percentage of graft viability versus injected volume in adipose autotrans-plants. Aesthetic Plast Surg 18:17, 1994.

［19］ Yoshimura K, Sato K, Aoi N, et al. Cell-assisted lipotransfer for facial lipoatrophy: efficacy of clinical use of adipose-derived stem cells. Dermatol Surg 34:1 178, 2008.

［20］ Gentile P, De Angelis B, Pasin M, et al. Adipose-derived stromal vascular fraction cells and platelet-rich plasma: basic and clinical evaluation for cell-based therapies in patients with scars on the face. J Craniofac Surg 25:267, 2014.

［21］ Liao HT, Marra KG, Rubin P. Application of platelet-rich plasma and platelet-rich fibrin in fat grafting: basic science and literature review. Tissue Eng Part B Rev 20:267, 2014.

［22］ Sultan SM, Stern CS, Allen RJ Jr, et al. Human fat grafting alleviates radiation skin damage in a murine model. Plast Reconstr Surg 128:363, 2011.

［23］ Schlosser S, Dennler C, Schweizer R, et al. Paracrine effects of mesenchymal stem cells enhance vascular regeneration in ischemic murine skin. Microvasc Res 83:267, 2012.

［24］ Pallua N, Baroncini A, Alharbi Z, et al. Improvement of facial scar appearance and microcirculation by autologous lipofilling. J Plast Reconstr Aesthet Surg 67:1 033, 2014.

［25］ Pu L, Coleman SR, Cui X, et al. Autologous fat grafts harvested and refined by the Coleman technique: a comparative study. Plast Reconstr Surg 122:932, 2008.

# 第2篇

# 面颈部美容

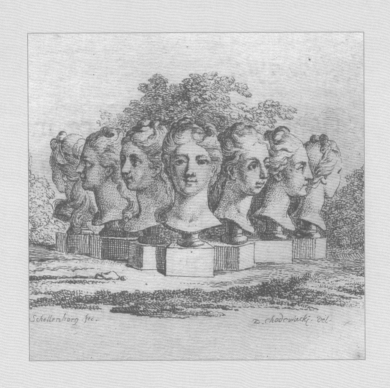

# 第22章

## 衰老模型：思维模式的转变

Sydney R. Coleman  译者：李 莎 程金龙 刘成胜 王 阳 韩雪峰

当新、旧观念相左时，无论新观念有多么确凿的证据，也难以被人们接受。新观念具有颠覆性，但是如果其是植根于现有知识的基础上，也会创造出更为聪慧的建设性理念。

历史上因挑战现状并为之遭受迫害或被无视的例子比比皆是，但最终，有价值的科学理念和观点经受住了时间的考验。近2000年的时间里，人们都把亚里士多德关于物体下降速度与质量成正比的理论视为真理。为了检验这个"真理"，伽利略将两个球体同时从比萨斜塔上扔下，证明了它们虽然质量不同，但却同时落地。当时的科学家却选择无视这个证据，在接下来的一个世纪中继续拥护亚里士多德的理论。类似的还有，古希腊人虽然知道地球是圆的，但事实仍然被宗教教条掩盖了几个世纪。

有时，即使事实与原有的教条明显相悖，发现问题也比创新性解决问题更为困难。现今与伽利略时代并无二致。这些教训对于引领变革的整形外科医师尤为重要，当我们努力了解与老化过程相关的变化时，这样我们就可以为患者提供其所期许的自然恢复。关键是我们在与实际老化过程相一致的自然模型基础上努力变革，从不同的角度看待我们的角色，汲取过去的经验教训，以我们专业特有的创造力与才智来解决这些问题。

首先，我们必须能够"看到"问题，然后才能找到可行的解决方案。因此，本章介绍了一种新的分析面部衰老的模型。我们以此为基础，探讨美容外科医师在处理衰老面部时所扮演的雕刻家角色。溯本求源有助于我们理解当下，展望未来。让我们回首我们的起源，以及早期的整形外科医师是如何接触到修复及年轻化的科学和艺术的。

## 起源

整形外科是什么？根据第一部英语科学词典（《技术词典：或通用英语艺术与科学辞典》，John Harris于1710年出版），它的定义是："用黏土等制作人、鸟类、野兽、鱼类、植物，等等的艺术……它与雕刻不同，不是通过减法去除多余的部分，而是经常通过加法创造形象。"可见整形外科最早被描述为创造新的结构来建立形象的艺术。《道兰图解医学词典》中也给出了类似的释义，整形外科的定义是"倾向于建立组织或复原失去的部分"。

100年前的整形外科医师，比起现代的整形外科医师，更符合雕刻者和填充者这个定义。20世纪早期的文献主要集中在通过各种可注射的填充物扩充组织，例如橡胶、马来乳胶、赛璐珞、金、银、象牙、牛角等物质。第一本美容外科专著《整形美容外科学》（作者Frederick Strange Kolle，1911年出版）1/4的内容在讲碳氢化合物（石蜡油）注射在面部填充方面的使用。Kolle在书中描述面部使用碳氢化合物的适应证非常广泛，额部8个，眶部7个，鼻部14个，颊部4个，耳部4个，口唇部10个，胸部 6 个，颈部 2 个，身体各部 11 个。Kolle 及其他作者发现注射碳氢化合物后感觉自然，相容性好，并发现这些化合物在注射后并未保持固态，而是分解成小颗粒，每个颗粒都被组织与其他颗粒分开，因而更容易与组织融为一体，可触及的仍是组织本身而非注射物。

20 世纪初皮下填充剂在面部美容方面被广泛应用。这类治疗在 20 世纪的前 20 年中仍是主流，但石蜡油等其他物质填充治疗的并发症变得十分显著，这使得整形外科医师逐渐认识到并不是治疗过程的问题，而是填充剂本身需要改进，因此在 1920 年之后放弃使用这些填充物进行面部的年轻化治疗。

整形外科医师开始寻找其他方法替代填充剂治疗，并发明出一些手术方法直接去除衰老征象。这些手术强调以切除为主，不断更新，越来越精细化，通过切除和悬吊皮肤、脂肪和肌肉组织来达到去除衰老相关的皱纹、皱襞、沟槽等。然而手术的结果常常不尽如人意：空洞的双眼和绷紧的皮肤，在文献中常被称为"整形手术的烙印"。整形重建外科医师致力于塑造和修复，使人体恢复到一个更为完整的状态；与此相反，美容外科医师却更像一个"雕刻者"，对他们来说，切除和悬吊才是无可争辩的真理。

## 个人发展

作为一名历史专业的学生，我在鼓励独立思考的氛围中学习，又用了一种不同的方式来实现年轻化和轮廓调整。增加容量和填充应该是解决问题的方法，需要的只是一种更为自然、稳定、并发症少的填充物质。对我而言，脂肪就是最好的选择。1988 年，我在 ASAPS 年会上第 1 次指出脂肪移植效果维持可达 1 年之久。1990 年起我开始向 ASAPS 和 ASPRS 发送一些摘要，题目类似于"维持面部的饱满：一种对抗衰老的方法"，并尝试传达这样的信息：脂肪移植如果使用得当，可以成为面部年轻化和轮廓调整的卓越手段，效果自然，长期稳定。同时，我也强调了需要重新考虑面部年轻化治疗的方式，抛弃下垂是面部衰老的主要问题这一观点。因为衰老的过程应该是由面部皮下组织和容量的绝对减少导致的一系列其他问题：下垂、皮肤纹理改变、深层结构暴露等。在过去的 30 年中，这一观点已经逐渐为大家接受，这种思维方式极大地促进了美容外科治疗，使面部及身体的年轻化治疗效果更为自然。

## 现行方法

在过去的 30 年里，整形外科学会时而接受我的理念时而忽略它们。不管怎样，美容外科领域已经发生了明显改变。美容外科的重点重新变为"增加容量"，例如容量、丰满度和结构等，这些词语几乎在每一个年轻化相关的手术讲座中出现。

完全可以理解现代整形外科学会对于脂肪移植持有的保留态度。整形外科医师已经接受了大量的训练，包括眼睑成形术、面部提升术、额部提升术等。我们长久以来一直依赖那些以切除和悬吊为主的治疗，以至于很难完全改变我们的眼界和实践。

同时也存在一些技术壁垒。脂肪移植的成功需要熟练的技巧，也同其他外科手术一样需要对于细节的关注。此外，与其他类型的美容外科手术相比，脂肪移植技术对于摄影质量的要求更严格，以记录毫米级别的变化。即使整形外科医师在接受技能培训后手术技术没有问题，也不能保证他／她有能力在脑海中模拟出一个三维立体结构，更不用说在面部或身体上创造一个自由形态的三维结构了。即使移植的脂肪存活得很好，外科医师也可能无法再"雕塑"出一个完美的三维立体结构，创造出一个翘翘的唇部、一个清晰的下颌缘、一个光滑的下眼睑，或者一个曲率适宜的额部。

与"雕塑"需要用到的设备一样重要的是，外科医师必须有能力观测和记录到在脂肪移植后表面皮肤质量的改善。许多外科医师根本没有兴趣或者能力去拍摄皮肤纹理的改变，尤其是那些经历了不止几个月而是数年或数十年的变化。然而，这种变化其实是非常显著的，所以应鼓励医师去记录。

时至今日，接受"填充"这个概念最大的障碍可能还是经济原因。许多经验丰富的外科医师多年来一直以切除和悬吊为原则进行实践和操作，现在基于传统的外科手术技术已经获得了成功，他们很难放弃这些手术转而进行脂肪移植。对于年轻医师来说，这种转变要容易得多。随着现代患者对于微创性治疗和自然效果的要求越来越高，外科医师将 Coleman 结构脂肪移植与填充剂治疗结合在一起，互为辅助。

美容外科手术正在迅速从以切除和悬吊为主的治疗转向以增加容量为主的年轻化治疗中。因为面部老化的主要原因是萎缩和容量减少。很明显，解决容量减少的方法就是恢复容量及饱满度。为了充分地理解这一点，我们重新思考了传统的衰老概念。我提出了下面的衰老模型，以帮助我们更好地认识衰老过程，进而提出解决衰老问题的最佳策略。

## 一个新的衰老模型

我们是如何衰老的？尽管整形外科的文献几乎普遍承认萎缩在面部衰老过程中起到一定作用，但直到最近几年人们还是强调下垂的重要作用，因而一些传统手段例如额部提升和眼睑成形术仍是面部年轻化的主流手术。常见的衰老模型关注的是皮肤的下垂、肌肉的下垂、脂肪的下垂——一切都在向下运动。理由很简单：只要患者向后拉其面颊，就能消除皱纹、皱襞、囊袋等衰老的标志。直到最近，现代美容外科手术都是基于这一简单的原理——去除与衰老有关的征象，切除皮肤、脂肪、筋膜和肌肉，收紧或者悬吊其余的组织。

Mario González-Ulloa 和其他人曾经讨论了脂肪萎缩是导致衰老的主要因素。González-Ulloa 向外科医师提出挑战，要求他们找到增加容量的方法来逆转脂肪的萎缩。尽管一些早期的外科医师，例如 González-Ulloa，正确地认识到萎缩是衰老的主要原因，但他们却错误地将脂肪的萎缩当成衰老过程的主要原因。真正需要的是一个全新的衰老模型。

图 22-1 用来帮助分析面部是如何衰老的。左边是一位大约 20 岁的年轻女子的面部；中间是大约 50 岁的中年女子；右边代表的是 75 岁以上女性的面部。目的是帮助读者们分析他／她的患者的面部以了解他们是如何衰老的。

我们可以在药物相关的脂肪代谢障碍患者中，找到机会观察面部是如何萎缩的。这些患者让我们对于失去面部脂肪后的外观有了新的认识。他们的容貌未必呈现老态，但由于皮下脂肪的减少而呈现出病态或类似厌食症患者的容貌。脂肪减少的区域是特定区域：颊部和颞部最常受累。唇部和口周至鼻唇沟的区域几乎完全不受脂肪萎缩的影响。但是从颧部至侧颊部的整个中面部，向下延伸到下颌缘的区域，几乎所有的组织都有明显的流失（图 22-2）。

这里展示的衰老模型是根据我从手术、尸体解剖和对于脂肪萎缩的观察中得出的。图 22-3 是一些冠状切面，在左侧年轻的切面中可以看到，深层脂肪（黄色）实际上是被"丰满组织"（紫色）隐藏了起来。这些"丰满组织"（紫色）可能是由蛋白质、激素、透明质酸等造成的胶状液体物质。这些能够带来饱满形态的物质广泛地分布于从骨骼到皮肤等组织中，并随着衰老的自然过程逐渐减少消失。

当一个人接近中年后，位于下颌缘、鼻唇沟上方以及眼睑区域的深层脂肪，由于周围组织的萎缩而显露出来。不仅深层脂肪变得明显，面部许多其他结构例如颌下腺、骨骼等也更加清晰可见。在本书的第 23 章至第 29 章将详细讨论面部的各个区域是如何衰老的，几乎所有区域的脂肪都留存下来，而骨骼、腺体、血管以及其他年轻的标志消失了。并且，所有这些变化都伴随皮肤质量的恶化、皮肤的厚度及弹性的减少。

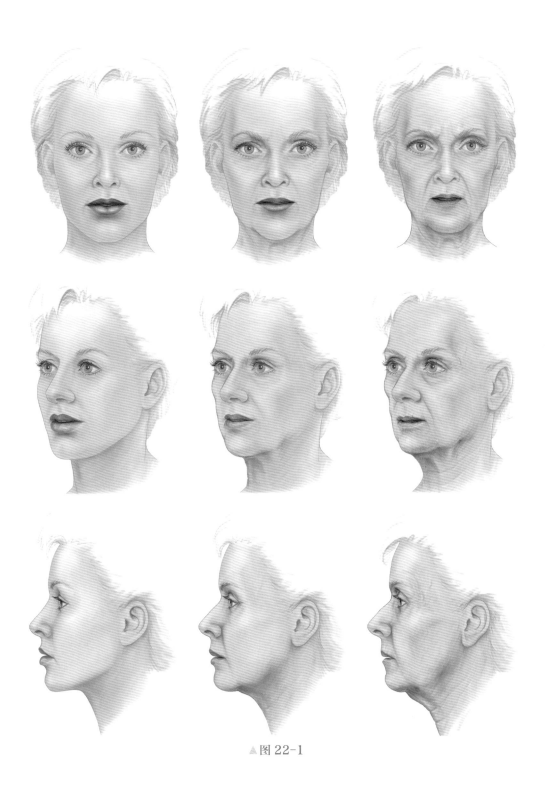

▲图 22-1

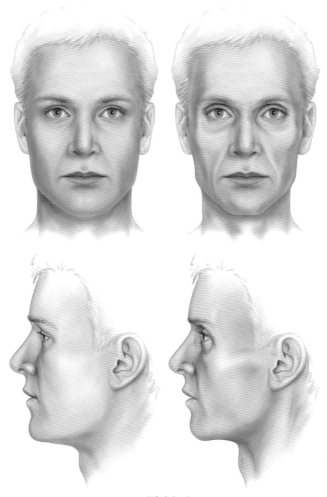

▲图 22-2

## 唯一不变的是变化

萎缩是衰老的决定性特征；它同时也是一个最大的挑战：我们如何找到面部及身体年轻化的最佳手段？从古至今的观察中得到的教训告诉我们，年轻化治疗并不是下垂或悬吊，而是以一种自然和美学的方式，通过增加容量恢复年轻的丰满度及轮廓。

增加容量代表了年轻化治疗的过去和未来，同时可能也是很多新技术的关键，例如组织修复。本书中许多术前术后的对比照片都显示移植后的脂肪组织可以明显地改善皮肤质量，除了恢复年轻的轮廓，在手术后的很长一段时间内，皮肤的质地、弹性和色泽都恢复到了一个更为年轻的状态。干细胞在移植脂肪的成活中也起到很大的作用，它们可以促进血供，使皮肤变厚，恢复弹性，改善皮肤色泽。

几乎每天都会有新的观察结果和新的启示，引导新方法的产生，只有基本原则不变。我们可以在这些原则的基础上进一步了解衰老的过程，思考我们如何给患者提供更为自然和持久的年轻化治疗。

## 不同区域的注意事项

### 眶上区域

衰老和由于疾病导致的骨骼化引起的改变在面部的上 1/3 主要表现为凹陷和空洞，而不是下垂，

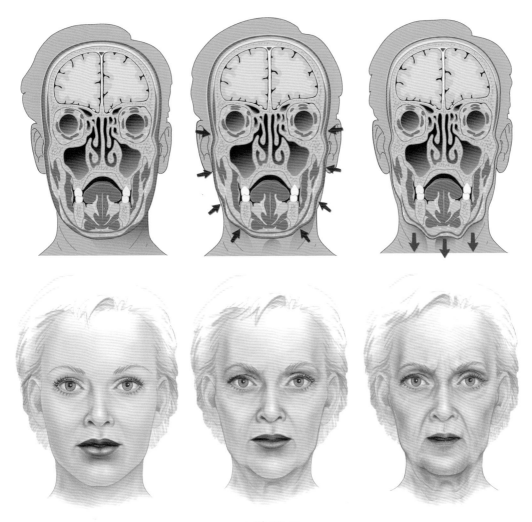

▲图 22-3

这一点与面部其他部位相比更具有相似性。

　　年轻时，眉部、颞部、上睑以及面部的其他区域皆为饱满而不是臃肿。这种饱满使得深层的组织和结构，例如骨骼、软骨、血管、表情肌和聚集的脂肪（见第 23 章）等变得模糊而柔和。当饱满消失时，深层的结构就显现出来。在上面部，颅骨的形状和眶骨的骨性边缘就会更加明显。血管也逐渐显现，并且走形更加曲折（类似于第 43 章中所描述的手部）。面部的表情肌，例如皱眉肌和降眉间肌失去了表面组织妨碍而表现出内在的肌张力，因此变得可见，此即为许多老年人总是呈现为皱眉或愁苦表情的原因（图 22-4A～C）。

　　眉部下垂幅度较小，伴有额部、颞部和眉部的整体饱满度减少。老年人眉部最显著的变化其实不是下垂，而是由于眉外侧支撑及眉尾部分饱满度的减少，产生了眉部下降的假象。

　　当颞部凹陷时，眉部外侧的支撑消失，外侧的眉部逐渐不可见并有轻度的下垂。本质上说，由于外侧的支撑缺失，无法看到眉部的外侧 1/4。我会告诉我的患者，她们年轻的时候，眉部就像是一个缓坡，随着年龄的增长，外侧的眉部塌陷成了悬崖，因此从正面看就少了一截，这给人一种眉部变短并且下垂的假象（图 22-4D～F）。

　　眉部中间 1/4 看上去下垂则是由于眶上部分阴影位置的变化导致的。虽然随着年龄增长，眉部的位置确实有一点实际的下降，但眶上区域阴影的变化会让观察者认为眉部已经发生了明显的下垂（图 22-5）。

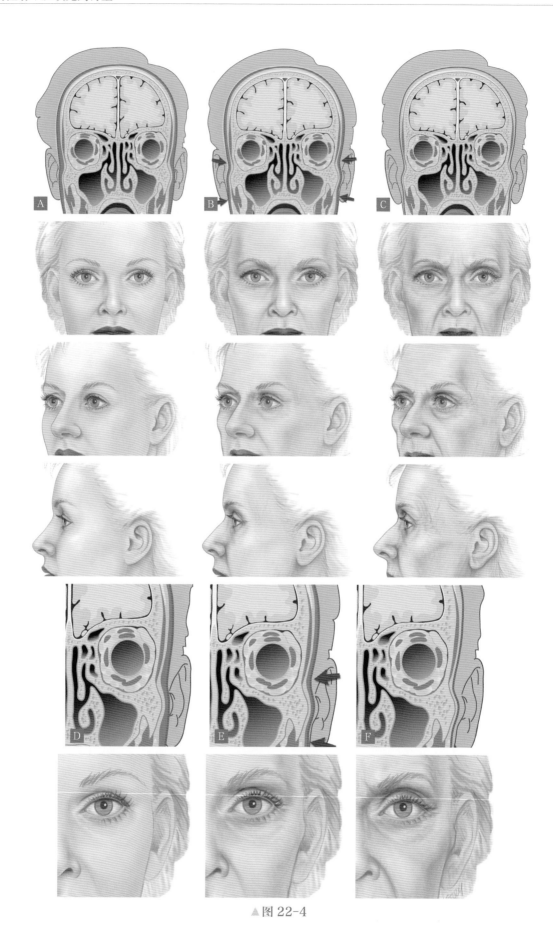

▲图 22-4

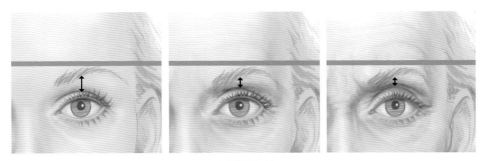

▲图 22-5

随着上睑和眉部的饱满度逐渐消失，衰老呈现不同的表现。一些人衰老后眼部变得更加深邃甚至骨骼化；另一些人则形成囊袋状的改变。事实上，正如图 22-6 所示，这 2 种不同类型的衰老可以出现在同一个人身上。

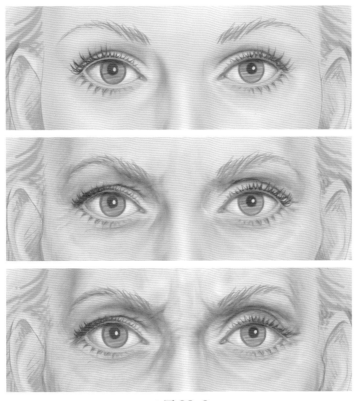

▲图 22-6

## 唇部

随着年龄增长，唇红下及皮下组织区域的唇部都失去了饱满状态。肌肉与唇红之间的组织逐渐萎缩，使得肌肉与唇红和黏膜的接触逐渐变多（参见第 27 章），这导致了下唇的内翻和上唇的收缩。矛盾的是，虽然下唇外侧变得不饱满，但下唇中央凹陷消失使中央区域的黏膜看起来比之前饱满。与此同时，唇部的内翻使得唇部中央区的前翘和前突消失。

很戏剧化的是，下唇衰老时中央区域的凹陷和向外的突出感同时消失，这是下唇衰老最常见的表现。

下唇的饱满度消失后，下唇下移露出下颌切牙，即在唇部肌肉放松状态时暴露出下切牙。虽然下唇的体积缩小极为显著，但上唇的皱纹往往更为严重（图 22-7）。

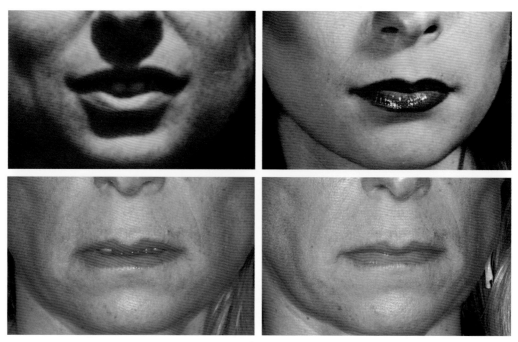

▲图 22-7

　　最适合做丰唇治疗的是那些年轻时唇部就很饱满的患者，恢复唇部的饱满度可以带来更为年轻的外观。

　　最有挑战性的患者是那些从来没有过丰满唇部的人，尤其是上唇。随着年龄增长，上唇组织变薄，皱纹增多。想要创造出丰满的、有吸引力的双唇，需要通过特定方向的脂肪填充来掩盖患者的自然解剖倾向（图 22-8）。

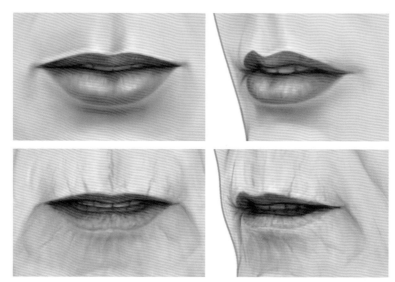

▲图 22-8

　　上唇的衰老比下唇衰老的表现更加多样。如果年轻时上唇就比较薄，衰老后其饱满度的减少会导致上唇的内翻，可见唇红的减少、上切牙暴露增加等。外侧唇红的减少尤其会导致整个唇部明显缩小（图 22-9）。

　　然而，很多时候上唇萎缩后并未内翻，而呈囊袋状悬挂下垂，这时往往会导致可见唇红的增加，从而遮盖上切牙。因此，很多患者的正位照片与侧位或斜位的照片相比，上唇会显得大一些（图 22-10）。

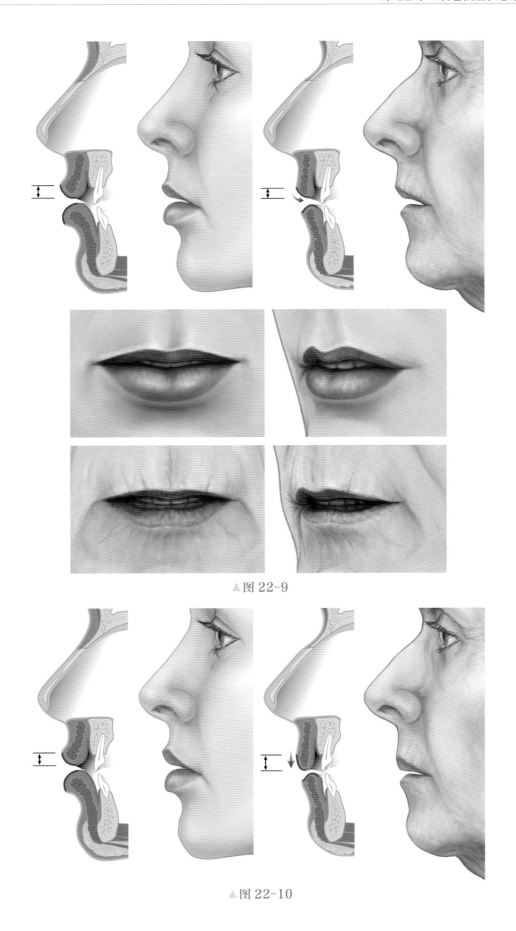

▲ 图 22-9

▲ 图 22-10

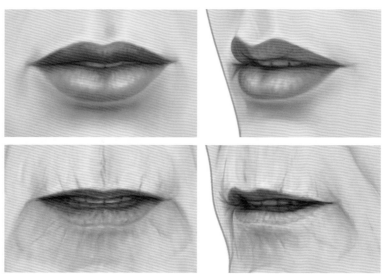

▲ 图 22-10（续）

这时，我们会发现上唇和下唇在正位照片中尺寸变得更接近了，即上唇唇红增加，而下唇唇红减少。

## 颈部

颈部的衰老过程并不像面部那么复杂。虽然机制相似，但更容易直观地理解颈部的最终结果（参见第 29 章）。如同手部一样，颈部也失去了皮下及颈阔肌下广泛分布的胶状液体物质——非脂肪。颈部萎缩从某种角度上和耳垂很像，它逐渐地轻微地悬挂在垂直方向上。然而，由于深部有颈阔肌固定，最终不可能像耳垂那样下垂得那么明显。同样，重力不是主要的因素，只有在失去深层支撑之后，颈部的皮肤才会轻微地"下垂"，出现褶皱。由于衰老和阳光照射导致皮肤的弹性减少，会加重这一过程。

随着年龄的增长，颈部横纹也会加深，而颈阔肌的肌张力会产生垂直的肌肉束带，从颏部向下延伸到颈部软骨。皮下组织的萎缩逐渐暴露出更多颈部的软骨结构，在某些个体中，这可能成为衰老的主要表现（图 22-11）。

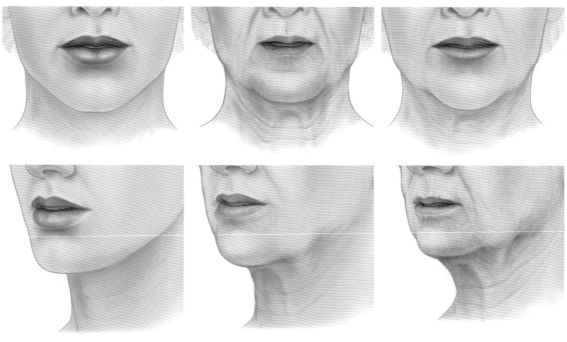

▲ 图 22-11

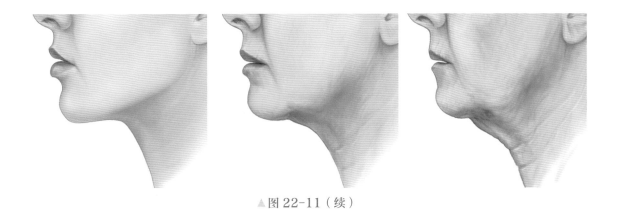

▲图 22-11（续）

# 第23章

## 同时进行面部提升及脂肪移植：提升和填充联合的面部年轻化治疗

Timothy Marten, Dino Elyassnia　译者：李 莎 王 阳 韩雪峰

### 衰老的面部以及脂肪移植的必要性

认识到衰老过程中发生的变化和相应的深层解剖原因，对于规划外科手术和提出适当的治疗建议至关重要。在大多数患者中，问题分为3大类：面部皮肤老化；面部组织松弛，皮肤冗余，年轻的面部轮廓消失；面部的空洞、萎缩和（或）与年龄有关的脂肪营养不良。最佳的治疗手段取决于所出现的问题类型、患者的治疗意愿，以及她／他为获得预期效果可以付出的时间和费用。

如患者主要关注面部皮肤的衰老，可能不需要正式的开放性外科手术，而只需要一些局限于皮肤表面的治疗手段即可以达到他们的预期效果。但是若患者主要关注的是面部松弛、皮肤冗余以及面部轮廓问题，只进行皮肤表面的治疗可能效果甚微。这些患者需要进行正式的外科提升手术，将松弛的组织复位，切除多余的组织，最终获得自然持久的改善[1-9]。

对于因衰老而出现的面部明显萎缩、空洞及脂肪的缺失，可以预见的是，可通过联合表面皮肤治疗和外科提升手术达到较为理想的效果，但不是最优效果。即使表面皮肤光滑无瑕，也无法掩盖因面部容量缺失导致的空洞感；衰老导致面部组织的明显变薄和缺失，很难通过提升和复位创造出自然、有吸引力的面部轮廓。通过脂肪移植恢复面部容量的缺失是一项强有力的技术，它代表了一种治疗面部衰老的新模式。目前，大多数整形外科医师和其他从事面部衰老治疗的医师都承认，脂肪移植是面部年轻化治疗中缺失的一环。若将脂肪恰当地移植到面部由于衰老或疾病导致的萎缩区域，则可获得显著而持久的改善，而通过其他方式却无法获此种改善。

#### 为什么要联合面部提升与脂肪填充

为什么要联合面部提升和脂肪注射？为什么不只做面部提升术？这些问题的答案在于面部衰老原因的多样化，面部脂肪随着年龄增长逐渐流失，面部变得空洞，伴随着松弛、下垂和其他重力导致的效应。单纯的面部提升手术，即使是全面的、十分激进的手术，也只能解决组织的下垂和冗余，结果是，虽然面部获得了提升，但是仍显"空洞"。另外，在通过脂肪移植改善面部容量缺失的同时，可以实施面部提升治疗。在其他条件一致的前提下，联合面部提升与脂肪填充比单一的治疗效果更好，两者联合可以彻底解决面部萎缩导致的轮廓问题，获得最佳效果。

55岁女性患者实施面部提升和脂肪移植手术术前及术后1年4个月的对比照片（图23-1）。术前可见存在组织下垂、皮肤冗余和面部萎缩。她进行了高位SMAS除皱术、颈部提升术、额部提升术、下睑及外眦成形术和全面部脂肪填充术。术后可见联合面部提升和脂肪填充治疗比单独任何1项治疗的效果更好。

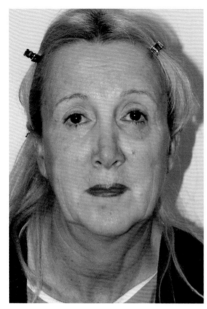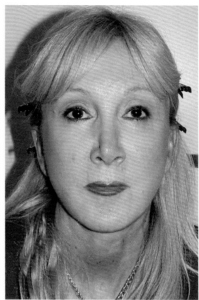

▲图 23-1

### 容量恢复、组织融合和干细胞效应

对于进行面部提升手术的外科医师来说，脂肪移植具有既往方法无法获得的优势。脂肪移植提供了容量再生——一种改善面部外观的新方法和整形外科医师操作的新维度。与非自体组织的填充剂不同，脂肪可与面部组织相融合而成为面部的一部分，在面部运动时外观更加自然，并获得更为持久的改善。此外，临床观察中发现脂肪移植可以通过"干细胞效应"促进面部组织质量的改善，这一点也被越来越多的临床证据证明，若与面部提升手术相结合，将实现真正意义上的面部年轻化。

### 专业术语

"干细胞面部提升术"这个词语已经让许多患者和外科医师产生了混淆。所谓"干细胞面部提升术"，是将脂肪注射到面部的不同部位，声称可以通过干细胞效应产生组织年轻化的效果。在多数情况下只注射了脂肪，未进行面部提升手术，但也有一些联合了局部的传统提拉手术。根据目前的一些科学事实，脂肪移植可以被泛指为一种"面部提升术"，但从医学角度上说，这两类手术虽然一起进行，可称为联合治疗，但它们是完全不同的外科手术。

### 脂肪移植的缺点

必须承认，联合脂肪移植与面部提升手术也有缺点。包括较长的学习曲线、手术时间延长、术后肿胀增加、恢复时间延长、移植吸收率不确定，以及一些潜在的并发症如不对称、包块或其他不平整等。还需要转变某些患者的错误观念，如注射的脂肪会移位，移植脂肪会使面部"看起来更胖"。

### 为什么不单独做脂肪移植

与年龄有关的面部脂肪缺失很少作为孤立事件出现在健康患者身上，因此这些患者很难通过单纯的脂肪移植得到恰当有效的治疗。如果患者面部松弛和皮肤冗余较为明显，单独进行脂肪移植能否带来获益也是有争议的。尽管用大量脂肪填满一张松弛的脸能够改善轮廓和皮肤，但是也常常会形成一个巨大的、不自然的、缺乏女性化的"填充脸"。过度填充的面部很难通过治疗来进行纠正，因此不论是从逻辑上还是经验上，都需要将脂肪移植与面部提升手术结合起来，在下垂的组织复位或者多余的组织被切除的同时或之后进行脂肪移植。通过这种方式使得移植脂肪分布更为自然，避免了过度填充。

### 脂肪应该注射到哪里

不同的患者需要脂肪移植的区域不同，我们需要以一种不同于以往的眼光去评估面部，要更像一名雕刻家而不是裁缝。几乎所有可以使用非自体组织填充剂的部位都可以进行脂肪移植，包括但不限于：额部、颞部、眉弓、眉间、鼻背、眶上（上睑）、眶下（下睑）、泪沟、颊部、中面部、颊部凹陷、唇部、口周、口角、鼻唇沟、下颌前沟（geniomandibular groove，GMG）、下颌缘、颏沟、颏下皱襞、颏部，以往注射过填充剂的经历对于进行脂肪移植也是一个参考。

也许决定脂肪移植到哪里最好的方法就是外科医师仔细研究患者之前面部提升手术的效果，看看是哪些区域的效果不够好。大多数情况下，经验丰富的医师最重要的缺点就是没有将缺失的容量补充回来。

患者年轻时候不笑的照片是非常有价值的，这是我们获知其衰老后容量缺失和引起的面部变化的最好方法。这些照片也有助于教育患者，告诉她们自己的面部随着衰老发生了哪些变化，并解释脂肪移植的必要性。

随着时间的推移，在对面部衰老过程进行深入研究之后，人们可以对面部的萎缩有更深的认识，并越来越希望去纠正它。图 23-2 展示了一例患者在面部提升（以及相关治疗）和脂肪移植前后的对比，以及脂肪填充的区域。这是我们理解年龄相关的面部萎缩和如何去纠正它的一个很好的起点。

该 47 岁患者既往未实施过外科治疗；此为该患者进行联合面部提升与脂肪移植术前与术后的对比照片。图 23-2 左为术前，提示有组织下垂、皮肤冗余及面部萎缩。图 23-2 右为术后 1 年 1 个月，她进行了高位 SMAS 面部提升、颈部提升、额部提升、上睑成形（提上睑肌复位）、下睑成形、上唇提升，以及共 38 mL 的脂肪注射。图 23-2 中黄色阴影为脂肪注射的区域：眶上 1 mL/ 侧、颞部 3 mL/ 侧、泪沟 1 mL/ 侧、眶下区域 3 mL/ 侧、颊部 4 mL/ 侧、鼻唇沟 1 mL/ 侧、口角 1 mL/ 侧、下颌前沟 1 mL/ 侧、下颌缘 3 mL/ 侧，以及上下唇各 1 mL（每侧 0.5 mL）。联合面部提升和填充治疗比任何一种单一的治疗手段效果更好。

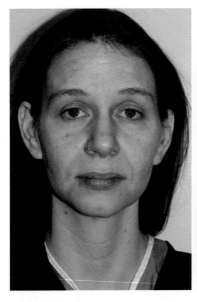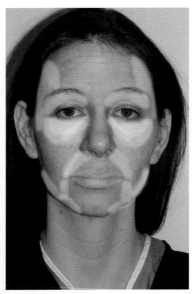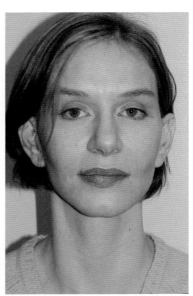

▲图 23-2

### 脂肪移植和其他治疗的先后顺序

虽然在面部提升手术中，何时进行脂肪移植还没有形成一个共识，但是在实践操作中，在所有治疗开始之前，即面部提升手术之前进行脂肪移植可能是最佳选择。原因如下：在最开始阶段，患者面部处于自然状态而且麻醉程度比较深，这样利于脂肪的抽吸和存活；面部提升术前，面部没有伤口也没有肿胀，术前做的标记和面部解剖标记也更容易辨认；此外，外科手术原则也建议我们尽量减少脂肪在体外的时间。也许最重要的原因是，早上外科医师们不论是从技术上还是艺术性上都更有活力，比进行了长时间的面部提升术后再去做脂肪移植效果更好。

## 材料与方法

已有文献对同时进行面部提升和脂肪移植术的操作方法进行了阐述 [1,3,10,11]。Coleman 在观察面部提升联合脂肪移植术后提出了一些原理（参见第 1 章）。

### 面部提升联合脂肪注射的准备工作

脂肪移植通常被误认为是一种简单的手术，可以在几分钟内完成。这种态度往往会导致手术不顺利、手术中断以及效果不佳。如果希望脂肪能在面部移植区域存活的更好，那么脂肪抽吸时必须要以一种特定的、无创的方式进行。其处理以及注射过程对于技术要求很高，而且非常耗时。脂肪移植同时也是一项对艺术性要求很高的操作，需要外科医师大量的创造力。即使只是面部的几个注射区域，整个注射过程也可能持续 1 小时甚至更久，如果这个外科团队刚刚才进行了一场由许多步骤组成的面部提升手术，这可能会让他们不堪重负。因此必须仔细规划和适当的分配手术时间。

### 手术器械

我们需要一些特殊的手术器械来获取和注射脂肪，除此以外还有几种其他的设备用来处理脂肪。

如果使用锐针来获取脂肪，或者脂肪未经处理，或者使用了注射非自体组织填充剂的方式来注射脂肪等，通常会得到较差的结果。此外，使用锐针进行脂肪注射（除了真正的皮内注射以外）有可能发生血管内注射、脂肪栓塞和其他严重并发症，例如组织坏死、失明、脑栓塞等，因此不建议常规使用锐针（图 23-3）。

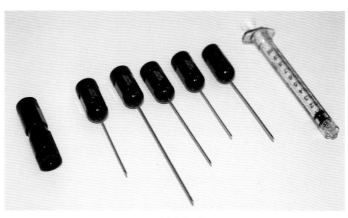

▲图 23-3

### 选择获取脂肪的区域

目前，关于哪个部位能获取到"最好的"脂肪还没有形成共识，也就是说还没有证据表明某一个脂肪供区显著优于另一个。脂肪供区通常都是通过与患者的沟通来进行选择和标记的，目的是改善她／他的体形或线条，理想的区域一般是减肥或者锻炼也很难瘦下去的部分，这些部位的脂肪从生物学角度来讲可能是被"编码"要伴随患者一生的。对于女性来说，通常是臀部、大腿外侧或者腹部，而男性则是"腰间赘肉（love handle）"和"游泳圈"。

瘦削的患者可能需要多个部位的吸脂，包括大腿内侧、膝内侧、上臀部和腋窝前部，多部位吸脂会导致手术时间的增加，应纳入手术计划中。术前对患者的脂肪储备情况进行评估可以为吸脂操作更好地分配时长和定价。

我们推荐把术前与患者进行咨询时确定的吸脂区域进行标记和拍照记录。这样我们可以避免患者在术后对于吸脂区域的术前情况产生争论或异议。

### 术前面部标记

不可仓促实施面部提升和脂肪移植手术，需认真计划并在术前患者端坐位时进行标记。做术前标记需要医师集中注意力，而且很耗时，最好在一个不受干扰较为私人的区域进行。打印一张患者面部实际尺寸的照片，可以更好地在照片上制订最初的计划，也有助于和患者讨论确定需要治疗的区域。大多数情况是让患者自己拿着手持镜，一边和患者讨论一边进行标记。我们的目标是将面部有缺陷或者萎缩的区域标记出来，像地形图一样指导外科医师手术中的操作，本质上是与获取脂肪的手术相反的计划。

由于面部衰老就是一个脂肪代谢障碍的过程，即有些部位不足，有些部位过量，因此如果有些部位需要吸脂治疗，也需要进行标记。这些部位可以用不同颜色或者其他方法进行标记。

一旦标记完成，需再次拍摄照片并打印，以便手术过程中展示，这些照片将成为患者医疗记录的一部分。

### 知情同意

一些外科医师打印出有患者术前照片的手术计划书，在照片上进行标记，以此避免术后就患者术前的意愿或者已经达成的共识发生纠纷。建议在知情同意书中加入以下内容：预估脂肪填充部位的讨论及设计，介绍整个过程是如何进行操作的，以及患者同意医师为了达到需要的效果，可以在手术中根据自己的判断将脂肪填充在任何需要的区域。

### 麻醉

现今的大多数面部提升术都很耗时，在技术上要求也高，因此在手术过程中加入脂肪移植的操作对大多数外科医师的耐力和沉着都是一种考验。在进行联合手术时，我们强烈建议招募一名麻醉医师或其他可以进行麻醉操作的人员。当患者有麻醉困难、高血压或其他严重的医疗问题时，此点尤其重要。

目前，大多数的面部提升手术都是在患者深度镇静并使用喉罩通气（laryngeal mask airway，LMA）下进行。这使得患者可以在深度镇静的状态下，不用担心气道问题，也不需要使用肌松剂，可以进行自主呼吸。在深度镇静的患者身上进行吸脂操作也更为简单，尤其在需要多个部位吸脂的时候，也有利于面部填充脂肪的操作。不管怎样，任何一位熟练的正规麻醉医师都足以完成这样的麻醉操作。

### 获取脂肪

脂肪抽吸是一种精细的手术，而且充满艺术性，同时改善患者的外形和身材。因此，除非轮廓存在特殊情况，否则都应于双侧对称地去除脂肪。

在面诊患者时就应仔细检查患者身体情况，除非患者供区脂肪非常充足。那些脂肪储备有限或既往接受过吸脂手术的患者会增加手术难度，我们往往需要耗费更多的时间和精力从其身上获取脂肪，麻醉、手术时间以及外科医师的费用也应相应地计算进去。

麻醉生效后，首先获取脂肪，此时先不做面部的准备工作。除了一些少见的案例，一般不需要对整个躯干进行完整的准备工作。通常情况下，只对标记部位进行局部准备并消毒，建立无菌区域（图23-4）。

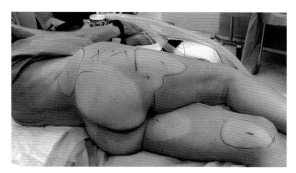

▲图 23-4

大多数人喜欢从臀部和（或）大腿外侧获取脂肪，此时患者的体位通常为半侧卧位；备皮、消毒、铺巾，然后进行吸脂，接着将患者转向另外一侧并重复吸脂过程。如果患者的体位适当，可同时进行多个部位的吸脂，包括膝内侧、大腿后内侧、大腿外侧、臀部上方、臀部、腰部以及侧腹部等区域。这对于那些脂肪储备非常少的瘦削患者来说尤为重要。

获取脂肪的区域用 0.1% 的利多卡因与 1 : 1 000 000 的肾上腺素混合的溶液进行局部浸润，使用特殊设计的多孔钝针实施浸润麻醉，并给予充足的时间使麻药发挥麻醉和止血效果。每注射 1 mL 上述局麻溶液约吸出 3 mL 脂肪，无须采用肿胀的方式做浸润麻醉，因为供体组织过于湿润会导致获取的脂肪过于稀释，吸脂过程也会耗费更多时间。即使是使用深度镇静或者全麻，局部浸润麻醉仍为必要，可减少吸入麻醉等麻醉剂的总量。

将一种特殊的吸脂钝针连接 10 mL 的注射器，利用注射器的负压轻柔的吸取脂肪，可以避免对组织造成真空气压伤。脂肪可以顺利地通过细至 0.7 mm 管径的钝针。如果通过过度的负压获取脂肪，可能导致脂肪存活不佳而影响移植效果。

图 23-5 左从上到下分别是 10 mL 带鲁尔接口注射器、1.9 mm 直径注射局麻药用的钝针、2.4 mm 直径 Tulip 3 孔吸脂钝针（也经常使用类似的 Caraway 钝针）以及 2.4 mm 直径 Coleman 吸脂钝针。图 23-5 右为器械尖端处的特写。

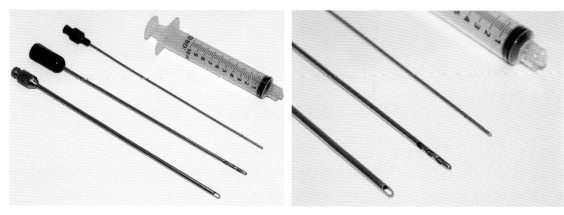

▲图 23-5

一般来说，为确保充足的脂肪用于面部填充，应获取至少为预期 2 倍的脂肪量。如医师希望脂肪内的干细胞密度更高，就需要获取更大量的脂肪（见下面的讨论）。

一旦脂肪的获取完成，医师会使用 6-0 尼龙线间断缝合切口，用准备好的溶液将吸脂区域擦拭干净，最后用 Tegaderm 敷料覆盖缝合后的伤口。

## 处理获取的脂肪

吸出脂肪的特征和浓度一般都各不相同，每一管注射器内都含有不等量的脂肪、血液、局麻药，还有破坏的脂肪细胞（"油脂"），因此我们需要一些处理措施将其转化为较为统一的注射材料。虽然我们可以通过类似"滤茶器"的筛子过滤脂肪，或者将脂肪放在 Telfa 纱布上翻动，以此将脂肪中的油和水去除，但是这样做的话绝大部分"生长因子"和"细胞信使"等也会损失掉。此外，我们都知道"高密度脂肪细胞"中富含干细胞，通过筛子或者纱布的处理无法富集这些细胞。

Coleman 倡导的离心分离法可以将油（破坏的脂肪细胞）和水（血液及局麻药）从脂肪细胞中分离出来，同时将其他一些重要的成分也集中起来，因此成为近 20 年来外科医师最喜爱的处理脂肪的方法。此外，离心法将高密度的脂肪细胞浓缩，这类"高效"脂肪质量更为优秀，富含"干细胞"，适合一些重要部位例如眼周和唇部的治疗，如果获取的脂肪量足够大时也可以用于全面部的脂肪填充。

在进行离心之前，先在注射器末端连接一个无菌的、一次性的鲁尔接口帽，然后将注射器的推杆取出。将末端封闭好的注射器放入离心机内，配平，以 1 000 r/min 的速度离心 1 ~ 3 分钟。大多数小型便携式离心机都可用于离心脂肪，价格便宜，而且有可消毒的注射器套筒，保证装有脂肪的注射器一直处于无菌状态，这样离心后也可由手术台上的医师直接取出处理。

图 23-6 左是一台小型便携式台上离心机，常用于手术中处理脂肪。图 23-6 右为局部特写，可见离心机的一个转子内放着 10 mL 注射器，其内为尚未处理的脂肪。注意注射器的末端已用一次性的塑料帽封闭。与转子适配的还有可拆卸及消毒的金属套管，这样可以在离心以后直接拿到消毒的手术台上。还有一些离心机设计成可以将整个转子部分消毒。

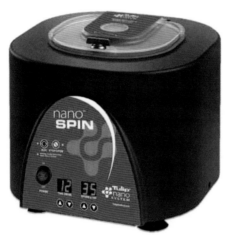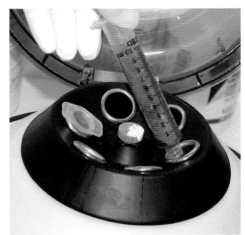

▲图 23-6

离心完毕后，取出注射器，可见其内上层为油，中间层为脂肪，下层为液体（血液和局麻药）（图23-7）。

我们可以直接打开末端的塑料盖放掉下层的血水／局麻药，然后更换一个新的塑料盖。上层的油则可以直接倒出，然后将 Telfa 海绵放在注射器针管内吸除剩下的少量油性成分。如果获取了过量的脂肪，也可以不需要 Telfa 海绵吸除油脂，直接将每个注射器上层的 1 ~ 2 mL 脂肪弃掉。图 23-8 所示的这种试管架为脂肪处理带来了很多便捷。这种架子可以很方便地放置 1 mL 和 10 mL 注射器、注射器组件及其他用于脂肪移植的器械。

离心之后，注射器内最下层的 2 mL 富含干细胞，或称为脂肪干细胞（adipose-derived stromal cells，ADSCs），这些细胞可以被优先用于一些重要部位的填充，如眶周、唇部、泪沟等。如果供区脂肪组织丰富，获取了过量的脂肪，就可以获得足够多的高密度脂肪细胞，完成全面部的脂肪移植操作。目前多数外科医师认可上述策略，认为是最能发挥干细胞效应的方法。对于那些脂肪储备有限的患者，我们可以将未使用的脂肪重新注射到臀部或类似区域，起到一个"脂肪银行"的作用，以备今后使用。

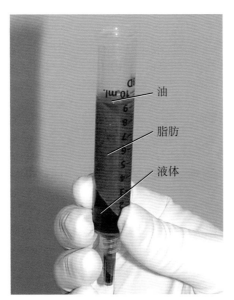

油
脂肪
液体

▲ 图 23-7

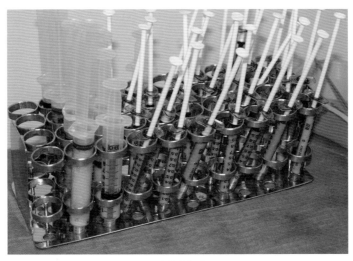

▲ 图 23-8

### 脂肪和富血小板血浆

部分外科医师主张将获取的脂肪与富血小板血浆（platelet-rich plasma，PRP）混合，认为可以促进移植脂肪的存活，改善整体效果。然而，越来越多的证据表明这并非事实。脂肪移植应该是一门艺术，而非一项科学实验。

### 注射过填充剂的患者

对于进行脂肪移植的外科医师而言，曾经接受过填充剂注射治疗的患者可以说是一个特殊的挑战，因为他们属于极不适宜手术的人群。我们经常会发现实际填充的物质远比患者意识到或者承认的要多，这些残留的填充剂掩盖了真实的缺陷。残留的填充剂还会影响移植脂肪的存活，使得脂肪吸收不均匀，并影响手术的最终效果。经验表明，即使是几年前注射的填充剂，也会使操作更加困难，结果更难预测。

注射过填充剂的患者就像是一个"移动的靶点"，更难评估和治疗。接受过透明质酸类注射的患者更易出现移植脂肪存活不良、吸收不均匀，并且可能需要多次治疗。以透明质酸为主要成分的注射剂可以通过透明质酸酶（Vitrase，Wydase）溶解，推荐在治疗前几天或更长时间之前去除透明质酸类填充剂。如果在手术过程中去除填充物，患者就没有机会看到自己没有填充物的样子，这样可能导致对比效果不明显。透明质酸类填充剂被透明质酸酶溶解时，患者会产生一些残留的炎症作用，可能影响脂肪移植的效果。

如果患者使用的是非透明质酸类填充剂，如硅胶或者聚甲基丙烯酸甲酯（polymethylmethacrylate，PMMA），则会出现更复杂的情况。最近注射或既往注射过聚乳酸（poly-L-lactic acid，PLLA）的患者则存在慢性炎症、内部纤维化和相关组织受损的问题。应该告知使用 PLLA 的患者，他们更有可能出现脂肪存活不佳、脂肪吸收不均匀的情况，并且可能需要多次的脂肪移植治疗。

### 注射脂肪

获取的脂肪离心之后，去除油脂和液体成分（如果需要，分离出高密度脂肪），用两端皆为鲁尔接口的转接头连接后，将脂肪轻柔地转移到 1 mL 注射器中，因为无法通过 10 mL、5 mL，甚至是 3 mL 注射器完成非常小剂量的注射。

一个 10 mL 鲁尔接口的注射器，一个 1 mL 鲁尔接口的注射器，以及两侧都是鲁尔接口的转接头（图 23-9）。

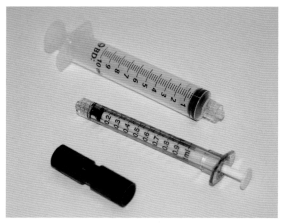
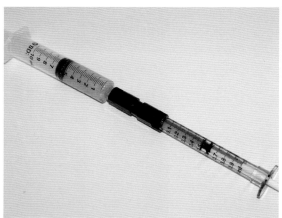

▲图 23-9

使用 0.25% 的布比卡因和 1 ∶ 200 000 的肾上腺素混合的溶液进行神经阻滞，等待足够的时间使麻醉和止血起效。如果进行了正确的神经阻滞，患者也接受了镇静治疗，通常没有必要进行局部的浸润麻醉。

接着，用 11 号刀片做小切口或者用 20 G 锐针头开口，然后使用 0.7 mm、0.9 mm 和 1.2 mm（18 ~ 22 G）的钝针进行脂肪注射。这些切口非常小，一般术后无须缝合。

应在合适的平面上进行多通道的注射，在进针和出针时都要注射脂肪，通常从 2 个不同的进针点注射，并使 2 个注射区域重合。在 2 个不同的注射区域分别注射，可以使针道相交叉，移植的脂肪分布更均匀平滑，避免因为只在一个部位注射而出现"玉米排效应"。

#### 应该注射多少脂肪？是否需要过度矫正

医师需要一定的经验决定在某一区域注射多少脂肪，不能简单地依靠术中所见。一般来说，如果只是依靠直觉决定注射量的话，则会显得过于保守，实际上需要一定程度的过度矫正，因为不是所有移植的脂肪都能存活下来。此外，和非自体组织填充剂相比，填充相同的部位需要的脂肪要多一些。大多数情况下，需要的填充量要比直觉或者直接观察提示的要多一些；最好在手术前，根据患者术前照片中所示的缺陷程度决定填充量。

在实际操作中，我们可以将每个部位的缺陷程度分为轻度、中度或者重度，治疗不同部位时，根据缺陷程度有对应的经验性的剂量范围。Coleman（参见第 1 章）、Marten、Marten 和 Elyassnia 以及其他医师[1-3,9]已经在之前发表的文章中提及这些经验性的剂量范围；目前推荐的剂量范围出现在本章所介绍的面部各部位治疗中。对于轻度、中度、重度的问题，相应的使用小剂量、中等剂量以及大剂量的经验治疗。对于男性和面部较大的女性，推荐剂量应增加 25% ～ 35%。

### 如何注射脂肪

使用钝针在组织中前进时，医师应可以感受到阻力，然后进行小剂量的注射。每次进针和出针应该注射 0.05 mL 甚至更少的脂肪。这相当于需要至少 20 ～ 40 个进出针才能注射完 1 mL 的脂肪。如果进针时没有感觉到阻力，说明之前已在该通道注射脂肪，因此不应继续注射，而应换到另外一个区域。我们的目的是让注射的脂肪有更好的血运和存活的机会。外科医师应该建立这样一种思维模式，通过多个相互交叉的通道形成网状注射，将脂肪的颗粒均匀的分散注射到整个受区，这样每一个脂肪颗粒都能和受体组织有最大的接触面积。如果脂肪是以"大丸状"的方式注射，脂肪细胞就会聚集在一起，只有那些外围的细胞才能和组织接触并有可能存活下来，而大部分中心的脂肪细胞只能相互接触，不易存活，坏死后形成油性囊肿。用一个通俗的比喻来说，这个过程更像是"喷漆"而不是"填缝"。

初学者在注射时应该缓慢地进针和退针，随着操作逐渐熟练动作会变快，实际上也应该更快一些。因为，在所有其他条件都相同的情况下，快速地进出针就不太可能发生血管内注射，也能减少不小心在某个区域"大丸状"注射的可能性。快速地进出针也能保证最平滑和均匀的"喷漆"和脂肪的注入。

如何握持注射器也很重要，正确地握持可以避免过量注射，控制每个通道注射的脂肪剂量。如果还是使用传统的拇指推注注射器的方式，很容易因为组织阻力变化或者钝针管腔阻力突然变小而注射过多的脂肪。若将注射器的推杆放置在手掌中进行推注，则更容易控制推注剂量，避免过量注射。虽然这种方法刚开始需要一些练习，但是可以通过轻微的闭合手掌推注出很少量的脂肪，这样更容易避免任何区域的过量注射（图 23-10）。

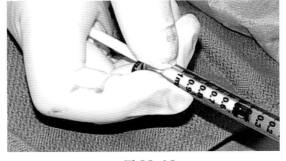

▲图 23-10

通过上述方法获取和处理脂肪后，钝针针管的堵塞并不常见。一旦出现了针管的堵塞，就不应该再施加推注压力了，因为这是出现过量注射最常见的原因。在这种情况下，最好是直接拔出堵塞的钝针交给助手处理，换用另外一个钝针继续注射。当医师继续注射时，助手同时清理堵塞的钝针。堵塞一般是由脂肪颗粒或者皮下组织的碎片黏附在钝针与注射器连接处造成的，清理的方式也很简单，只需将钝针取下，用精细镊将钝针和注射器接口部位的脂肪颗粒或组织碎片清理干净即可。

### 脂肪应该注射多深？哪个层次

根据治疗区域的不同，脂肪应该注射在不同的层面上。在有多层组织覆盖且表面皮肤较厚的区域，可以将脂肪注射在骨膜表面至皮下的各层组织。这类区域包括下颌前沟（geniomandibular groove，GMG）、梨状孔、中面部、颊部、颏部等。在其他区域，由于不同的解剖特点，需要注射的层面会比较具体，以免产生凹凸不平的情况。这类区域包括颞部、眶上、眶下、泪沟、唇部、下颌缘和手背部等。对于初学者来说，从前一类区域开始进行治疗会简单一些，明智的做法是将注射平面保持在深处，将大部分脂肪填充到骨膜表面。一旦外科医师熟悉了这项技术，就可以谨慎地开始后一类区域的治疗；但是，注射脂肪时需要非常小心细致。

下颌前沟（GMG）

GMG 注射脂肪可以达到非常好的美学效果，这个区域也很适合初学者积累注射经验。虽然注射后的效果没有特别强烈和直观，但是填充下颌前沟后，从颏部到后方的下颌骨可以形成一条清晰流畅的美学曲线，不管对于男性还是女性来说都会非常受益。这种效果与植入 Mittleman 下颌假体类似，但是脂肪移植是自体组织填充，而且操作更简单，因此更有优势。

图 23-11 展示了这例患者进行面部提升及脂肪移植手术的前后对比照片。术前可见较深的下颌前沟，颏部显得窄而尖，颏部与下颌缘之间的连贯性很差。我们用脂肪填充了下颌前沟区域，未放置颏部假体。术后，患者的颏部看起来更宽、更美观，与下颌轮廓更协调。我们还填充了后方的下颌缘，降低了下颌角，并填充了唇部、鼻唇沟、颊部及眶下区域。

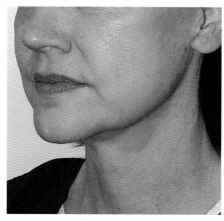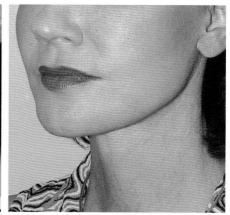

▲图 23-11

图 23-12 显示的是脂肪填充下颌前沟区域如何选取进针点及进针的方向。一般使用长 4 cm，直径 0.7 mm（22 G）的钝针，将脂肪均匀地填充在骨膜上至皮肤的所有层次。脂肪的用量通常为每侧 1～3 mL。下颌前沟区域的脂肪移植难度较低。

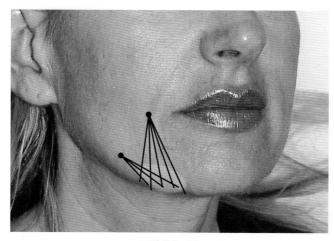

▲图 23-12

颊部

颊部的脂肪移植能够改善患者的面部形态和比例，与 Terino 颧部假体、Binder 颧下假体或者联合颧颊部的壳状假体带来的效果类似。很多情况下，对比假体置入，脂肪填充颊部能够带来更为柔软、相容性更好、更为自然和女性化的外观（参见本章后面的案例部分）。

随着颊部的萎缩，下睑的脂肪袋变得更为暴露和明显（假性疝出）。在这种情况下，如果去除下睑的脂肪，会导致空洞感和睑－颊结合部变低，造成更为衰老的外观。对许多患者来说，更好的办法是利用脂肪移植重塑颊部曲线，掩盖假性疝出的脂肪，提高睑－颊结合部，使下睑至颊部的过渡变得平滑。

此患者术前有颊部萎缩及下睑脂肪假性疝出，图 23-13 右为术后 1 年 9 个月的对比照片。我们可以看到术前下睑脂肪突出，形成眼袋的外观。经过颊部的脂肪移植而非下睑成形手术后，患者颊部缺失的容量得到恢复，突出的下睑脂肪与之相结合变得不明显。与去除下睑脂肪相比，这种方法能让患者的外观更年轻、健康、有吸引力（注意：此患者也填充了眶上区域）。

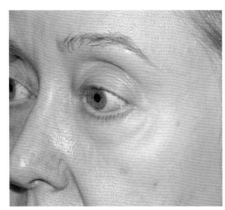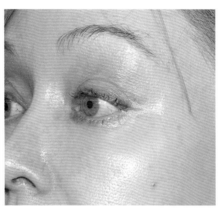

▲图 23-13

颊部的脂肪移植一般使用长 5 cm，直径 0.7 mm（22 G）的钝针，将脂肪均匀地填充在骨膜上至皮肤的所有层次。根据萎缩程度的不同，脂肪的用量一般为每侧 3 ～ 7 mL，偶尔也会有超出的情况。由于颊部的不对称十分常见，因此两侧的脂肪填充一般也是不对称的。医师可以利用类似于颊部假体的模板放置在患者面部，想象脂肪填充应该在哪个区域进行。颊部的脂肪移植适合初学者操作（图 23-14）。

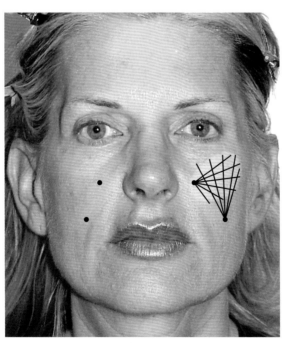

▲图 23-14

颏部

在颏部填充脂肪可以改善衰老导致的颏部体积、凸度及垂直高度的缺失，在某些病例中，甚至可以与颏部假体置入的效果相媲美。

图 23-15 为患者术前颏部后缩和二次面部提升术及脂肪移植术后 9 个月。术前提示有明显的小颏畸形，该患者既往曾实施假体置入手术，之后又实施了假体取出术（术者不详）。我们没有为患者实施假体置入手术，只是进行了脂肪移植术，可以看到术后患者颏部轮廓明显改善，其效果与置入颏部假体相似（注意：脂肪还被填充到眶周区域、颊部、唇部及下颌缘）。

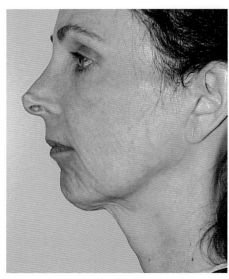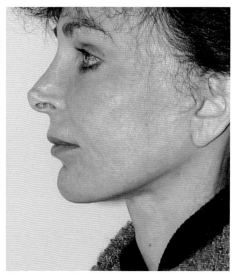

▲图 23-15

随着年龄增长，颏部逐渐缩小，导致出现萎缩和虚弱的外观，脂肪移植可以扩充颏部的容量恢复其宽度和长度，在有指征的时候还需要填充唇颏沟和颏纹。一般来说，颏部的治疗应该与下颌前沟区域的治疗相结合，因为大多数情况下此 2 个区域重叠在一起。

图 23-16 为患者术前颏部萎缩，呈现衰老的外观，以及二次面部提升术及脂肪移植术后 9 个月，脂肪移植区域有颏部、下颌前沟、下颌缘，未放置颏部假体。通过脂肪移植使颏部变宽加长，改善了衰老导致的萎缩和虚弱的外观。颏部连同下颌前沟及下颌缘的治疗使其整个面部轮廓获得改善。

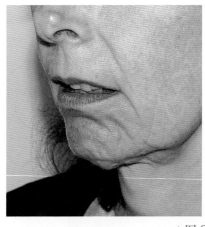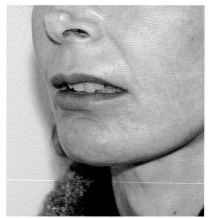

▲图 23-16

通常使用长 4 cm，直径 0.7 cm（22 G）的钝针行颏部脂肪移植，进针口位于治疗下颌前沟的口周进针点，或在治疗区域稍外侧做小切口，有时采用下唇中线附近的切口（图 23-17）。脂肪可填充

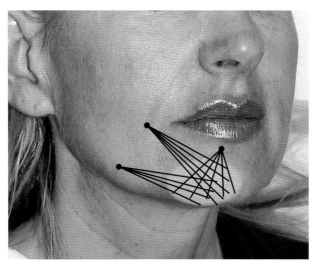

▲图 23-17

在骨膜上至皮肤的所有层次。根据颏部的大小形状和萎缩程度，通常单侧移植量为 1 ～ 3 mL，偶尔会有超出的情况。另外一个关于颏部脂肪填充的指导原则是让外科医师想象出一个"解剖区域的延伸"的植入区域。颏部的脂肪移植难度为中等。

尽管一些作者提出了相反的建议，但对于颏部的脂肪填充最好还是以少量为主，很多情况下无法代替颏部假体置入术。如果想使用脂肪填充来打造过于突出的颏部，往往会得到一个球状、缺乏线条感的下巴，这样的患者更适合进行假体置入术，与此同时可以在浅表处填充少量脂肪使假体的外观更柔和。

鼻唇沟

提到脂肪填充，大多数患者首先想治疗的第一个部位就是鼻唇沟，而且大多数的外科医师也渴望治疗这个部位。尽管如此，我们必须意识到脂肪填充技术在治疗这一部位时存在一些误解和局限性。首先，脂肪更柔软，而且填充的层次更深，因此用脂肪治疗鼻唇沟不如非自体组织填充剂的效率高。脂肪更适合治疗局部容量不足的区域，而不是那些因面部肌肉收缩和运动导致的线条、皱纹或褶皱。如果只是单纯地用脂肪填充鼻唇沟，结果往往会令患者和医师都感到失望。但是，如果同时进行了面部提升手术，在复位颊部及面中部组织和切除多余皮肤的情况下，脂肪填充则是治疗鼻唇沟的一个很好的辅助手段。注射非自体组织填充剂填充上颊部能够明显改善鼻唇沟的外观，这一点已经得到了越来越广泛的认可。而同时填充上颊部和鼻唇沟则更为有效，因为填充颊部后，鼻唇沟只需要更少量的脂肪填充就可以达到很好的治疗效果。

该患者术前存在明显的鼻唇沟，图 23-18 右为进行了高位 SMAS 面部提升术及鼻唇沟注射填充脂肪术后 2 年 3 个月，我们可以看到面部提升与脂肪填充的联合治疗对于鼻唇沟区域的效果。两者的

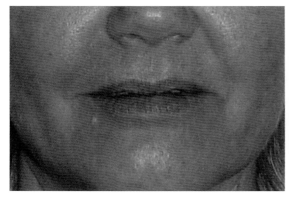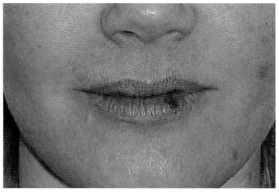

▲图 23-18

联合治疗比单独任何一项治疗的效果都更好。

现在大家普遍认为，鼻唇沟褶皱在一定程度上是由衰老引起的上颌骨缺失导致的。鼻唇沟区域注射脂肪的主要目的应该是恢复上颌骨／面中部的容量，而不是简单的对褶皱处进行填充。因此，如何注射脂肪，注射到什么层次，取决于需要解决的问题。如果治疗的是鼻唇沟本身的问题，那么应该注射到浅表的层次，以皮下注射为主；如果治疗的是衰老引起的上颌骨缺失，那么应该注射到更深的层次，主要在梨状孔附近即鼻唇沟上段进行注射。许多患者需要这两种方法的联合使用。

通常使用长 4 cm，直径 0.7 mm（22 G）的钝针行鼻唇沟与梨状孔的脂肪移植（图 23-19）。若治疗鼻唇沟皱褶，将脂肪填充在皮下等浅表的层次，并使用小剂量；若治疗衰老引起的上颌骨缺失，将脂肪填充至骨膜表面等较深的层次，剂量通常较大。两个问题都存在的情况下，将脂肪填充到骨膜至皮肤之间的所有层次。脂肪用量一般为每侧 1 ～ 3 mL。鼻唇沟区域的脂肪移植难度为中等。

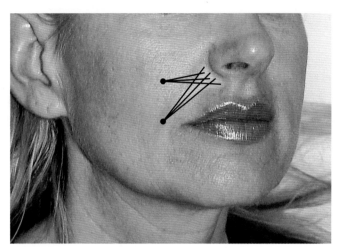

▲图 23-19

如果在鼻唇沟区域只填充脂肪，而且使用的是与非自体组织填充剂相同的方式，最终常常导致鼻唇沟的过度填充。为抹平鼻唇沟的褶皱而移植过多的脂肪，不仅无法获得更好的效果，取而代之的是一个异常臃肿和令人反感的面部外观。而且，过度的填充鼻唇沟区域还会改变患者口部的形态和微笑的形状，导致其整体面容发生变化。基于以上原因，为患者提供合理的建议，制订合理的目标，并将鼻唇沟区域的脂肪填充量控制在合理的范围内，对于外科医师而言非常重要。

唇部

脂肪填充唇部有明显的优势与劣势，对医师和患者而言，既喜爱又厌恶。其优点如下：脂肪为自体组织，年轻时即存在，如果操作成功，移植的效果很好，患者就不必忍受反复的治疗带来的痛苦与昂贵的价格；脂肪移植也能够达到一种柔和而自然的外观，而通常这种轻微的改变是最合适的，在某些患者面部提升手术中恰恰是我们最需要的。事实上，在我们的经验中，想通过一次脂肪填充治疗就达到唇部的过度矫正几乎是不可能的，除非患者接受多次治疗。

该患者术前唇部容量不足，图 23-20 右为唇部脂肪填充术后 1 年 1 个月。术后可见其唇部变得饱满，外观柔软自然。相反，非自体组织填充剂会引起过度矫正，容易产生程式化的唇部外观。

唇部填充脂肪最明显的缺点是常常会产生"异常"的肿胀，且维持很长时间。另外，移植的脂肪吸收情况和最终的治疗效果因人而异。那些希望恢复期短、需要特定唇部大小或形状、需要非常精细的变化的患者，都不适合进行脂肪填充治疗。尤其需要提醒患者，不太可能通过脂肪填充达到时尚杂志封面女郎的那种像被蜜蜂蜇过的唇部效果，如果有患者寻求这种外观，只能通过非自体组织填充剂来达到。

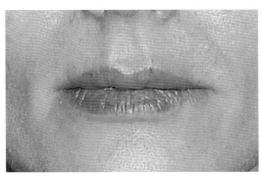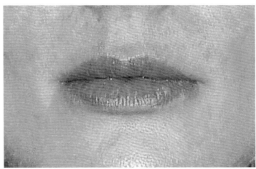

▲图 23-20

需要非常精细变化的患者也不适合注射脂肪。这些要求包括纠正轻微不对称、希望使唇红与皮肤交界处变清晰、或要求唇部的某一部分"抬起""翻出"等。虽然填充脂肪能在一定程度上达到这些效果，但结果很难预测，也很难能恰好满足大多数患者的要求，所以这种患者目前最好的治疗手段是填充非自体组织填充剂。

治疗唇部时，面部消毒的范围应包括上下齿颊沟、前牙的颊面，以及露在前牙外面的部分舌头。通常在其他面部区域都做完脂肪填充后，在面部提升手术之前治疗唇部，因为医师需要将手指插入患者的口腔内。脂肪填充完成后，医师摘掉并更换外层的手套，再次消毒面部和唇部。

使用长 5 cm，直径 0.7 mm（22 G）的钝针行唇部脂肪移植，将脂肪填充在唇红区域的黏膜下层以及柱状线处的真皮深层。初学者可以使用粗一些的钝针，这样治疗的时候不易从黏膜或者唇红穿出，进针点选在双侧口角处，如图 23-21 所示。脂肪用量一般为上唇每侧 1 ~ 1.5 mL，下唇每侧 1.5 ~ 2 mL。唇部的脂肪移植难度为中等。

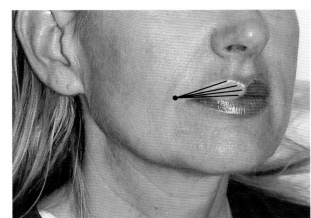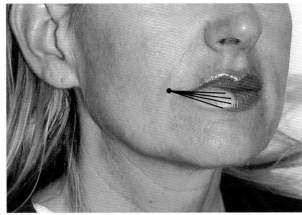

▲图 23-21

通常前几次进针时将脂肪注射到唇红与皮肤交界处，注射层次为皮下或黏膜下层，然后移植干性红唇部分，最后是柱状线部分。如此注射可保证脂肪均匀分布在干湿唇的黏膜下层中。如希望唇部更突出，则在干唇的黏膜下层注射更多脂肪。如果希望唇部更外翻，则沿干湿唇交界处靠近内侧面的黏膜下层注射更多脂肪。一般上唇每侧注射 1 ~ 1.5 mL，下唇每侧注射 1.5 ~ 2 mL，因此上唇一共 2 ~ 3 mL 脂肪，下唇是 3 ~ 4 mL 脂肪。如果注射量太小，初期的肿胀消退后往往会有些不足。而过大的注射量会导致更严重的肿胀，最终效果也不尽如人意。

注射唇部（脂肪或者非自体组织材料）时还需避免的第 1 个常见错误是，无选择性地随意地填充唇部，导致巨大的、毫无形状的、不自然的"香肠唇"。在某种程度上，注射脂肪不太容易出现上述情况，因为肿胀消退之后，填充的脂肪会根据患者本身唇部的形状分布。具有吸引力的唇部应该不仅是丰满，更重要的是具有美学上令人愉悦的外观，我们能够也应该以某种方式去注射脂肪以尽可能地达到这种效果。美观的下唇应具有 2 个唇珠，即外侧的两个凸起和中间的凹陷。而美观的上唇则具有 3 个美学凸起，1 个在中央，2 个在两侧，两者之间有轻微的凹陷。非常有必要耗费时间仔细注射唇部以创造上述自然而美观的形态。注射结束后，可以将拇指和手指放在唇的外侧和内侧，轻轻按压凸起之间的区域，通过这种方法可以加强凹陷区，改善脂肪的分布和唇形。第 2 个常见错误是，将相同体积的脂肪或者非自体组织填充剂注射于上下唇中，这种注射方式会产生"小丑嘴"或者"嘴巴被打了一拳"的不自然外观。符合审美的年轻的唇部，下唇明显要比上唇丰满，因此注射脂肪丰唇时也应该以此为目标。

口周区域

口周脂肪注射的一个重要应用是治疗口周的皱纹。传统的皮肤剥脱、激光或者磨皮术等皮肤重建治疗通常为患者提供了一个不够完整的解决方案，因为这些操作只能解决皮肤本身的问题，而无法解决更深层的问题，很多 35 岁以上的男性或女性由于激素水平下降导致年龄相关的口周皮下脂肪流失。那些经过皮肤重建治疗的患者，虽然在平静状态下皮肤看起来很光滑，但在说话或者活动唇部时仍然会出现明显的皱纹，皮下组织的萎缩也变得更为显著。通常，这些表现也会破坏面部提升手术的效果，成为出卖患者年龄的证据。脂肪移植能够避免产生上述结果，位于皮肤和口轮匝肌之间的脂肪获得补充。另外一个可能但尚未被完全证实的收益来自脂肪移植中干细胞的作用。将皮肤剥脱或者激光治疗与口周脂肪移植相结合的实践经验表明，联合治疗的整体效果优于单独使用皮肤重建治疗的效果。

此为患者术前及高位 SMAS 面部提升术联合口周脂肪填充术和口周磨皮术后 2 年 7 个月的对比照片（图 23-22）。术后口周萎缩和皱纹皆获得明显改善，整个口周呈现出年轻、有活力、健康、"令人想亲吻"的外观。联合治疗得到的效果比任何一种单独治疗的效果都要好。

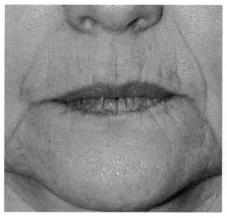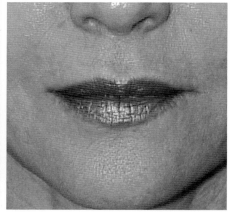

▲图 23-22

在注射口周区域时，必须注意勿为减少皱纹而于上唇上方简单地注射过量的脂肪，这样会导致人中加长、牙齿暴露减少，甚至出现"类人猿"样的外突畸形。更好的方法是重点塑造上唇柱状线附近区域，该区域通常是皱纹最严重且最不美观的区域，可以注射最多的脂肪，其上方则填充较少的脂肪。此外，在鼻唇角处注射脂肪有助于恢复鼻部与唇部过渡的年轻状态，并有助于塑造人中凹。口周区域注射使用直径 0.7 mm（22 G）、长 4 或 5 cm 的钝针，注射在皮下或肌肉浅层。更深层次（如肌肉内等）的脂肪注射无益于提升治疗效果。口周区域的脂肪移植难度为中等级至高级。

下颌缘

下颌缘区域的脂肪注射可改善患者的面型，其改善程度与放置下颌缘假体或者泰勒型下颌角假体类似。

该患者术前及高位 SMAS 提升联合下颌缘后侧脂肪移植术后 1 年 1 个月的对比照片（图 23-23），术中未放置任何假体。术后下颌缘及下颌角呈现出更加年轻有力的外观、比例更加恰当，同时避免了老年患者提升手术后出现的过紧过窄的下颌缘轮廓的现象。注射脂肪的区域还包括颏部、下颌前沟、口颊部凹陷和唇部。

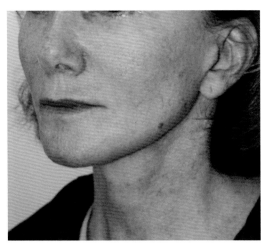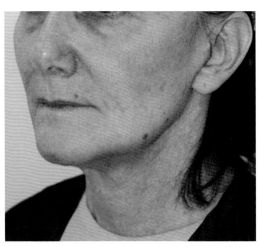

▲图 23-23

沿着下颌轮廓注射脂肪还能纠正由于衰老导致的下颌骨后缩。由于下颌缘与下颌前沟通常情况下为重叠存在，因此我们常常会同时治疗这 2 个区域。

下颌缘的脂肪移植通常使用长 8 cm，直径 1.2 mm（18 G）的钝针，进针点与上文提到的治疗口周和下颌前沟的进针点位置相同或者类似，将脂肪填充在骨膜表面或者咬肌深层平面（图 23-24）。

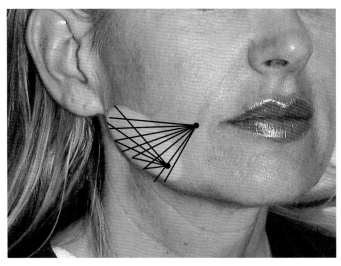

▲图 23-24

根据容量不足的情况，脂肪的用量一般为每侧 3 ~ 6 mL，偶有需要每侧 7 ~ 10 mL 的情况。由于下颌缘的不对称导致双侧注射量不同的情况并不少见。需要注意的是，不应将脂肪注射在皮下、腮腺或者咬肌内。下颌缘的脂肪移植难度为中等至高级。

加强下颌缘和下颌骨后缘的治疗虽然直观效果不明显，但是可以让患者看起来更年轻、健康和有吸引力。注射下颌缘对于面部提升术来说是有力的辅助，可以避免产生骨瘦如柴或者老鼠样面容，尤其那些年龄较大、下颌骨轮廓较弱的患者，如果他们只进行面部提升术，这种情况通常会加重（图

23-41 ～图 23-44）。

对于那些进行二次面部提升手术和面部较长的求美者，下颌缘脂肪移植尤其有效。二次面部提升手术的患者由于面部脂肪的减少，或者不恰当的外科手术已经导致下颌缘容量的明显减少，如果组织进一步紧缩会导致这种情况加重，而通过下颌缘脂肪移植则可以逆转这种不良的影响。这一区域的脂肪移植是我们进行二次甚至三次面部提升手术计划中的重要组成部分。面部较长的患者也能够通过下颌缘注射脂肪的方式受益，因为面部提升术往往会使下面部变窄并突出面部的长度。脂肪移植可以使面部增宽，改善整体比例。

此为患者术前以及通过脂肪移植增宽面部、矫正面部比例失调之后 1 年 1 个月的对比照片（图23-25）。在此之前，一位未知的外科医师为其进行面部提升手术收紧了下颌缘，显得面部更长。为这例患者进行了脂肪填充下颌缘、颏部、颊部、面中部、口颊部凹陷及唇部，术中未放置任何假体，术后面部视觉变长的问题获得改善，整体看起来更加均衡匀称。

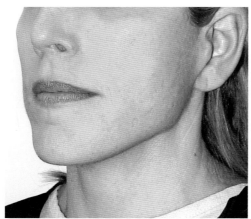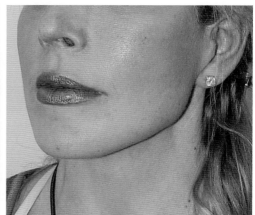

▲图 23-25

颞部

颞部凹陷几乎是所有人进入 40 岁之后的一个标志，脂肪移植可明确改善该状况。

图 23-26 为患者术前及高位面部提升术联合脂肪移植颞部术后 2 年 4 个月的对比照片。术后可见，由于颞部凹陷导致的衰老外观获得显著改善。

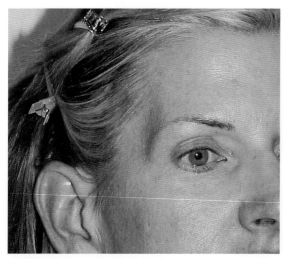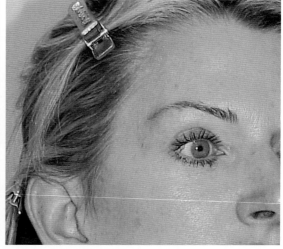

▲图 23-26

颞部脂肪注射使用长 6 cm，直径 0.9 mm（20 G）的钝针，在颞部发际线内的小切口进针，将脂肪注射到皮下层（图 23-27）。脂肪用量通常为每侧 5 ~ 7 mL，但有时也需要更多量。大多数情况下，我们倾向于使用直径稍大、更钝一些的 9 mm 钝针（直径 20 G，长 6 cm），而不是使用更锐利或直径小一些的类型，因为稍粗一些、钝一些的钝针有利于避免医师误操作而穿破颞静脉，并有利于将脂肪注射在颞静脉周围。

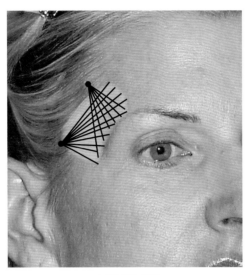

▲ 图 23-27

钝针无须插入颞静脉浅面或者深面等特定的层次，只需在皮下阻力最小的层面进针和注射。经验表明该层面是极佳的注射平面，而且也是最不容易损伤颞静脉的注射方式。尽管有上述预防措施，颞静脉还是有可能被意外穿破，可通过识别局部肿胀判断是否存在静脉出血，若出血则可通过简单的处理方法解决：即使用外科海绵持续压迫颞部数分钟即可止血，然后继续完成该区域的治疗。颞部脂肪移植难度为中等。

口颊部凹陷区

口颊部萎缩在 40 岁以后极为常见，也见于一些摘除颊部脂肪垫和 HIV 相关的面部消瘦患者。口颊部凹陷可通过脂肪移植获得明显改善。颊部脂肪垫切除术常常被错误地推荐为一种制造"高颧骨"或更有棱角的面部治疗方式。实际上，切除颊脂垫往往会导致一种病态、憔悴、消瘦和缺乏女性化的外观，尤其是切除过多的时候。

图 23-28 为患者术前及口颊部脂肪注射术后 10 个月的对比照片。患者先前切除颊部脂肪垫后呈现出口颊部的空洞，导致了病态、憔悴、消瘦及缺乏女性化的外观。术后外观更为健康和女性化（注意：

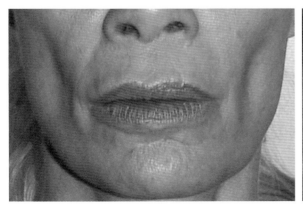
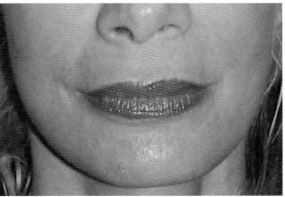

▲ 图 23-28

脂肪移植区域还包括眶下区、面中部、颊部、口周及下颌缘）。

口颊部凹陷的脂肪移植使用长 5 cm、直径 0.7 mm（22 G）的钝针，进针点位于面中部及颊部内下方，将脂肪注射在皮下层，大多是位于 SMAS 层深面（图 23-29）。根据局部凹陷的程度，脂肪用量一般为每侧 2 ~ 5 mL，有时也需要更多量。很多患者术前双侧口颊部不对称，因此左右两侧也需要注射不同剂量的脂肪。脂肪移植口颊部凹陷的难度为中等。

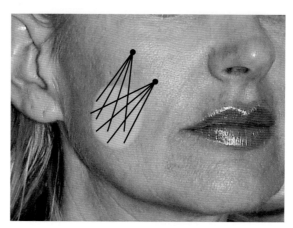

▲图 23-29

眶上／上睑区域

不论是疾病、衰老，还是过于激进的外科手术导致的眶上凹陷，其填充都能够显著恢复上睑的年轻化，并消除不自然的空洞和衰老的外观，这种外观有时被患者称为"疗养院"或者"猫头鹰"眼。

患者既往由其他外科医师实施传统的眼睑成形术，导致空洞、衰老的"猫头鹰眼"样的上睑外观（图 23-30）。为解决该问题，我们在她的眶上区域填充了 3 mL 脂肪，从而使其看起来更健康、年轻（注意：脂肪填充部位还包括眶下区域）。

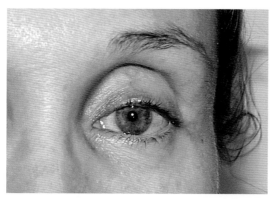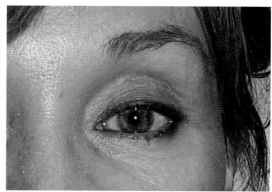

▲图 23-30

脂肪应填充于眶上（上睑）的哪个层次存在争议，不同的外科医师推荐的部位包括：皮下、眼轮匝肌下，甚至眶隔下（眶内）。然而，除了非常有经验的注射医师以外，最安全的方法是避免注射在眶隔下区域，因为有潜在的眶内及球后出血的风险。另外，也应该避免注射在皮下浅层，因为这个区域的皮肤非常薄。应该将脂肪注射在骨膜上／眼轮匝肌下的层次。

在治疗眶上区域时一个常见的错误观点是：脂肪应移植于眼睑的眶隔部分。该方法不仅存在困难和危险，而且没有必要。沿着眶上缘的下方边界将脂肪移植在眶前区域，相当于填充了眶上区域并降低了眶上缘，迫使已经回缩到眶内的皮肤重新回到眼睑眶隔处，显著改善上睑的空洞感，形成饱满的、有自然折痕的上睑。当人们理解了上述改善是通过脂肪移植到眶骨区域而不是眼睑本身时，我们就会接受较预期更多的移植量。

当我们在眶上区域进行脂肪移植时，必须牢记我们的操作非常靠近眼部，尽管使用的注射针头是钝针，但针体仍然很细，能很轻易地穿透眼球。基于此，我们应注意 2 个重要的技术问题：其一，针体应以平行而不是垂直于眼球和眶上缘的方式进出针（不同于下睑区域，见下文）。在注射眶上区域时，针体指向眼球方向存在潜在风险，应予避免。

其二，在注射眶上区域时，医师应该始终将他／她的非注射手的示指指尖压住眶上缘的下方边界，在进出针和注射脂肪时，指尖的位置处于钝针的针尖与眼球之间（图 23-31）。在整个注射过程中都应该确保针尖不会碰到眼球。这样做一是防止针尖在医师未注意的情况下意外穿透眼球，因为针尖会首先碰到处于眶上缘处的指尖。二是注射者可以感受到针尖所在的位置，尽可能精确地注射脂肪。

脂肪移植眶上区域使用的是长 4 cm，直径 0.7 mm（22 G）的钝针，将脂肪填充到眼轮匝肌下／骨膜上的层次（图 23-32）。脂肪用量通常为每侧 2 ～ 3 mL，才能达到需要改善的剂量。目前使用的小型钝针使眶上区域的注射变得更简单和可预测，因为它们可以更顺滑地通过组织，每次进针也可以更准确地进行微小剂量的脂肪填充。

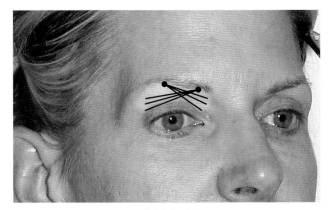

▲ 图 23-31

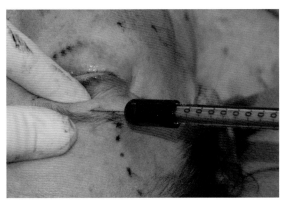

▲ 图 23-32

脂肪填充眶上及上睑区域的操作难度为高级，只有在注射者已经积累了许多其他部位的注射经验后才能进行。一旦获得了这一部位的经验，脂肪移植眶上区域可能是一位医师最具有艺术价值的成果之一，而且它很可能成为未来上睑年轻化的常规治疗手段。

眶下／下睑区域

脂肪填充眶下（下睑）区域在某些方面与眶上区域类似，比如关于脂肪填充位置的错误观念、脂肪填充层次的技术考虑，以及需要预防眼球损伤等。此外，和注射眶上区域一样，如果能正确地注射眶下区域，也会获得很好的艺术效果。

患者术前和面部提升术联合脂肪填充眶下区域术后 1 年 8 个月的对比照片（图 23-33）。术前，该患者存在空洞、衰老的眶下区域。下睑视觉长度变长（垂直长度），下睑与颊部之间存在一条明显的分界线。术后，下睑与颊部之间平滑过渡，患者呈现更健康、年轻、迷人的外观（注意：脂肪填充部位还包括眶上、鼻根、颊部、鼻唇沟，患者同时接受了上睑下垂矫正手术）。

脂肪移植眶下区域改善了年龄相关的空洞感，缩短了下睑的长度，使面部呈现更年轻迷人的外观，同时使下睑与颊部的过渡更为顺滑，而传统的下睑成形手术、脂肪转位、"眶隔重置"、面中部提升、游离脂肪移植等类似手段都无法获得上述效果。

同治疗眶上区域一样，脂肪无须也不应注射到下睑的睑板前区域。脂肪应注射到眼轮匝肌下／骨膜上层，其目的应该是将眶下缘向上向前抬起，而不是填充眼睑本身。与填充眶上区域类似，为了达到改善的效果，眶下区域填充的剂量通常会超出术前的预期，达每侧 2 ～ 3 mL，

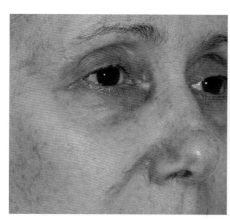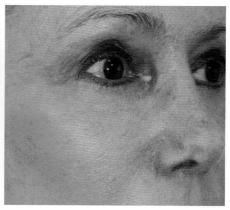

▲ 图 23-33

有时需要更多。然而，经验表明填充眶下区域时最好的注射方式是垂直于眶下缘进针，这与眶上区域完全不同。虽然不是我们的个人经验，但据我们的观察，平行于眶下缘进针的注射更容易出现不平、肿块、包块等不理想的结果。在眶下区域，不应该平行于睑-颊交界线注射脂肪。

眶下区域的脂肪移植使用的是长 4 cm、直径 0.7 mm（22 G）的钝针，脂肪被填充在眼轮匝肌下 / 骨膜上的层次（图 23-34）。除非有非常丰富的经验，否则应该避免填充在更浅的层次。脂肪用量一般为每侧 2 ~ 3 mL。

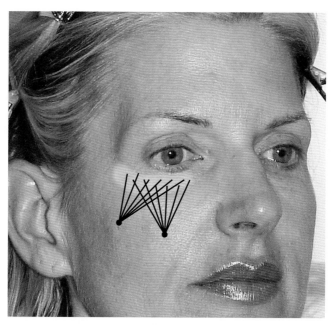

▲ 图 23-34

和注射眶上区域一样，在用钝针进行眶下区域的进针和注射时，注射医师应该用自己的非注射手的示指压住眶下缘边界处（图 23-35）。

当钝针垂直于眶缘并向着示指的方向进针注射时，能够沿着眶下缘感受到眶颧韧带的存在，钝针能够轻微地穿透该韧带。这个解剖标志很重要，能够指导注射者将脂肪注射在最需要的地方。一般来说，通过这种方式注射 3 mL 脂肪之后，眶颧韧带的阻力就会很小甚至消失，这可能是因为多次进针的操作已经将该韧带组织松解，这将会进一步改善整体效果。另一个指导原则是让医师想象是在眶下区域放置假体的位置填充脂肪，因为两者的治疗目的在本质上相同。

在注射者有足够多的治疗经验之前，在眶下区域最好避免任何浅表层次的注射，因为该区域的皮

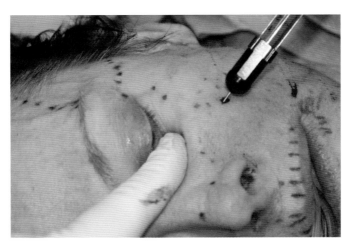

▲图 23-35

肤菲薄。正如先前建议的那样，初学者应该将注射层次限制在骨膜上／眼轮匝肌下。

在眶下区域和下睑进行脂肪移植的难度是高级。这一区域的治疗应该留给在其他区域有丰富经验的注射者。一旦获得了这一部位的经验，脂肪移植眶下区域将成为另一个具有艺术价值的应用，而且它很可能成为未来下睑年轻化的常规治疗手段。

泪沟

我们不易明确眶下区域、泪沟和颊部的分界线。事实上，因为眶下区域、颊部和泪沟存在一定程度的重叠，所以应该同时进行治疗上述区域。需牢记治疗的目标是创造年轻迷人的轮廓，而不是简单地填充某一个特定区域。

泪沟部位的脂肪移植使用的是长 4 cm，直径 0.7 mm（22 G）的钝针，进针点选在眼眶内缘的下方，沿垂直方向填充脂肪，与颊部和眶下区域填充相同（图 23-36）。脂肪填充应在骨膜上／眼轮匝肌下等较深的层次，尤其是在皮肤最薄的上内侧。除非注射者有治疗这一区域的较丰富的经验，否则勿于浅层注射。根据泪沟向下和向外侧颊部延伸的长度决定脂肪用量，一般为每侧 0.5 ~ 1.5 mL。

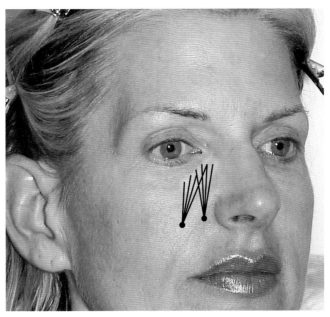

▲图 23-36

如小心操作，可将脂肪安全地填充在更表浅的层次，尤其是泪沟靠近下方和外侧的部分（经常会延伸至颊部）。治疗结束后可见泪沟畸形的明显改善。虽然泪沟部位脂肪移植看似简单，但是实际操作中极为困难，难度是高级。

患者术前和泪沟、眶下区域脂肪移植术后1年3个月的对比照片（图23-37）。术前患者泪沟深陷，整个眶下区呈现衰老的空洞外观。于泪沟填充了1 mL脂肪，眶下区域填充了2 mL脂肪，术后效果良好（注意：脂肪移植部位还包括鼻根、眶上区域和颊部）。

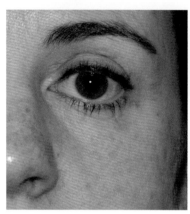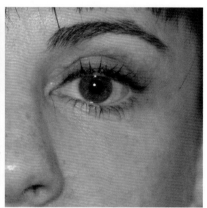

▲图 23-37

### 最后的润色

在计划的受区完成预计剂量的脂肪移植后可结束手术。脂肪的填充剂量通常为非自体组织填充剂的剂量的1～3倍。该过程更耗时，对技术和艺术上的要求也更高，因此应高度重视手术难度。然而，由于脂肪移植使患者获得巨大收益，因此也是令外科医师愉悦的工作。

脂肪移植结束之后，应对治疗区域实施轻度按摩，柔和地按压肿块和不平整区域，使脂肪分布更均匀。通过2个手指分别在口腔内外按摩和塑形唇部、口角、鼻唇沟等区域。如实施了眶周脂肪移植，则应轻柔按压眼球，以评估眶周区域是否存在不平整。

### 操作记录

手术室团队的一名成员应详细记录治疗的部位及每个部位注射的脂肪量；脂肪注射治疗记录表有利于记录手术情况。使用如图23-38所示的脂肪注射数据表可以简化记录工作，并提供清晰且易于获取的患者治疗记录。通常情况下，每注射1 mL脂肪都会在记录表上做一个标记。

如果没有巡回护士，也可将该表格的副本消毒，在手术过程中由台上的手术成员使用消毒的记号笔记录脂肪注射的情况（图23-39）。手术完成后，记录下来的信息可以被转录到该患者正式的脂肪注射治疗病历中。

## 学习流程

学习脂肪注射技术并将其添加到面部提升手术中的第一步，是将容量缺失视为并判断其为衰老过程的重要组成部分。知难行易，需要花费时间掌握。接下来，我们需要学习脂肪注射技术的基础知识，获取所需的设备，并正确完成治疗（框23-1）。当确定了问题所在、获取了所需的设备和掌握了基础知识之后，医师必须仔细分析患者的问题，并从技术和艺术两方面来评估完成治疗所需的时间。

## 脂 肪 注 射 数 据 表

患者体重(磅/kg) _____

脂肪注射部位：                                        右侧                        左侧

| 部位 | 右侧 | 左侧 |
|---|---|---|
| 额部 | _____ | _____ |
| 颞部 | _____ | _____ |
| 眉间 | _____ | |
| 鼻根 | _____ | |
| 眉/眶上区域 | _____ | _____ |
| 眶下区域 | _____ | _____ |
| 泪沟 | _____ | _____ |
| 中面部 | _____ | _____ |
| 面颊部 | _____ | _____ |
| 耳前区域 | _____ | _____ |
| 口颊区凹陷 | _____ | _____ |
| 鼻唇沟 | _____ | _____ |
| 梨状孔 | _____ | _____ |
| 鼻唇角 | _____ | |
| 上唇 | _____ | _____ |
| 下唇 | _____ | _____ |
| 口角 | _____ | _____ |
| 下颌前沟 | _____ | _____ |
| 下颏 | _____ | _____ |
| 下颌缘 | _____ | _____ |
| 唇颏沟 | _____ | |
| 颏下纹 | _____ | |
| 皮内注射 | _____ | |
| 其他(列出) | _____ | _____ |
| | _____ | _____ |
| | _____ | _____ |
| | _____ | _____ |

**面部脂肪注射总量** _____

**脂肪获取部位(打钩)**                              **脂肪获取数据**

❏ 大腿外侧          脂肪获取总量(mL)          _____
❏ 臀部
❏ 大腿内侧          离心后脂肪总量(mL)        _____
❏ 膝部
❏ 腹部              离心时间                  ❏ 3分钟
❏ 大腿前侧                                    ❏ ____ 分钟
❏ 腰部/侧腹部
❏ 其他(列出)        离心速度                  ❏ ____ 转/分

_____                              _____
护士签名                                      日期

▲图 23-38

推荐的方法是先将少量的脂肪注射到安全部位，如下颌前沟或者颊部等，以熟悉该项技术。最开始应该避免治疗那些不允许试错的部位，例如上下睑（眶周）、泪沟和颞部等。该方法虽然比较保守，但是发生了问题也会比较轻微，容易处理。最后，应该认真跟踪回访患者，对治疗效果进行严格评估，不断地寻找提高技术的方法，使下一个病例效果更好。

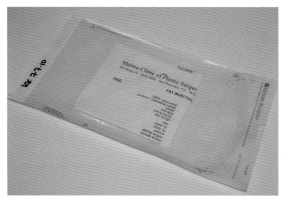

▲ 图 23-39

## 完成其他计划内的治疗

一旦完成脂肪移植，我们就可以进行面部、颈部、额部、上睑成形术、下睑成形术、口周磨皮术等其他计划内的治疗。因为大部分脂肪需要注射在前面部等区域，与其他治疗中需要切除的部分没有重叠，因此注射脂肪并不会干扰后续治疗的进行，也不会影响其治疗效果。

脂肪移植与面部提升手术经常重叠的一个区域是外侧颊部和颧大肌起点周围区域。在经典的高位SMAS提升术中，如果要充分释放限制韧带，必须显露出距颧大肌起点大约 1 cm 的范围，解剖该区域时经常可见脂肪。但是，如果脂肪注射方式合理，组织呈被脂肪浸润的状态，类似海绵中的水，脂肪颗粒会被组织分泌的"胶水"固定，因此可见移植的脂肪为稳定状态，如仔细解剖仍可不受干扰。

外科医师顾虑的另一个区域为眶下区域，引起该顾虑的原因是：在眶下区域移植脂肪后再行下睑成形手术可能极为困难，并且可能会影响已移植脂肪的存活。尽管有这些担忧，在我们的实践中仍然可以同时进行眶下区域的脂肪移植和下睑成形手术。原因是我们移植脂肪的位置是眶下缘的骨膜上和眶隔上层面，就像我们之前描述的那样，虽然脂肪应该被填充在较深的层面（眼轮匝肌下／骨膜上），但不会在眶隔下。因此，在下睑成形术中打开眶隔，暴露并切除眶周脂肪垫时，并不会在眶隔下看到移植的脂肪。

### 包扎

所有治疗完成后，关闭所有手术切口，用洗发水洗净患者的头发，无须包扎伤口，患者出院时通常会戴上帽子、围巾和太阳镜。

### 术后护理

术后首日晚，大多数实施了面部提升与脂肪移植手术的患者均需专业的术后护理人员护理，有具体的书面说明告知护理人员如何护理患者。嘱患者静养，在术后的前 3 天内（对大多数患者来说，该时段水肿达到峰值）用冰袋冷敷眼部和其他治疗的部位，患者清醒状态下冷敷 15 ～ 20 min/h。温度过低会导致脂肪细胞凋亡，而且可能会对移植的脂肪产生不良影响，进而影响手术效果。患者也可以使用一款恒温调节的水冷面膜（AqueCool；Aqueduct Medical，San Francisco，CA）。

所有患者均口服止痛药、安眠药、止吐药栓剂，睡眠时采用去枕平卧位。如果患者要求，可使用一个小的圆柱形颈枕。该姿势可确保颈部后仰，防止因颈部弯曲导致软组织折叠而发生危险，而且如患者的头枕于枕头上，则会不可避免地阻塞区域淋巴循环。此外，该姿势可保证水肿引流到头后部，而不是颈前和颏下区域，因为水肿引流到头后部无危害且不外显，当患者坐直时，水肿液也可自头颈部区域迅速引流至躯干。

建议患者术后进食易咀嚼和消化的食物。饮食应以简单的碳水化合物为主，用来维持富含胰岛素的环境，如此可能会减少移植脂肪细胞的代谢压力。即使患者在术后的前几天并不觉得饥饿，也应鼓励患者少量多次地饮用果汁或其他含糖饮料。术后应鼓励患者进食，避免低热量饮食。在患者停用止痛剂（包括对乙酰氨基酚）或安眠药之前，建议患者在术后 2 周内勿食用咸、干、难以咀嚼的食物，勿摄入酒精。即使置放引流，也可以洗澡和洗发。

## 恢复和愈合

患者何时能够重返工作岗位和社交活动取决于以下几点：手术创伤程度（注射了多少脂肪）、患者对手术的耐受程度、患者的愈合能力、患者从事的工作类型、患者喜欢的活动、是否需要保密，以及患者对于整体外观的感受。患者最好能留出 2 ～ 3 周的时间从手术中恢复，并在出席重要的商业活动、家庭聚会或类似事件之前有额外的休息时间。

患者必须知晓脂肪移植会显著增加面部肿胀，通常需数周时间恢复。某些患者的肿胀时间可能持续较长，严重困扰患者。唇部和眼部的肿胀最为明显，化妆品可以遮盖淤青，但无法遮盖肿胀。建议唇部脂肪移植患者在术后早期佩戴"锥形"面罩，以遮盖唇部肿胀。对大多数患者来说，血肿通常远较水肿轻微。

如患者恢复良好，她或他可在术后 9 ～ 10 天回归到轻松的办公室工作和休闲的社交活动中。患者的最佳选择是：初始工作时间较短，然后逐渐调整日程安排。如患者的工作需要较多的剧烈运动或体力劳动，则需要更长的恢复期。在患者自我感觉良好、视力清晰且停用止痛药之前，建议患者在术后 10 天内不要开车。

建议患者在术后前 3 周内避免所有的剧烈活动，包括举重、弯腰、用力和前倾。应告知患者，有氧运动和锻炼可能导致内出血和血肿形成。术后 2 周后，患者可以开始轻度的锻炼，并逐渐达到他们术前的活动水平。术后 4 ～ 6 周，可在能耐受的范围内进行更剧烈的活动，包括大多数的体育运动。

应告知患者，通常需要 2 ～ 3 个月拍照时才能显得自然，在 6 ～ 9 个月内面部和颏下区域存在僵硬感为正常现象。

患者常常将肿胀的消退和面部皱纹的再次出现误解为移植的脂肪没有存活，一旦恢复期结束，他们就会说"脂肪消失了"。在术后的早期恢复期阶段，患者面部呈现为饱满和光滑状态，由于初次手术的患者并不知道消肿后的变化，因此类似的抱怨大多来自这部分患者。面部容量的增加往往会产生微妙的三维变化，而大多数患者忘记了术前的面部容量缺失程度。医师有时也会因为类似的原因而感到失望，他们需要时间来训练自己去识别面部如何获得了精细的改善。评估治疗效果的关键是对比术前和术后各个角度的照片，学会识别改善的部分。在术后与患者一起回顾术前的照片是一种很好的方式，可以让患者确信面部存在改善，手术卓有成效并有所收益。

## 二次手术

4 ～ 6 个月后，成活的脂肪改变了大多数患者的面部轮廓，且这些改善将永久存在。因为肿胀和硬结在此时已大部分消退，所以我们可以告知患者此时的状态为最终效果。术后 4 ～ 6 个月也是大多数外科医师认为可以再次实施脂肪移植的时间，因为面部水肿、硬结和炎症已经基本恢复，此时若有指征且患者有要求，可以考虑重新治疗。

　　消瘦、萎缩的面部单次能够容受的脂肪剂量有限，因此二次脂肪移植不应被看作是第 1 次治疗的失败，而应看作是由于目前技术本身的限制所致。如果患者在第 1 次治疗中获得了改善，那么二次治疗通常也能获得相同甚至更多的改善，且往往较第 1 次治疗范围缩小。

## 案例分析

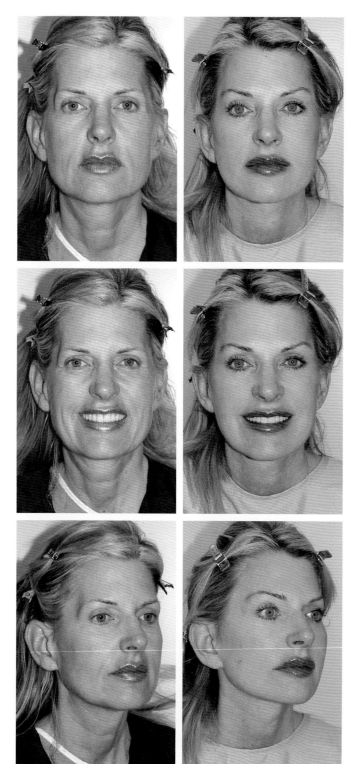

　　一例 45 岁女性患者术前存在轻微的面部松弛和全面部萎缩，既往无整形外科手术史。图 23-40 右为术后 2 年 4 个月的情况，该患者实施了高位 SMAS 面部提升手术、颈部提升术、闭式额部提升术、下睑成形手术，以及脂肪移植填充颞部、颊部、唇部、鼻唇沟、下颌前沟、口角和上下睑区域。填充总量为 50 mL 脂肪。术后可见柔和、自然的面部轮廓，无任何紧绷、拉扯等面部提升过度的外观。面部萎缩也同时获得纠正，患者容貌更加健康、年轻、性感和女性化。面部提升联合脂肪移植手术获得了任何单一的手术无法获得的显著效果。

▲图 23-40

一例 68 岁男性患者术前可见颊部下垂及褶皱，"羊腮"，颊部、眶下区域、口周、颞部和下颌前沟等区域的容量显著缺失。图 23-41 右为术后 1 年 9 个月的情况，他进行了高位 SMAS 面部提升术、颈部提升术、闭式额部提升术、上下睑成形术，面部脂肪移植术及耳垂缩小术。注射总量为 28 mL 脂肪。术后可见患者恢复了更年轻、更男性化的面部轮廓，且无过度紧绷和拉扯的外观。面部萎缩也同时获得了改善，矫正了颞部凹陷，改善了下睑至颊部的曲线，可见颊部及中面部更加饱满，颞部的宽度和长度增加。斜位图可见下颌前沟也已获得填充，呈现出更健康、年轻、阳刚和有男子气概的外观。面部提升联合脂肪移植手术能获得任何单一手术无法获得的显著效果。

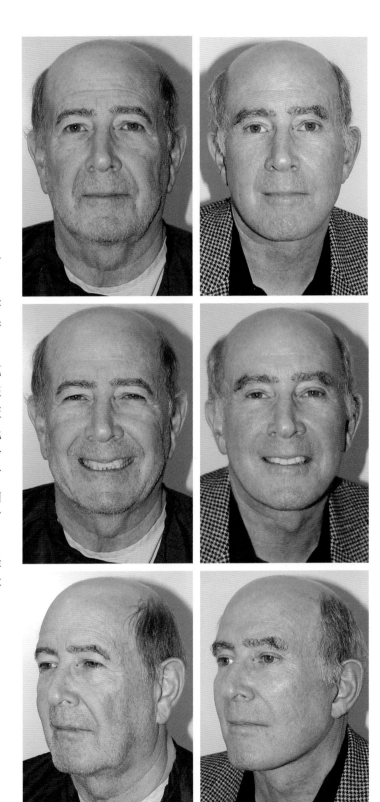

▲ 图 23-41

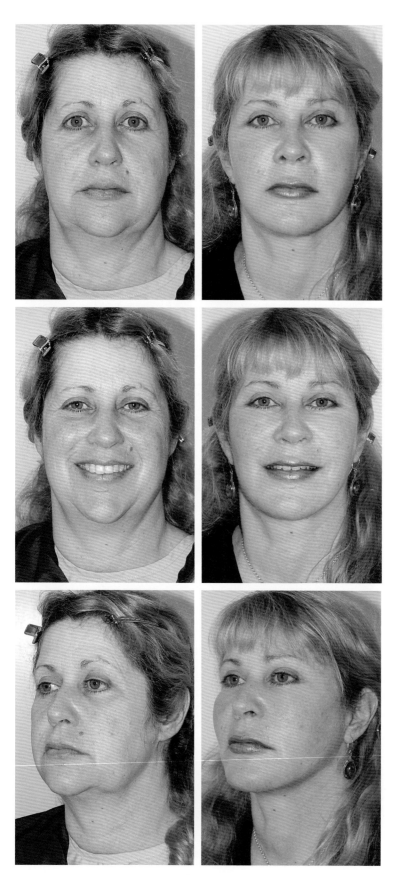

▲ 图 23-42

一例 53 岁女性患者术前存在面部轮廓缺失、颧部发育不良、眼球突出和下颌缘不清晰的情况。虽然患者的面部第一眼看上去很饱满，但仔细观察可以发现，其颞部、颊部、眶下、口周、下颌前沟、颏部和下颌缘区域均存在局部萎缩。患者曾经实施上下睑成形手术。图 23-42 右展示的是术后 1 年 6 个月的情况，该患者实施了高位 SMAS 面部提升手术、颈部提升术、颞部提升术、外眦固定术，以及脂肪移植填充颞部、颊部、眶下区域、鼻唇沟、口周、下颌前沟、颏部和下颌缘区域，共填充 66 mL 脂肪。术后可见柔和、自然的面部轮廓，无任何紧绷、拉扯等面部提升过度的外观。面部萎缩也同时获得了改善，纠正了颞部的凹陷和眶部的萎缩，改善了下睑至颊部的曲线，面中部看起来更饱满，颏部更宽，与下颌缘的连接更为流畅。斜位图可见下颌前沟获得填充，后方的下颌缘曲线获得加强，患者呈现为更加健康、年轻、迷人的外貌，同时也更上相。患者整体的面部轮廓获得明显改善，虽然我们将脂肪"添加"到了她的脸上，但她看起来更瘦、更有女人味。另外，唇部外观饱满且自然，我们同时切除了左侧唇部上方的痣。面部提升联合脂肪移植手术获得了任何单一的手术无法获得的显著效果。

一例 62 岁女性患者既往曾实施过面部提升手术、颈部提升术、眼睑成形术以及其他相关手术。术前可见，面部下垂未完全改善、下颌缘和颈部松弛。虽然她的面部第一眼看上去很饱满，但仔细观察可以发现患者的颞部、颊部、眶周、口周、下颌前沟、颏部和下颌缘区域均存在局部萎缩。图 23-43 右为术后 12 个月的情况，她进行了高位 SMAS 面部提升手术、颈部提升术、小切口额部提升术，下睑皮肤三氯醋酸（TCA）焕肤术、耳垂缩小术、口周磨皮术以及脂肪移植填充颞部、眉间、鼻根、眶上区域、眶下区域、颊部、面中部、鼻唇沟、口周、唇部、下颌前沟、口角、颏部和下颌缘区域，共填充 70 mL 脂肪。术后可见患者恢复了年轻和女性化的面部轮廓，无任何紧绷、拉扯等面部提升过度的外观。面部萎缩也同时得到了改善，纠正了颞部的凹陷和眶部的萎缩，改善了下睑至颊部的曲线，面中部看起来更饱满，颏部与下颌缘的连接更为流畅和顺滑。虽然我们将脂肪"添加"到了她的脸上，但她看起来更瘦、更有女人味、更上相。另外，唇部外观饱满且自然。面部提升联合脂肪移植手术获得了任何单一手术都无法获得的显著效果。

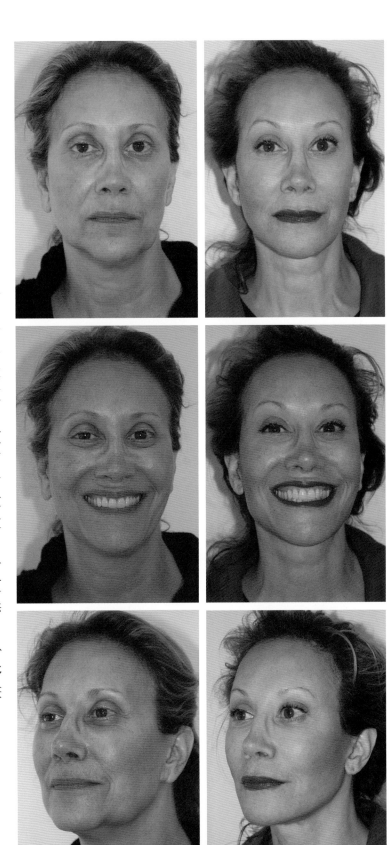

▲图 23-43

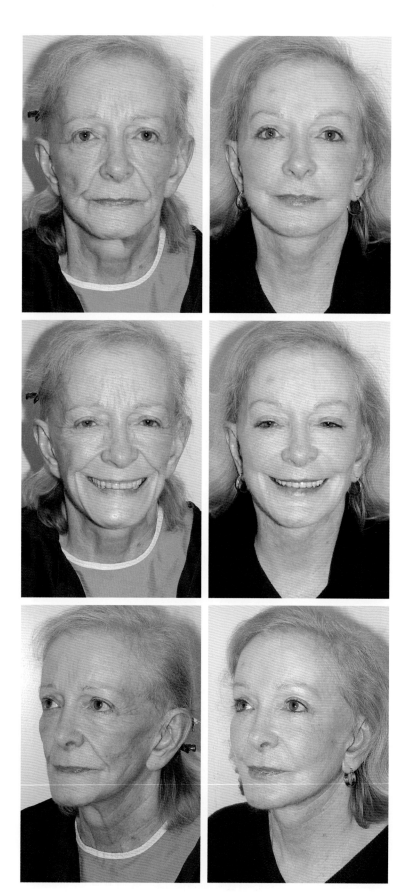

一例 75 岁的女性患者既往曾实施多次面部提升手术和其他相关操作，如激光磨皮术等。术前可见，尽管曾做过多次外科手术，她还是存在明显的颊部松弛，以及由于全面部萎缩导致的虚弱和衰老的外观。可以预见，再次进行面部提升手术将会导致更加憔悴甚至是病态的面容。图 23-44 右为术后 1 年 7 个月的情况，她进行了高位 SMAS 面部提升手术、颈部提升术、额部提升术，上下睑成形术、外眦固定术以及脂肪移植填充颞部、上下睑、颊部、中面部、口颊部凹陷、唇部、鼻唇沟、口周、下颌前沟、颏部和下颌缘区域，共填充 90 mL 脂肪，未进行任何磨皮手术、假体植入术或其他辅助的手术。可见对整体结果来说，脂肪移植明显比面部提升手术更为重要。患者的面部轮廓获得了显著改善，面部容量得到恢复。患者外观更健康、显瘦和有女人味，面部提升联合脂肪移植手术获得了任何单一手术都无法获得的显著效果。

▲ 图 23-44

## 并发症

在过去的 20 年里，面部提升手术联合脂肪移植手术中并未发现任何与脂肪移植有关的主要并发症，包括感染、栓塞、组织梗死或失明。众所周知，脂肪移植时也会发生此类严重的并发症。临床经验表明，如注射脂肪时采用钝针，并严格遵循目前推荐的技术规范进行操作，则很少发生栓塞。然而，由于目前采用的钝针越来越细，并且实施脂肪移植手术的外科医师越来越多，因此发生栓塞的案例可能会增多。报告显示，栓塞和包括失明在内的大多数相关并发症均在使用锐针注射时发生，Coleman 以及其他专家已详细讨论过此类脂肪注射的并发症。

实施面部提升手术联合脂肪移植手术时，由于脂肪移植本身导致的并发症在很大程度上都是"轻微的"或是"美学相关的"问题，包括肿块、油性囊肿、不对称、矫正不足、过度矫正和供区部位的不平坦等。更准确地说，上述并发症被认为是脂肪移植本身的内在风险，类似于隆乳手术中乳房假体产生包膜，即使手术操作过程中技术正确，而且非常小心，移植脂肪的吸收情况也可能不同，因此超出了外科医师的控制范围。因为脂肪本身是十分脆弱的组织，因此脂肪移植尤其如此。

某些患者似乎发生并发症的风险更高，主要是由于脂肪供区和受区的组织状况不佳。高风险的患者包括吸烟者和曾吸烟者、接受过面部吸脂手术者、接受过放射治疗者，以及接受过强脉冲光（intense pulsed light，IPL）、射频和超声刀"皮肤收缩"治疗的患者。与 IPL 能量作用于皮肤表面不同，射频和超声刀的能量可传递至真皮深层和皮下，可能会对组织微循环造成损害，并影响移植脂肪的存活。类似的情况似乎也存在于那些大剂量使用致炎性填充剂（如 PLLA 和磷酸钙）的患者，以及注射过大剂量透明质酸类填充剂的患者身上。简单通过透明质酸酶溶解透明质酸类填充剂似乎并不能解决上述问题，因为残留的炎症仍然存在并影响移植脂肪的存活。所有这类患者都应该谨慎对待，最好是术前告知他们可能存在更高的并发症发生率的风险。

既往实施过吸脂手术，尤其是激光或者超声波溶脂等操作的患者，自他们身上获取脂肪会更加困难。此外，获取的脂肪中油脂（破裂的脂肪细胞）的比例也较高，而且更有可能出现纤维碎片堵塞注脂针的情况。

如采取保守的态度正确地移植脂肪，则大多数并发症将会轻微且易于处理。油性囊肿可通过简单抽吸或破坏囊壁处理。在我们自己的临床实践中极少发生肿块，但越来越多地出现在其他医师治疗的患者身上，可以通过微吸脂、直接切除，或移植更多的脂肪覆盖来解决。不对称和矫正不足可通过脂肪移植治疗，供区不平则可通过再次吸脂或脂肪移植修复。过度矫正在单次治疗中并不常见，多见于接受过多次脂肪移植的患者中。眶周区域行脂肪填充时可能会出现过度矫正的情况，此时可用 0.9 mm 或 0.7 mm 的注脂针连接 1 个 3 mL 注射器，在脂肪填充过多的区域进行精确的微吸脂来改善。对于已经发生的眶周不规则或填充过多，最好的方法是手术切开眼睑，在直视下去除多余的脂肪。唇部的小肿块则可通过在唇红纹理中做放射状切口直接切除。

治疗并发症最好的方法就是避免并发症的发生。那些花更多时间去学习如何正确操作、获取必要的设备，慢慢将其引入到日常的操作之中并且采取保守方式去做的医师，发生的并发症更少。

## 讨论

### 脂肪不会消失吗

尽管许多外科医师承认容量的减少是衰老过程的一部分，但他们坚持认为"脂肪是不会一直存活的"，并以此为借口拒绝学习和操作脂肪移植手术。该观点现已被证明毫无价值，并且也不再是拒绝为患者进行脂肪移植手术的正当理由。与非永久性的填充剂不同的是，脂肪是活的自体组织，其内部可以血管化并成为面部的一部分。这类似于毛发移植或其他由整形外科医师进行的组织移植手术。此外，如果移植的脂肪真的不能存活的话，就不会有过度矫正的患者了。

脂肪能够一直存活吗？图 23-45 为一名患者术前及进行面部提升联合脂肪移植术后 3 年 7 个月的对比照片，术中填充脂肪 58 mL。明显可见患者的眶下区域、颊部、中面部、口颊部凹陷、鼻唇沟、唇部、口角、颏部、下颌前沟和下颌缘区域在术后 4 年仍然较术前饱满，每个治疗区域的脂肪都存活了下来。

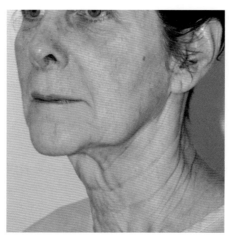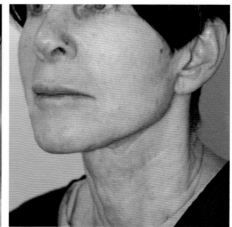

▲图 23-45

### 脂肪会显得臃肿吗

还有很多医师断言移植的脂肪看起来"臃肿"，以此为借口拒绝学习和操作脂肪移植手术。这也已被证实是错误的观点，并且也不再是拒绝为患者进行脂肪移植手术的正当理由。如果使用合适的技术和设备，肿块和不平坦等并发症远没有其他美容手术的并发症那么常见。脂肪与填充剂不同，因为脂肪必须均匀地分散注射在组织中才能存活，因此脂肪会与其渗透的组织相结合，产生一种自然的平滑效果。如果脂肪以团块的方式注射，中央的脂肪通常会发生坏死而无法存活。脂肪移植是我们获得面部平滑曲线的秘密武器，这是仅依靠面部提升手术无法做到的。

并不是说脂肪移植不会引起不平滑的情况。我们必须十分小心谨慎地在恰当的平面注射脂肪，以避免出现表面不规则等情况。简单地说，这意味着在皮肤薄的区域应该在更深的层次注射，直到积累足够多的临床经验才可转向浅层注射。

脂肪会显得臃肿吗？图 23-46 为一名患者术前及进行面部提升、颈部提升、额部提升、下睑成形联合脂肪移植术后 11 个月的对比照片。如果使用合适的技术和设备，肿块和不平坦等并发症远没有其他美容手术的并发症那么常见。实际上，脂肪移植是外科医师获得面部平滑曲线的秘密武器，这是仅依靠面部提升手术无法做到的。

### 体重增加或者减少会有什么影响

体重的明显增加会影响几乎所有整形外科手术的效果，脂肪移植亦如此。不管怎么说，确实有许多脂肪移植后由于体重明显增加出现唇部肥大、颊部过度饱满的病例报告，在各种会议上以及在外科医师之间被反复提及。事实是，明显的体重增加必然会破坏掉几乎所有美容外科手术的效果，因此任何关于体重增加效应的争论都存在逻辑上的错误或者是双重标准。

在儿童或年轻患者中，随着年龄的增长和体重的增加，移植的脂肪确实有可能发生容量的改变，但在大多数有面部提升需求的患者的年龄段，其体重都是相对比较稳定的，一般只会有小幅度的波动。因此，担心脂肪移植的区域会因为体重增加导致体积明显增大，本质上缺乏根据，这也属于那些不愿

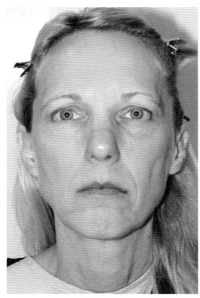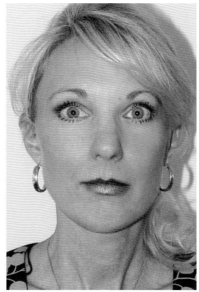

▲图 23-46

意花时间去学习或实施脂肪移植手术的外科医师的借口。

实际上体重的增加可能使面部提升手术的患者获益，因为体重增加的同时移植的脂肪体积也增加，那么治疗区域脂肪体积的增加仍然能够维持面部的整体比例。如未进行脂肪移植，体重增加往往会导致比例失调、不吸引人、令人反感的外观，比如双下巴和颈部的脂肪堆积。在脂肪移植后，面部的所有部位都出现脂肪体积的增加，但面部仍然是保持原有的比例，看起来更有吸引力。换言之，整个面部可能会变大，但比例仍然协调。

## 结论

认识到面部衰老过程中发生的变化，并发现其潜在的解剖问题，对于正确地为患者提供建议和制订手术计划至关重要。在大多数患者中，可以将问题分为 3 大类：皮肤表面老化；组织松弛、皮肤冗余和面部年轻轮廓的丧失；面部凹陷和萎缩。皮肤护理和焕肤术解决第 1 类问题。传统的面部、颈部、额部和眼周的提升手术解决第 2 类问题。面部萎缩在以前是我们无法处理的问题，现在有了脂肪移植手术。从事抗衰老工作的外科医师们已经承认脂肪移植手术是近几十年来美容外科手术最重要的进步之一。如果能够正确地将脂肪填充到面部由于衰老产生的萎缩区域，就会产生显著而持续的改善，而这种改善是无法通过其他方式获得的。

---

**技术精要**

- 有明显面部萎缩的患者，仅仅通过皮肤表面的治疗和面部提升手术无法获得最优的改善。脂肪填充到面部由于衰老或疾病产生的萎缩区域，就会产生显著而持续的改善，而这种改善是无法通过其他方式获得的。
- 如果患者存在明显的面部下垂和皮肤冗余，单纯脂肪填充收益有限。尽管使用大量脂肪填满松弛的面部也可改善面部轮廓和皮肤，但单纯脂肪填充往往会导致异常巨大、不自然和缺乏女性化的面部。

---

- 在治疗眶上区域凹陷时一个常见的错误观点：脂肪应该被注射到上睑的眶隔上区域。正确的方法是：将脂肪沿上眶缘的下缘注射到眶前区域，从而恢复眶上的容量。
- 填充颊部上部对改善鼻唇沟具有极大的作用，同时填充此 2 个区域将获得更加显著的效果。如果填充了颊部，改善鼻唇沟所需的脂肪量就会减少，而且能够获得更好的整体改善。
- 唇部注射脂肪时需要避免的一个常见错误是，不加选择地随意填充唇部，导致形成巨大的、毫无形状的、不自然的"香肠唇"。美的下唇应具有 2 个唇珠，即外侧的 2 个凸起和中间的小凹陷。另外，美的上唇则具有 3 个美学凸起，1 个位于中央，2 个位于两侧，之间有轻微的凹陷。应当花足够的时间注射脂肪以塑造此种形态。
- 年轻、自然且美丽的唇部应具有：下唇明显比上唇丰满，其比例符合黄金比例 1.618 : 1。过度填充上唇，或使上唇与下唇体积相同，会导致不自然的外观。
- 脂肪填充下颌前沟具有很高的审美价值，而且是初学者获得脂肪注射经验的良好注射部位。填充下颌前沟可使颏部与下颌骨之间形成一条立体且连贯的美学线条，无论是男性还是女性都可获得巨大改善。
- 为熟悉脂肪移植技术，推荐首先将少量的脂肪注射到"安全"的部位。医师早期开展此项手术时应避免治疗不允许试错的部位。此种做法虽然比较保守，但发生了问题也会比较轻微，易于处理。

## 参考文献

［1］ Marten TJ, Elyassnia D. Fat grafting in facial rejuvenation. Clin Plast Surg 42:219, 2015.
［2］ Coleman SR. Fat Injection: From Filling to Regeneration. St Louis: Quality Medical Publishing, 2009.
［3］ Marten TJ. Simultaneous facelift and fat grafting: combined lifting and filling of the face. In Nahai F, ed. The Art of Aesthetic Surgery: Principles & Techniques, ed 2. St Louis: Quality Medical Publishing, 2011.
［4］ Marten TJ, Elyassnia D. Secondary deformities and the secondary facelift. In Neligan P, Warren RJ, eds. Plastic Surgery, vol 2, ed 3, St Louis: Elsevier, 2013.
［5］ Marten TJ. Lamellar high SMAS face and mid-lift: improved design of the SMAS facelift for better results in the midface and infraorbital region. In Nahai F, ed. The Art of Aesthetic Surgery: Principles & Techniques, ed 2. St Louis: Quality Medical Publishing, 2011.
［6］ Marten TJ. Facelift with SMAS flaps. In Guyuron B, Eriksson E, Persing JA, eds. Plastic Surgery: Indications and Practice. Philadelphia: Elsevier Saunders, 2008.
［7］ Marten TJ. High SMAS facelift—combined single flap lifting of the jawline, cheek, and midface. In Paul M, ed. Clinics in Plastic Surgery. Philadelphia: Elsevier Saunders, 2008.
［8］ Marten TJ. Secondary rejuvenation of the face. In Mathes S, ed. Plastic Surgery. Philadelphia: Elsevier Saunders, 2006.
［9］ Marten TJ. Maintenance facelift: early facelift for younger patients. In Marten T, ed. Facelift: State of the Art. Seminars in Plastic Surgery. New York: Thieme Publishers, 2002.
［10］ Marten TJ. Facelift: planning and technique. In Paul M, ed. Clinics in Plastic Surgery. 1997.
［11］ Marten TJ, Elyassnia DR. Simultaneous facelift and fat grafting. In Connell BF, Sundine MJ, eds. Aesthetic Rejuvenation of the Face and Neck. New York: Thieme, 2016.

# 第24章

# 眶上区结构性脂肪移植

Sydney R. Coleman 　译者：李海瑞　郭昌灏　刘成胜　斯楼斌　王　阳　韩雪峰

现代整形外科对面部上 1/3 区域的美学缺乏了解。健康愉悦外观的眶上区具有圆润饱满的特征，重塑该区域的丰满度可获得自然美观的效果，然而却历来得不到整形外科医师的重视。同样，上睑、眉部和颞部的消瘦则呈现出病态和营养不良外观。然而，对于"面部年轻化"的术式，外科医师关注于切除术和提紧术，而非填充术。

与眉部和颞部不同，结构性脂肪移植难以实现额部年轻化。因为额部老化的主要问题通常并非轮廓畸形，而是随着饱满度的降低，额肌运动阻力减小。额肌或其他肌肉的固有性质导致皱纹或褶皱的产生。将脂肪小心谨慎地植入患者的额部皮下及肌肉内，可获得额肌松弛时极为平滑的效果。然而，当额肌收缩时，会产生较之前更多的褶皱。鉴于此，对于明显的额部缺陷及较深褶皱，我很少使用结构性脂肪移植。对于较深皱纹采用综合疗法，包括肉毒毒素、真皮内注射、V 形剥离术和皮下剥离术。

## 美学考量

年轻人的眉部、颊部和颞部应圆润饱满。年轻人的眉部深面十分饱满，因而其与眶上褶皱之间保持一定的间距。眉区的固有特性是较眼睑皮肤更为紧致。眉区的饱满使紧邻眉部尾侧的皮肤凸起，一直延续至眶上褶皱头侧数毫米皮肤较为松弛的区域。即使青春期的少儿，其眶上褶皱上方也会有皮肤松弛的痕迹（图 24-1）[1-4]。

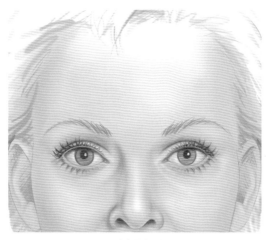

▲图 24-1

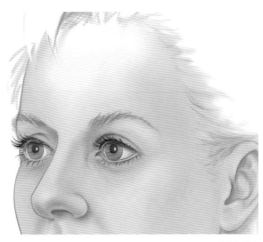
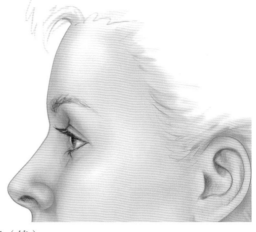

▲图24-1（续）

　　年轻人眉下上睑皮肤的显露程度变化较大，最常见的是皮肤与睫毛相接触（眼睑未显露）或仅显露 1～2 mm。健康的年轻人偶尔会有深邃的眼睛，但几乎不会呈现空洞的眼睛。

　　颞部的饱满支撑外侧眉部。颞部饱满才会使人看到年轻人眉部外侧 1/4 区域，才会使眉部形成外侧眉峰。颞部和额外侧饱满会形成年轻容貌所必有的鲜明流畅的眉形。

## 适应证与患者选择

　　在我整形外科住院医师培训期间，回得克萨斯州探望我的祖母 Mary Coleman。我非常震惊，她极像我最近看到的做过3次上睑成形手术的1例患者。我祖母从未做过任何整形手术，她只是年迈而已。她 30 岁和 99 岁时的照片让我们看到了岁月留下的痕迹（图 24-2）。

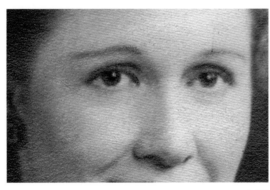
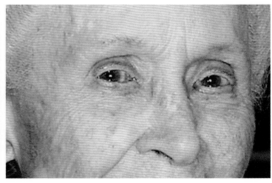

▲图24-2

　　1982 年探望了祖母后，我继续做住院医师，当时艾滋病流行，旧金山总医院住满了双眼空洞、颞部凹陷的 20 余岁的患者。他们已病入膏肓，眶周应有的饱满已荡然无存。也就是在那时，我发现，上 1/3 面部切除性美容手术会使眶周区呈现不健康的骨骼化。我开始意识到，上 1/3 面部骨骼化的术式会使患者瘦骨嶙峋，呈现病态或老态。

### 重塑健康比例

　　如第 22 章所述，结构性脂肪移植的主要适应证是皮下脂肪或饱满度缺失，通常见于手术后医源性畸形和痤疮，近期多见于脂肪萎缩。

　　如同年轻人的饱满丰润呈现健康活力，干瘪则给人以体弱多病、苍老或营养不良的印象。上睑／眉部区域是最早反馈健康退化的区域之一。位于上睑和颞部区域仅 1～2 mm 的凹陷都会严重影响个体的健康外观（图 24-3）。

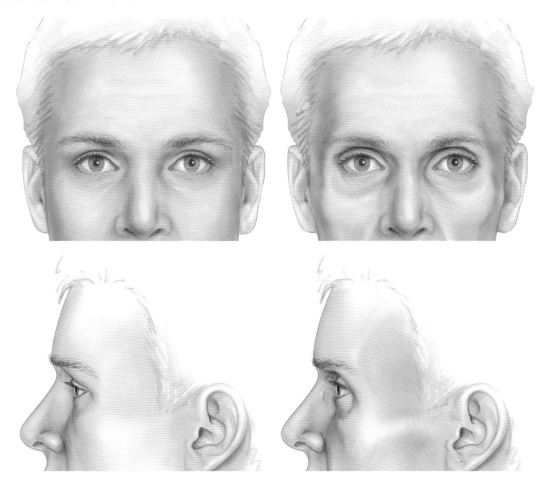

▲图 24-3

对于健康人，手术去除上睑或面部任何区域的脂肪都会导致病态面容。同样，颞部和眉间的痤疮瘢痕也会促进相关区域的萎缩，引起面部比例失调。药物相关的脂肪萎缩不仅会影响面中部，也会影响面上部、颞部和上睑。

额部、顶部和颞部区域的骨骼异常会导致容貌毫无魅力，甚至是不自然的容貌。侧额部和颞部的明显畸形将会使顶部中央或额下部显得突兀。整形外科通常开展颅面部手术或假体植入术来解决这个问题，但风险极大。在侧额部、颞部（或其他缺损部位）行结构性脂肪移植有时是解决上述难题的安全稳妥的方案。

眶上区老化出现皮肤松弛下垂时，可能需要切除。但我很少见过上睑需要去除肌肉或脂肪的指征。该患者即为切除了上睑的皮肤、肌肉与脂肪，照片为术前和术后 7 年。虽然许多同行认为患者期望如此的外观，但我认为这只是去除了老化征象而并未年轻化（图 24-4）。

需慎重考虑切除皱眉肌、降眉间肌，特别是眼轮匝肌，因为可能会减少深层的支撑组织，并由此加重年龄性萎缩。一方面，单纯切除眼睑皮肤，使被覆皮肤与其深面结构的比例更接近两区域之间原有的年轻比例，以减少皮肤显露。另一方面，切除肌肉和脂肪等深层结构，常会使这一区域干瘪消瘦。

眶上区填充是极其复杂的操作，我们对该区域的生物力学知之甚少。重塑额部容量或仅填充眉部本身，即可形成强劲的机械推进外扩向量，从而拉升眼睑皮肤。

外扩向量的概念对额部的重要性尚未得到认可。通过在额部大面积移植脂肪，即可对眉部和上睑区域产生显著影响，即非切除性"提升"。传统的眉部提升是通过切除皮肤或头皮，形成向上或上外

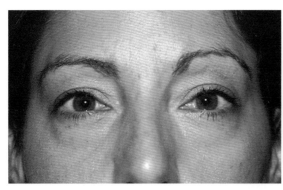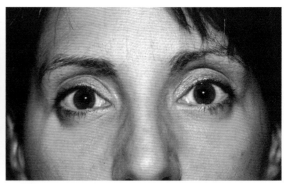

▲图 24-4

侧的向量。使组织远离眶区，由此减少相应区域的赘余皮肤。然而，任何类型的额部提升术，其眉部提升的效果都不尽人意，并使眶上区干瘪凹陷，无法重塑柔软、丰润的年轻上睑。结构性脂肪移植提供了一种新的方法，通过额部、眉部和上睑填充脂肪替代缺失的深层结构，重塑年轻化的上睑。

保持眼部年轻化的要点包括通过填充支撑眶周区域和通过精心的皮肤护理保持皮肤弹性。上述措施失效时，再考虑切除术和悬吊术。

## 解剖因素

在面部上 1/3 实施手术时，外科医师必须熟悉上睑、眉部和颞部的外科解剖。预防神经损伤、避免意外刺入动静脉是首要问题。

在眶上孔周围操作时，医师应使用钝针，以免损伤眶上神经和滑车上神经以及刺入血管（图 24-5）。尽管我在接近眶上缘时习惯将脂肪组织植在更浅的平面上，但我仍建议在临近眶骨移植脂肪时，要用 Coleman I 型钝针。

然而，在额部中央、眉部，特别是在眉间区，经常存在痤疮瘢痕和其他类型的粘连瘢痕。松解粘连瘢痕深部时，有可能会损伤眶上神经和滑车上神经。

同样，在面神经颞支区域注射时，也应使用钝针。损伤面神经将会出现额肌麻痹伴单侧眉部下垂，伴有累及额部的非对称性运动不足（图 24-6）。

颞部与眉间类似，也常存在痤疮瘢痕，松解粘连瘢痕深部也会损伤局部神经。因此我建议尽量在最表浅的层面松解颞部粘连组织（图 24-7）。

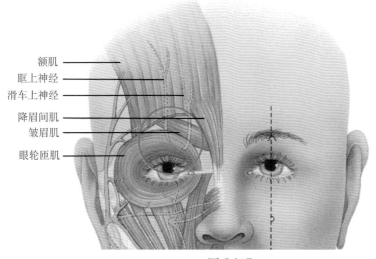

额肌
眶上神经
滑车上神经
降眉间肌
皱眉肌
眼轮匝肌

▲图 24-5

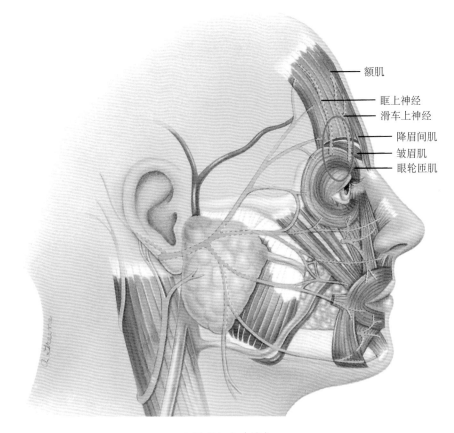

额肌
眶上神经
滑车上神经
降眉间肌
皱眉肌
眼轮匝肌

▲图 24-5（续）

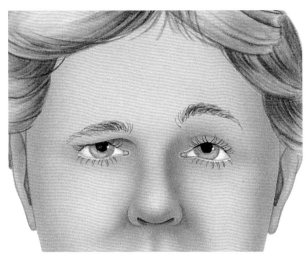

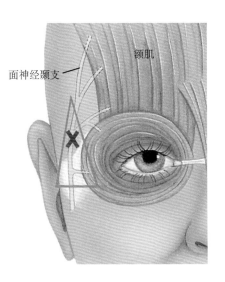

额肌
面神经颞支

▲图 24-6

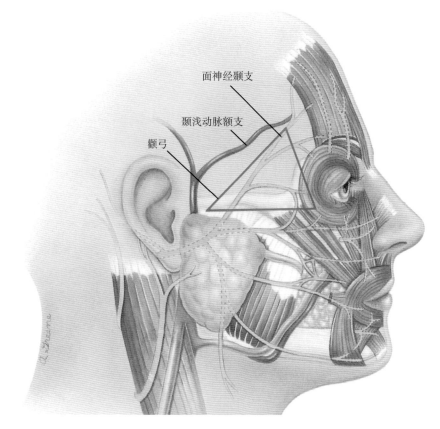

面神经颞支

颞浅动脉额支

颧弓

▲ 图 24-6（续）

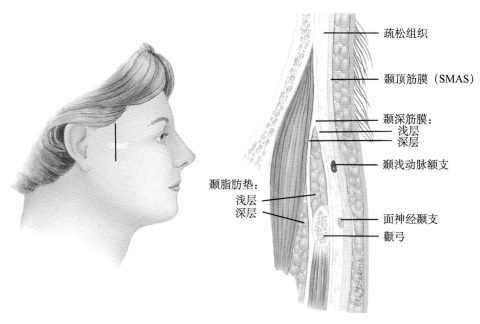

疏松组织

颞顶筋膜（SMAS）

颞深筋膜：
　浅层
　深层

颞浅动脉额支

面神经颞支

颧弓

颞脂肪垫：
　浅层
　深层

▲ 图 24-7

　　神经损伤并非颞部区域唯一关注的问题。注射脂肪甚至局麻时，容易损伤颞顶筋膜及眼周丰富的血管丛。事实上，在该区域做局麻时我换用注脂针，因为我用 25 G 锐针在颞部操作时经常出现血肿。由于使用较为锐利的注脂针（尤其是 III 型），常会导致眉部和颞部大血肿，因此，我现在只使用 I 型注脂针在上面部注射局麻药物。

血肿并非唯一的潜在血管事件。该区域应避免使用锐针，因为可能会刺入动静脉形成栓塞（参见第 4 章）。

脂肪浅表移植不仅可获得满意的美学效果，也避免了损伤泪腺和上睑的提升结构。

# 材料和方法

## 技术指南

### 标记

图 24-8A 不仅用于手术设计，也有助于记录知情同意。请注意图上方的二次标识记录。

图 24-8B 中显示了手术设计。绿色为少量填充改善形态区域，黄色为过渡塑形区域，红色为拟定的切口位置。

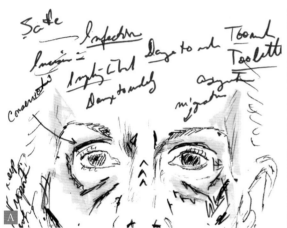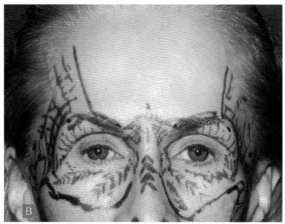

▲ 图 24-8

### 麻醉

采用含有 1：20 万肾上腺素的 0.5% 利多卡因进行浸润麻醉，注射最少有效剂量以避免明显变形。眶周区注射局麻药物仅使用 I 型钝针。这可以避免损伤神经和血管，也可以避免局麻时误入动静脉。局麻时损伤动静脉会导致血肿，会对操作医师产生严重的干扰，使其在移植脂肪时难以判断移植剂量和位置。

局麻时使用肾上腺素会导致血管收缩，故移植脂肪时注脂针不易进入动静脉。每一例患者均应在眶周区注射肾上腺素，以降低动脉内注射的可能性。全麻手术也应如此。

### 切口

我在眉部外侧较远处和内侧以及颞部下外侧均会做一个切口。经此入路切口，可以直达（通过同侧和对侧切口）整个上睑、额部和颞部。我也经常在额部中线眉间部上方做一个切口，尤其是计划鼻部或眉间部注射时（图 24-9）。

特殊情况下，我会在额部或颞部的发际线上做切口，以便更好地到达移植区域。向既往手术瘢痕区域注射时常采用该入路。

### 注脂针

在面上部，我通常采用小型注脂针。上面部注射局麻药物，我使用 5 cm 或 6 cm 的 Coleman I

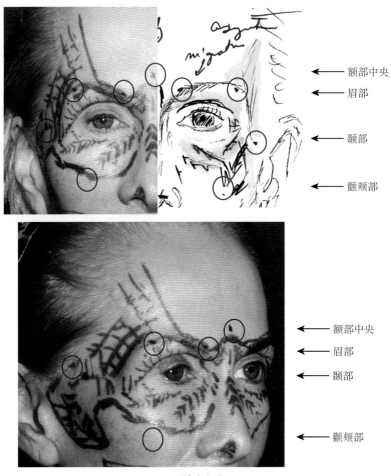

▲图 24-9

型注脂针，但在上睑或鼻部使用 Coleman III 型微注脂针。经颞部切口注射，或注射于眉上区域及颞部时，我用的是 I 型微注脂针（图 24-10）。

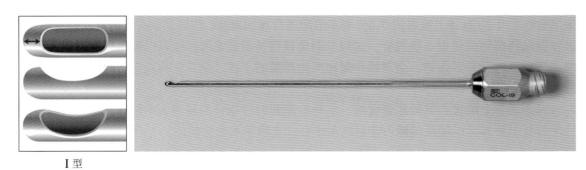

I 型

▲图 24-10

在眉部下方的上睑和鼻内侧，我经常使用 Coleman III 型注脂针，因为该类型钝针利于操控，易于在眼轮匝肌与皮肤之间注射。视情况采用长度为 3 cm、5 cm 或 6 cm 的注脂针（图 24-11）。

当颞部存在痤疮瘢痕或既往手术遗留的瘢痕时，难以将钝针置入该区域，此时我换用 Coleman II 型注脂针。当我试图将脂肪贴近额骨移植时，我常采用稍弯的 II 型注脂针，以顺应额骨的自然弧度（图 24-12）。

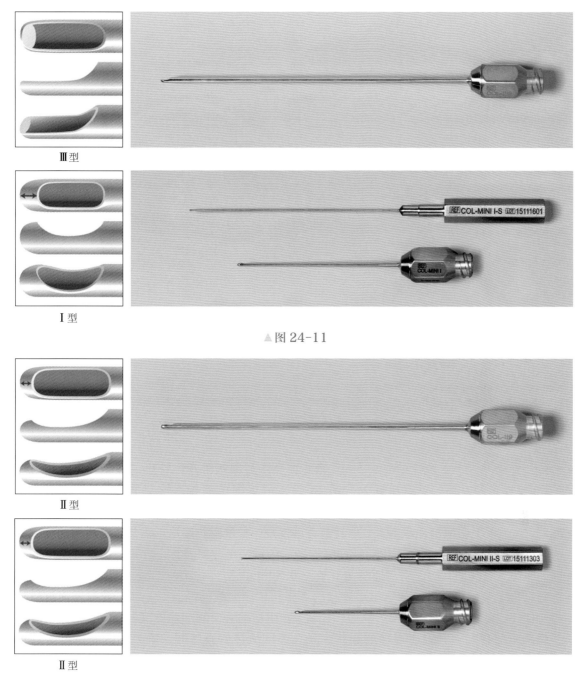

Ⅲ型

Ⅰ型

▲图 24-11

Ⅱ型

Ⅱ型

▲图 24-12

**注射层次**

进入上睑区域时，我时刻位于紧贴真皮或眼轮匝肌内的浅表层次。在额部和眉部上方，我主要植入浅层。不过，我在额肌中的移植量略多于眼轮匝肌（图 24-13）。

在颞部注射时，我尽可能位于表浅肌肉腱膜系统（颞顶筋膜）内，同时也紧贴真皮下注射脂肪（图 24-14）。

在较深层次移植存在诸多问题。虽然在骨膜上的松散组织内移植比较容易，但是脂肪在这个层次内可能会移位，容易导致不平整。

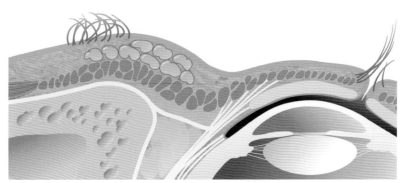

▲图 24-13

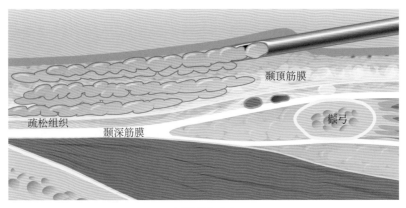

▲图 24-14

（图24-14标注：颞顶筋膜、颞弓、疏松组织、颞深筋膜）

**注射量**

- 上睑：在某些人，上睑注射 < 1.5 mL 脂肪即会明显影响外观，特别是在年轻患者和男性。对于 50 岁以上的女性，可以注射 2.5 mL 或 3.5 mL。有的患者，特别是手术后干瘪者，可能需要多达 5 mL。但是，我单次注射从不超过 3.5 mL，超过此量将分 2 次注射。
- 颞部：虽然看上去颞部面积很大，但我惊奇地发现，少量脂肪便足以满足患者所需的细微变化。注射量通常是 3 ~ 7 mL。对于明显凹陷的颞部区域，可注射多达 10 mL，但这种情况很少见。
- 内侧眼睑（鼻侧面）：注射量通常为 0.4 ~ 0.8 mL。
- 额部：由于皱眉肌和额肌的活动可能导致不平整，因此我的经验是在额部注射任何材料时都要相对保守。额部容易出现明显的局限性团块。额肌运动会使额部注射区域令人苦恼地显现出来，并且随着肌肉的运动产生怪异的起伏。我在该区域注射脂肪时，整个额部的注射用量控制在 2 ~ 7 mL。
- 鼻根：该区域注射脂肪小于 1.5 mL 不会产生明显效果；常用量是 2 ~ 4 mL；如存在萎缩，则增加到 5 ~ 7 mL。

**常见技术失误**

最常见的技术失误发生于上睑轻度凹陷的情况。一旦上睑出现肿胀，就难以判定轻度凹陷的区域。只要肿胀存在，视诊和触诊都难于判断。此为上睑需要二次手术最常见的原因。

额部最常见的失误是皮肤不平整，尤其是在眉中部皱眉肌起点周围常见轻微的凹陷。即便是反复注射，也难以纠正该凹陷。通常患者的术后照片显示额部光滑，未见异常。然而，当患者随意活动眉部时，静态时平滑的眉中部会出现较深凹陷。当患者照镜子时会不自主皱眉，因此患者会认为凹陷一直存在。

## 技术

该 55 岁女性曾实施 3 次上睑成形和 1 次额部提升术，要求重塑上睑和颞部的丰满度。此外，患者的鼻部和下睑也曾实施手术。患者主诉为眼部外观疲倦、干瘪无光泽（图 24-15A ~ D）。

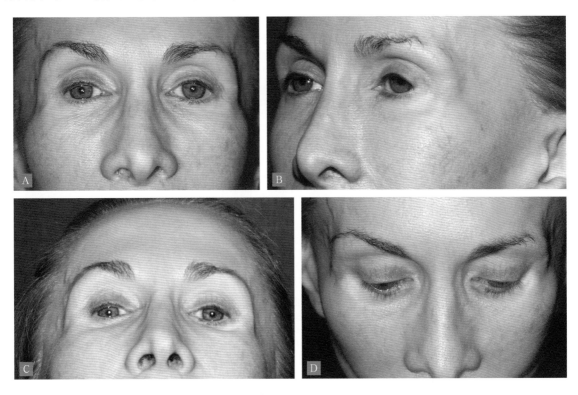

▲ 图 24-15A ~ D

该患者表现为面部上 1/3 医源性凹陷所导致的典型老化容貌。患者 22 岁甚至 32 岁的照片表现出来的极度丰满，如今却不复存在。在她 55 岁的照片中，骨骼轮廓清晰可辨。其 22 岁和 32 岁的颞部区域呈饱满状，缓缓向外延伸并掩盖了颞部血管。55 岁时，可见血管盘曲于骨面，无法被菲薄的皮肤及软组织掩盖（图 24-15E ~ H）。

在患者年轻时的照片中，可见其颞部支撑着眉外侧，因此从此视角可见整个眉部。在年长的照片中，由于眉部由颞部陡峭转折处下行，消失于颞部严重凹陷所形成的阴影区内，因此无法看到双侧眉尾。该阴影区使眉部看起来比实际上更向外侧倾斜。

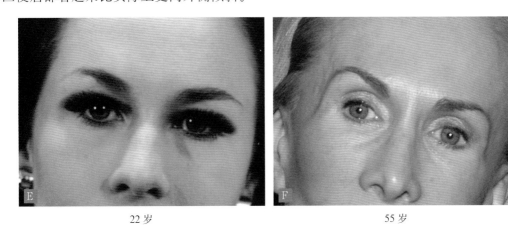

22 岁                                              55 岁

▲ 图 24-15E、F

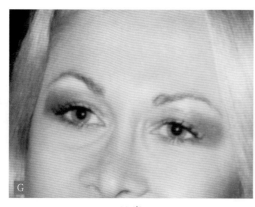
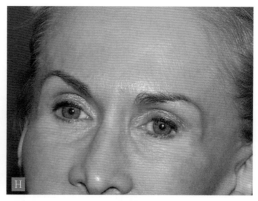

32 岁                                      55 岁

▲图 24-15G、H

  在患者 2 张年轻的照片中，可见眼睑显露不到 3 mm，从眉部到眼球的眉下组织延展十分顺滑自然。然而在她年长的照片中，眼球与眶上缘完全分离。眉部至眼睑的过渡落差较大，形成了病态的空洞感，显露了面颅骨的轮廓。

  尽管该患者的上睑并未松垂，但外观并不年轻。虽然 3 次上睑成形和额部提升术去除了患者的某些衰老征象，但并未获得自然的年轻容貌。只有当一个人生病、厌食、衰老或实施了手术时，眼睑区域才会如此消瘦。

  尽管我向患者解释：她上睑与颞部的消瘦是其疲惫、衰弱及病态容貌的主要原因，但她仍坚持不要改变太大。对于能够恢复上睑的柔润，她感到很高兴，但还是要求保守治疗其上睑，甚至颞部。她反复提醒我不介意再次手术，但她对我建议的脂肪填充量仍心存顾虑。因此我们决定对 2 个区域均采取保守态度。

  在鼻背和眉间填充后，注射眉部下方区域（我称之为上睑），继而注射颞部。颞部极易出现血肿，颞部或额部的任何水肿都会干扰上睑的准确注射。

  如前所述，我局麻时使用Ⅰ型注脂针。相当于完成了预隧道，因而在开始注射脂肪时不会损伤血管。我采用Ⅲ型微型注脂针植入整个上睑和侧鼻／眼睑内侧，并时刻铭记该区域神经动脉的解剖。上睑皮肤厚度与下睑相似，因此操作时要十分谨慎，每次注射最小量的脂肪。每次注射时，应保持每点注射少于 1/30 mL，并尽量保持在 1/50 mL。

  若双侧眼睑接近对称，填充过程中，我会交替注射左右侧。但通常情况下，眼睑双侧并不对称，所以术前我会在两侧做曲线标记，用于指导注射脂肪。

  在图 24-16 中，我在眉间、鼻根和上鼻背完成了填充操作。

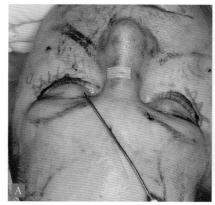
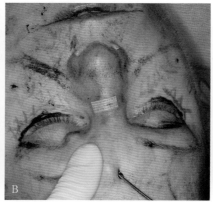
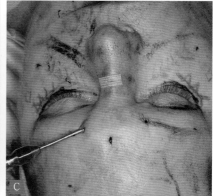

▲图 24-16A ～ C

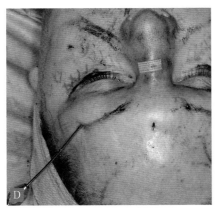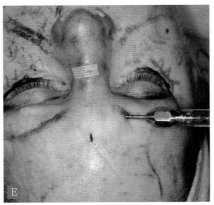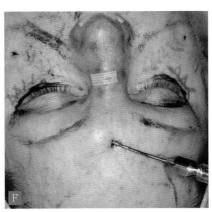

▲图 24-16D ~ F

我喜欢首先采用额中央切口注射该区域（图 24-17A、B）。该切口的顺应性好，润滑切口有助于避免凹陷或长期红斑。我通常用弯曲的Ⅲ型注脂针首先填充鼻背及鼻根（见第 25 章）。

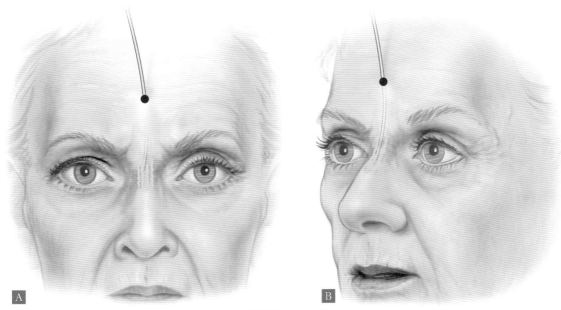

▲图 24-17A、B

然后，我换用Ⅲ型直注脂针经同一切口填充眉间（图 24-17C、D）。在皮下移植脂肪前，我常用 22 G 锐针在鼻根和眉间的真皮内注射少量脂肪填充皱纹。应小心避免眉间中央过度饱满。

在眉间、鼻根和上鼻背填充完毕后，采用直注脂针经额中央切口以及Ⅲ型弯注脂针经睑内侧切口，在眼睑内侧－鼻外侧区域过渡塑形（图 24-17E、F）。该移植可淡化该区域常会出现的静脉扩张、黑斑和皮肤萎缩。

经额中线或对侧眉部切口，在眉下放射状向眼睑内侧植入脂肪（图 24-17G、H）。有时 Colemam 弯注脂针更有利于掌控曲度。眉下区域所有的结构性脂肪移植均应紧贴真皮以下，包括注射至眼轮匝肌内。如前所述，我不会靠近上睑皱襞填充脂肪以避免尾侧过度饱满。

经对侧眉或额中线切口在眼睑内侧注射少量脂肪后，我通过额部切口填充上睑中部（图 24-17 I、J）。我惊喜地发现，对侧眉内侧切口不仅适用于上睑内侧区域的填充，也适用于上睑中部区的填充。

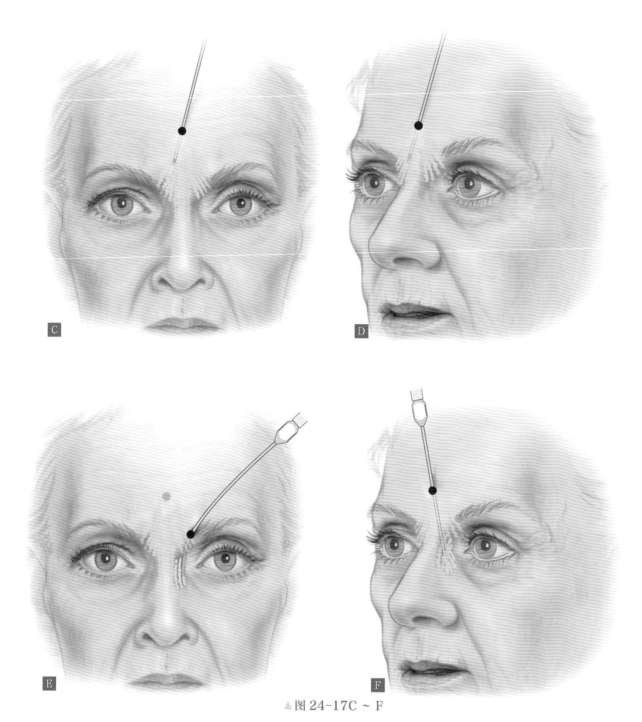

▲图 24-17C ~ F

接下来，经眉外侧切口进入上睑内侧。由不同的角度再次进入上睑内侧，该区域的注射要点是将脂肪组织多点均匀注射于整个上睑区，直至眼睑外侧（图 24-17K）。

通过额中切口，我仍然用Ⅲ型注脂针在极为浅表的层次进入眼睑外侧（图 24-17L）。由内至外，逐渐注射于整个上睑区域，更换切口和方向，确保填充组织网状均匀分布。由于多数年轻患者的上睑外侧比内侧更为饱满，因此操作时要注意确保眉部及上睑外侧相对圆润。

眉外侧切口及颞部下外侧切口均可进入上睑外侧（图 24-17M、N）。由此可进一步过渡塑形上睑外侧。同样，我喜欢由至少 2 个方向，最好是 3 个方向进入所有区域。

眉下区注射填充后，经眉内侧切口，有时是额中切口进入颞部（图 24-17O、P）。经眉内侧切口

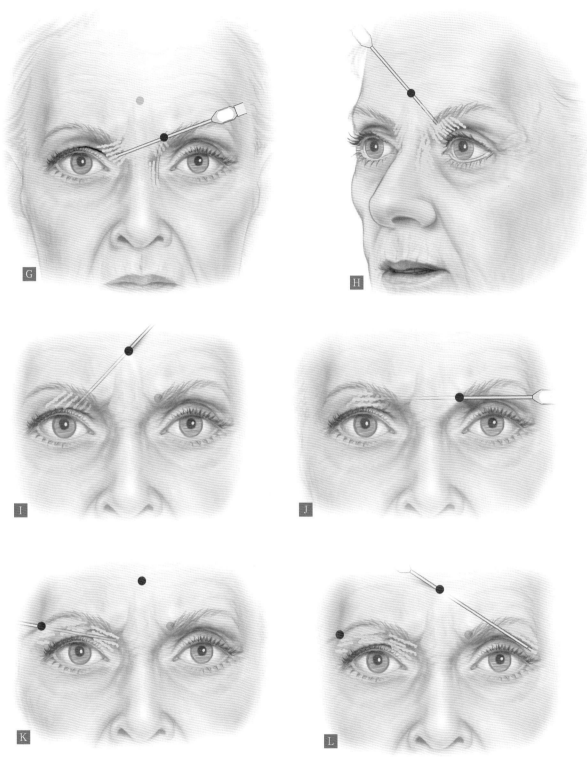

图 24-17G ~ L

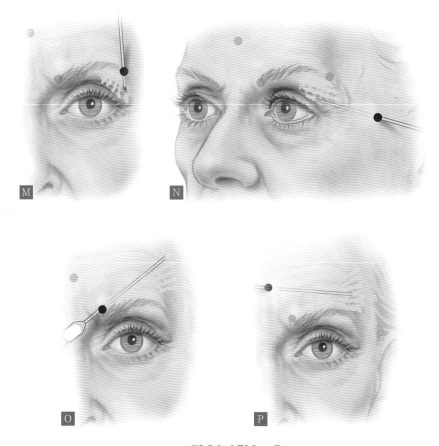

▲图24-17M～P

可抵至颞部，甚至发际线区域。用弯注脂针可以更好地顺应颅骨曲度，以避免在颞部填充过浅，形成透皮可见的脂肪线状沉积。

颞部和侧额区域填充具有挑战性，易出现皮肤外观不规整。因而，我采用与上睑区填充类似的方法，等分微量植入，以避免组织移位，并尽量减少皮肤不规整。在额部和颞部，我换用Ⅰ型或Ⅱ型注脂针以避免伤及血管神经。该部位出现血肿会掩盖其外观特征，无法平整对称的植入结构性脂肪。

使用颞部或颧弓外侧切口时，要特别注意避免损伤血管神经（图24-17Q）。当横穿颞部区域注射脂肪时，建议改用Ⅰ型注脂针（钝性）。置入距离过长时，应小心保持在表浅的层次。由于距离眼

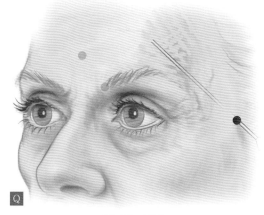

▲图24-17Q

睑较远，我一般采用9 cm的注脂针。

该区域和额部疏松组织层是移植组织最不稳定的层次。在颞筋膜或骨膜表面的疏松组织层植入组织，施加少许外力便会使之移位。因此，我会在颞顶筋膜内尽可能多地填充脂肪。

我也尝试在真皮下移植部分脂肪。与手背不同，在颞部皮肤和皮下血管之间通常不易移植脂肪。

当实施过分表浅的多点状注射时，通常会形成透皮可见的线状沉积。因此，我建议在血管周边均匀注射脂肪，而不是在血管的表面注射。

事实上，颞部是难以获得平滑效果的区域之一。由于颞部包含较多血管，深面的骨骼也不规则，因而该区域是面部最不平整的部位之一。应特别注意勿在不规整区域的表面植入脂肪，以免加重不规整。

术中观察上睑、眉部、额部和颞部的外观十分重要，有助于判断矫正程度。填充后的术区应平滑对称，如右图所示，且触诊时亦为光滑（无结节）的手感。

眉下区注射填充后，经眉内侧切口，有时是额中切口填充颞部。此患者的侧额区域填充较为困难，极易引起皮肤外观不规整。因而，我采用与上睑区填充类似的方法，即等分微量植入，以避免组织移位，并尽量减少皮肤不规整。在额部和颞部，我换用 I 型或 II 型注脂针，避免伤及血管神经。该部位出现血肿会掩盖其外观特征，无法平整对称的植入结构性脂肪（图 24-18A ~ C）。

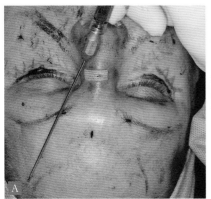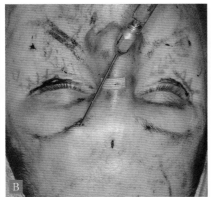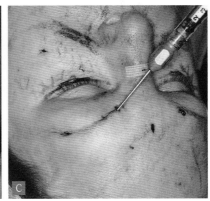

▲图 24-18A ~ C

图 24-18C 显示注脂针由眉内侧切口可抵达颞部甚至发际线。用弯注脂针可以更好地顺应颅骨曲度，以避免在颞部填充过浅，形成透皮可见的脂肪线状沉积。

使用颞部或颧弓外侧切口时，要特别注意避免损伤血管神经。当注脂针横穿颞部注射时，建议改用 I 型注脂针（钝性）。注脂针走行距离过长时，应注意始终维持注脂针于表浅的层次。由于距离眼睑较远，我一般使用9 cm的注脂针进行操作。

与绝大多数区域相同，我更喜欢从几个不同的方向填充颞部。我采用 I 型注脂针。只有在钝针注射无效的重度粘连的颞部区域，我才会尝试使用略锐的注脂针（图 24-18D ~ F）。

颞部和额部的疏松组织层是移植组织最不稳定的层次。在颞筋膜或骨膜表面的疏松组织层中植入的组织，只需受到少许外力即会发生移位。因此，我会在颞顶筋膜内尽可能地填充较多的脂肪。

我也尝试在紧贴真皮下的层次移植部分脂肪。与手背不同，在颞部皮肤和皮下血管之间通常不易移植脂肪。

事实上，颞部是难以获得平滑效果的区域之一。由于颞部包含较多血管，深面的骨骼也不规则，因而该区域是面部最不平整的部位之一。应特别注意这些不规整之处，避免在其表面植入脂肪，加重不规整。

图 24-18G 显示的是患者鼻部、眉间、上睑、左侧眉部、侧额和左侧颞部填充后的效果，尚未填充下睑和右侧颞部。注意右侧颞部的凹陷和左颞部填充后圆润的外观。术中观察上睑、眉部、额部和

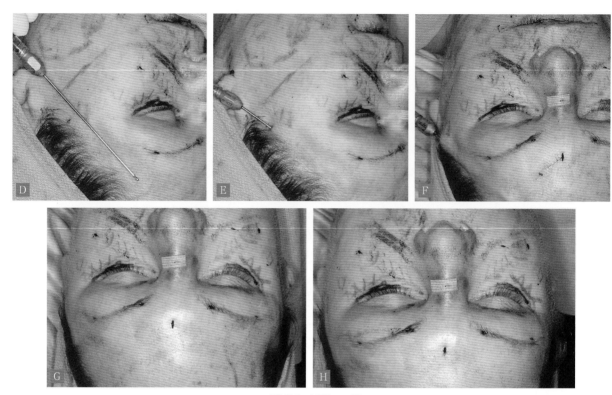

▲图 24-18D ~ H

颞部的外观十分重要，有助于判断矫正程度。如图 24-18H 所示，填充后的术区应平滑对称，且触诊时亦为光滑（无结节）的手感。

上述填充剂量为保守的填充量，其他情况下，我会在上睑和颞部再增加 30% 或 40% 的剂量（图 24-18I、J）。

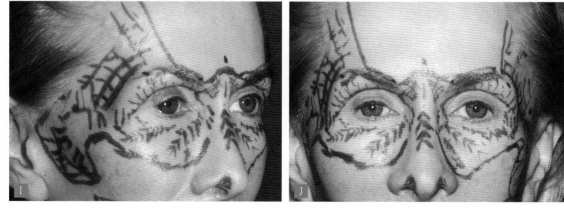

| 注射量 | 右（mL） | 左（mL） |
| --- | --- | --- |
| 颞部 | 4 | 3.5 |
| 上睑 | 2 | 2 |
| 眼睑外侧 | 0.8 | 0.8 |
| 眉间 | 1.5 | |
| 鼻背 | 2 | |
| 颧颊部 | 0.5 | 0.9 |
| 颧颊前皱褶 | 2 | 2 |
| 眶下外侧缘 | 2 | 2 |
| 侧颊 | 1 | 1 |

▲图 24-18I、J

患者于术后 4 个月随访,对效果很满意。患者目前对自身外表细微而显著的变化充满了信心,表情变得更加安逸。术后第 2、3 周时,患者对自己的容貌感到恐惧,但大约在第 4、5 周时,她开始喜欢自己的容貌,尤其是上睑和眉部丰满的外观,血管变得模糊,眉部获得更好的支撑。在未实施任何局部治疗的情况下,患者尤其对上下睑肤质的改善非常满意。术后第 4 个月时,她计划再次采用脂肪少量填充上睑和颞部(图 24-19A ～ D)。

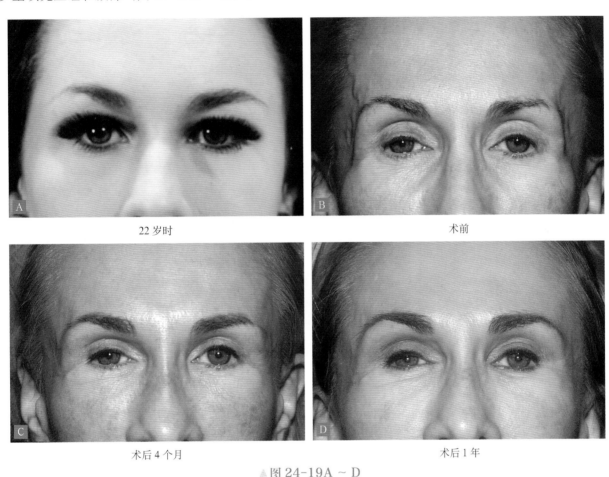

22 岁时　　　　　　　　　　　　　　　术前

术后 4 个月　　　　　　　　　　　　　术后 1 年

▲图 24-19A ～ D

患者 1 年后随访。患者自觉在过去 8 个月中,上下眼睑的肤质继续改善,甚至颞部亦是如此。通过仔细观察照片证实了患者的感觉。许多患者在术后 4 个月左右移植脂肪的容量已处于稳定状态,但肤质却继续改善。

环闪照片进一步确定了这些细微的改善,不仅是支撑结构体积的改善,皮肤质地也有改观。与之前的一系列照片对比,这些照片证实了在 4 个月到 1 年颞部状态的改变,尤其是右侧,并且皮肤纹理也获得改善(图 24-19E ～ G)。

低头、仰头位观更便于评估容量。显然,与治疗前相比,术后 4 个月颞部更加饱满。但似乎 1 年后的效果更好(图 24-19H ～ M)。

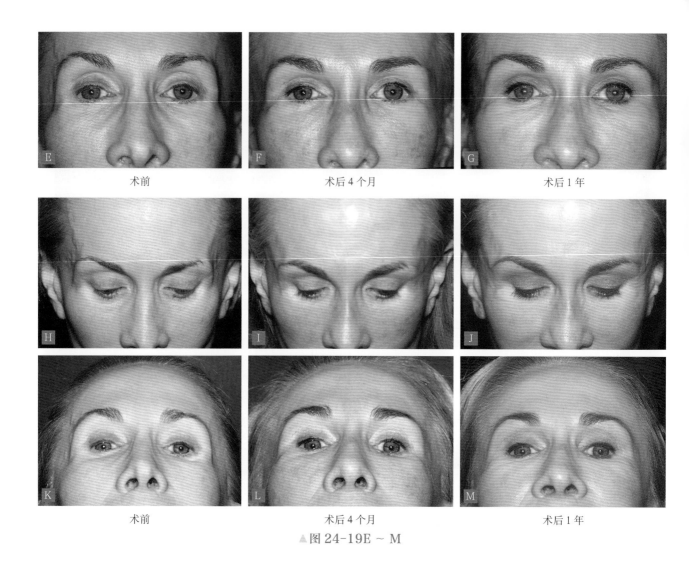

|  |  |  |
| :---: | :---: | :---: |
| 术前 | 术后 4 个月 | 术后 1 年 |

▲图 24-19E ~ M

斜位观和侧位观，可见患者上睑饱满度于术后 4 个月时改善，与之相比，术后 1 年时患者上睑似乎更为饱满，颞部血管显露减少（图 24-19N ~ S）。值得我们关注的是，脂肪移植物上被覆的皮肤的质地明显改善。

### 术后护理

与颊部相似，颞部和额部术终时仅略微肿胀。广泛的瘀血、肿胀，甚至血肿会导致外观改变。如同颊部一样，术者可以根据术后情况，熟练地评估颞部的最终效果。术终前，应及时发现凹陷、团块或皮肤的不规整，并彻底处理。

反之，即使未出现血肿或异常肿胀，上睑有时也会明显肿胀。仍要小心避免遗漏填充区域，或未处理的明显结节。

所有切口均用 6-0 尼龙缝线间断缝合。

### 特殊敷料

虽然过去我用过许多类型的敷料，但目前我不会在上面部移植区域覆盖任何敷料。

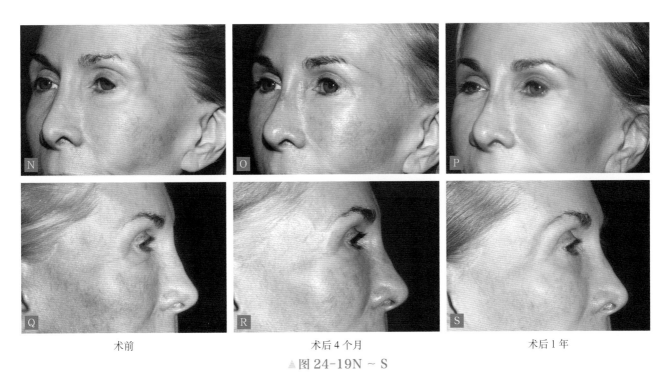

| 术前 | 术后 4 个月 | 术后 1 年 |

▲图 24-19N ～ S

**面部按摩**

与下睑不同，我不建议按摩上睑或颞部。

## 结果

对于尚未做过结构性脂肪移植的外科医师，我建议首先为患者进行额部重塑，如同以下 3 例患者。颞部及额中部的脂肪填充是最容易获得预期效果的区域之一。有额部塑形需求的患者的期望通常较为合理，即使第 1 次填充也能获得满意的效果。

一例 41 岁男性患者在大幅度减重后就诊。随着体重减轻，该患者自觉颞部和侧顶区出现凹陷，导致额部外形怪异并与面部其他区域不匹配。患者自觉局部形状异常，加之颞部静脉显露，致其外貌远老于 41 岁。我从患者腹部吸出 190 mL 脂肪，纯化为 57 mL；右侧额部注射 25 mL，左侧 32.5 mL（图 24-20A、B）。

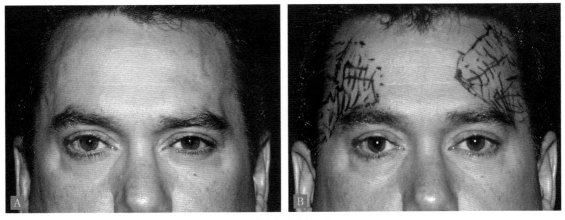

▲图 24-20A、B

术后 1 年复诊，患者对效果很满意。不仅外观得以改善，而且肤质更加健康（图 24-20C、D）。正如本章中所述，虽然大多数患者术后的颞部和额部更为平滑，但几乎都会存在一些固有的不规整。

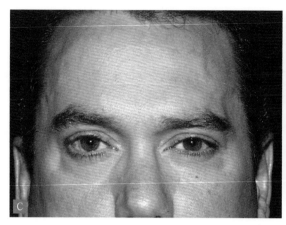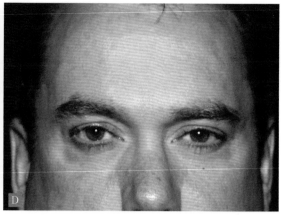

▲图 24-20C、D

一例 20 岁男性患者主诉额部突出。患者自觉眉部及颞部脂肪填充可使额颞部上外侧区域平滑过渡，会降低眉部视觉上的凸起程度。颞部的凹陷加重了眉中部的凸起。更重要的是，其上睑比平时更为深陷（图 24-21A、B）。

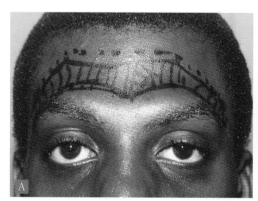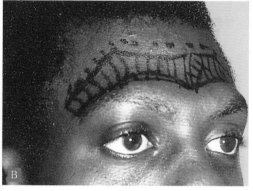

▲图 24-21A、B

额部垂直标记线为主要填充区域，虚线为过渡塑形的界限。经耻骨区域切口自每侧大腿前内侧获取 35 mL 脂肪。70 mL 脂肪纯化为 28 mL，全部植入凸起上方及外侧额部（见标记线）。经眉部隐蔽处的 2 个 1.5 mm 切口注射脂肪。植入层次为真皮下、肌肉内及表浅肌肉腱膜系统内。

注意患者术后 6 个月的轮廓变化。我的方法是将脂肪颗粒与周围组织融为一体（图 24-21C、D）。因此，填充后的额部触感像皮肤、肌肉和骨骼，而非皮下脂肪。

正位和斜位观展示了更具健康活力的额部。其容貌的改观远不止眉中部凸起的淡化。尽管未于眉部下方填充脂肪，但其上睑的显露在每一视角均有减少，且更为饱满。上睑的改变，使其更加健康、平和（图 24-21E ～ J）。

一名 32 岁演员抱怨其疲惫面容，而且他的演艺生涯因其"精疲力尽"虚弱的外表而牵累（图 24-22A、B）。

在其面部直接标记拟注射结构性脂肪的区域。大星号表示特定的凹陷。连续箭头（在泪槽和颞部区域）表示填充的凹槽区域。虚线为填充和过渡延展的界限。方块标示了颧部上最凸出的区域（图 24-22C）。

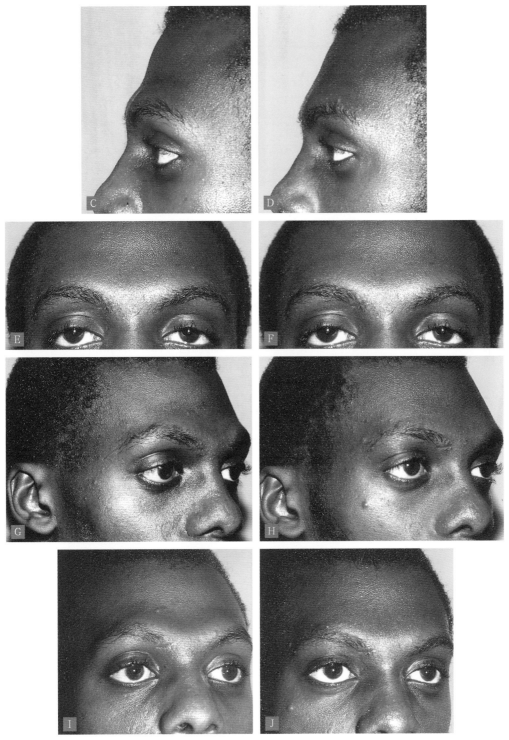

▲图 24-21C ~ J

　　从患者的腹部抽取 200 mL 脂肪并纯化。在眉部和颞部植入结构性脂肪，柔化眉部和顶区的轮廓，并有助于重塑眼部。重建外侧颧颊部，向上延伸至颞区，向下过渡至颊部。沿眶下缘及前颧部植入脂肪以支撑下睑，构建平滑健康的下睑外观。

　　仰头位随访照片最利于评估颞部效果。术后 1 年，可见丰满的颞部和额正中部与丰满紧致的颊部相融合。眶下缘的填充使下睑和颊部更加光滑。术后第 4 年，矫正效果未变，甚至可能更好（图 24-

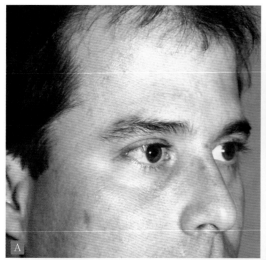
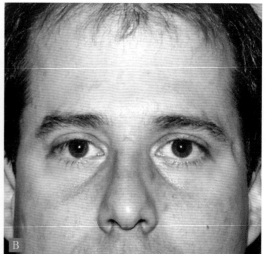
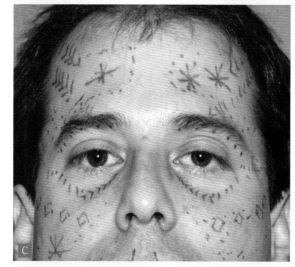

| 注射量 | 右（mL） | 左（mL） |
|---|---|---|
| 颞部／额部 | 15 | 15 |
| 眶下缘 | 7.5 | 7.5 |
| 颧颊部 | 12.5 | 10 |

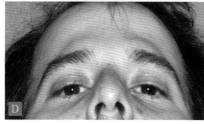

术前

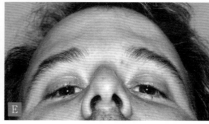

术后 1 年

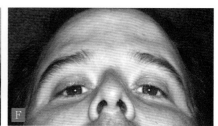

术后 4 年

▲图 24-22A ～ F

22D ～ F）。

　　通过强化眉部、消除泪沟、重塑颧颊部、填充前颌区，略微降低下颌前缘等，显著改善了患者的外观（图 24-22G ～ J）。患者基础情绪和精神状态获得改善。原本疲惫、悲伤、滑稽的外观变得更加英俊、平和和健康。

　　术后 1 年和 4 年随访，可见下睑放射状的扩张支撑有助于加固下睑区域脂肪，颊部获得紧致，皱纹得以弱化。4 年后，填充的脂肪保持不变，但鱼尾纹恢复到未治疗前的状态（图 24-22K ～ P）。

　　最后，对比患者术前、术后 3 个月、1 年和 4 年的正位特写照片（图 24-22Q ～ T），发现了令人费解的问题。很明显，患者的头发乌黑发亮，看起来很健康。术后 3 个月和 1 年相比较，填充区域

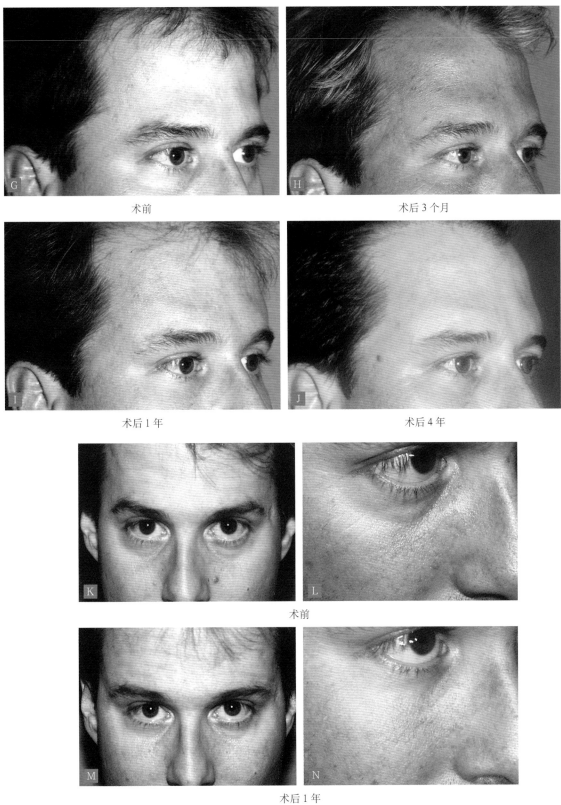

术前

术后 3 个月

术后 1 年

术后 4 年

术前

术后 1 年

▲ 图 24-22G ~ N

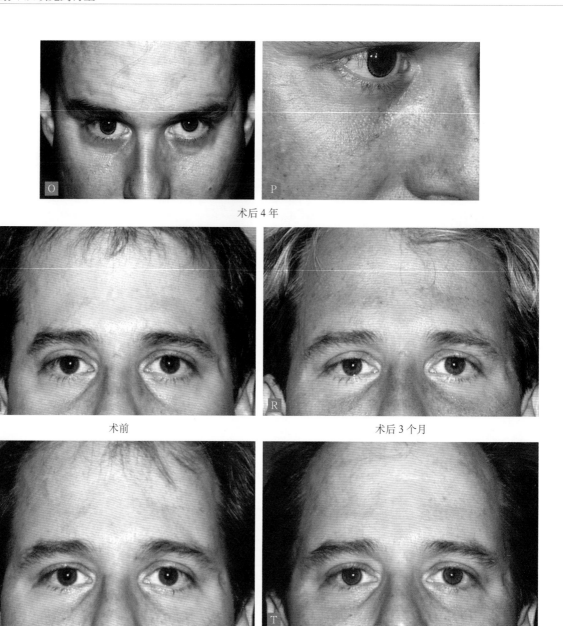

| | |
|---|---|
| O | P |

术后 4 年

| | |
|---|---|
| Q | R |

术前 · 术后 3 个月

| | |
|---|---|
| S | T |

术后 1 年 · 术后 4 年

▲ 图 24-22O ~ T

饱满度几乎一致，若有些许变化也是由肤色或照片光线所致。术后 1 ~ 4 年，尽管患者的体重没有增加，但饱满度略有增加。例如，两侧眉尾上方可见饱满度略微增加，与术后 3 个月的外观相仿。术后 1 ~ 4 年，肤质也有所改善。

一名 32 岁女性主要因痤疮瘢痕就诊，但患者对自己的面部有其他的观察和判断。患者既往唯一的治疗是 2 年前实施的全面部 $CO_2$ 激光治疗。当谈及患者外表时，患者主诉为："人们总是认为我悲伤或疯狂。"她认为这要归咎于眼部的外观，特别是眼部上方饱满度的欠缺。她还提到，痤疮瘢痕使她的面部变得瘦削，尤其是颞部、眉间和鼻根区域。最后，患者主诉内侧颊部的毛孔粗大，看起来像痤疮瘢痕（图 24-23A、B）。

患者 1 年后复诊照片（图 24-23D ~ I）。可见侧方眉部丰满度的变化，以及颞部和颊部的轻度饱满。患者上面部的毛孔明显变小，痤疮瘢痕淡化。其初次手术时，我未做任何皮内注射。若是现在我会考虑皮内注射，或序列切除残余痤疮瘢痕。

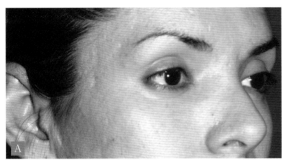
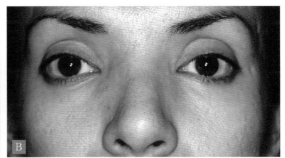

| 注射量 | 右（mL） | 左（mL） |
|---|---|---|
| 中间额部 | 5 | |
| 眉间／鼻根 | 8 | |
| 鼻背 | 3 | |
| 扩展移植 | 0.25 | 0.75 |
| 颞部 | 6 | 4 |
| 上睑 | 5 | 5 |
| 下睑缘 | 0.4 | 0.3 |
| 泪槽 | 1.5 | 1.5 |
| 眶下区 | 4.5 | 4 |
| 颧颊部 | 7 | 5 |

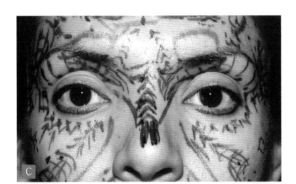

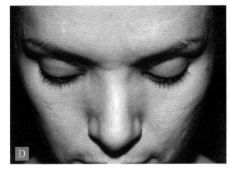
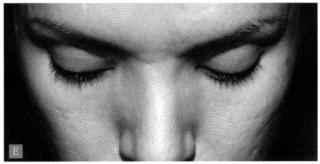

术前

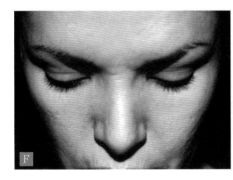
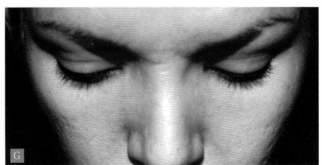

术后 1 年

▲ 图 24-23A ~ G

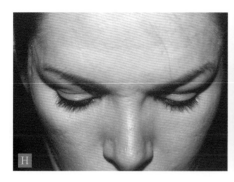
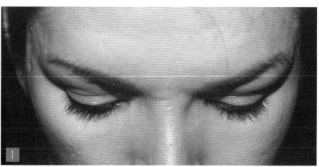

术后 3 年

▲ 图 24-23H、I

额部脂肪填充的放射状扩张作用不仅更多地显露出患者眉外侧区域，而且具有眉部提升作用。眉部的填充使眼睑上方的皮肤下移，减少了巩膜的外露，呈现出更为柔和、安静和健康的外观。

对于该患者，以及大多数患者而言，眉尾侧结构性脂肪移植可提升眉部。眉部提升的部分原因是错觉，即眉下区域饱满度的增加减少了眼睑的显露。然而，至少还有一小部分原因是眉部软组织的增加提升了眉部。

将大部分脂肪移植于紧邻眉尾侧的区域，而不是向上睑皱襞方向移植，此时皮肤呈轻微松弛状态并与上睑轻度接触，而非扩张臃肿的状态。这才是更为自然的结构。

如下对比照片中，可见毛孔粗大明显改善。术前照片显示颊部内侧和眉间的毛孔深陷，甚至联合成轻微皱纹。增加丰满度似乎缩小了毛孔，并打乱了其原有的线性排列。在颊部，除了均匀填充下睑的大部分区域外，睑缘下也填充了微量脂肪，在睫毛下形成诱人的隆起，其尾侧有一丝凹陷的迹象。因而不仅恢复了年轻迷人的外观，而且与眶上区的变化相呼应，给人的感观是睑裂形态由圆形转变为杏仁形（图 24-23J ~ O）。

术前照片显示上睑似乎有多余的皮肤（图 24-23P ~ U）。实际上不是皮肤多余，而是缺乏饱满度。填充该区域增加饱满度，可恢复眼睑的年轻、健康的外观。

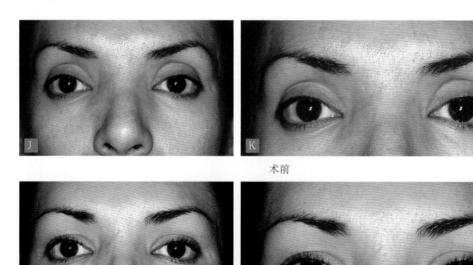

术前

术后 1 年

▲ 图 24-23J ~ M

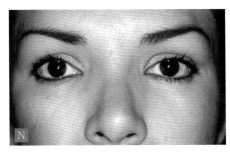
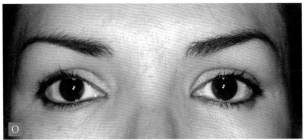

术后 3 年

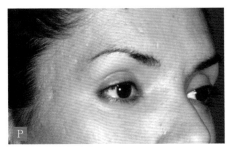
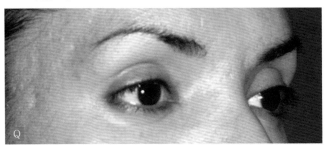

术前

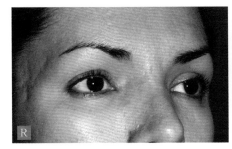
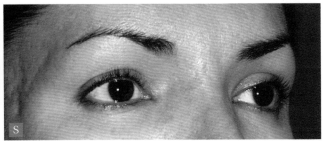

术后 1 年

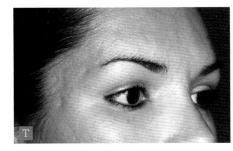
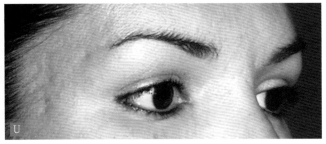

术后 3 年

▲图 24-23N ~ U

应重视额部的曲度。轻度增加该患者眉部凸起度，使额部形成了更为美观的曲线。眉部上下的塑形相互交映，赋予其更加健康迷人的容貌。

一例 55 岁男性患者曾行眼睑成形术，上睑呈现出空洞呆板的外观（"深陷"）（图 24-24A）。

该患者在上睑上方的眉部植入了大量脂肪，未填充颞部，同时在上睑植入少量脂肪（图 24-24B）。

患者在上睑、眉部和额中部单次注射脂肪后 5 年

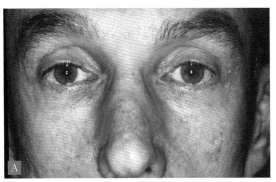

▲图 24-24A

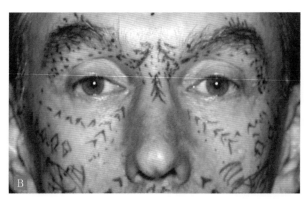

| 填充量 | 右（mL） | 左（mL） |
|---|---|---|
| 额中部 | | 5 |
| 眉间／鼻根 | | 3 |
| 鼻背 | | 3 |
| 眉部 | 6 | 6 |
| 上睑 | 1.3 | 1.7 |
| 下睑 | 1 | 1 |
| 颧颊部 | 12.5 | 12.5 |
| 颊部 | 11 | 13 |

▲图 24-24B

复诊。对比照片可见其眉部和上睑略显丰润，后续照片显示更加明显（图 24-24C ～ F）。

注意，额部皱纹明显减少，但仍然存在。5 年来，整体肤质也大为改观。

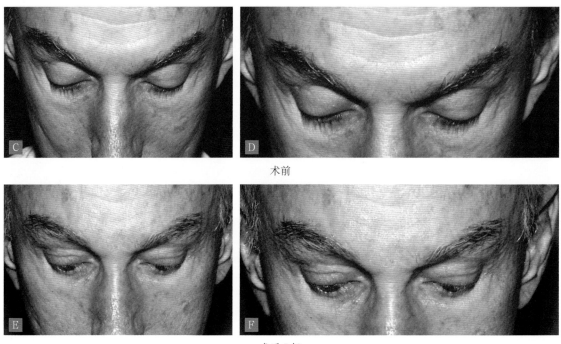

术前

术后 5 年

▲图 24-24C ～ F

患者闭眼时，可见上睑和眉部外观明显改善（图 24-24G、H）。靠近眉部附近而非邻近上睑皱襞处移植脂肪，矫正了空洞凹陷的外观。事实上，我已多次提及，最好保持上睑皱襞上方邻近区域适度松软。该患者即为例证。

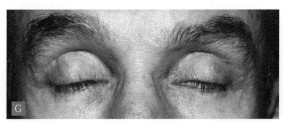
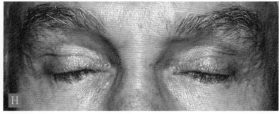

▲图 24-24G、H

环闪特写照片对比显示，通过在上睑和眉部进行结构性脂肪填充，患者的上睑恢复了丰润。眉部获得明显提升，尤其是外侧（图 24-24I、J）。

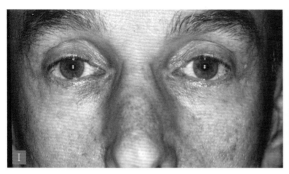
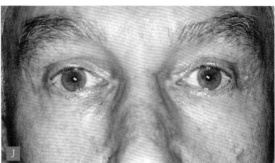

▲图 24-24I、J

## 并发症

常见并发症包括血肿和瘀青。

## 讨论

### 血管收缩

该区域血管极为脆弱。颞部和眶上外侧区可能出现血肿等术中并发症。因此，我几乎只用最钝的 I 型注脂针，尤其是在面部注射局麻药时。我既往采用 25 G 锐针注射局麻药，导致面部（特别是颞部）发生了大量血肿，促使我换用钝性注脂针。

### 血肿

即使有神经阻滞或全身麻醉，我还是认为眶周区域注射肾上腺素较为明智。肾上腺素不仅会收缩动脉，降低刺入血管和发生栓塞的可能性，而且还降低了血肿发生的可能性。

### 凹凸不平

颞部区域存在固有的凹凸不平。当存在迂曲的静脉和痤疮瘢痕时更易出现凹凸不平。即使脂肪填充可掩盖某些凹凸不平，但依然不平滑。应事先拍摄记录这些状况，因为许多患者已忘记其额部有血管显露。应根据患者情况谨慎使用肉毒毒素（参见第 52 章）。

---

**技术精要**

- 在眼睑和额部移植脂肪时，最重要的技术要点是微量均匀植入脂肪，无须用力按压塑形，以获得稳定的效果、平滑的外观。
- 颞部只使用钝性注脂针，以免损伤面神经额支和形成血肿。
- 若在颞部填充时突然发生血肿，需先转至对侧，填充可充分矫正的适量脂肪后，拍摄照片。该照片用于比较双侧形态、容量的差异。参考上述信息，在血肿区域内的颞顶筋膜内和皮下层次植入脂肪。
- 上睑和颞部区域勿充分矫正。在上述区域填充少量脂肪比抽取脂肪容易得多。

- 需仔细研究美貌者的面部特征。观察其眉部的构造和眉下组织的饱满度。明确这些外形特征能否契合患者的需求。只有明确欲塑造的形态，才可获得满意的结果。
- 需细致、频繁地给患者拍照。认真观察好的照片，可获得有价值的信息。

### 参考文献

［1］ Carraway JH, Coleman SR, Kane MAC, et al. Periorbital rejuvenation. Aesthetic Surg J 21:337, 2001.

［2］ Coleman SR. My view: structural fat grafting. Aesthetic Surg J 18:386, 1998.

［3］ Coleman SR. The technique of periorbital lipoinfiltration. Oper Tech Plast Reconstr Surg 1:20, 1994.

［4］ González-Ulloa M, Flores ES. Senility of the face: basic study to understand its causes and effects. Plast Reconstr Surg 36:239, 1965.

# 第25章

# 鼻部结构性脂肪移植

Sydney R. Coleman　译者：张光正　袁　杰　郭昌灏　韩雪峰　李发成

现代美容手术出现伊始即提出通过皮下组织填充来调整面部比例的设想。早在 100 年前，通过注射石蜡和凡士林改善鼻部轮廓就曾风靡一时[1]。为规范皮下注射石蜡或凡士林的方法，创建了鼻畸形的详细分类。随着液体石蜡注射退出历史舞台，美容外科医师继续应用注射技术注射其他产品（如橡胶和马来乳胶）。20 世纪 70 年代，外科医师在鼻部注射硅胶，但逐渐出现问题。近年来，常用的是暂时性填充剂如透明质酸和羟基磷灰石。

## 美学和解剖考量

### 老化

老化鼻部的眉间和鼻根部位出现容量缺失，该部位的缺失程度较鼻部其他部位严重。该区域萎缩后，鼻部的其他区域会显得相对较大。因此鼻尖会因为鼻上部萎缩而显得更大。随着此种现象的发生，鼻尖还会显得低垂。

### 形态

鼻整形手术常见的并发症是由于鼻软骨和鼻部骨性部分重新定位时连续性中断导致的顶部开放（open roof）畸形。该畸形可被触及，甚至可经常透过菲薄的鼻背皮肤看到。鼻整形后某些情况下会发生软骨或骨的变形。某些患者皮肤过薄以至于凹凸不平明显可见，继而使鼻整形术后多处皮下错位的结构令人苦恼地显现出来。

## 适应证

鼻部结构性脂肪最常见和最简单的应用是填充凹凸不平和凹陷。于鼻部皮下移植薄层脂肪可为皮肤提供支撑，并可掩盖可见的软骨和骨的不平整。集中移植脂肪到鼻部特定区域，可改善鼻背亮线或巧妙地改变鼻部某一部分相对于其他部分的比例。应用脂肪移植可在结构上改善鼻翼切迹或闭合开放屋顶畸形。最后，结构性脂肪移植于鼻阀部可起到扩张作用，从而减轻通气障碍。鼻部脂肪移植不仅是填充缺陷，它还能为位于皮下的骨和软骨提供软组织覆盖，使鼻部皮肤变厚、变得更健康而有弹性。

## 材料和方法

### 技术指南

#### 麻醉

通常选择镇静麻醉联合局部肿胀麻醉，肿胀麻醉药为 0.5% 利多卡因 + 1 ： 10 万肾上腺素。肾上腺素为常用的血管收缩药物，可降低血管内脂肪栓塞的风险。

#### 切口

切口通常位于额部正中、眉毛内侧、面颊或鼻翼基部以及唇部中央（图 25-1）。

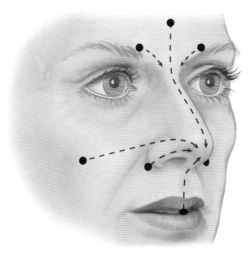

▲ 图 25-1

#### 注脂针

如第 1 章所述，使用 Coleman 吸脂针获取脂肪。主要使用 Coleman Ⅲ 型注脂针行鼻部脂肪移植。Ⅲ 型注脂针或迷你注脂针的扁平尖端有助于穿过鼻部常见的纤维组织，尤其是鼻部存在手术后瘢痕时则更显示其优势。虽然我最常使用直形注脂针，但是弯形注脂针更易于沿鼻根和眉间的曲率行进，使注脂针能够从不同通道到达鼻翼。我在大多数鼻部和眼周区域的填充病例中使用迷你注脂针。最后，我发现使用锐针有利于进行真皮内脂肪移植。值得强调的是，鼻部脂肪移植应万分小心以免发生血管内栓塞。

#### 注射层次

脂肪移植于骨膜／软骨膜和真皮层之间（图 25-2）。

特殊情况下，可将大量脂肪移植于上鼻部、鼻根和眉间的肌肉内（图 25-3）。甚至偶尔可将脂肪移植于软骨后方以扩张鼻阀，称之为"扩张移植物"。

#### 脂肪移植剂量范围

视鼻部缺陷不同，脂肪移植的剂量有较大差异：鼻翼边缘可低至 0.4 mL；鞍鼻畸形可多达 9 mL。

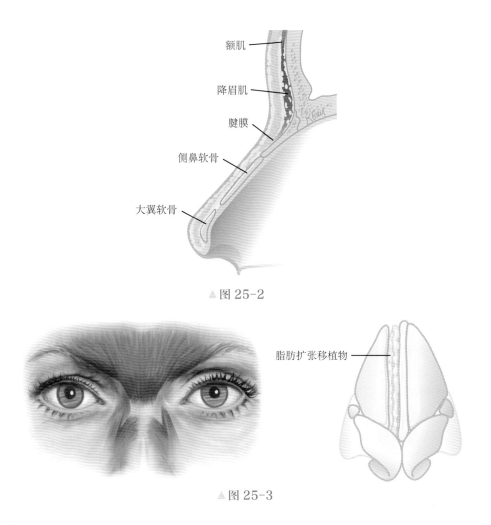

▲ 图 25-2

脂肪扩张移植物

▲ 图 25-3

## 手术技术

鼻部脂肪移植的关键在于将脂肪仔细地移植到每个可能的层次：皮内、皮下、肌肉内、纤维组织内，甚至软骨膜／骨膜下层。

该患者既往至少有 12 次鼻整形手术，包括植入和取出 Gore-Tex、多次耳软骨、自体和异体肋软骨移植。尽管术者均为受人尊敬的著名整形外科医师，但患者鼻部遗留严重的凹凸不平，透过其菲薄的皮肤明显可见（图 25-4A ～ D）。

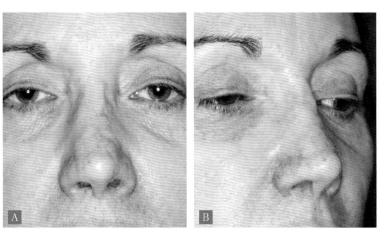

▲ 图 25-4A、B

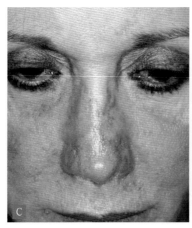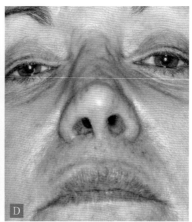

▲图 25-4C、D

**标记 / 设计图**

　　该患主要诉求为增加鼻尖凸度，但患者清楚脂肪移植很难实现该目标。该患还希望通过在鼻背正中行较多的组织移植增加鼻背高亮，使鼻背更加笔直。该患还特别希望减轻鼻翼切迹和增加鼻小柱显露度。

　　在早期就诊期间即做出设计图，并于术前即刻用彩笔在患者鼻部标示反映手术目标的标记。红色标记是切口部位；绿色标记是拟改变结构的区域；蓝色标记是拟除了皮下注射外增加真皮内脂肪注射的区域；橙色标记是脂肪移植边界（通常不于橙色线下方组织内注射脂肪）（图 25-4E）。

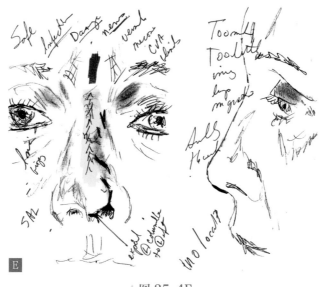

▲图 25-4E

　　本手术的主要目的是构建软组织覆盖以掩盖既往手术（尤其是软骨移植物）导致的不平整。眉间区域主要为年轻化治疗，需在整个橙色区域内移植微量脂肪，再于皱眉纹皮内（蓝线）补充注射一定量的脂肪。切口部位（红色）为：额部、眉内侧、前面颊和上唇中部（图 25-4F ～ H）。

**移植**

　　在另一名类似的患者中，用 30 G 针头麻醉切口，然后用 Coleman Ⅲ型注脂针注射整个鼻部（图 25-4I、J）。

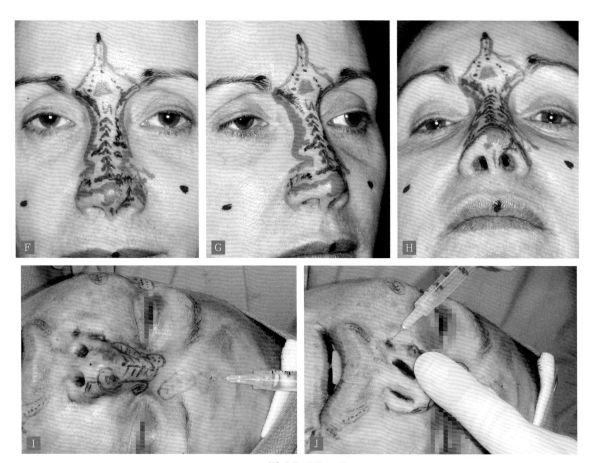

▲图 25-4F ~ J

首先用弯形 Coleman 注脂针通过额部切口注射鼻背。此例患者中，首先自骨膜／软骨膜层开始注射脂肪，然后向浅层分层注射逐渐至接近真皮下层（图 25-4K ~ M）。

通过额部同一切口，按照相同的注射方式将脂肪分层填充至鼻部右侧缺陷部位（图 25-4N、O）。

通过相同的切口，在鼻尖使用同一种注射方法，增加鼻尖凸度（图 25-4P、Q）。

从鼻翼基底入针，将提供结构支撑力的脂肪分层注射至鼻翼切迹区域，注射时应在穿过鼻翼中部后才开始向鼻翼边缘注射。该方法可以增大鼻尖从而进一步增加鼻尖凸度（图 25-4R ~ U）。

之前自额部切口进入填充右侧鼻部缺陷，此手术步骤中可自鼻翼基底切口填充该缺陷。在可能的情况下，应尽量增加第 2 个方向的注射填充（图 25-4V、W）。

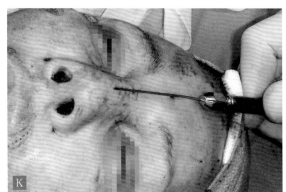
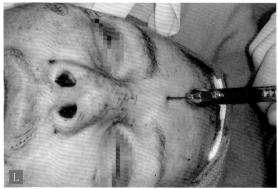

▲图 25-4K、L

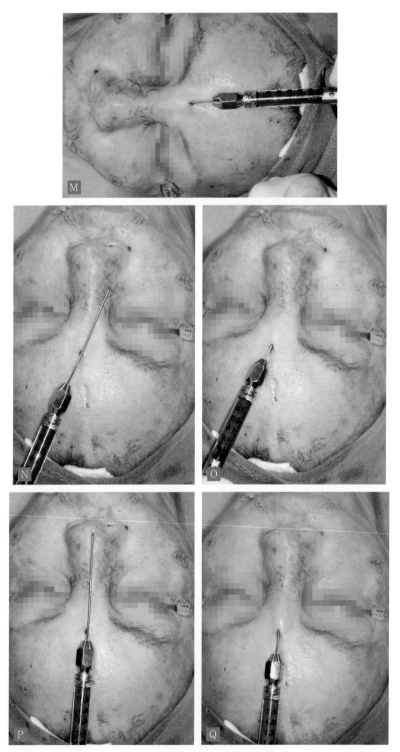

▲图25-4M ~ Q

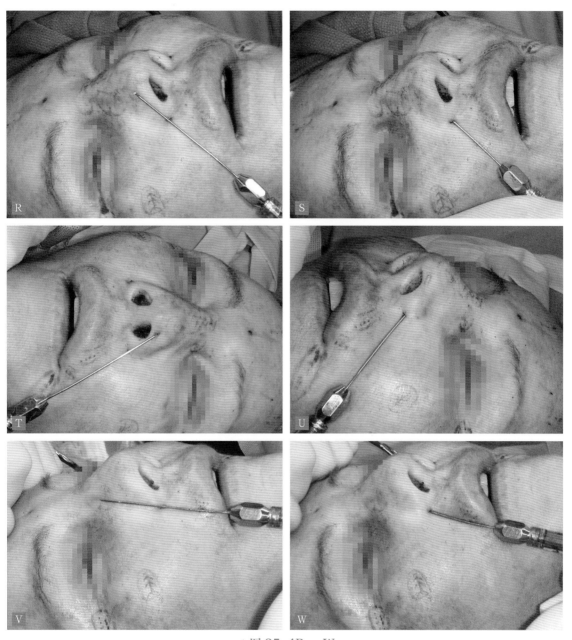

▲图 25-4R ~ W

在通过其他方向注射鼻部之前，应先关闭原切口，防止脂肪从此溢出（图 25-4X）。

自红唇部切口注射脂肪，既可以从新的方向填充鼻尖，还可以填充鼻小柱以增加其凸度（图 25-4Y ~ BB）。

鼻背中央皮内注射脂肪可增加鼻背高光，增加鼻背凸度，甚至可能增加鼻尖的凸度（图 25-4CC、DD）。

通过从不同方向的真皮内注射，增强了皮下脂肪注射的效果，鼻翼边缘获得了进一步的支撑。应避免使用锐针注射深部层次以免注入动脉内（图 25-4EE ~ HH）。

该患者的脂肪注射量

分别用 Coleman III 型注脂针向该患的鼻背、鼻尖、鼻翼和右侧鼻部注射 3 mL 脂肪，用 Coleman

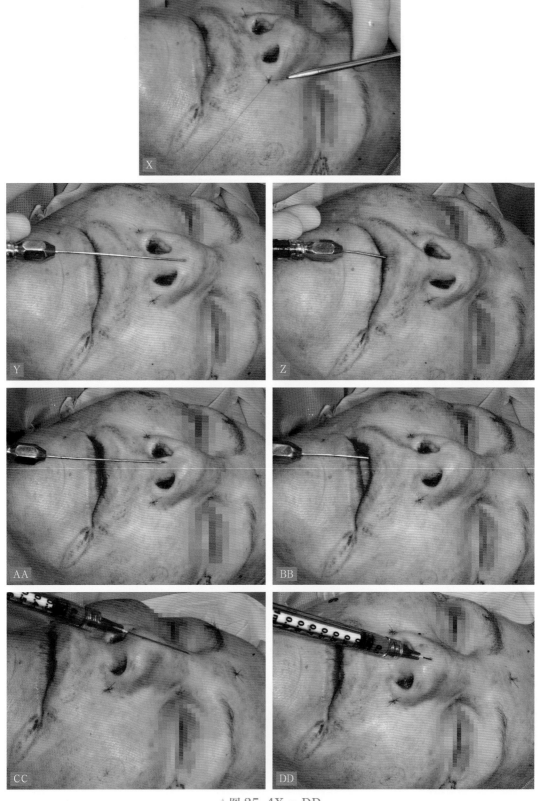

▲图 25-4X ~ DD

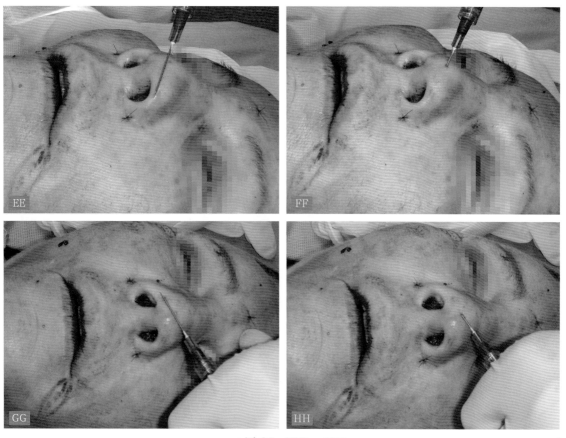

▲图 25-4EE ~ HH

I 型注脂针注射 1 mL 脂肪，用 22 G 锐针皮内注射 3.5 mL 脂肪。在鼻小柱，用 Coleman III 型注脂针注射 1 mL 脂肪，用 22 G 锐针皮内注射 1 mL 脂肪。

**包扎**

患者术后即刻外观（图 25-4II ~ KK）。

使用 Reston 泡沫贴敷眉间和鼻小柱基底处，并用 Tegaderm 固定以防止脂肪从切口溢出（图 25-4LL、MM）。

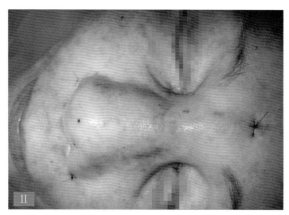

▲图 25-4II

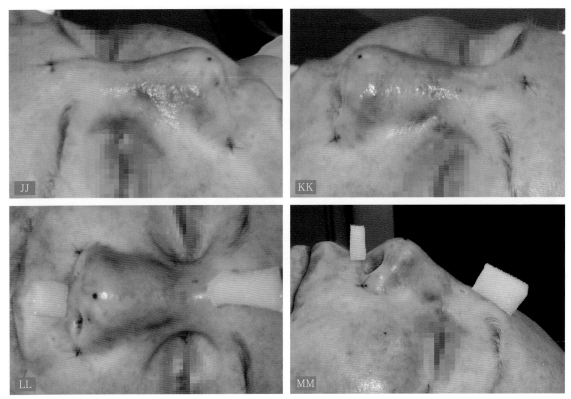

▲图25-4JJ ~ MM

### 术后护理

根据不同的手术操作,包扎方法会有所不同。包扎的目的在于防止脂肪从隧道溢出至注射区域,因此包扎时应考量将压力施加于切口部位与脂肪移植区域之间,或者为鼻部提供保护(使用小夹板)以防止新移植的脂肪发生移位。应嘱患者勿剧烈触碰鼻部以防止脂肪移位。

## 结果

### 病例1

在手术过程中,用 Coleman III 型注脂针在每侧鼻翼区域填充 0.5 mL 脂肪,并用 22 G 锐针在鼻小柱的皮内填充 0.5 mL 脂肪。用 Coleman III 型注脂针在鼻背注射 3.5 mL 脂肪,用 22 G 锐针在中线皮内注射 1 mL 脂肪以增加鼻背高亮;用 Coleman III 型注脂针在眉间纹和眉间中线垂直皱纹处均匀注射 0.5 mL 脂肪,并用 22 G 锐针在皮内注射 1.0 mL。在手术结束时,用小 V 形剥离子分离骨或软骨与皮肤之间瘢痕粘连(图 25-5A ~ G)。

首次鼻部脂肪移植术后 1 年,可见鼻软骨和骨的锐利边缘得以柔化,皮肤明显增厚(尤其鼻背部位)。眉间轻度饱满,眉间纹减轻。然而,脂肪移植区侧面的皱纹更加明显,自侧面观照片可观察到脂肪移植量尚显不足。术后 9 年随访,鼻部表现为柔软、有弹性、皮肤变厚和整个鼻部柔化的特点(图 25-5H ~ V)。

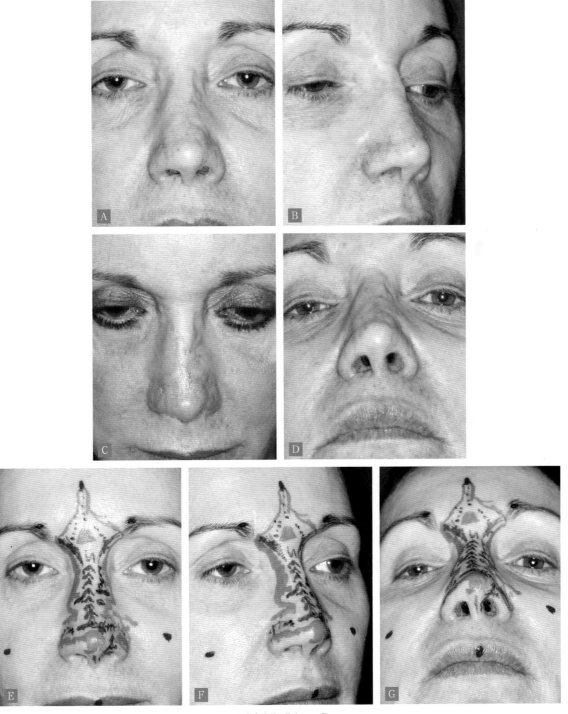

▲图 25-5A ~ G

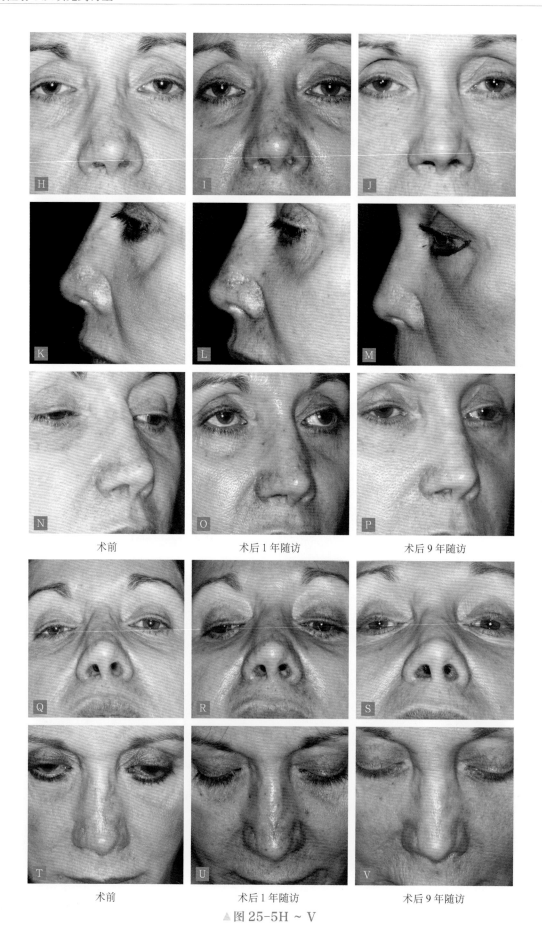

术前　　　　　　　　术后 1 年随访　　　　　　　　术后 9 年随访

术前　　　　　　　　术后 1 年随访　　　　　　　　术后 9 年随访

▲ 图 25-5H ~ V

病例 2

该一名 56 岁女性分别在美国的东西海岸进行了 4 次鼻整形术,并且曾于鼻部注射硅胶。该患还曾接受 2 次面部提升手术、1 次冠状切口提眉术、至少 4 次下睑和颊部脂肪移植(由其他医师实施)。令人惊讶的是,除 1 次冠状切口提眉术外,该患者从未接受过眼睑整形术或任何上眼睑手术(图 25-6A、B)。

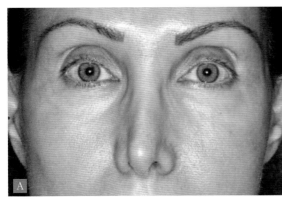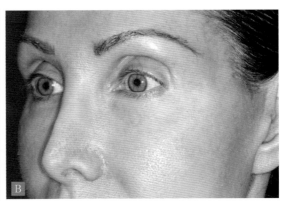

▲图 25-6A、B

该患者年轻时照片显示了柔和的鼻部线条和饱满的眶周区域。关闭顶部开放畸形后,鼻部骨与软骨部分呈现"一体化"外观。我计划通过内收鼻尖来重建鼻翼边缘,同时填充鼻部侧面截骨部位(图 25-6C、D)。

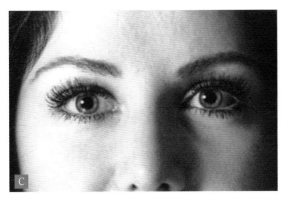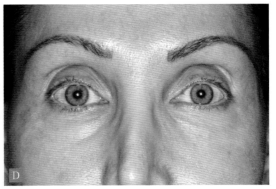

▲图 25-6C、D

划线标记和手术设计:首先使用 Coleman Ⅲ 型注脂针于鼻背移植 3.5 mL 脂肪,然后用 22 G 锐针注射 1 mL 脂肪以增加高亮;左右鼻翼区分别移植 2 mL 和 3.3 mL;每侧鼻侧面移植 1 mL,在移植鼻侧面时将脂肪呈羽毛状过渡到下睑。该患者的鼻部粘连非常紧密,需用 V 形剥离子松解粘连(图 25-6E)。

上述对比照片显示(图 25-6F ~ I),该患者术后 6 天出现明显的肿胀和瘀青(图 25-6G),至第 5 周(图 25-6H)完全消退。术后第 5 周和术后 1 年随访(图 25-6I)的对比照片无明显变化,主

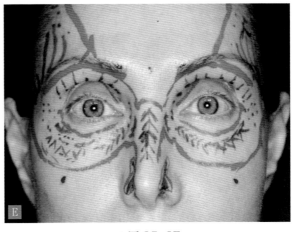

▲图 25-6E

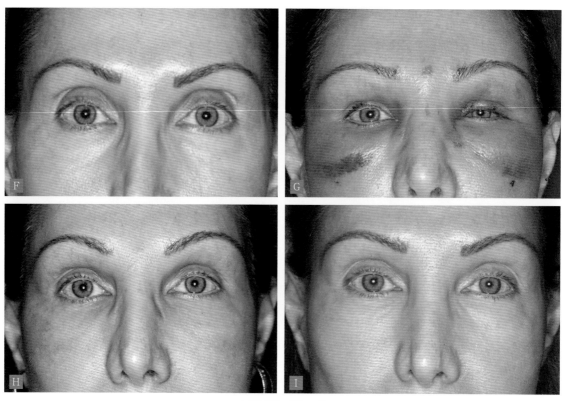

▲图 25-6F ～ I

要的变化是截骨部位矫正后外观更加柔和。眶周区域改善明显，表现为皮肤质量改善和肤色变亮。

术后 1 年随访显示鼻部外观为明显正常外观（图 25-6J ～ CC）。鼻骨与鼻软骨的连接更加自然流畅，鼻背具有更明显的高亮线，只残留很少的凹凸不平。第 4 年和第 6 年随访显示，随着时间的延长，鼻部保持了脂肪移植的细微重塑效果，展示出更美的外观。

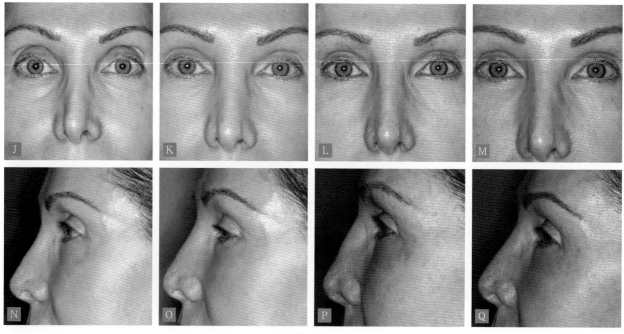

▲图 25-6J ～ Q

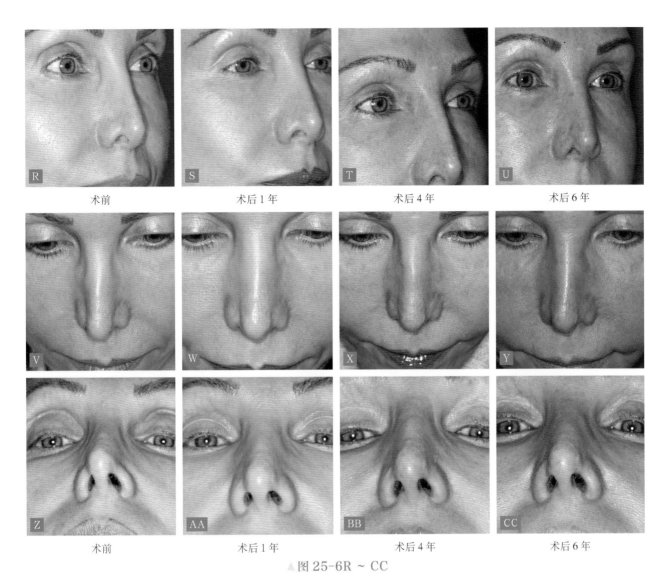

| 术前 | 术后 1 年 | 术后 4 年 | 术后 6 年 |

| 术前 | 术后 1 年 | 术后 4 年 | 术后 6 年 |

▲ 图 25-6R ~ CC

鼻背中央移植脂肪的意义在于，使鼻背骨性部分与软骨部分顺滑连接，使鼻背亮线表现为沿鼻背至鼻根点的流畅连续的直线。此外，加强鼻翼缘的结构可内推鼻尖，使后者处于外观正常的位置。令人惊奇的是，尽管没有去除任何组织，但是增大鼻部其他部分的体积也会使鼻尖显得更小。

一名患者手术包括眉间和下睑脂肪移植，结果证实了下睑区域脂肪移植并无明显丰颊的效果。该42 岁女性 1 年前曾接受另一位整形外科医师的眉间脂肪移植，今来本院就诊。该患对于眉间脂肪移植术即刻的肿胀导致其上下睑在术后几周内的外观改善印象深刻。另一位整形外科医师由于对眼周脂肪移植经验不足，因此将该患者转诊到我处（图 25-7A ~ D）。

该患者主诉其 1 岁半时，一植物盆栽砸中其面部，有可能是导致面中部缺陷的原因。该患完全健康并接受了完整的内分泌检查，无任何甲状腺相关的眼部疾病。

该患者主要主诉为其外观男性化，以及别人无法正确理解其面部表情，常误解其为疲倦或生气。该患者主诉其最困扰的是"缺乏容量、给人以不专注和古怪印象的面颊"以及疲惫面容。其次困扰的是眉间区域始终表现为皱眉样外观。该患者无意愿也从未接受过肉毒素治疗。

虽然我鼓励该患带来自己年轻时的照片，但其却带来了其母亲年轻时的照片和堂／表兄弟姐妹的照片，后两者的照片均显示出饱满的前颧颊部，无下眼袋。

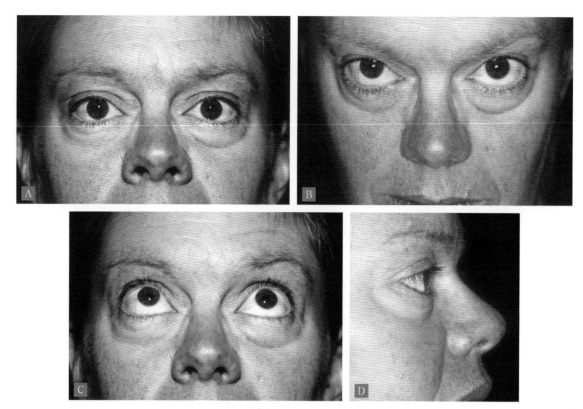

▲图 25-7A ~ D

坐于患者旁边的同时观察其照片，我们设计了该患的手术计划：绿色标记为形态改善区域，黄色标记为轻度丰满和过渡性填充区域（图 25-7E）。该手术的关键为沿前颧颊部和眶下缘移植足够的脂肪，充分凸出中面部，掩盖下眼袋的突出。于眶下缘水平增加颊部体积，同时增加颧颊部体积，掩盖下眼袋突出的脂肪。另外，该患者还纠结于眉间的皱眉状外观。

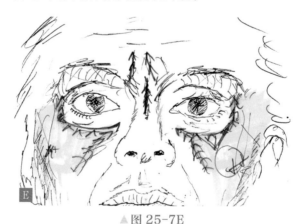

▲图 25-7E

在前 2 次看诊中，我曾与患者提及采用脂肪填充上眼睑和增加外侧颧颊部体积。第 2 次看诊时，患者决定首先改善 2 个突出问题：突出的下睑脂肪垫、位于眉间和鼻根的皱眉纹。因此我们认为最谨慎的方式是逐步改变患者的面部比例。我们也与患者讨论其面部其他部位为后期手术部位。

尽管我建议患者于术前用肉毒毒素注射皱眉肌以减少局部肌肉运动，但其拒绝使用肉毒毒素。因此只能选用胶布贴敷作为局部固定的方法。

绿色标记为最主要的结构增强区域，同时应自该区域向周围区域做过渡性注射。红色标记为切口部位。于泪沟／颧颊沟（包括内侧眶缘）处移植 2 mL 脂肪；从眶缘中部和外侧开始注射脂肪，并向颧颊部行过渡性注射，共移植 5 mL 脂肪。于每侧外眦区域各移植 1 mL 脂肪。于鼻背的上 1/4 区域移植 2.5 mL 脂肪。眉间 2.5 mL，其中使用 V 形剥离子移植约 0.5 mL，以松解位于中央的皱眉纹的深层粘连（图 25-7F、G）。

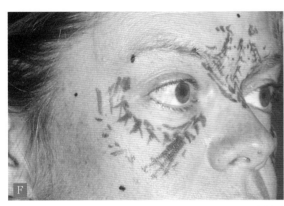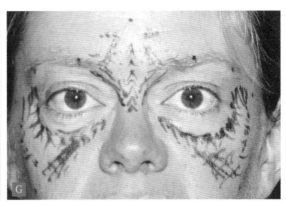

▲图 25-7F、G

患者于首次术后 3 年 9 个月回访，该期间未实施任何手术、面部注射或局部治疗。患者照片显示，沿眶下的结构性脂肪移植重塑了自下睑到颧颊部的自然美学过渡。自该角度照片也可观察到，随着重新定位鼻部基线位置，上鼻部－鼻背凸度增加（图 25-7H、I）。

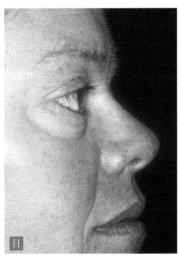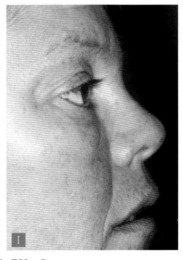

▲图 25-7H、I

再次通过对比患者术前和术后 3 年 9 个月的照片，可见其下睑脂肪与面颊相交导致的阴影明显减少，而且皮肤质量明显改善，细纹明显减少。我发现使用环状大闪光灯拍摄照片是评估皮肤纹理变化的最有效方法。毛孔质量的变化尤值得关注。术前照片可见毛孔不仅更深，而且排列成皱纹。脂肪移植的增容效果改善了上述皱纹和深陷的毛孔，使该区域的大部分毛孔变得更小，更不显眼（图 25-7J ~ M）。

患者所有角度的术后照片显示，使用 V 形剥离子处理的眉间中央皱眉纹几乎完全消失，而未使用 V 形剥离子处理的侧皱眉纹并未完全消失（仅为轻微皱纹）。

当尽力上视时会导致下睑脂肪疝出。由于在下睑脂肪的下方移植脂肪作为支撑结构，使下睑于面颊之间平滑过渡（未去除任何组织），因此患者术后尽力上视时也未见明显下睑脂肪疝出。患者随访的正面照片显示，通过单次的结构性脂肪移植即可重塑面中部、上鼻部和眉间，塑造非常有活力的、年轻的容貌（图 25-7N ~ Q）。

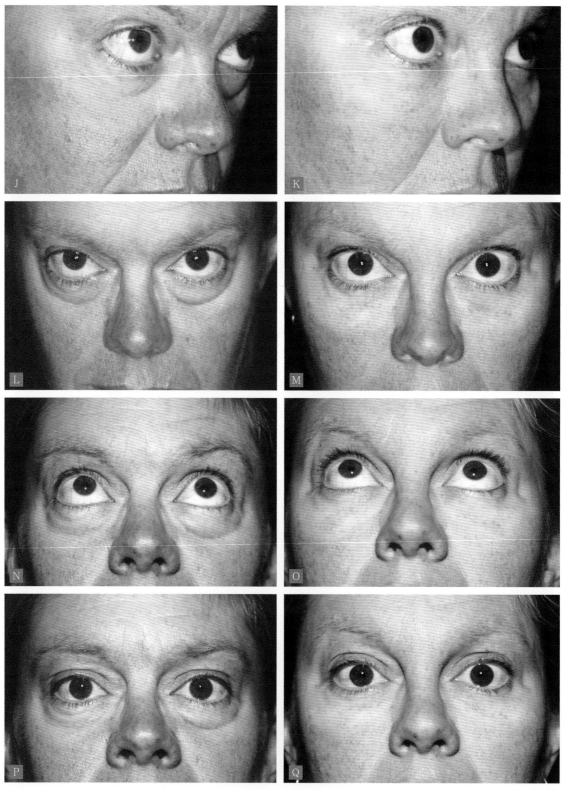

▲图 25-7J ~ Q

## 并发症

脂肪移植术后最常见的并发症为矫正不足，但是由于脂肪移植需要稳定，因此该并发症需要平均术后 1 年才可定论。即使术后改善明显，患者通常还会有进一步诉求。患者本身必须做好准备接受 2 次甚至 3 次治疗的可能。

当用锐针行鼻部注射时，任何注射物进入血管都会发生灾难性的并发症。应注意：注射肾上腺素；当用锐针行鼻部注射时，应将脂肪以非常小的微滴状注射在表浅层次内。

在鼻部注射任何颗粒性填充剂的 3 或 4 天后，如术区出现水疱，通常为血管栓塞导致，而非感染。

## 结论

鼻部自体脂肪为外科医师提供了另一种鼻整形术的补充工具。移植于鼻部的脂肪可与局部组织惊人地融为一体；移植的脂肪表现出与所替代的鼻部组织相似的结构特点。通过填充和增加结构支撑，移植于鼻部的脂肪可填充凹洞、改变鼻部形态或辅助治疗其他许多问题。

---

**技术精要**

- 在鼻翼注射之前有必要实施"水分离"，以防止黏膜穿孔。瘢痕鼻的操作中尤应注意此点。
- 即使在鼻部，从 2 个或以上不同方向注射脂肪也很重要。
- 使用锐针注射任何填充物或脂肪后，鼻部出现水疱即可能为血管栓塞。
- 结构性脂肪移植矫正鼻部缺陷由于太过自然（且常为细微变化），以至于患者觉得无效。因此，必须记录患者的术前外观和术后情况，以备向患者展示变化。

---

**参考文献**

[1] Kølle FS. Hydrocarbon prostheses. In Kølle FS. Plastic and Cosmetic Surgery. New York: D Appleton, 1911.

# 第26章

# 鼻唇沟结构性脂肪移植

Sydney R. Coleman  译者：李海瑞  张京伟  刘成胜  斯楼斌  王　阳

## 审美考量

　　鼻唇沟和木偶纹可传达强烈的情感。根据鼻唇沟的角度，其上部加深时，表达愤怒或厌恶；其下部加深时，表达忧伤、悲哀或喜悦。

　　鼻唇沟深度的微妙变化可以表现出截然不同的情绪。如图26-1所示的这位女性一样，鼻唇沟的垂直加深可以表达厌恶，而非垂直的横向加深可以传达悲痛的情绪。

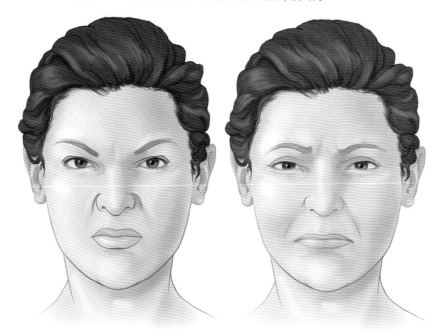

▲图26-1

　　这个年轻人的鼻唇沟表达了幸福的情绪（图26-2），上方2张图传达了不同程度的满意，而下方2张图展示的是强颜欢笑或假笑。

　　这些情绪的表达是人类交流的必要条件。同样地，情绪无意识地投射可能妨碍准确沟通。当一个人即使感到快乐和放松，也很可能因为投射出愤怒、悲伤或厌恶而被误解。

　　衰老可以在面部表情中产生负面和固定的变化。随着面部老化，失去年轻时的皮下饱满感。丰满度的丧失，则会减弱支撑并收紧口周皮肤的径向向量。随着其减弱，失去支撑的皮肤会产生褶皱、皱纹、

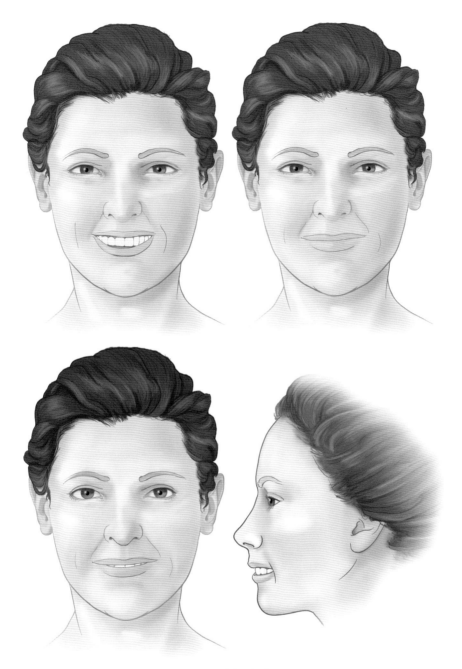

▲图 26-2

　　褶痕，乃至毛孔增大。鼻唇沟是最明显的皮肤老化性褶皱或皱纹之一。随着这些褶皱的加深，面部会呈现固定的无意识情绪表达。 例如，当患者心无波澜地倾听时，深凹的鼻唇沟却传递着相反的印象——蔑视甚至是愤怒。幸运的是，鼻唇沟的意义并不总是消极的，褶皱加深也可呈现微笑或欢快的面容（图 26-3）。

　　患者年轻时的照片通常有助于评估和规划鼻唇沟的治疗。一名女性呈现明显的垂直褶皱，向下延伸超过口角水平。在其年轻时照片中可以看到一丝痕迹（图 26-4）。根据我的经验，如果一个人年轻时没有过深的鼻唇沟，在鼻唇沟下方直接植入脂肪，并向周围过渡，会使鼻唇沟淡化至年轻一些的状态。鼻唇沟的填充最好避免矫枉过正，因为有时会导致奇怪的外观并使鼻唇沟延伸至周围区域。此类过度矫正使患者感到他们的笑容不迷人了。

　　若患者年轻时就有明显的鼻唇沟，而且现在面颊部前颌区整体凹陷，使用旧照片则尤为重要。此

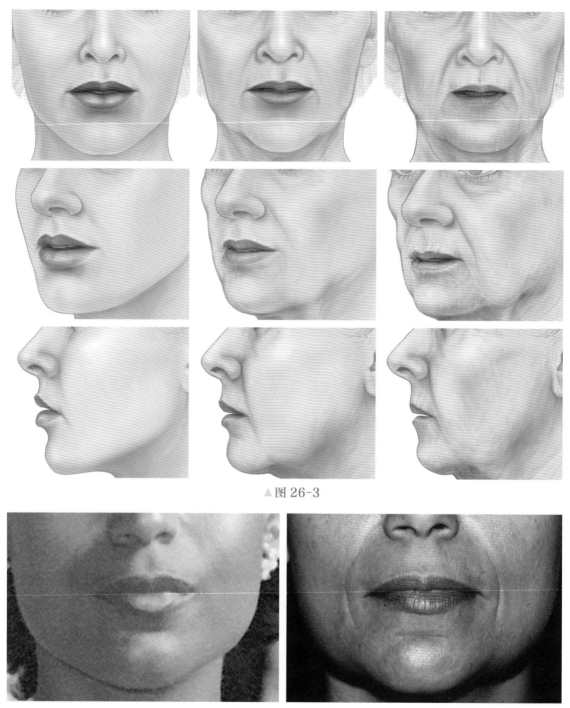

▲ 图 26-3

▲ 图 26-4

类患者消除鼻唇沟的希望渺茫。

　　面部老化时加深的鼻唇沟会呈现冷笑似的表情，只有在微笑时能够消除。此类患者是鼻唇沟填充的良好适应证。他们在鼻唇沟和木偶纹区域进行脂肪移植的主要目的是淡化褶皱，减少冷笑面容。

　　一例早期患者让我首次理解了鼻唇沟所能产生的蔑视外观（图 26-5）。虽然她是 1 位具有亲和力的女士，但当她不笑时，看似嗅及了不雅气味。采用锐性注脂针在左右侧鼻唇沟分别植入 2.5 mL 和 2.8 mL 脂肪，减轻了这种蔑视外观。尽管其 3 年的术后随访证实了良好的矫正效果，但此例早期病例采用锐性针，在其右鼻唇沟遗留了线性矫正痕迹。

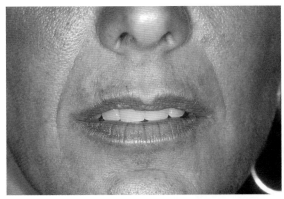
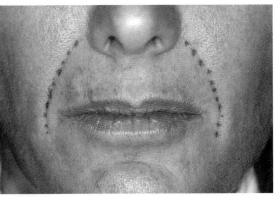
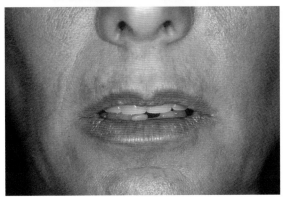

▲图 26-5

非常重要的一点是，并非每个人的鼻唇沟都是负面的，在某些情况下，消除它们会对破坏面部的和谐。问题不在于褶皱的存在，而是它们的深度和凸度以及它们如何影响和改变面部表情。

## 解剖学因素

鼻唇沟和木偶纹的局部解剖因人而异。轻者几乎缺如或平坦。重者在其外侧有明显凸起，且伴有前颌区重度凹陷。实施脂肪移植时，应仔细评估鼻唇沟及其周围皮肤。

面颊、唇部及颏部等邻近结构对鼻唇沟和木偶纹有明显影响。年轻人的鼻唇沟和木偶纹可能表现为被饱满的周围组织包围的较深褶皱。尽管很明显，但并不呈现特定的负面情绪。

## 适应证和患者选择

如前所述，矫正鼻唇沟和木偶纹的主要适应证是老化。老年患者极为反感岁月在其面部刻画的褶皱所呈现的表情，而且似乎逐年加重。有趣的是，原本鼻唇沟较深的年轻些的患者，意识到较深的鼻唇沟使其显老时，也会有类似的反应。木偶纹中最重要的考虑因素，是确保患者知晓木偶纹不可能完全消失。在木偶纹皮下植入脂肪组织通常是最佳的改善方案。皮内或真皮下脂肪注射适用于额外淡化木偶纹和鼻唇沟。皮内注射与皮下注射的效果大相径庭（详见第 1 章）。

## 材料与方法

### 技术指南

#### 麻醉

当治疗鼻唇沟和木偶纹时，可以采取眶下神经及颏神经阻滞。但我通常在面颊和下缘切口局部浸润 0.5% 利多卡因和 1：20 万肾上腺素。即使在全麻下，我也会浸润肾上腺素收缩血管，以减少脂肪误入血管的机会，特别是拟使用 22 G 锐针进行浅层或皮内注射脂肪时。

### 切口

颧中部下方切口可垂直植入组织，颊外侧或下颌缘切口可纵向植入组织。口角切口通常用于不同角度的植入（图 26-6）。

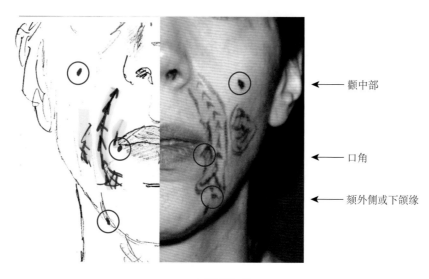

　　　　← 颧中部

　　　　← 口角

　　　　← 颊外侧或下颌缘

▲ 图 26-6

### 注脂针

在鼻唇沟和木偶纹区域，通常选用 Coleman II 型注脂针（7 或 9 cm）或小型注脂针（6 cm），其便于分离且不易进入血管（图 26-7）。

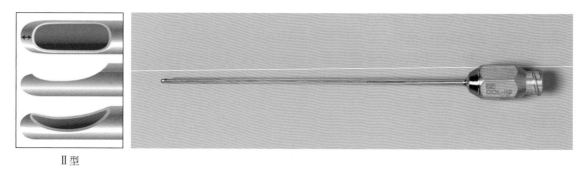

II 型

▲ 图 26-7

在纤维粘连严重区域特别是于皮肤粘连的区域，我使用 Coleman III 型或 III 型迷你注脂针（图 26-8）。如果粘连特别棘手，可以用 V 形分离器来松解浅层粘连。然而，真皮下连接破坏过多可能形成线性突起，因此在鼻唇沟区域 V 形分离器的使用上我很谨慎。我使用针头等尖锐器具的经验让我很失望：移植的脂肪并不稳定，矫正效果明显但很局限，不能很好地与周围结构自然融合。

尽管从黏膜下到皮下的每个层次都植入了一些组织，但在大多数情况下，主要植入真皮下，恢复褶皱处皮肤结构完整性，并促进皮肤质量的改善。在任何情况下，浅层植入比深层植入可以更好地淡化鼻唇沟（图 26-9）。

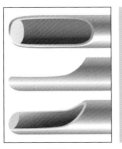
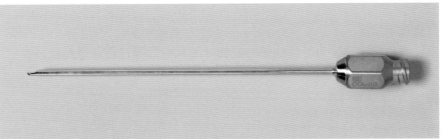

Ⅲ型

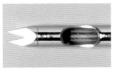
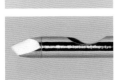

V形分离器

▲图 26-8

## 注射层次

真皮内或真皮深层注射脂肪有利于进一步淡化鼻唇沟及木偶纹（图 26-10）。

## 注射量

有时只需要 2 mL 脂肪矫正鼻唇沟轻度线形凹陷。然而，2 mL 难以矫正重度鼻唇沟凹陷，伴有前颌区严重凹陷的重度鼻唇沟，每侧需要多达 10 mL 或 11 mL的脂肪才能充分矫正。淡化木偶纹需用较少量的组织：1 ~ 3 mL。术者应告知患者，木偶纹和鼻唇沟可能需要二次矫正。

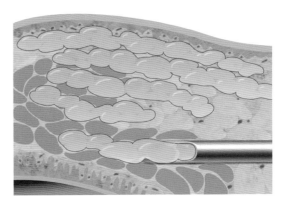

▲图 26-9

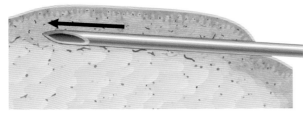
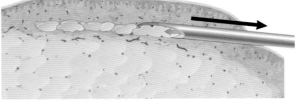

真皮深层注射

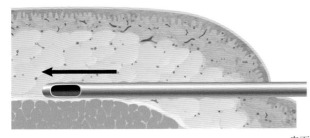
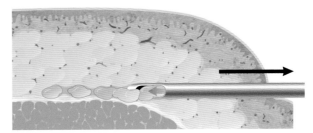

皮下注射

▲图 26-10

**常见技术错误**

单纯将脂肪注射于鼻唇沟最深凹陷处，而未向周围过渡，可见线形矫正或脂肪植入邻近区域折痕或褶皱的变形。

## 技术

鼻唇沟和木偶纹植入脂肪组织的关键是皮下广泛注射而非单纯线性注射。然而，通常需要采用22 G 锐针注射于真皮深层，或采用 III 型 Coleman 微型注脂针浅层注射，以淡化线性皱纹或折痕。

如图 26-11 所示，箭头标记示意鼻唇沟褶皱的深度，并在折痕的两侧及前颌标出填充区域。在前颌区，我通常在鼻唇沟内侧开始填充。在木偶纹区域通常也是从木偶纹的内侧开始填充。因此，我描绘了外边界并显示在内边界填充。

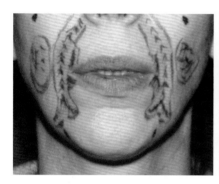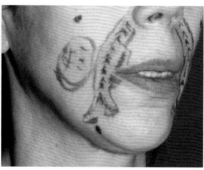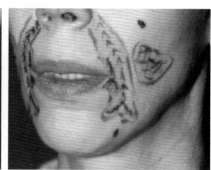

▲图 26-11

我首先垂直于鼻唇沟注射，覆盖整个区域，形成鼻唇沟的"支撑"。垂直植入结构性脂肪形成阻碍鼻唇沟复发的屏障。这一点很重要，因为仅在与褶皱平行的方向上植入填充物，会使之加重。

经颊中部的切口置入注脂针，随之进入深层。注脂针头端前行跨越鼻唇沟（图 26-12A）。

回退注脂针，轻压注射器针栓，在鼻唇沟区域植入纤细的线性脂肪。另一只手固定该区域皮肤。每次退针填入 1/30 ~ 1/10 mL（图 26-12B）。

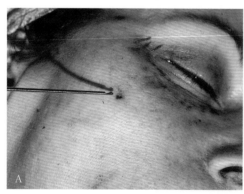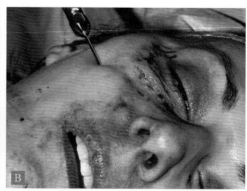

▲图 26-12A、B

在鼻唇沟的头端，脂肪填充于鼻唇沟内侧。外侧仅植入极少量脂肪，因为鼻唇沟头端部分外侧区域通常已经足够饱满（图 26-12C、D）。

靠近鼻唇沟的尾端处，应在鼻唇沟两侧均植入较多组织，而非仅仅是内侧（图 26-12E、F）。密切关注皮肤上的任何细小皱纹或明显菲薄处，因为已经注入作为支撑作用的脂肪会导致新的褶皱形成。

有时，术者无法经颊部切口将注脂针垂直置于鼻唇沟。当鼻唇沟向内侧弯曲走向颏部，而非和以往一样向下走行时后会出现这个问题。此时，可经下颌缘切口进入鼻唇沟下部，术者能够将脂肪垂直

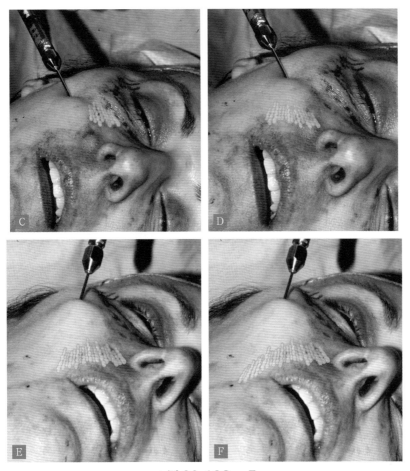

▲图 26-12C ~ F

植入鼻唇沟。

　　首先注射于鼻唇沟区域深层。随后,将注脂针置于较浅的水平注射另一层面。中间层面注射完毕后,接下来,紧邻皮肤进行注射。采用扇形方式,由深至浅逐层注射。

　　密切关注现有鼻唇沟两侧的折痕（图 26-12G、H）。仅矫正鼻唇沟本身,而未向周围组织过渡,将加重原有的细小折痕。其经常被误认为鼻唇沟的复发。因此,每次注射后,我都会触摸注射区域,检查注射物结构的完整性。

　　另一只手引导注脂针的置入,小心避免穿破黏膜,这是污染细菌导致感染的最常见原因。

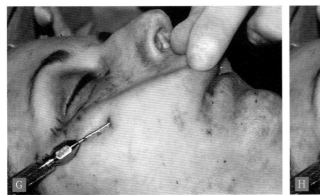
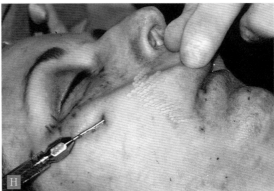

▲图 26-12G、H

接下来，从鼻唇沟下注射，浸润以补充横向植入脂肪组织的结构（图26-12I、J）。尽管颧部入路是植入脂肪组织最重要的方向，但是纵向植入脂肪，注射量更为精确，可即刻矫正鼻唇沟本身的褶皱，使其结构更加完整。此时，仅使用II型或III型钝性注脂针。必要时可使用V形分离器松解粘连。

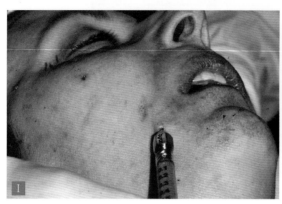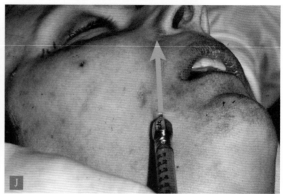

▲图26-12I、J

注脂针可纵向推进至整个鼻唇沟。若将提纯的脂肪纵向植入整个鼻唇沟，每次可注入稍多量的脂肪。通常每一较长的隧道可注入1/20~1/5 mL。

同样，不要仅注射鼻唇沟本身。应特别注意鼻唇沟两侧所有的小皱纹。填充较大皱纹时可突显周围较小的细纹。

如同颧部入路，注脂针头端应沿鼻唇沟纵轴推进至适宜的位置（图26-12K、L）。随后，边回撤边注射少量脂肪至隧道中。我通常由深至浅注射，但鼻唇沟较浅需微量矫正时，我首先注射浅层，主要是尝试消除皱褶。鼻唇沟及木偶纹的植入区域通常发白，特别是浅层植入脂肪组织时。

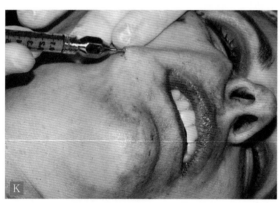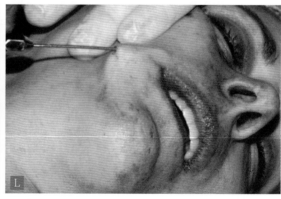

▲图26-12K、L

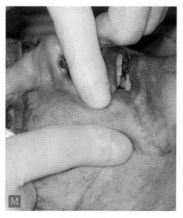

▲图26-12M

注射后，捏夹该区域以检查结构完整性（图26-12M）。我发现如果捏夹后重现鼻唇沟，则说明矫正不足。反之，若褶皱不能重现，则已获得适当矫正。手指捏夹鼻唇沟不能重现时则终止鼻唇沟注射。

通过将脂肪垂直植入鼻唇沟的颧部入路进入木偶纹（图26-12N、O）。同样，用另一只手引导注脂针的置入，小心避免穿透口腔黏膜。较长的注脂针有时略显笨拙，但容易抵达该区域。由颊部首先垂直置于木偶纹，多隧道回撤注脂针少量注射。木偶纹区域的注射常延伸至颊部外侧区域。由木偶纹向下跨越至尾端颏部的注射奠定了基础，在大多数情况下为木偶纹提供了更为完整的结构。

我建议从多个方向进入木偶纹区域。可由颊部、口角或颏部外侧

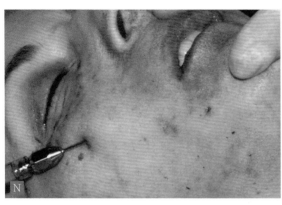
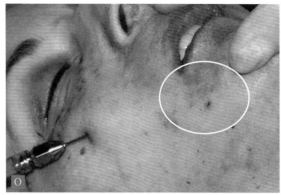

▲图 26-12N、O

区域注射（图 26-12P）。多向入路的目的是改善该区域的质地，加强结构完整性，使口角轻度上提。我的体会是质地的改变远大于结构。口唇上扬的变化较微妙，难以察觉。

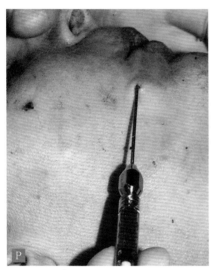
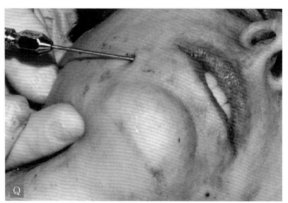

▲图 26-12P、Q

不应将脂肪植入鼻唇沟下方的松垂区域，因为会加重袋状松垂及"羊腮"凸起（图 26-12Q）。我也不会过度填充木偶纹区域，因为在某些人中容易出现褶皱加重的情况。我一直对改善该区域的质地信心十足，但却对消除木偶纹心灰意懒。

虽然通常注射1次即可使鼻唇沟发生明显改善，但也要告知患者可能需要再次注射。患者必须明白，即使木偶纹区域反复注射脂肪，其质地将会明显改善，但结构的改变不显著。此外，该区域组织的增加，可能会突显患者口角下垂。因此，术者不应承诺木偶纹会有显著改善，以免患者抱有不切实际的期望。

有关鼻唇沟及木偶纹注射技术的最后1个要点。皮下植入异于皮内植入。皮内植入脂肪通常可以更为有效地去除散在皱纹或折痕。但皮下植入则难以预估改善程度。

## 术后护理

### 特殊包扎
无须特殊包扎。

### 按摩
我不建议进行鼻唇沟区域的按摩。

改善鼻唇沟和木偶纹的脂肪通常比唇部或眶周等其他区域恢复得更好。恢复期患者的淤血通常较轻，通常肿胀数天，尚可接受。

## 结果

我的面部脂肪移植的经验始于鼻唇沟注射。1987年初，我注射的首批患者几乎都有存活。1988年，我在美国整形美容外科协会报告了鼻唇沟注射1年随访的系列研究。之后，我发表了其中长达7年随访的病例报告。文中的结论是数月后矫正效果即可稳定。19年之后的今天，我更加确信上述结论。

### 案例1

该41岁的年长女性的主诉是鼻唇沟使其心烦意乱，因为其年轻时，鼻唇沟也使之显老（图26-13A、B）。

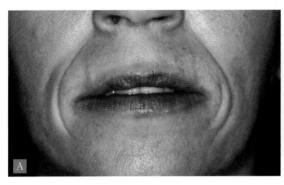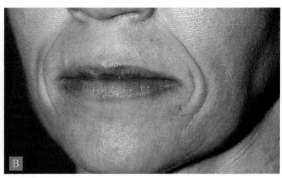

▲图 26-13A、B

在首次面诊时，我不仅确定了原发鼻唇沟，还确定了继发的第2和第3鼻唇沟。在草图上标记这些褶皱（图26-13C、D）。亦应检查白唇外侧。鼻唇沟的矫正若不延伸至上白唇，常会导致由口角外侧向上延伸的垂直褶皱。

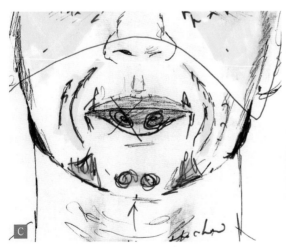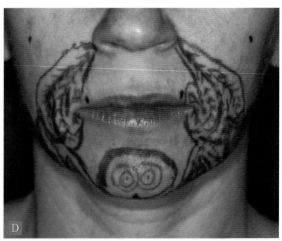

| 移植剂量 | 右（mL） | 左（mL） |
|---|---|---|
| 鼻唇沟 | 14 | 14 |
| 白唇外侧 | 0.5 | 0.5 |
| 木偶纹上部 | 1 | 1 |
| 木偶纹下部 | 2 | 4 |

▲图 26-13C、D

标记线不仅用箭头尖端明确鼻唇沟的深度，而且用箭头尖端向外的延伸标明鼻唇沟的范围。橙色线标记过渡范围。"羊腮"等禁忌注射区域也用橙色标记。

从上和下拍摄鼻唇沟的照片有助于记录其体积变化。手术后 11 个月，可见鼻唇沟明显改善。即使我向两侧上白唇外侧进行了过渡注射，但在脂肪植入外缘数毫米处出现了较前更为明显的皱纹。这是由于唇部未填充区域与较为平滑的注射区域对照所致。

脂肪植入过渡至颊部，使患者颊部及面部整体轮廓呈现更为健康的外观。但颊部植入过多将呈现富态面容。

同样，植入更多的容量可能会消除鼻唇沟，但大多数人会认为过于丰满。

患者在 1 年后回访，要求进一步消除鼻唇沟，但主诉"羊腮"区域略显丰满。我建议在残留的褶皱处进行皮内脂肪注射。皮内或真皮下浅层植入无须增加过多容量，即可解决上述瑕疵。我告知患者已经特意标记出"羊腮"区域，以免植入（注意橙色区域不能植入）。然而，褶皱处植入后的填充效应，使该区域略显丰满，因而建议其去除双侧"羊腮"区域的脂肪。

术前标记中，注意"羊腮"向上延伸至颊部的紫色标记区域为脂肪抽吸区域，绿色箭头标明皮内注射的主要区域，以确保注射最少量的同时，最大限度地去除褶皱（图 26-13E）。

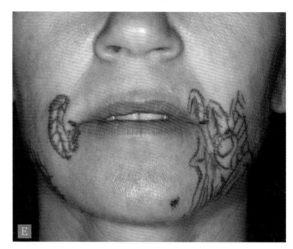

▲图 26-13E

我用 Coleman I 型吸脂针和 3 mL 注射器从左侧"羊腮"抽出 3.2 mL 脂肪。离心后证实去除的脂肪量是 2 mL；再用 22 G 锐针于左右侧"羊腮"及下颌囊袋区分别抽出 1.5 mL、1.5 mL 和 1.7 mL 脂肪。脂肪的注入量如下：右鼻唇沟 0.8 mL，左鼻唇沟 0.4 mL，右侧木偶纹 0.9 mL，左侧木偶纹 1.0 mL，颊部外侧 2.8 mL。用 I 型注脂针进行皮内脂肪的注射。

在第 2 次手术后 14 个月，残余的鼻唇沟明显减少，但我有意地没有使其完全消失（图 26-13F ~ K）。因为那样需要更大量的矫正，可能使她出现"羊腮"，还可能影响其面部表情尤其是微笑。

虽然有一些原发鼻唇沟残留的迹象，但继发的皱纹已被纠正。整体效果是减轻了褶皱的阴影，使患者呈现更平和、健康和精力充沛的外观。

即使在这位重度病例中，首次术后 2 年 4 个月的长期效果也显示了鼻唇沟消除。倾斜（底位）位观进一步显示了较深折痕的矫正效果（图 26-13L ~ Q）。抽吸"羊腮"使其面部更为协调，呈现清瘦外观。单纯皮内或皮下注射难以获得如此显著效果。

最后，应始终拍摄显示面部运动的照片（图 26-13R ~ T）。患者微笑的照片验证了矫正后保持

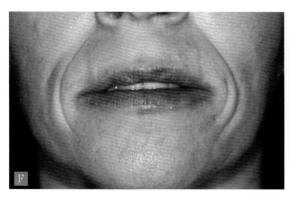
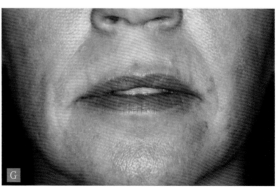

▲图 26-13F、G

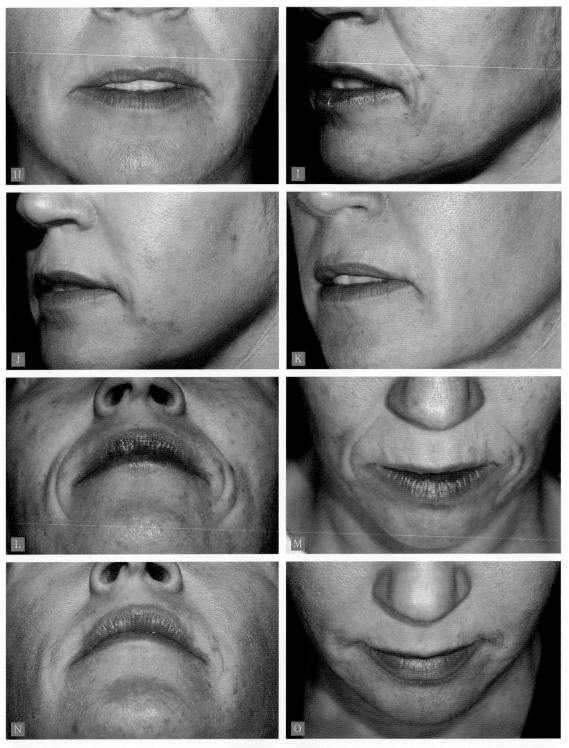

▲图26-13H ～ O

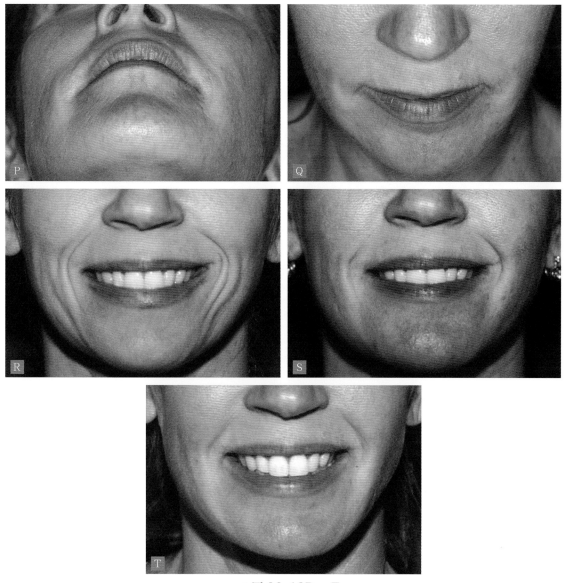

▲图 26-13P ~ T

了正常的外观和轻松的笑容。中间照片显示了略显饱满的"羊腮"，其后的照片中不那么饱满了。我经常拍摄大笑、微笑（都露出牙齿）和噘嘴的照片。该患者的笑容证实，即使在口周区域植入大量的脂肪，也能产生正常的笑容。

**案例 2**

51 岁女性，要求矫正鼻唇沟（图 26-14A、B）。3 年前在外院行脂肪注射，自述其效果仅维持不到 3 个月。

首次面诊时，我们探讨了单纯植入鼻唇沟，而不处置周围区域的不良后果。上唇外侧会有明显的褶皱。虽然该患者术前上唇没有明显褶皱，但在鼻唇沟侧面植入结构性脂肪，会使之加重。

我们还注意到其颊前区略显消瘦。鼻唇沟填充会加重颊前区空虚，尤其是左侧。因此，我们决定颊前区预防性植入少量脂肪。最后，我们分析其木偶纹时发现，该区域的主要问题是鼻唇沟的延续，而非木偶纹。

患者年轻时的照片，在初次分析鼻唇沟及木偶纹时会有所帮助，但在随访期可能更为重要。很少

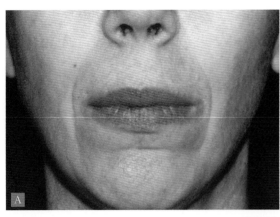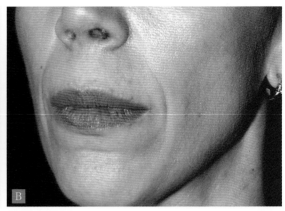

▲图 26-14A、B

有患者记得他们年轻时有鼻唇沟。因此，他们经常期望必须完全消除褶皱，以恢复他们更年轻的容貌。如果患者在他们年轻的照片中看到褶皱，则更愿意接受残余的褶皱痕迹。

该患者 16 岁的照片显示其少年时期即有鼻唇沟（图 26-14C、D）。若鼻唇沟的矫正程度超过其 16 岁的鼻唇沟，可能造成臃肿或不自然的外观。术前将之告知患者，可使之有更为现实的期望，更能接受残留的褶皱。

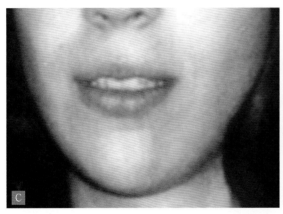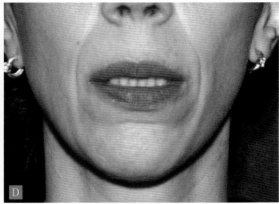

▲图 26-14C、D

术前面诊时，医患双方决定不完全消除褶皱，选择保守注射，淡化褶皱：注射 5 mL，少于此类褶皱的正常植入量（图 26-14E）。鼻唇沟与木偶纹之间的界限通常难以界定。例如，该患者鼻唇沟与木偶纹两之间的注射量就难以分开。因此，我将木偶纹及鼻唇沟下部连为一体。该患者上唇外侧为

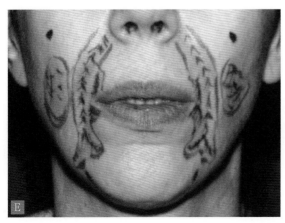

| 注射剂量 | 右（mL） | 左（mL） |
|---|---|---|
| 鼻唇沟 | 5 | 5 |
| 木偶纹及鼻唇沟下部 | 2.4 | 2.4 |
| 颊部 | 2.6 | 3 |
| 上唇外侧 | 0.6 | 0.5 |

▲图 26-14E

标准植入量，有些患者可高达 1.2 mL。该患者的颊部注射量较少。

该患者是鼻唇沟矫正后的典型改变（图 26-14F ~ I）。尽管效果显著，但却非大多数外科医生进行皮内注射所预期的模式化效果。将一定量的脂肪植入鼻唇沟皮下层，常见的变化是鼻唇沟前移，远离深面的骨骼及牙齿。均匀植入的脂肪组织隆起淡化了鼻唇沟的折痕，仅遗留轻微的褶皱。如前所述，患者年轻时的照片也可看到此种褶皱。脂肪移植区域质地改善，细纹及粗大毛孔减少。即使仔细地过渡塑形，过渡区外缘，特别是木偶纹中段，仍可见皱纹增加。若患者希望更好地改善某些特定的折痕或褶皱，增加填充量有时有所裨益。

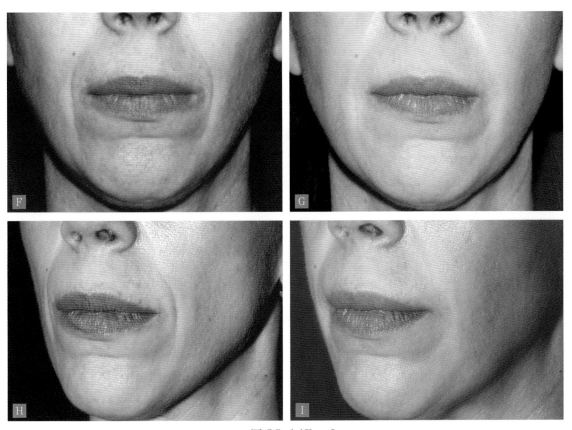

▲图 26-14F ~ I

## 并发症

消除鼻唇沟最常见的并发症是原有折痕两侧形成新的折痕，因而在必要时，需要填充或过渡塑形周围区域。

植入过浅或过散，且未过渡塑形，可形成明显的局限性矫正效果，面部运动时更为明显。特别是皮内注射时更易发生（图 26-15）。

在深层注射脂肪时，可能会意外穿破口腔黏膜。这会导致污染并存在感染风险（参见第 52 章）。

## 讨论

### 流程

我倾向于在填充颊部或下睑之前，先在鼻唇沟填充脂肪。若首先填充面颊部，填充鼻唇沟和木偶

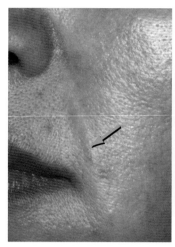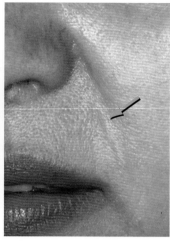

▲图 26-15

纹时，注脂针反复穿经颊部可造成意想不到的凹陷。注脂针的反复运动可能损伤颊部植入的脂肪，甚至会贸然移动颊部或下睑业已植入的结构性脂肪。由于颊部植入脂肪时造成肿胀，这些凹陷在术中并不明显。

---

**技术精要**

- 应在面颊或下眼矫正之前矫正鼻唇沟和木偶纹。
- 鼻唇沟和木偶纹的结构性脂肪移植需要多方位支撑。至少在多个方向植入 2 层。
- 除较为丰满区域外，均需行羽毛状过渡塑形。
- 一般用 6 cm Ⅲ型注脂针注射鼻唇沟及木偶纹的浅层。
- 22 G 锐针皮内注射脂肪可能有助于淡化皱纹。
- 识别鼻唇沟内侧上唇区域垂直褶皱的迹象，过渡塑形至少延伸至此。
- 术者应小心避免在折痕外侧形成过多的隆起，以免加重业已存在的褶皱。
- 小心避免穿透黏膜，此乃感染的主要诱因。
- 皮下脂肪注射与皮内脂肪注射产生的效果不同。

---

**推荐阅读**

[1] Coleman SR. Long-term survival of autologous fat in the nasolabial fold. Presented at the Conference of the Lipoplasty Society of North America, Seattle, Oct 1991.

[2] Coleman SR. Long-term survival of fat transplants: controlled demonstrations. Aesthetic Plast Surg 19:421, 1995.

[3] Gosain AK, Amarante MT, Hyde JS, Yousif NJ. A dynamic analysis of changes in the nasolabial fold using magnetic resonance imaging: implications for facial rejuvenation and facial animation surgery. Plast Reconstr Surg 98:622, 1996.

[4] Rubin LR. The anatomy of the nasolabial fold: the keystone of the smiling mechanism. Plast Reconstr Surg 103：687，1999.

Sydney R. Coleman　译者：张光正　张京伟　袁　杰　韩雪峰　李发成

# 第27章

# 唇部结构性脂肪移植

依照上、下唇组织结构特点，进行自体脂肪移植填充可获得持久效果。唇部填充的主要考量因素为如何按照唇部结构特点移植。最终唇形效果的优劣取决于术者注射时对注射剂量的细致把控，只有这样才可获得理想稳定的效果。如同建筑师不能期望堆积材料即可建造建筑物一样，在未明确脂肪移植的部位以及移植于该部位对唇形有何影响的情况下，外科医师也不能期望移植脂肪可以获得理想稳定的唇形。外科医师应牢记迷人唇部的要素，通过结构性脂肪移植精确调整唇部美学要素，塑造健康、年轻和更性感的唇部外形。

## 美学和解剖学的考量

外科医师不仅要了解迷人唇部的外观特征，也必须理解在唇部部分结构内移植脂肪对相邻结构产生的影响。在原本具有良好唇部形态的患者中，在唇部的任何地方增容均可塑造迷人的美唇。然而，在唇部形态不佳的患者中，增容可能不仅不是改善，甚至可能使唇部变形。

如上所述，迷人的上唇具有明显突起且连续的柱状线（white roll），分隔唇部皮肤和黏膜（图27-1）。柱状线在丘比特弓两侧的峰顶位置最为明显，向下逐渐变细，外侧柱状线较为模糊。柱状线头侧的皮肤自柱状线突起部下降并向头侧延伸，呈现轻度凹形的曲线。上唇存在2个人中嵴，两者之间的组织近似凹面，丘比特弓峰顶处的柱状线与人中嵴底部相接。下方人中嵴之间曲线的曲度较上方大。丘比特弓下方的红唇部中心位置可见一孤立结节[①]，位于上唇最下方位置，为构成迷人上唇的要素之一。若上唇内侧至口角部位较为丰满，则位于红唇的上唇珠突出度就会相对明显变小。在上唇珠与外侧红唇饱满区之间存在较深或轻微的凹陷。

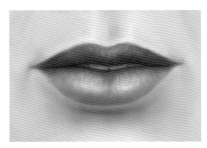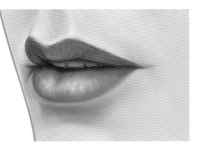

▲图27-1

---

① 即上唇珠。——译者注

下唇边缘略凸起，与上唇柱状线类似，但颜色略暗、丰满度略差（图 27-2）。迷人的下唇的形态构成成分与迷人的上唇形态构成成分互补且相反。下唇的中央凹陷明显，其本质为裂隙[①]，凹陷两侧均有明显大于上唇珠的结节[②]。下唇珠呈斜行走向，因此噘嘴时下唇珠可把下唇中部向中间推挤，使下唇呈现更明显的噘嘴征象。在正常年轻的唇部中，上唇和下唇之间最重要的区别在于下唇红唇显露明显多于上唇。

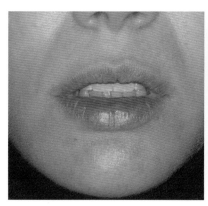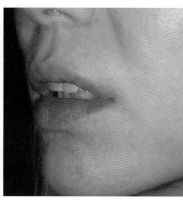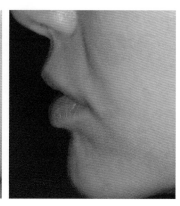

▲图 27-2

在口轮匝肌内移植脂肪并不是促进唇部外翻的有效手段。该操作会引起唇部表面极度肿胀，唇部外观呈现更加迷人的假象。但是当表面肿胀消退后，唇部表现为永久性增厚，而无黏膜和红唇外翻。照片上唯一可见的变化是唇部更加突出，而无外翻。

因为丰唇的目的是使红唇外翻，所以应注意勿将脂肪移植入无外翻红唇效应的区域。例如，于唇部皮肤（皮肤为唇部要素之一）深层移植脂肪将加强皮肤的结构支撑，可以柔化位于柱状线头侧和下唇唇线尾侧的垂直于唇线的皱纹。但是，加强皮肤的结构支撑会导致红唇内翻，无论是相对上还是绝对上，红唇视觉上都会变小。

## 适应证和患者选择

丰唇的主要适应证是衰老（参见第 23 章）和期望调整面部比例的患者，通常同一患者具有上述 2 种适应证。

## 材料与方法

### 技术指南

通过采用纯粹的自体材料，自体结构性脂肪移植可持久丰满上下唇。唇部固有的结构特点是丰唇的主要考量因素之一。最终的唇形效果优劣取决于术者谨慎注射时对注射剂量的把控，只有这样才可获得理想稳定的效果。

脂肪填充位置应主要位于红唇和黏膜下方，形成对红唇和黏膜的结构性扩张。该扩张将推进红唇并致其外翻。

---

① 本说法为组织胚胎学上概念的延伸。——译者注
② 即下唇珠。——译者注

### 标记

绿色笔的标记描述了丰唇手术计划。柱状线下方的绿线意为向柱状线以下的红唇部而于非柱状线内移植脂肪。柱状线向外侧延伸部分填充脂肪的范围：中线至接近口角前约 4 mm。左侧的设计图和右侧的实际标记表明，应重点将脂肪移植到唇体中央和两侧，以塑造明显凹陷（未标记绿色的区域）（图 27-3）。

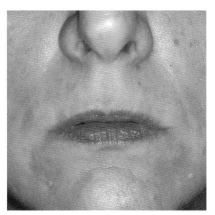

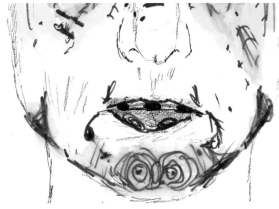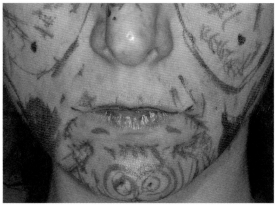

▲图 27-3

标记人中嵴起点以提示脂肪移植应延伸至人中嵴基底处，使人中嵴更加清晰。标记外侧斜向的下唇珠。下唇脂肪应填充在紧邻皮肤的红唇中，不填充在下唇皮肤（皮肤为唇部要素之一）深层。患者外侧白唇存在轻微凹陷，于皮肤标记该缺陷。该处为在下唇白唇深层填充脂肪以改善结构的唯一部位。

### 麻醉

用含有 1% 利多卡因和 1 ∶ 10 万肾上腺素的局麻药阻断眶下神经和颏神经。然后用含有 0.5% 利多卡因和 1 ∶ 20 万肾上腺素的局麻药注射入切口处真皮内，切开入口。接下来，使用 Ⅲ 型钝针麻醉每侧唇部的浅表肌肉和黏膜下层，单侧剂量为 3 ~ 4 mL，麻药为 0.5% 利多卡因与 1 ∶ 20 万肾上腺素混合液。

我在黏膜附近做切口时，均于术中给予患者预防性抗生素（通常为静脉注射头孢菌素）。我还要求患者于术前用漱口水漱口。

### 切口

向上、下唇注射脂肪的入口通常完全位于近口角的白唇上（图 27-4）。切口置于唇部放射性的皱纹上。向柱状线注射脂肪的入口与向上、下唇注射脂肪的入口一致。我偶尔采用面中部切口或下颌切

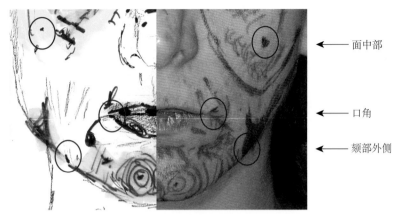

▲图 27-4

口注射脂肪，尤适用于注射白唇。

**注脂针**

几乎整个唇部均可只用 Coleman III 型注脂针填充脂肪（此型注脂针为最锐的钝性注脂针）（图 27-5）。该注脂针的优势是注射极为精准，利于将纯化的脂肪即刻注入黏膜或红唇的深层。在过去 10 年里，我一直在使用 III 型迷你注脂针，现主要用此型注脂针填充唇部。

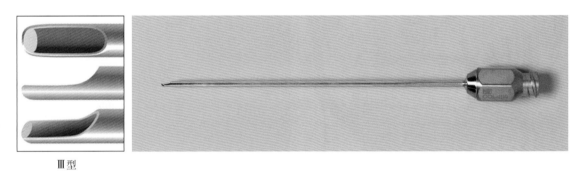

III 型

▲图 27-5

**注射层次**

成功的丰唇不仅仅是将特定体积的脂肪注入唇部，如期望在不同患者均获得稳定的效果，脂肪移植的层次则尤为重要。应将绝大部分脂肪移植到最浅层，即紧贴红唇和黏膜的下方层次。

脂肪填充于深层肌肉通常只会增加唇部的前向凸出，增大白唇与牙齿之间的距离，但几乎不能改善唇红外观和塑造更加性感的唇部。应将绝大部分脂肪移植到最浅层，即紧贴红唇和黏膜的下方层次（图 27-6）。

**移植量**

建议移植量如下。

- 重塑柱状线：通常超过 0.75 mL，很少超过 1.25 mL。
- 下唇唇线：> 0.75 mL，< 1.25 mL。
- 上唇的唇体：至少 1.5 mL，但很少超过 4 mL。
- 下唇体的移植量是上唇的 2 倍稍多一些。

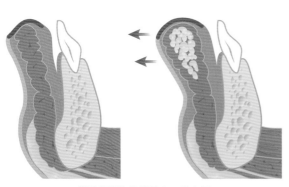
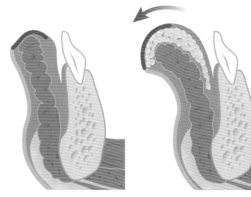

错误的脂肪移植层次 - 肌肉层　　　　　　　　　　　　　正确的脂肪移植层次 - 表浅层

▲图 27-6

## 技巧

### 柱状线

单纯的美学丰唇通常最先的手术步骤是向柱状线内注入脂肪。此处注射难度大、精准度高。当注脂针头端穿过上唇几乎到达对侧口角时，缓慢退针的同时向 1 mL 注射器活塞逐渐施压，向接近白唇的唇红内注射脂肪。

此操作手法目的是每点尽量少的注射纯化脂肪。通常分别从两侧切口注射柱状线。为清晰化人中嵴，可从原入口将注射红唇的注脂针转向注射人中嵴。注射层次极为表浅，紧邻皮肤，尽可能避免将脂肪直接注入口轮匝肌（图 27-7）。

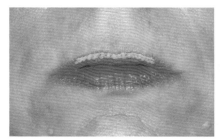
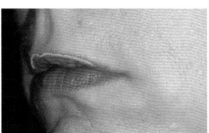
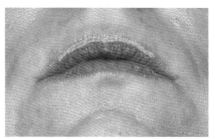

▲图 27-7

### 下唇

注射下唇的方法几乎与注射柱状线的方法相同。使用 Coleman III 型迷你注脂针将脂肪直接移植于紧邻白唇的红唇的皮下层。大部分组织移植于下唇缘的中 2/3。应小心谨慎地将脂肪移植于红唇内非常表浅的层次（图 27-8A ~ C）。

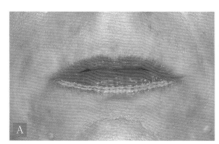
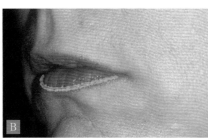
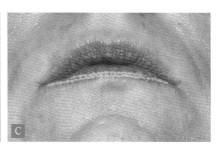

▲图 27-8A ~ C

注射完成饱满的唇线后，继而用 Coleman III 型迷你注脂针注射位于下唇中央外侧的椭圆形"球"或凸起①。用 Coleman III 型迷你注脂针将脂肪移植于紧邻黏膜下方和红唇的层次。移植的关键是在下唇的中部留有一明显凹陷（该凹陷几乎可以称为"裂隙"）的同时，使下唇形成中央外翻（图 27-8D ~ F）。

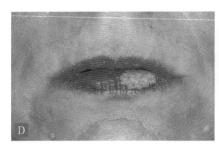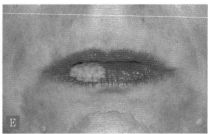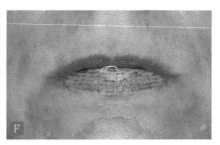

▲图 27-8D ~ F

在基本完成一侧的脂肪注射后，自同侧切口向对侧唇部注射相似剂量的脂肪。

填充下唇的重点是塑造位于中部凹陷（或裂缝）外侧的长圆形球②。黏膜移植的重点是塑造下唇中部的"噘嘴"外翻形态，或称之为中央外翻。在红唇部位塑造下唇珠后，在双侧下唇珠之间呈羽毛状注射脂肪，在塑造下唇珠的同时向下唇中部逐渐注射出突出的噘嘴形态。于下唇的系带处移植一薄层脂肪，使下唇进一步外翻。

上唇

用 Coleman III 型迷你注脂针自上唇中央区（长度为上唇长度的 1/4）开始注射。注射层次为与红唇和黏膜相反方向③。上唇的注射层次与下唇相同，但上唇注射脂肪的区域与下唇相反（图 27-9）。

不再注射柱状线。紧贴红唇黏膜下层反复线性注射上唇的中央 1/4，在柱状线和黏膜（甚至到上唇系带）之间注射一层脂肪。用非注射手外翻上唇，有利于控制不向皮下脂肪注射。

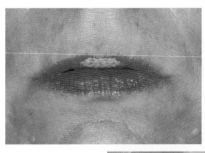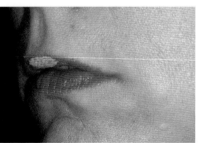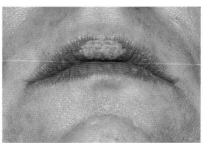

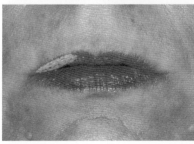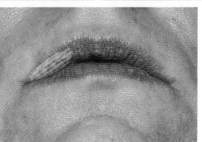

▲图 27-9

① 即下唇珠，每侧各存在一个。——译者注
② 即下唇珠。——译者注
③ 即将此部分呈向下外方向注射，使之变长变翘。——译者注

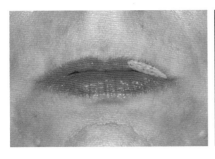
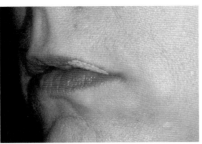
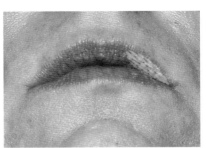

▲图 27-9（续）

**最易发生的技术错误**

如将脂肪注射于柱状线以上白唇部的皮下层，则会产生难看的皮肤浮肿效果，即使不发生皮肤浮肿效果，也会部分抵消我们预期的红唇外翻效果。

## 术后护理

唇部无须使用敷料。告知患者湿性黏膜将会发生角质化，变成干性黏膜或唇红。 在此过程中，唇部上皮可能剥落，使用保湿剂或软膏有利于改善此种状况。嘱患者术后前几周勿按摩唇部，但可鼓励患者多活动口轮匝肌，以促进淋巴回流。术后无须限制唇部的其他运动。

唇部脂肪移植后肿胀程度重、持续时间长（图 27-10），其恢复通常是面部脂肪移植中最漫长的一种。

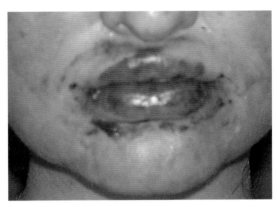

术后 4 天

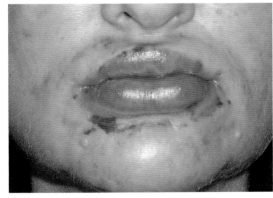

术后 7 天

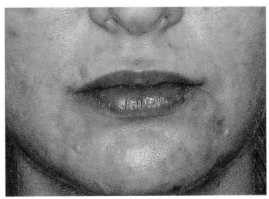

术后 44 天

▲图 27-10

当对患者实施多个手术时，外科医师应最后行唇部脂肪移植，以免污染面部或身体的其他区域。丰唇手术的终点为红唇容量的增加，因为脂肪移植于红唇或黏膜的深层将导致深层区域扩张，实际上不能突显红唇，因此勿将脂肪移植于深层。由于柱状线未延伸到口角，因此加强该结构时不应将脂肪延伸注射到口角。唇部小脂肪团块的耐受性非常好，而大脂肪团块的耐受性则非常差。

该38岁女性因慢性痤疮而导致皮下层萎缩和瘢痕，以及由痤疮治疗引发的医源性畸形（图27-11）。患者同时存在衰老性面部容量缺失。为解决上述问题，对患者实施结构性脂肪移植、滚针和粘

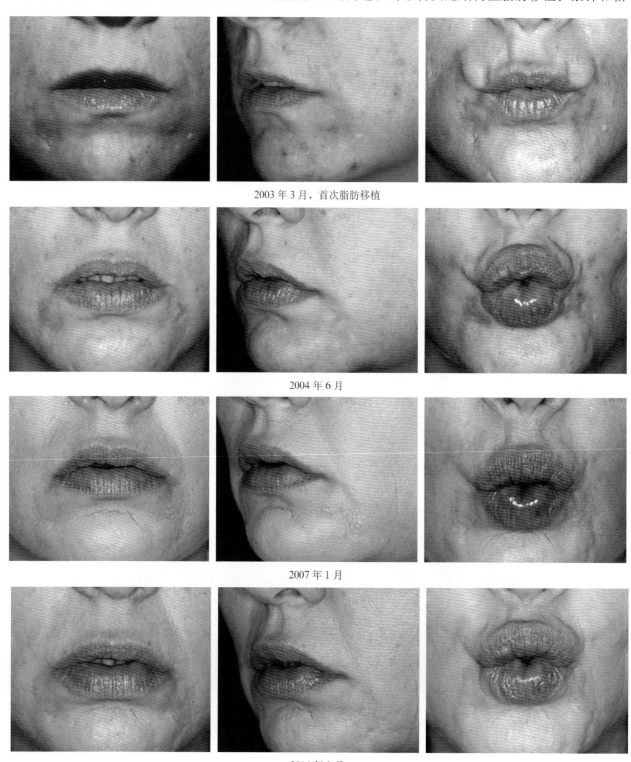

2003年3月，首次脂肪移植

2004年6月

2007年1月

2016年2月

▲图27-11

连松解治疗，部位为：上部分鼻部、眉间、额颞部、下眼睑、外侧眼睑、面颊、鼻唇沟、木偶纹、唇部、颏部和下颌缘。

自患者大腿外侧和腹部获取脂肪。每侧上唇外侧的皮肤注射 0.3 mL 脂肪。使用 22 G 锐针在上唇柱状线注射 0.8 mL。上唇唇体注射 2.5 mL。使用 22 G 锐针在下唇缘注射 0.75 mL，使用 Coleman Ⅲ 型迷你注脂针在下唇唇体再次注射 6.5 mL。

患者 6 个月后再诊，再次行结构性脂肪移植治疗严重痤疮瘢痕和医源性面部畸形。自腹部获取脂肪并移植于面部缺陷区域，上唇移植 1.0 mL，下唇 2.5 mL，人中 0.3 mL。

首次手术后约 1 年，患者进一步治疗鼻部和唇部区域。再次从大腿外侧获取脂肪并以常规方式处理。本次手术自唇的左前缘处抽出 2.2 mL 脂肪。

首次术后 4 年患者再诊，再次行结构性脂肪移植丰唇，同时治疗医源性畸形和痤疮瘢痕。自患者腹部和侧腹获取脂肪，经纯化后用 22 G 锐针或 Coleman Ⅲ 型迷你注脂针按如下剂量向唇部移植脂肪：右上唇体，1.5 mL；左上唇体，1.0 mL；柱状线，1.0 mL；左上唇瘢痕，0.2 mL。

最后一行显示患者首次术后约 13 年的随访情况。注意脂肪移植的长期结果。

## 结果

### 病例 1

1987 年 3 月，我将 1 mL 脂肪移植入该患者的上唇，唇部的大小和形状发生明显变化（图 27-12）。注意断裂成 2 段的左侧鼻唇沟。我仅注射了外侧鼻唇沟，留下内侧作为对照；每侧鼻唇沟注入 2.5 mL 脂肪。患者术后 3 天回访，术区轻微瘀青肿胀。上唇呈轻微外翻，柱状线为紧致状态。值得注意的是，内侧左侧鼻唇沟矫正明显，外侧鼻唇沟完全矫正。我随访该患者 77 个月，该患者是让我相信移植的脂肪可能永久保存的早期患者之一。该患者仅实施了少量的脂肪移植而保持长期成果。过去 30 年，我随访了数以千计的其他患者，都拥有类似的长期效果。

1995 年，在尝试了许多脂肪移植丰唇的方法后，我确定了手术方法，该方法应确保唇部具有明晰的轮廓，以获得美学上的有吸引力的变化。

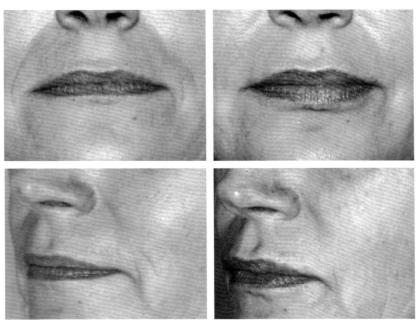

▲图 27-12

病例 2

1995 年，该 50 岁患者唇部虽然仍具有美学吸引力，但是唇部外翻程度较年轻时下降。下唇不再是明显的体积较大的唇部，上唇也没有年轻时饱满（图 27-13A、B）。

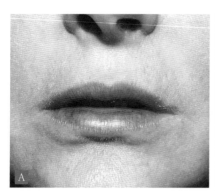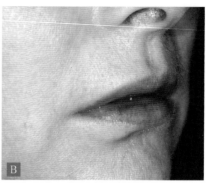

▲图 27-13A、B

通常情况下，脂肪移植丰唇时应更关注唇部的形态，而不是移植的体积。患者唇部的标记线反映了手术计划。此种下唇移植的方法强调，在下唇中部做少量脂肪移植时即可获得下唇中部强烈外翻的效果。此种效果是通过先期将脂肪移植于下唇珠实现。下唇珠呈斜形排列，双侧下唇珠的轴线汇聚于下唇的最突出点之上。该患者上唇标记线为强调上唇珠外翻。同时也期望获得上唇外侧轻度外翻的效果。上唇部外侧红唇的外翻确定了唇的视觉宽度（图 27-13C、D）。

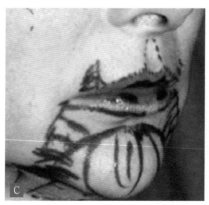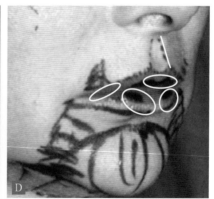

▲图 27-13C、D

下唇共注入 6 mL 脂肪。首先将 1.1 mL 脂肪注入上唇的柱状线头侧区域[①]，然后再于上唇注入 2.5 mL 脂肪，以加强中央结节、外侧结节以及两者之间的凹陷。最后再注入 1.4 mL 加强人中嵴。

术后第 4 天和第 17 天回访时，患者很难接受如此严重的术区肿胀。我经常敬告患者，术后至少一周内，患者的外观不像人类，更像怪物。唇部脂肪移植后的恢复最为漫长，患者可能需长达 4 周才会感觉比较舒适。虽然该患者在 3 个月后回访时肿胀已经完全消退，但在术后长达 8 个月内，患者仍主诉能感受到唇部质地和大小的变化（图 27-13E ~ G）。

患者术后 8 年回访时的情况与术后 1 年回访的情况相比几乎无任何变化（图 27-13H ~ M）。患

---

① 即上唇白唇。——译者注

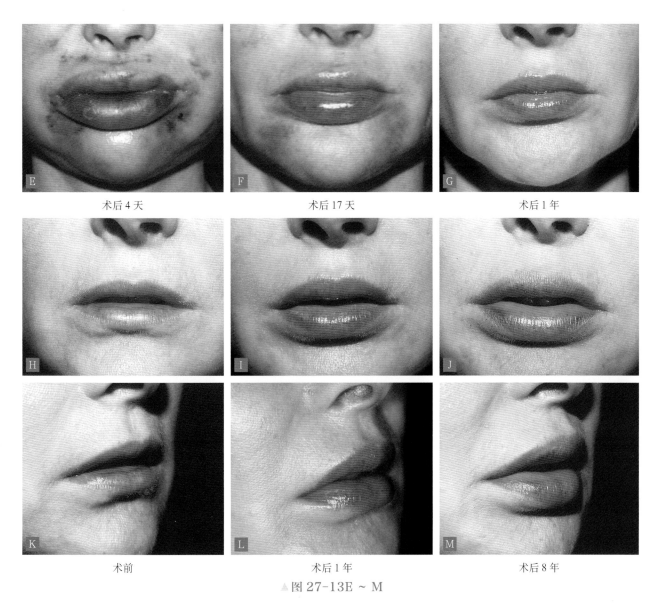

术后 4 天　　　　　　　　　　术后 17 天　　　　　　　　　　术后 1 年

术前　　　　　　　　　　术后 1 年　　　　　　　　　　术后 8 年

▲图 27-13E ~ M

者唇部未实施任何手术，也未注射任何填充剂。患者唇部保持明显的外翻和良好的形态。如果有不满意的话，我认为其外翻程度比预期得稍大。过去的几年中，我倾向于更少量的脂肪移植，试图更强调外翻而不是增容。如现在填充该患者唇部，我会将使用不到原用量（1.4 mL）一半的剂量注射人中嵴，不到 1 mL 注射柱状线区域。

在环形闪光斜视位下，可观察到与其他视角不同的丰唇效果。此视角下可观察到，尽管上唇增加了相当大的体积，但是由于注射位置得当，因此自然状态下牙齿为暴露状态，类似唇部外翻。另外，由于上唇外翻和红唇部的体积相对增加，上唇长度缩短，降低了白唇在整个唇部的占比（图 27-13N ~ Q）。

病例 3

一名 24 岁女性期望获得更丰满的唇部。自患者下背部共获取 40 mL 脂肪并纯化为 10 mL，如下注射：上唇柱状线，1 mL；下唇缘，1 mL；上唇体，2.3 mL；下唇体，2 mL。患者术前和术后 1 年照片如图 27-14 所示。

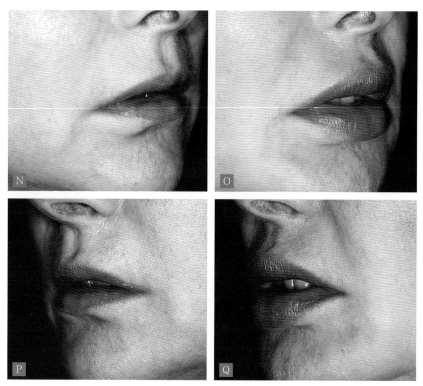

▲图 27-13N ~ Q

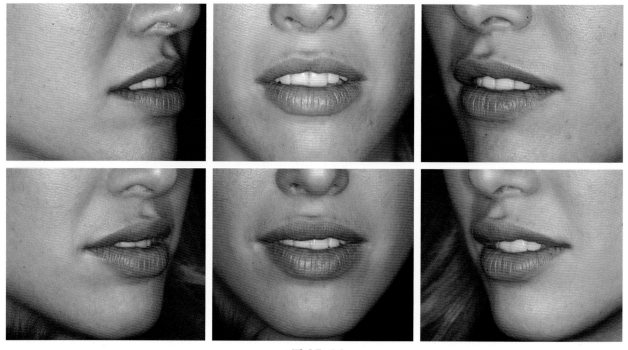

▲图 27-14

病例 4

　　一例 45 岁患者实施了唇部结构式脂肪移植，同时采用其他手段治疗面部弥漫性皮下萎缩。上唇共移植脂肪 4.7 mL，下唇 5.9 mL。5 个月后，上唇补充注射脂肪 1.3 mL，同时再次治疗面部残余的皮下萎缩（图 27-15）。

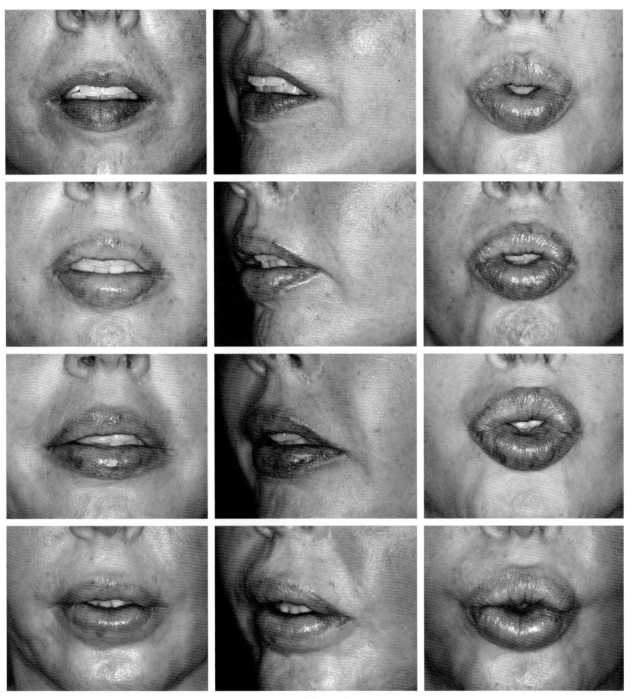

▲图 27-15

　　首次术后约 1 年半时再次治疗患者的面部萎缩和脂肪移植丰唇：右上唇白唇注射 1 mL，右上唇外侧 0.3 mL。下唇肌内注射 3 mL，右下唇外侧 0.5 mL，左下唇外侧 0.5 mL。

　　约首次术后 4 年时，患者回诊再次行结构性脂肪移植。面部移植区域为：上唇白唇唇纹移植 0.4 mL（其中 0.1 mL 移植于左上唇唇纹），左上唇体 0.4 mL，下唇 0.4 mL，右侧口角 0.4 mL，左侧口角 0.4 mL。

## 唇部特有并发症

### 唇部撕裂伤

我在唇部脂肪移植中曾数次造成患者下唇皮肤破裂（图 27-16）。此种情况与下唇内部张力过大有关，导致唇部数个区域自发性撕裂。可行简单的间断缝合处理撕裂。因为仅于下唇发生撕裂，如发生此种情况，则限制了患者下唇的脂肪移植量。基于此，我通常先注射下唇体，然后再注射上唇体，防止因移植量的限制导致比例失当。

### 罕见并发症

#### 瘢痕

我曾经历一例唇部明显瘢痕的患者，在治疗这例患者时，我用锐针向柱状线区域浅层注射脂肪，同时实施了深层三氯乙酸剥脱治疗。自此我不再于唇部脂肪移植的同时实施脂肪移植术区的局部治疗，而是将皮肤剥脱区域置于柱状线以上的皮肤。

#### 化脓性肉芽肿

唇部脂肪移植后可发生化脓性肉芽肿（图 27-17）。肉芽肿可能继发于黏膜创伤，可通过切除活检和电烧治疗。

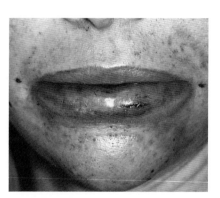

▲图 27-16

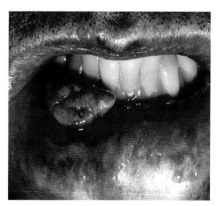

▲图 27-17

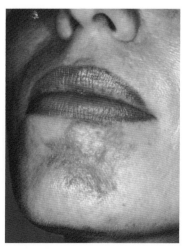

▲图 27-18

#### 唇部坏死

患者被用 22 号锐针行木偶纹脂肪移植，发生明显下唇坏死，图 27-18 为 1 年后表现。我知晓患者注射 Restylane 玻尿酸后导致明显唇部坏死的病例。据推测，此种病例为填充物注射至动脉内而导致的栓塞坏死。

我未亲见或听到使用钝针行唇部脂肪移植导致坏死的病例。如使用 Coleman III 型迷你注脂针，在任何平面中实施脂肪移植都很难插入动脉。此外，在我建议脂肪移植的极浅表层中，通常不存在明显的动脉分支。只有当脂肪注射入深层肌肉或使用锐针时，才容易发生动脉内注射。

## 讨论

　　术前制订详细的手术计划对于正确实施唇部脂肪移植至关重要。脂肪移植于唇部的不同层次或部位会导致不同的结果。为促使唇形发生内在改变，外科医师应特别注意脂肪移植的层次和解剖区域。外科医师应该仔细考虑针对唇部特定形状的策略以获得稳定的丰唇效果。

## 结论

　　丰唇的目标是使红唇外翻，以最小的移植量塑造有吸引力的、"噘嘴"的唇部。通过将结构性脂肪移植于紧邻黏膜和红唇的表浅层，增大唇部暴露面积。

---

### 技术精要

- 如以突显红唇为目的的丰唇手术，则不应将脂肪移植于深层，原因为深层移植虽然增加了唇部体积，但是实际上减少了红唇暴露程度。
- 唇部小脂肪团块的耐受性非常好，而大脂肪团块的耐受性则非常差。
- 外翻的唇部缩短上唇的 2 个原因：①确实缩短了鼻小柱基底与丘比特弓峰顶的距离，唇部做外翻动作时即为此种情况；或②最重要的原因可能是通过增加红唇的暴露面积，调整红唇和皮肤的相对比例。
- 丰唇会影响上颌中切牙的暴露。正如在最后一名患者的照片所见，上唇外翻可能显著增加上颌中切牙暴露程度。但是由于某些患者上唇轻微下降，因此即使上唇明显外翻，也可能只是轻微暴露上颌中切牙。
- 丰唇亦可导致下颌中切牙暴露增多。因为唇部老化会导致下颌中切牙暴露增多，因此在下唇脂肪移植时，可于黏膜下层增加注射剂量，甚至向口轮匝肌内注射脂肪，将整个下唇略上推以减少下颌中切牙暴露。
- 使用以下 2 种方式之一行人中脂肪移植：①在行柱状线脂肪移植时，可转换 Coleman Ⅲ 型迷你注脂针注射方向，简单方便地将脂肪移植于人中嵴。虽然转 90° 似乎为过于锐利的转角，但是实际上极易操作；或②于红唇中央（距丘比特的弓下方 0.5 cm 处）做入口，用 Coleman Ⅲ 型迷你注脂针穿过人中嵴底部向上到达鼻小柱。如前所述，我会穿行 5 ~ 8 个通道向深层注射脂肪，每点注射量少于 1/30 mL。
- 肌肉内移植会导致肌肉浅面的组织水肿，术后早期表现为红唇和黏膜外翻。但随着肿胀的消退，丰唇效果和唇部外翻也会随之消退。

---

### 推荐阅读

[ 1 ] Coleman SR. Facial recontouring with lipostructure. Clin Plast Surg 24:347, 1997.
[ 2 ] Coleman SR. Lipoinfiltration of the upper lip white roll. Aesthetic Surg J 14:231, 1994.
[ 3 ] Coleman SR. Long-term survival of fat transplants: controlled demonstrations. Aesthetic Plast Surg 19:421, 1995.
[ 4 ] Coleman SR. Structural fat grafts: the ideal filler? Clin Plast Surg 28:111, 2001.

# 第28章

## 颏部及下颌轮廓结构性脂肪移植

Sydney R. Coleman　译者：李海瑞　邵　宏　斯楼斌　王　阳

　　线条流畅、形态优美的下颌轮廓是年轻外貌的标志，意味着健康、活力和运动能力。下颌缘与颏部轮廓欠清晰是老化的早期征象。通过结构性脂肪移植加强下颌边缘及增加颏部体积可重塑下颌线。为了逆转此衰老征象，或者重塑"虚弱"的下颌，外科医师必须理解年轻和有力的下颌的构成要素，此点非常重要（详见第22章）。

## 审美考量

　　评估年轻迷人的颏部形态，并与老化的颏部做对比，对面部年轻化及改善面部比例至关重要（图28-1）。外科医师只有对此有深刻理解，才能掌控颏部或下颌的形态，使之重现年轻迷人的外观[1-3]。

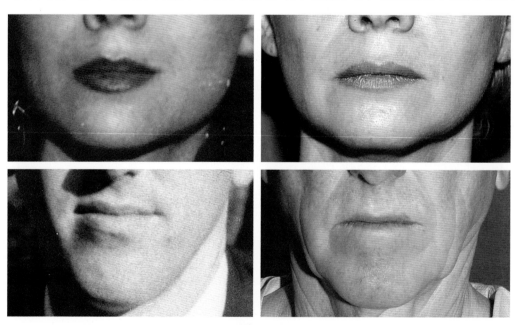

▲图28-1

　　年轻健康的颏部具有独特形态，两侧明显凸起，中间低平或凹裂（图28-2）。我将此形态称为颏部的"球-球"关系。颏部侧面凸起，而不是中央低平或凹陷，因此颏部前凸为颏部侧面凸起导致。
　　"球-球"间距决定了颏部形态。间距较近，形成较尖的颏部，且中央区无明显低平。间距较大的情况常见于年轻男性，形成更有棱角的颏部，中央凹陷更为清晰。许多人——特别是年轻人——的中央凹陷可形成凹裂。

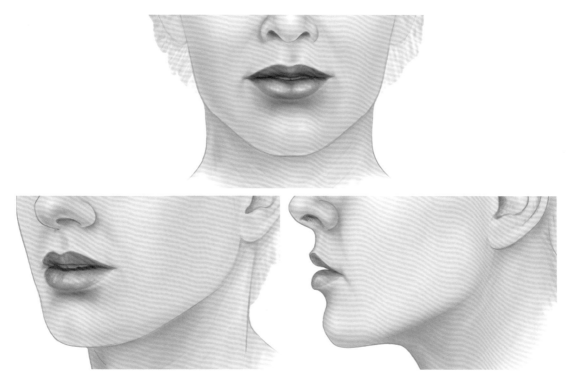

▲图 28-2

颏部老化的主要原因是侧部和下部萎缩，中央并无萎缩。随着颏侧部及下部的萎缩，其中央区上部呈"纽扣"样凸起。该凸起向前，成为老化颏部的最凸点。老化颏部同时存在颏部变尖，颏下部曲度较年轻时变钝，中央最凸点向下至颏下的连线呈斜行直线（图 28-3）。

虽然颏中部显得更为凸起，但是颏外侧萎缩松垂，导致颏部在正位观整体轮廓变宽。侧位观，自中央区凸起至已缩短的下颌缘的颏下部之间呈扁平（斜向）状。

随着颏部丧失年轻时的丰满状态，菲薄的皮肤出现皱襞。皱襞有时出现于侧面萎缩区域，但经常是随机出现，无固定规律。这些皱襞可能会在患者面部产生无意识的表情，例如生气或恼怒，可能与

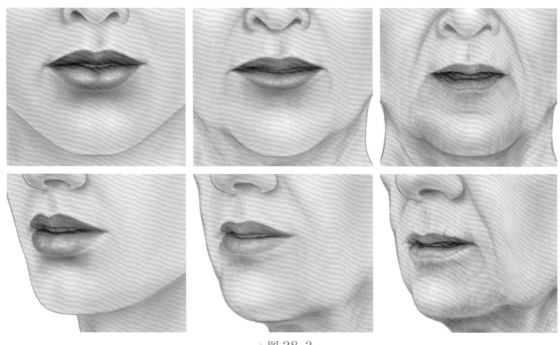

▲图 28-3

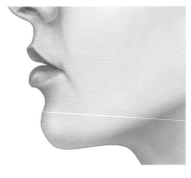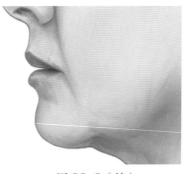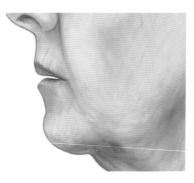

▲图 28-3（续）

患者实际表达的感情相反。

年轻健康的下颌缘应饱满有力，且侧面整体较为饱满。侧面的饱满使下颌向后凸起并形成高光，出现由下颌角至颏部明显的下颌轮廓阴影区。

如同面部其他区域，随着年龄的增长，其软组织的整体饱满度降低。面部则随着饱满度的降低变得干瘪。被覆的皮肤仍保持原有面积，但其深面的饱满度及支撑度却明显降低。干瘪的皮肤覆盖面部深层结构，故可显现出面部肌肉、骨骼及散在的脂肪轮廓。皮下组织出现广泛萎缩，而不单纯是脂肪的流失。

后位观，老化的耳垂亦出现类似的容量减少现象，只是萎缩类型不同。老化的耳垂像悬挂的气球，是萎缩导致下垂的典型例证。

下颌骨被覆软组织的老化过程更为复杂，其主要机制依然是干瘪与广泛萎缩。随着构成下颌轮廓软组织的丧失，下颌轮廓逐渐变钝。若下颌区域失去外侧缘的凸起，则下颌角的阴影区消失，呈现为颊部与颈部融为一体。

"羊腮"区域是下颌最主要的脂肪堆积区域，其前方被韧带限制。随着下颌区域软组织整体萎缩，原先被其掩盖的"羊腮"逐渐显露。换言之，下颌区域软组织中，皮肤及"羊腮"区域的脂肪最为稳定，下面部其余软组织则逐渐丧失。"羊腮"并没有下垂，而是下颌缘上移，使之相对变低。因而，随着年龄的增长，面部不是变长而是变短，特别是侧位观及斜位观尤为明显（图 28-4）。

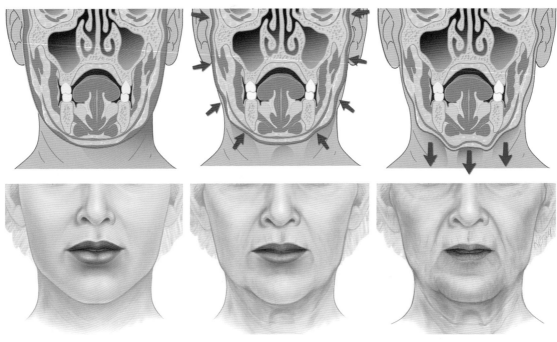

▲图 28-4

390

随着下颌轮廓变钝和向上退缩，颏下结构逐渐显露。颌下腺与二腹肌的显露并非其下降，而是下颌轮廓上升。同样，随着饱满度降低，下颌轮廓变窄，下面部向外侧支撑的结构消失。由于缺乏下颌区域软组织外展扩张的支撑，皮肤因重力作用而下垂。该下垂基本继发于外展支撑的丧失。

年轻健康的下颌缘应饱满有力，且侧面整体较为饱满。侧面饱满会向后凸起，成为高光区，形成由下颌角至颏部明显的下颌轮廓阴影区。

## 解剖学考量

应注意唾液腺、面神经下颌缘支、颏下神经和面动脉的位置。虽然我的患者中没有发生上述结构的永久性损伤，但每一结构都发生过暂时性损伤。

该区域需要注意腮腺和颌下腺。为避免穿破或无意损伤腮腺，我不会经耳部或颞部入路在下颌区深层植入脂肪，以免穿破腮腺。基于此，在下颌骨后缘深层植入脂肪时，我仅采用下颌缘或中线入路，而非其他任何入路（图 28-5）。

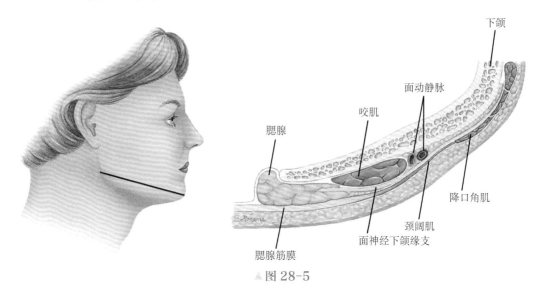

▲ 图 28-5

于下颌骨后缘注射时，更换为最钝的注脂针，以免损伤下颌缘支。我所遇到的神经损伤，均为采用吸脂针连接 10 mL 注射器抽吸"羊腮"区域导致。因此，我推测下颌缘支损伤的最大可能是采用较粗的吸脂针抽吸导致。为此，我现在采用 Coleman I 型注脂针连接较小的 3 mL 注射器去除"羊腮"区域多余的脂肪（图 28-6）。

注射颏部时，我也换用 Coleman I 型注脂针，以免损伤颏神经（图 28-7）。虽然没有患者主诉颏部麻木，但仍有神经损伤的可能性，应尽力避免此并发症。

下颌与颏部的注射要点是：了解下颌缘与颏部迷人的三维形态，塑造清晰有力、形态适宜的下颌缘及颏下阴影区。若达此目标，必须同时重建颏部迷人的"球-球"结构。

可通过加强下颌缘及增大颏部重建下颌轮廓，从而改变面部比例来突显更立体的轮廓。

### 标记

绿色标记区域表示拟改变形态结构的区域。红点为钝性吸脂针入口。橙色区域为无须填充区域（图 28-8）。

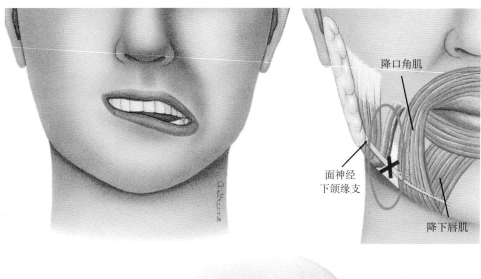

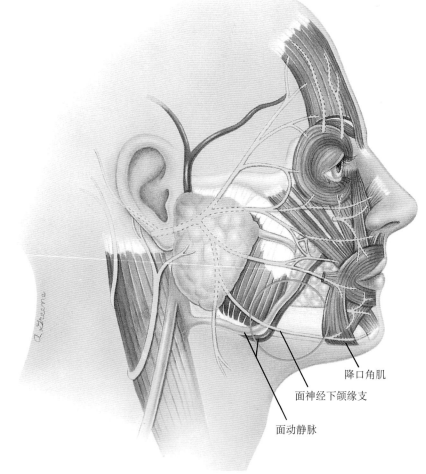

▲图 28-6

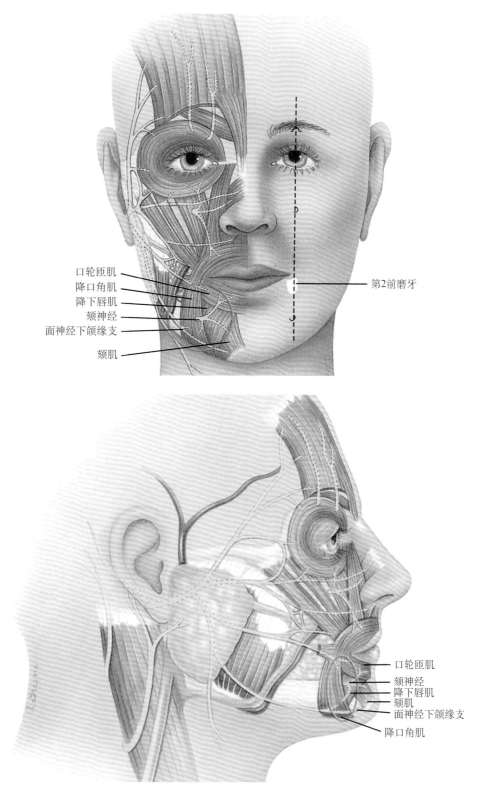

口轮匝肌

降口角肌

降下唇肌

颏神经

面神经下颌缘支

颏肌

第2前磨牙

口轮匝肌

颏神经

降下唇肌

颏肌

面神经下颌缘支

降口角肌

▲ 图 28-7

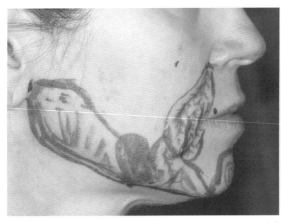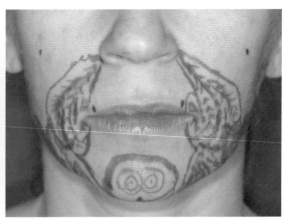

▲图 28-8

## 适应证和患者选择

要求下颌塑形的首批患者是年轻男性或女性，患者的诉求是轻度加强下颌缘。患者于 1987 年就诊，诉求为填充下颌轮廓及眉部外侧。患者上述区域单次注射 7 年后的效果如图 28-9 所示。颧前区域也实施了填充。

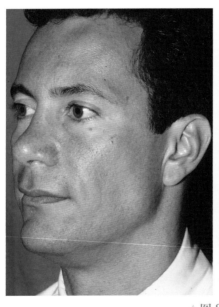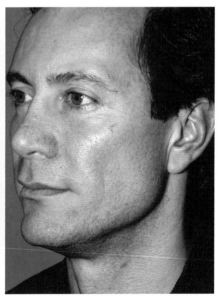

▲图 28-9

慢性痤疮破坏了一名 28 岁男性的下颌缘形态。患者的情况充分证实了，即使是在年轻人，若丧失了颏部与下颌缘的结构，则会呈现病态的、肥胖的外观（图 28-10A、B）。

10 余年的囊性痤疮损坏了患者的颏部与下颌的皮下组织。随着骨性下颌被覆皮下组织的缺失，由颏部到下颌角的边缘变得模糊不清，并且正常支撑被覆皮肤的外展力量消失，因此失去支撑的面下部皮肤因重力而下垂。

患者颏部、下颌轮廓、颊部及颞部结构性脂肪移植 1 年的照片（图 28-10C、D）。该患者仅仅实施了结构性脂肪移植，并未去除面部组织。该病例充分展现了结构性脂肪移植的原则——相貌平庸与英俊之间仅有毫厘之差。

虽然颏部与下颌轮廓仅增加了数毫米的组织，但已重塑了清晰的下颌轮廓。下颌缘的降低掩饰了颏下部分结构；下颌区的外展扩张力量将颏下充分向外侧推移，显著改善了面部比例。

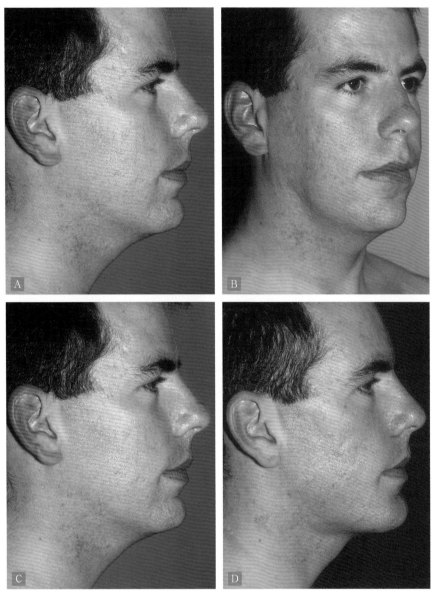

▲图 28-10

　　下颌及颏部填充的最佳适应证是自觉其下颌缘模糊不清的患者。其中最常见的原因是老化和面部提升术后的医源性畸形，一例女性患者面部提升术后其下颌缘上提过多，显露了颏下的结构。采用结构性脂肪重塑下颌缘 13 个月的效果如图 28-11 所示。

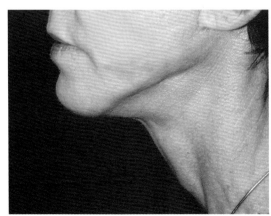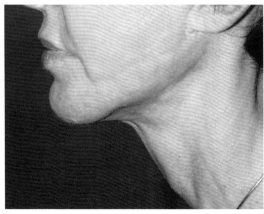

▲图 28-11

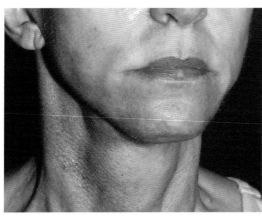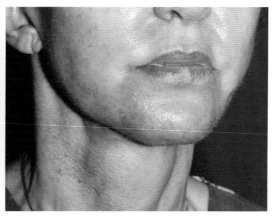

▲图 28-11（续）

颏部结构性脂肪填充的主要适应证有隆颏、颏部塑形，其他适应证包括形态不规则、不对称及松垂。修复重建的适应证包括颌面及颅面畸形的二次甚至初次治疗，重塑外伤或颈部术后继发的下颌软组织缺损以及颏部绝大部分畸形。填充女性下颌缘时应谨慎，因为很容易形成强健阳刚的下颌轮廓。

## 材料与方法

### 技术指南

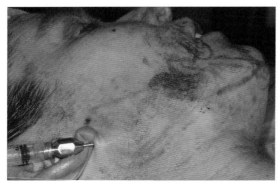

▲图 28-12

**麻醉**

使用 I 型注脂针局部注射 0.5% 的利多卡因（含 1：20 万肾上腺素）。骨膜麻醉效果不佳，因而通常需要联合静脉镇静（图 28-12）。

**切口**

注脂针入口位于下颌缘线与颏部下缘正中线交点（颏部正中线切口）以及正中线与下颌角之间（下颌缘切口）（图 28-13）。我偶尔会在下颌缘与口角之间的颏部外侧做切口，但近期我仅采用口角入路。我也采用耳部下后切口，偶尔采用颧部切口将脂肪植入到下颌区域。

**注脂针**

在计划入口位置、切开入口以及置入注脂针时，尤应特别关注面部解剖。经下颌切口注射时，我

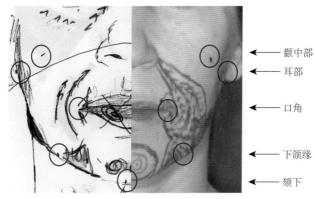

颧中部

耳部

口角

下颌缘

颏下

▲图 28-13

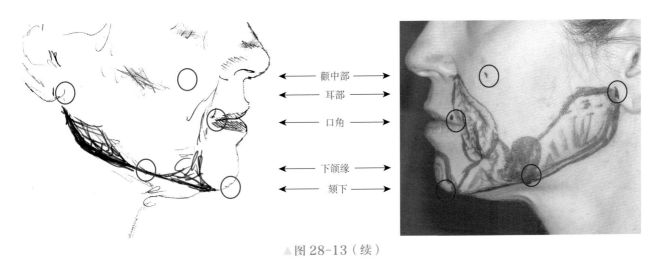

颊中部

耳部

口角

下颌缘

颏下

▲图 28-13（续）

使用 7 cm 的 Coleman I 型注脂针（图 28-14）。

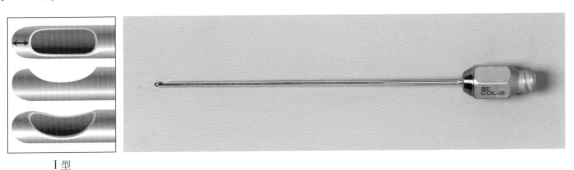

I 型

▲图 28-14

经下颌缘中点切口预制合适的脂肪注射层次后，我通常换用 Coleman Ⅱ型注脂针：直针用于下颌后缘贴近骨面的移植，弯针用于下颌前缘贴近骨面的移植（图 28-15）。经耳后、颊中部和口角入路移植脂肪时，均采用 Coleman Ⅱ型注脂针。

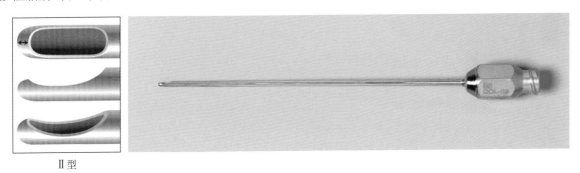

Ⅱ型

▲图 28-15

可以使用 Coleman Ⅲ型注脂针或 V 形分离器松解重度粘连的瘢痕或韧带粘连（图 28-16）。深部层面的过度分离可能会导致植入的脂肪移位[4]。在使用 V 形分离器之前，应首先使用 Ⅱ型注脂针植入合适容量（预期植入量的大部分）的脂肪，因为使用 V 形分离器之后组织平面将形成空腔，植入的组织不易固定。

对于绝大部分下颌与颏部填充，可根据预期的效果将脂肪移植于自骨到皮肤的各个层面。将脂肪移植于皮肤着重于矫正皮肤本身的问题：瘢痕、皱纹、表面不规整以及粘连。邻近骨面的移植更多是提供结构性容量，为更为精细的浅层移植提供支撑，以改变下颌与颏部的基本形态（图 28-17）。

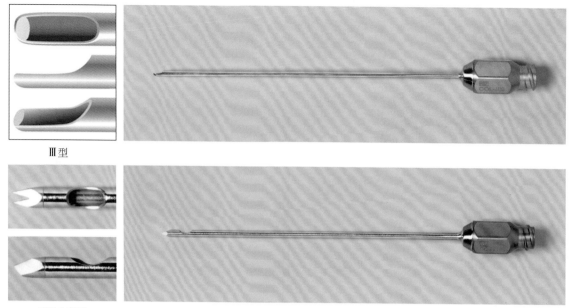

Ⅲ型

V形分离器

▲ 图 28-16

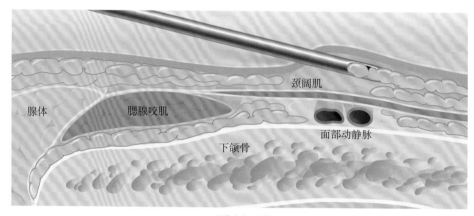

颈阔肌

腺体          腮腺咬肌

面部动静脉

下颌骨

▲ 图 28-17

**剂量范围**

依照患者现有的面部形状、预期变化及其年龄性别，颏部与下颌的注射剂量浮动较大。即使是下颌缘后段的微小塑形，我也会移植 3 ~ 4 mL 脂肪。但我也经常会移植 14 mL，甚至曾在此区域移植多达 25 mL。依照颏部的塑形需求以及拟增加的凸度，注射的剂量浮动很大；淡化折痕或皱纹可能需2 ~ 3 mL，改变凸度需 5 mL，明显改变凸度及形态则需 15 ~ 20 mL。

**最可能的技术失误**

如移植脂肪同时抽吸"羊腮"区域，则存在移植物移位至抽吸区域的风险。移植物的按压塑形会使少量脂肪移位至抽吸区域。因此，我通常在脂肪塑形结束后再进行抽吸。

**技术**

首先经下颌缘中点切口注射。当首次经下颌缘切口植入脂肪时，以及当采用不同方向深层注射时，通常采用 I 型注脂针。为避免损伤面动脉及下颌缘支，将注脂针抵至下颌骨表面并在此层面注射。

根据术前计划，首先自下颌缘切口将脂肪呈放射状移植于骨膜表面，沿自尾端向头端的方向，将脂肪呈扇形移植并包绕下颌骨的后缘（图 28-18A、B）。完成骨膜表面的首层移植后，将移植层面转换到距骨膜稍浅的层面。上述步骤为改善下颌形态的基本操作。根据术前预期的形态，确定头端及尾端移植的范围。

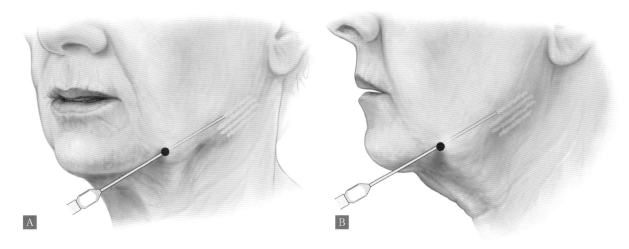

▲图 28-18A、B

将脂肪逐步植入更为表浅的层面，直至皮肤层，此时透过皮肤可见注脂针的轮廓（图 28-18C、D）。浅层移植决定了下颌后缘的形态，术者应检视塑造的形态，并按照预期的方式进行注射，塑造拟定的形状和容积。

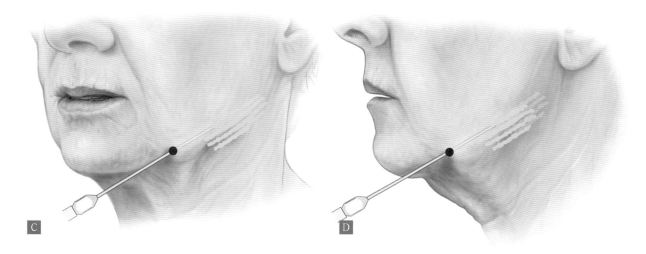

▲图 28-18C、D

从多个角度注射脂肪塑形下颌区（图 28-18E、F）。可自下颌区后方切口向下颌区注射脂肪，此为该区域浅层注射的另一个注射方向。由于注脂针穿破腮腺会导致腮腺炎，因此自耳后或颧部注射脂肪时，术者须时刻铭记腮腺的立体结构。

有时我采用颧中部附加入路向下颌后缘注射脂肪（图 28-18G、H）。经此入路可再次向下颌后缘注射脂肪。只有 3 个切口联合入路才能以更稳定的方式植入大量脂肪。这在移植大量脂肪获取期望的立体形态时尤为重要。

最后，在下颌联合处置入注脂针，在切口周围区域的下颌缘转折处注射少量脂肪（图 28-18I、J）。由于下颌缘切口通常与"羊腮"重叠，因此需注意勿将脂肪注入"羊腮"。但在"羊腮"区域下方注

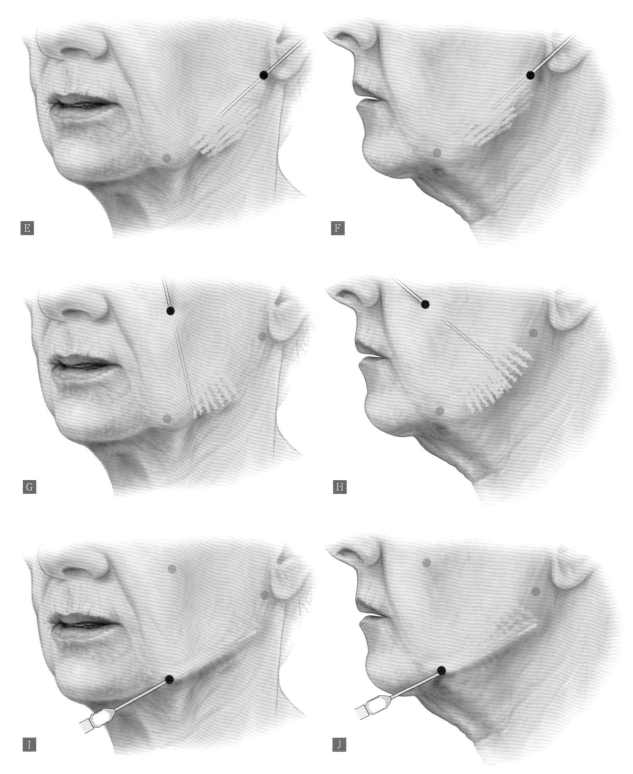

▲图28-18E ~ J

射脂肪，有助于形成连续清晰的下颌阴影区。

然后，经下颌缘中部切口注射下颌前缘（图28-18K、L）。首先注射于深层的骨膜表面，然后逐渐过渡至颏部表面。逐层逐渐变浅。

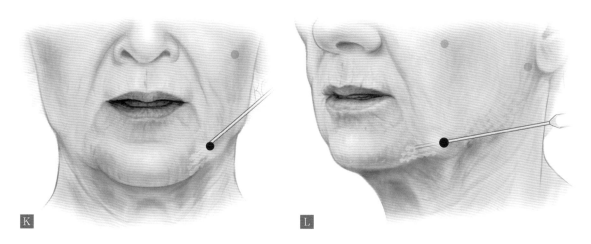

▲图 28-18K、L

最浅层的注射决定了颏部及前颌区的形态细节，并可减轻痤疮瘢痕及颏部表面的凹凸不平（图 28-18M、N）。

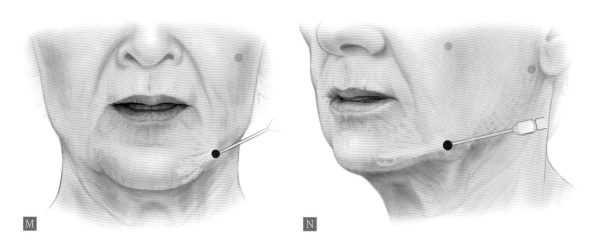

▲图 28-18M、N

我也会经由联合处的正中切口向下颌前缘植入少量脂肪（图 28-18O、P）。此时，术者必须密切

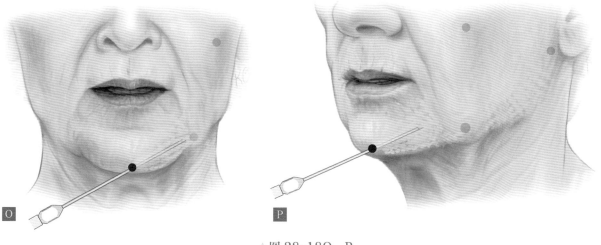

▲图 28-18O、P

关注颏部的形态。充满青春活力的颏部并非 1 个球状凸起，而是 2 个穹窿状隆起，颏中部通常呈凹裂或扁平状，分开 2 个穹窿——即"球 - 球"效应。随着年龄增长，"球 - 球"效应逐渐减弱，球体萎缩，颏部中央纽扣状隆起。颏部痤疮瘢痕也会发生同样的过程，中央纽扣状隆起取代了之前的凹痕。

然后，自双侧口角向颏部注射（图 28-18Q、R）。通常采用 II 型注脂针。注射层面同面部大部分区域，即由深层的骨膜表面直至浅层的皮肤。经此入路，有助于术者塑造颏部双侧的穹窿状形态。

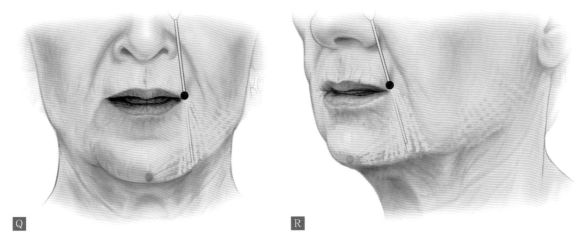

▲图 28-18Q、R

沿紧邻耳下向下至下颌角随之向前至"羊腮"的方向重塑软组织形态，形成向外（横向）、向下的扩展。获得更为年轻迷人的下颌缘轮廓阴影。

尽管术终时颏部及下颌轮廓必然会出现肿胀，但其形态仍可称为美观且与最终效果类似。应尽最大努力塑造平整流畅的下颌缘。由于其结构与下颌骨紧密相连，所以肿胀似乎较唇部轻微。虽然可将下颌区与颏部的肿胀归咎于麻药的注射以及局部水肿，但切记不要过度矫正。

## 术后护理

与面部其他区域相比，下颌区脂肪注射的恢复更易被患者接受。患者通常较为喜欢该区域轻度肿胀时的形态，其朋友和熟人也倾向于认为肿胀轻于其他区域。此外，许多社交圈更为认同口腔科手术，若其他人察觉肿胀，也常会将之归咎于口腔科手术。

### 特殊敷料

由下颌角至正中线整个下颌缘下方放置一条中等厚度的 Reston 泡沫敷料。该敷料为有单面自黏性的橡胶泡沫。我通常在颏中部垂直放置 1 条 Reston 泡沫敷料，以加强颏中凹陷的形态。

如果抽吸了"羊腮"或颏下的脂肪，我将在此区域覆盖一块按形修剪的 Reston 泡沫敷料。可用颈颌套固定 Reston 泡沫，但会导致泡沫边缘锐性压迫相邻的皮肤，尤其是在此区域。压迫会导致皮肤部分损伤，并伴有皮肤色素沉着。鉴于此，我不再推荐单独使用尼龙搭扣的颈颌套固定 Reston 泡沫，而代之以使用 1 ~ 2 层微泡沫胶布（Microfoam tape）轻度加压固定 Reston 泡沫。包扎时须将微泡沫胶布舒平，然后再用颈颌套固定弹力绷带。这种方法似乎不会导致前述的皮肤损伤。

如同面部其他区域，下面部或颈部脂肪移植区域也需包扎 1 ~ 2 层微泡沫胶布。包扎的敷料有利于减轻术后早期 3 天的肿胀，并防止患者触碰创面，3 天后植入的脂肪与组织融合固定。

### 按摩

告知患者 2 周内不要按摩下颌、颏部及颈部，特别是抽吸"羊腮"或颏下者。2 周后建议轻柔按摩，尤其是抽吸区域，因为抽吸区域硬化时间远长于注射区域。

## 结果

　　一名 45 岁女性来面诊时，带来了其 20 年前的照片。该患者主诉为目前容貌"衰老而疲惫"。而且，患者自述"为了虚荣"期望更丰满的颊部、宽阔的下颌和更为突出的颏部。当患者观看其衰老的照片时，她特别指出："我年轻时的颏部很好看，还能恢复如初吗？"患者存在的问题显然是失去年轻时下颌角及下颌前缘的外展支撑（图 28-19A、B）。

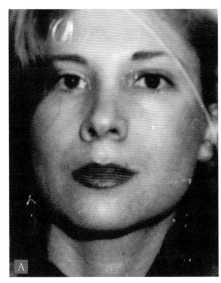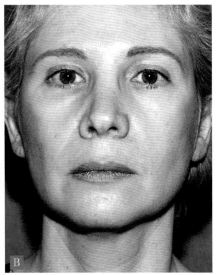

▲图 28-19A、B

　　该手术于 1994 年 6 月的一次会议上完成。自患者大腿和侧腰部抽吸 380 mL 脂肪，纯化为 151 mL。未实施切除或悬吊手术。手术最后 1 步为从颏下抽吸 10 mL 脂肪（图 28-19C）。如果是现在我为这例患者手术，我不会再抽吸颏下脂肪，以免削弱下面部外展支撑的因素。

| 注射量 | 右侧（mL） | 左侧（mL） |
|---|---|---|
| 鼻唇沟 | 4 | 3 |
| 木偶纹 | 3.5 | 3 |
| 柱状线 | 0.75 | |
| 上唇 | 3 | |
| 下唇 | 6 | |
| 颏部 | 11 | |
| 下颌前缘 | 4.5 | 4.5 |
| 下颌后缘 | 12 | 12.5 |
| 颊部 | 19.5 | 17.5 |
| 眉／额部 | 16.5 | 10 |
| 眉间 | 1.5 | |

▲图 28-19C

患者 4 年 8 个月后回访时对结果仍感到满意。侧位观对照显示，重塑的下颌缘显著改善了其下面部外观。侧位观明显可见颏部与下唇一起向前延伸，不仅形成了更为突起的颏部，而且增加了下唇的外翘程度（图 28-19D、E）。

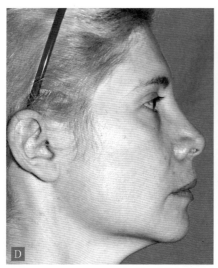
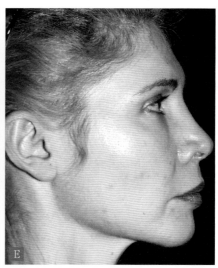

▲图 28-19D、E

通过这些照片可以显著看出，脂肪不是"填充"了下面部，而是通过放射状外扩并延伸了下面部，由此恢复到更为年轻状态的面部比例。通过面下部的结构性填充，而非切除及悬吊组织，重塑了因年龄增长丧失的放射状矢量。由此恢复了支撑结构的原始形状，从而"提升"了松垂的组织。侧位观清晰可见脂肪移植重塑了该患者上面部（上、下睑及颊部）的饱满度。

唇部独立评估时最为准确。下唇中央轻度外翘，红唇中线两侧更为丰满。丘比特弓下方的红唇外翘，改变了人中的弧度，形成更深的凹面（图 28-19F、G）。

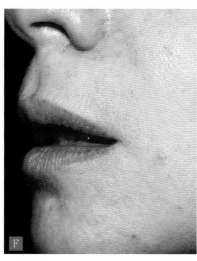
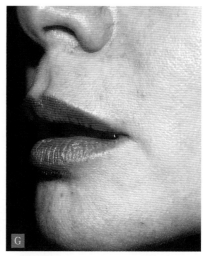

▲图 28-19F、G

斜位观可更准确地显示患者所见：下颌缘迷人鲜明，其下方可见清晰连续的阴影。扩展下颌缘的最下区域有助于勾勒出新的阴影。颏部与下颌轮廓的结构性容量的恢复塑造了更为年轻的颈颌角。此外，患者的颞部及眉部更为饱满年轻。由于增加了眉上及眉下区域的饱满度，眉部向眼部头侧上提。眉部下方少量的填充也恢复了上睑外侧的饱满度（图 28-19H、I）。

一名 30 岁男性主要诉求是修复其鼻整形术后的鼻子（图 28-20A、B）。其希望鼻部更窄、更直、

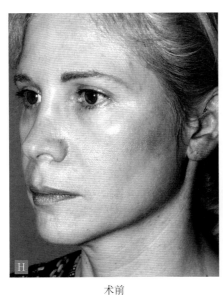 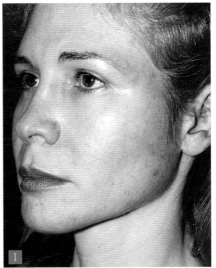

术前　　　　　　　　　　　　　　　　术后 4 年 8 个月

▲图 28-19H、I

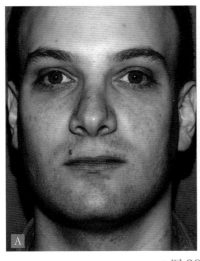 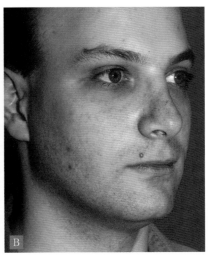

▲图 28-20A、B

更具弧度。患者主动提出如下方案：增大唇部、颊部及下颌缘，使鼻部视觉上变小，即调整其面部相对比例以缩小鼻部尺寸。

重新定位下颌角位置：右侧植入 7.5 mL 脂肪，左侧 10 mL；下降并清晰下颌缘：右侧植入 10 mL，左侧 7.5 mL；颏部 10 mL。然后自颏下区抽吸 18 mL 脂肪。外翻及显露更多下唇红唇：植入 6.5 mL，主要目的为保持下唇与颏部的比例。上唇植入 4 mL。双颊填充分别为右侧 11 mL，左侧 15 mL。鼻唇沟右侧 2.5 mL，左侧 2.5 mL。木偶纹右侧为 4.5 mL，左侧为 4.5 mL。通过填充鼻背、降低眉间和鼻根点，使鼻部视觉上明显变小。此外，椭圆形切除鼻小柱两侧以减少其显露。下睑右侧植入 0.9 mL，左侧 0.7 mL（图 28-20C、D）。

患者术后 10 个月随访对比照片（图 28-20E ~ H）。正面观见面部比例显著改变。沿下颌缘至颏部的结构性移植使其面部变长。与其之前衰老臃肿的面部相比，面部的变长和下颌缘、颧颊部的增宽使其面部更加健康而充满活力。颏部侧面的凸起，使下颌轮廓更为强健有力。可见下唇中部外翻，但由于颏部同时变长，因此难以察觉下唇绝对长度的增加。前倾位观，可见少量填充即可明显减少眶下阴影。此外，上述术后照片显示，其鼻部较术前更为短直。

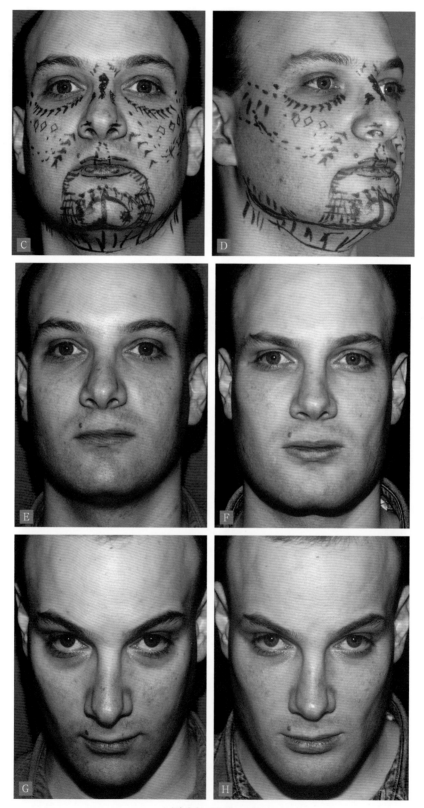

▲图 28-20C ~ H

这些照片可以更好地显示下颌缘的扩展程度（图 28-20I ～ L）。令人惊讶的是，移植物的质地非常自然，感受不到肥胖感。斜位观可见下唇中央外翘以及明显的中央凹裂，颊部形态的变化亦清晰可见。

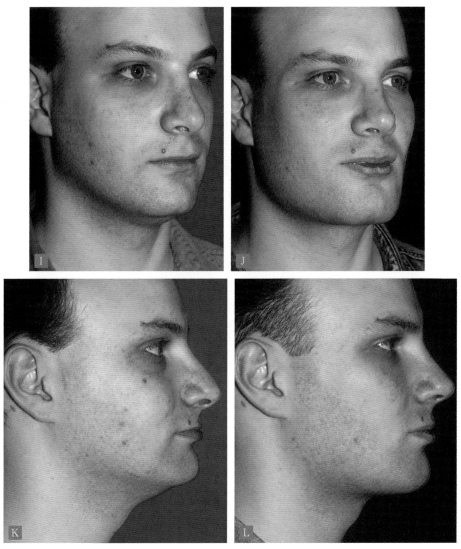

▲图 28-20I ～ L

最后，侧位观特写照片可见鼻部形态明显改变，鼻背填充掩饰了鼻尖上区的畸形，眉间填充缩短了鼻长度。切除鼻小柱两侧也减少了鼻小柱的显露（图 28-20M、N）。

## 并发症

### 常见并发症

在植入结构性脂肪的同时，通常会抽吸"羊腮"、颏下及颈部少量的脂肪。抽吸区域会形成潜在腔隙。若该腔隙毗邻移植区域，移植物就可能移位至此。

若需去除面下部或颈部的脂肪，则应在完成所有脂肪填充后，即临近术终时再行脂肪抽吸。关闭伤口后，在抽吸区域覆盖一层 Reston 泡沫，并用微泡沫胶布及颈颌套包扎固定。

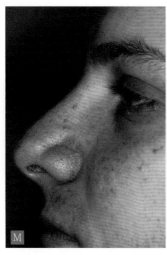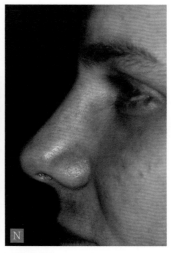

▲图 28-20M、N

### 少见并发症

在使用 16 G 锐针松解颊后区浅表瘢痕后，一例患者发生了重度腮腺炎，经抗生素、热敷等保守治疗后好转。我既往采用钝性器械在该区注射，入针时小心谨慎以免穿破腮腺（或颌下腺），并未发生此类并发症。

也可能发生下颌缘支损伤。虽然我尚未闻及唇部以下区域的动脉栓塞，但一定存在发生的可能。应特别小心避开面动脉。潜在并发症的更多信息见第 52 章。

## 讨论

通过增大颏部及下颌，可相对减小唇部。更为复杂的是，颏部植入脂肪的物理效应常会导致唇部内翻。在所有病例，即使颏部仅有少量填充，也会导致下唇大小的明显改变。基于此，首次面诊时务必将此告知患者，并将之纳入知情同意书。我建议绝大多数期望颏部明显改变的患者，应考虑同时填充下唇。

## 结论

下颌和颏部填充的核心是理解完美下颌缘的形态和颏部的三维结构，重建轮廓分明、形态优美的下颌缘及颌下阴影。为达此目的，尚需重塑颏部优美的"球 – 球"结构。

---

**技术精要**

- 沿下颌缘及"羊腮"前后植入结构性脂肪后，"羊腮"区域虽未植入脂肪，但依然会过于凸起。
- 有时需抽吸"羊腮"区域，特别是可于该区触及脂肪时。术者应告知患者，可在术后 6 个月进行再次手术，去除"羊腮"少量脂肪。
- 在移植脂肪的同时，抽吸"羊腮"，存在移植物移位至抽吸区域的风险。按压塑形新的移植区域，会使少量脂肪进入抽吸区域。因此，我通常将抽吸推迟至下一次手术。

---

## 参考文献

［1］ Coleman SR. Discussion: Free fat transplantation for facial tissue augmentation. J Oral Maxillofac Surg 58:169, 2000.
［2］ Coleman SR. Structural fat grafting. Aesthet Surg J 18:386, 1998.
［3］ González-Ulloa M, Flores ES. Senility of the face: basic study to understand its causes and effects. Plast Reconstr Surg 36:239, 1965.
［4］ Terino EO. Alloplastic facial contouring: surgery of the fourth plane. Aesthetic Plast Surg 16:195, 1992.

# 第29章

# 颈部结构性脂肪移植

Sydney R. Coleman　译者：张旭龙　王永前　韩雪峰　邵　宏　李发成

饱满紧致的颈部是年轻美丽的特征。尽管颈部深陷的横行褶皱多于老年出现，但也存在于某些年轻人中，任何年龄的人都讨厌此种深褶皱。随着衰老的出现，颈部皮下不再饱满，皮肤质地逐渐变差，颈部皮肤表现为松垮、干瘪的外观。当颈部结构恢复饱满后，皮肤获得支撑，颈部外观恢复到更年轻的饱满状态。通过移植脂肪掩盖颈部软骨的突出轮廓，可进一步雕塑颈部轮廓。

## 审美考量

从患者年轻时的照片可观察到颈部的变化（图 29-1）。从以上照片中可以观察到，患者年轻时即存在颈部横行褶皱，但随着年龄的增长，该褶皱愈发明显，而且会由于实施面部除皱手术而加重。

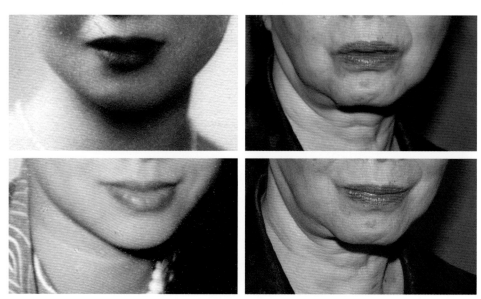

▲图 29-1

## 解剖学考量

如在颈部仅使用 Coleman I 型注脂针（Coleman 注脂针中最钝的一种）行脂肪移植，则最不易损伤颈部底层结构。由于颈部脂肪填充的目标层次位于颈阔肌和皮肤之间，因此几乎不损伤任何解剖结构。采用 Coleman 技术单独行颈部结构性脂肪移植时，即使发生静脉损伤也极轻微，因此几乎无明显瘀青出现。与手部脂肪移植相同，脂肪移植后的操作是发生潜在解剖问题的主要原因：用过强的指压力量挤压脂肪团块会将新移植的组织推挤入颈阔肌深面。

颈部背侧结构性脂肪移植的技术要点与手部相同，即有目的地、平顺地在真皮以深层次移植一层脂肪。于颈部褶皱深层注射较多的脂肪有利于减轻颈部褶皱。对于颈部软骨较突出的患者，需重点在软骨周边注射脂肪以掩盖突出的喉结。

## 适应证与患者选择

有颈部脂肪移植需求的患者和有手部脂肪移植需求的患者通常具有类似的主诉，即颈部的衰老外观比面部衰老外观严重。颈部脂肪移植年轻化的最佳适应证是：颈部皮下饱满度明显降低，皮肤明显皱纹以及皮肤变薄的患者。颈部脂肪移植恢复了颈部结构性支撑，遗憾的是，颈部脂肪移植的效果不像面部或手部脂肪移植能够获得明显改变，其效果仅为轻度改善颈部皮肤质地和轮廓。

许多患者欲改善颈部突出的软骨，原因为：①老化导致的软骨突出。②患者自觉突出的喉结使自身表现为太过男性化。因此甚至某些年轻患者也想改善此种情况。可于软骨周边行三维脂肪填充以掩盖突出的软骨。年轻患者较深的颈部横行褶皱是另一个适应证。

一例 48 岁女性患者以丰唇就诊。患者同时欲改善下颌轮廓和颈部，特别是颈部褶皱（图 29-2）。

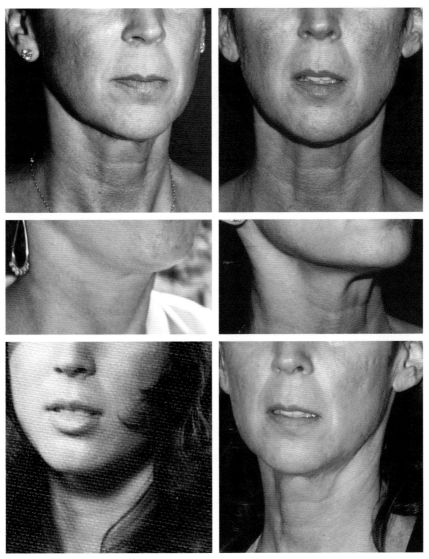

▲图 29-2

对比患者年轻时和现在的照片，可见患者年轻时即存在颈部横行褶皱，横行褶皱随着年龄增长逐渐加深，并被向下延伸的垂直的颈阔肌条索所中断。此外，患者下唇容量明显缺失，缺失程度大于上唇。

### 标记

患者的颈部注射范围以黄线标记，需要多量注射的区域（如颈部软骨区）以绿线标记，切口部位以红色标记（图 29-3）。

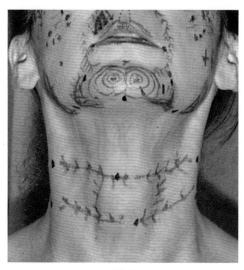

▲图 29-3

颈部与手背脂肪移植的方式类似：首先是在紧贴整个移植区域的皮下层注射一薄层平整的脂肪。与手部一样，某些特殊缺陷和凹陷区域需较厚的脂肪移植。上述部位通常为颈部较深的横行褶皱和颈部软骨周边的凹陷区域。

## 材料与方法

### 技术指南

#### 麻醉

用 I 型钝针实施局部浸润麻醉：0.5% 利多卡因和 1 : 20 万肾上腺素溶液。我也经常采用由麻醉医生实施的静脉镇静麻醉。按此比例注射受区麻醉药：注射 1/2 mL 局部麻醉药，可注射 1 mL 脂肪。

#### 切口

颈部脂肪移植的入路主要位于颈部褶皱线上，通常位于中线和胸锁乳突肌表面的褶皱内。由于我偏爱从多个方向注射脂肪以获得均匀的注射效果，因此除了通过颈横行褶皱切口注射脂肪外，还可通过下颌和耳部切口（此 2 个切口通常用于下颌线塑造）向上颈部注射脂肪（图 29-4）。

#### 注脂针

为避免损伤深层结构，特别是颈部静脉，使用 17 G I 型钝头注脂针行颈部脂肪移植。该钝头注脂针末端呈帽状，钝针末端有一个呈 180° 的唇形开口。我采用直或弯形、7 ~ 9 cm 长的 17 G 钝头注脂针实施颈部脂肪移植（图 29-5）。

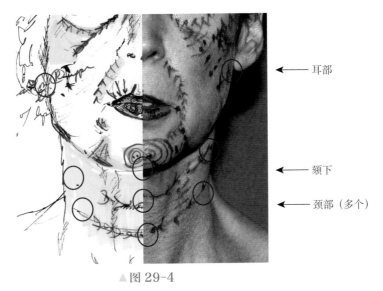

耳部

颏下

颈部（多个）

▲ 图 29-4

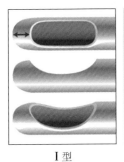

Ⅰ 型

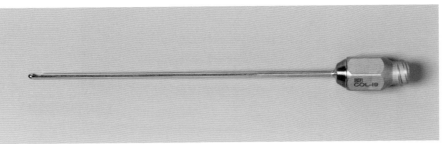

▲ 图 29-5

### 注射层次

注射层次位于静脉和颈阔肌以浅层次，几乎完全紧贴皮下，注射于该层次可充分支撑皮肤。对于颈部皮肤特别松弛的患者，我还会于颈阔肌下移植脂肪，但并未获得预期效果。我认为，患者期望的皮肤质地改善的效果绝大部分原因归因于紧贴皮下层次移植的脂肪（图 29-6）。

### 皮内注射

仅采用皮下脂肪注射不足以纠正颈部深皱襞，往往还需在全部颈部皱襞内实施皮内脂肪移植。使

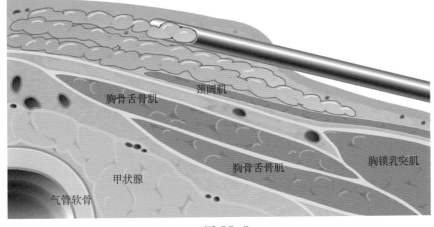

颈阔肌

胸骨舌骨肌

胸锁乳突肌

胸骨舌骨肌

甲状腺

气管软骨

▲ 图 29-6

用 22 G 锐针注射脂肪（图 29-7）。

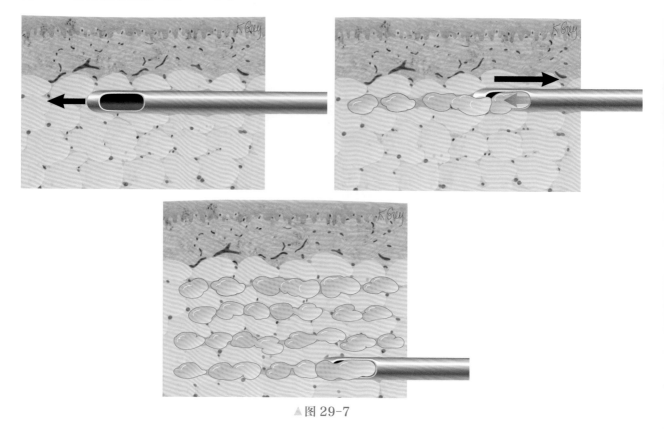

▲图 29-7

### 注射量

尽管 5 ~ 10 mL 的脂肪即可使颈部褶皱变浅，甚至使某些特殊部位颈纹完全消失，但是我通常会在整个颈部注射超过 40 mL 的脂肪，甚至多达 65 mL 的脂肪。如下情况需更大剂量的脂肪移植：当移植范围扩展至锁骨或胸骨上切迹，或者超过胸锁乳突肌，或者试图遮盖颈部软骨轮廓。

### 最常见的技术错误

沿整个颈部表面均匀地注射脂肪并不会消除颈部褶皱，只有在褶皱部位比其他部位注射更多的脂肪，才能起到改善颈部褶皱的作用。

### 手术技术

由于移植范围通常位于颈部两侧胸锁乳突肌前缘之间，因此我首先自位于胸锁乳突和颈部褶皱交点的入口移植脂肪。颈部褶皱处的脂肪移植厚度一般至少为褶皱周边皮下的脂肪移植厚度的 2 倍（图 29-8A、B）。

自多个切口进针行放射状注射，以便在整个颈部注射一薄层脂肪，同时在颈部软骨周边和颈部褶皱处注射相对较厚的脂肪（图 29-8C、D）。

接下来于下颈部褶皱处注射脂肪，并逐渐放射状地在颈部褶皱上下注射。在该病例的脂肪移植中，我将 9 cm 长的直形注脂针尽可能地在紧贴皮肤的层次注射脂肪，钝针走行过程中可以感觉到阻力。由于直形注脂针没有弧度，因此我沿皮肤表面曲度操作时会有皮肤的刮擦感。但是为防止该区域的颈

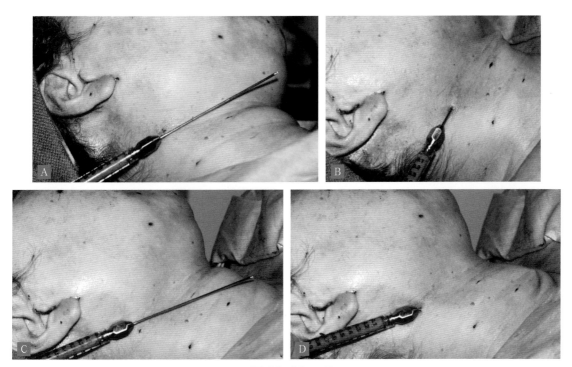

▲图 29-8A ~ D

外静脉受损穿孔，只能使用 I 型注脂针注射。注射层次位于颈阔肌表浅层次，注射范围至胸锁乳突肌前缘（图 29-8E、F）。

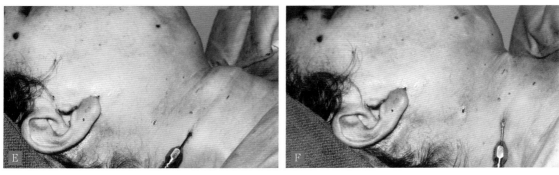

▲图 29-8E、F

在水平和斜行方向平铺注射一薄层脂肪后，我从所有的切口进针，呈垂直方向向周围组织注射脂肪（图 29-8G、H）。

我自颈部中线和对侧颈部的皱襞切口再次行脂肪移植（图 29-8I）。再次强调，注射的目的是为两侧胸锁乳突肌之间的皮肤提供一层平顺的脂肪层支撑。脂肪移植后的整体效果应为填充区域与周边组织形成良好过渡。颈部脂肪移植时常常会同时改善下颌缘，因此该类患者可能存在明显的颏下肿胀。

颈部脂肪移植的手术终点与手部相似。颈部为广泛肿胀表现，无瘀青，与面部其他部位的脂肪移植表现不同，并无过分的肿胀和瘀青。但是，颈部脂肪移植的剂量较手部多，因此脂肪移植后的颈部比脂肪移植后的全手背的手感要厚（图 29-8J ~ O）。

患者进行了颈部、唇部和下面部的脂肪移植，脂肪注射量如图 29-8P、Q 所列，上图为患者进行 1 次脂肪移植 2 年后的随访照片。从第一张斜位照片可以观察到，一侧胸锁乳突肌中线到对侧胸锁乳突肌之间的颈部明显饱满。可通过皮内注射脂肪进一步消除颈部残留的轻度横向皱襞。下颌缘的降低有助于掩盖颈阔肌条索，并起到饱满、柔和面部的效果。

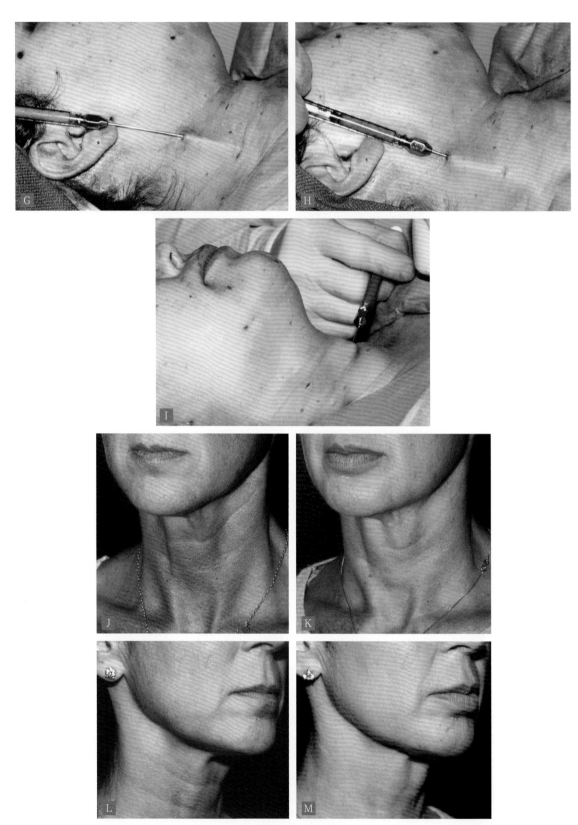

▲图 29-8G～M

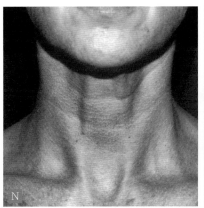
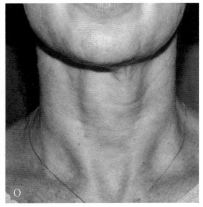

| 脂肪注射量 | 右侧（mL） | 左侧（mL） |
| --- | --- | --- |
| 颧颊区 | 7 | 9.5 |
| 鼻唇沟 | 4 | 3 |
| 木偶线 | 1.8 | 1.8 |
| 柱状线 | 1 | |
| 人中 | 0.75 | |
| 上唇 | 2 | |
| 上唇浅表区 | 1 | 0 |
| 下唇 | 6 | |
| 下颌角 | 4 | 4 |
| 下颌骨前缘 | 4 | 4 |
| 颏 | 10 | |
| 颈部 | 41 | |

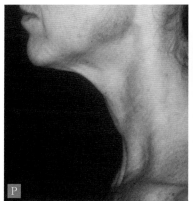
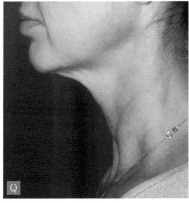

▲图 29-8N ～ Q

对比该患者年轻时和单次脂肪移植术后 2 年的随访照片，可观察到放射状地选择性地补充皮下组织容量对面部年轻化的惊人效果（图 29-8R ～ W）。

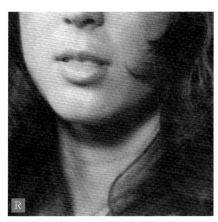
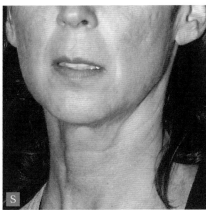
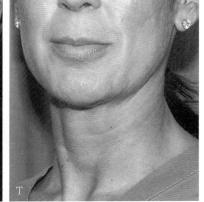

▲图 29-8R ～ T

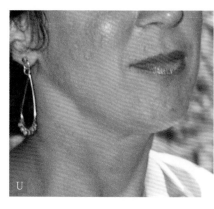
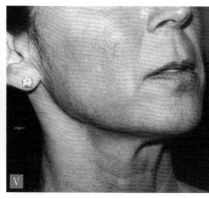
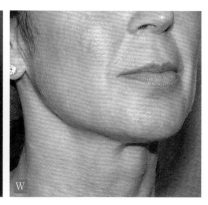

▲图29-8U ~ W

上述照片中唇部的变化十分有趣。本例手术采取常规容量和常规层次行唇部脂肪移植。下唇容量补充后引起下唇外翻，很好地模拟了患者年轻时下唇的形态。此外，可观察到脂肪移植于右上白唇的效果，即防止红唇外翻和减轻"嘲笑"表情。

### 术后护理

因为瘀青通常轻微甚至不存在，所以患者对颈部脂肪移植后的恢复期有很好的耐受。颈部易被高领毛衣、衣领或丝巾遮盖。颈部水肿会持续数周或数月，患者常常抱怨的是脂肪移植较多的颈部褶皱处存在的"绳索"感。

#### 特殊包扎
与面部相同，颈部脂肪移植区域无须敷料覆盖。

#### 按摩
嘱患者术后2周内禁止按摩颈部。因在术后很长时间内，受区和供区部位的组织会发硬，因此推荐手术2周后轻柔按摩上述区域，特别强调按摩供区。

## 结果

一例52岁女性患者的诉求为下颌线吸脂和颈部年轻化。患者未接受过颈部和面下部手术治疗。患者曾考虑实施面部提升手术，但担心出现类似该患者做过面部提升手术的朋友们那样的面容。我向该患者颈部最深的褶皱处注射了11 mL脂肪（图29-9A ~ F中箭头所示），并沿该褶皱上下做羽毛

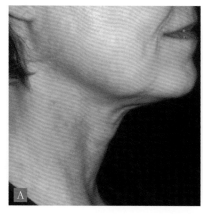
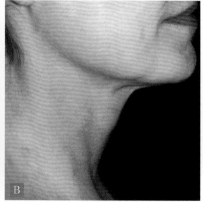

▲图29-9A、B

418

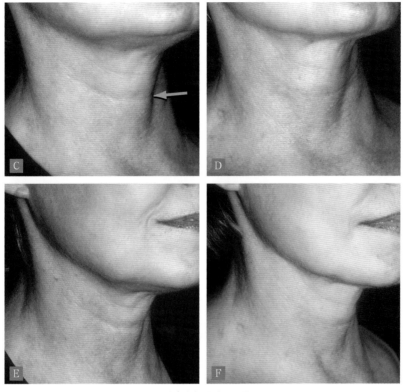

▲图 29-9C ~ F

状过渡性注射。在完成绝大部分脂肪移植后，我使用 V 形剥离器分离颈部褶皱，但分离并无效果。我还将结构脂肪移植于此：自颏部外侧至"羊腮"，再自"羊腮"起始，沿下颌缘向后至下颌角。在颏下和双侧"羊腮"进行少量脂肪抽吸。术后 14 个月，患者以崭新面貌愉快的回访。颈部褶皱和褶皱上下羽毛状过渡性脂肪移植赋予了患者更年轻的颈部轮廓和质地。下颌缘降低遮挡了颏下组织的显露，使之不易观察到颏下组织；同时，增大的下颌缘将颏下组织向离心方向牵拉，使颈部呈现放射状的轻度紧致状态（图 29-9G、H）。

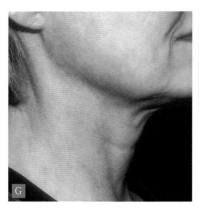

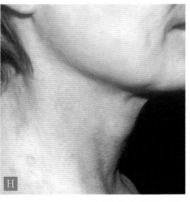

| 脂肪注射量 | 右侧（mL） | 左侧（mL） |
|---|---|---|
| 下颌角 | 2 | 2 |
| 下颌骨前缘 | 4 | 4 |
| 颏 | 11 | |
| 颈部褶皱 | 11 | |
| **脂肪抽吸量** | **右侧（mL）** | **左侧（mL）** |
| 下颌 | 5 | 3.5 |
| 颏下 | 30 | |

▲图 29-9G、H

即使是极少量的颈部脂肪移植也可以带来令人惊奇的细微的改变。一例 54 岁女性患者为面部提升术后就诊，主诉面颈部"骨架化"。我于颈部褶皱移植中等剂量的脂肪（9 mL），同时向颏下呈羽毛状过渡性移植 5 mL 脂肪。术后 18 个月患者回访，由于患者自觉无法感知颈部存在移植的脂肪，故患者推断颈部脂肪完全吸收（图 29-10A ~ F）。然而，通过照片对比可观察到颈部褶皱和下颌线的持久改善（图 29-10G、H）。

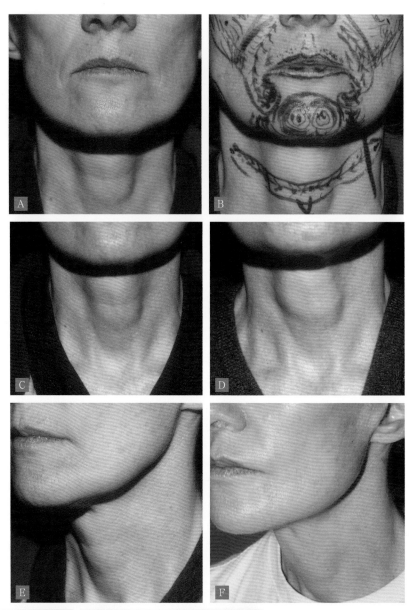

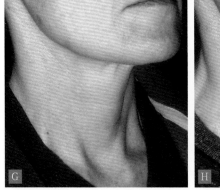

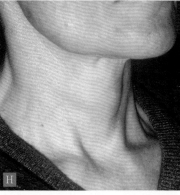

| 脂肪注射量 | 右侧（mL） | 左侧（mL） |
|---|---|---|
| 下颌角 | 11 | 10 |
| 位于下颌缘中部的凹陷处 | 2 | 3 |
| 下颌骨前缘 | 3 | 4 |
| 颏 | 7 | |
| 颏下 | 5 | |
| 颈部 | 9 | |

▲图 29-10

## 并发症

与其他部位脂肪移植相比，颈部脂肪移植极少发生并发症。依照上述操作技术，我未曾遇到特殊问题。

## 讨论

如前所述，虽然于颈部皮下行结构性脂肪移植并不具有明显效果，但颈部干皱皮肤质地的细微改善却很明显。医师应该告知患者颈部脂肪移植带来的非显著但细微的改善。

---

### 技术精要

- 在通过皮下脂肪移植不能纠正颈部褶皱时，需进一步采用真皮内脂肪移植改善颈部褶皱。
- 颈部褶皱注射终点和矫正鼻唇沟相似。即在颈部褶皱不再能被手指挤压出折痕时，可再向褶皱下注射少量脂肪。
- 颈部不要使用 V 形剥离器。

---

**推荐阅读**

［1］ Carraway JH, Coleman SR, Kane MA, et al. Periorbital rejuvenation. Aesthetic Surg J 21:337, 2001.

［2］ Coleman SR. Facial recontouring with lipostructure. Clin Plast Surg 24:347, 1997.

［3］ Coleman SR. Structural fat grafts: the ideal filler? Clin Plast Surg 28:111, 2001.

［4］ Coleman SR. Structural fat grafting. Aesthetic Surg J 18:386, 1998.

［5］ Coleman SR. The technique of periorbital lipoinfiltration. Oper Tech Plast Reconstr Surg 1:120, 1994.

［6］ Coleman SR, Buncke H. Reconstruction of the mandible with vascularized cranial bone grafts. Presented at the Plastic Surgery Senior Resident's Conference, American College of Surgeons, 1985. Published in Surgical Forum of the ACS, 1985.

［7］ González-Ulloa M, Flores ES. Senility of the face: basic study to understand its causes and effects. Plast Reconstr Surg 36:239, 1965.

［8］ Hamra ST. The role of orbital fat preservation in facial aesthetic surgery: a new concept. Clin Plast Surg 23:17, 1996.

［9］ Hurwitz D, Coleman SR, Katz A. Structural fat grafting of the face: lessons from a teacher and his student. Key Issues Plast Surg 17:14, 2000.

［10］ Little JW. Volumetric perceptions in midfacial aging with altered priorities for rejuvenation. Plast Reconstr Surg 1:252, 2000.

［11］ Terino EO. Alloplastic facial contouring: surgery of the fourth plane. Aesthetic Plast Surg 16:195, 1992.

# 第3篇

# 面颈部修复重建

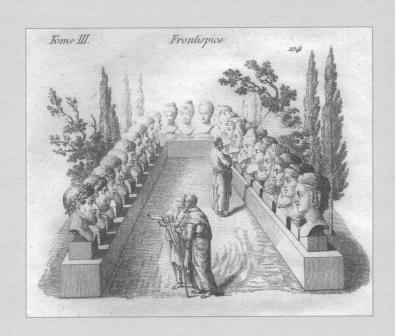

# 第30章

## 结构性脂肪移植在颅面外科的应用

Ewa Anna Siolo 译者：孟 浩 杨伊兰 斯楼斌 王 阳 韩雪峰 杨兆恩 石思银

立体修复和再生这两个重要理念开拓了颅面外科的新时代。这是修复颅面缺损的新概念和新思路。由此看来，脂肪组织可作为多功能工具。目前结构性脂肪移植的概念是，移植的脂肪在增容的同时移植了脂肪干细胞，使后者发挥了最大作用。

20 世纪 70 年代，外科医师在大部分领域摒弃了用脂肪移植物替代组织容量的观念，但 Sydney Coleman 等外科医师却一直坚持使用脂肪移植，主要用于美容领域。在 21 世纪首个 10 年中，Gino Rigotti 将脂肪移植革命性地应用于乳房重建手术，为研究脂肪干细胞的再生功能开辟了新途径。

### 胚胎学

颅面组织的胚胎学极为有趣，因此增加了在此领域应用不同策略进行再生研究的可能性。神经嵴（由外胚层、中胚层和内胚层组成）和腮弓间的相互作用可能是此特殊区域具有独特性的原因。值得注意的是，与身体其他部位神经嵴细胞相比，只有颅神经嵴细胞具有形成软骨和骨的能力，而其他部位神经嵴细胞只能形成神经元、神经节和色素细胞。面部骨骼和大部分颅骨拱形结构来源于神经嵴，并经历膜内骨化。面部骨骼与身体其他部位骨骼经历的过程不同，后者骨骼来源于中胚层并经历软骨内骨化[1]。

脑神经嵴细胞也是面部纤维脂肪祖细胞的主要来源，而躯干中的纤维脂肪细胞起源于中胚层。上述组胚发生可能暗示了脂肪干细胞在矫正颅面畸形中的独特作用。一些颅面畸形（如 Treacher Collins 综合征、CHARGE 综合征、Waardenburg 综合征和 Mowat-Wilson 综合征）与神经嵴细胞数量、功能或迁移能力直接相关。因此，使用脂肪干细胞可能成为修复或逆转许多颅面畸形、缺陷的方法[2]。

### 探索脂肪移植的扩展应用

临床医师观察到一些脂肪移植的初步临床良性效果，并由此受到启发：脂肪组织的价值在于不仅能替代组织容量，还具有再生功能。在 Rigotti 发表用脂肪移植治疗放射性乳腺组织坏死的经验后[3]，我开始将脂肪移植用于身体其他部位，包括颅面区域。

我最初获得显著疗效的患者之一为一例 75 岁患者，该患者因额部基底细胞癌实施放疗，导致深陷的放射性坏死溃疡（图 30-1）。我将处理后的脂肪注射到硬化、化脓组织和暴露的坏死骨部位，同事们并不支持该手术，我也对预后没有信心。令人惊讶的是，随访时可见患者病情获得很大改善，因此我有信心在 3 个月后再次实施脂肪移植。在进行坏死骨清创、2 次脂肪移植和 1 次植皮后，患者溃

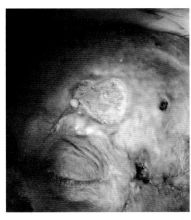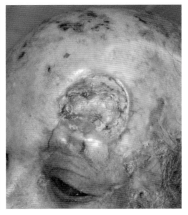

▲图 30-1

疡基本愈合。先前的坏死和乏血管区域出现了肉眼可见的新生血管。该显著疗效显然应归因于脂肪移植的再生特性。关于脂肪干细胞的血管生成潜能已有详尽的研究和报道[4]。

该特殊病例之后，我开始应用结构性脂肪移植治疗许多难治性病例，这些病例的特点是用"传统"方法很难在美学和功能上获得满意的效果。我还进一步将脂肪移植用于重建、再生、年轻化和修复。

用金属板和游离组织移植对肿瘤患者实施重建常常不能获得满意的效果。患者需接受多次手术，导致越来越多的瘢痕形成和实施显微外科手术的可能。包括移植物外露在内的并发症的高发生率通常令医患双方都非常失望。鉴于此，脂肪移植促进伤口愈合的能力将在类似病例中起重要作用[5-7]。

脂肪的促血管生成特性可用于治疗放射性坏死溃疡、覆盖暴露的金属移植物（如钢板和钢钉）。通过保守的多次脂肪移植可以最大限度地减小外露钢板上方的软组织缺损，也可为二期闭合伤口创造条件。

对于营养不良、免疫功能低下或接受抗肿瘤治疗的患者，脂肪移植可能是治疗不愈合的放射性坏死溃疡、皮瓣手术失败后缺损或持续口腔皮肤瘘的唯一方法。文献报道尚未对脂肪移植用于上述治疗做详细描述，因此是否可获得满意疗效需持谨慎态度。

然而，我应用结构性脂肪移植治愈了多例因转移皮瓣与放疗创面基底不黏附的病例，避免了伤口进一步裂开。通过保守性清创联合瘘管周围组织脂肪移植可治愈瘘管，避免了大型手术及其潜在的并发症。

脂肪移植通常可应用于替代轮廓缺损处的容量、恢复对称性、改善软组织质地，包括瘢痕和瘢痕疙瘩。小缺损和影响外观的瘢痕仅需 1 次脂肪移植治疗，而免于复杂的软组织和皮瓣手术。也可通过结构性脂肪移植良好地重建创伤后的较大软组织缺损（该缺损通常需行显微移植手术治疗），但通常需重复多次手术才可获得满意效果。由于创面内脂肪移植成活率的不可预知性，因此医师可能会有挫败感。

事实上，在存在大量组织缺失、广泛瘢痕和异体移植物的情况下，医师的耐心和患者的理解是成功的必要条件。由于不可预知的脂肪存活率，或者说移植的脂肪发生坏死的必然性，必然导致损失部分移植体积，因此无法确切预估效果。脂肪移植创伤极小，并发症发生率极低，可重复进行直至获得最佳效果。脂肪移植的治疗周期有时较长，但患者对手术最终效果的满意度非常高。

表 30-1 总结了脂肪移植在颅面外科中的应用实例。

表 30-1　目前结构性脂肪移植在颅面外科的应用

| 分　类 | 疾病情况 | 治　疗 |
| --- | --- | --- |
| 先天性 | 半侧颜面发育不良 | 正颌前对称化 |
| | | 治疗正畸后轮廓缺损 |
| | | 耳再造前准备再造床 |
| | 颅缝早闭 | 治疗重建后轮廓不规则 |

续表

| 分　类 | 疾病情况 | 治　疗 |
|---|---|---|
| | 面裂 | 对称化及治疗轮廓不规则 |
| | 唇／腭裂 | 红唇或鼻继发畸形 |
| | 小耳畸形 | 耳周软组织量不足及轮廓畸形 |
| | | 准备软骨移植床 |
| 创伤性 | 骨折 | 固定后轮廓畸形 |
| | 软组织萎缩或创伤致软组织丢失 | 填充及利用再生功能改善缝合或植皮后瘢痕 |
| | 烧伤 | 改善植皮区瘢痕 |
| 医源性／肿瘤性 | 重建后畸形 | 对称化及轮廓充填 |
| | 放疗损伤 | 治疗放射性坏死和溃疡 |
| | 重建手术失败 | 对暴露骨的治疗 |
| | | 治疗乏血管区慢性创面或溃疡 |
| | | 治疗皮瓣手术失败或部分皮瓣坏死所致轮廓不规则 |
| 眼整形 | 眼球缺失 | 义眼安装后修饰 |
| | 放射后损伤 | 改善皮肤质量和轮廓畸形 |
| | | 安装义眼前"拉伸"组织以改善既有畸形外观 |
| | | 不合适义眼的微调 |
| | 创伤后眼球内陷 | 改善眼眶骨折后内陷眼的外观 |
| | 瘢痕 | 改善瘢痕质量 |
| | | 纠正眼外翻 |
| | | 纠正瘢痕导致的内外眦移位 |
| 特发性 | Parry-Romberg 综合征 | 填充以纠正不对称及轮廓畸形 |
| | HIV 相关脂肪萎缩 | 填充以纠正面部消瘦 |
| 年龄相关性 | 脂肪萎缩 | 填充以恢复面部立体结构 |
| 色素改变 | | 刺激新生血管形成 |

## 材料和方法

重建术前手术设计是手术准备的最关键部分，应包括以下内容：
- 对缺损的详细评估。
- 评估需要重建的组织类型（骨、软组织、肌肉、皮肤）。
- 设计一期或分期重建方案。
- 适用时评估面部发育情况。
- 评估所有并存疾病。
- 了解患者期望值。

我的方法是首先矫正骨性异常，同期或二期覆盖软组织。软组织塑形对最终的美学效果影响极大。若一期重建手术时未能塑形，则应行二期塑形手术。

对于获取、处理脂肪的最佳方法和最佳器械一直存在争议，仍未达成共识。Coleman 技术（参见第 1 章）是目前阐述最清楚、被研究最多和最常用的方法。该技术包括手动注射器抽吸脂肪，以3 000 rpm 转速将脂肪离心 3 分钟，然后使用钝性注射针将脂肪组织提取物逐层注射 [8]。Eto 及其同事论述了采用 Coleman 技术移植的脂肪在受区成活的机制 [9]，该研究详尽描述了脂肪成活的病理生理学机制。通过 Eto 等的机制阐述，我们可以很容易预测移植脂肪的成活／吸收比率。该研究有利于设计方案，并可在一定程度上预期手术效果。

## 手术设计

复杂病例的手术设计较为困难。颅面部脂肪移植的手术设计须非常精确。对严重创伤后或先天性畸形的患者，可能需分期重建。我建议首先治疗骨性缺损，待水肿消退、组织愈合过程完成后再进行软组织重建，因此应至少延迟至 6～12 个月后。

对患有先天性畸形（如面裂）的患者来说，脂肪移植的主要目的是覆盖缺损为骨生长提供条件，必要时在脂肪移植期间也可能配合短暂解决方案或骨移植，直至面部生长发育完成。

## 标记

应于患者站立位或坐位时标记。为避免重力影响导致的凹凸不平、不对称或矫枉过正，应在手术台仰卧位时对患者再次评估。当患者在手术台上处于仰卧位时，原先标记的区域，特别是面部会松垂移位。褶皱或凹凸不平的方向易发生改变。因此，将脂肪注射于患者垂直位时标记的区域非常重要。采用标明脂肪注射量以及显示需要更多层次、隧道的区域的标记方式，非常利于实施手术。

## 麻醉

我倾向于在颅面手术中使用全身麻醉。如颅面手术患者术中处于清醒状态，他们很难理解手术过程，通常对手术相关事宜高度焦虑。儿童、外伤后和先天性精神障碍患者不适合行局部麻醉。

患者术中采取何种体位极为复杂。脂肪移植期间需保持患者体位稳定不变，同时需保证医师能精确获取足够的脂肪抽吸物。

颅面手术常常涉及在异体植入物周围实施脂肪移植，该手术可能导致排斥反应、或多或少的生物膜形成或瘢痕（血供不足导致）。因此应尽量避免注射大量脂肪，不应超过预期平均值，此点非常重要。

尽管更多的研究为理解脂肪成活的生理机制提供了依据，但是关于局麻药的注入、麻醉剂的选择、供区和受区的注入量如何影响脂肪成活仍存在争议。当然，与脂肪细胞作为移植物的存活相比，人们更关注前脂肪细胞再生为新的脂肪细胞和基质血管成分分化为其他细胞的作用 [10]。我的一般原则是受区不注射任何血管收缩剂或麻醉剂。供区注射 1：40 万肾上腺素，必要时则加入 2% 利多卡因溶液，注射／抽吸比值最大为 1：1。通常不在供区注射肿胀液。

因为颅面手术患者通常是儿童或极度消瘦者，所以供区的选择通常有限。尚无一级水平的证据证实某些供区较其他供区好。对于成人，我根据便利性、易操作性和畸形风险最小来选择供区。对于正在发育的儿童，我选择臀部外上象限作为供区。大多数情况下，此区域可提供足够的脂肪用于移植，导致畸形或未来轮廓问题的概率非常低。

## 技术

需采用 Rigottomies 技术松解所有瘢痕粘连区。Gino Rigotti 阐述过我使用的方法；该方法包括松解瘢痕组织或纤维粘连，以便于更为轻松地注射加工过的脂肪提取物，从而创建更多的组织平面，同时减轻该区域的轮廓畸形[11]。松解后需即刻实施脂肪移植。经上述步骤处理的区域通常出血较多，可能形成血肿。出血后及时按压，通常可解决该问题。

Rigottomies 技术为盲视操作，采用 21 G 锐针或 V 形特殊分离器在多层次横断瘢痕。瘢痕松解区域可能需大量脂肪移植，但该区域的脂肪成活通常较少，尤其在明显凹陷的区域。某些患者需在术后 3 ~ 12 个月再次行脂肪移植。

就注射技术需提及几个要点。首先，轻度矫正不足比过度矫正好。多隧道、多层次、多点微量脂肪(每隧道小于 0.1 mL) 注射，以确保脂肪均匀分布和最大量存活。操作技巧上，应使用多孔细注脂针注射，注射针快速移动，施加最小压力植入脂肪，同时避免注入已注射平面。颅面部与身体其他部位的区别在于，脂肪移植的层次通常更接近骨和骨膜。皮下或真皮下软组织存在更多间隙，利于脂肪存活，而接近骨和骨膜的区域血管化程度较低，组织更紧密。

我常规使用最终塑形和运动贴布技术（如用胶带贴于移植区以固定移植的脂肪），尽管尚无确切的临床试验证明使用上述辅助技术可提高脂肪存活率。框 30-1 总结了脂肪移植的外科原则。

---

**框 30-1　颅面外科行结构性脂肪移植的手术原则**

(1) 以脂肪移植物代替组织容量。
(2) 在患者处于直立位和仰卧时精心设计。
(3) 首先治疗骨骼畸形，再治疗软组织畸形。
(4) 必要时分期重建。
(5) 勿过度矫正。
(6) 使用经过验证且详述的方法获取、加工和注射脂肪（如 Coleman 技术）。
(7) 多隧道、多层次微量脂肪注射。
(8) 给予抗生素治疗。
(9) 采用运动贴布技术（kinesiotherapy）。

---

## 结果

结构性脂肪移植可改善瘢痕质地，替代组织容量，改善开颅、截骨和颅骨整形术后的畸形，该方法正迅速成为颅面外科的标准方法。该方法常常获得极佳的术后效果，但需指出的是，当脂肪移植应用于先天性畸形、应用异体植入物的复合手术和创伤后巨大缺损的患者时，通常很难预测术后效果，可能需数次移植才可获得满意效果。

在美学敏感区治疗颅面畸形时，需要考量以下因素。
（1）不同类型组织的组成。
（2）涉及 2 种或以上组织，如软组织和骨组织，需复杂性重建的区域。
（3）供区周边新产生的瘢痕可能影响脂肪移植的效果。

对于美观要求高的上唇等区域的软组织创伤，单次结构性脂肪移植即可获得令患者满意的美学效果。

一例 24 岁患者的效果充分印证了上述观点，患者为创伤后上唇缺损，伴有红唇缺损、齿龈外露和增生性瘢痕，仅实施了 1 次脂肪移植治疗。该创伤为人咬伤，伤后初期仅闭合了伤口而未行重建。由于伤口细菌污染严重，重建手术延迟到 6 个月后。患者合并红唇边缘和皮肤缺损，病情复杂，因为传统方法只能选用唇瓣交叉修复手术，术后可能导致小口畸形、红唇结合部轮廓丧失，所以我们决定采用脂肪移植治疗该患者。脂肪移植也改善了患者增生性瘢痕的质地和外观。脂肪注入量为红唇边缘 3 mL，周围皮肤 2 mL。未行其他手术干预。患者术前口周特写显示软组织缺损和增生性瘢痕。术后 2 周和 3 个月随访照片显示，患者口裂闭合良好，瘢痕外观改善，红唇缺损和齿龈外露已矫正（图 30-2）。

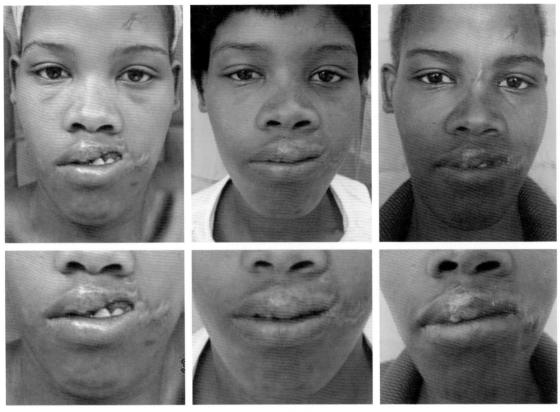

▲图 30-2

一名女性为创伤后面部轮廓畸形，表现右颧骨缺损、眶骨骨折、外眦移位和右颊部撕脱伤。图 30-3 所示为患者创伤前（A）和右颧部植入 Medpor、颊部撕脱伤缝合术后（B 和 D）。图中可见轮廓畸形、睑外翻和外眦错位。患者接受了 2 次脂肪移植；效果见 C 和 E。第 2 次手术在首次术后 6 个月进行，照片显示第 2 次术后 1 年的效果。因伤后外眦韧带无残余，未行外眦复位术。下睑残留较多瘢痕；脂肪逐层移植于 Medpor 植入物上，但无法将该区域悬吊于外眦部位。尽管外眦部位术后美学效果欠佳，但患者的满意度很高，放弃进一步重建。

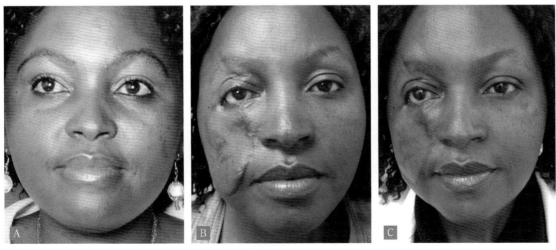

▲图 30-3A ~ C

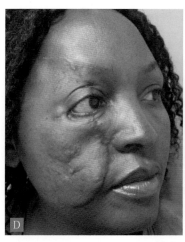
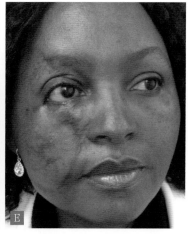

▲图 30-3D、E

　　另一种措施是首先实施具有高并发症风险的大型重建手术，然后通过脂肪移植修整或纠正可能出现的并发症或形态不规则。然而，我更倾向于在较长周期内进行微创、重复性手术，以使脂肪干细胞发挥它们的再生作用。

　　目前，颅面外科中主要使用脂肪组织矫正先天性面部不对称相关的组织容量严重缺失。针对此类患者，脂肪移植可为过渡性治疗，待患者面部发育完全后再行最终的正颌治疗。

　　由于身边舆论的压力对年幼患者的心理发育会产生重大影响，因此可通过脂肪移植改善其面部不对称。男孩患有半侧颜面发育不全（Pruzansky III 型），累及下颌骨，接受了脂肪移植和肋软骨移植手术。手术分期进行。如图 30-4 所示，脂肪移植于左下颌和颊部。共注射脂肪 10 mL，照片显示了术后 1 年的效果。男孩在脂肪移植 1 年后接受肋软骨移植，并在 10 岁时进行耳再造。患儿将由颅面组随访直到面部发育完全，以评估是否需进一步正颌手术。

　　另一种选择是，在骨移植、牵拉成骨和正畸完成后再行脂肪移植，此时脂肪移植极易纠正轻微不

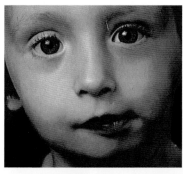
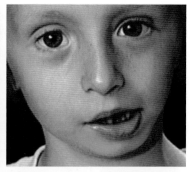

半侧颜面发育不全（Pruzansky III 型）的患者，4 岁及 6 岁时

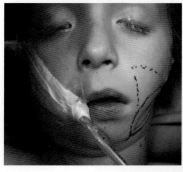
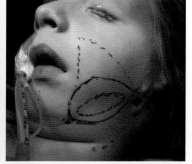

7 岁时行脂肪移植的手术标记

▲图 30-4

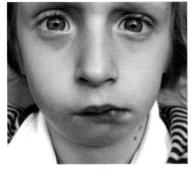 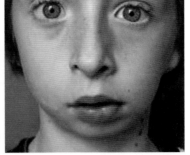

脂肪移植后　　　　　　　　　　11 岁时肋软骨植入后

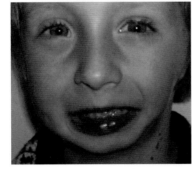 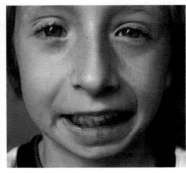

正畸治疗前、后

▲ 图 30-4（续）

对称，达到患者的最高预期[12]。

　　对于特发性进行性半侧颜面萎缩（Parry-Romberg 综合征）或 HIV 相关脂肪代谢障碍的患者，脂肪移植是一种有效的重建方法。最近，脂肪移植被用于此类患者并取代了传统的皮瓣手术[13-16]。该手术需行大量脂肪移植。伴发疾病可能严重影响移植脂肪的成活率，因此通常需行多次手术。在 HIV 相关脂肪代谢障碍的患者中，推荐自正常的、无病变的区域获取脂肪。病变区脂肪作为供区尚未深入研究，可能极难预估其存活能力。

　　在某些病例中，矫正畸形的同时会获得额外益处。这些益处对全面部的大量脂肪移植意义重大，其可改变以下方面。

- 面部比例和对称性。
- 如何使特定区域（如颧区、下颌角）轮廓更加清晰。
- 面部如何变得更加美观。

　　对于创伤后或医源性容貌缺陷以及面部老化患者，结构性脂肪移植不仅可矫正畸形，还可促进胶原新生，后者对改善瘢痕组织的质地起到重要作用。患者因痤疮瘢痕实施脂肪移植，导致医源性下面部畸形。患者行全面部脂肪移植，共 65 mL。图 30-5 示术后 1 周和 1 年的照片，效果稳定。患者面部轮廓更加对称，额部和颞部凹陷明显改善。

　　由于眶周区域存在复杂的立体结构，因此美学要求很高。即使轻微的眼球位置不对称或眦角错位也会影响面部整体外观。通过单次脂肪移植即可进行诸多调整，包括以下方面。

- 调节眼窝容量。
- 增加眼睑容量以加深穹窿。
- 改善瘢痕性睑外翻。
- 眼眦角微调。
- 通过立体调节，实现眶周区域对称性。
- 矫正颞部容量不足。

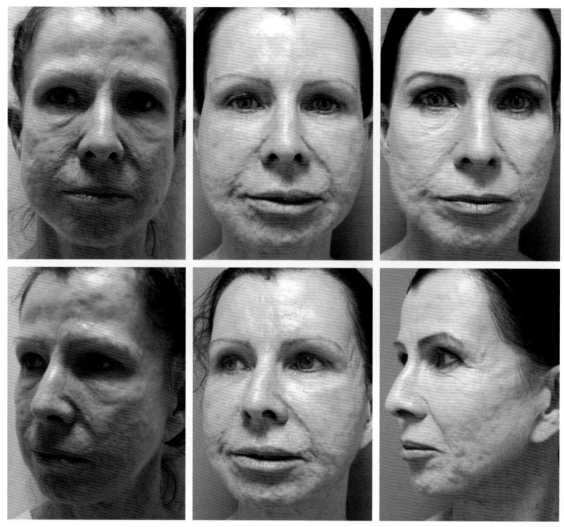

▲图 30-5

● 放疗后皮肤质地的改善。

● 矫正医源性圆眼畸形和老化眼的容量充填。

针对此类患者，详尽地分析缺陷和制订周密的手术计划将确保满意的美学效果，且通常只需 1 次手术。

对匹配不佳的义眼，通常可通过在眼窝特定区域移植一定容量的脂肪来抬高义眼、加深穹窿或治疗周围受损的皮肤。患者在童年时期因横纹肌肉瘤接受放疗，畸形表现为匹配不佳的义眼、左颞部和颧部的轮廓畸形（图 30-6A）。接受了 1 次脂肪移植（图 30-6B）。显示术后 3 周（图 30-6C）和 3 个月（图 30-6D）的效果。

颅缝早闭重塑术后的颅骨缺损是颅面外科中最复杂的问题之一。由于只有在极早期颅骨才具有生长能力，患区常常因颅骨缺损而只被软组织覆盖大脑和硬脑膜，因此该缺损的重建具有特殊挑战。临床已初步尝试联合使用薇乔网片、骨形成蛋白和干细胞的方法进行颅骨再生，但这些方法仍处于临床使用的早期阶段 [17]。

创伤后颅骨缺损、畸形的重建具有多种选择，包括自体和异体材料移植。随着近年来三维重建技术的发展，能够非常精确地预制板材的形状和尺寸，当残留轻微轮廓畸形时，可很容易地通过脂肪移植微调。然而，在异体移植材料附近行脂肪移植可能增加并发症风险，例如感染（尤其是在涉及多孔材料的情况，如 Medpor）、脂肪存活率低和吸收率高（尤其是在表面光滑的异体材料上移植时，如甲基丙烯酸甲酯）。

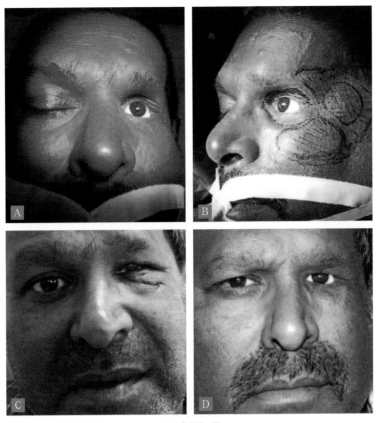

▲图 30-6

　　我在临床实践中观察到，与其他部分相比，颅面缺损的某些区域脂肪成活低，这可能是虽经多次手术仍然失败的原因。还需注意的是，脂肪移植到胚胎发育的融合区域（如面裂）会导致移植脂肪的过度生长。

　　患者患有无眼畸形和面裂，在其颞部凹陷区域实施 1 次脂肪移植以改善轮廓畸形。脂肪移植后出现明显的可触及的和可见的突出和过度生长，类似临床上的脂肪瘤。此为偶然散在的现象，但使我们意识到，对脂肪干细胞与胚胎发育错配组织间的相互作用还是知之甚少（图 30-7）。

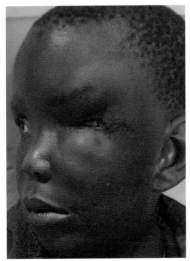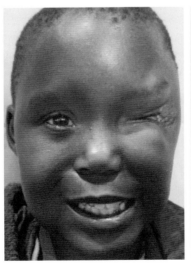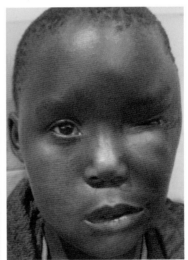

▲图 30-7

## 并发症

颅面区域脂肪移植的并发症发生率低于传统颅面手术。该方法是治疗大容量缺损、面部不对称及轻微轮廓畸形的安全方法。术后肿胀、瘀青的恢复期（2～3 周内可恢复）远远短于传统手术、皮瓣手术和显微手术，后者的术后肿胀时间可持续 3 个月。

尽管采取了诸多措施以避免在眶周区域脂肪移植发生脂肪栓塞（可能导致失明），如使用钝头微注脂针、极谨慎地注射脂肪以避免脂肪进入类似眶下孔的解剖学敏感区，人们仍然愈发关注此并发症。当在该区域注射脂肪时，采用边退针边注射方式极为重要，而不是边进针边注射，如此操作可降低脂肪直接注入意外刺伤的血管中的可能性。

脂肪的存活率可能是最为关注的问题，其会影响最终的美学效果。虽然不同的权威就脂肪存活率提供了不同的数据，但共识是脂肪的成活率为 60%～80% [18]。随着研究的进展，我们已知晓，虽然注射的脂肪会发生部分坏死，但是受区的前脂肪细胞被激活而扩增了脂肪容量，不过仍不足以达到初始移植量。已有无血管化移植后脂肪动态重塑的证据。大多数脂肪细胞在移植后 5 天内死亡。然而，术后第 7 天移植组织中的干 / 祖细胞仍然存活或被激活，从而使脂肪细胞再生。这种代偿性增殖导致特定量的脂肪被认为是"成活的"。增量因具体情况而异，取决于个体治疗后的局部微环境 [19]。每一患者的个体差异也对最终移植脂肪的保留量产生重要影响。临床实践中证实，移植脂肪在某些患者更易于成活。尽管技术已标准化，但是由于前体脂肪细胞激活程度因人而异，因此某些患者较其他人需要移植更多量 / 次的脂肪。

## 讨论

颅面外科面临的最大挑战是要处理复杂、立体、不同胚层来源的多层结构。人类面部和颅骨是高功能性区域，保护着个体与外界进行正常交互作用的感知器官。因此，面部和颅骨的修复除恢复功能外，还涉及对手术效果更高的美学要求。

在美学敏感区获得满意效果的关键因素是：保持对称，避免表面不规整或色泽不匹配，保持面部美学标准比例。迄今为止，传统的重建手术，即使是最复杂精致的手术（如游离复合组织瓣）也无法获得完美的效果。

与其他任何外科技术相比，脂肪移植都具有明显的优势，注射纯化脂肪所增添的容量，即使未能全部保留，也远较其他技术精确，而且容易重复实施。脂肪移植可重复多次实施，通常为门诊手术，患者无须烦琐的术前准备。因而能够轻易进行美观的精细调整以及反复的再生治疗（如治疗瘢痕、容量不足，以及促进创面愈合）。

脂肪移植还可作为辅助和调整方法，提高前期或同期手术效果，或者在某些情况下两者同时使用（例如，治疗外伤后面部软组织缺损或调整唇裂患者二期鼻唇修补术后的轻微不对称）。

颅面部软组织重建最重要的问题可能是，脑神经细胞是面部脂肪祖细胞发育的主要来源，而在其他部位脂肪祖细胞是中胚层来源。此外，在行颅面部重建设计时，知晓脂肪祖细胞由不同胚层起源至关重要，这可能影响脂肪移植的效果 [20]。因此，我们必须思考哪些区域适合作为供区来修复颅区缺陷，以及某特定供区是否会提高移植脂肪成活率的问题。

除非不久的将来有设计严谨且具有明显统计学意义的高级别证据的研究发表，否则关于某特定供区脂肪特性的争论仍会持续。在临床实践中，当将脂肪移植到颅面区域时，我并未发现躯干中胚层来源的脂肪会产生负面效应，其成活与其他类型的脂肪相似。

## 结论

脂肪组织在颅面手术中的未来作用远非是增加容量的单纯脂肪转移或改善瘢痕或组织质量的再生工具。许多组织工程实验室正在探讨利用人体自身天然材料、预制的组织相容性材料或生物可降解材料获得立体重建的可能性,并在逐渐进入临床研究。颅面再生医学的一些新方法令人兴奋,且发展迅猛,即将应用于临床。包括伤口无瘢痕愈合、生物可降解支架－辅助修复、引导神经和血管再生、牙齿和牙龈修复、金属植入物－支撑临界尺寸修复和整合的肌肉骨骼构建[21]。

### 参考文献

［1］ Hollenbeck ST, Senghaas A, Komatsu I, et al. Tissue engraftment of hypoxic-preconditioned adipose-derived stem cells improves flap viability. Wound Repair Regen 20:872, 2012.

［2］ Garland CB, Pomerantz JH. Regenerative strategies for craniofacial disorders. Front Physiol 3:453, 2012.

［3］ Rigotti G, Marchi A, Galiè M, Baroni G, Benati D, Krampera M, Pasini A, Sbarbati A. Clinical treatment of radiotherapy tissue damage by lipoaspirate transplant: a healing process mediated by adipose-derived adult stem cells. Plast Reconstr Surg 119:1 409, 2007.

［4］ Neels JG, Thinnes T, Loskutoff DJ. Angiogenesis in an in vivo model of adipose tissue development. FASEB J 18:983, 2004.

［5］ Gao W, Qiao X, Ma S, et al. Adipose-derived stem cells accelerate neovascularization in ischaemic diabetic skin flap via expression of hypoxia-inducible factor-1α. J Cell Mol Med 15:2 575, 2011.

［6］ Lau K, Paus R, Tiede S, et al. Exploring the role of stem cells in cutaneous wound healing. Exp Dermatol 18:921, 2009.

［7］ Mukhopadhyay A, Do DV, Ong CT, et al. The role of stem cell factor and c-KIT in keloid pathogenesis: do tyrosine kinase inhibitors have a potential therapeutic role? Br J Dermatol 164:372, 2011.

［8］ Pu LL, Coleman SR, Cui X, et al. Autologous fat grafts harvested and refined by the Coleman technique: a comparative study. Plast Reconstr Surg 122:932, 2008.

［9］ Eto H, Kato H, Suga H, Aoi N, Doi K, Kuno S, Yoshimura K. The fate of adipocytes after nonvascularized fat grafting: evidence of early death and replacement of adipocytes. Plast Reconstr Surg 129:1 081, 2012.

［10］ Guo J, Widgerow A, Banyard D, et al. Strategic sequences in fat graft survival. Ann Plast Surg 74:376, 2015.

［11］ Khouri RK, Smit JM, Cordoso E, et al. Percutaneous aponeurotomy and lipofilling: a regenerative alternative to flap reconstruction? Plast Reconstr Surg 132:1 280: 2013.

［12］ Tanna N, Broer PN, Roostaeian J, et al. Soft tissue correction of craniofacial microsomia and progressive hemifacial atrophy. J Craniofac Surg 23(7 Suppl 1):2 024, 2012.

［13］ Tanna N, Wan DC, Kawamoto HK, et al. Craniofacial microsomia soft tissue reconstruction comparison: inframammary extended circumflex scapular flap versus serial fat grafting. Plast Reconstr Surg 127:802, 2011.

［14］ Tanikawa DY, Aguena M, Bueno DF, et al. Fat grafts supplemented with adipose-derived stromal cells in the rehabilitation of patients with craniofacial microsomia. Plast Reconstr Surg 132:141, 2013.

［15］ Clauser LC, Tieghi R, Consorti G. Parry-Romberg syndrome: volumetric regeneration by structural fat grafting technique. J Craniomaxillofac Surg 38:605, 2010.

［16］ Lim AA, Fan K, Allam KA, Wan D, et al. Autologous fat transplantation in the craniofacial patient: the UCLA experience. J Craniofac Surg 23:1 061, 2012.

［17］ Thesleff T, Lehtimäki, K, Niskakangas T, et al. Cranioplasty with adipose-derived stem cells and biomaterial: a novel method for cranial reconstruction. Neurosurgery 68:1 535, 2011.

［18］ Yu NZ, Huang JZ, Zhang H, et al. A systemic review of autologous fat grafting survival rate and related severe complications. Chin Med J (Engl) 128:1 245, 2015.

［19］ Eto H, Kato H, Suga H, et al. The fate of adipocytes after nonvascularized fat grafting: evidence of early death and replacement of adipocytes. Plast Reconstr Surg 129:1 081, 2012.

［20］ Garland CB, Pomerantz JH. Regenerative strategies for craniofacial disorders. Front Physiol 3:453, 2012.

［21］ Sanchez-Lara PA, Warburton D. Impact of stem cells in craniofacial regenerative medicine. Front Physiol 3:188, 2012.

# 第31章

# Romberg 病的治疗

Yun Xie, Qing Feng Li 译者：于 璐 王永前 韩雪峰 杨兆恩 李发成

Romberg 病（RD）也称为 Parry Romberg 综合征，是一种罕见的获得性的、以进行性半侧颜面皮肤和软组织萎缩为主要特征的综合征。某些病例会导致肌肉、软骨和深层骨组织的萎缩。病因尚不清楚。其发病机制假说如下。

- 感染。
- 交感神经功能障碍。
- 三叉神经受累。
- 自身免疫性疾病，包括硬皮病。
- 创伤。
- 遗传。
- 神经皮肤综合征。
- 神经管嵴细胞异常迁移。
- 颅内血管畸形。
- 脂肪代谢紊乱。
- 内分泌紊乱。

散发 RD 病例呈家族聚集性并具有遗传倾向。部分学者提出其遗传模式是一种常染色体显性不完全外显模式。据我们一项近 100 例 RD 患者的研究显示，大部分患者的母亲怀孕期间并无异常，且患者兄弟姐妹均健康，但近半 RD 患者有创伤史。RD 临床表现包括神经疾病、眼科疾病、心脏病、风湿病、感染、内分泌、颌面及正畸、自身免疫性疾病、先天性疾病和怀孕方面的表现[1]。

半侧颜面萎缩的传统治疗方法为游离脂肪移植，具体如下。

（1）真皮脂肪或腱膜脂肪移植：该方法适于轻中度局部萎缩区域，不适用于大面积萎缩。需分区域分阶段实施手术，手术间隔至少 6 个月。真皮脂肪吸收率在 20% ~ 40%。

（2）微血管吻合组织移植，包括大网膜移植、肌肉移植或脂肪腱膜瓣移植。后两种方法可避免因进入腹腔而发生潜在的并发症。

尽管这些方法可改善面部不对称[2-7]，但明显的供区瘢痕却可能造成畸形与功能失调。受区则常呈臃肿表现，造成不自然的外观。需实施一次或多次手术修薄臃肿的皮瓣。另外，源于身体另一部分的皮肤不太可能匹配面部皮肤的肤色，且瘢痕明显。该过程需住院实施多次全麻手术，花费较大。患者对整个手术流程和效果的满意度不高。

同种异体材料在 20 世纪六七十年代初次用于整形外科[8, 9]。某些假体材料，包括硅胶、聚四氟乙烯膨体、聚四氟乙烯（PTFE）等，历史上均曾用于治疗半侧颜面萎缩。但所有材料均存在造成填

充区域感觉异常、潜在的移位倾向和假体"影"显露的缺点。据报道,异源性软组织填充物(如胶原)可获得良好效果[10],但维持时间极短;另一些学者指出胶原也可能妨碍机体免疫机制。脱细胞真皮基质吸收率高,且常激发过敏反应。

虽然皮瓣和同种异体材料是治疗 RD 患者萎缩的经典方法,但是由于脂肪移植可获得更加满意的效果,因此越来越被广大术者采用。脂肪移植可改善面部轮廓和皮肤质地,重塑自然的面部外形,且无瘢痕和供区问题。

## RD 的病理生理学

Pensler 等[11] 报道了 85% 的 RD 患者同时存在软组织和骨的萎缩。如患者 10 岁以上开始发病,此时面部骨和软骨已近乎发育完全,其萎缩的区域仅为面部软组织。但是,如患者 10 岁以下开始发病,则萎缩会导致面部畸形和外观偏曲。受 RD 影响皮肤的病理学检测发现,萎缩通常累及表皮、真皮、皮下组织、皮肤附件、血管和毛囊,胶原纤维增厚导致皮肤纤维化和皮肤水肿。部分患者出现带状脱发、同侧节段性白癜风、色素沉着、局限性硬皮病和线性剑伤性硬皮病。

CT 三维重建显示 RD 患者左侧面部骨萎缩(图 31-1)。

患者有时诊断为局限性硬皮病。该患者有剑伤性硬皮病(图 31-2)。事实上,RD 与局限性硬皮病的鉴别诊断十分困难。两者发病年龄相似,发病区域均为进展一段时间后逐年稳定。很多患者同时存在两种疾病,且此两种疾病对免疫抑制剂治疗均有效。

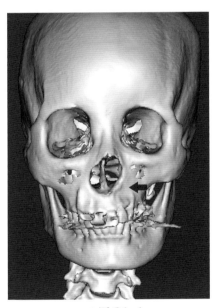

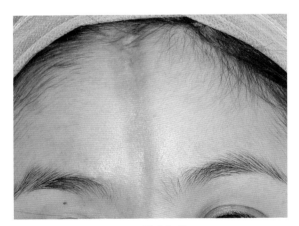

▲ 图 31-1        ▲ 图 31-2

## 材料和方法

### 临床评估

由于目前没有 RD 的统一分类标准,所以我们建立了如下方法将患者分为 3 组:轻度萎缩、中度萎缩和重度萎缩。根据萎缩深度评分如下。

- 累及皮肤和皮下组织:1 分。
- 累及肌肉:2 分。

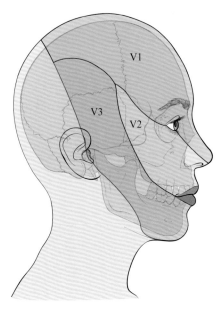

▲ 图 31-3

- 累及黏膜：3 分。
- 累及骨、软骨或牙齿：4 分。

然后，根据萎缩区域，将面部分为上、中、下部（图 31-3），正如三叉神经的 3 个分支：眼神经、上颌神经和下颌神经支配的区域。评分如下。

- 累及 1 个区域：1 分。
- 累及 2 个区域：2 分。
- 累及 3 个区域：3 分。

之后我们汇总得分如下。

- 轻度萎缩：2 ～ 3 分。
- 中度萎缩：4 ～ 5 分。
- 重度萎缩：6 ～ 7 分。

### 可供选择的重建手术方法

轻度萎缩以及一些伴有中度萎缩的患者仅采用脂肪移植即可获得良好疗效。重度萎缩和部分中度萎缩患者可能累及头发、眉毛或牙齿，上述区域不能采用脂肪移植矫正。对于重度受累伴脱发症的患者，我们建议通过软组织扩张重建。首次手术行头皮下埋植扩张器，同时行脂肪移植。组织扩张 3 ～ 6 个月后，再次实施脂肪移植，同时移除扩张器修复脱发。眉毛稀少的患者可能存在眉弓凹陷（眶上缘），因为存活的脂肪可为毛囊提供更丰富的血供和营养，所以此类患者需于脂肪移植 3 ～ 6 个月后再行毛发移植。与贴附在骨骼上的萎缩皮肤相比，柔软的脂肪可为"种子"（毛囊）种植提供更好的"土壤"[12]。对于健侧眉毛十分浓密茂盛男性患者，可行头皮游离移植替代患侧脱落的眉毛，是重建眉部更好的选择。

鼻翼的萎缩性缺损修复是一项具有挑战性的工作。几乎没有萎缩的鼻翼可通过脂肪移植扩张和重塑。在大部分患者中，可能需要将耳部复合组织移植到萎缩的鼻翼处，或者需要部分健侧鼻翼移植。如患者不期望永久效果或任何瘢痕，他（她）可选择缺损鼻翼处透明质酸（HA）注射。部分患者不希望额部遗留瘢痕（扩张器植入以提供鼻再造组织量时会留有瘢痕）或采取耳软骨导致缺损。某些 RD 患者也会发展为咬合不正，该种案例应先进行正颌外科手术后再行脂肪移植。

确定患者病情处于稳定状态至关重要。据已报道案例显示，Parry-Romberg 综合征需 2 ～ 20 年的缓慢进展才可稳定[13-21]。稳定时期应超过 2 年才可行脂肪移植，否则移植脂肪会随周围组织一同萎缩。对于严重缺损、伴有需修复骨骼畸形的患者，应在脂肪移植软组织修复前完成骨骼轮廓修复术。当皮下组织几乎完全萎缩时，较早干预可改善或预防其上覆盖的皮肤进一步萎缩，并且可防止或减缓随后的骨骼消耗。

应告知每一例 RD 患者，脂肪移植是一种半侧颜面萎缩的治疗方式，以及该手术的潜在优势、限制和并发症。术前充分宣教是术后患者依从性的保证。患者应知晓全部治疗需 2 ～ 3 次脂肪移植，每次需间隔 3 ～ 6 个月。目前尚无证据证明，患者于病情稳定期行脂肪移植时萎缩会复发。大部分患者将会在青春期后保持稳定。术前看诊期间的仔细检查极为重要，此时可确定疾病程度、面部重塑所需厚度以及脂肪移植量。每例患者均行标准术前照片、VISIA 和 3D 扫描。上述图像用于探讨疾病程度和预期效果。

### 我们首选的脂肪移植技术：3Ls 和 3Ms

脂肪移植补充萎缩面部的容量的理想选择。脂肪获取、纯化和注射均有几种方法，其中包括 Coleman 技术及其相关技术、细胞辅助脂肪移植术和我们的 3Ls 与 3Ms 术（低压、低速、低体积量和多隧道、多平面、多位点）。所有这些技术均可获得良好效果 [22, 23]。

在我们称之为 3Ls 和 3Ms 的整体技术中，脂肪移植物在注射器低压环境下获取，低速离心处理，通过多隧道、平面、位点每通道低体积量注射入面部受累区域。我们倾向于在体部下半部分选择供区，脂肪采用低压吸引获取和低速离心处理。通常选择下腹部和大腿作为供区。将包含 0.08% 利多卡因和 1：50 万肾上腺素的肿胀液注射入供区。通常先完成一侧供区的肿胀液浸润，再行另一侧操作。

另一侧浸润完成后，此时利多卡因和肾上腺素在第一侧已经起效，即可行脂肪抽吸。第一侧抽吸完毕后，第二侧也已达到肿胀液浸润时间。将末端有 2 个侧孔的 2.5 mm 钝头吸脂管连接 60 mL 注射器进行脂肪获取。用手指控制注射器的负压（不使用负压吸脂机器）并轻柔抽吸出适量脂肪，以利于最大限度减少对脂肪组织的损伤。

然后在注射器的无菌环境内，用生理盐水洗涤脂肪抽吸物，以去除利多卡因、油脂和红细胞残渣。每支注射器加塞后放入离心机。以 1 000 rpm（离心力小于 100 g）低速离心 2 分钟。离心后移除塞子，包含肿胀液、细胞碎片和红细胞的下层液体自然流出。将脂肪吸出物的中层（主要包含可用脂肪颗粒）通过 Luer-Lok 管转移至 1 mL 或 2 mL 的注射器中，以备脂肪注射。注射器应保持垂直放置以防存活的脂肪细胞和油脂再次混合。在中间（脂肪细胞）层注射入受区后，丢弃顶层油脂。从获取到注射的整个过程在 30 分钟内完成，环境温度全程控制在 25 ℃（77℉）。

采用注射器连接外径 2 ~ 3 mm 钝头注脂针，以多平面多隧道的形式，将微小脂肪颗粒注射入多个组织区域（包括皮下组织和 SMAS 层）内。脂肪移植时应小心谨慎，做到单次单点微量脂肪和由远及近地放射状注射。注射器退针时注射脂肪颗粒，进针时不注射。在颊部区域，注脂针应平行于面神经，以避免直接损伤该神经。在每次注射前应将注射器回抽，以避免血肿或注射入血管中而造成脂肪栓塞。眶周区域注射时更应格外小心，如使用较细的锐针注射，则更应警惕血管内注射的风险。

我们常规注射超过需要量为 20% ~ 30% 的脂肪；此程度的矫枉过正可抵消面部重塑后可能发生的远期吸收。医师用手指或手掌温和按摩受区使之平整。一般而言，手术过程约需时 60 分钟，需 1 ~ 2 名助手。必要时，在第 1 次术后至少 3 个月可行二次脂肪移植。对于严重轮廓畸形患者，可能需要再行 2 ~ 3 次手术。

### 术后护理与随访

术后 1 周内需使用加压面罩固定移植区。因为面部肌肉（如额肌、颞肌和咬肌）活动可能损伤注射脂肪移植区新生血管，所以应指导患者尽可能减少或避免面部肌肉活动。移植区域容量稳定后，如首次脂肪移植并未完全改善半面萎缩的外形，则通常于术后 6 个月实施第二次移植手术，如通过首次脂肪移植矫正为轻微的半面萎缩或者仅需少量再次移植即可矫正的患者，则可于术后 3 个月补充凹陷区容量。

## 结果

通常通过 1 ~ 3 次脂肪移植术即可矫正 RD 患者萎缩的面部。术后 3 个月内，注射部位软组织增加的体积通常会有轻微吸收。我们未观察到在术后前 3 个月内移植脂肪明显吸收的患者，却观察到面部移植脂肪在长期术后随访中保持稳定。随访中未发现感染、皮下结节或囊肿以及其他供区并发症。面部萎缩侧色素沉着的皮肤颜色显著改善。

重度面部萎缩患者可能需 3 次脂肪移植手术。为获得对称的面部，伴有鼻部萎缩的患者应在脂肪移植同时行鼻再造术。对于半侧脱发的患者，在头部植入扩张器有利于获得足够组织量来覆盖脱发区域。

一名 34 岁男性自 17 岁开始出现右侧颜面部萎缩，至 31 岁停止发展。31 岁之后的 3 年内病情稳定。其右侧中下面部软组织萎缩，但不伴骨萎缩。患者接受了 2 次脂肪移植，手术间隔时间 7 个月。患者效果显示了萎缩的软组织获得显著改善（图 31-4A ～ H）。

该三维扫描图像清晰展示了同一患者脂肪移植术前术后的轮廓变化。"冷"色（蓝色）到"暖"色（红色）表示脂肪移植术前和术后 6 个月的变化，从 0 到 5.866 75 mm。平均差异接近 1.733 5 mm（图 31-4I、J）。

一例 24 岁男性患者在外院诊断为硬皮病。患者曾于青少年时期接受某些中医药治疗，试图改善病情。其萎缩部分包含头皮、额部和鼻翼，右侧面中部轻微受累。患者就诊于我院门诊时，病情稳定时间已超过 2 年。我们植入一个软组织扩张器以扩张其额部皮肤和头皮（图 31-5A ～ D）。

我们采用头皮和额部组织扩张皮瓣修复了脱发和色素沉着区域的皮肤。部分额部扩张皮瓣亦用以重建右侧鼻翼（图 31-5E ～ L）。患者对最终效果满意。该治疗联合扩张技术和脂肪移植术获得尚可的疗效。

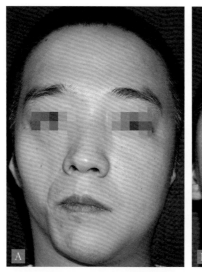
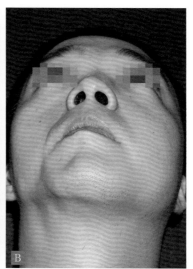

术前

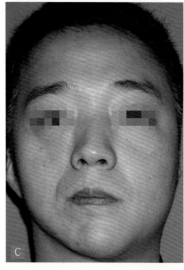
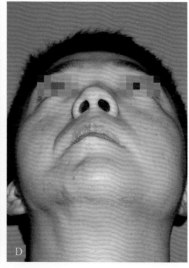

首次脂肪移植术后 6 个月

▲图 31-4A ～ D

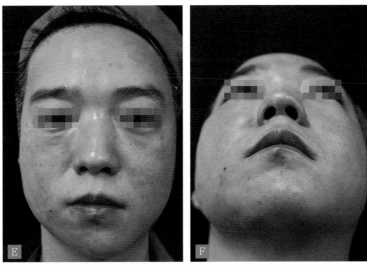

二次脂肪移植术后 7 个月

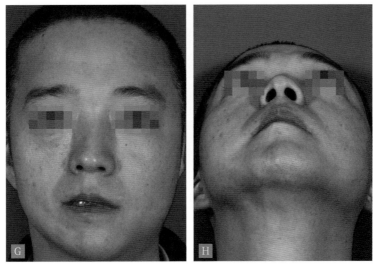

首次术后 18 个月和二次术后 11 个月效果

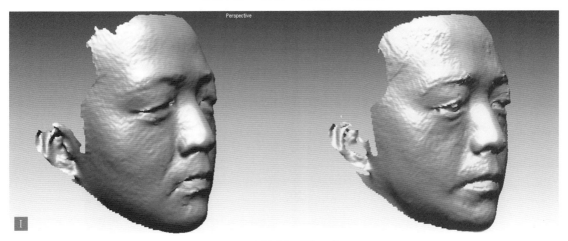

▲ 图 31-4E ~ I

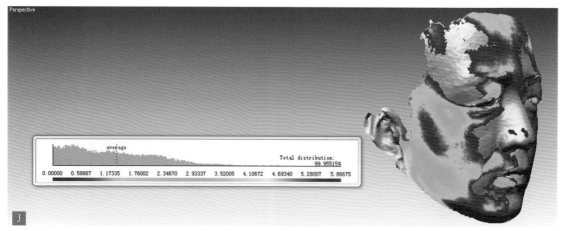

▲ 图 31-4J

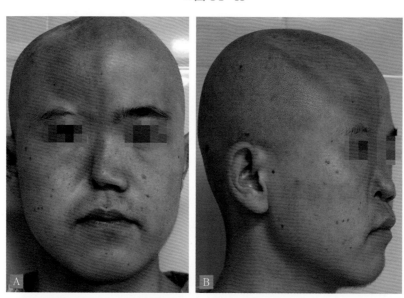

术前

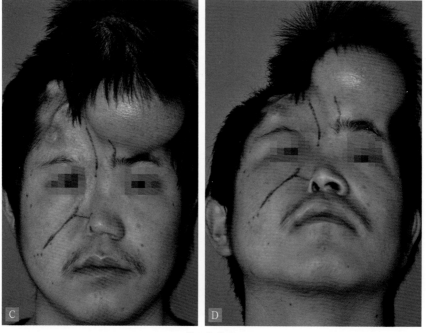

植入扩张器

▲ 图 31-5A ~ D

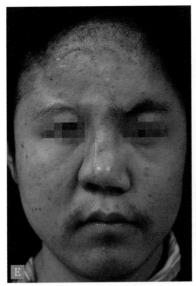
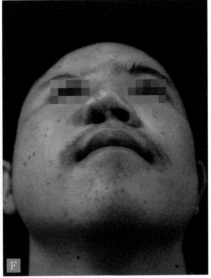

矫正脱发和鼻翼再造术后 3 个月

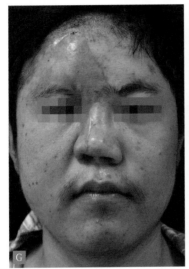
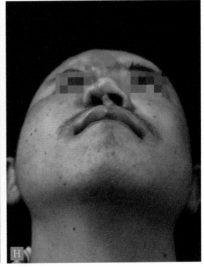

首次脂肪注射术

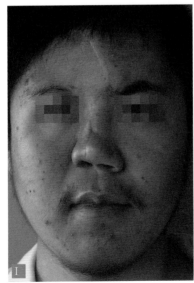
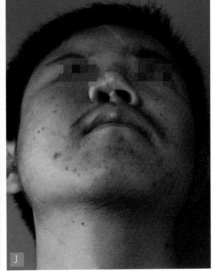

二次脂肪注射术后 3 个月

▲图 31-5E ~ J

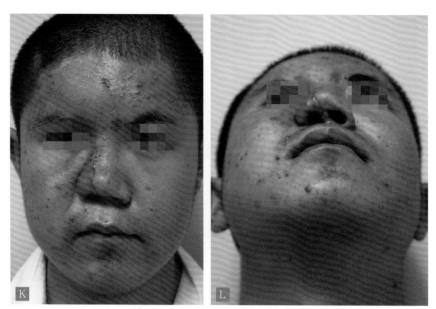

首次注射术后 18 个月和二次注射术后 11 个月效果

▲ 图 31-5K、L

　　一例 20 岁女性患者，诊断为 RD 伴带状硬皮病，自额中部至鼻尖色素沉着。脂肪移植术后 11 个月，Visia 肤色分析技术显示其色素沉着改善（图 31-6A ~ D）。

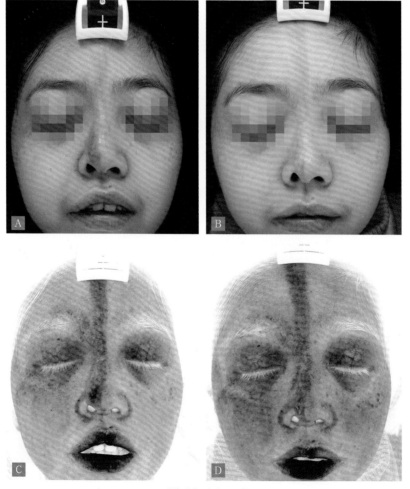

▲ 图 31-6A ~ D

## 并发症

随访期间仅少部分患者出现短暂轻微肿胀、瘀血，均于 1 周内恢复。无感染发生。我们发现，移植入眼周区域的脂肪颗粒并未像其他区域的脂肪颗粒一样吸收。有时在上下睑皮下可触及小而软的结节，但外观未见异常。因此眼周区域勿矫枉过正。

## 讨论

尽管 RD 的临床特征典型，但其在受累区域的骨骼，尤其是软组织，尚缺乏主要病理学表现的证据 [24]。外科医师长期致力于寻找适宜的软组织填充物以治疗 RD，而我们发现，脂肪移植物为理想的软组织填充材料，优于同种异体移植填充物和皮瓣移植（表 31-1、表 31-2）。

表 31-1　自体脂肪与其他软组织填充物比较

| | 同种异体填充物 | 自体脂肪 |
| --- | --- | --- |
| 来源 | 工业制造 | 丰富，易获取 |
| 组织相容性 | 过敏反应 | 无过敏 |
| 免疫反应 | 部分会抑制免疫系统 | 无免疫反应 |
| 经济 | 昂贵 | 便宜 |
| 安全性 | 较差 | 良好 |
| 治疗效果 | 不自然感 | 自然外观，触感正常 |

表 31-2　自体脂肪与皮瓣修复比较

| | 皮瓣修复 | 自体脂肪 |
| --- | --- | --- |
| 来源 | 受限 | 丰富 |
| 供体 | 明显瘢痕、畸形、功能不佳 | 几乎无瘢痕 |
| 手术 | 时间长、复杂 | 相对短，容易 |
| 住院时间 | 长 | 可在门诊条件上实施 |
| 可重复性 | 较差 | 良好 |
| 移植物体积 | 难以预估结果 | 易于预估结果 |
| 治疗效果 | 体积大，多次手术 | 自然外观，触感正常 |
| 恢复时间 | 组织转移重度创伤，恢复时间长 | 供受区轻微创伤，恢复时间短 |

在我们的病例中，尤其是轻中度受累组的患者，已可以通过脂肪移植获得满意效果。对于重度 RD 患者，脂肪移植可作为传统皮瓣手术的辅助治疗方式。我们发现，脂肪注射的次数越多，脂肪存活率越高。可能原因之一是面部萎缩侧较健侧血供差。在自供区采取正常的脂肪颗粒移植到受区并成活后，脂肪中含有的某些血管生长因子或微血管因子可为再次移植的组织提供血液和养分。因此当脂肪再次注射时，受区血供则较首次移植时丰富，脂肪更易成活。Illouz [25] 于 1992 年发现并着重指出，脂肪移植入异常组织区域（如 RD 患者）即存在上述现象。Illouz 对该现象的解释是，每次注射入受区的脂肪中含有约 5% 的前体细胞，后者介导了血管新生。由于移植的脂肪中含有前体细胞，因此脂肪移植的次数越多，越可能获得持久、良好的效果，不过前体细胞导致纤维化程度加重也是其缺点。

另一项患者随访观察显示，脂肪在如下不同受区的存活率存在差异：额部、颞部、下颌部、颊部。可以推断，任何区域内的肌肉运动均会挤压移植脂肪组织中的新生血管，只是程度不同，因此肌肉运动活跃的区域脂肪存活率低。

脂肪移植的研究仍在进行，移植组织的再血管化研究取得重大进展[26, 27]。显而易见，丰富的血供是移植脂肪存活的基本条件，但移植脂肪是否转化成其他组织以及游离油脂如何代谢仍不清楚。是什么因素影响了成熟脂肪细胞转化为不成熟脂肪细胞？深入研究可能会揭晓答案。

## 结论

脂肪移植是治疗 RD 患者的一种方法，它是游离组织移植面部修复的良好替代方案，可最大限度地改善面部畸形，远期效果佳。我们的 3L-3M 技术可成功用于 RD 治疗。另外，患者可能需要一次或多次脂肪移植才可确保获得最佳效果。

### 参考文献

[1] El-Kehdy J, Abbas O, Rubeiz N. A review of Parry-Romberg syndrome. J Am Acad Dermatol 67:769, 2012.
[2] Xiu Z, Chen Z. [Correction of hemifacial atrophy by use of a chest dermal-fat flap with the platysma pedicle] Zhonghua Zheng Xing Wai Ke Za Zhi 18:348, 2002.
[3] de la Fuente A, Jimenez A. Latissimus dorsi free flap for restoration of facial contour defects. Ann Plast Surg 22:1, 1989.
[4] Wang X, Qiao O, Liu Z, et al. Free anterolateral thigh adipofascial flap for hemifacial atrophy. Ann Plast Surg 55:617, 2005.
[5] Vaienti L, Soresina M, Menozzi A. Parascapular free flap and fat grafts: combined surgical methods in morphological restoration of hemifacial progressive atrophy. Plast Reconstr Surg 116:699, 2005.
[6] Masaki F. Correction of hemifacial atrophy using a free flap placed on the periosteum. Plast Reconstr Surg 111:818, 2003.
[7] Jurkiewicz MJ, Nahai F. The use of free revascularized grafts in the amelioration of hemifacial atrophy. Plast Reconstr Surg 76:44, 1985.
[8] Ashley FL, Rees TD, Ballantyne DL Jr, et al. An injection technique for the treatment of facial hemiatrophy. Plast Reconstr Surg 35:640, 1965.
[9] Pearl RM, Laub DR, Kaplan EN. Complications following silicone injections for augmentation of the contours of the face. Plast Reconstr Surg 61:888, 1978.
[10] Chajchir A, Benzaquen I. Fat-grafting injection for soft-tissue augmentation. Plast Reconstr Surg 84:921; discussion 935, 1989.
[11] Pensler JM, Murphy GF, Mulliken JB. Clinical and ultrastructural studies of Romberg's hemifacial atrophy. Plast Reconstr Surg 85:669; discussion 675, 1990.
[12] Festa E, Fretz J, Berry R, et al. Adipocyte lineage cells contribute to the skin stem cell niche to drive hair cycling. Cell 146:761, 2011.
[13] Longo D, Paonessa A, Specchio N, et al. Parry-Romberg syndrome and Rasmussen encephalitis: possible association. Clinical and neuroimaging features. J Neuroimaging 21:188, 2011.
[14] Duymaz A, Karabekmez FE, Keskin M, et al. Parry-Romberg syndrome: facial atrophy and its relation-ship with other regions of the body. Ann Plast Surg 63:457, 2009.
[15] Parry CH. Collections From the Unpublished Medical Writings of the Late Caleb Hillier Parry. London: Underwood, 1825.
[16] Romberg HM. Krankheiten des Nervensystems (IV: Trophoneurosen). Klinische Ergebnisse. Berlin: Forrtner, 1846.
[17] Eulenberg A. Hemiatrophia Facialis Progressiva. Lehrbuch der Functionellen Nervenkrankheiten auf Physiologischer Basis. Berlin: Verlag von August Hirschwald, 1871.
[18] Mazzeo N, Fisher JG, Mayer MH, et al. Progressive hemifacial atrophy (Parry-Romberg syndrome). Case report. Oral Surg Oral Med Oral Pathol Oral Radiol Endod 79:30, 1995.
[19] Moore MH, Wong KS, Proudman TW, et al. Progressive hemifacial atrophy (Romberg's disease): skeletal involvement and treatment. Br J Plast Surg 46:39, 1993.
[20] Neville BW, Damm DD, Allen CN, Bouquout JE, eds. Patologia oral e Maxilofacial. Rio de Janeiro: Guanabara Koogan, 1998.
[21] Roddi R, Riggio E, Gilbert PM, Hovius SE, Vaandrager JM, van der Meulen JC. Clinical evaluation of techniques used in the surgical treatment of progressive hemifacial atrophy. J Craniomaxillofac Surg 22:23, 1994.
[22] Xie Y, Li Q, Zheng D, Lei H, Pu LL. Correction of hemifacial atrophy with autologous fat transplantation. Ann Plast Surg 59:645, 2007.
[23] Xie, Y, Zheng DN, Li QF, Gu B, Liu K, Shen GX, Pu LL. An integrated fat grafting technique for cosmetic facial contouring. J Plast Reconstr Aesthet Surg 63:270, 2010.
[24] Ruff G. Progressive hemifacial atrophy: Romberg's disease. In McCarthy JG, ed. Plastic Surgery. Philadelphia: WB Saunders, 1990.
[25] Illouz YG. Adipoaspiration and "filling" in the face. Facial Plast Surg 8:59, 1992.
[26] Bartynski J, Marion MS, Wang TD. Histopathologic evaluation of adipose autografts in a rabbit ear model. Otolaryngol Head Neck Surg 102:314, 1990.
[27] Langer S, Sinitsina I, Biberthaler P, et al. Revascularization of transplanted adipose tissue: a study in the dorsal skinfold chamber of hamsters. Ann Plast Surg 48:53, 2002.

# 第**32**章

## 脂肪移植在颅颌面修复中的应用：从手术到再生

Luigi C. Clauser, Manlio Galiè, Giovanni Elia, RimLardo Tieghi

译者：孟　湉　斯楼斌　王　阳　韩雪峰　任学会　石思银

自体脂肪移植并不是新技术。过去，许多外科医师因其效果欠佳和不稳定性而摒弃了此技术[1,2]。然而，20世纪80年代提出了自体结构性脂肪移植技术，该技术具有明确的适应证、精细的技术和确切的效果。脂肪移植最初用于面部的美学改善。近年来，该技术已发展并应用于复杂的重建手术。脂肪移植可用于面部各个区域，修复创伤和肿瘤切除术后的软组织缺损，还可改善颅面畸形。由于脂肪移植可获得自然持久的效果，且对供区损伤极小，因此获得了广泛的应用[3,4]。

颅颌面外科具有复杂性，表现之一即为治疗周期长。脂肪移植常是重建方案中的最后一步。

颌面部脂肪移植的最初适应证是用于颧骨、眶周区、面颊、唇部、鼻部、颏部、下颌轮廓和下颌角的修复与年轻化。最近脂肪移植应用于矫正局部组织萎缩、创伤后及肿瘤切除后组织缺损、先天性复杂颅面畸形、烧伤和半面萎缩（例如由Parry-Romberg综合征、硬皮病和无眼症导致）[5,6]。

正颌手术联合脂肪移植开拓了新的应用和适应证。众所周知，由于正颌手术移位了骨骼基底（上颌骨、下颌骨、颏部），因此通常导致软组织覆盖不足。某些患者，特别是女性患者，术后会主诉软组织缺乏的问题。基于所谓的婴儿面理论，面部容量增加等同于面部年轻化（图32-1）。在眶周、颧骨区域、上下木偶线和颏部行脂肪移植还可改善面部皮肤质地及光泽。

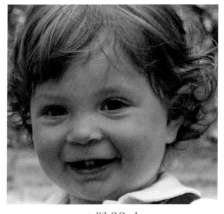

▲图32-1

该患者表现为3类错颌畸形（图32-2A）。在正畸治疗后，同期进行了高位LeFort I型（蝴蝶型）截骨和下颌骨手术（双侧矢状劈开截骨，Bilateral Sagittal Split Osteotomy, BSSO）。术后3年（图32-2B），骨和软组织维持稳定的效果，颧骨高耸、面部丰满，该患者无须行脂肪移植。该患者还可以选择在术中或二期手术时植入颏部假体[7]。

## 材料和方法

### 术前准备

医患双方共同协商手术设计，必须告知患者手术的全部过程。

颅颌面患者手术的理想体位是仰卧位。头部可向不同方向移动。须保证经口气管插管的导管可以移动，特别是在口唇及口周区域移植脂肪时。术者必须能够在整个手术过程中评估患者的立体轮廓。术前照片应展示在手术室墙上或显示器上。

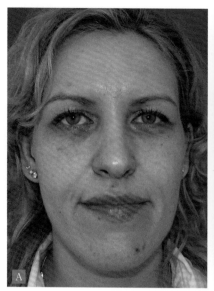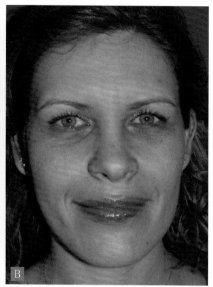

▲图 32-2

## 标记

根据 Coleman 指南分析，术前设计包括照片设计体系。用不同的彩色笔在患者照片上标记拟注射和非注射区域，必要时，标记拟去除多余脂肪组织的区域。术前重新于患者面部描绘上述标记。

## 麻醉

患者采用含 0.5% 利多卡因和 1：20 万肾上腺素的麻醉药行局部麻醉，必要时，可予镇静或全身麻醉。于局麻药中添加碳酸钙以减轻疼痛。

## 脂肪获取、供区和切口选择

常用供区为脐周区域，腹部，大腿外、前、内侧，侧腹部（love handle）和膝部。臀部可作为儿童患者的供区。通过两三个小切口（2 ~ 3 mm），切口大小可置入吸脂针即可，自上述区域抽吸脂肪。

通常采用 15 cm 长的 12 G Coleman 吸脂针连接 10 mL 注射器抽吸脂肪。在抽吸和移植脂肪必须采用钝头无创伤针[8]。

## 脂肪处理和纯化

脂肪处理和纯化参考经典的 Coleman 技术（参见第 1 章）。我们采用 1 300 rpm 离心 3 分支，离心后的浓缩脂肪用于注射[9,10]。

## 技术

Coleman 脂肪移植技术的脂肪获取和移植过程与其他脂肪移植技术不同，其过程十分精细。获取的脂肪细胞经轻柔地离心，存活组织比率更大。采用各种不同型号的钝针获取和移植脂肪，铭记其目的是尽可能减少对脂肪细胞的损伤。

Coleman 钝头吸脂针在凸面和凹面皆有开口，便于大量获取脂肪颗粒。术者轻柔抓持皮肤，将皮下组织自深层结构提起。在皮下组织层快速移动注射器和吸脂针，可无创、无血地获取脂肪。

用 11 号刀片或 18 G 针头制作切口，置入注脂针。以线性注射的方式，将脂肪逐层（自骨膜向上至皮肤）移植到需要改善的区域。每次注射时，以边退边注射的方式在每点注入极少量脂肪。将脂肪轻柔均匀地移植到自骨膜至真皮下层的多个层次内，以利于新生血管形成，并利于脂肪细胞存活和形成纤维网状结构。部分脂肪逐渐被机体吸收，但是无法预估吸收量；吸收率因人而异，通常为 20% ~ 30%。若存活脂肪很少，则可能需行第 2 或第 3 次手术，以改善最终效果。事实上，单次手术移植过多量脂肪会引起血管化不足和吸收率更高的问题，特别是在颌面部等被覆软组织较薄的区域，可发生"瓶颈"效应，形成囊肿和纤维化。脂肪移植必须避免过度矫正、过量移植和"瓶颈"效应[11, 12]。

---

**技术精要**

- 口周区域不能使用常规注脂针。应使用 20 G 锐针以有效重塑口周区域，特别是柱状线区域。当向唇部注射非永久性填充剂（例如透明质酸）时，也应采用上述方式。

- 人中嵴缺损或轮廓不清会导致上唇扁平变长，以鼻翼旁为参考做 2 条平行线以标记人中嵴位置，用 20 G 锐针行脂肪移植以重塑人中嵴形态。

- 治疗颅面畸形时，医师必须牢记患者的生长潜能异于常人。由于吸收率高，骨移植需数次手术。自体脂肪移植也需多次手术。因脂肪移植吸收率更高，颅面畸形患者的脂肪移植需进行 3 ~ 5 次，2 次手术间隔 6 ~ 12 个月。

- Treacher Collins 综合征由于浅表肌肉腱膜系统和骨膜的缺失，导致治疗非常复杂。即使经过多次骨性手术，病情仍会复发，效果可能欠佳。即使在颅骨行骨移植，移植骨也会大量吸收。脂肪移植可改善最终的效果[13]。

- 对无眼症患者眼窝处行脂肪移植，为组织容量缺失提供了极好的解决方案。在患有眼球摘除后眼窝综合征（postenucleation socket syndrome, PESS）的患者中，即使在眶内植入假体，仍会存在软组织缺损。可通过在眶内部分和上睑沟内注射脂肪来改善上述情况。

- 由于皮肤、肌肉、眼睑后层组织缺损，顽固性睑外翻（先天性、瘢痕性、创伤后或各种重建后）的治疗极具挑战。腭黏膜移植可用于重建眼睑后层，但并不能修复皮肤和眼轮匝肌缺损。在延长了眼睑后层后，于二期移植经处理的细颗粒脂肪，可为眼睑皮肤和眼轮匝肌的修复提供有效方法，该方法可延长下睑并改善其容量和质地[14-18]。

---

该患者为眶距增宽伴复杂颅面畸形（Tessier 0-14 型颅面裂），从 2 岁起接受过多种不同的颅面重建手术。该患曾在巴黎接受 Paul Tessier 医师的治疗。图 32-3A、B 为患者 28 岁时准备行第 3 次

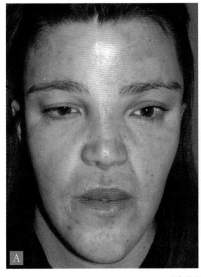
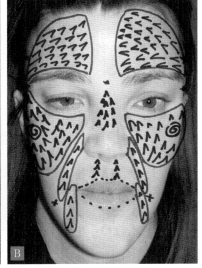

▲图 32-3A、B

脂肪移植手术。面部已于术前标记，然后在全身麻醉下行脂肪移植。

按经典的 Coleman 方法标记供区。用 0.5％ 利多卡因加 1 ： 20 万肾上腺素行局部浸润麻醉。在供区做小切口，然后插入吸脂针，用手控制注射器保持轻微负压，从脐周区域、腹部、大腿和膝部获取脂肪。获取脂肪后，应使用纤维蛋白溶解软膏按摩供区。用 5-0 尼龙线缝合供区切口，在小儿可改用纤维蛋白胶和免缝胶布（图 32-3C ～ G）。

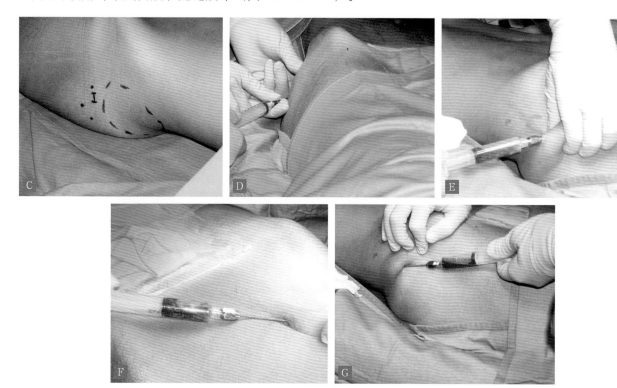

▲图 32-3C ～ G

术者应全方位立体评估组织容量。在复杂的情况下，最好于术者屈膝水平观察各种面部轮廓（图 32-3H）。

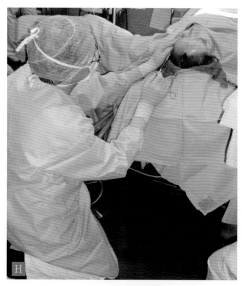

▲图 32-3H

每次脂肪移植时，以 cm³ 为单位将脂肪注射量记录在面部示意图及表格中（图 32-3I ～ L），方便医师记住每个区域的脂肪注射量，也为再次脂肪移植提供参考。

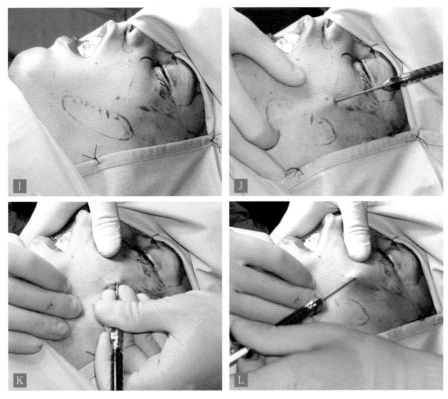

| 注射量（共 79.5 mL） | 右面部（mL） | 其他亚单位（mL） | 左面部（mL） |
| --- | --- | --- | --- |
| 眶周区域 | | 15 | |
| 上木偶线 | 2 | | 2 |
| 眶下 - 鼻外侧区域 | 16 | | 16 |
| 鼻唇沟 | 4 | | 4 |
| 鼻背 | | 4 | |
| 眶上额区 | | 16.5 | |

▲ 图 32-3I ～ L

将一条泡棉加压型胶带（Microfoam）仔细地贴敷于脂肪移植区，留置 5 ～ 7 天。胶带压迫可减轻水肿并防止患者直接触碰皮肤。患者勿按摩受区（约 3 周内）。在术后恢复期间，应于供区穿戴塑身衣，任何吸脂手术均必须穿戴抗血栓性弹力袜（图 32-3M、N）。

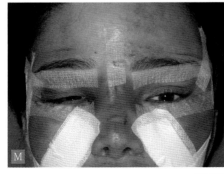
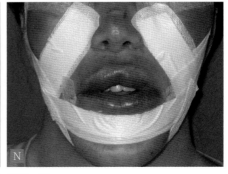

▲ 图 32-3M、N

照片分别显示患者 2 岁、17 岁骨整形术后、18 岁 2 次脂肪移植术后、35 岁 6 次脂肪移植术后（即最后 1 次手术后 2 年）。期间共移植脂肪 320 mL。该患者鼻部和眼睑也实施了某些手术修整（图 32-3O ~ R）。

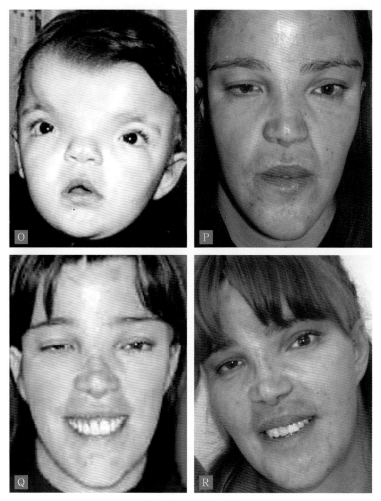

▲图 32-3O ~ R

## 术后护理

正如 Coleman 所描述，应用胶带轻轻压迫受区；若从腹部获取脂肪（腹部多个层面获取脂肪后会出现肌肉、筋膜的松弛），患者则应穿塑身衣 7 ~ 10 天。建议术后早期活动。所有受区予冰袋冷敷至术后 24 ~ 36 小时。应用抗生素和抗炎药数日[17]。必须告知患者，术后肿胀可能持续 3 ~ 4 周，肿胀消退后才可行效果评估。恢复时间根据手术范围及病理类型不同而异。

# 结果

该 16 岁女孩患 Treacher Collins 综合征。7 岁时该患接受了颅骨移植重建眶部。16 岁时行跳跃式截骨颏前徙成形术。图 32-4A、B 示患者表现出病变区域完全骨骼化，且缺乏软组织覆盖。

脂肪移植的确增加了其面部软组织立体容量，之后假使实施新的骨整形术，也为之提供了有益的受床。或许未来对 Treacher Collins 综合征的治疗方案应是早期行面部脂肪移植矫正软组织缺损，再行其他重建手术。

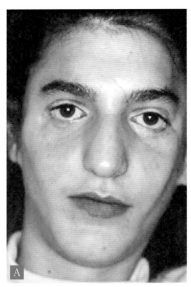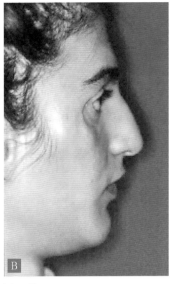

▲图 32-4A、B

按 Coleman 指南行术前设计和标记，根据最需填充的区域到不需调整的区域，将面部细分为不同部分。在我们做术前设计时，改良了 Coleman 的原始画法，但保留了每种颜色的含义（图 32-4C、D）。

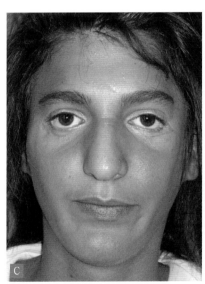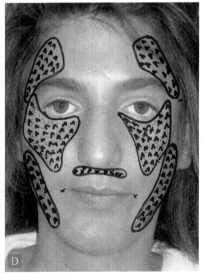

▲图 32-4C、D

在口周、眶下、鼻部、额颞部、颊部及颞部分 5 次共注射脂肪 280 mL。图 32-4E ~ G 示患者 16 岁骨性手术完成时、21 岁 2 次脂肪移植术后、27 岁第 3 次脂肪移植术后及最后 1 次修整术后 2 年。

患者患 Crouzon 病（图 32-5A）。17 岁时，他接受了 LeFort III 型截骨术和跳跃式截骨颏成形术（图 32-5B）。因面部容量不足，计划行脂肪移植。第 3 次手术实施脂肪注射，共 65 mL（图 32-5C）。图 32-5D 示患者术后 3 年。

一名 25 岁女性的诉求为改善因多次唇腭裂修复手术后遗留的上颌及唇部容量不足。拟在该患者上颌和口周缺陷区域行脂肪移植。从腹部及大腿内侧获取脂肪。共 42 mL 脂肪移植到下唇、上唇人中、丘比特弓、口轮匝肌浅面的柱状线、鼻唇沟、鼻翼周围区域和鼻尖。此外还在其颊部和左鼻尖移植脂肪以柔化面部外观。照片示术后 4 年效果（图 32-6）。

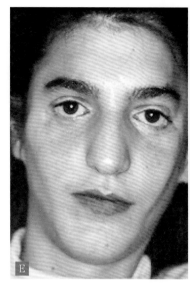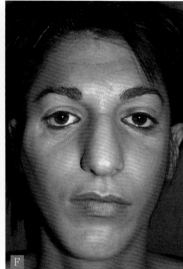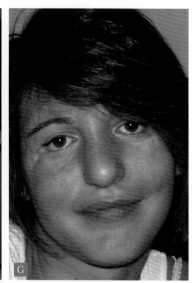

| 注射量（共 280 mL） | 右面部（mL） | 其他亚单位（mL） | 左面部（mL） |
|---|---|---|---|
| 眶周区域 | 10 | | 10 |
| 颞区 | 30 | | 30 |
| 眶下区 | 3 | | 3 |
| 鼻部 | | 14 | |
| 额颧区 | 65 | | 65 |
| 颊部 | 25 | | 25 |

▲图 32-4E ~ G

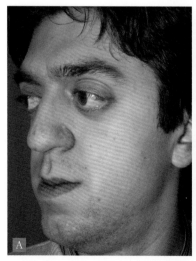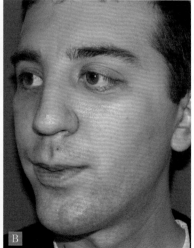

▲图 32-5A、B

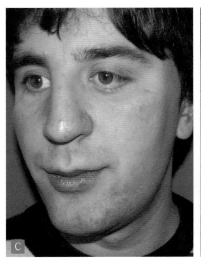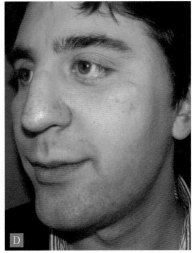

▲图 32-5C、D

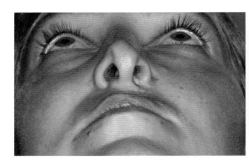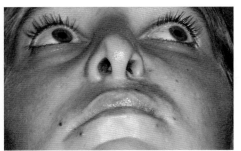

| 注射量（共 80 mL） | 右面部（mL） | 其他亚单位（mL） | 左面部（mL） |
| --- | --- | --- | --- |
| 颞部 | 13 | | 13 |
| 颧部 | 11 | | 11 |
| 眶周区 | 8 | | 8 |
| 唇 | | 4 | |
| 下颌缘 | 4 | | 4 |
| 鼻 | | 4 | |

▲图 32-6

一名男孩因短头畸形在 12 个月大时接受手术治疗。随生长发育，额部沙漏样畸形变得明显。患者 12 岁时进行了 1 次脂肪移植。从臀部获取脂肪，单次手术在全额部移植 45 mL 脂肪。请注意脂肪移植除增容作用外，还具有组织再生作用，并可改善皮肤质地。图 32-7 为患者术后 18 个月。

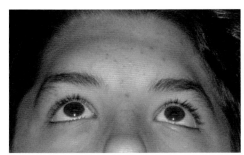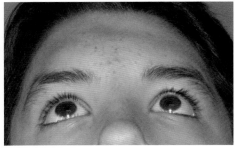

▲图 32-7

| 注射量（共 42 mL） | 右面部（mL） | 其他亚单位（mL） | 左面部（mL） |
|---|---|---|---|
| 上唇 | | 12 | |
| 下唇 | | 6 | |
| 鼻尖 | | | 2 |
| 颊部 | 5 | | 5 |
| 鼻唇沟及鼻翼周围区域 | 6 | | 6 |

▲ 图 32-7（续）

　　此 Parry-Romberg 综合征患者表现为严重的半面硬皮病，面部骨骼肌、脂肪、皮下组织和皮肤严重萎缩及发育不良，伴有皮肤颜色改变。约 8 年前，患者接受了传统的重建手术：游离髂骨移植至下颌骨及上颌骨，通过耳前除皱手术的切口行真皮脂肪移植 3 次。然而效果不佳，骨和脂肪几乎完全吸收。之后患者又接受了 4 次脂肪移植手术，效果良好。治疗结束时，注射脂肪总量 226 mL。图 32-8A ～ E 示脂肪移植区域。照片示患者治疗结束时，效果稳定。

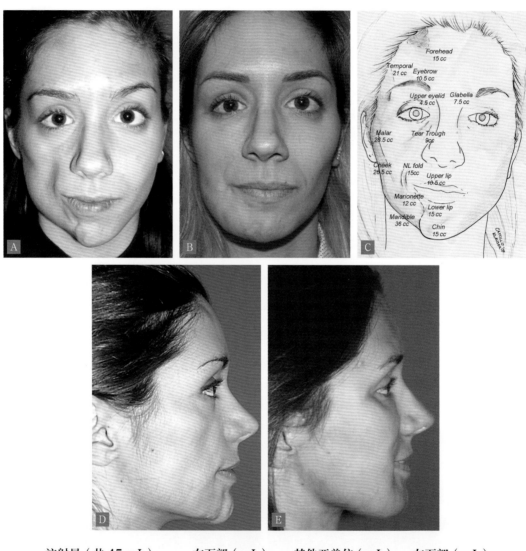

| 注射量（共 45 mL） | 右面部（mL） | 其他亚单位（mL） | 左面部（mL） |
|---|---|---|---|
| 额部 | 18 | 9 | 18 |

▲ 图 32-8A ～ E

患 Parry-Romberg 综合征的同一患者还表现出典型的颅顶脱发。在行多个 Z 改形后，脱发区仍然存在。之后进行了 3 次脂肪移植手术（共注射 35 mL 脂肪）。最后 1 次脂肪移植后 5 个月，成功进行了毛发移植。使用头皮条方法，从枕部获取毛发，经计算需移植 900 个毛囊单位方可在秃发区达到 30 ~ 35 FU/cm² 毛囊密度。4 个月后，移植毛发的再生效果极佳（图 32-8F ~ H）。

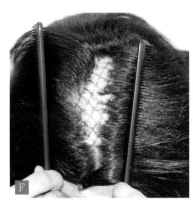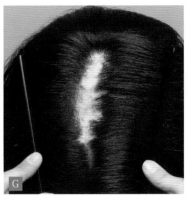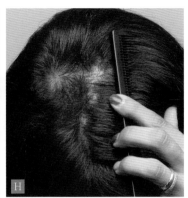

毛发移植

▲图 32-8F ~ H

一例 25 岁女性患牙齿咬合不正伴面容衰老，是一种轻度 Treacher Collins 综合征。在第 1 期手术时，患者接受了 LeFort Ⅰ 型截骨术、改良双侧矢状劈开截骨术和颏成形术。第 2 期手术进行了全面部提升，包括广泛骨膜下剥离、骨重塑和面部深层组织复位。同期进行了外眦固定、眉提升、颅骨移植至颧部和鼻中隔成形术。在第 3 期亦即最后 1 期手术时，对其进行全面部自体脂肪移植，移植部位包括额部、颊部、鼻唇沟、上、下木偶线及下颌缘等处，共移植脂肪 88 mL（图 32-9）。

一名患者为典型 Ⅲ 型咬合不正。患者在第 1 期手术接受了 LeFort Ⅰ 型截骨术、改良双侧矢状劈开截骨术（BSSO）和颏成形术。2 年后，行脂肪移植填充容量以改善患者左面部不对称。共注射脂肪 88 mL（图 32-10）。

该 15 岁男孩主诉为改善因唇裂术后继发畸形导致的缩颏及颈颌角畸形。在面诊及讨论治疗方案时，我们向患者清楚说明了隆颏的益处。虽然我们最初建议行颏成形术，但由于患者年龄小，且出于操作简单考虑，我们选择了颏部 – 口周脂肪移植。通常男性患者需在 17 岁或 18 岁发育完全后再行颏成形术。患者将来可能需要再次修整。图 32-11 为患者行颏部 – 口周脂肪移植后 1 年。在颏部及口周区各层面共注射脂肪 35 mL。

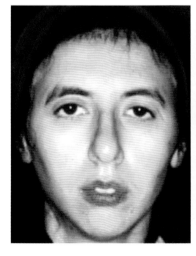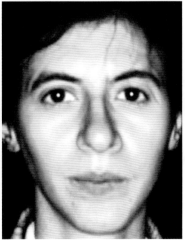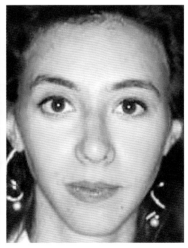

▲图 32-9

| 注射量（共 226 mL + 35 mL） | 右面部（mL） | 其他亚单位（mL） | 左面部（mL） |
|---|---|---|---|
| 额部 | 15 | | |
| 颞部 | 21 | | |
| 眉弓 | 10.5 | | |
| 上睑 | 4.5 | | |
| 眉间 | | 7.5 | |
| 颧部 | 28.5 | | |
| 泪沟 | 9 | | |
| 颊部 | 26.5 | | |
| 鼻唇沟 | 15 | | |
| 上唇 | | 10.5 | |
| 下唇 | | 15 | |
| 木偶纹 | 12 | | |
| 下颌区 | 36 | | |
| 颏部 | 15 | | |
| 顶部 | | 35 | |

▲图 32-9（续）

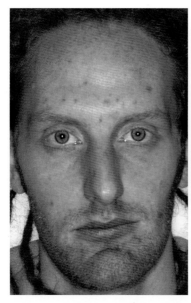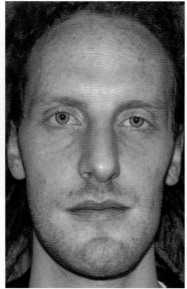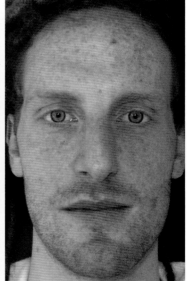

| 注射量（共 88 mL） | 右面部（mL） | 其他亚单位（mL） | 左面部（mL） |
|---|---|---|---|
| 额部 | 10 | 20 | 10 |
| 颊部 | | | |
| 鼻唇沟 | 8 | | 8 |
| 木偶纹 | 6 | | 6 |
| 下颌缘 | 10 | | 10 |

▲图 32-10

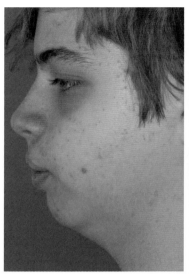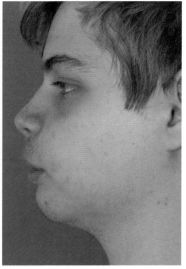

| 注射量（共 110 mL） | 右面部（mL） | 其他亚单位（mL） | 左面部（mL） |
| --- | --- | --- | --- |
| 额部 | 10 | | 10 |
| 鼻唇沟 | 6 | | 6 |
| 木偶线 | 4 | | 4 |
| 颊部 | 20 | | 20 |
| 下颌缘 | 15 | | 15 |

▲ 图 32-11

　　一名 28 岁男性主诉面部过于年轻化和女性化。患者诉求为拥有更强壮、更显男子气概的外观，包括使颧弓增大、颊部更凹、颌部轮廓更鲜明、眶上隆起及眉弓突出更明显，以及唇部更丰满（图 32-12A ～ D）。

　　面部塑形分 2 期手术。第 1 期进行颏成形术（前徙和下降），同时将 35 mL 脂肪移植到下颌缘、唇部、颧骨和木偶纹等处。

　　第 2 期手术于第 1 期术后 6 个月进行，包括颊脂垫切除（以使其面中部 1/3 更显凹陷）；将大量脂肪（63 mL）移植到眉弓、颧部、下颌缘及唇部。图 32-12E ～ H 为患者最初行颏成形术后及行面部填充塑形术后 2 年半。

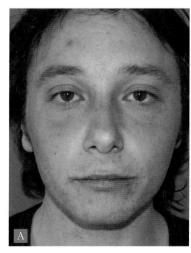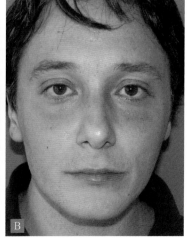

▲ 图 32-12A、B

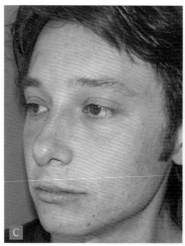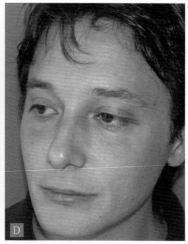

阶段 1：颏成形术和首次脂肪移植

| 注射量（共 35 mL） | 右面部（mL） | 其他亚单位（mL） | 左面部（mL） |
|---|---|---|---|
| 颏部 | | 20 | |
| 口周区 | | 11 | |
| 唇部 | | 4 | |

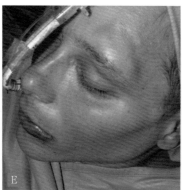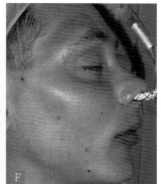

阶段 2：面部塑形和再次脂肪移植

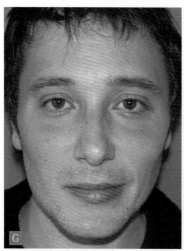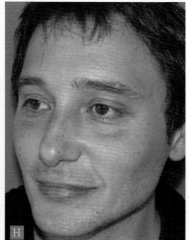

2 年半后效果

▲图 32-12C ～ H

一例患者患左第 VII 脑神经麻痹。图 32-13 为行眶睑区颞肌瓣转移修复、联合脂肪移植后 1 年。第 2 次手术行脂肪移植改善半面萎缩。共注射脂肪 46 mL。

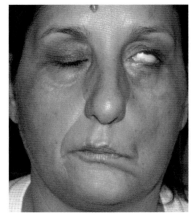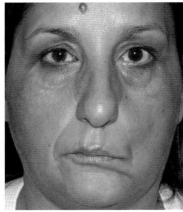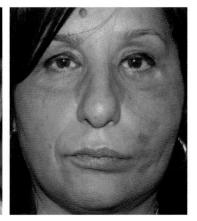

| 注射量（共 98 mL） | 右面部（mL） | 其他亚单位（mL） | 左面部（mL） |
|---|---|---|---|
| 眉弓，眶上隆起 | 4 | | 6 |
| 颧部 | 14 | | 20 |
| 木偶纹 | 5 | | 5 |
| 上唇 | | 4 | |
| 下唇 | | 8 | |
| 下颌缘 | 16 | | 16 |

▲图 32-13

游离皮瓣移植治疗面瘫通常导致受区过于臃肿。若采用其他方法治疗面瘫，如用颞肌筋膜瓣转移修复眼睑和（或）口角或静态悬吊，则可将脂肪移植作为辅助方法以进一步改善软组织萎缩。颞肌筋膜瓣可恢复眼睑和（或）口角的运动功能。然而，患者一旦罹患面瘫则通常经久不愈，常导致显著的半面萎缩。多层次脂肪移植可改善面部容量、质地及面部立体轮廓。

一名 27 岁男性因视网膜母细胞瘤于幼年时行右眼球切除术，右眼呈无眼球状态。后出现右义眼脱位。为改善此种状况，将颅骨移植物植入右眶底及下眶缘。第 2 期手术从腹部获取 35 mL 脂肪，处理后提取 27 mL，注射到眼周区域和肌锥处，以更好地垫高义眼。为改善面部对称性，在双侧颞颧区也进行了脂肪移植（图 32-14）。

一名女性为美容目的注射了永久性填充物聚烷基亚胺（Bio-Alcamid）。约 10 年后，患者发生了严重感染，伴左颊肉芽肿。治疗包括经口内入路取出填充物。术后患者左面部明显畸形，在接下来的

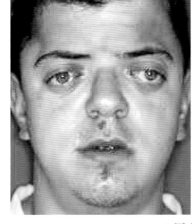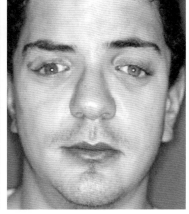

▲图 32-14

| 注射量（共 46 mL） | 右面部（mL） | 其他亚单位（mL） | 左面部（mL） |
|---|---|---|---|
| 颞部 | | | 4 |
| 眶下区 | | | 10 |
| 鼻唇沟 | 3 | | 6 |
| 木偶纹 | 2 | | 4 |
| 上唇 | | 5 | |
| 下唇 | | 2 | |
| 人中嵴 | | 6 | |

▲图 32-14（续）

数月内进行了 3 次脂肪移植，共注射脂肪 145 mL。第 3 次脂肪移植 2 年后，美学效果满意。从术后照片可见脂肪移植的再生效果（图 32-15）。

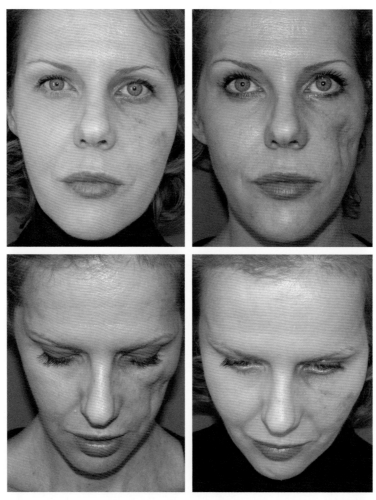

| 注射脂肪量（共 27 mL） | 右面部（mL） | 其他亚单位（mL） | 左面部（mL） |
|---|---|---|---|
| 眼周区 | 12 | | |
| 眶锥体 | | 3 | |
| 颞颧区 | 6 | | 6 |

▲图 32-15

　　一名女性为左眶部严重外伤外院治疗后。患者在 3 年多的时间内接受了多次重建手术：Z 改形、双侧眦角固定、双侧颞部提升以及左下睑腭黏膜瓣移植。在接下来的 2 年里实施了 3 次脂肪移植手术，在双侧眶周、颞窝、颧区和唇部共注射脂肪 140 mL。为使双侧对称，我们在其对侧颧区注射了 10 mL 脂肪。该患者的效果再一次印证了脂肪移植具有明显的再生作用（图 32-16）。

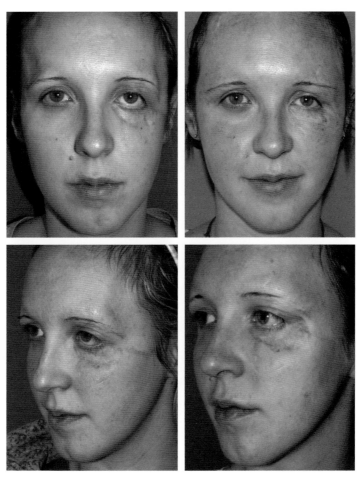

| 注射量（共 145 mL） | 右面部（mL） | 其他亚单位（mL） | 左面部（mL） |
| --- | --- | --- | --- |
| 颧区 | | | 71 |
| 颊部 | | | 74 |

▲图 32-16

　　一例患者外伤后遗留永久性右额部麻痹、颞窝凹陷及眶下缘变形。在分期重建术后，还进行了右眉部提升。之后行 2 次脂肪移植矫正遗留的额颞部畸形，共注射脂肪 85 mL（图 32-17）。

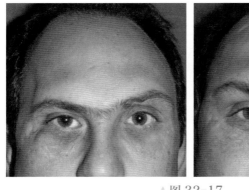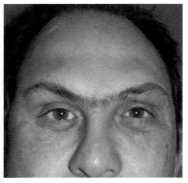

▲图 32-17

| 注射脂肪量（共 140 mL） | 右面部（mL） | 其他亚单位（mL） | 左面部（mL） |
|---|---|---|---|
| 颞窝 | 25 | | 25 |
| 眼周区 | 10 | | 25 |
| 颧部 | 10 | | 35 |
| 唇部 | | 10 | |

▲图 32-17（续）

一名女性诉求为实施美容手术改善其面部极不对称的外观。我们对其实施了眼睑整形、耳整形、鼻整形、颏成形术以及广泛的面部脂肪移植（共 80 mL）（图 32-18）。患者自觉上述手术使其面部焕然一新，从相貌平平变得更为迷人，并且无手术印迹。

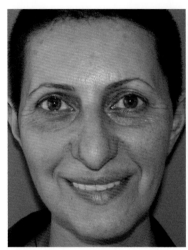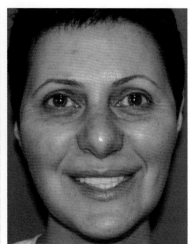

| 注射量（共 80 mL） | 右面部（mL） | 其他亚单位（mL） | 左面部（mL） |
|---|---|---|---|
| 颧部 | 20 | | 25 |
| 颏部 | | 8 | |
| 下颌缘 | 4 | | 5 |
| 颞窝 | 3 | | 3 |
| 唇及口周 | | 12 | |

▲图 32-18

## 并发症

面部脂肪移植美容手术的并发症包括脂肪注射量不适当（过多或过少）、表面凹凸不平、结节和突起以及移植脂肪移位。患者应在最初手术的几个月后，即待容量稳定后再评估效果。可采用再次脂肪移植矫正凹凸不平、去除结节和突起等方法微调脂肪移植区域。

颌面部脂肪移植的并发症还包括面部深层的神经、肌肉、腺体、血管等结构的损伤。但是永久性损伤极其罕见。当在鼻部、眶周、鼻唇沟甚至下唇区域行脂肪移植时，由于误操作而导致的血管栓塞也许是最具灾难性的潜在并发症。为避免此并发症，禁用锐针移植脂肪。此外还应注意，必须限制脂肪颗粒的大小，避免手指按压，使用小容量注射器（面部仅使用 1 mL 注射器），不应使用脂肪注射枪。注射血管收缩剂有利于避免栓塞。与吸脂术的并发症一样，供区可能发生表面凹凸不平和畸形。若从腹部获取脂肪，由于抽吸过程涉及腹部多个层面，肌肉和筋膜将变得松弛，因此患者术后应使用腹带 7 ~ 10 天。此外，使用腹带也降低了供区表面凹凸不平的风险。此点对体形瘦削的患者尤为重要[19-21]。

## 讨论

脂肪移植是一种极好的重塑面部轮廓的方法。最近的研究证明，人类脂肪组织是间充质脂肪干细胞的丰富来源，后者具有多向分化潜能，动物研究也证实了其在血管生成因子、抗凋亡因子的分泌中起到重要作用。随着再生生物学领域的发展，提出了治疗颅面疾病的新策略。颅面疾病的独特之处在于常同时累及多种组织，患者可在不同年龄、不同发育阶段发病[22, 23]。

## 总结

面部和眶 – 颅 – 面区的先天性或获得性畸形严重影响患者的功能和社会心理。已有多种外科方法应用于此类疾病的治疗，但已采取的方法通常不能完全矫正畸形，也不能矫正稍轻度的、轻微的轮廓不规则。脂肪移植软组织填充手术是一项技术革命，该技术被越来越多地在世界范围使用，并在近年用于更复杂的修复手术。此外，随着再生医学的到来，脂肪移植使由先天性异常、创伤和多种病理状态导致的口腔、颌面结构缺损或缺失的修复成为可能。

如今，组织工程和再生医学是一门随着生物技术的进步而持续发展的多学科科学。将脂肪干细胞用于组织修复和再生着实令人震撼。最近关于脂肪干细胞的研究表明，这种成体干细胞用于治疗先天性和获得性疾病，或许能成为与其他方法等效的工具。如何获取有功能的干细胞对外科医师和从事再生医学专业的科学家来说仍然是一个挑战。

脂肪干细胞是可应用于多种组织工程和再生医学的自体干细胞可靠来源。利用脂肪移植行软组织填充是每一位重建外科医师不可或缺的技能，它不仅可作为辅助治疗，更是各种眶 – 颅 – 面部修复的基本外科技术[24, 25]。

### 致谢

我们要感谢 Padua 大学（生物医学科学研究所）的 Barbara Zavan 博士对自体组织移植用于重建外科的探索及研究，尤其是她在某些类型三叉神经痛的止痛药效果／因素方面所做出的贡献。

## 参考文献

［1］Coleman SR, Katzel EB. Fat grafting for facial filling and regeneration. Clin Plastic Surg 42:289, 2015.

［2］Clauser L, Tieghi R, Consorti G. Parry-Romberg syndrome: volumetric regeneration by structural fat grafting technique. J Craniomaxillofac Surg 38:605, 2010.

［3］Clauser L. Optimizing maxillofacial and craniofacial results. In Coleman SR, Mazzola RF, eds. Fat Injection: From Filling to Regeneration. St Louis: Quality Medical Publishing, 2009.

［4］Atiyeh BS, Hayek SN. Numeric expression of aesthetics and beauty. Aesthetic Plast Surg 32:209, 2008.

［5］Burnouf M, Buffet M, Schwarzinger M, et al. Evaluation of Coleman lipostructure for treatment of facial lipoatrophy in patients with human immunodeficiency virus and parameters associated with the efficiency of this technique. Arch Dermatol 141:1 220, 2005.

［6］Clauser LC, Consorti G, Elia G, Galiè M, Tieghi R. Three-Dimensional Volumetric Restoration by Structural Fat Grafting. Craniomaxillofac Trauma Reconstr 7:63, 2014.

［7］Caviggioli F, Klinger F, Villani F, et al. Correction of cicatricial ectropion by autologous fat graft. Aesthetic Plast Surg 32:555, 2008.

［8］Pu LL, Yoshimura K, Coleman SR. Future perspectives of fat grafting. Clin Plastic Surg 42:389, 2015.

［9］Khouri RK, Rigotti G, Cardoso E, Khouri RK Jr, Biggs TM. Megavolume autologous fat transfer: Part I. Theory and principles. 133:550, 2014.

［10］Consorti G, Tieghi R, Clauser LC. Frontal linear scleroderma: long-term result in volumetric restoration of the fronto-orbital area by structural fat grafting. J Craniofac Surg 23:e263, 2012.

［11］Tuin AJ, Domerchie PN, Schepers RH, et al. What is the current optimal fat grafting processing technique? A systematic review. J Craniomaxillofac Surg 44:45, 2016.

［12］Coleman SR. Long-term survival of fat transplants: controlled demonstrations. Aesthetic Plast Surg 19:421, 1995.

［13］Clauser L. Personal communication with Sydney Coleman, New York, Nov 2007.

［14］Kakagia D, Pallua N. Autologous fat grafting: in search of the optimal technique. Surg Innov 21:327, 2014.

［15］ Enlow DH, ed. Facial Growth, ed 3. Philadelphia: WB Saunders, 1990.

［16］ Coleman SR. Lower lid deformity secondary to autogenous fat transfer: a cautionary tale Aesthetic Plast Surg 32:415, 2008.

［17］ Tessier P. The definitive plastic surgical treatment of the severe facial deformities of craniofacial dysostosis. Crouzon's and Apert's diseases. Plast Reconstr Surg 48:419, 1971.

［18］ Coleman SR. Structural fat grafting: more than a permanent filler. Plast Reconstr Surg 118(3 Suppl):108S, 2006.

［19］ Coleman SR. Fat injection—toward regenerative medicine. Presented at the International Symposium, Milan, Sept 2007.

［20］ Coleman SR. Facial recontouring with lipostructure. Clin Plast Surg 24:347, 1997.

［21］ Foyatier JL, Mojallal A, Voulliamume D, et al. [Clinical evaluation of structural fat tissue graft (Lipostructure) in volumetric facial restoration with face-lift. About 100 cases] Ann Chir Plast Esthet 49:437, 2004.

［22］ Yoshimura K, Coleman SR. Complications of fat grafting. How they occur and how to find, avoid, and treat them. Clin Plastic Surg 42:383, 2015.

［23］ Bui P. [Complications of autografting] Ann Chir Plast Esthet 49:630, 2004.

［24］ Habal MB. Craniofacial surgery: a perspective on the advances made in 40 years of surgery, principles first. J Craniofac Surg 19:3, 2008.

［25］ Kawamoto HK. (1) From today to the future, (2) Facial fractures, (3) Anophthalmic orbital reconstructive strategies, (4) Rare clefts. Presented at the Craniofacial Plastic Surgery International Congress, Rome, June 2005.

# 第33章

# HIV 阳性患者的脂肪移植术

Joan Fontdevila  译者：李 洁 王永前 蔡 磊 韩雪峰 任学会 李发成

由于治疗方法的改进，HIV 阳性患者伴有的萎缩性改变可能将在数十年后消失，但是对于目前感染 HIV 患者而言，面部和体部出现的萎缩性改变易被别人察觉，是一种"耻辱性"缺陷，需要进行干预治疗。脂肪移植是一种效果显著且有长期文献记载的填充方法，可作为治疗上述患者萎缩区域的选择之一。由于很多 HIV 阳性患者的皮下脂肪量不足，因此某些学者质疑自体脂肪移植能否解决 HIV 伴发的萎缩问题，不过脂肪移植为 HIV 伴发的萎缩提供了一条治疗思路，即是否可用人工材料作为填充材料？然而，由于①此类慢性疾病患者几乎无自愈可能，需反复治疗；②同时因为随材料吸收患者将经历周期性的外形改变；③面部以外的萎缩区域治疗费用高，所以该类疾病并不适合使用合成材料。也可选择永久性填充材料如硅胶或甲基丙烯酸酯，但是当大量使用此类材料时，会出现更多的并发症。HIV 阳性患者的填充材料需要量大，面部亦是如此。

20 世纪 90 年代后期发现 HIV 阳性患者的躯体脂肪分布异常，并将其命名为 HIV 相关性脂肪代谢障碍（lipodystrophy，LD）[1-3]。其变化包括外周脂肪缺失或脂肪萎缩（lipoatrophy，LA），中央脂肪聚集或脂肪肥大，或在同一患者同时出现上述两种变化。主要的临床特征是面部、四肢和臀部出现外周性脂肪萎缩，腹部、乳房、颈部、耻骨区和颈背面脊柱区（"水牛背"）出现中央性脂肪代谢障碍，以及皮下脂肪瘤和代谢异常（胰岛素抵抗、高胆固醇血症和高甘油三酯血症）。据报道其患病率为 10% ～ 80%。

HIV 患者脂肪代谢障碍的发病机制与高度积极的抗反转录病毒治疗高度相关，该治疗可能增加其他危险因素的影响程度，如个人的遗传易感性、HIV 临床分期、种族、性别、锻炼水平、开始抗反转录病毒治疗的年龄和其他很多因素[4]。

脂肪萎缩导致心理方面的影响 [ 尤其是面部萎缩（FA）导致的 ] 对很多患者来说是灾难性的，使其无法依从抗反转录病毒的治疗方案[5,6]。患者出现体像障碍，因担心可见的变化使他人知晓自己感染 HIV 而变得抑郁、焦虑，因此患者具有社交困扰和孤立[7-9]。某些患者主诉脂肪代谢障碍的影响比 HIV 更可怕[10, 11]。

随着早期发现和治疗 HIV 感染以及应用对体部脂肪毒性作用较小的抗反转录病毒药物，我们可以合理地推断出未来的 HIV 患者中 LD 的发病率将下降。然而，目前对已确诊的 LD 缺乏有效治疗手段。从使用对脂肪组织有副作用的抗反转录病毒药物转为使用在这方面毒性作用较小的药物可在一定程度上逆转 LA，但皮下脂肪无法完全恢复。因此，需要一种对症的治疗方法[12-14]。

## 材料和方法

### 美学考量

在 LD 的所有特征中,颈部脂肪肥大(水牛背)和 LA 可能是最明显的改变,是该综合征的典型特征,可用于识别 HIV 感染的患者(图 33-1)。

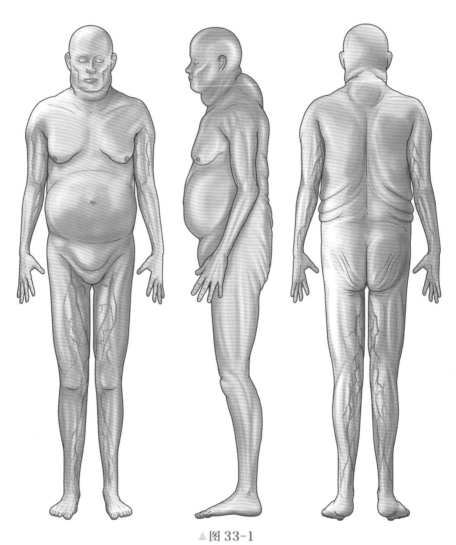

▲图 33-1

声明:本章中的数据感谢西班牙卫生部提供的研究经费支持:Instituto de Salud Carlos III, Fondo de Investigación Sanitaria 03/0393 和 Fondo de Investigación Sanitaria 08/0285。

面部脂肪萎缩的区域包括:颞部萎缩将突显颞窝凹陷;颊部皮下脂肪缺失,表现为憔悴的外观(在鼻部和咬肌前缘之间,以及颧骨下缘至下颌骨间尤为明显);鼻唇沟加深;面部骨架化(当皮肤直接贴附于骨和面部肌肉结构上);负向量(颊部凹陷)和眼窝深陷。LD 患者的其他面部伴随体征为颏下脂肪堆积、腮腺体积增加,后两者与面部萎缩协同作用在视觉上更加增宽面部。颧弓周边亦明显可见脂肪萎缩,但该区域对面部外观的影响没有颊部萎缩严重。

此类患者体部[肩部以下的上肢、臀部和下肢(外周消耗性)]皮下组织亦出现萎缩,上述部位还存在表浅静脉特征性凸起、肌间沟和骨性隆突(股骨髁)凸显。患者主诉臀部变平,不仅影响美观,而且穿裤子、短裤、裙子甚至是系腰带时都有不便。因为腿部的静脉凸显在健康女性中并不常见,而在健康的、消瘦、爱运动的男性中常见，因此女性比男性更关注静脉凸显问题。

由于脂肪移植对改善脂肪代谢障碍的特征起到重要作用，因此医师在与中央性 LD 患者探讨吸脂手术时，应牢记吸出的脂肪还可以用来移植。抽出的脂肪可用于填充身体其他部位的萎缩区域，应在患者首次看诊时即将此种治疗方法告知患者。

### 解剖学改变和分类

CT 扫描和 MRI 已证实皮下脂肪组织变薄和密度增加。因此在缺少骨骼和肌肉支持的解剖部位如患者的颊部，或在肌肉间隔之间（如大腿）表现为凹陷外观。然而，与诊断第一例 HIV 相关性脂肪萎缩时的观点相反，面部的深层脂肪垫（如颊脂垫）容量并未减少，不参与构成脂肪萎缩的物理外观[15]。

图 33-2 左为轻度脂肪萎缩；皮下脂肪依然存在，颊脂垫也同样存在。图 33-2 右为皮下组织萎缩较严重，但颊脂垫依然存在。

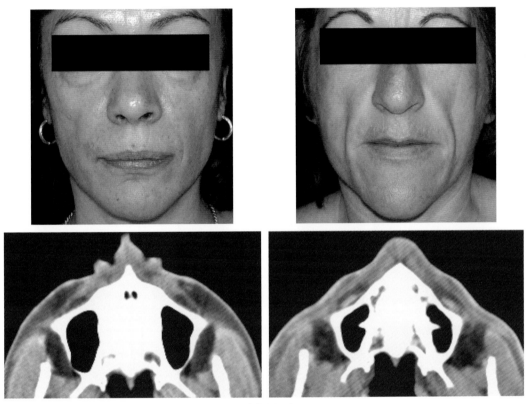

▲图 33-2

采用不同方法进行临床评价并根据患者 LD 的严重程度进行分类，但是目前提出的大多数分类方法存在极为主观且仅考量面部的缺点，同时缺少对体部 LD 所有特征进行分类的客观标准。

影像学方法（CT 扫描、MRI、超声、DEXA）可定量测量皮下脂肪的厚度，但未作为确定严重程度的标准。鉴于此，LD 的诊断为主观诊断，是通过医师的评价和患者的观察进行诊断的[12]。

因本分类系统对臀部 FA 和 LD 的分类简单方便，所以我们推荐该分类系统。由 CT 扫描获得面部脂肪容量，根据后者与 FA 之间的相关性诊断是否为 FA 及其严重程度，依据萎缩程度可分为 4 级[16]。未发生 FA 的患者（0 级）：颧骨部位从眶缘到鼻唇沟为凸面。轻度萎缩（1 级）：患者颧部的凸面降低，颧突隆起变平。在未患有 HIV 但有面部骨骼畸形的患者也可观察到此体征（图 33-3A ~ F）。

FA（2 级）进展的特征是颧突进一步变平，导致颧部下缘的皮肤凹陷。在分类为 FA 最重度的（3 级）患者中，可轻易辨识出颧大肌和其他面部表浅肌肉的凸起；凹陷的面积从上唇外侧至颧部外侧，面部呈现出骨骼化的外观（图 33-3G ~ L）。

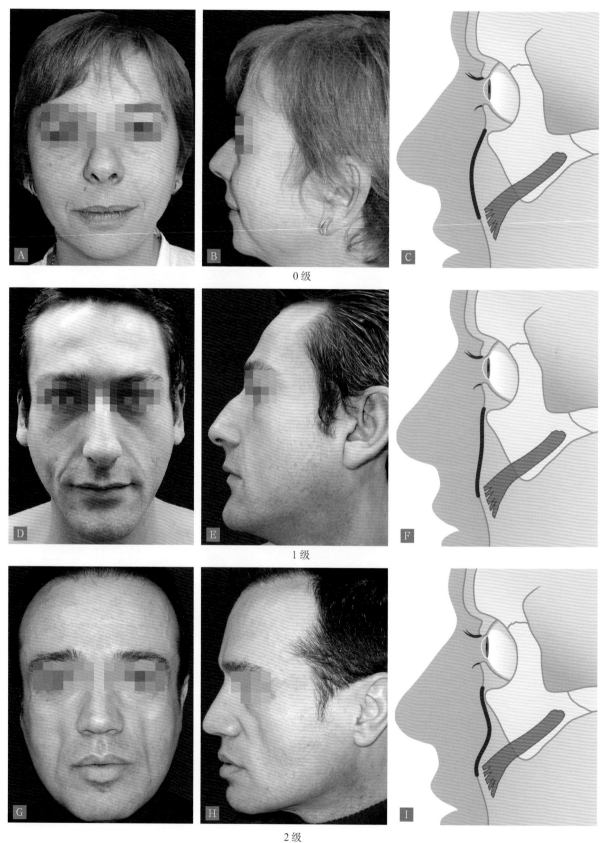

0 级

1 级

2 级

▲图 33-3A ~ I

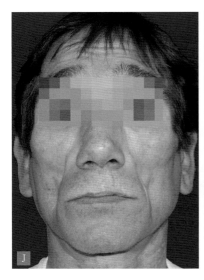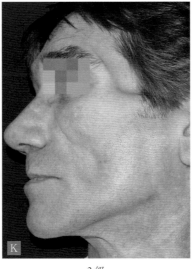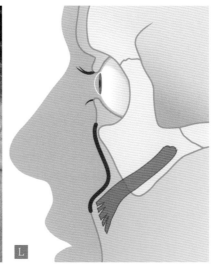

3 级

▲图 33-3J ~ L

我们发表了评价臀部萎缩的临床分类方法 [17]。当臀部侧面曲线变平，但其轮廓依然比骶骨突出，为轻度萎缩；当臀部突出度与骶骨相平、并伴有轻度下垂时为中度萎缩；当脂肪完全萎缩、臀部骨骼化，且臀部的底部出现褶皱时，为重度萎缩（图 33-4）。

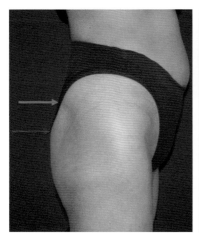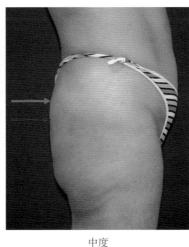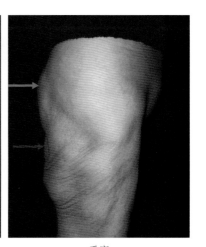

轻度　　　　　　　　　　　中度　　　　　　　　　　重度

▲图 33-4

目前仍缺乏对下肢及上肢 LA 的结构性分类方法，但当可轻易辨识下肢静脉时，即为最严重的程度。在患者关注的肢体脂肪萎缩方面的问题中，静脉凸显为最受关注的问题。

### 治疗方法选择

LA 对症治疗的方法包括自体脂肪移植或人工材料注射。最常用的治疗方法（尤其针对矫正 FA）是脂肪移植和聚乳酸、羟基磷灰石钙和透明质酸等材料的填充 [18]。曾采用的其他材料包括硅胶（美国）、聚丙烯酰胺（欧洲）、聚烷基酰亚胺凝胶（欧洲、墨西哥）和甲基丙烯酸酯（南美洲）。每种治疗方法均存在优势及劣势，且其效果存在差异。

因为脂肪移植遵循"相似组织修复相似组织"的原则，即用脂肪移植修复 LA 中萎缩的脂肪，所以在萎缩部位行脂肪移植似乎是最有效的方法 [19,20]。脂肪移植的其他优势为自体来源、永久性、生物相容性好、无毒性，且与修复的组织有相同的物理特征。因此我们以脂肪移植矫正 LA 为重点进行讨论。

尽管感染 HIV 患者行脂肪移植的持久性一直存在争议，但我们和其他使用该方法的专家的经验是：如操作得当，则脂肪吸收率很低[19-21]，且其与供区组织具有相同的特性。因为 HIV 阳性患者的 LA 为慢性萎缩，即使给予新型抗反转录病毒药物也并不能使患者完全康复，所以移植的脂肪保持供区脂肪特性就具有明显的优势。

尽管注射脂肪需要更多材料和时间，但注射大量外源性材料会增加治疗成本，且与脂肪移植相比，注射人工材料的效果短暂，综上所述，脂肪移植的总花费低于注射人工材料。

HIV 患者伴发 LA 时，脂肪移植是首选方案，可从身体其他部位获取脂肪，常从患者脂肪堆积的部位吸脂：如水牛背、脐下区、耻骨区、背部"卷"形脂肪堆积区和男性肥大的乳房。当患者面部重度脂肪萎缩时，由于必需的不可吸收人工材料用量大，因此脂肪移植是最佳的治疗方案。可吸收的填充材料随时间延长而吸收，无法为此类患者提供足够的容量矫正，患者面部外观在饱满和消瘦间反复变化。此外，大剂量的人工材料可能会出现诸如感染、肉芽肿、结节等并发症和不自然的外观。在我们治疗的 FA 患者中，50% 以上的患者可获取移植用皮下脂肪。在许多 HIV 阳性患者中，由于臀部和肢体需要大量脂肪，是面部的 10 倍甚至 10 倍以上，因此臀部和肢体的萎缩较难矫正。

建议在 HIV 患者的 LD 稳定之后再行脂肪移植术，此时医师操作的供区和受区的脂肪室都较为稳定。尽管选择稳定期或非稳定期手术都会采用相同的脂肪移植技术，但是稳定期手术有助于避免因疾病进展而导致的非预期的脂肪体积变化。

此类患者行脂肪移植术的禁忌证是既往注射过人工合成的注射材料。应拒绝为有注射材料植入史的患者实施脂肪移植术，原因为注射物中的合成材料可能会被污染，将导致感染、肉芽肿或结节。残留的合成材料也可能干扰移植脂肪的成活。必须获取患者何时及何种注射材料的详细病史。如为可吸收的材料，则建议患者在填充的所有人工材料完全吸收后再行脂肪移植术，通常为注射后 1 年，必要时可行超声检查以确定有无残留。

## 技术指南

### 准备

受术者免疫学情况良好，疾病病毒学情况得到良好控制后方可手术。抗反转录病毒治疗与脂肪移植手术不会互相干扰，因此无须停止药物治疗。患者可服药至手术当日，术后重新开始服药。

术前应拍摄患者各个角度的标准照以记录脂肪萎缩的程度。患者站立位时，使用防水笔标记脂肪缺失部位的轮廓（图 33-5）。可于术前给予 1 g 头孢唑林静脉注射或 400 mg 环丙沙星（青霉素过敏

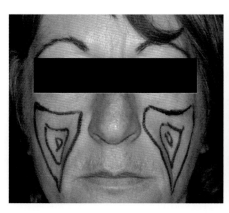
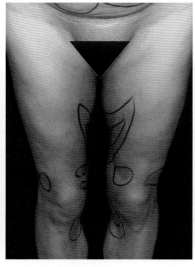
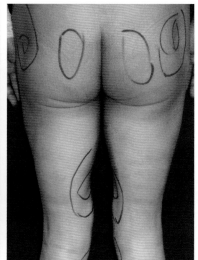

▲图 33-5

的患者）静脉滴注。

### 麻醉

我们首选的麻醉方式是局麻联合镇静麻醉，可为 FA 的治疗提供充分麻醉保障，患者可于术后 1 小时出院。当患者存在严重的水牛背、需要俯卧位行大量脂肪抽吸，或行全身多部位脂肪移植时可选择全麻。

在供区使用 0.1% 利多卡因 + 10 mEq 碳酸氢钠 /L 的肿胀液实施局部麻醉。同时将获取的脂肪抽吸物进行离心，使用 30 G 的针头注射 2% 甲哌卡因 + 1 ∶ 2 万肾上腺素行眶下神经阻滞以麻醉面部。注脂针的入口行局部浸润麻醉。使用低剂量的麻药以避免颊部肿胀，肿胀会改变解剖并导致对移植剂量的误判。肾上腺素有助于控制出血，而出血可导致受区肿胀；肾上腺素还可减少术后瘀青。

### 脂肪获取、纯化和移植

使用吸脂针行脂肪抽吸，如 Coleman 设计的吸脂针（如 COL-ASP15）的无创设计可保证获取无血脂肪。获取面部移植脂肪时，我们使用 10 mL 注射器来进行抽吸，注射器中含 1 mL 空气以减小负压。获取臀部和肢体移植脂肪时，使用与负压设备相连的密闭系统，保持负压低于 0.4 atm。

用于治疗 FA 的脂肪以 3 000 rpm 离心 3 分钟，以减少移植物水分，增加其浓度，浓缩的脂肪对精确控制注射体积至关重要。在臀部和肢体注射脂肪时，我们使用专为此项操作设计的过滤设备（Puregraft，Solana Beach，CA），手术时间较离心方法短；且获取的最终移植物更湿润，易于在大范围进行移植且更易于注射。

使用钝头、尖端密闭的注水针如 COL-I9、COL-I7 进行浸润麻醉，原因为即使微量的出血也会引起操作区域的肿胀，继而在计算需要的移植量时产生误差。某些患者皮下脂肪几乎全部缺失，且皮下层纤维组织较多，因此医师误认为使用锐针如 COL-III9 或 COL-V9 会更利于此类患者的手术操作，但由于脂肪直接注射在真皮下、纤维或肌肉组织内，更易导致患者出血。

每侧面部仅需 2 个针刺的切口就足以注射面部受累的所有区域，1 个切口位于颧骨体外侧（经此切口可注射颞部），另 1 个切口位于鼻唇沟的下极。注射采用 16 G 锐针或 COL-V7 钝针。对于肢体萎缩的部位，可根据脂肪缺失部位的外形做多个切口（图 33-6）。

面部注脂针的长度须短（7 cm），以便更好控制针尖在纤维组织中的位置。尽管我们倾向于在臀部和肢体使用最短的注脂针来减小对移植部位造成的创伤，但较长的针（9 cm 以上）有助于减少入针口的数量。

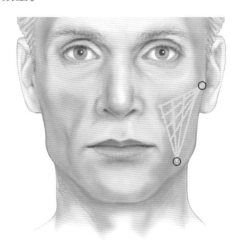

▲ 图 33-6

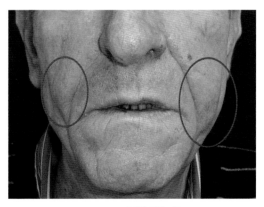

▲ 图 33-7

尽管面部脂肪移植量大，为便于精准控制剂量，我们仍使用 1 mL 注射器行面部注射。在臀部和四肢操作时可使用 10 mL 注射器，注射脂肪时应注意操作缓慢轻柔、低压。

按等高线的方式标记注射区域。按扇形的方式进行注射。注射的深度即为面部软组织的厚度。对于此类患者，我们很难注射在面部软组织特定的层次（肌肉、结缔组织、真皮下或骨膜）。萎缩的面部组织密度增加，在打通皮下隧道前的最初注射阶段，很难顺畅地注入局麻药。因为口周的组织更薄，过矫会引起"齿龈脓肿"或"口内含糖"样的外观，因此在口周注射时要小心谨慎，切记此点，畸形如图 33-7 所示。

臀部注射层次为皮下组织和肌肉内；臀部受区组织较厚，比面部能够容受更大的脂肪量。由于在臀部行大量的脂肪移植可能会引起严重并发症，比如致命的脂肪栓塞，因此医师仍须小心操作，避开深部的血管和神经组织。肢体注射层次为皮下层，注意避免损伤血管和神经等重要结构，因为隐静脉和腓总神经位置表浅，所以下肢脂肪移植时尤应注意。

### 剂量范围和手术次数

多数患者仅需 1 次手术即可矫正 FA 并达到满意的效果——< 1% 的患者需要第 2 次手术。由于患者的脂肪有限和需矫正的部位脂肪需要量巨大，因此即使矫正部位需要进行第 2 次手术，也很难达到预期的效果。

根据我们 15 年的经验，需要移植脂肪的平均量如下。

● 颊部：1 级，7 mL；2 级，10 mL；3 级，14 mL。
● 臀部：根据患者的解剖特征不同，需要注射的脂肪量差别较大；通常一侧臀部需要注射 350 ～ 600 mL。注射量 < 300 mL 可能达不到患者的预期效果。
● 肢体：患者关注的部位，比如膝部周围或大腿下部内侧，一侧需要注射 200 ～ 300 mL。

## 结果

在我们治疗的大量 LA 患者中，临床观察和 CT 扫描测量移植物体积证实长期效果稳定，且稳定后未有再次吸收[20, 21]。与仅要求外观改善的患者相比，严重萎缩的患者更容易观察到脂肪移植的有效性。治疗区域的外观自然、触感柔软，且无人工材料大量填充面部的僵硬感。脂肪移植引起的水肿通常持续 3 周到 1 个月，比人工材料填充的恢复期略长，可能原因是填充人工材料使用细锐针，而脂肪移植使用钝针，另一个原因是由于移植的脂肪为活体组织，会出现如血管生成或受损组织吸收的相关现象。

一例 43 岁患者在术前、脂肪移植术后 2 个月和 12 个月来诊。其 FA 分级是 1 级。每侧颊部注射了 8 mL 脂肪（图 33-8）。在 1 级萎缩时，脂肪移植技术与治疗正常患者相同。

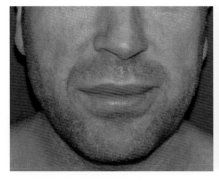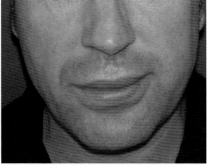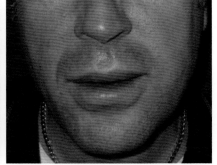

▲图 33-8

一名 39 岁男性在术前、脂肪移植术后 2 个月和 12 个月来诊。其 FA 分级是 2 级。右侧颊部注射了 12 mL 脂肪，左侧颊部注射了 13 mL（图 33-9）。多数脂肪应注射在颧骨表面，少量（避免过矫和包块）脂肪注射在口角外侧的凹陷区域。

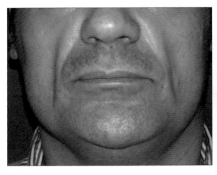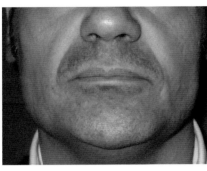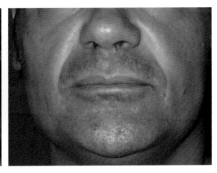

▲图 33-9

一名 46 岁女性 FA 分级是 3 级，在术前、脂肪移植术后 2 个月和 12 个月来诊。右侧颊部注射了 15 mL 脂肪，左侧颊部注射了 16 mL（图 33-10）。3 级患者的治疗方法与 2 级患者相同，但注射的脂肪量较多。我们建议不要移植超过 15 mL 脂肪，以免出现"仓鼠综合征"。

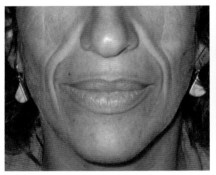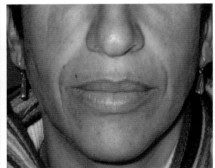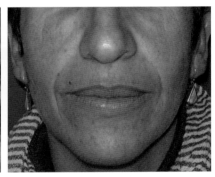

▲图 33-10

一名 46 岁女性因下肢萎缩就诊。她在术前、脂肪移植术后 12 个月来诊。每侧膝部内侧区域各注射了 100 mL 脂肪（图 33-11）。因注射部位有较粗的浅静脉，因此要注意避免将脂肪注射入静脉内。应在手术前标记出皮肤上静脉的位置。

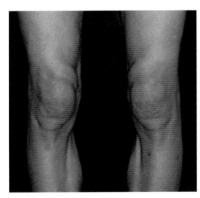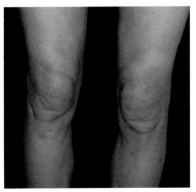

▲图 33-11

一名 61 岁男性因臀部凹陷就诊，分别于术前和脂肪移植术后 12 个月来诊；每侧臀部注射了 500 mL 脂肪（图 33-12）。

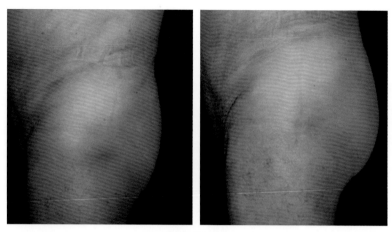

▲图 33-12

## 并发症

　　一例 47 岁患者，FA 分级是 3 级，于术前、脂肪移植术后 2、6 和 12 个月来诊。每侧颊部各注射了 21 mL 脂肪（图 33-13）。脂肪体积随时间而明显增大，最终导致矫枉过正的"仓鼠综合征"。该并发症纠正较为困难。

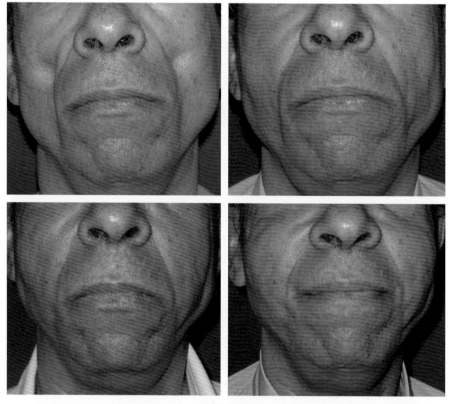

▲图 33-13

　　尽管脂肪移植的即刻并发症较少发生，但需避免矫枉过正的晚期并发症（根据我们的经验发生率为 4%），结果是表现为所谓的"仓鼠综合征"外观[22]。据报道，FA 患者曾发生过此种矫枉过正；此种矫枉过正与常见矫枉过正的区别为：注射的脂肪随时间延长而体积变大，出现特征性的类似仓鼠的颊部过饱满外观。根据我们与其他作者的经验，该并发症处理较为困难；达到满意结果的唯一方法是行除皱术时去除多余脂肪。我发现该并发症与患者体重增加和注射的脂肪量过多有关[23]。限制注射的脂肪量和确保患者保持体重稳定是避免矫枉过正、影响美学效果的重要措施（并发症及其预防方法的更多讨论请参见第 52 章）。

## 讨论

之前 HIV 阳性患者行脂肪移植术遭到质疑的原因之一是，若患者的皮下脂肪量逐渐减少，移植的组织会出现明显的吸收。然而，相当多的经验已证实这种推论并不准确，因为移植的脂肪来自脂肪堆积的部位而不是脂肪萎缩的部位，所以即便我们在萎缩部位进行脂肪移植，受区移植的脂肪并不会出现萎缩，因为移植物与供区脂肪同样具有生长特性[20]。

除脂肪移植之外，我们几乎没有其他治疗肢体的 FA 的方法；但对于臀部，假体也是较受患者欢迎的方式，尤其对于脂肪组织较少、脂肪移植无法完全矫正的患者。在使用假体进行臀部矫正时，脂肪移植对提升效果仍具有重要的辅助作用，脂肪移植可增加假体周围的软组织厚度、掩盖假体"影"[17]。

无脂肪储备的患者也可选择人工材料，但是在现有证据表明脂肪移植有效性的情况下，很难证实人工材料可以作为治疗首选。

## 结论

LD 是身体脂肪分布紊乱的一种疾病，影响 HIV 感染者的功能和外观。因此基于萎缩部位的皮下脂肪组织重新分布的对症治疗是非常合理的。只有当患者病情稳定时才能进行治疗，因为脂肪组织是有生命力的填充物，会出现增多或吸收，导致不良结果，因此当 LD 处于进展期时不能行脂肪移植治疗。脂肪供区可取自水牛背、腹部、男性乳房、耻骨区和背部"卷"样脂肪堆积。

上述部位能够提供足量的脂肪以填充面部，但对于臀部和四肢，可能无法提供足量的脂肪。医师应告知患者能达到的实际效果，并在面诊时确定患者的合理期望值。

经验不足的医师可能会矫枉过正，尤其在进行面部脂肪移植时。第 1 次手术时保守注射，数月后再行第 2 次注射可避免矫枉过正。由于很难从面部去除脂肪，因此该方法是获得最佳（稳定）美学效果的理想方法。基于上述基本原则，脂肪移植是治疗此类患者非常理想的方法。

### 参考文献

［1］ Carr A, Samaras K, Burton S, et al. A syndrome of peripheral lipodystrophy, hyperlipidaemia and insulin resistance in patients receiving HIV protease inhibitors. AIDS 12:F51, 1998.

［2］ Viraben R, Aquilina C. Indinavir-associated lipodystrophy. AIDS 12:F37, 1998.

［3］ Lo JC, Mulligan K, Tai VW, et al. Body shape changes in HIV-infected patients. J Acquir Immune Defic Syndr Hum Retrovirol 19:307, 1998.

［4］ Carr A. HIV lipodystrophy: risk factors, pathogenesis, diagnosis and management. AIDS 17 Suppl 1:S141, 2003.

［5］ Duran S, Savés M, Spire B, et al. Failure to maintain long-term adherence to highly active antiretroviral therapy: the role of lipodystrophy. AIDS 15:2 441, 2001.

［6］ Garcia-Viejo MA, Ruíz M, Martínez E. Strategies for treating HIV-related lipodystrophy. Expert Opin Investig Drugs 10:1 443, 2001.

［7］ Collins E, Wagner C, Walmsley S. Psychosocial impact of the lipodystrophy syndrome in HIV infection. AIDS Read 10:546, 2000.

［8］ Dukers NH, Stolte IG, Albrecht N, et al. The impact of experiencing lipodystrophy on the sexual behaviour and well-being among HIV-infected homosexual men. AIDS 15:812, 2001.

［9］ Blanch J, Rousaud A, Martínez E, et al. Impact of lipodystrophy on the quality of life of HIV-1-infected patients. J Acquir Immune Defic Syndr 31:404, 2002.

［10］ Blanch J, Rousaud A, Martinez E, et al. Factors associated with severe impact of lipodystrophy on the quality of life of patients infected with HIV-1. Clin Infect Dis 38:1 464, 2004.

［11］ Rankin M, Borah GL. Perceived functional impact of abnormal facial appearance. Plast Reconstr Surg 111:2 140, 2003.

［12］ Guaraldi G, Stentarelli C, Zona S, et al. HIV-associated lipodystrophy: impact of antiretroviral therapy. Drugs 73:1 431, 2013.

［13］ Sutinen J. Interventions for managing antiretroviral therapy-associated lipoatrophy. Curr Opin Infect Dis 18:25, 2005.

［14］ Moyle GJ. Bridging a gap: surgical management of HIV-associated lipoatrophy. AIDS Read 14:472, 2004.

［15］ Berenguer J, Pujol T, Tomaselo A, Fontdevila J, Milinkovic A, Martínez E. Computerized tomography findings of facial lipoatrophy in HIV-infected patients. Antivir Ther 8:L62, 2003.

［16］ Fontdevila J, Berenguer J, Prades E, et al. Validation of a simple classification for facial lipoatrophy in HIV-infected adults. Antivir Ther 12:L31, 2007.

［17］ Benito-Ruiz J, Fontdevila J, Manzano M, et al. Hip and buttock implants to enhance the feminine contour for patients with HIV. Aesthetic Plast Surg 30:98, 2006.

［18］ Guaraldi G, Fontdevila J, Christensen LH, et al. Surgical correction of HIV-associated facial lipoatrophy. AIDS 25:1, 2011.

［19］ Serra-Renom JM, Fontdevila J. Treatment of facial fat atrophy related to treatment with protease inhibitors by autologous fat injection in patients with human immunodeficiency virus infection. Plast Reconstr Surg 114:551; discussion 556, 2004.

［20］ Fontdevila J, Serra-Renom JM, Raigosa M, et al. Assessing the long-term viability of facial fat grafts: an objective measure using computed tomography. Aesthet Surg J 28:380, 2008.

［21］ Fontdevila J, Guisantes E, Martínez E, et al. Double-blind clinical trial to compare autologous fat grafts versus autologous fat grafts with PDGF: no effect of PDGF. Plast Reconstr Surg 134:219e, 2014.

［22］ Guaraldi G, De Fazio D, Orlando G, et al. Facial lipohypertrophy in HIV-infected subjects who under-went autologous fat tissue transplantation. Clin Infect Dis 40:e13, 2005.

［23］ Fontdevila J, Martínez E, Rubio-Murillo JM, et al. Factors involved in lipohypertrophy in facial fat grafting for the treatment of lipoatrophy. Antivir Ther 11:L59, 2006.

# 第34章

# 自体脂肪移植治疗腭咽功能不全

RimLardo F. Mazzola, Giovanna Cantarella　译者：孟　湉　杨伊兰　甘海平　王　阳　韩雪峰

软腭和咽壁的复杂肌肉活动调节软腭、唇、舌的协同运动产生的语音共振，以及喉部声音的放射。腭帆提肌向上、后方提升软腭，而腭咽肌和咽缩肌使咽壁向中线方向闭合。咽侧壁和后壁内收，使鼻与口咽之间的通道逐渐闭合。简言之，上咽缩肌、腭帆提肌和腭咽肌的同步作用防止了空气从口腔和咽部漏入鼻腔。口咽和鼻咽间的分隔部位称为腭咽（velopharyngeal，VP）口或腭咽括约肌。如各种致病因素妨碍腭咽口的正常闭合，空气便会从口咽漏入鼻腔，影响正常语音共振和发声清晰度。这种情况被称为腭咽功能不全或不足（velopharyngeal incompetence or insufficiency，VPI），导致鼻音亢进，可闻及气息杂乱和发声缺陷。吞咽时可能发生食物向鼻腔反流。

目前已有数种手术方法控制VPI并限制空气漏入鼻腔，手术重点集中在软腭或咽后壁，或两者兼顾。

当行腭裂Ⅰ期闭合时，若肌肉组织未对合或沿中线存在瘢痕，病变腭升高，Sommerlad等[1]主张行软腭重修复。Furlow在美国推广使用反向双Z成形法，该法形成提肌悬带同时延长软腭[2]。1946年，Dorrance和Bransfield[3]报道了后推法，该法通过后推全腭纤维黏膜延长软腭，从而缩小软腭与咽后壁间空间。

多年来已经发表了一系列所谓腭咽成形术的研究。其共同点是减小口、鼻咽间通道，无论是通过向咽后壁外侧插入黏膜瓣与软腭缝合[4-7]，抑或是通过将腭咽肌两头端转位到中线形成一动态括约肌结构，并缝合于咽后壁[8]。腭咽成形术能有效减小鼻腔与口咽间通道，但也存在手术相关并发症，如术后短期内可能出现严重疼痛和存在出血风险，术后远期可能出现打鼾和阻塞性睡眠呼吸暂停（obstructive sleep apnea，OSA）。

对于中度VPI，腭咽成形术被认为是过度治疗，相反却可以采用咽后壁前徙术这种最古老的治疗VPI的方法，咽后壁前徙术最早于1878年由Passavant[9]提出，该法在咽后壁上形成黏膜嵴以增强软腭与咽之间接触。自此，大批植入物[10-12]或自体组织[13,14]被植入咽后空间，目的在于将咽后壁向前推并缩小鼻咽口。为获得满意的功能，植入物或自体组织必须置于与软腭相接处的咽顶端。然而，随时间推移，植入物向下部发生挤压移位时有报道，使人们对此法的预后产生怀疑。

最近的研究证实了通过腭咽脂肪移植治疗VPI的有效性，而且自体脂肪的再生特性受到广泛关注和研究[13-16]。

## 材料和方法

### 患者选择与治疗目标

患者选择是脂肪移植治疗持续性VPI中最关键的一步。脂肪移植只能矫正轻至中度腭咽闭合间隙。

外科医师、训练有素的发声专家和语言治疗师应在术前对患者进行全面评估。

拟诊评估包括：

- 感知评估，包括嘱患者自然发声、重复句子和音素，以评估其共振、可闻及的空气漏出和湍流、发声缺陷和障碍。
- 声学测量，如鼻音测量。
- 空气动力学评估，计算鼻漏气量。
- 视频荧光镜检查，行多重投射评估腭咽口大小。
- 视频鼻咽镜检查。

在我们的临床实践中，感知评估（将语音样本行视频记录）和视频鼻咽镜检查是对患者筛查的标准评估，在特定病例和为某项研究设定时才会进行空气动力学检测。为评估效果，视频会由评估腭咽功能的专家独立盲评。评估结果为我们提供量化数据。

最重要的是要区分 VPI 和 VP 功能障碍，前者由解剖学缺陷导致，需手术治疗；后者与学习不当或神经运动障碍相关，可先行发声治疗等保守治疗。视频鼻咽镜检查通过向中鼻道伸入一直径小于 3 mm 的软镜进行。儿童也很容易耐受这项检查。获得的数据让外科医师了解患者腭咽闭合间隙的大小和位置。视频鼻咽镜在识别小的腭咽缺损并评定其大小方面优于视频荧光镜，腭咽缺损情况的判定对制订手术方案至关重要[17]。

基于以上因素考虑及根据鼻咽闭合间隙，我们对患者进行 5 分制评分[13]：0 分，腭咽完全闭合；1 分，隐约可见间隙，表现为有黏液泡产生；2 分，静息状态下间隙累及 < 25% 的腭咽口面积；3 分，间隙累及 25% ~ 50% 腭咽口面积；4 分，超过 50% 腭咽口面积的巨大间隙。评分 1 ~ 3 分的患者（间隙 < 50% 腭咽口面积）适宜行腭咽脂肪注射，评分 4 分的患者最适宜行腭咽成形术[6-8]，因为在此部分患者中，脂肪移植到腭咽口壁中产生的增容作用不足以减小间隙及最小化鼻腔漏气。

## 外科技术

手术在全身麻醉下进行。通常从下腹部获取脂肪；但在很瘦的患者，脂肪一般从膝内侧或大腿内侧获取。吸脂区域以 2.0% 甲哌卡因 +1 ∶ 10 万肾上腺素浸润麻醉。用 11 号刀片在脐下极做一小切口。使用直径 2 mm 一次性 3 孔钝针连接 10 mL 注射器。后拉针栓产生负压，用巾钳固定针栓。获取足量脂肪后（通常为 16 ~ 20 mL），用 5-0 尼龙线关闭切口，供区穿弹力衣以避免血肿形成。我们通常以 3 000 rpm 转速离心脂肪抽吸液。将离心后的脂肪部分转移到 3 mL 注射器中以备注。

患者取仰卧位，肩部垫高以伸展颈部。使用气管内插管。口腔牵开器将口腔水平牵开，便于暴露并压低舌部。

脂肪注射是手术最关键的步骤，应非常小心。将 Nelaton 探针插入每个鼻孔，穿过相应的后鼻孔进入口腔，将探针两头捆绑在一起，如此可轻微上提软腭，便于暴露即将实施脂肪注射的鼻咽。在清晰暴露的咽后壁移植脂肪，改善软腭与咽后壁之间的接触（图 34-1）。

为了更好地显露鼻咽和软腭并使脂肪移植尽可能精确，将 70° Storz 4 mm 硬性鼻内镜连接到摄像机，同时使用监视器。使用 3 mL 注射器注射脂肪（图 34-2）。

### 向咽后壁注射脂肪

用 18 G 锐针或 11 号刀片在齿状突水平的咽后壁距中线外侧 5 mm 做 2 个小切口。我们过去使用 19 G 注脂针行脂肪移植，但脂肪常从切口溢出。目前，我们更喜欢使用 60 mm 长 21 G 的一次性可塑微型注脂针（Thiebaud Medical，France），可根据需要弯曲。经微小切口进针，以降低脂肪溢出的风险。注脂针向头侧斜向推进，到达中轴线后，向侧方进入同侧咽壁黏膜下层。然而，若用 3 mL 注射器注射脂肪阻力过大时，则可借助脂肪定量注射手柄（Medicon Instruments，Tüttlingen，

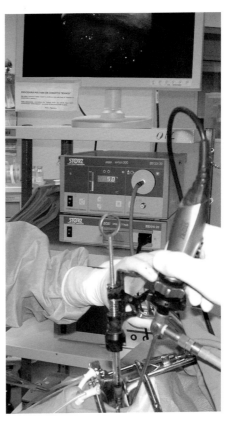

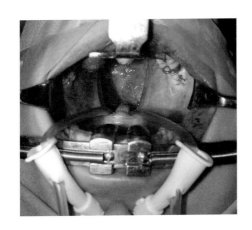

▲图 34-1

▲图 34-2

Germany）以利于脂肪注射。

此尸体解剖显示鼻咽部中轴线层面正确的脂肪注射部位。脂肪应注入上括约肌纤维内的黏膜下层（箭头）。图 34-3 右为模拟移植的脂肪（以蓝色显示）（箭头）。

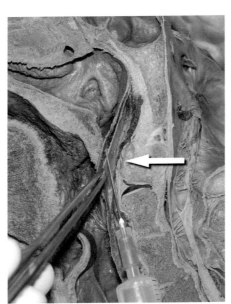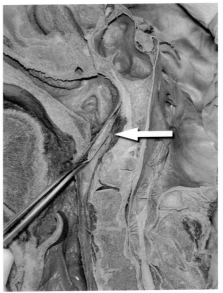

▲图 34-3

脂肪的注射层次极为重要。内镜辅助有助于判断注脂针的位置、注射部位和注射剂量。脂肪颗粒应注射于椎筋膜前，可能注入中轴平面上括约肌肌纤维内。然而，如将脂肪注射在椎前筋膜后方，因该处紧邻椎体前疏松间隙（如图 34-4 尸体解剖所示），可能导致移植脂肪沿自然裂面向尾端移位。尸体解剖清楚显示了这一重要细节。采用多通道注射以使移植脂肪与受区接触面积最大化。应边退针边向多方向注射脂肪，形成意大利面样的螺线状脂肪[18]。

每侧注射平均 2 mL 脂肪。必要时，用 5-0 可吸收线关闭入针点。沿咽后壁中央注射脂肪并不危险。然而正如我们将在下文看到的，将脂肪向侧方即颈部大血管走行区注射时，风险增加。

### 软腭注射脂肪

鼻咽区注射完毕后，行软腭脂肪移植，一定要沿悬雍垂鼻侧中线注射脂肪，其目的有二：软化腭裂术后瘢痕；使此处凸起以加强软腭与咽后壁间的接触（图 34-5）。

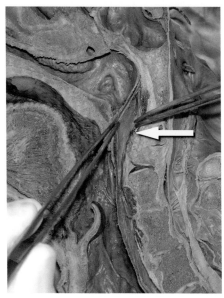 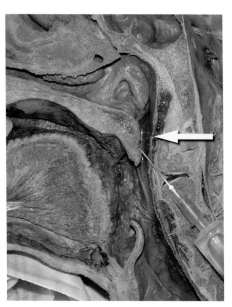

▲ 图 34-4　　　　　　　　　　　　　　　▲ 图 34-5

通常在软腭上穿刺 5 个小的进针口，第 1 个进针口位于悬雍垂鼻侧表面。图 34-6 中的圆点表示软腭上进针口位置。若软腭中线上瘢痕很硬，应用 18 G 锐针沿顺时针和逆时针方向连续行瘢痕松解，

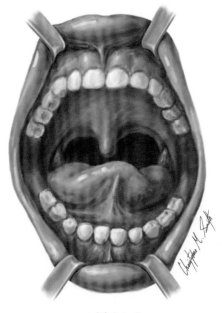

▲ 图 34-6

然后将 2 ~ 3 mL 脂肪注射入鼻黏膜与口腔黏膜之间的层面。第 2 个进针口位于扁桃体窝弓状线水平，平均注射 2 mL 脂肪。第 3 个进针口位于第 2 个进针口对称位置，可以相同脂肪量注射入对侧。第 4 和第 5 个注射点位于距中线 10 mm 处软腭两侧的肌肉组织。

软腭脂肪移植是一种安全的手术，并发症风险很小。在咽壁和软腭间注射脂肪总量为 3.5 ~ 12 mL，鼻咽闭合间隙大小和患者年龄（儿童注射量应减少）决定了脂肪注射量。然而，众所周知，移植脂肪会出现一定程度再吸收，吸收量占移植总量为 20% ~ 80%，受许多因素影响。因此，必须告知患者可能需多次手术才可以获得最佳效果。

### 特殊病例

对于存在黏膜下隐裂患者，可在缝合先天分离的提肌两端的同时行脂肪注射，以增进效果。方法如下：沿上腭中线，软腭与后鼻棘交汇处做一 25 mm 切口，暴露骨性区域。识别附着于后鼻棘和腭板的提肌纤维束，钝性分离后将之后移，沿中线用 4-0 尼龙线行端 – 端间断缝合。同时，在腭咽口四壁行脂肪注射，以提升缝合提肌后的效果，并通过对咽壁及软腭整体的充填作用来减小闭合间隙。

### 术后护理

术后无特殊护理注意事项。所有病例给予预防性抗生素。患者通常于术后 24 小时出院。

## 结果

我们经治的患者术后无 1 例出现呼吸道阻塞。脂肪移植后也未出现诸如鼻音减低、睡眠呼吸暂停或气道受损等并发症。然而有报道显示，OSA 与体重的显著增加有关，体重增加可能导致腭咽口处脂肪生长，因此在体重显著增加的患者可能存在潜在风险[19]。在我们的病例中曾见到 1 例类似情况，幸运的是患者未出现 OSA。脂肪移植后 1 年，患者右后咽壁出现中等程度脂肪堆积，3 年后随患者体重显著增加，脂肪堆积也愈发明显（图 34-11）。

一例患者腭裂修复术后出现瘢痕挛缩。图 34-7 示为患接受 1 次腭咽部脂肪移植术后 5 个月，瘢痕变软。脂肪注射总量为 10 mL。

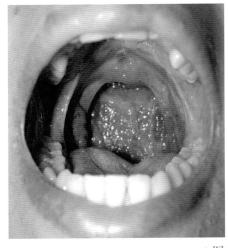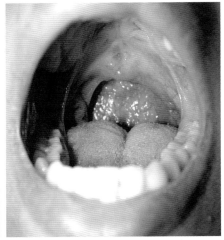

▲图 34-7

一例患者表现为腭裂修复术后瘢痕挛缩。图 34-8 为行 2 次脂肪移植后 1 年，瘢痕变软，共注射脂肪 20.5 mL（每次分别注射 9 mL 及 11.5 mL）。

一例患者表现为黏膜下腭裂及悬雍垂分叉。图 34-9 为提肌吊带成形术及同期侧、后咽壁和软腭脂肪移植术后 1 年。脂肪注射总量为 11 mL。

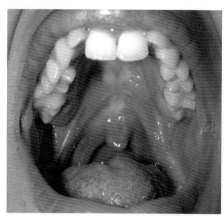
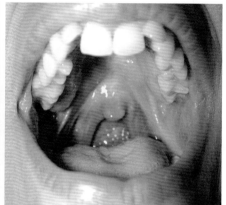

▲图 34-8

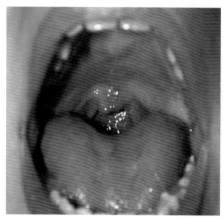
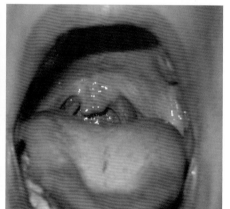

▲图 34-9

　　鼻咽镜示 1 例在外院接受了咽后壁瓣手术患者的腭咽口。注意图 34-10 中持续存在的闭合间隙，这是鼻腔漏气的原因。图为 1 次脂肪移植 1 年后的效果，腭咽闭合功能已恢复。通过脂肪注射使间隙闭合的效果是极为显著。移植脂肪总量为 1.5 mL。

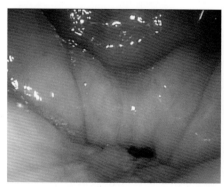
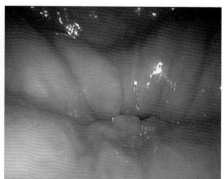

▲图 34-10

　　此患者行脂肪注射 1 年后（共注射 4 mL），在其鼻咽镜所示的腭咽口可见右后咽壁中等程度脂肪堆积。术后 3 年，因患者体重在此期间显著增加，咽壁隆起变得更加明显，幸运的是没有出现功能受损（图 34-11）。

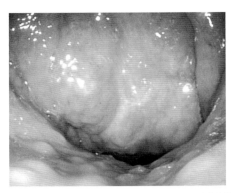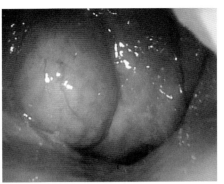

▲图 34-11

## 并发症

我们的病例中未出现并发症。但像所有手术一样，脂肪移植也可能出现并发症。为避免并发症的发生，外科医师必须对头颈部解剖，特别是颈部大血管走行了如指掌。将脂肪注入咽部血管或颈动脉是潜在的风险，可能会发生灾难性的并发症。在腭咽腔行脂肪注射时，只使用钝性注脂针、而绝不使用锐针至关重要，这样做是为了避免将脂肪注射入血管或损伤颈内动脉。颈内动脉一般是向外侧走行的，但在一些综合征患者，例如腭心面综合征者[20]，颈内动脉可能更偏中央走行。2010 年，英国一家医院曾发生一件极轰动的事件：向 1 名腭裂修复术后腭咽功能不全的 18 岁女性患者的咽后壁及侧壁注射少量脂肪（0.2 ～ 0.3 mL）时，移植脂肪意外地进入了颈动脉。外科医师当时用 14 号锐针连接于 10 mL 注射器，而未使用钝针。很不幸，患者因脂肪栓塞很快出现严重的卒中。此事件发生 3 年后，患者仍处于失语状态，右侧偏瘫、左眼失明[21]。

## 讨论

VPI 的外科治疗是通过恢复腭咽括约肌功能来改善语音共振及矫正鼻腔漏气。选择恰当的患者至关重要，只有如此，才能选择最有效的手术。对腭咽功能不全的评估需要检查多个参数，从语音清晰度的感知评估到鼻腔漏气的空气动力学评估。术前设计的一个关键因素是使用可弯曲视频鼻咽镜和（或）视频荧光镜，对发声时腭咽括约肌行动力学检查，及量化闭合间隙大小。

轻至中度 VPI，即所谓临界状态，其特征是极少量的鼻腔漏气，对外科医师来说是一个真正两难的问题。在这种情况下，行腭咽成形术常显治疗过度，因其可能导致永久性后遗症，如呼吸道梗阻、打鼾及阻塞性睡眠呼吸暂停。使用现有的生物材料填充咽后壁通常不成功。可吸收性植入物常在几个月内消失，而永久性植入物可能出现移位、外露或引起异物反应[10-12,22,23]。通常，保守的治疗方法为长期的言语治疗，主要为改善发声清晰度及提高软腭强度，因治疗周期很长，常给患者带来精神压力。当计算上述手术的风险 - 效益比时，这些患者并非有手术的良好适应证。

脂肪移植用于减小患者口咽和鼻咽间通道有如下优点：并发症发生率远低于传统手术；未改变咽壁解剖位置；如有必要可重复手术；术后恢复通常顺利。

一例患者表现为腭裂修复术后瘢痕挛缩。图 34-12 为患者接受 3 次脂肪移植后 7 年，瘢痕变软。注射脂肪总量 14.5 mL（每次分别注射 4.5 mL、5 mL 和 5 mL）。

脂肪注射治疗 VPI 可实现双重目标：一是减小了口腔和鼻腔之间存在的间隙，从而限制了鼻腔漏气；二是可软化腭裂修复术后腭咽功能不全患者的瘢痕挛缩。当中线处瘢痕被松解并变得更柔软，软腭便更隆起，有利于软腭与咽后壁靠近。脂肪注射的另一个优点是，如果随面部发育腭咽闭合失代偿，可通过反复脂肪注射保持效果。

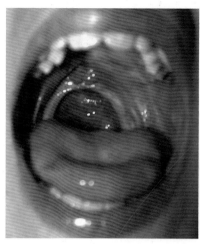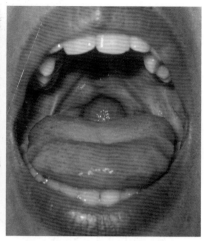

▲图 34-12

　　黏膜下腭裂患者，通常由先天性短腭导致[24]，缝合先天性分离的提肌两端同期行脂肪移植对延长上腭及减小软腭与咽后壁之间的间隙效果明确[16]。这是一个创新的方法，需要进一步客观研究评价。

## 结论

　　脂肪移植是治疗轻至中度 VPI 的一种微创手术替代方案，无须大的手术，因而最大限度地降低了并发症和后遗症的风险。根据每个患者的需求，这种灵活的操作便于个体化治疗，而不改变腭咽口的解剖位置。

　　为进一步减小腭咽间隙而过量注射脂肪的做法并不恰当，会导致脂性囊肿形成[25]。理想的操作是边退注射针边注入极少量脂肪颗粒，注入的脂肪颗粒类似意大利面的形状，以使移植脂肪与受区组织表面接触最大化，从而提高脂肪颗粒存活率[18]。

### 参考文献

[ 1 ] Sommerlad BC, Mehendale FV, Birch MJ, et al. Palate re-repair revisited. Cleft Palate Craniofac J 39:295, 2002.

[ 2 ] Furlow LT Jr. Cleft palate repair by double opposing Z-plasty. Plast Reconstr Surg 78:724, 1986.

[ 3 ] Dorrance GM, Bransfield JW. The push-back operation for repair of cleft palate. Plast Reconstr Surg (1946) 1:145, 1946.

[ 4 ] Schönborn K. Über eine neue Methode der Staphylorraphie. Arch Klin Chir 19:527, 1876.

[ 5 ] Rosenthal W. Zur Frage der Gaumenplastik. Zbl f Chir 51:1 621, 1924.

[ 6 ] Sanvenero Rosselli G. La Divisione Congenita del Labbro e del Palato. Roma: Pozzi, 1934.

[ 7 ] Hynes W. Pharyngoplasty by muscle transplantation. Br J Plast Surg 3:128, 1950.

[ 8 ] Orticochea M. Construction of a dynamic muscle sphincter in cleft palates. Plast Reconstr Surg 41:323, 1968.

[ 9 ] Passavant G. Über die Verbesserung der Sprache nach der Uranoplastik. Verh Dtsch Ges Chir 7:128, 1878.

[10] Gersuny R. Über eine subkutane Prothese. Ztschr f Heilk 21:199, 1900.

[11] Sturim HS, Jacob CT Jr. Teflon pharyngoplasty. Plast Reconstr Surg 49:180, 1972.

[12] Brigger MT, Ashland JE, Hartnick CJ. Injection pharyngoplasty with calcium hydroxylapatite for velopharyngeal insufficiency: patient selection and technique. Arch Otolaryngol Head Neck Surg 136:666, 2010.

[13] Cantarella G, Mazzola RF, Mantovani M, et al. Fat injections for the treatment of velopharyngeal insufficiency. J Craniofac Surg 23:634, 2012.

[14] Filip C, Matzen M, Aagenaes I, et al. Autologous fat transplantation to the velopharynx for treating persistent velopharyngeal insufficiency of mild degree secondary to overt or submucous cleft palate. J Plast Reconstr Aesthet Surg 66:337, 2013.

[15] Bardot J, Salazard B, Casanova D, et al. Les séquélles vélopharyngées dans le fentes labioalvéolopala-tovélaires: pharyngoplastie par lipostructure du pharynx. Rev Stomatol Chir Maxillofac 108:352, 2007.

[16] Mazzola RF, Cantarella G, Mazzola IC. Regenerative approach to velopharyngeal incompetence with fat grafting. Clin Plastic Surg 42:365, 2015.

[17] Lam DJ, Starr JR, Perkins JA, et al. A comparison of nasendoscopy and multiview videofluoroscopy in assessing velopharyngeal insufficiency. Otolaryngol Head Neck Surg 134:394, 2006.

[18] Eto H, Kato H, Suga H, et al. The fate of adipocytes after nonvascularized fat grafting: evidence of early death and replacement of adipocytes. Plast Reconstr Surg 129:1 081, 2012.

[19] Teixeira RP, Reid JA, Greensmith A. Fatty hypertrophy cause obstructive sleep apnea after fat injection for velopharyngeal incompetence. Cleft Palate Craniofac J 48:473, 2011.

[20] Baek RM, Koo YT, Kim SJ, et al. Internal carotid artery variations in velocardiofacial syndrome patients and its implications for surgery. Plast Reconstr Surg 132:806e, 2013.

［21］Filip C. Response re: Autologous fat grafting for the treatment of velopharyngeal insufficiency: state of the art. J Plast Reconstr Aesthet Surg 67:1 155, 2014.

［22］Gaza von W. Über freie Fettgewebstransplantation in den retropharyngealen Raum bei Gaumenspalte. Arch Klin Chir 142:590, 1926.

［23］Hagerty RF, Hill MJ. Cartilage pharyngoplasty in cleft palate patients. Surg Gynecol Obstet 112:350, 1961.

［24］Weatherley-White RC, Sakura CY Jr, Brenner LD, et al. Submucous cleft palate. Its incidence, natural history, and indications for treatment. Plast Reconstr Surg 49:297, 1972.

［25］Kato H, Mineda K, Eto H, et al. Degeneration, regeneration, and cicatrization after fat grafting: dynamic total tissue remodeling during the first 3 months. Plast Reconstr Surg 133:303e, 2014.

# 第35章

# 发声困难患者的声带填充

Giovanna Cantarella, Riccardo F. Mazzola　译者：曹玉娇　王永前　韩雪峰

　　发声障碍对人的生活质量产生不利影响，造成患者的社会心理负担和经济负担。发声障碍可能对社会和职业关系产生负面影响。发声障碍的患者因无法恰当交流以及无法通过适合职业角色的语音特征表达个人观点而遭遇职业障碍，甚至可能失业。声带麻痹引起的声带闭合不全是严重发声障碍的常见原因，声带漏气不仅会突显平时难以听到的呼吸音，还会引起发声时呼吸不适。患者常表现为严重发声费力、发声呼吸困难，以及随之发生的胸部和颈部肌肉疲劳甚至呼吸性碱中毒引起的嗜睡。在失音症的病例中，患者因需要费力发出可闻及的声音而变得精疲力尽。

　　除了声带麻痹，一些先天性或者获得性声带缺陷也会由于振动不足和声带接触而显著改变嗓音，尤其是声带表浅层的任何瘢痕都会导致严重的振动障碍。大多数病例中，治疗声门闭合不全应首先恢复嗓音，同时改善发声困难[1]。如治疗嗓音疗效不佳，则可对受损声带实施外科填充以重建声门功能。声门闭合是保证声带有效振动、产生合适音质的必要条件。矫正声门闭合不全的方法包括经颈旁外侧入路[2]的声带内移术或者利用植入物或自体组织[3]的声带填充。最常用的植入物和生物材料有聚二甲基硅氧烷[4]、羟基磷灰石[5]、透明质酸[6]和微粒真皮[7]。植入物的优点在于能够在换药室内和声带局麻下[8]进行，但是可能会发生局部和全身并发症，包括异物反应、植入物外露、组织顺应性降低，以及可能出现永久恶化的发声困难[9]。

　　使用的自体组织主要有筋膜[10]和脂肪[11-13]。20世纪90年代，Mikaelian等[14]和Brandenburg等[15]最先报道了成功治疗声门闭合不全的病例。随后几位学者发表了他们的经验，但他们中的大多数人都指出移植物的吸收会导致远期效果丧失[16-18]。由于上述效果不佳的报道，声带脂肪填充（vocal fold fat augmentation，VFFA）很多年来被认为是声门闭合不全的临时治疗方法，大多数喉科医师更倾向于使用假体植入物[2]或者注射异体材料，而不必进行获取和处理自体组织的手术。

　　随着吸脂技术的出现，人们对脂肪的使用有了新的兴趣。另外，过去10年的基础研究已经表明脂肪基质血管成分中包含具有间充质干细胞（mesenchymal stem cells，MSCs）典型特征的细胞群[19]，此类细胞具有自我更新和向多种细胞谱系分化的能力。世界上一些研究者研究了脂肪干细胞（adipose-derived stem cells，ADSCs）[20,21]的分化潜能。我们医院进行了一项对从接受VFFA患者体内提取的脂肪细胞性质的研究，结果证实脂肪提取物中有高浓度的MSCs，且处于胚胎状态，具有多向分化潜能[22]。

　　吸脂获取的自体脂肪柔软并且易扩散入声带组织内。即使注射入位于声带浅层的Reinke间隙，自体脂肪也不会改变声门振动的弹性。Chan和Titze[23]证实了脂肪的黏性与Reinke间隙的内容物相似，因此不必担心脂肪振动与声带振动的匹配。

　　然而，尽管脂肪移植具有诸多优点，但是主要由于吸收量的不可预测性（可能与脂肪获取和处理

的不同方式有关），因此 VFFA 的作用仍存争议。一些学者报道了良好的远期效果[24,25]，而另一些回顾性研究则强调了远期高失败率[17,18]。有关注射脂肪成活的定量数据仍有争议[26,27]。Coleman[28]技术中脂肪获取、处理和注射均为无创操作，保证了脂肪细胞和纤维血管支持组织的完整性，无创操作对于脂肪成活至关重要。我们在行 VFFA 时应用了 Coleman 原则。

我将于本章阐述 VFFA 技术，该技术应用于发声吞咽时声带关闭不全的患者中，可改善此类患者的音质和吞咽效率。

## 材料和方法

### 声带的解剖和生理

声带是产生嗓音的结构，当呼气时，气流引起振动产生声音。气管作为能量转换器，可将空气动能（来自呼出气流）转换为声能（嗓音）。声带还在其他的重要功能中起到重要作用：声带是一个高度活动和特异化的结构，具有呼吸、括约肌功能、发声功能。吸气时声带打开以降低上呼吸道阻力，使气流进入肺部，吞咽时声带紧闭气道防止食物进入气道。喉部的呼吸和括约肌活动对于生命至关重要，也是该器官具有的 2 个基本功能。发声是声带新近具有的特化功能，对于语言交流和社会关系至关重要。由于声带收肌和张肌的收缩，声带在发声时关闭。声带完全关闭是发出有效声音的重要因素，因为完全关闭使声门下压力升高达到引起声带振动的阈值。声带关闭时的缝隙会引起发声困难，该缝隙产生的原因为声带运动障碍（常由于喉返神经麻痹引起），或者先天性或获得性的声带自身软组织的缺损。喉麻痹可以是特发性的、医源性的（主要继发于颈胸手术）或者意外创伤的结果。大部分医源性瘫痪是由于甲状腺切除手术引起的。声带组织缺损可由既往治疗良恶性病变的喉内手术引起，或者由小的畸形[29]导致，较少见的原因是由外伤（喉骨折）或者长期气管内插管导致的声带瘢痕。

理解喉神经麻痹引起的发声障碍需要了解声带的解剖和生理功能。图 35-1 显示了喉部和声带的

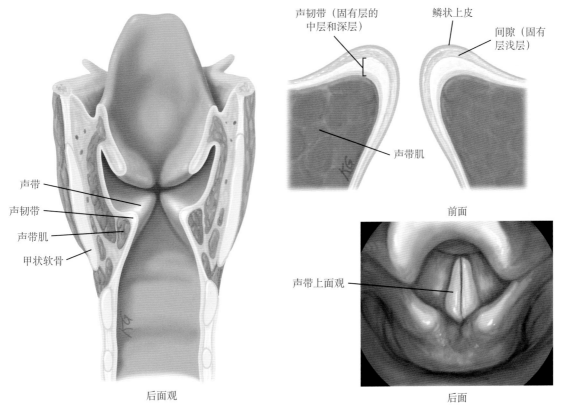

声韧带（固有层的中层和深层）　鳞状上皮

间隙（固有层浅层）

声带肌

前面

声带
声韧带
声带肌
甲状软骨

后面观

声带上面观

后面

▲ 图 35-1

后面观。声带的复合结构也通过声带肌的细节图加以说明。声带由若干层组成。最内层为声带肌，该肌肉自杓状软骨延伸至甲状软骨内角。声带肌表面为固有层，分为 3 层：浅层（富有弹性纤维和液体，称为 Reinke 间隙）、中间层、深层（后 2 层富有胶原纤维，组成声韧带）。最外层是复层鳞状上皮。每个层次具有不同的弹性，在发声中起到不同的作用。按照图示，上述层次构成了声带的本体层（固有层的中间层、深层和肌肉）和被覆层（上皮组织和固有层浅层）。

本体层 – 被覆层模型有助于解释声音如何发出：声带下部气压引起黏膜层起伏，起伏向上传导引起声带反复开放和关闭的振动循环。

声带的本体层起到坚固内层的作用，允许其上覆的黏膜起伏并产生柔软的覆盖。很容易理解，当声带无力、声带关闭不全，以及在发声过程中起到重要作用的浅层僵硬时，声音就会发生改变。

如声带关闭不全，将影响喉部的括约功能，偶有食物（尤其是液态稠度的食物）吸入气道的状况发生。因此，声带关闭不全导致的严重发声困难的患者常诉吞咽液体食物时伴发咳嗽，原因为上喉部液体发生渗漏或者液体吸入至声带下。

声带脂肪移植需完成以下 1 或 2 个目标。

（1）在发声和喉部括约性关闭（如吞咽、咳嗽以及 Valsalva 试验）时，患侧声带的内移程度达到完全关闭的程度。

（2）恢复损伤的浅层的滑动组织（被覆）以重建流动、起伏的黏膜并改善发声。

## VFFA 的适应证和禁忌证

根据我们的经验，VFFA 的主要适应证为以下原因导致的声带关闭不全。

- 单侧喉麻痹或不全麻痹（由喉下神经损伤引起，也称为喉返神经），引起单侧声带无力麻痹。
- 声带结构异常，例如声门沟或者沟萎缩（声韧带表皮先天粘连伴有 Reinke 间隙顺滑组织缺失）。
- 手术瘢痕（因声带良恶性病变而实施手术）。
- 长期插管或者喉骨折、挫伤导致的瘢痕。
- 肿瘤切除手术导致的软组织缺损。
- 放射治疗后的声带僵硬。
- 年龄相关声带肌肉松弛（此种情况称为老年语音）。
- 移植物注射填充失败的再次治疗（伴有最终的炎症反应和继发组织僵硬）。

我们曾接诊并治疗过上述所有情况。

以下是 VFFA 的禁忌证。

- 受区：患者声门狭窄引起呼吸困难为绝对禁忌证。典型案例为双侧声带麻痹。
- 供区：无禁忌证，即使患者体重偏轻也易于实施手术，因完成 VFFA 所需的脂肪量非常少。

## 术前评估

### 喉部评估和嗓音评估

嗓音评估需要从多方面判断。重要的不仅是强调音质发生了美学的声学变化，而且要证实确实减轻了由发声产生的疲劳状态。因此，患者需于术前、术后进行以下评估。

- 使用可弯或 70° 硬质纤维内镜的可视喉动态镜检查，该检查可以记录术前声门间隙的位置和严重程度、声带振动异常，以及术后改变的客观评估。
- 通过持续发出元音 "a" 以测定最长发声时间，此为获得声门关闭程度的间接测量数据的最简单的办法。该数据为空气动力学参数，同时受到患者肺活量的影响。
- GRBAS 法感知嗓音评估[30]，包括以下 5 个参数。

- 发声困难评分（G）。
- 粗糙度（R）。
- 气息声（B）。
- 发声无力（A）。
- 语气（S）。

- 患者通过声音缺陷指数（VHI）问卷进行自我评估[31]。
- 通过 MDVP 软件（Kay Pentax）进行声音的声学分析。
- 空气动力学参数测定，例如发声时口内空气流动和声门下压力。
- 在筛选的病例中，术后或者术前术后均行影像学检查（MRI 或者 CT 扫描）以评估声带内移植脂肪的存留。

### 实验室检查

我们医院细胞学实验室已经处理分析了从某些接受自体脂肪移植的患者体内获取的吸脂样本，致力于细胞分离和细胞表征的基础和转化研究，主要目的为分析基质血管组分中间充质干细胞的数量和发展潜能，来更好地确定其特征。其他的文献描述了方法和结果的细节[22,32]。

## 手术技术

在手术操作中，必须使用手术显微镜加以诊断和治疗。通过放大的 3D 视野，可以更好地确定声带的细节解剖，借助特殊的显微器械可以进行术中声带触诊。触诊有助于发现常被漏诊的先天畸形，如沟状声带（声带韧带的上皮表面的内陷和粘连）。

须在声带全层和声门旁间隙中分层注射脂肪颗粒，以利于移植物的血管化。

喉镜检查和手术操作的视频录像是客观评估随访中获得的变化最为重要的手段。在术前和术后所有随访时实施嗓音记录和分析，可显示出通过脂肪移植获得的音质改善。

多维度的嗓音评估可以从不同角度显示术后的声音改变，包括可视喉镜、感知、声学、空气动力学以及患者的自身感受等方面。

### 移植脂肪的获取和处理

由于 VFFA 需要使用直接硬质纤维喉镜，因此手术需要在全麻下进行。脂肪供区常为下腹部或者大腿外侧，在苗条的患者中可以选择大腿内侧或者膝内侧。供区以 10 mL 利多卡因 + 1 ∶ 10 万肾上腺素浸润麻醉。

在轻度负压下，通过抽吸动作获取脂肪组织。我们使用 10 mL 螺口注射器连接 2 mm 三孔吸脂针以降低负压，减少对脂肪细胞可能的损伤。形成负压的方式是回抽注射器活塞，通过巾钳固定其位置。

脂肪抽吸物的处理遵循 Coleman 技术方案[28]。将脂肪与血液和油脂成分分离后，通过螺口转换器将脂肪转移至 3 mL 螺口注射器中。

### 确定注射量

由于某些脂肪颗粒会在退针时溢出，因此很难精确测定脂肪移植的量，但通常以退针方式注射入麻痹或者瘢痕声带中的总量为 0.5 ～ 3.0 mL（平均 1.5 mL）。患侧声带矫枉过正至容积约为初始体积的 2 倍。因为一侧声带供脂肪存活的解剖空间有限，所以我们通常也在健侧声带注射少量脂肪（0.2 ～ 0.5 mL）以进一步减小双侧声带的关闭裂隙。如果双侧声带均注射，则只在一侧过度注射，以降低呼吸道梗阻的风险。然而，我们的患者中从未出现术后呼吸困难。

脂肪注射

图35-2展示了在显微喉镜下进行声带脂肪注射的手术设备。操作过程中，我们可在屏幕上看到声带，从而允许助手在颈前区用手施加压力来提供注射区域的最佳视野。

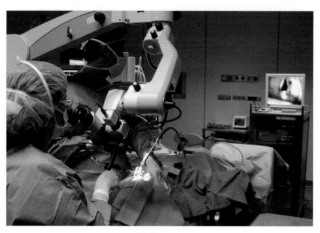

▲图35-2

患者通常为全麻，并使用肌松药物达到肌松效果。通过硬质喉镜可以看到声带；硬质喉镜一般悬挂固定在一张小桌上，避免任何引起微小手术视野的移动，并且可以使术者使用双手进行手术。放大镜可以使术者分辨微小的解剖细节，从而精确的在不同区域注射脂肪微颗粒，最后完成其他手术操作，比如松解粘连或者必要时使用显微器械进行组织切除。

脂肪颗粒注射使用的器械为注脂手具（Medicon Instruments, Tuttlingen, Germany），该手具与21 G、22 cm长的一次性锐针（样机，Thiebaud Medical, Margencel, France）相连接（图35-3）。

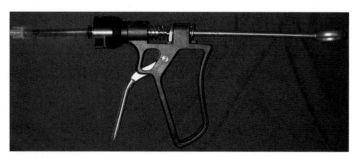

▲图35-3

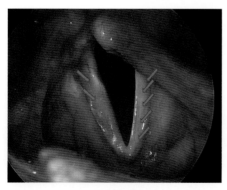

▲图35-4

可视喉镜图像显示的是一例典型左侧声带麻痹（图35-4）。左侧麻痹声带（图示右侧）增生，弓形轮廓。图中箭头指示注射点：麻痹侧声带注射5个点，而对侧正常声带注射2个点。

术中显微喉镜图像展示的是正在进行脂肪注射的声带（图35-5）。注射前（A），右侧麻痹声带明显萎缩。注射后（B），患侧声带体积扩大到2倍多。

脂肪颗粒注射在直接显微喉镜下进行。对于声带麻痹的患者，脂肪注射需要达声带的肌层，通常于声带的后1/3处开始注射。缓慢注射避免压力过大，轻柔退针，使脂肪扩散入多个

层次。如图35-5所示，沿声带体部、声门旁间隙、声带肌侧面进行多点注射，直到患侧声带达到初

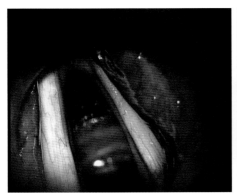
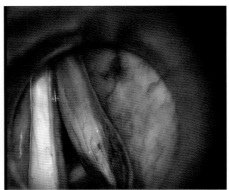

▲ 图 35-5

始体积的 2 倍。对伴有软组织缺损的患者，进行声带全层的脂肪注射，重点注射浅层，松解软化瘢痕组织，恢复振动能力。

### 术后护理

手术当日静脉用阿莫西林克拉维酸（200 mg 溶入 1 000 mL 液体中）或者克拉霉素 250 mg 1 天 2 次，接下来 6 天予口服药物，1 天 2 次。无其他特殊术后护理。术后 24 小时绝对禁止发声，术后 1 周适当控制发声。一般术后 24 小时内可出院。

## 结果

目前为止，我们为 151 例患者进行了 180 次 VFFA（27 例患者需要二次填充，其中 2 例又进行了第 3 次填充以进一步增强发声效果）。大部分患者患有单侧喉麻痹。所有患者术后嗓音质量得以改善，大多数喉麻痹患者恢复了正常语音。术后 3 个月内稳定并继续保持，接下来的 6 个月有进一步改善的趋势。所有患者反馈发声困难好转，社会和职业生活得以改善。

老年男性，72 岁，就诊前 1 年因食管癌接受了食管切除术和食管-胃吻合术。因左侧喉返神经损伤和继发左侧声带麻痹导致严重的呼吸性发声困难。通过可弯曲的可视喉镜获取术前声带像：图 35-6A，吸气；图 35-6B，发声。注意左侧声带存在增生，声带的凹形边缘表明存在松弛。因此，发声时声带不能靠近，出现耳语语音。图 35-6C 和 D 显示麻痹侧声带注射 2 mL 脂肪 5 年后可视喉镜检查结果。术后 1 周声音改善明显。左侧麻痹声带营养良好，边缘为直线；术后 5 年声门关闭完全。患者嗓音正常。

如图 35-6E ~ G 所示，VFFA 术后 26 个月喉部 MRI 检查。左侧声带轴位（图左）和冠状位（图中、右）明显可见移植脂肪（红色箭头）。

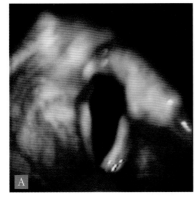
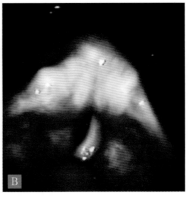

术前像：吸气时和发声时
▲ 图 35-6A、B

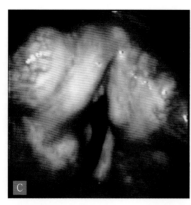
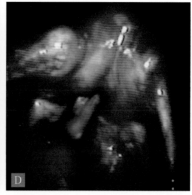

声带脂肪移植后 5 年

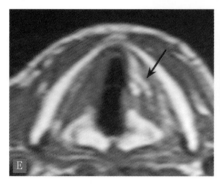
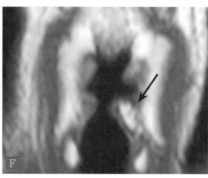
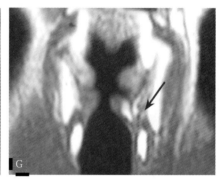

VFFA 后 26 个月 MRI

▲图 35-6C ~ G

男性 66 岁，颈动脉内膜切除术后 8 个月，存在严重的呼吸性发声。通过硬质内镜获得可视喉镜图像。图 35-7A，左侧声带麻痹，明显萎缩，发声时声门关闭可见宽裂隙。左侧声带肌注射了 2.5 mL 脂肪，1 个月内恢复正常语音。图 35-7B，喉镜下可见术后 9 个月效果，声门关闭完全，左侧声带营养接近正常。图 35-7C，术前，患者嗓音为嘈杂耳语。多维噪音分析显示所有参数均异常，图中绿色区域表示正常值。图 35-7D，术后 14 个月，多维噪音分析声音频率和振幅稳定指数均在正常范围内。

女性 39 岁，1 年前因左侧声带麻痹在外院治疗，行左侧声带注射聚二甲基硅氧烷后出现严重发声困难。之后患者声带麻痹恢复，但是因为治疗侧声带出现严重异物反应，发声困难并未好转。左侧（图 35-8A）箭头表明炎症反应发生的区域充血，发声时可见因左侧声带僵硬，两侧声带不能完全关闭。患者接受了直接喉镜下病变区域的活检。组织学显示异物炎症反应，聚硅氧烷颗粒周围有巨细胞围绕（图 35-8D）。脂肪填充后喉镜图像（图 35-8B）显示术后 14 个月表浅炎症消失。由于声带持续疲劳，该患又接受了二次注射，结果如图 35-8C 所示：左侧声带变直，未见更多炎

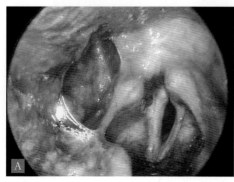
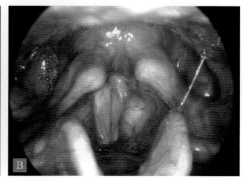

▲图 35-7A、B

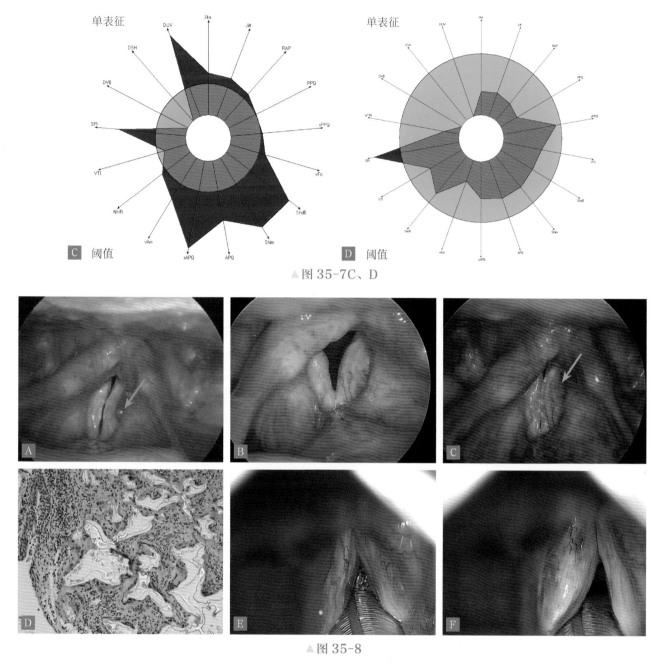

▲图 35-7C、D

▲图 35-8

症反应；发声时声带关闭完全。箭头指示的脂肪组织形成植入物上的保护垫，并将植入物包埋其中。4 年后嗓音效果稳定。图 35-8E、F 显示术中显微喉镜图像（第 2 次手术）左侧声带术前（图 35-8E）及注射后（图 35-8F）。

## 并发症

术后情况通常平稳。潜在的主要并发症是气道梗阻，该并发症可出现在喉部任何填充术后，可由声带过度内移、水肿或者两者均有的原因引起。然而，极少发生气道梗阻的并发症，在我们的患者中亦未曾发生。未发现注射区域感染征象，但为防万一，我们要求患者术后 7 天复查。在复杂病例中，由于炎症反应可能最终导致声带僵硬，因此嘱患者术后几天内口服激素。

某些患者术后 1 周诉喉部有饱满感。我们告知患者有可能发生上述情况，但通常在几天后消失。

我们的患者未在任何时间发生喘鸣。

## 讨论

声带注射是为声带关闭不全患者增加声带体积、恢复声带闭合功能直接并且微创的手术方法。既往曾使用自体和异体组织作为填充材料。植入物和生物材料如氟聚合物、硅胶、羟基磷灰石钙可能发生移位、引起异物反应和导致肉芽肿[9,33]。声带慢性炎症反应会引起组织僵硬，改变声带振动特性，严重的后果为呼吸道梗阻[34]。具有与声带组织相似流变特性的柔软自体组织是保持振动组织黏弹性的理想选择。

与大多数学者进行声带"大丸状"注射不同，我们将脂肪注射入多个层次，以促进细胞营养、氧合和组织融合，使脂肪颗粒与受体组织最大程度的接触。上述技术细节可能是我们的患者获得良好稳定效果的原因。

为了评估 VFFA 是否会引起呼吸气流和气道阻力的长期损害，我们进行了呼吸量测定和体积描记研究，研究表明术后吸气和呼气气流没有改变，但是气道阻力发生了亚临床增加。这一研究证实了 VFFA 的安全性，脂肪移植并未改变气道通畅性[35]。相反，某些患者（尤其是存在声带麻痹的患者）无论是在用力呼吸还是讲话时，术后均自觉气道较术前明显通畅。凭直觉即可理解为何患者不再存在讲话时的呼吸困难，原因为发声时声带没有漏气。需要更复杂的理由来解释声带填充后体积增大，为何患者会同时反映在用力时气道梗阻的主观减轻。我们可以通过上呼吸道空气动力学的改变来解释这一现象。在填充和可能的组织更新后，麻痹侧声带没有了麻痹导致的松弛；因此吸气时声带再也不像风中的旗子一样在气道中移动。作为这种"稳定"的最后结果，麻痹侧声带不会被由于吸气时气流产生的负压吸入声门，气道也就不会梗阻。

我们自 2001 年来为 151 例患者进行了 180 次 VFFA，良好的临床效果是脂肪移植有效性和低致病率的进一步证据[11,36]，支持了 VFFA 的治疗效果具有技术依赖性的假说，脂肪抽吸物中细胞成分的更新潜能可能在声带填充和更新中起到重要作用。

151 例患者中，27 例（17.9%）患者需要再次注射以进一步改善嗓音。所有患者首次术后都获得了嗓音改善，但如存在严重的软组织缺损则有必要进行多次治疗。患者接受多次治疗（25 例接受 2 次，2 例接受 3 次）的原因是之前的肿瘤切除手术导致了广泛的软组织缺损，或者由于长期喉麻痹导致了声带肌的严重萎缩。

总而言之，VFFA 是一种简单有效的手术方法，能为患者音质改善提供良好稳定的疗效。使用自体组织避免了异物反应的风险，而异物反应可能引起不可逆的嗓音损伤。另外，为了重建产生发声的有效结构，在社会关系和职业要求中获得有效的语言交流，在声带缺损的治疗中，我们最期望获得重要组织具有更新的特性。

---

### 技术精要

- 正确认识需要治疗的声带区域对于选择性治疗至关重要。
- 因为裸眼无法识别快速的声带振动周期，所以在可视喉镜下必须使用频闪灯。
- 遵循 Coleman 技术[28]，在轻柔负压下获取脂肪后，必须立即在声带中分层注射脂肪。
- 避免"大丸状"注射。
- 在声带麻痹的患者中脂肪主要注射入深层（松弛、营养不良的声带肌中，以及声门旁间隙），在软组织缺损的患者中脂肪注射入全层。

- 可以利用注射进行浅层的松解，恢复司职发声的组织的顺滑性。脂肪组织具有与声带浅层组织正常内容物一致的黏弹性。
- 对于声带关闭时缝隙较大（意味着大部分患者需要治疗）的患者，双侧声带都应该填充。健侧声带应在深层少量填充以避免发生呼吸道梗阻的风险。

## 参考文献

［1］ Cantarella G, Viglione S, Forti S, Pignataro L. Voice therapy for laryngeal hemiplegia: the role of timing of initiation of therapy. J Rehabil Med 42:442, 2010.

［2］ Isshiki N. Progress in laryngeal framework surgery. Acta Otolaryngol 120:120, 2000.

［3］ Courey MS. Injection laryngoplasty. Otolaryngol Clin North Am 37:121, 2004.

［4］ Bergamini G, Alicandri-Ciufelli M, Molteni G, et al. Therapy of unilateral vocal fold paralysis with polydimethylsiloxane injection laryngoplasty: our experience. J Voice 24:119, 2010.

［5］ Woo SH, Son YI, Lee SH, et al. Comparative analysis on the efficiency of the injection laryngoplasty technique using calciumhydroxyapatite (CaHA): the thyrohyoid approach versus the cricothyroid approach. J Voice 27:236, 2013.

［6］ Halderman AA, Bryson PC, Benninger MS, et al. Safety and length of benefit of Restylane for office-based injection medialization. A retrospective review of one institution's experience. J Voice 28:631, 2014.

［7］ Tan M, Woo P. Injection laryngoplasty with micronized dermis: a 10-year experience with 381 injections in 344 patients. Laryngoscope 120:2460, 2010.

［8］ Mallur PS, Rosen CA. Office-based laryngeal injections. Otolaryngol Clin North Am 46:85, 2013.

［9］ DeFatta RA, Chowdhury FR, Sataloff RT. Complications of injection laryngoplasty using calcium hydroxylapatite. J Voice 26:614, 2012.

［10］ Pitman MJ, Rubino SM, Cooper AL. Temporalis fascia transplant for vocal fold scar and sulcus vocalis. Laryngoscope 124:1 653, 2014.

［11］ Cantarella G, Mazzola RF, Domenichini E, Arnone F, Maraschi B. Vocal fold augmentation by autologous fat injection with lipostructure procedure. Otolaryngol Head Neck Surg 132:239, 2005.

［12］ Hsiung MW, Pai L. Autogenous fat injection for glottic insufficiency: analysis of 101 cases and correlation with patients' self-assessment. Acta Otolaryngol 126:191, 2006.

［13］ Tamura E, Okada S, Shibuya M, et al. Comparison of fat tissues used in intracordal autologous fat injection. Acta Otolaryngol 130:405, 2010.

［14］ Mikaelian DO, Lowry LD, Sataloff RT. Lipoinjection for unilateral vocal cord paralysis. Laryngoscope 101:465, 1991.

［15］ Brandenburg JH, Kirkham W, Koschkee D. Vocal cord augmentation with autogenous fat. Laryngoscope 102:495, 1992.

［16］ Shindo ML, Zaretsky LS, Rice DH. Autologous fat injection for unilateral vocal fold paralysis. Ann Otol Rhinol Laryngol 104:1, 1995.

［17］ McCulloch TM, Andrews BT, Hoffman HT, et al. Long-term follow-up of fat injection laryngoplasty for unilateral vocal cord paralysis. Laryngoscope 112:1 235, 2002.

［18］ Laccourreye O, Papon JF, Kania R, et al. Intracordalinjection of autologous fat in patients with unilateral laryngeal nerve paralysis: long-term results from the patient's perspective. Laryngoscope 113:541, 2003.

［19］ Zuk PA, Zhu M, Ashjian P, et al. Human adipose tissue is a source of multipotent stem cells. Mol Biol Cell 13:4 279, 2002.

［20］ Tholpady SS, Llull R, Ogle RC, et al. Adipose tissue: stem cells and beyond. Clin Plast Surg 33:55, 2006.

［21］ Rehman J, Traktuev D, Li J, et al. Secretion of angiogenic and antiapoptotic factors by human adipose stromal cells. Circulation 109:1 292, 2004.

［22］ Lo Cicero V, Montelatici E, Cantarella G, Mazzola RF, Sambataro G, Rebulla P, Lazzari L. Do mesenchymal stem cells play a role in vocal fold graft survival? Cell Prolif 41:460, 2008.

［23］ Chan RW, Titze IR. Viscosities of implantable biomaterials in vocal fold augmentation surgery. Laryngoscope 108:725, 1998.

［24］ Shaw GY, Szewczyk MA, Searle J, et al. Autologous fat injection into the vocal folds: technical consider-ations and long-term follow-up. Laryngoscope 107:177, 1997.

［25］ DeFatta RA, DeFatta RJ, Sataloff RT. Laryngeal lipotransfer: review of a 14-year experience. J Voice 27:512, 2013.

［26］ Zaretsky LS, Shindo ML, deTar M, et al. Autologous fat injection for vocal fold paralysis: long-term histologic evaluation. Ann Otol Rhinol Laryngol 104:1, 1995.

［27］ Brandenburg JH, Unger JM, Koschkee D. Vocal cord injection with autogenous fat: a long-term magnetic resonance imaging evaluation. Laryngoscope 106:174, 1996.

［28］ Coleman SR. Facial recontouring with lipostructure. Clin Plast Surg 24:347, 1997.

［29］ Bouchayer M, Cornut G, Witzig E, et al. Epidermoid cysts, sulci, and mucosal bridges of the true vocal cord: a report of 157 cases. Laryngoscope 95:1 087, 1985.

［30］ Hirano M. Clinical examination of voice. In Arnold GE, Winckel F, Wyke BD, eds. Disorders of Human Communication, vol 5. New York: Springer-Verlag, 1981.

［31］ Jacobson BH, Johnson A, Grywalsky C. The voice handicap index: development and validation. J Voice 12:540, 1998.

［32］ Montelatici E, Baluce B, Ragni E, Lavazza C, Parazzi V, Mazzola R, Cantarella G, Brambilla M, Giordano R, Lazzari L. Defining the identity of human adipose-derived mesenchymal stem cells. Biochem Cell Biol 93:74, 2015.

［33］ Kasperbauer JL, Slavit DH, Maragos NE. Teflon granulomas and overinjection of Teflon: a therapeutic challenge for the otorhinolaryngologist. Ann Otol Rhinol Laryngol 102:748, 1993.

［34］ Ovari A, Witt G, Schuldt T, et al. Polydimethylsiloxane for injection laryngoplasty: two cases necessitating tracheotomy. Eur Arch Otorhinolaryngol 271:839, 2014.

［35］ Cantarella G, Fasano V, Maraschi B, Mazzola RF, Sambataro G. Airway resistance and airflow dynamics after fat injection into vocal folds. Ann Otol Rhinol Laryngol 115:816, 2006.

［36］ Cantarella G, Baracca G, Forti S, Gaffuri M, Mazzola RF. Outcomes of structural fat grafting for paralytic and non-paralytic dysphonia. Acta Otorhinolaryngol Ital 31:154, 2011.

# 第4篇

# 乳房整形

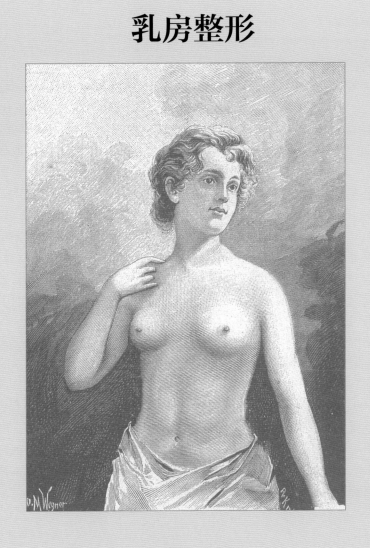

# 第**36**章

# 隆乳术与管状乳房

Sydney R. Coleman　译者：俞楠泽　翟培明　斯楼斌　王　阳

在整形外科的历史长河中，自体组织一直以来都是重塑外伤缺损、先天缺陷或以美容为目的进行面部和躯干整形的首选材料 [1]。自 1895 年就有外科医师在报告中提及通过移植自体脂肪至乳房来达到增大、重塑或修复的目的 [2]。1912 年，Eugene Holländer 首次描述了将脂肪注射至乳房来矫正凹陷粘连的瘢痕（见本书英文版前言）。20 世纪初，Lexer 报道称在乳房进行脂肪移植效果极佳、外观自然，且可维持 3 年以上 [3]。到 20 世纪中叶，外科医师们开始提出脂肪移植在隆乳手术中的应用 [4,5]。May [6] 在其手术图谱中展示了单纯以美容为目的的脂肪移植隆乳手术。虽然早已证明自体脂肪组织移植术具有良好的远期疗效，但 20 世纪 70 年代，硅胶和盐水假体的出现开始取代了自体组织在隆乳术中的应用。

在 20 世纪 80 年代早期，脂肪抽吸术的出现提供了新的自体组织来源，于是外科医师们很快开始在乳房内移植抽吸的脂肪组织 [7-10]。然而 1987 年，一篇由美国整形外科学会（the American Society of Plastic and Reconstructive Surgeons，ASPRS）新型手术特别委员会发表的意见称，乳房脂肪移植可能妨碍乳腺癌的检测，因而反对该手术的实施 [11]（参见第 40 章）。其结果导致了对乳房脂肪移植手术的批判，理由是该手术可能会影响乳房 X 线片改变——而任何乳房手术都可能造成这种改变。这篇说明立场的文件实际上导致了乳房脂肪移植手术在全球范围内的中止。其直接影响就是从 1987 年至 2007 年几乎没有进行乳房脂肪移植手术。

20 世纪 90 年代初出现的硅胶假体安全问题引起了人们的担忧，于是我回顾文献，发现所有胸部手术都有造成乳房 X 线片改变的风险。而另一个令人担忧的事实是，已经广泛使用的乳房假体也会影响乳房组织的影像学检查。基于这些想法，以及脂肪移植的正面经验和患者的疑问，我决定重新考虑在乳房进行脂肪移植。在 1995 年 11 月至 2000 年 6 月，我为 17 例患者做了乳房脂肪移植手术。适应证包括小乳症、隆乳后畸形、管状乳房畸形、Poland 综合征和乳房切除再造术后畸形。由于在早期患者身上取得了巨大的成功，于是从 1997 年起，我开始与同行们讨论这一问题。我在乔治城和马赛进行了乳房脂肪移植的讲课后，Scott Spear 和 Emmanuel Delay 开始进行乳房脂肪移植的实践。我对早期患者术后 5 ～ 10 年的情况进行随访，将所得观察进行回顾性总结并发表 [12]。所有经过治疗的女性患者，其乳房大小和轮廓均获得极大改善，而且所有乳房均具有自然的外观和柔软的触感。术后乳房 X 线片的改变也与预期相符。

基于 14 年的乳房脂肪移植经验（即使在官方禁令的影响下），我开始在一些国际会议上谈论这一手术。2006 年 5 月被邀请在美国整形外科学会上做展示后，于 2007 年 3 月发表了系列文章 [12]。我在北美、欧洲和亚洲的一些重大的整形外科学术会议上分享了经验后，美国整形外科学会成立一个特别小组来重新科学地评估乳房脂肪移植。在 2007 年 10 月的启动会议上，这一特别小组要求"审阅学术文献，批判性鉴别相关信息，并提出以事实为依据的实践建议"。

该特别小组的报告在 2008 年 10 月被美国整形外科学会／整形外科教育基金（Plastic Surgery Education Foundation，PSEF）和美国美容整形外科协会（American Society of Aesthetic Plastic Surgery，ASAPS）批准，并解除之前的相关禁令。这一新声明证实了脂肪移植在临床实践中的安全性。该报告于 2009 年发表在《整形与再造外科》杂志上[13]，部分段落如下：

脂肪移植可用于隆乳及矫正病理性或手术后乳房缺陷；然而，治疗效果却取决于手术技术以及外科医师的经验……乳房脂肪移植存在影响乳腺癌检测的可能；然而，尚没有足够的证据来证明这种影响……

影像学研究证明相关技术（超声、乳房 X 线和 MRI）能够区别移植的脂肪组织、微钙化和其他可疑的病变，必要时可以进行组织活检以进一步明确诊断。整形界发布的立场声明加上乳房脂肪移植在全球范围内实践后的积极效果，鼓励了整形外科医师进行更多关于该手术效果和安全性的研究。

如今，全世界很多的整形外科医师都在通过脂肪移植进行隆乳和乳房再造，并已成为标准治疗的一部分。在以下领域也有越来越多的文献发表：脂肪移植乳房再造的效果[14-22]、胸部放射性损伤的治疗[18]、减少乳房包膜挛缩[18]，以及乳房假体的软组织覆盖[18,20,23-27]。

## 适应证

在本章中，我会介绍利用 Coleman 技术（参见第 1 章）来进行隆乳手术的方法。病例 1 是一例患有轻度管状乳房畸形的患者，其手术的挑战在缩窄的乳房下极，但其治疗原则与脂肪移植隆乳基本相同。

Coleman 技术对于管状乳房畸形的治疗具有显著的疗效。在这种情况下，在乳头乳晕复合体下只移植少量甚至完全不移植脂肪，而通过直接将脂肪注入皮下层选择性地扩张乳房的皮肤。因此，可以通过脂肪移植改变乳房与乳晕的相对比例，从而使整体更加自然。

对于乳房不对称的患者来说，可以通过脂肪移植进行显著或细微的形状调整，从而塑造出更具有美感、更对称的乳房轮廓。如果不使用脂肪移植，则很难实现对细微结构的调整。脂肪移植是乳房再造中一种重要的辅助方法（参见第 40 章），无论是否使用乳房假体，脂肪移植均可能成为游离皮瓣等创伤较大手术的替代方案。

乳房假体所致的畸形通常由软组织覆盖率不足或者明显的包膜挛缩所引起。脂肪移植能够通过增加皮下组织厚度来掩盖假体显露的边缘和褶皱现象，并减少下方假体的可触及感。这种情况在瘦削的患者中更为常见。此外，Delay[16] 和 Rigotti[18] 在报告中均指出，在乳房假体周围填充脂肪具有软化包膜的作用。

## 材料和方法

### 技术指南

#### 准备

脂肪获取部位的选择只需考虑塑形身体轮廓并避免医源性畸形，因为并没有发现供区部位与移植脂肪存活率存在明确的关系[28,29]。我推荐从躯干，特别是背部、侧腰和腹部获取脂肪，因为减少这些区域的脂肪能够改善女性的身材比例并通过相对纤细的腰部来衬托丰满的乳房。

#### 麻醉

我通常使用全身麻醉或者异丙酚，因为乳房部位的移植需要大量脂肪。在乳酸钠林格液中加入

0.2% 的利多卡因溶液和 1 ：40 万的肾上腺素，并注射至供区和受区。

### 供区切口

用 11 号手术刀刺破皮肤，通过钝性的 Coleman 9 孔针弥散性地注射含 1 ：40 万肾上腺素的乳酸钠林格液，比例为 1 mL 麻醉药对应 1 mL 的脂肪。对背部进行抽吸时，我通常在两侧腰窝和背部中线处各做 1 个切口。除此之外，还可能增加侧方切口来辅助获取臀部或侧腹部的脂肪。

对于身体前部，我最常选择的切口位置是阴毛区和脐部，偶尔会增加肋部或臀部的切口来获取更外侧的脂肪。

### 吸脂针多孔吸脂针

大多数患者采用 9 孔钝头 Coleman 吸脂针及 10 mL 注射器进行脂肪抽吸（图 36-1）。在此采用直径较大的吸脂针。轻微负压和刮取的联合作用使脂肪颗粒沿着吸脂针移动，通过螺旋接口，然后进入注射器筒内，以保证将脂肪组织的机械性损伤降低至最小。

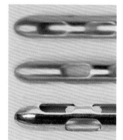 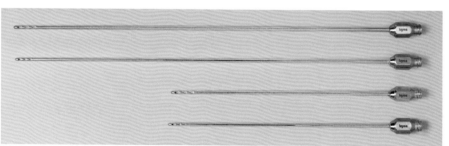

多孔吸脂针

▲图 36-1

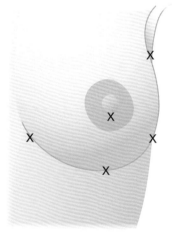

▲图 36-2

### 获取脂肪

脂肪在获取之后，需在 10 mL 注射器中以 1 300 g 离心 3 分钟。去除油脂层并排尽水分。用 Codman 垫（Codman pads）吸附残留的油分，然后将纯化的未清洗脂肪转移至 3 mL 螺旋注射器内。

### 受区切口

切口的位置需要保证每个区域都可以有 2 个方向来完成移植。通常每侧乳房至少需要 3 个乳房下皱襞切口、1 个乳晕切口和 1 个腋窝切口来覆盖整个乳房。应避免在胸骨、领口区域或乳房表面做切口（图36-2）。

### 注脂针

经 2 mm 的切口置入长 9 cm 或 15 cm 的 17 G 钝头注脂针。钝头注脂针不仅能够更为均匀地注射小颗粒移植物，也减少了血管内注射的可能性[30]。Ⅰ型 Coleman 注脂针的使用率最高，但如果有瘢痕形成或者组织质地较硬，Ⅱ型或 Ⅲ型 Coleman 注脂针可能更便于术者将注脂针置入相对致密的瘢痕和乳腺实质等组织（图 36-3）。

从安全因素考虑，为了避免血管栓塞，绝不能在乳房内使用锐针注射。仅在注脂针回撤而非前移时注射脂肪。每次退针时注射约 0.2 mL 的脂肪。这种方法能够使所移植脂肪和周围组织的接触面最

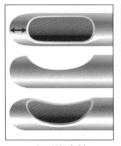

I 型注脂针

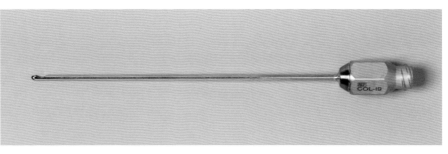

▲图 36-3

大化。目的是让每个脂肪微粒都能得到血供,从而使组织存活的概率最高,并把坏死的可能性降到最低。同时,出于安全考虑,在使用长于 15 cm 的注脂针时应极为小心,因为即使是最有经验的外科医师在胸部注射脂肪时也可能造成气胸。

### 注射方法

Coleman 技术的使用必定有助于脂肪组织的存活,因为其不仅在抽吸和处理过程中把创伤降到最低,还将受区血管新生的潜能发挥到最大。当大颗粒脂肪移植到受区时,一部分脂肪细胞可能会离血供过远,引起脂肪坏死,不仅会形成肿块和钙化,还能导致脂质坏死囊肿的形成。Bircoll[7] 主张每一隧道的注射量小至 1 mL。但在当时,在乳房中进行 130 次穿刺以移植 130 mL 脂肪的想法显得非常"荒谬"[31,32]。本章所描述技术的移植量更为精细,每次进针根据隧道的长度移植 1/5 ~ 1/2 mL 的脂肪组织。可以使用本方法进行大体积移植,但应对操作所需的时间有充足的心理准备。以这种方式获取、处理和移植脂肪常常需要数小时。通常,使用本法对乳房进行脂肪移植,移植 100 mL 脂肪,大约需要 2 小时,然后每增加 100 mL,大约需要 45 分钟。

### 移植层次

在不同层次注射脂肪进行塑形,直至达到理想的乳房轮廓。乳房假体是通过扩大乳腺后间隙或胸大肌后间隙来达到隆乳效果的,但结构性脂肪移植技术可以由胸壁至皮肤的所有层次选择性地进行隆乳和塑形。在我早期的操作中,先在胸大肌移植大部分的脂肪,然后在胸大肌后和胸大肌前间隙进行移植。这些移植部位靠近胸壁,可以使胸部的体积弥漫性地增长,而没有局部的塑形效应。可以通过浅表层次的移植来进行乳房的塑形。除非需要增加乳房凸度,否则应该避免在乳腺实质内进行移植(图 36-4)。

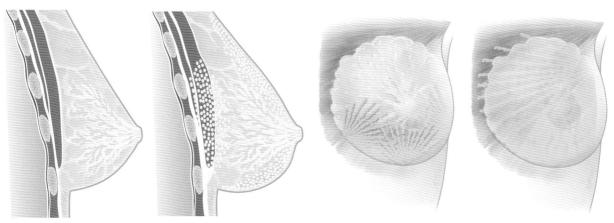

▲图 36-4

**移植量范围**

通过结构性脂肪移植，在乳房及其周围组织中均匀地移植 50 ~ 400 mL 以上的脂肪，可以获得持久的效果。移植的总量取决于预期效果。与其他外科手术一样，技术的选择、操作的执行、医师的经验，甚至患者的个体差异都会对效果产生影响。

**手术技术**

脂肪移植技术的基本策略是移植微小颗粒，而非大块脂肪。尽量减少每次脂肪组织的移植量，最大限度地增加移植脂肪和受体组织之间的接触表面积。减小每次注射的移植量可以减小其中心区域与周围毛细血管的距离，从而促进新移植脂肪组织的存活并最大限度地减少脂肪坏死和之后钙化的可能性。

一名 27 岁女性要求进行自体脂肪移植隆乳术。5 年前，她曾在其他诊所进行管状乳房整形手术，但她对自己的乳房大小仍不满意。在手术前，她每天佩戴组织外扩张器 8 小时，持续 4 周，从而尽可能增加脂肪移植的组织腔隙。患者术前乳房 X 线片显示散在的良性钙化，可能与她前次手术有关。由于先前已经对管状乳房进行了治疗，因此患者的术前标记与典型的"正常"患者没有差别（图 36-5）。

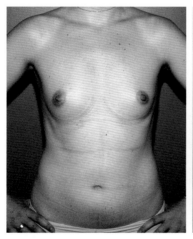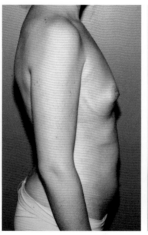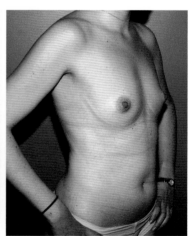

▲图 36-5

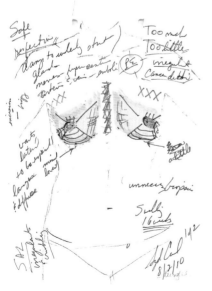

▲图 36-6

**术前设计**

手术的目标是通过将脂肪植入乳房的每个象限（重点关注组织量更缺乏的内侧和下侧）与乳沟和乳晕后方的区域（用于增加凸度）来创建更加饱满、自然的泪滴形乳房。我们用紫色的记号笔在侧腰部、后臀部、骶骨区、大腿后内侧、大腿外侧（均在俯卧位操作）和上腹部、下腹部、大腿前侧和内侧标记供区范围。将乳房分成 4 个象限，并用绿色记号笔标记移植区域。用橙色记号笔标记乳房下皱襞（图 36-6）。

**麻醉**

该患者使用了全身麻醉，喉罩通气。供区用乳酸钠林格液中加 1 : 40 万肾上腺素和 0.2% 利多卡因（总量约 500 mL）的肿胀液浸润。

**供区**

供区的选择标准是通过将脂肪从腰臀部转移至乳房，从而增强患者的女性魅力（图 36-7）。

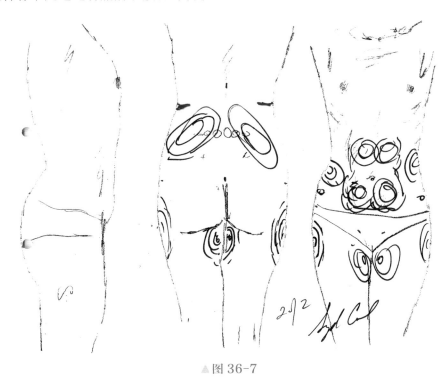

▲图 36-7

紫色标记为供区，红色标记为可能的切口位置，橙色标记为需要小心操作以避免过度抽吸的部位，比如背部和侧腰之间的过渡区（图 36-8）。

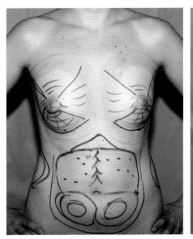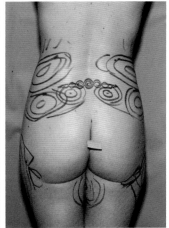

▲图 36-8

**获取脂肪**

采用 23 cm 弧形吸脂针经背部中线切口，可以对整个侧腰和侧腹部进行操作而无须增加侧方切口（图 36-9A ～ D）。

经骶窝切口不仅可以抽吸骶部和腰部，还可以抽吸髋部和侧腹（图 36-9E、F）。

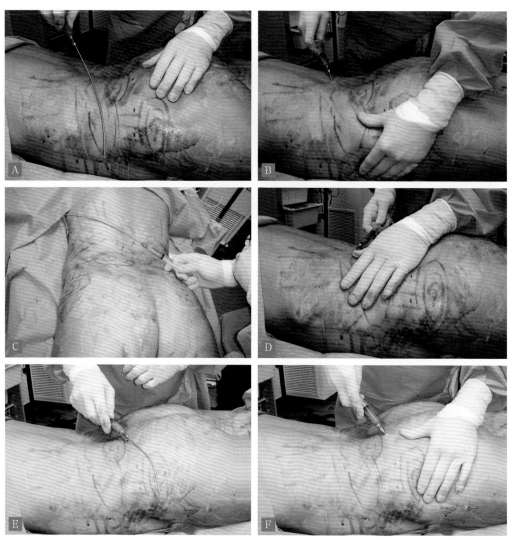

▲ 图 36-9

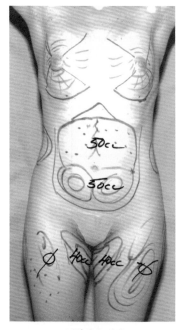

▲ 图 36-10

在成功诱导麻醉并放置喉罩通气后，将患者置于俯卧位并开始手术。患者保持深静脉镇静并自行呼吸。肿胀液（乳酸钠林格液加 1 : 40 万肾上腺素和 0.2% 利多卡因）浸润后，用钝头多孔 Coleman 吸脂针，手动抽吸量如下：右侧腰，170 mL；左侧腰，210 mL；右臀部，100 mL；左臀部，70 mL；右骶窝，70 mL；左骶窝，70 mL；右大腿内侧，50 mL；左大腿内侧，50 mL；右侧大腿外侧，100 mL；左侧大腿外侧，120 mL，总计 1 010 mL。标准化处理脂肪，根据密度将之分为 2.5 mL 的等份。请注意脂肪呈纤维状（常见于健康、强壮患者）。切口用 5-0 Ethilon 缝线间断缝合。

小心地将患者转向仰卧位并重新铺巾。共从上腹部吸取 50 mL，下腹部吸取 50 mL，每个大腿内侧吸取 40 mL，仰卧位吸取 180 mL 的脂肪。由于我们已经抽吸足够量的脂肪，因而未再抽吸术前已经标记的大腿前侧。供区切口用 4-0 Ethilon 缝线间断缝合。抽吸脂肪总量（俯卧位和仰卧位）为 1 190 mL，处理后的纯化脂肪为 615 mL（图 36-10）。

### 移植量

对胸部术区进行常规消毒铺巾。脂肪注射切口位于乳房下皱襞的内侧、外侧和中央（如术前标记中的红点所示）以及乳晕的上内侧。用少量肿胀液浸润乳房以减少术中出血。用钝头 Coleman 注脂针在右侧乳房／乳沟中总共移植 300 mL 脂肪，并在左侧移植总共 307.5 mL 脂肪（图 36-11）。

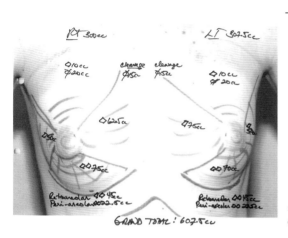

| 移植的容量（总计 607.5 mL） | 右侧乳房（mL） | 左侧乳房（mL） |
|---|---|---|
| 上象限 | ◆ 10，Ø20 = 30 | ◆ 10，Ø20 = 30 |
| 内象限 | ◆ 62.5 | ◆ 75 |
| 下象限 | ◆◆ 75 | ◆◆ 70 |
| 外象限 | ◆ 50 | ◆ 50 |
| 乳沟 | Ø15 | Ø15 |
| 乳晕旁 | ◆◆ 22.5 | ◆◆ 22.5 |
| 乳晕后 | ◆◆ 45 | ◆◆ 45 |
| 总共 | 300 | 307.5 |

符号◆◆表示密度最高（每个 10 mL 离心注射器的底部）；◆表示下一级，Ø 表示密度最小。

▲ 图 36-11

### 移植

在受区移植何种密度的脂肪取决于人们是在寻求改善质地，还是单纯地增加体积。几乎任何密度的脂肪都可在乳房部位移植，除非需要治疗瘢痕——此时应首选高密度脂肪。在本病例中，我们将较高密度的脂肪移植于下象限和乳晕后方，这也是术前计划中最需要进行结构调整的部位。

对于绝大多数患者，我都是首先移植下极区域。对该患者而言，此点尤其重要，因为此处为该患者乳房最重要的塑形区域。用 9 cm 的 I 型 Coleman 注脂针从内侧切口的真皮下开始，有时会使用 15 cm 的注脂针（图 36-12A、B）。

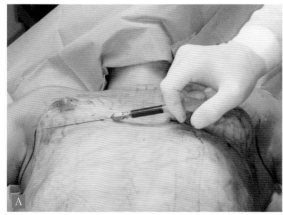
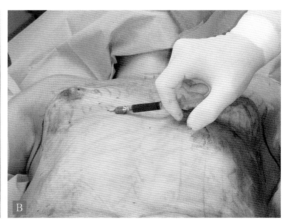

▲ 图 36-12A、B

经内侧切口移植 20 mL 脂肪后，换至外侧切口对同一区域进行移植（图 36-12C、D）。

经外侧切口移植 20 mL 的脂肪后，再经乳晕切口对同一区域进行操作。经 3 个切口将脂肪移植于该患者整个下象限，注射时应特别留意将其乳房下皱襞下推数厘米（图 36-12E、F）。

在每侧下象限移植 60 mL 脂肪后，从乳晕、乳房下皱襞的内侧和中间切口对内侧象限进行移植。

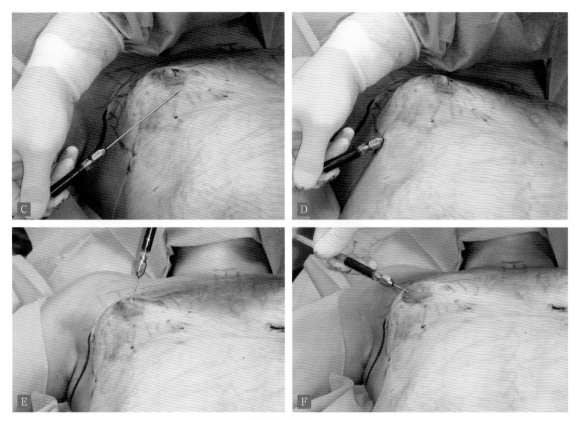

▲图 36-12C ~ F

同样，所有的移植都是在皮下层。内侧象限的容量相对不足，因而移植量（右侧，55 mL；左侧，50 mL）大于外侧象限（图 36-12G、H）。

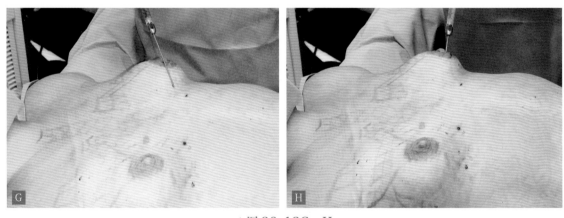

▲图 36-12G、H

随之，经乳房下皱襞外侧切口在外侧象限注射略少量的脂肪（图 36-12I、J）。

注射范围应延伸至腋部，以填补其胸大肌与小乳房交界处的凹陷（图 36-12K、L）。

再经乳房下皱襞中间切口进入外侧象限。此时仍然在浅层注射，对该患者更是如此，以矫正其筒状畸形。注意当注脂针通过皮下浅层时皮肤会出现凹陷（图 36-12M、N）。

即使在外侧象限只需要少量脂肪移植，也建议经 3 个的切口由 3 个方向注射。应尽量由 2 个方向，最好 3 个方向移植，且每次在隧道中注射少量的脂肪颗粒（图 36-12O、P）。

换用 15 cm 的注脂针以扩大注射范围，由不同方向对远端区域进行脂肪移植（图 36-12Q）。

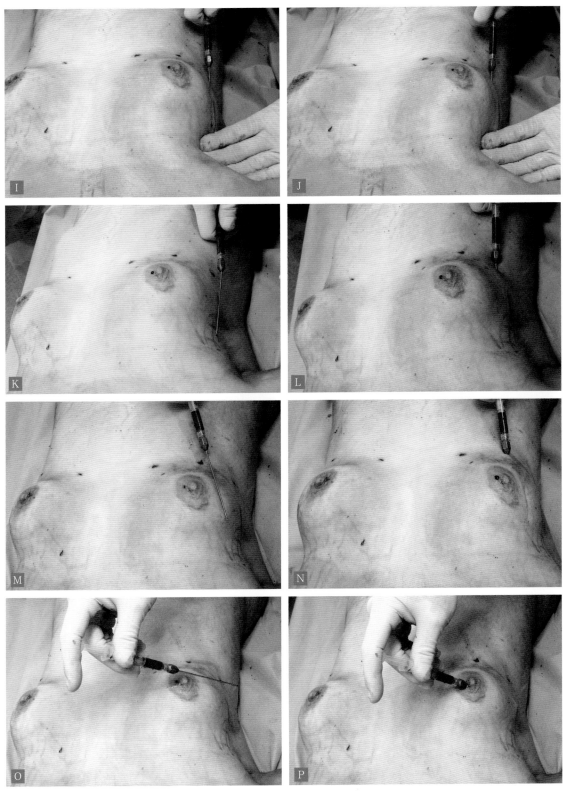

▲图 36-12 I ~ P

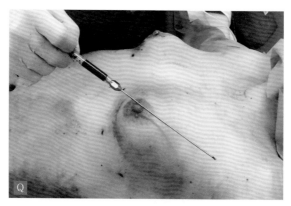

▲图 36-12Q

最后，注射乳沟区域。通常使用 15 cm 的 Coleman I 型注脂针以抵达远端。该患者每侧移植了 40 mL 脂肪。这个移植量对于大多数患者均较为合适（图 36-12R、S）。

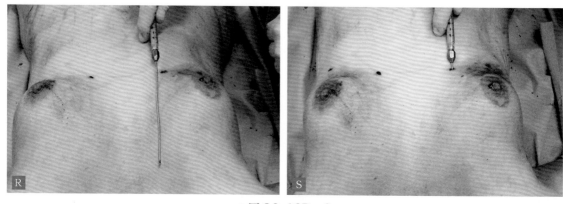

▲图 36-12R、S

使用 15 cm 的 Coleman I 型注脂针经乳晕切口对该区域进行不同方向的移植（图 36-12T、U）。

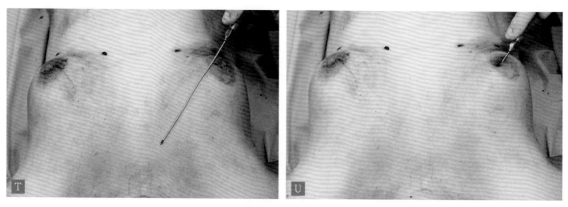

▲图 36-12T、U

皮下注射完毕后，开始注射乳腺后区域。经腋窝切口易进入乳腺后间隙。该患者的右侧乳房下半部分注射了 85 mL 脂肪，左侧为 60 mL；右侧乳房上半部分注射了 70 mL 脂肪，左侧为 43.5 mL（图 36-12V、W）。

使用 15 cm 的 14 G I 型注脂针经所有切口在腺体后区域进行注射。因为较硬、较粗的注脂针容易掌控，因而更为安全。最近，我开始使用 Coleman 老型吸脂针（桶柄状）在这个平面和乳房假体周围进行注射（图 36-12X、Y）。

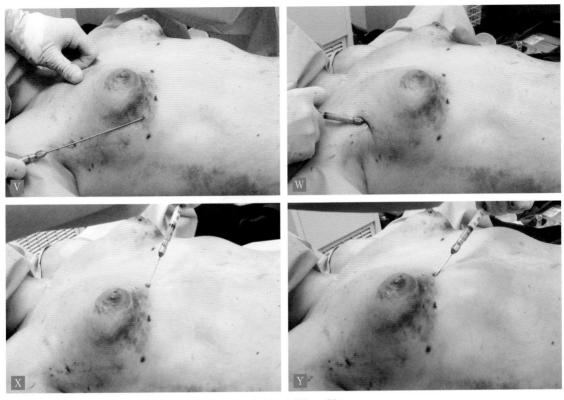

▲图 36-12V ~ Y

　　所有拟行区域注射完毕后，将患者调整至坐位，发现其乳房凸度仍显不足，且下极弧度或假性松垂程度并不理想。

　　经腋窝和其他 4 个切口，在紧缩的双侧下极又分别植入 35 mL（右）和 30 mL（左）脂肪。由于空间有限，植入非常困难，而且对于是否应该在这些区域松解明显的粘连以获得更好的下极弧度也存在争议。我认为该操作会破坏已移植脂肪的稳定性，并且可能会影响受区的血管，影响脂肪存活。因而，没有进行松解任何的粘连或挛缩组织。然而，为了增强凸度，在左侧和右侧乳房腺体后分别移植了 30 mL 和 10 mL 脂肪。任何时候都不要将脂肪直接移植在乳晕后方（图 36-12Z、AA）。

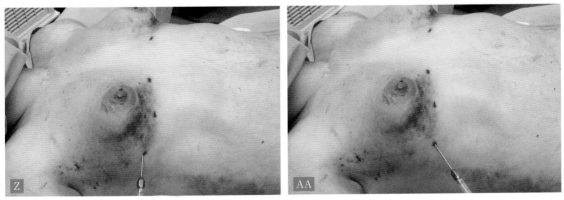

▲图 36-12Z、AA

　　在手术过程中，反复坐位观评估患者脂肪移植的效果。术终坐位观可见挛缩的乳房下极开始松解。僵硬的乳房下极不可能再植入更多的脂肪（图 36-12BB、CC）。

　　用 5-0 Ethilon 缝线关闭乳房切口。乳房下皱襞和乳沟处覆盖 Reston 泡沫，以防止脂肪移位。因为患者有管状乳房病史，需将压缩的 Reston 泡沫覆于乳晕以防止其疝出。透明敷料（Tegaderm）固

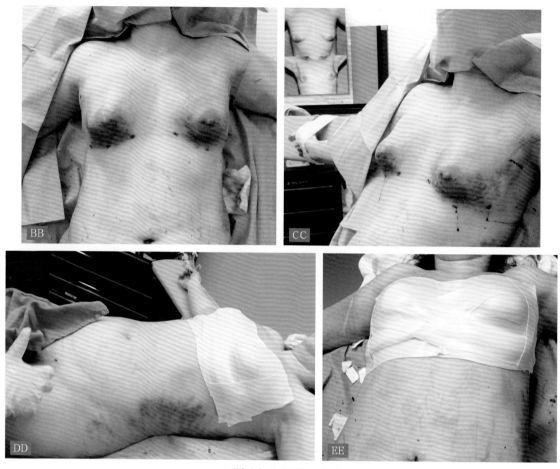

▲图 36-12BB ～ EE

定 Reston 泡沫。外科胸罩及下半身的塑身衣内衬纱布绷带（Kerlix）（图 36-12DD、EE）。

在术后第 3 天对患者进行常规随访,此时我们能够连接外部负压扩张器。要求患者每晚佩戴该设备,争取每天佩戴 8 小时。在术后初期,我们进行常规随访,要求其每天使用扩张器 8 小时,持续约 4 周。患者对术后效果感到非常满意。

### 3 年随访结果

术后 3 年余随访,患者对手术效果感到非常兴奋。乳房外形姣好,手术切口隐蔽,形态自然丰满,与身体其他部分比例匀称。患者亦对侧腹和大腿吸脂后的附加效果感到满意。

## 结果

### 乳房

#### 病例 1

该 31 岁的女性强烈要求隆乳。她说她已经"厌倦了带衬垫的胸罩",并希望她的乳房与身体其他部分更相称。她特意要求加深乳沟;她希望自己的乳房自然"下垂"而不要过度"挺拔"。她指出自己的胸大肌较为强壮,所以不想在乳房的外上极增加太多。她拒绝使用硅胶假体,倾向于使用自体脂肪隆乳这一更自然的方法（图 36-13A、B）。

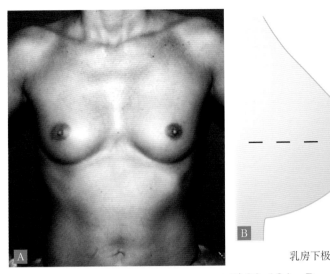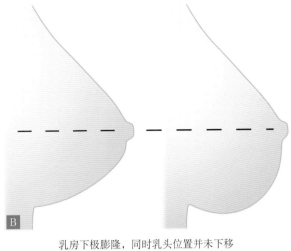

乳房下极膨隆，同时乳头位置并未下移

▲图 36-13A、B

患者无乳腺疾病家族史，之前从未发现乳房有任何结节或异常，未行乳房 X 线检查。患者第 2 次面诊时，我们分析了她的照片，并以之为摹本设计手术方案（图 36-13C、D）。

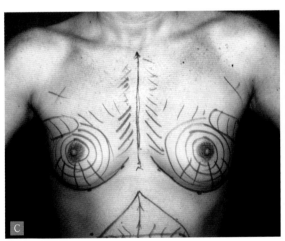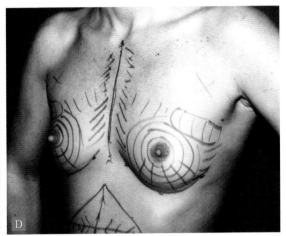

▲图 36-13C、D

患者在拟定手术前 2 个月返回进行第 3 次面诊，乳房 X 线检查结果正常。此时，我们再次讨论了她的乳房将会增大到何种程度。我告诉其最终的尺寸可能与我们的期望有所差别，但我会在避免供区畸形的同时，从其身体抽吸尽可能多的脂肪。那时候，我移植 300 mL 纯化脂肪常常只增加一个罩杯。我们商定在每侧乳房只移植约 300 mL 的纯化脂肪。

手术采用了硬膜外神经阻滞（20 mL 1% 利多卡因和 1∶10 万肾上腺素）联合静脉镇静麻醉。供区部位用含 1∶40 万肾上腺素的乳酸钠林格液浸润（全身总共注射了 800 mL）。

患者全身瘦削，因而只能多部位少量抽吸。因此，使用 15 cm 和 23 cm 直型和弧形 Coleman 吸脂针俯卧位抽吸脂肪量如下。髂腰：右侧，160 mL，左侧，170 mL；大腿内侧：60 mL/ 侧；膝内侧，20 mL/ 侧；大腿外侧：右侧，180 mL，左侧，140 mL；侧臀：右侧，40 mL，左侧，30 mL。在仰卧位时，抽吸了以下脂肪量。腹部，80 mL；侧腹：右侧，50 mL，左侧，30 mL；大腿内侧：右侧，30 mL，左侧，20 mL；大腿前侧：右侧，50 mL，左侧，40 mL。共获取了 1 110 mL 的脂肪组织。如前文所述方法处理后得到 750 mL 纯化脂肪，但并非全部注射至患者体内（图 36-13E ～ J）。

首先，在每侧胸大肌移植 120 mL 脂肪。在皮下层注射时需要避免进入乳房实质，左侧乳房移植

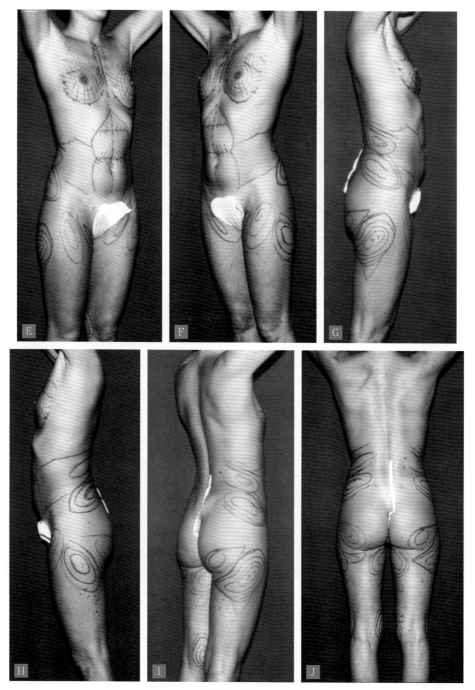

▲ 图 36-13E ~ J

120 mL，右侧乳房移植 100 mL。右侧乳晕周围移植了 52 mL 脂肪，左侧为 37 mL。最后，在每侧胸骨区移植 40 mL 脂肪以形成乳沟。在注射过程中左侧乳房出现了一小血肿，但不需要特殊治疗。实际手术时间为 6 小时 35 分钟，算上麻醉时间为 8 小时 5 分钟（图 36-13K）。

患者于术后 1 周拆除缝线，3 个月和 9 个月时进行随访观察。她对自己的身体和乳房的外观感到非常满意，乳房罩杯的大小从 A 增至 B+（图 36-13L ~ O）。

患者在术后 9 年随访时穿着 C 杯的胸罩。她觉得尽管在那段时间内体重减轻了 10 lb，但乳房体积在术后 1 ~ 9 年有着显著的增加。脂肪移植术后 16 年，她仍对美容效果感到满意（图 36-13P ~ U）。

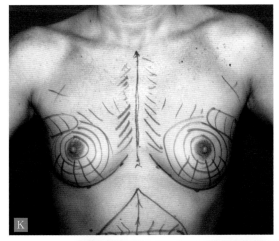

| 移植的总量（共 629 mL） | 左（mL） | 右（mL） |
| --- | --- | --- |
| 胸大肌 | 120 | 120 |
| 乳房组织（皮下） | 120 | 100 |
| 乳晕周围 | 52 | 37 |
| 胸骨区 | 40 | 40 |

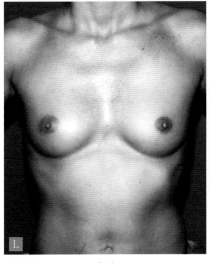

术前

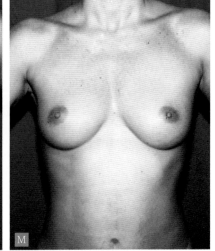

术后 1 年

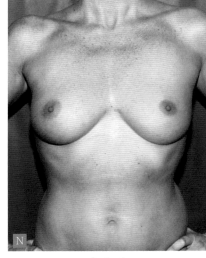

术后 9 年

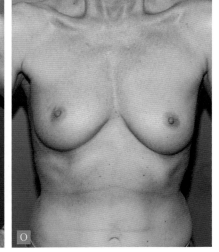

术后 16 年

▲图 36-13K ~ O

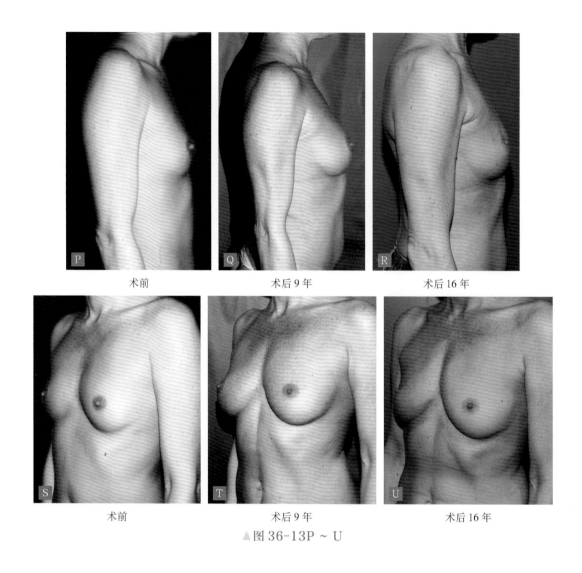

| 术前 | 术后 9 年 | 术后 16 年 |
|------|----------|-----------|

| 术前 | 术后 9 年 | 术后 16 年 |
|------|----------|-----------|

▲图 36-13P ~ U

**病例 2**

一名 60 岁女性渴望更丰满、美观的乳房。采用钝头多孔 Coleman 吸脂针从其背部、侧腰部和臀部总共抽吸 1 040 mL 脂肪。以常规方式处理后脂肪体积为 537.5 mL。小心地将患者翻身，然后从腹部和侧腹再次抽吸 610 mL 脂肪，处理后体积为 347.5 mL（图 36-14A ~ F）。

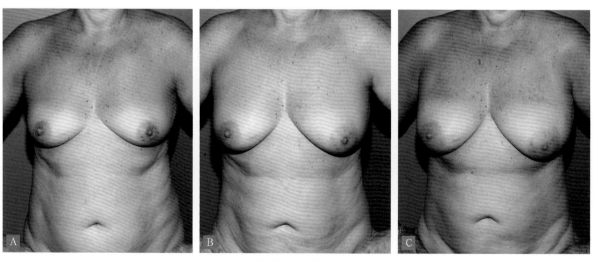

▲图 36-14A ~ C

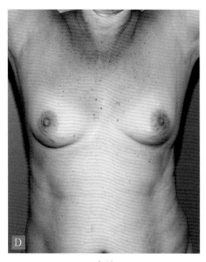
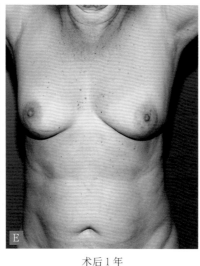
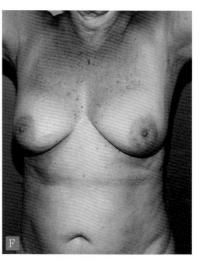

| 术前 | 术后 1 年 | 第 2 次手术后 1 年 |

▲图 36-14D ～ F

使用钝头 Coleman 注脂针，在右侧乳房和乳沟区共移植了 422 mL 脂肪，左为 447.5 mL 脂肪。用 4-0 Ethilon 间断缝合切口，供区和受区切口覆以创可贴。穿戴内衬纱布绷带的外科胸罩及束腹带（图 36-14G ～ I）。

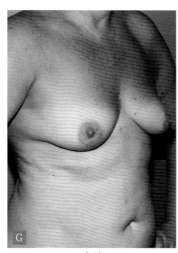
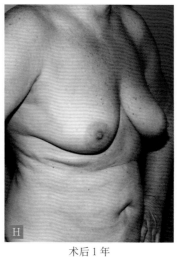
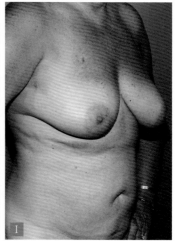

| 术前 | 术后 1 年 | 第 2 次手术后 1 年 |

▲图 36-14G ～ I

术后 1 年，患者返回希望进一步增大乳房。术中患者采用坐位，以更好地评估乳房轮廓。注意，我们试图纠正左侧乳晕上方的"凹陷"（纵向缺损），但未能完全改善。在右侧乳房移植的脂肪总量为 245 mL，左侧乳房为 320 mL。该患者对手术的耐受性非常好。

### 管状乳房畸形

#### 病例 1

该 28 岁女性患有双侧管状乳房畸形（图 36-15C，示意图见图 36-15A、B）。第 1 次手术分别在左侧和右侧乳房移植了 370 mL 和 380 mL 的纯化脂肪（图 36-15C ～ E）。

整个手术过程中，主要是在皮下和腺体后移植脂肪，避免在乳晕下方或实质内注射。第 1 次手术后 8 个月，患者的乳房看上去像一个正常的 A 杯（中间图）（图 36-15F ～ K）。

患者期望乳房更大一些，因此我们又在左侧和右侧乳房移植了 300 mL 和 340 mL 的脂肪。如图

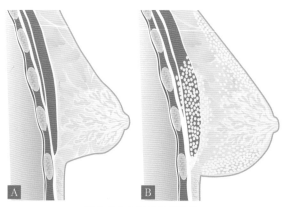

管状乳房的常规移植区域

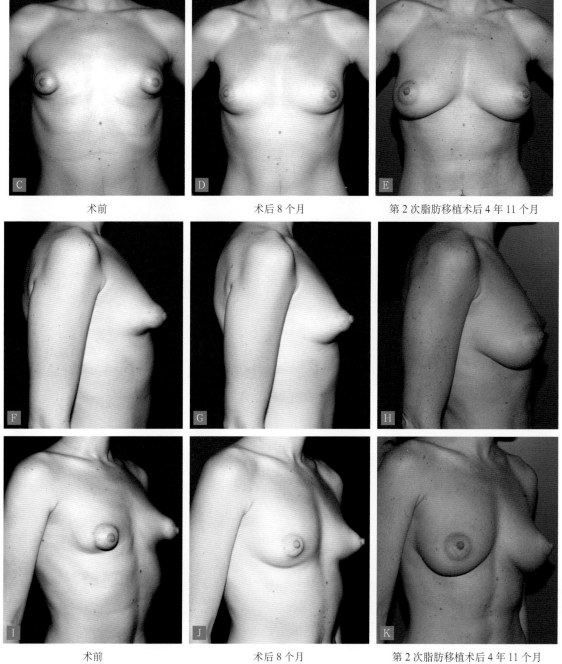

术前　　　　　　　　　　　术后 8 个月　　　　　　　　第 2 次脂肪移植术后 4 年 11 个月

术前　　　　　　　　　　　术后 8 个月　　　　　　　　第 2 次脂肪移植术后 4 年 11 个月

▲ 图 36-15

所示，移植效果较好。在患者第 2 次也是最后 1 次手术后的 4 年 11 个月进行随访（右图），其乳房形态和触感非常自然。

病例 2

一名 29 岁女性要求治疗右侧的管状乳房畸形。在第 1 次手术中，我们使用了钝头的单孔 Coleman 以及多孔 Coleman 和 Khouri 吸脂针，共获取 660 mL 的脂肪，处理后为 375 mL。然后开始向乳房移植脂肪，右侧乳房和乳沟区域移植 272.5 mL 脂肪，左侧乳沟区域移植 30 mL 脂肪。患者采用坐位移植脂肪，以观察其轮廓，右侧乳房在脂肪移植后体积明显增加（图 36-16A ~ I）。

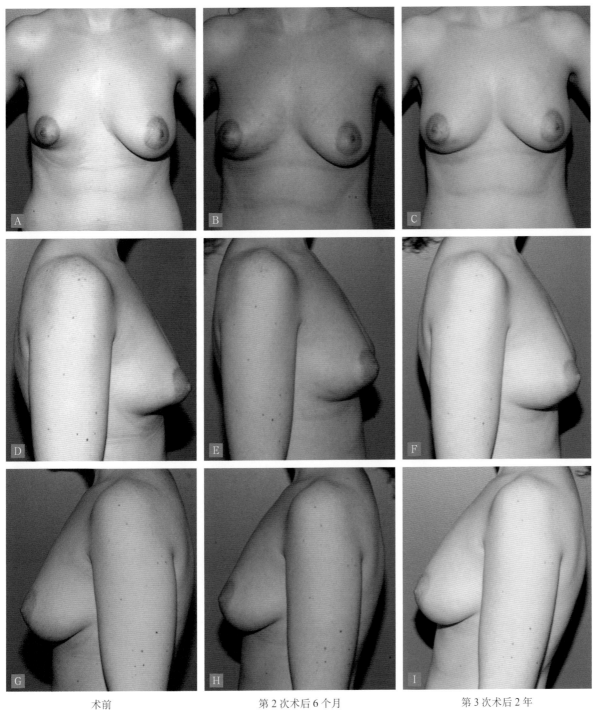

术前　　　　　　　　　　　　　第 2 次术后 6 个月　　　　　　　　　　第 3 次术后 2 年

▲ 图 36-16A ~ I

　　大约 6 个月后，对患者进行第 3 次手术以解决其残余的畸形和不对称问题。在手术中获取了 680 mL 脂肪，处理后为 335 mL。在右侧乳房和乳沟移植的结构脂肪总量为 197.5 mL；在左侧乳房和乳沟移植的总量为 65 mL。通过连接到 10 mL 注射器的 16 G 1½ 英寸针头对左侧乳晕上缘处的粘连进行释放，使该部位适度下降，从而获得更好的对称度（图 36-16J ～ R）。

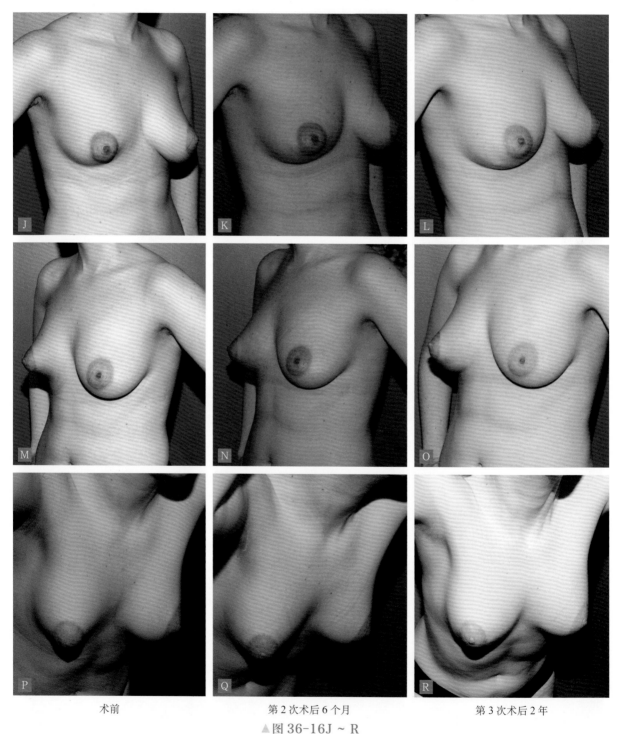

| 术前 | 第 2 次术后 6 个月 | 第 3 次术后 2 年 |

▲图 36-16J ～ R

　　在第 1 次手术后大约 2 年，患者要求再次对右侧乳房进行调整。术中从患者的右臀部和双侧腰获取了 250 mL 脂肪，以常规方式处理后为 150 mL。将总共 107.5 mL 脂肪移植于右侧乳房。

　　在脂肪移植时将患者置于坐位，以观察其轮廓。在不使用锐性分离的前提下尽最大努力消除下极的水平粘连，但只获得了部分成功。将患者置于坐位观察时，发现通过在上极和外象限中注射脂肪可以明显增强乳房的外形，这与术前标记略有不同。

病例 3

患者在就诊时为 21 岁，要求治疗双侧管状乳房畸形。由其大腿内、外侧总共获取 710 mL 的脂肪，处理后得到 447.5 mL。对胸部进行常规消毒铺巾。右侧乳房移植 245 mL 脂肪，左侧移植 202.5 mL。5-0 Ethilon 间断关闭切口，供区覆盖 Reston 泡沫和外科弹力胶带（Microfoam），并穿戴弹力衣。乳房覆盖"蓬松"棉垫后佩戴手术胸罩（图 36-17A ～ C）。

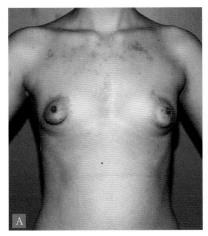 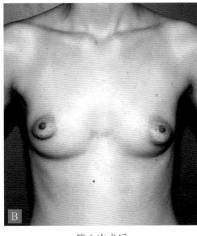 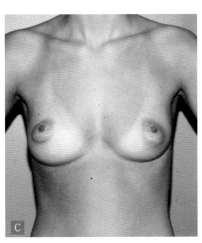

术前　　　　　　　　　　第 1 次术后　　　　　　　　第 2 次术后 1 年

▲图 36-17A ～ C

1 年后，患者接受了第 2 次乳房结构性脂肪移植。在这次手术中，共获取了 990 mL 脂肪，然后以常规方式处理后得到 680 mL。使用肌内注射型注脂针，在右侧乳房的浅层移植了 215 mL 脂肪，在深层移植了 130 mL 脂肪。在左侧乳房的浅层移植了 220 mL 脂肪，在深层移植了 115 mL 脂肪。图 36-17D ～ I 为患者在术前，第 1 次术后 1 年和第 2 次术后 1 年的照片。

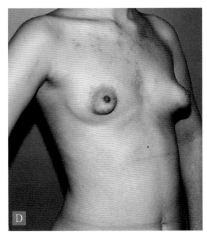 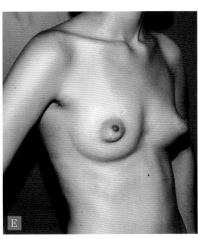 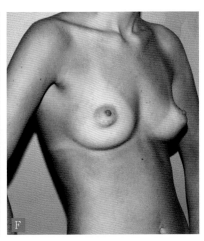

▲图 36-17D ～ F

病例 4

一名 21 岁女性患有双侧管状乳房畸形，左侧比右侧更为严重。第 1 次手术时，在其右侧和左侧乳房中分别移植了 267.5 mL 和 323 mL 的脂肪。

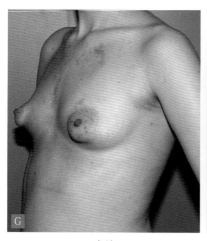
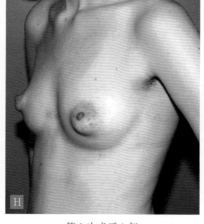
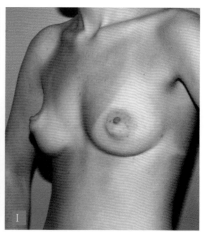

术前 　　　　　　　　第 1 次术后 1 年 　　　　　　　　第 2 次术后 1 年

▲图 36-17G ~ I

　　14 个月后，她接受了第 2 次手术，以进一步矫正畸形并治疗左侧乳房可能残留的油性囊肿和挛缩性瘢痕。患者佩戴着外部负压扩张器进入手术室，并置于仰卧位。从患者的侧腹和下腹部获取 1 640 mL 的脂肪，处理后得到 732.5 mL。移除组织外扩张器，对患者胸部区域进行常规消毒铺巾。

　　使用 III 型 Coleman 注脂针连接 3 mL 注射器，从左侧乳房的两个囊性区域中各抽吸出大约 1 mL 的液体 [ 外观类似脂肪和（或）油 ]。然后将 335 mL 处理后的脂肪植入右侧乳房，317.5 mL 植入左侧乳房。患者坐位观察乳房轮廓，发现左侧乳房的部分区域凸度不足，用连接于 10 mL 注射器的 1½ 英寸 16 G 针头松解这些区域的粘连。图为患者在术前，第 1 次术后 14 个月、19 个月和 5½ 年的照片（图 36-18）。

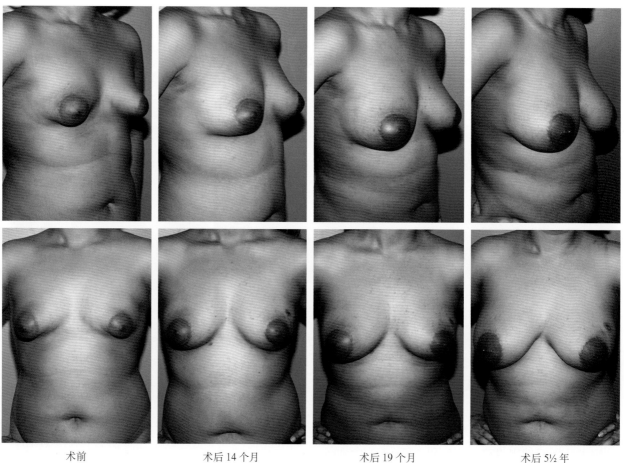

术前 　　　　　　术后 14 个月 　　　　　　术后 19 个月 　　　　　　术后 5½ 年

▲图 36-18

# 并发症

## 正常的术后恢复过程：水肿和瘀斑在 4 ~ 6 个月内逐步稳定

术后即刻，供区和受区部位会出现明显水肿。4 ~ 6 个月时，乳房的体积趋于稳定，随后几年的大小几乎没有改变。当然，随着体重增加或者激素水平的剧烈改变，如怀孕或更年期，乳房的大小和隆乳的效果可能会有所变化。

### 少见并发症

所有患者都签署了一份单独的同意书，表明她们知道与乳房脂肪移植相关的潜在并发症，包括乳腺癌检测难度增加、局部钙化和囊肿形成的可能性。此外，患者同意在术后 6 个月和 12 个月进行乳房 X 线检查，之后每年检查 1 次。患者同意如果她们在乳房上发现任何肿块或异常，会立刻报告该发现，并信赖相关检查结果。向每例患者强调，如果发现任何可触及的肿块都不应该首先被认为是脂肪移植的结果，直至完成相应的检查。

1990 年，Montañana Vizcaino 等 [33] 报道了 1 例患者出现脂肪坏死和多发囊肿，但无明显钙化。该情况是在使用了单一的穿刺孔将脂肪放射状注入乳房后仅仅 6 个月就发生的。1994 年，Maillard [34] 报道了类似的情况，1 名患者在脂肪抽吸隆乳术后 1 年出现了脂肪坏死囊肿。Castelló 等 [35] 报道了 1 名患者在进行了未知容量的脂肪隆乳后出现了大型假性囊肿伴囊壁钙化。

在我报道的案例中 [12]，第 3 名患者在其硅胶假体周围出现了浅表金黄色葡萄球菌感染。通过引流和口服抗生素后症状消失，美学效果不受影响。此后没有发现任何其他的感染。

如本文所述，乳房脂肪移植相关的并发症与其他乳房手术的并发症类似或更轻。通过使用微小的切口和钝性的分离，显著降低了对诸如神经、导管和血管等结构造成损伤的可能性。由于没有分离皮瓣，皮肤坏死的可能性也极小。

移植入乳房的脂肪细胞如果无法获得血供，则最终会死亡。但几乎所有乳房手术都可能发生这种情况，无论是在乳房缩小术中的脂肪皮瓣还是乳房脂肪移植。与其他乳房手术一样，血供不足的组织会死亡并形成坏死性囊肿甚至钙化。

在我报道的案例中 [12]，有 4 名患者出现了良性钙化，很容易与癌症相区别，3 名患者出现了小的结节，应该是抽吸导致的脂肪坏死。这些并发症与乳房缩小术 [36-40]、乳房再造术 [41-44] 和乳房吸脂术 [45,46] 的报道相似。

无论是增加现有的自然尺寸、纠正先天性畸形，还是恢复由于疾病或创伤而缺失的乳房，女性总是希望感觉更有吸引力、正常和完整。在我的临床实践中，女性患者倾向于使用自体组织来使乳房轮廓更为丰满，而不是单纯采用或联合应用标准的乳房假体植入术。通过精细的脂肪移植技术，可以显著改善乳房的大小和形态，效果自然持久。当以最小创伤获取和处理后，以微粒形式进行移植的脂肪可以保持活性，使乳房获得更好的结构和形状，这是单独使用假体或与其他类型的手术无法实现的。

# 讨论

如前文所述，就像其他乳房手术一样，进行乳房脂肪移植后，有时会发生脂肪坏死，偶尔也会出现钙化或囊肿，并且有时可触及肿块。乳房脂肪移植后钙化的发生率仍有待确定，但术后乳房 X 线检查的变化与其他乳房手术相似。无论如何，微钙化不是问题；不管对乳房进行何种手术后，癌症的漏诊是一个潜在问题。因此，在进行乳房脂肪移植后应和其他乳房手术一样，在术后随访中保持警惕。

自体脂肪移植可用于单纯隆乳、乳房不对称或乳房畸形的矫正，作为乳房再造的辅助或主要方法，以及乳房假体植入后的软组织覆盖。该技术所使用的结构性脂肪移植似乎与许多其他调整乳房轮廓的方法一样安全，甚至更为有效。为了更好地明确该技术的适应证和效果，有必要进行进一步的前瞻性研究。

### 不足之处

#### 供区

大多数患者发现，在乳房脂肪移植的同时去除脂肪并对身体其他部位轮廓塑造的操作是非常理想的。然而，该技术的潜在并发症是对供区造成畸形。即使是对吸脂非常有经验的外科医师，在操作中也可能会出现畸形，特别是在必须吸取大量脂肪的情况下。此外，一些患者的供区根本没有足够的脂肪。在瘦削的或者曾经经历过吸脂术的患者中尤其如此。在这些情况下，联合应用脂肪移植和假体植入术可能更为合适。

#### 大容量改变

使用结构脂肪移植不可能比通过假体植入获得更大的体积改变。即使是在供区脂肪来源丰富的情况下，通常在 1 次脂肪移植可达到的最大变化是增加 1 个罩杯。

#### 不同类型的容量改变

很难将弥散移植一定体积脂肪的效果与通过假体植入所获得的容量变化进行比较。假体植入是将确定的体积放置在一个有限的解剖学空间内。在脂肪移植过程中，外科医师沿着胸壁、皮下以及胸骨和（或）腋窝等周围区域注射脂肪。这种完全整合而又散在分布的丰满度很难产生与假体植入所引起的局部体积变化相类似的视觉效果。MRI 体积测量或其他体积研究可以更准确地量化在乳房内移植特定体积脂肪的存活率。

#### 更长的手术时间

结构性脂肪移植隆乳术的耗时比假体植入隆乳术要长得多。在假体植入术中，将商品化的假体植入分离好的解剖学腔穴，需要的手术时间相对较短。结构性脂肪移植实际上分为 2 个操作：大型脂肪抽吸术和广泛且弥漫的隆乳术。外科医师必须首先花时间获取和处理脂肪，然后进行移植。在没有助手的情况下，我经常需要花费超过 8 小时进行结构性脂肪移植隆乳手术。如果有 2 名外科医师协同操作，可以缩短手术时间。但这样患者的手术花费就会更高。

### 脂肪移植之于假体植入的优势

与硅胶和盐水乳房假体相比，脂肪移植有优点也有缺点。结构性脂肪移植隆乳术显然可以避免与植入物相关的问题，如渗漏或者破裂。在软组织覆盖不足或包膜挛缩的情况下，乳房假体存在可见或可触及的风险。根据我的经验，脂肪移植隆乳可以维持柔软、自然、持久的效果。

### 乳腺癌的检测

患者安全是整形手术中最重要的因素。据估计，女性在一生中患乳腺癌的概率高达 1/7 [45]。所以，乳腺癌的早发现、早治疗至关重要。

有 20 年时间，整形外科医师拒绝将脂肪移植到乳房，因为人们猜测移植的脂肪可能会死亡并形成肿块或钙化，从而影响乳腺癌的检测。尚没有证据表明脂肪移植需要比其他乳房手术获得更多的关注。各种类型的乳房手术都会导致脂肪坏死和钙化，如：乳房活检 [47,48]、假体植入 [49-54]、放射治疗 [46]、乳房缩小术 [36,41,55,56]、乳房再造术 [37,42,43,57] 和乳房吸脂术 [36] 等。不同类型的乳房手术后钙化的发生率各不相同，但据报道，2 年后患者的钙化发生率高达 50% [37]。幸运的是，有经验的放射科医师不难区分由脂肪坏死引起的良性钙化和恶性肿瘤引起的钙化①。

Bircoll 有超过 600 次脂肪移植联合假体植入的经验 [63]，其结果令人鼓舞，1987 年的关于乳房肿块、乳腺癌漏诊和医疗事故诉讼的预测并没有发生。他的报告显示，在 1988 年微钙化发生率为 1.4% [31]。意大利学者 Zocchi 等 [17] 进行了大量的乳房脂肪移植，最近发表的报道称他们的微钙化的发生率同样很低；然而，其他有研究人员报告发生率为 9% [64] 和 20% [14]。对我的患者群体进行回顾性分析发现，在每一个隧道哪怕是移植非常小剂量的脂肪，也可能出现坏死并形成小的脂肪囊肿和钙化。乳房脂肪移植后钙化的准确发生率仍需要进一步研究明确。然而，乳腺癌检测是一个需要特别关注的安全问题，而不是钙化的发生率。

因此，在包括乳房脂肪移植的任何乳房手术后，必须建议患者定期进行体格检查和每年 1 次乳房 X 线检查，并指导她们进行适当的乳房自检。每个可触及的肿块在明确诊断前都应视为潜在的癌症。尽管放射科医师可以通过乳房 X 线检查鉴别乳房的良恶性结节，但也可以用超声 [65-67] 和 MRI [49,68] 对可疑病变进行检查。如果存在临床上高度怀疑或放射学检查不能确定的情况，应进行组织活检。

### 乳腺癌的治疗

虽然乳腺癌的诊断至关重要，但乳腺癌的治疗也不容忽视。既往接受假体植入隆乳的女性在罹患乳腺癌后对保守治疗的选择非常有限，例如乳房肿物切除术后放疗 [69,70]。在过去的 30 年中，特别是如果癌灶比较小的情况下，保乳治疗逐渐成为标准 [71]。这种治疗方法使患者的乳房更加完整并保留了触觉 [72]。然而，如果患者之前接受过盐水或者硅胶假体植入，在发现癌症后，乳房肿瘤切除术可能并不是一个很好的方案。如果在不取出假体的情况下进行乳房肿物切除，就无法确保美学效果 [69,72,73]。

放射治疗是保乳术后治疗的一个重要组成部分，可以减少局部的复发率 [69,71,74]。遗憾的是，对盐水或者硅胶假体植入隆乳术后的乳房进行放疗会显著增加包膜挛缩、感染、外露和畸形的发生率 [69,73,75-78]。乳腺外科医师可以对结构性脂肪移植隆乳术后的患者选择常规的乳腺癌保乳手术。进一步的研究发现，在癌症检测和治疗方面，乳房脂肪移植是比乳房假体植入更为安全的选择。

### 乳房再造相关因素

在乳房切除术后，无论是使用自体皮瓣或扩张后假体植入进行乳房再造，患者仍可以发现轻微的畸形和缺陷，使其再造看起来不完整 [79]。脂肪移植可以提供缺失的软组织覆盖 [18,24-26] 并改善包膜挛缩 [18]。采用或多或少的脂肪移植即可矫正一些棘手问题 [16,23,64]，如腋窝凹陷、乳房形态不佳、假体边缘可见、包膜挛缩，甚至可以治疗放射性损伤 [18]。事实上，Delay 等 [15] 认为脂肪移植是乳房假体植入术最重要的进展之一。

## 结论

100 年前，Halsted 谴责乳房再造，因为其可能会影响局部复发的检测，甚至导致乳腺癌进展 [80]。由于 Halsted 的言论，乳房再造在美国被禁止了数十年。然而，随着乳房手术和影像学的发展，乳房再造已成为乳腺癌术后的标准治疗方法。

大约 30 年前，一个美国委员会仅仅因为脂肪移植可能导致其他乳房手术也同样会导致的瘢痕或钙化，而决定全世界的外科医师都不应该将脂肪移植到乳房。虽然乳房脂肪移植与每一种乳房手术都有同样的局限性，但是 ASPRS 1987 年关于脂肪移植立场文件的撰写者们却采用双重标准，以未经证实的观点宣称脂肪移植于乳房具有危险。1987—2005 年，这份美国宣言有效地查禁了全世界关于乳

---

① 参考文献 14、36、38、39、42 ~ 44、47、55、57 ~ 62。

房脂肪移植的讨论。该禁令规定只能用商业化的假体进行隆乳手术，并且禁止外科医师和女性患者考虑这种可能更为有效的自体乳房手术作为替代或辅助方案。是时候废除 1987 年禁止乳房脂肪移植的立场文件了。我们应该像对待所有其他乳房手术一样，谨慎且热情地评判乳房脂肪移植术。

## 技术精要

- 在乳房中，应该以约 1/5 mL 或更小的微粒进行脂肪移植。
- 必须在术前计划好获得形状改变所需的移植量。
- 从腋窝向胸骨再向乳房下皱襞的脂肪移植，会产生与硅胶假体植入术不同的特定体积效应。
- 注脂针不应穿过胸骨中线。

## 参考文献

［1］ Millard DR Jr. Principle 15. Tissue losses should be replaced in kind. In Millard DR Jr, ed. Principlization of Plastic Surgery. Boston: Little Brown, 1986.

［2］ Czerny V. Plastischer Erzats de Brustdrüse durch ein Lipom. Zentralbl Chir 27:72, 1895.

［3］ Hinderer UT, del Rio JL. Erich Lexer's mammaplasty. Aesthetic Plast Surg 16:101, 1992.

［4］ Bames HO. Augmentation mammaplasty by lipo-transplant. Plast Reconstr Surg 11:404, 1953.

［5］ Erich JB. Augmentation mammaplasty using inframammary dermal-fat grafts. Mayo Clin Proc 39:252, 1964.

［6］ May H, Coverley-Smith WJ, Davis DM. Reconstructive and Reparative Surgery. Philadelphia: FA Davis, 1947.

［7］ Bircoll M. Cosmetic breast augmentation utilizing autologous fat and liposuction techniques. Plast Reconstr Surg 79:267, 1987.

［8］ Bircoll M, Novack BH. Autologous fat transplantation employing liposuction techniques. Ann Plast Surg 18:327, 1987.

［9］ Matsudo PK, Toledo LS. Experience of injected fat grafting. Aesthetic Plast Surg 12:35, 1988.

［10］ Fournier PF. The Breast Fill. Liposculpture: The Syringe Technique. Paris: Arnette-Blackwell, 1991.

［11］ Report on Autologous Fat Transplantation: ASPRS Ad-Hoc Committee on New Procedures, Sept 30, 1987.

［12］ Coleman SR. Fat grafting to the breast revisited: safety and efficacy. Plast Reconstr Surg 119:775; discussion 786, 2007.

［13］ Gutowski KA, Baker SB, Coleman SR, Khoobehi K, Lorenz HP, Massey MF, Pusic A, Rubin PJ. Current applications and safety of autologous fat grafts: a report of the ASPS Fat Graft Task Force. Plast Reconstr Surg 124:272, 2009.

［14］ Pierrefeu-Lagrange AC, Delay E, Guerin N, et al. [Radiological evaluation of breasts reconstructed with lipomodeling] Ann Chir Plast Esthet 51:18, 2005.

［15］ Delay E, Delpierre J, Sinna R, et al. [How to improve breast implant reconstructions?] Ann Chir Plast Esthet 50:582, 2005.

［16］ Delay E, Delaporte T, Sinna R. [Breast implant alternatives] Ann Chir Plast Esthet 50:652, 2005.

［17］ Zocchi ML, Zuliani F, Nava M, et al. Bicompartmental breast lipostructuring. Presented at the Seventh International Congress of Aesthetic Medicine, Milan, Oct 2005.

［18］ Rigotti G, Marchi A, Galiè M, et al. Clinical treatment of radiotherapy tissue damages by lipoaspirates transplant: a healing process mediated by adipose derived stem cells (ASCs). Plast Reconstr Surg 119:1409; discussion 1423, 2007.

［19］ Yoshimura K, Matsumoto D, Gonda K. A clinical trial of soft tissue augmentation by lipoinjection with adipose-derived stromal cells (ASCs). Presented at the Third Annual Meeting International Fat Applied Technology Society, Charlotteville, VA, Sept 2005.

［20］ Spear SL, Wilson HB, Lockwood MD. Fat injection to correct contour deformities in the reconstructed breast. Plast Reconstr Surg 116:1300, 2005.

［21］ Nava M. La definizione del profilo superiore della mammella ricostruita. Presented at the Thirtieth Anniversary Course of the Foundation of G. Sanvenero Rosselli, Milan, Sept 2005.

［22］ Berrino P. La ricostruzione mammaria. Presented at the Thirtieth Anniversary Course of the Foundation of G. Sanvenero Rosselli, Milan, Sept 2005.

［23］ Grisotti A. Lipostructure, of course in the body and breast. Presented at the Seventeenth Annual American Alpine Workshop in Plastic Surgery, Sun Valley, Idaho, Feb 2006.

［24］ Teimourian B. Spreading the wealth: large volume fat distribution to breast and face from thighs and legs. Presented at the Seventeenth Annual Meeting American Alpine Workshop in Plastic Surgery, Sun Valley, Idaho, Feb 2006.

［25］ Holle J. Lipofilling in rhinoplasty and breast augmentation. Presented at the Seventeenth Annual Meeting American Alpine Workshop in Plastic Surgery, Sun Valley, Idaho, Feb 2006.

［26］ Massiha H. Scar tissue flaps for the correction of postimplant breast rippling. Ann Plast Surg 48:505, 2002.

［27］ Baruffaldi-Preis F. La correzione delle depressioni: esiti cicatriziali e rippling. Presented at the Thirtieth Anniversary Course of the Foundation of G. Sanvenero Rosselli, Milan, Sept 2005.

［28］ Rohrich RJ, Sorokin ES, Brown SA. In search of improved fat transfer viability: a quantitative analysis of the role of centrifugation and harvest site. Plast Reconstr Surg 113:391; discussion 396, 2004.

［29］ Ullmann Y, Shoshani O, Fodor A, et al. Searching for the favorable donor site for fat injection: in vivo study using the nude mice model. Dermatol Surg 31:1304, 2005.

［30］ Coleman SR. Avoidance of arterial occlusion from injection of soft tissue fillers. Aesthetic Surg J 22:555, 2002.

［31］ Bircoll M. Autologous fat transplantation to the breast. Plast Reconstr Surg 82:361, 1988.

［32］ Gradinger G. Breast augmentation by autologous fat injection. Plast Reconstr Surg 80:868, 1987.

［33］ Montañana Vizcaino J, Baena Montilla P, Benito Ruiz J. Complications of autografting fat obtained by liposuction. Plast Reconstr Surg 85:638, 1990.

［34］ Maillard GF. Liponecrotic cysts after augmentation mammaplasty with fat injections. Aesthetic Plast Surg 18:405, 1994.

［35］ Castelló JR, Barros J, Vázquez R. Giant liponecrotic pseudocyst after breast augmentation by fat injection. Plast Reconstr Surg 103:291, 1999.

［36］ Abboud M, Vadoud-Seyedi J, De Mey A, Cukierfajn M, Lejour M. Incidence of calcifications in the breast after surgical reduction and liposuction. Plast Reconstr Surg 96:620, 1995.

［37］ Eidelman Y, Liebling RW, Buchbinder S, et al. Mammography in the evaluation of masses in breasts reconstructed with TRAM flaps. Ann Plast Surg 41:229, 1998.

［38］ Jiang Y, Metz CE, Nishikawa RM, et al. Comparison of independent double readings and computer-aided diagnosis (CAD) for the diagnosis of breast calcifications. Acad Radiol 13:84, 2006.

［39］ Miller CL, Feig SA, Fox JW IV. Mammographic changes after reduction mammoplasty. AJR Am J Roentgenol 149:35, 1987.

［40］ Isaacs G, Rozner L, Tudball C. Breast lumps after reduction mammaplasty. Ann Plast Surg 15:394, 1985.

［41］ Mandrekas AD, Assimakopoulos GI, Mastorakos DP, et al. Fat necrosis following breast reduction. Br J Plast Surg 47:560, 1994.

［42］ Kim SM, Park JM. Mammographic and ultrasonographic features after autogenous myocutaneous flap reconstruction mammoplasty. J Ultrasound Med 23:275, 2004.

［43］ Mendelson EB. Evaluation of the postoperative breast. Radiol Clin North Am 30:107, 1992.

［44］ Brown FE, Sargent SK, Cohen SR, et al. Mammographic changes following reduction mammaplasty. Plast Reconstr Surg 80:691, 1987.

［45］ Gloeckler Ries LA, Reichman ME, Lewis DR, et al. Cancer survival and incidence from the Surveillance, Epidemiology, and End Results (SEER) program. Oncologist 8:541, 2003.

［46］ Cyrlak D, Carpenter PM. Breast imaging case of the day. Fat necrosis of the breast. Radiographics 19 Spec No:S80, 1999.

［47］ Chala LF, de Barros N, de Camargo Moraes P, et al. Fat necrosis of the breast: mammographic, sonographic, computed tomography, and magnetic resonance imaging findings. Curr Probl Diagn Radiol 33:106, 2004.

［48］ Sickles EA, Herzog KA. Mammography of the postsurgical breast. AJR Am J Roentgenol 136:585, 1981.

［49］ Huch RA, Kunzi W, Debatin JF, et al. MR imaging of the augmented breast. Eur Radiol 8:371, 1998.

［50］ Handel N, Jensen JA, Black Q, et al. The fate of breast implants: a critical analysis of complications and outcomes. Plast Reconstr Surg 96:1521, 1995.

［51］ Leibman AJ. Imaging of complications of augmentation mammaplasty. Plast Reconstr Surg 93:1134, 1994.

［52］ Leibman AJ, Kruse BD. Imaging of breast cancer after augmentation mammoplasty. Ann Plast Surg 30:111, 1993.

［53］ Raso DS, Greene WB, Kalasinsky VF, et al. Elemental analysis and clinical implications of calcification deposits associated with silicone breast implants. Ann Plast Surg 42:117, 1999.

［54］ Fodor J, Udvarhelyi N, Gulyas G, et al. Ossifying calcification of breast implant capsule. Plast Reconstr Surg 113:1880, 2004.

［55］ Danikas D, Theodorou SJ, Kokkalis G, et al. Mammographic findings following reduction mammaplasty. Aesthetic Plast Surg 25:283, 2001.

［56］ Netscher D, Meade RA, Friedman JD, et al. Mammography and reduction mammaplasty. Aesthetic Surg J 19:445, 1999.

［57］ Leibman AJ, Styblo TM, Bostwick J III. Mammography of the postreconstruction breast. Plast Reconstr Surg 99:698, 1997.

［58］ Hogge JP, Robinson RE, Magnant CM, et al. The mammographic spectrum of fat necrosis of the breast. Radiographics 15:1347, 1995.

［59］ Fischer U, Baum F, Obenauer S, et al. Comparative study in patients with microcalcifications: full-field digital mammography vs screen-film mammography. Eur Radiol 12:2679, 2002.

［60］ Kneeshaw PJ, Lowry M, Manton D, et al. Differentiation of benign from malignant breast disease associated with screening detected microcalcifications using dynamic contrast enhanced magnetic resonance imaging. Breast 15:29, 2006.

［61］ Yunus M, Ahmed N, Masroor I, et al. Mammographic criteria for determining the diagnostic value of microcalcifications in the detection of early breast cancer. J Pak Med Assoc 54:24, 2004.

［62］ Mitnick JS, Roses DF, Harris MN, et al. Calcifications of the breast after reduction mammoplasty. Surg Gynecol Obstet 171:409, 1990.

［63］ Bircoll M. Personal communication, 2005.

［64］ Fulton JE. Breast contouring with "gelled" autologous fat: a 10-year update. Int J Cosmet Surg Aesthet Derm 5:155, 2003.

［65］ Fine RE, Staren ED. Updates in breast ultrasound. Surg Clin North Am 84:1001, 2004.

［66］ Chen SC, Cheung YC, Su CH, et al. Analysis of sonographic features for the differentiation of benign and malignant breast tumors of different sizes. Ultrasound Obstet Gynecol 23:188, 2004.

［67］ Ganott MA, Harris KM, Ilkhanipour ZS, et al. Augmentation mammoplasty: normal and abnormal findings with mammography and US. Radiographics 12:281, 1992.

［68］ Reddy DH, Mendelson EB. Incorporating new imaging models in breast cancer management. Curr Treat Options Oncol 6:135, 2005.

［69］ Karanas YL, Leong DS, Da Lio A, et al. Surgical treatment of breast cancer in previously augmented patients. Plast Reconstr Surg 111:1078, 2003.

［70］ Handel N. Discussion of Karanas YL, Leong DS, Da Lio A, et al. Surgical treatment of breast cancer in previously augmented patients. Plast Reconstr Surg 111:1084, 2003.

［71］ Fisher B, Anderson S, Bryant J, et al. Twenty-year follow-up of a randomized trial comparing total mastectomy, lumpectomy, and lumpectomy plus irradiation for the treatment of invasive breast cancer. N Engl J Med 347:1233, 2002.

［72］ Handel N, Lewinsky B, Jensen JA, et al. Breast conservation therapy after augmentation mammaplasty: is it appropriate? Plast Reconstr Surg 98:1216, 1996.

［73］ Handel N. Conservation therapy for breast cancer following augmentation mammaplasty. Plast Reconstr Surg 104:867; discussion 870, 1999.

［74］ Holli K, Saaristo R, Isola J, et al. Lumpectomy with or without postoperative radiotherapy for breast cancer with favourable prognostic features: results of a randomized study. Br J Cancer 84:164, 2001.

［75］ Vandeweyer E, Deraemaecker R. Radiation therapy after immediate breast reconstruction with implants. Plast Reconstr Surg 106:56; discussion 59, 2000.

［76］ Spear SL, Onyewu C. Staged breast reconstruction with saline-filled implants in the irradiated breast: recent trends and therapeutic implications. Plast Reconstr Surg 105:930, 2000.

［77］ Evans GR, Schusterman MA, Kroll SS, et al. Reconstruction and the radiated breast: is there a role for implants? Plast Reconstr Surg 96:1111; discussion, 1116, 1995.

［78］ Mark RJ, Zimmerman RP, Greif JM. Capsular contracture after lumpectomy and radiation therapy in patients who have undergone uncomplicated bilateral augmentation mammoplasty. Radiology 200:621, 1996.

［79］ Andrade WN, Semple JL. Patient self-assessment of the cosmetic results of breast reconstruction. Plast Reconstr Surg 117:44; discussion 48, 2006.

［80］ Uroskie TW, Colen LB. History of breast reconstruction. Semin Plast Surg 18:65, 2004.

# 第37章

# 亚洲人自体脂肪移植隆乳

Fa-Cheng Li, Lee L.Q. Pu　译者：李发成　晋圣阳　韩雪峰　翟培明

　　隆乳患者的数量在亚洲特别是在中国增加很快。尽管乳房假体植入隆乳仍然是目前最为流行的乳房美容手术，但在亚洲有相当数量的患者拒绝假体隆乳，她们担心手术后的瘢痕和身体内的异物。而且假体植入隆乳常伴有一些手术风险，术后早期的风险有感染和切口裂开，远期的风险有包膜挛缩、假体渗漏和瘢痕形成。

　　因为无法接受假体隆乳术后的手术瘢痕、轮廓及触感不自然，一些患者接受了人工注射材料隆乳。据估计大约有50万人接受了奥美定注射隆乳术，但因为该材料会导致乳房组织坏死、累及胸大肌导致慢性炎症，所以中国政府和一些国家于2006年禁止了奥美定应用于乳房。

　　近几年，全世界许多整形外科医师应用自体脂肪移植进行隆乳取得了很好的临床效果。应用脂肪移植隆乳后，乳房的大小、形态和触感改善明显，且效果持久。Zheng、Illouz、Sterodimas、Coleman、Saboeiro和其他学者都报道了应用自体脂肪隆乳能有效增大乳房，改善乳房形态。许多亚洲女性并不喜欢体积过大的乳房，她们更喜欢中等大小形态自然的乳房。自体脂肪隆乳手术同时结合了形体雕塑和隆乳手术，一举两得，因而更适合许多亚洲女性。本章介绍了我们在亚洲女性中自体脂肪隆乳的一些经验，包括特殊考量、适应证、手术技术和临床效果。

## 材料与方法

### 特殊考量

　　吸脂入口瘢痕如未置于衣服遮蔽部位，外露的瘢痕将会严重影响患者着装。一例患者背部和大腿吸脂术后2年，瘢痕仍清晰可见（图37-1）。

　　行自体脂肪隆乳手术时，手术医师须充分认识亚洲女性的下述特点：患者乳房小，同时体形也相应瘦小。为获得足够的脂肪隆乳，需扩大吸脂范围，因此常需行腰腹环吸或大腿环吸。亚洲女性较高加索女性更易形成增生性瘢痕，因此亚洲女性自体脂肪隆乳时，吸脂切口和脂肪注射入口均须置于隐蔽部位。

### 适应证

　　自体脂肪移植隆乳适用于期望中等程度增大乳房的患者，对于减重或孕哺乳后乳房萎缩的患者，可以通过脂肪移植隆乳恢复到既往状态，乳房老化后的假性下垂、管状乳房畸形、假体隆乳患者取出假体脂肪移植隆乳。脂肪移植隆乳比较适用于无法接受假体，同时希望增大乳房外形和触感自然的患者。必须在自体脂肪隆乳前实施乳房的影像检查，包括乳房钼靶、B超或乳房磁共振检查。

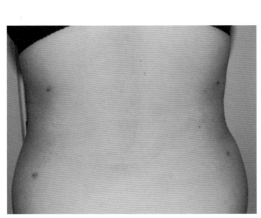

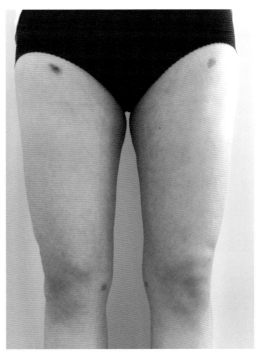

▲图 37-1

## 供区选择和术前标记

患者站立位时，于术前标记出吸脂区域和乳房脂肪注射的范围及重点注射区域。最常用吸脂区域是腹部、侧腰、大转子部位、大腿内侧、膝内侧和上臂，选择吸脂区域的原则是根据患者的体形、脂肪分布而定（图 37-2）。

现有的研究表明，因为自不同供区获得的脂肪移植后远期成活率无差异，所以应以具有充足脂肪且抽吸脂肪后又能改善形体为供区选择原则，同时应尊重患者意愿。对自体脂肪移植隆乳的患者，我建议首次手术实施腰腹环吸，如需二次手术，则建议实施大腿环吸。

我们设计 3 个入口行腰腹部环吸，首先于患者俯卧位抽吸腰部，入口置于臀间沟内，然后于患者平卧位抽吸上下腹部，入口置于阴毛上缘正中和脐内。大腿环吸时，首先于患者俯卧位抽吸大腿后侧、内侧及外侧，入口置于臀下皱襞（与经坐骨结节的垂线交点）。于患者平卧位抽吸大腿前侧，入口置于腹股沟以上的阴毛边缘。

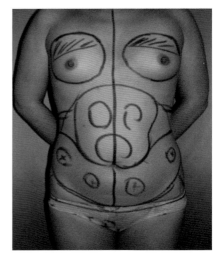

▲图 37-2

## 麻醉

由于自体脂肪隆乳需要脂肪量大、吸脂范围大，因此手术应于静脉镇静联合肿胀麻醉下进行。

## 吸脂入口

采用 11 号刀切开入口。腹部吸脂入口：1 个位于阴毛上缘正中，另 1 个位于脐内。大腿后侧吸脂入口：置于臀下皱襞内。大腿前侧及膝内侧吸脂入口：位于腹股沟上阴毛边缘。如果供区已有瘢痕，则也可将瘢痕切开作为吸脂入口。

为减轻吸脂过程中吸脂针对皮肤的磨损，可用 1 mL 注射器自制皮肤保护器，塞入切口内，缝合固定（图 37-3）。

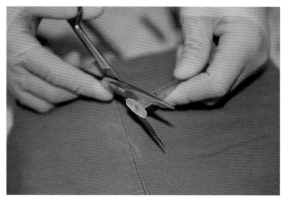
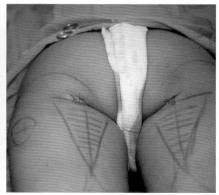

▲图 37-3

### 脂肪获取与纯化

静脉镇静后，吸脂区域先注入肿胀液（2% 利多卡因 20 mL+ 肾上腺素 1 mL+ 生理盐水 1 000 mL）。用直径 2.5 mm 或 3 mm 的钝头 3 孔吸脂针连接至吸脂机吸脂，负压调到 -400 mmHg，避免高负压对脂肪的损伤。我们应用的脂肪纯化方法与 Kuran 和 Tumerdem 的方法相似。因为手术是在镇静麻醉下进行，所以肿胀液中无须加入碳酸氢钠以中和利多卡因的酸性（目的减少肿胀液注射中的疼痛刺激）。吸出脂肪用 4 ℃的生理盐水清洗 1 ~ 2 次以去除血液、利多卡因、炎性因子和脂肪细胞损伤后释放的油脂。将清洗后的脂肪倒入铺好一层纱布的盆中，过滤后的脂肪用棉垫包裹进一步吸除水分及油脂以浓缩脂肪，每 5 分钟更换棉垫 1 次，直至脂肪呈半固体状（图 37-4）。

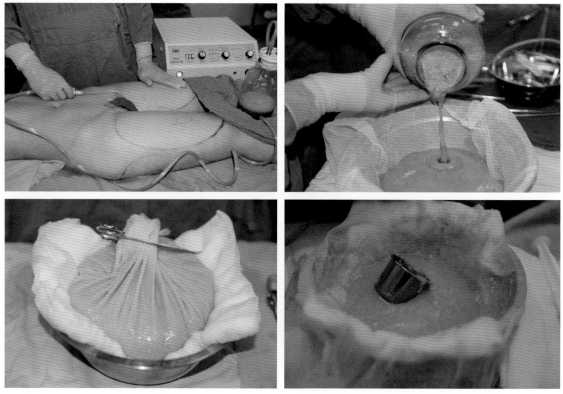

▲图 37-4

### 脂肪移植

于乳房下皱襞外侧做一小切口用于脂肪注射隆乳。在脂肪注射前，于胸大肌后、乳腺后和皮下注入约 120 mL 的肿胀液以减少乳房术后疼痛及瘀青。将 14 G 单孔钝头注脂针与 20 mL 螺口注射器（内已装满纯化后脂肪）连接。乳房内均匀注射脂肪，采用边退边推注缓慢方式注射脂肪，移植的脂肪在乳房组织内呈"细面条状"。脂肪注射的颗粒应足够小以于注脂针形成的隧道相匹配。一般认为，血供 2 mm 内的脂肪能够成活，远离血供的脂肪则会出现坏死和纤维化，因此应避免"大丸状"注射。应从深层到皮下多层次多通道注射脂肪。约 2/3 的脂肪注射到胸大肌后、乳腺后和乳腺小叶间隙，另外 1/3 脂肪注射到皮下。一般每侧乳房每次注射 250 ～ 300 mL 脂肪，注射量取决于可获取的脂肪量、患者乳房的大小及皮肤软组织的弹性。脂肪注射后，应轻轻按摩注射区域使注射的脂肪更加均匀，术后乳房无须包扎，避免压迫乳房（图 37-5）。

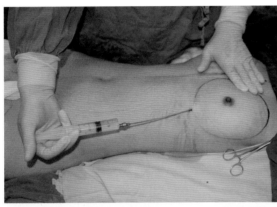
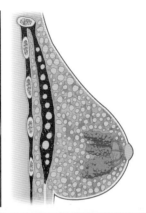
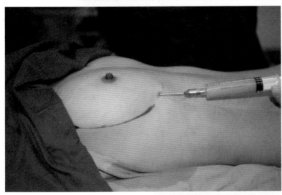
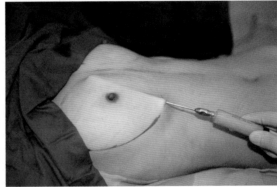
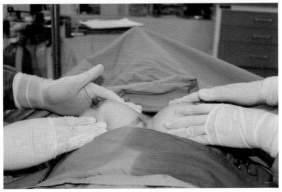

▲图 37-5

## 结果

从 2002 年 7 月到 2013 年 8 月，共 628 例患者进行了自体脂肪移植隆乳，为取得理想的效果，其中 45% 的患者进行了单次移植，50% 的患者进行了 2 次移植，5% 的患者进行了 3 次移植。平均每侧乳房每次注射脂肪 270 mL（120 ～ 400 mL）。临床随访时间平均为 18 个月（6 ～ 72 个月），多数患者乳房大小和形态均有显著改善。

患者女性，21 岁，隆乳诉求。患者拒绝植入乳房假体，既往实施 1 次脂肪移植隆乳手术（由其他整形医师实施），效果不佳。本次手术行大腿吸脂，每侧乳房注射脂肪 220 mL，术后 8 个月随访，乳房显著增大，外形自然，触感好（图 37-6）。

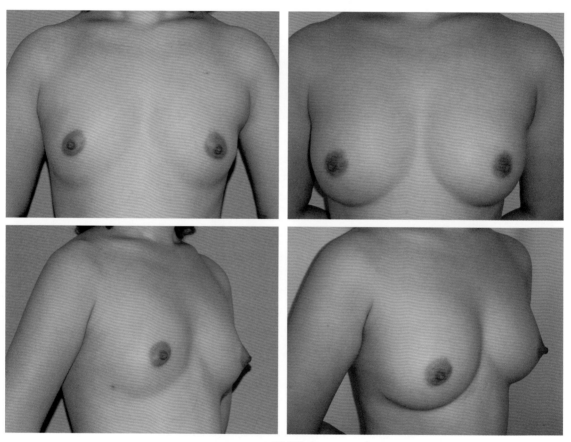

▲ 图 37-6

患者女性，27 岁，隆乳诉求。因患者期望显著增大乳房，故共实施了 2 次自体脂肪移植隆乳。每侧乳房每次脂肪注射量分别是 280 mL 和 300 mL，2 次手术间隔时间 6 个月。术后 20 个月随访手术效果好，增大的乳房外形及触感自然，未发现肿块和钙化（图 37-7）。

患者女性，21 岁，乳房严重不对称，右侧乳房肥大伴有下垂。右侧吸除 200 mL 脂肪以缩小乳房，左侧注入自腹部获取的脂肪 200 mL。术后 7 个月显示乳房对称性明显改善，效果满意（图 37-8）。

患者女性，44 岁，哺乳后乳房萎缩。首次自体脂肪隆乳时供区为双上臂和背部，每侧乳房注射脂肪 260 mL，3 个月后实施第 2 次脂肪移植隆乳，供区为双侧大转子区，每侧乳房注射脂肪 360 mL，第 2 次手术后 11 个月随访，手术效果满意。术前术后乳房磁共振结果显示，移植脂肪成活良好，在皮下、乳腺后、胸大肌内和肌肉后形成较厚的脂肪层（图 37-9）。

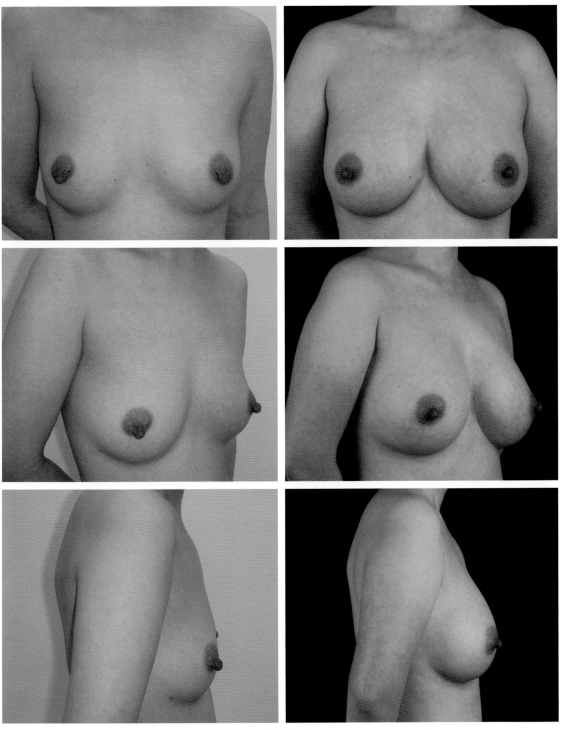

▲ 图 37-7

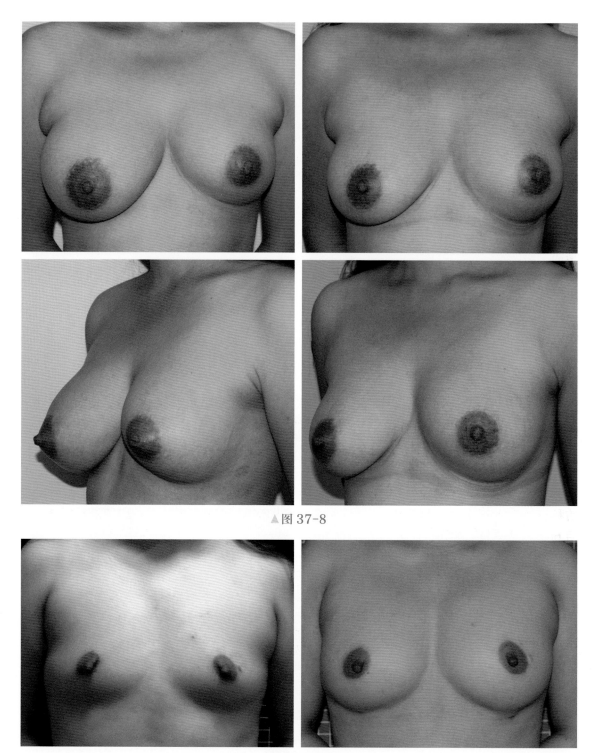

▲图 37-8

▲图 37-9

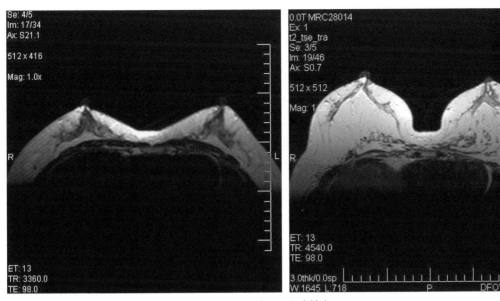

▲图 37-9（续）

## 并发症

自体脂肪移植隆乳存在某些早期和晚期的术后并发症，包括吸脂和注射部位的感染、脓毒症、脂肪坏死吸收、钙化、硬化结节、肉芽肿和手术效果不满意。本手术较其他乳房手术并发症发生率较低，且程度轻。

供区发生的并发症和常规吸脂手术发生的并发症类似，包括术后疼痛和水肿，疼痛约持续 48 小时，水肿约需 3 个月完全恢复。受区出现的并发症包括乳房瘀斑和水肿。瘀斑可持续 10 ~ 15 天，水肿约需 1 个月完全恢复。乳房大小通常在术后 3 ~ 4 个月稳定。应告知患者术后 3 个月内乳房体积会持续减小。

在某一区域注射过多脂肪会导致脂肪坏死，从而出现不同程度的结节、油囊和钙化等并发症。

在我们的病例中，有 1 例出现术后深部感染，我们采用引流、冲洗和口服抗生素治疗后感染得到控制，乳房美学形态并未受到明显影响。2 例患者出现良性钙化，影像学上可与肿瘤鉴别。3 例患者出现小的结节，负压抽吸可见脂肪坏死。

## 讨论

我们发现术后体积保留总量与注射的脂肪量有关，如每侧移植的脂肪量小于 150 mL，则手术效果通常不太满意。因此我们认为脂肪移植隆乳手术不太适合体脂含量较少的瘦小患者。如供区脂肪足够，即使乳房初始体积很小，我们通过 2 ~ 3 次手术也可以实现明显的美学改善。我们还发现，患者第 2 次脂肪移植美学效果改善程度较第 1 次脂肪移植明显，可能原因为第 1 次移植后成活的脂肪增加了受区血管密度。

我们采用的方法遵循中国传统的儒家思想——中庸之道。对于每例患者，我们尽量得到自然的比例协调的乳房形态。这就意味着我们必须在减小创伤和减小体外缺血时间上取得平衡。把握平衡点可获得最好的手术效果。因为有报道称，室温下多数脂肪细胞会出现明显的结构破坏，所以应减少手术时间，从而减少体外缺血时间。

采用 10 mL 注射器低负压吸脂被认为是脂肪获取的标准方法，但是在获取大量脂肪时该方法比较耗时，因此我们使用机器吸脂，负压设置在 –400 mmHg，以增加吸脂效率。

大颗粒脂肪在体内可能由于缺乏营养供应、血管新生失败而出现中心坏死。为增加移植脂肪和受区的接触面积，应于每次退针注射少量的脂肪。Coleman 技术已经得到普及，其强调无创获取脂肪，适度离心，减少每次退针时注射的脂肪量，目的是增加移植脂肪和受区的接触面积。但是脂肪移植隆乳手术通常需要 3 小时，每侧注射 250 mL 脂肪。体外缺血时间过长导致的副作用可能会超过微创注射带来的正面作用。为了增加注射效率同时减少缺血时间，我们采用 20 mL Luer-Lok 注射器行脂肪注射，仍可保证 1 分钟内精细的注射注射器内的 20 mL 脂肪。我们的技术仍然遵循 Coleman 技术的理念。

## 结论

在我们的病例中，大多数患者可以实现明显的、长期的、自然的乳房形态和大小的改善。需要注意脂肪获取、纯化和注射过程中的每个细节，才能获得良好效果。我们认为最重要的几点是：脂肪获取应该用低负压机器吸脂以增加吸脂效率，洗涤和棉垫轻柔吸附得到纯化脂肪，多层次注射，减少体外缺血时间。以上原则对保证手术效果至关重要。我们的病例取得了良好效果，证明了脂肪移植隆乳手术在亚洲女性中的应用价值。

### 推荐阅读

［1］ Cheng MH, Huang JJ. Augmentation mammaplasty in Asian women. Semin Plast Surg 23:48, 2009.

［2］ Coleman SR, Saboeiro AP. Fat grafting to the breast revisited: safety and efficacy. Plast Reconstr Surg 119:775, 2007.

［3］ Del Vecchio D, Rohrich RJ. A classification of clinical fat grafting: different problems, different solutions. Plast Reconstr Surg 130:511, 2012.

［4］ Del Vecchio DA, Bucky LP. Breast augmentation using preexpansion and autologous fat transplantation: a clinical radiographic study. Plast Reconstr Surg 127:2441, 2011.

［5］ Eremia S, Newman N. Long-term follow-up after autologous fat grafting: analysis of results from 116 patients followed at least 12 months after receiving the last of a minimum of two treatments. Dermatol Surg 26:1150, 2000.

［6］ Gutowski KA. ASPS Fat Graft Task Force. Current applications and safety of autologous fat grafts: a report of the ASPS Fat Graft Task Force. Plast Reconstr Surg 124:272, 2009.

［7］ Hyakusoku H, Ogawa R, Ono S, et al. Complications after autologous fat injection to the breast. Plast Reconstr Surg 123:360; discussion 371, 2009.

［8］ Illouz YG, Sterodimas A. Autologous fat transplantation to the breast: a personal technique with 25 years of experience. Aesthetic Plast Surg 33:706, 2009.

［9］ Khouri RK, Eisenmann-Klein M, Cardoso E, et al. Brava and autologous fat transfer is a safe and effective breast augmentation alternative: results of a 6-year, 81-patient, prospective multicenter study. Plast Reconstr Surg 129:1173, 2012.

［10］ Kuran I, Tumerdem B. A new simple method used to prepare fat for injection. Aesthetic Plast Surg 29:18; discussion 23, 2005.

［11］ Kwak JY, Lee SH, Park HL, et al. Sonographic findings in complications of cosmetic breast augmentation with autologous fat obtained by liposuction. J Clin Ultrasound 32:299, 2004.

［12］ Li FC, Chen B, Cheng L. Breast augmentation with autologous fat injection: a report of 105 cases. Ann Plast Surg 73(Suppl 1):S37, 2014.

［13］ Maillard GF. Liponecrotic cysts after augmentation mammaplasty with fat injections. Aesthetic Plast Surg 18:405, 1994.

［14］ Peer LA. Loss of weight and volume in human fat grafts: with postulation of a "cell survival theory." Plast Reconstr Surg 5:217, 1950.

［15］ Pulagam SR, Poulton T, Mamounas EP. Long-term clinical and radiologic results with autologous fat transplantation for breast augmentation: case reports and review of the literature. Breast J 12:63, 2006.

［16］ Rohrich RJ, Sorokin ES, Brown SA. In search of improved fat transfer viability: a quantitative analysis of the role of centrifugation and harvest site. Plast Reconstr Surg 113:391; discussion 396, 2004.

［17］ Talbot SG, Parrett BM, Yaremchuk MJ. Sepsis after autologous fat grafting. Plast Reconstr Surg 126:162e, 2010.

［18］ Ullmann Y, Shoshani O, Fodor A, et al. Searching for the favorable donor site for fat injection: in vivo study using the nude mice model. Dermatol Surg 31:1304, 2005.

［19］ Valdatta L, Thione A, Buoro M, et al. A case of life-threatening sepsis after breast augmentation by fat injection. Aesthetic Plast Surg 25:347, 2001.

［20］ Wang Y, Qi K, Ma Y, et al. [Fat particle injection auto-transplantation: a 10 year review] Chin J Plastic Surg 18:95, 2002.

［21］ Yoshimura K, Sato K, Aoi N, et al. Cell-assisted lipotransfer for cosmetic breast augmentation: supportive use of adipose-derived stem/stromal cells. Aesthetic Plast Surg 32:48, 2008.

［22］ Zheng DN, Li QF, Lei H, et al. Autologous fat grafting to the breast for cosmetic enhancement: experience in 66 patients with long-term follow up. J Plast Reconstr Aesthet Surg 61:792, 2008.

［23］ Zocchi M, Zuliani F. Bicompartmental breast lipostructuring. Aesthetic Plast Surg 32:313, 2008.

# 第38章

# 复合隆乳术

Eric Auclair 译者：王晨羽 斯楼斌 王 阳 黄宗霖 堵顶云

虽然复合隆乳术（composite breast augmentation，CBA）的概念很简单，但它彻底改变了我们的乳房手术方法。CBA结合了乳房假体使体积即刻增大的优点和脂肪可以按需雕塑乳房形状的特点。患者不仅可以通过脂肪移植获得自然手感和外观的乳房，且在抽取自体脂肪的同时亦进行了形体雕塑。

正如许多外科医师所说的那样，使用乳房假体的最大的难题之一是需有足够的被覆软组织覆盖深面的假体。之前解决的方法是将假体放置于肌肉之下。然而，CBA可通过脂肪移植掩盖假体，因而使假体能够置于肌肉浅面，从而避免肌肉后假体植入的相关并发症，例如发生率较高的血肿、疼痛和活动时假体移位。

2009年，我在法语文献中首先描述了CBA[1]。随后，我详细介绍了这个概念，并正式引入了复合隆乳术这一术语[2]。2015年又发表了一篇关于CBA的文章，描述了其在乳房美容手术中的实用性[3,4]。

本章将概述CBA在乳房美容手术中的地位，以及其在乳房发育不良的初次美容手术中的实用性，并回顾其在二次美容手术病例中的应用。本章不包括CBA矫正Poland综合征等先天性畸形的内容。

## 初次复合隆乳术

2000年之前，大多数乳房假体被置于肌肉后间隙。此外，由于法国和美国等国家有6年的时间禁用硅胶假体，所以当时植入的都是盐水假体。肌肉后假体植入的问题有：血肿发生率增加，从而导致包膜挛缩率增加（据报道高达5%）；术后数天患者疼痛感加剧；假体的动态移位；并且在相当数量的患者中出现"向下疝出"的外形。

新一代黏性硅胶假体的引进改善了假体的外膜并减少了硅胶的渗出。外科医师迅速观察到涟漪畸形明显减少，并且能够使用解剖形乳房假体。Graf[5]、Góes和Landecker等[6]开创了将假体植入胸肌筋膜下的术式。2008年，Delay等[7]在法国的一场会议上首次介绍了使用游离脂肪移植进行美容隆乳术。此后，乳房外科医师开始将脂肪移植与乳房假体结合使用以改善美学效果，特别是在被覆软组织不足的瘦削患者。

### 材料和方法

在开始任何外科手术之前，必须选择合适的患者，包括评估诸如糖尿病和凝血障碍等疾病，以及患者是否吸烟。此外，我们不建议患有乳腺癌或有乳腺癌家族史的患者进行脂肪移植。面诊时，必须明确患者对乳房体积和形状的期望。

临床检查在乳房美容患者中尤为重要。其中，应特别注意以下几点：

- 乳晕的对称性、乳房下褶皱的水平和乳腺的体积。
- 脊柱侧凸或假性脊柱侧凸会使患者胸部扭转，忽视此点将导致明显的乳房不对称。
- 乳房基部直径，此数据有助于选择合适的假体。
- 乳头与锁骨之间的距离（通常为 14 ~ 16 cm，具体数据取决于患者的身高）。
- 乳晕到乳房下皱襞距离有助于选择形状适当的假体（如要达到自然的外观，此距离应至少为 7 cm）。

选择患者后，亦须选择适宜的假体。CBA 可使外科医师通过脂肪移植来塑造乳房的形状，因而导致特制的解剖形假体的使用减少。换言之，绝大多数情况下均可使用圆形假体，再通过脂肪移植以获得自然形态，从而避免解剖形假体旋转的问题。以我个人经验而言，在引入 CBA 之前，我有一半的临床病例使用了解剖形假体，而现在这个比例已不到 10%。大约 10% 的患者存在乳晕－乳房下皱襞距离过短的问题（< 3 ~ 4 cm），对于这些女性而言，我们仍建议使用解剖形假体。

在选择适宜的假体时，医师必须同时考虑乳房直径和乳房的理想凸度。凸度对应于所需的罩杯尺寸，测量乳房直径可以明确预期的乳房宽度。了解下列数据，有助于理清达到特定罩杯所需的假体体积：对于 A 罩杯的患者，3 cm 凸度的假体将使之达到 B 罩杯，5 cm 凸度假体将可达 C 罩杯，4 cm 凸度的效果则介于两者之间。

患者在全身麻醉下进行 CBA。其初始体位取决于拟定抽吸脂肪的区域。例如，当抽吸臀部或大腿后侧，患者首先采用俯卧位。若自腹部或大腿前内侧可获得足够的脂肪，则患者整个手术过程均采用仰卧位。

肿胀液应含有长效止痛剂（利多卡因）和肾上腺素，将之混于生理盐水，以便镇痛和抽吸脂肪。然后使用直径为 3 或 4 mm 的钝性吸脂针获取脂肪。冲洗并静置获取的脂肪抽吸物，然后分别置入 10 mL 的注射器中，以备后用。

然后准备植入假体。我使用经腋部入路，患者上肢 45° 外展和 90° 屈肘位，可能需要使用手桌板。

在腋毛区域处做 4 ~ 5 cm 的 L 形切口，掀起皮肤和皮下脂肪复合瓣。仔细解剖后，确定胸大肌外侧缘。然后如 Graf、Góes 和 Landecker 等所述，进入肌肉浅面的筋膜下平面，创建假体植入的袋状腔隙[6]。剥离袋状腔隙期间，使用照明牵开器，以便手术期间视野清晰。应确保充分地止血和准确地评估腔隙的大小。

为确保无菌条件，在即将植入假体之前应立即更换手术手套。术者应尽量减少假体处置时间，并且将之浸泡于抗生素溶液中（庆大霉素）。

术终，逐层缝合关闭。用 3-0 单股尼龙线缝合筋膜，皮下层用 4-0 长期可吸收缝合线进行缝合，皮内层则使用 4-0 快速可吸收缝合线。

至此阶段，可以开始进行脂肪移植。脂肪移植的目的是掩饰假体的边缘，特别是在瘦削患者乳房上容易视及的上侧及内侧边缘。通过乳房下皱襞内侧及乳晕上内侧边缘的 2 个切口即可实现有效注射。脂肪在皮下组织层面以放射状进行移植。术者应注意不要破坏假体袋状腔隙。脂肪注射用的钝针长 15 cm，直径为 1.2 mm。脂肪移植的细节总结在表 38-1 中。

表 38-1　脂肪移植细节

| | |
|---|---|
| 平均吸脂量（范围） | 50 mL（150 ~ 2 000 mL） |
| 平均注射量（范围） | 125 mL（100 ~ 250 mL） |
| 手术例数 | 199 |

术后患者通宵佩戴压力绷带。第 2 天更换为医用胸罩，并持续佩戴 3 周，以确保脂肪能最大限度成功移植和固定假体位置。

## 结果

一例接受 CBA 手术的患者在术中的头侧俯视位照片（图 38-1）。可见脂肪移植对右乳房疗效甚好；假体的轮廓已被遮盖，且乳房的轮廓和乳沟得到改善。

一例重度乳房发育不全的 28 岁患者。术中经腋部入路于胸肌筋膜下层面双侧各植入 240 mL 圆形假体，且每侧乳房各移植了 70 mL 脂肪（图 38-2A ~ D）。

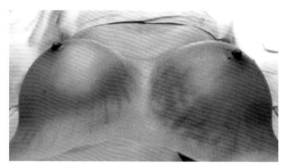

▲图 38-1

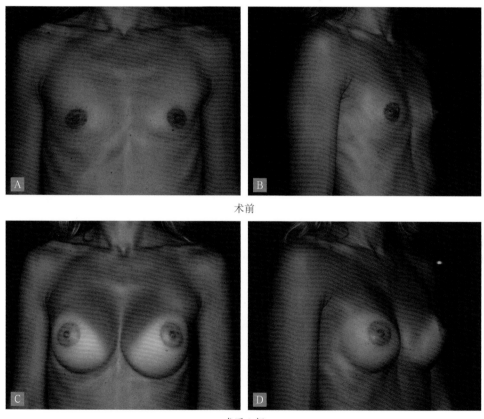

术前

术后 1 年

▲图 38-2A ~ D

术后 1 年、2 年和 4 年的效果显示较为稳定，此后无须再次移植脂肪。仅有 10% 的病例适用于单纯脂肪移植隆乳的原因为以下 2 条：①必须抽吸至少 1 000 mL 脂肪，才能提供足够的脂肪以增加乳房体积；②供区脂肪不足时，无法增加 1 个罩杯的体积。虽然典型的隆乳患者体形瘦削，但低 BMI 并非 CBA 的禁忌证。事实上，如图 38-2E ~ H 所见，只需 200 mL 的脂肪即可掩饰假体的轮廓并改善乳房的形状。CBA 最大的益处之一是同时实现了体形雕塑，满足了患者的额外预期。

一例患者体重大幅度减轻 50 kg，导致乳房萎缩、下垂和皮肤松弛。为其实施了 CBA 手术，每侧乳房植入了 360 mL 圆形假体，并移植了 120 mL 脂肪，供区为双侧大腿。术后 1 年随访见图 38-3。上提式隆乳术的主要目的是收紧皮肤，其次是增加乳房体积。CBA 通过皮下移植脂肪，在假体与皮肤之间增加了额外的被覆组织，并同时将皮肤舒展，因而更适用于上提式隆乳术。

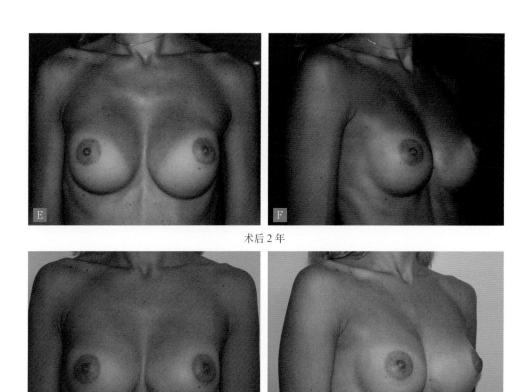

术后 2 年

术后 4 年

▲图 38-2E ~ H

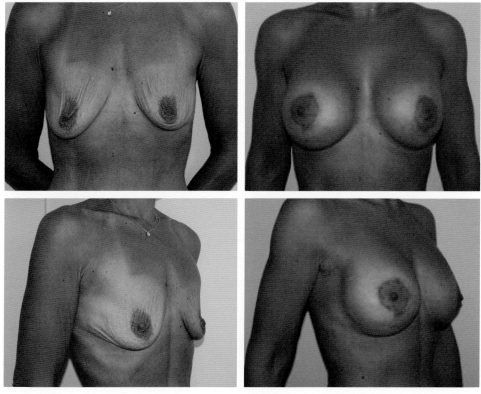

▲图 38-3

2006—2013 年，我们对 199 名患者开展了 CBA 手术。表 38-2 和表 38-3 总结了该组患者的数据。

表 38-2　患者人口统计学信息

| 总数量 | 199 |
| --- | --- |
| 年龄（平均，范围） | 35 岁（45 ～ 65 岁） |
| 体重（平均，范围） | 53.7 kg（45 ～ 65 kg） |
| 体重指数 BMI（平均，范围） | 18.9 kg/cm² （16 ～ 22 kg/cm²） |

表 38-3　植入物特征

| 植入物体积（平均，范围） | 270 mL（150 ～ 850 mL） |
| --- | --- |
| 圆形 | 100 |
| 解剖形 | 99 |

## 并发症

CBA 最常见的并发症是需要再次脂肪移植。我们只在少数的病例中观察到了包膜挛缩（Baker 分类 2 和 3）。但是，包膜挛缩是任何假体植入手术的已知并发症。表 38-4 概述了我们开展的 199 例 CBA 手术中观察到的并发症的数量。

表 38-4　并发症

| 包膜挛缩 | 2 |
| --- | --- |
| 再次脂肪移植 | 8 |
| 血肿 | 1 |
| 感染 | 0 |

## 讨论

在我们临床操作中，要求隆乳的患者有 40% 接受了 CBA 手术治疗，50% 仅接受假体隆乳，而剩余的 10% 患者仅接受脂肪移植隆乳。自开展 CBA 以来，越来越多的病例采用脂肪进行隆乳，而硅胶假体的使用呈下降趋势。当我们刚开展 CBA 手术时，超过 75% 的假体是解剖形，而如今则几乎不再采用。脂肪移植可以按需塑造乳房形态，从而使得圆形假体广为使用。而这也避免了解剖形假体常见的并发症——旋转移位。

## 结论

关于 CBA 手术必须关注的问题是假体附近的移植脂肪对其有无潜在影响，以及是否会影响乳房 X 线筛查结果的解读。Cameron 等近期发表的文章讨论了该问题。在他们的研究中，52 例接受过 CBA 的妇女接受了 3 名放射科医师的术前／术后乳房 X 线检查。共审查了 57 张乳房 X 线片，平均随访 29 个月（范围 6 ～ 72 个月）。这项研究的结果表明，没有任何一名放射科医师建议进行再次成像或活检。此外，所有的乳房 X 线片都被分为 BI-RADS 2 类，提示良性病理。这表明 CBA 是一种安全的手术，不会影响乳腺恶性肿瘤术后的监测。

# 二次复合隆乳术

在全世界每年接受隆乳手术的数十万名女性中，近 25% 的女性对隆乳效果不满意。这一数据引起了医患双方的关注。因此，二次隆乳已经发展成为乳房手术的另一个子领域。大量教科书包括由 Grotting [8] 撰写的教科书在内，都专辟章节描述二次隆乳。

## 材料与方法

2013 年，我们在法国整形和重建外科学会会议上展示了我们的一组二次复合隆乳手术的病例 [9]。该组病例包括了 2007 年 3 月至 2012 年 12 月接受手术的 100 例患者。她们的平均年龄为 38.5 岁（范围 20 ~ 76 岁），平均 BMI 是 19.05 kg/m$^2$（范围 16 ~ 23 kg/m$^2$）。在这些患者中，10% 的患者实际上对结果感到满意，但要求增加乳房体积。

这些患者提出的主要问题如下（单独或合并）：

- 假体可见 84%。
- 假体不对称 61%。
- 乳头错位 47%。
- 移动 43%。
- 挛缩 30%。
- 不对称软组织覆盖 25%。
- 下垂 22%。
- 假体破裂、出血 6%。

为了解决这些问题，我们采用的手术技术包括：

- 脂肪移植 100%。
- 包膜整复术 30%。
- 更换假体袋 25%。
- 乳房固定术 15%。
- 包膜切除术 6%。
- 假体置换术 90%。

## 结果

如上所述，我们在所有病例中都进行了脂肪移植。使用的脂肪量和脂肪移植的区域如下：

- 平均移植脂肪量 125 mL（范围 80 ~ 300 mL）。
- 区域。
  - 乳沟 93%。
  - 侧乳房 18%。
  - 下极 5%。
  - 前表面 4%。
- 平均吸脂量 540 mL（范围 200 ~ 3 000 mL）。

一例患者要求进行二次隆乳手术。该患者乳房明显不对称，假体可见，且左侧乳房包膜挛缩。此外，其前胸区平坦，几乎无乳沟。该患者的处理方式包括使假体腔隙对称，更换假体和整个乳房的皮下组织移植脂肪。术后 3 年随访的结果令人满意且稳定（图 38-4）。

## 合并症

图 38-5 显示了患者从二次隆乳手术到最后一次随访的时间间隔。

平均 2 年的随访（最长为 5 年）反映了我们的手术效果及并发症。其中，20% 的患者随访了 3 年，只有 6% 的患者失访。这一随访结果涵盖了术后观察的重要时期（图 38-6）。这些长期随访的重要性

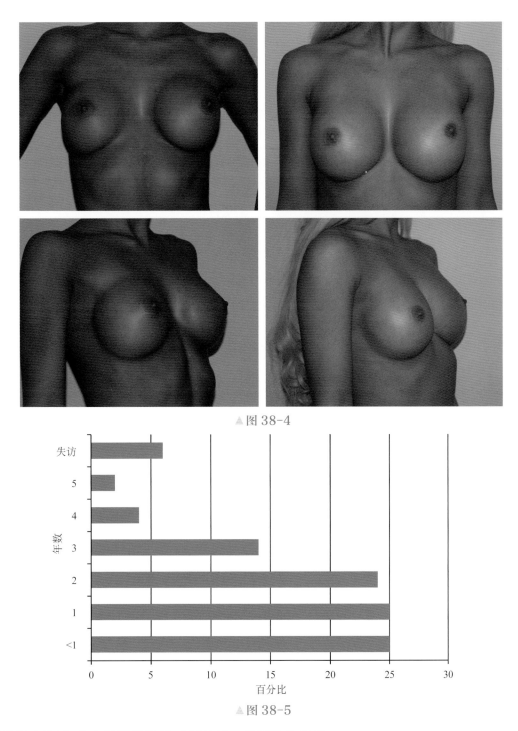

▲ 图 38-4

▲ 图 38-5

在于它证明了 CBA 手术效果的持续时间长且并发症发生率低。

虽然大多数接受 CBA 二次隆乳手术的患者（65%）对结果感到满意，但仍有一小部分患者需要再次手术。遇到的问题包括残余挛缩和下垂。一小部分（10%）乳房下垂的患者特别要求不做垂直切口去除松垂皮肤，因此乳房下垂无法得到有效矫正。一些轻微的不规整，尽管很少发生（9%），则需要通过进一步的脂肪移植来解决。

关于包膜挛缩的复发，我们发现脂肪移植显著减少了包膜的再形成。然而，这一主观观察现象需要进一步研究。

在二次隆乳手术中，改善软组织覆盖的另一种选择是使用脱细胞真皮基质（acellular dermal

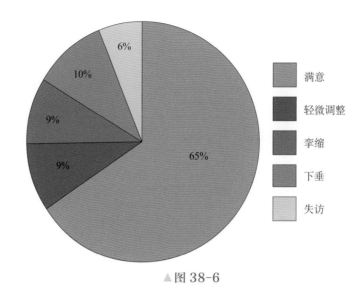

图中图例：

- 满意
- 轻微调整
- 挛缩
- 下垂
- 失访

▲ 图 38-6

matrix，ADM）。一些论文详细地阐述了这一技术 [10-13]。使用 ADM 的目的是加强患者薄弱的被覆软组织。尤其是有包膜挛缩的患者，可在切除包膜后使用 ADM 以加强变薄弱的组织。尽管在乳房再造中应用 ADM 降低了包膜挛缩的发生率（0 ~ 4.4%）[14-19]，但其在乳房美容手术中的作用尚未得到证实。但毫无疑问，它是一种有益的技术。

## 讨论

显而易见，二次隆乳的需求量很大。其最常见适应证包括假体轮廓外显、不对称和运动性移位。CBA 通过 2 种机制有效地解决了这些问题：①它创建了更合乎人体生理的条件，使假体可以放置于筋膜下；②额外的脂肪移植改善了假体的被覆软组织，使乳房的外观更加自然。

## 结论

根据我们使用脂肪移植联合乳房假体隆乳 8 年的临床经验，我们发现医患双方的期望发生了变化。该项技术具备几个独特的优点。首先，它使外科医师能够避免在肌肉下植入假体，从而避免疼痛和运动相关的并发症。此外，由于双侧乳房仅需少于 200 mL 的脂肪便可进行手术，该技术也适用于非常瘦削的患者。

第二，脂肪移植能够在生物学上改变皮肤包膜和周围组织的性质。这一效果在隆乳上提术中尤为突出，移植的脂肪可以改善皮肤松垂和张力纹的问题。

第三，CBA 对二次隆乳病例具有重要作用。这些患者通常存在被覆软组织缺损，脂肪移植是解决这个问题的理想工具。此类病例的另一个选择是使用 ADM，ADM 也具备一定的优点。应该记住的是，CBA 和 ADM 实际上可以联合使用以改善治疗效果。我们希望进一步研究脂肪移植在预防包膜挛缩中的作用。通过研究脂肪和干细胞对包膜形成的生物学作用，或许我们可以更好地理解如何解决这个具有挑战性的问题。

### 参考文献

[ 1 ] Auclair E. [Benefit of complementary lipofilling in aesthetic breast augmentation with implant] Ann Chir Plast Esthet 54:491, 2009.

[ 2 ] Auclair E, Blondeel P, Del Vecchio DA. Composite breast augmentation: soft tissue planning using implants and fat. Plast Reconstr Surg 132:558, 2013.

[ 3 ] Auclair E, Anavekar N. Combined use of implant and fat grafting for breast augmentation. Clin Plast Surg 42:307, 2015.

[ 4 ] Cameron JA, Auclair E, Nelson M, et al. Radiologic evaluation of women following cosmetic breast augmentation with silicone implants and fat grafting. Plast Reconstr Surg 134(4 Suppl 1):91, 2014.

[ 5 ] Graf RM, Bernades A, Ripple R, et al. Subfascial breast implant: a new procedure. Plast Reconstr Surg 111:904, 2003.

［6］ Góes JC, Landecker A. Optimizing outcomes in breast augmentation: seven years of experience with the subfascial plane. Aesthetic Plast Surg 27:178, 2003.

［7］ Delay E, Gosset J, Toussoun G, et al. [Efficacy of lipomodeling for the management of sequelae of breast cancer conservative treatment] Ann Chir Plast Esthet 53:178, 2008.

［8］ Grotting J, ed. Reoperative Aesthetic & Reconstructive Plastic Surgery, ed 2. St Louis: Quality Medical Publishing, 2006.

［9］ Auclair E. [Contribution of lipo-filling as part of breast augmentation for aesthetic revisions, about 100 consecutive cases] Presented at the Congrès de la SOFCPRE, Paris, Nov 2013.

［10］ Maxwell GP, Gabriel A. Efficacy of acellular dermal matrices in revisionary aesthetic breast surgery: a 6-year experience. Aesthet Surg J 33:389, 2013.

［11］ Pozner JN, White JB, Newman MI. Use of porcine acellular dermal matrix in revisionary cosmetic breast augmentation. Aesthet Surg J 33:681, 2013.

［12］ Maxwell GP, Gabriel A. Revisionary breast surgery with acellular dermal matrices. Aesthet Surg J 31:700, 2011.

［13］ Mofid MM. Acellular dermal matrix in cosmetic breast procedures and capsular contracture. Aesthet Surg J 31(7 Suppl):77S, 2011.

［14］ Breuing KH, Colwell AL. Inferolateral AlloDerm hammock for implant coverage in breast reconstruction. Ann Plast Surg 59:250, 2007.

［15］ Zienowicz RJ, Karacaoglu E. Implant-based breast reconstruction with allograft. Plast Reconstr Surg 120:373, 2007.

［16］ Bindingnavele V, Gaon M, Ota KS, et al. Use of acellular cadaveric dermis and tissue expansion in post-mastectomy breast reconstruction. J Plast Reconstr Aesthet Surg 60:1214, 2007.

［17］ Spear SL, Parikh PM, Reisin E, et al. Acellular dermis-assisted breast reconstruction. Aesthet Plast Surg 32:418, 2008.

［18］ Namnoum JD. Expander/implant reconstruction with AlloDerm: recent experience. Plast Reconstr Surg 124:387, 2009.

［19］ Lanier ST, Wang ED, Chen JJ, et al. The effect of acellular dermal matrix use on complication rates in tissue expander/implant breast reconstruction. Ann Plast Surg 64:674, 2010.

# 第5篇

## 乳房重建

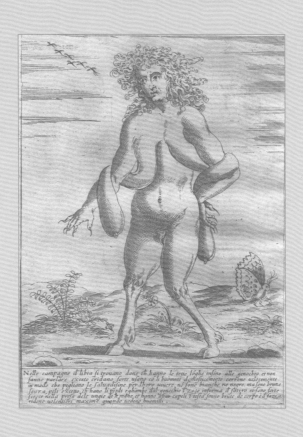

# 第39章

# 乳房脂肪移植的肿瘤学风险

Jean-Yves Petit, Mario Rietjens, Pierre Carlo Rey, Visnu Lohsiriwat, Francesco Bertolini
译者：李斯磊　堵顶云　王永前　蔡　磊　韩雪峰　李发成

目前脂肪移植的应用不仅仅局限于乳房美容方面的治疗，也已应用于治疗乳腺癌的患者，尤其是曾接受乳腺癌治疗需行乳房重建的患者[1-4]。无论采用何种重建手段，脂肪移植均可用于重建区域的局部改善。脂肪移植也可用于改善保乳治疗后的美学缺陷[5]。目前已经证实，脂肪移植可改善放射性损伤区域的组织状况[6]。该技术具有操作简单和无明显瘢痕遗留的特点，因此也是为何该技术在乳房重建领域日益受到瞩目的众多原因之一。过去数十年发表的文献大多数关注该技术卓越的、永久的效果。目前已深入探讨了随访观察到的 X 线影像中微钙化点的风险，大部分研究认为这些钙化点在大多数情况下为良性，且经验丰富的放射科医师均可通过影像表现进行鉴别[7]。然而，鲜有关于脂肪移植治疗乳腺癌术后患者安全性的报道[8-10]。

数个临床前研究关注于脂肪前体细胞是否会促进乳腺癌的生长和转移。2007 年，Vona-Davis 和 Rose[11] 的报告称，在几种小鼠模型中发现白色脂肪组织（white adipose tissue，WAT）来源的脂肪前体细胞可以促进肿瘤血管、血管周细胞、脂肪细胞生成，并可刺激乳腺癌局部转移。因此有必要探讨乳腺癌治疗术后，尤其是保乳治疗术后在周围组织中进行脂肪移植的肿瘤复发风险。

几年前，法国整形重建外科学会（SOFCPRE）建议法国整形外科医师暂缓行乳房脂肪移植（无论患者是否存在乳腺癌病史），除非该手术在可预期控制方案下执行[12]。现在SOFCPRE针对患者的文件声明："只有严格的肿瘤学随访才能保证该治疗不会导致乳腺的任何病理改变。因此SOFCPRE建议患者需定期进行乳房 X 线检查，并且医师应定期随访患者。"2009 年，美国整形外科医师协会（ASPS）成立了 ASPS 脂肪移植工作组，来评估自体脂肪移植的适应证、安全性和效果[4]。工作组指出，文献中记载的癌症风险问题研究数量有限，涵盖的案例数量少且没有设立对照组，所依据的是专家意见或案例报告。尽管尚无确凿证据表明脂肪移植会增高癌症复发风险，但是目前还不能提供脂肪移植相关癌症风险的明确建议。

我们在米兰的欧洲肿瘤学研究所（IEO）开展了 2 项回顾性研究，目的是评估接受脂肪移植术的乳腺癌术后患者乳房外观改善和肿瘤预后情况，这些乳腺癌患者曾接受过保乳治疗，或曾接受伴或不伴放化疗的乳腺癌根治术[9,10]。第 1 项研究涉及一组患有侵袭性乳腺癌和乳腺原位癌的患者；第 2 项研究仅关注患有乳腺原位癌的患者。该回顾性研究比较了脂肪移植组与对照组（未行移植脂肪的乳腺癌患者）患者的肿瘤局部复发风险。

## 材料与方法

### 第 1 项研究

我们从 IEO 的乳腺癌数据库中筛选了所有在 1997—2008 年接受手术的原发性乳腺癌患者[9]。之后我们进一步筛选出乳腺癌术后接受脂肪移植乳房重建的所有患者（改组患者在乳腺癌手术与脂肪移植手术之间无肿瘤复发）。我们排除了当时诊断同时伴有远处转移的患者、双侧或复发性乳腺癌的患者、之前患有其他癌症的患者，以及接受新辅助放化疗的患者。之后我们收集到 321 例接受了连续治疗的病例。对于研究组中每一例患者，我们均选出 2 例与之病情特征相似但未接受脂肪移植的患者做对照。

### 第 2 项研究

在第 2 项研究中，我们在接受脂肪移植的乳腺癌患者中筛选出原位癌患者，并将其与一组未行脂肪移植的原位癌患者（1∶2）相比较[10]。我们分析了 59 例接受过脂肪移植的上皮内瘤变患者，上述患者在初次手术与脂肪移植手术之间未出现肿瘤复发。对照组采用了 118 例在相应时间间隔中无肿瘤复发的患者（1 例脂肪移植患者对应 2 例对照研究对象）。2 组患者的病情均符合癌症主要标准。此次研究的主要评估目标是肿瘤局部复发时间（LE），随访观察从基线开始。

## 研究结果

### 第 1 项研究

在本项研究中 89% 的患者患有侵袭性乳腺癌。平均随访时间在初次手术后 56 个月和脂肪移植术后 26 个月。脂肪移植组和对照组中患者肿瘤局部复发人数分别为 8 例和 19 例，两组数据得出的累积发病曲线大致相当（$P=0.792$；脂肪移植组与对照组的肿瘤复发风险比值：1.11；95% 可信区间为 0.47～2.64）。上述结果是在对接受乳房象限切除术或乳房切除术后的患者分别进行分析时得出的，并且仅限于患有侵袭性乳腺癌的患者，结果无统计学差异。而对上皮内瘤变患者（本研究的另一个亚组）的分析发现，脂肪移植组患者局部肿瘤复发风险较高，尤其是经过保乳治疗的患者（$P=0.04$）。根据 37 例病例分析得出，当仅限于分析上皮内瘤变患者时，脂肪移植组患者具有更高的肿瘤局部复发风险（图 39-1）。

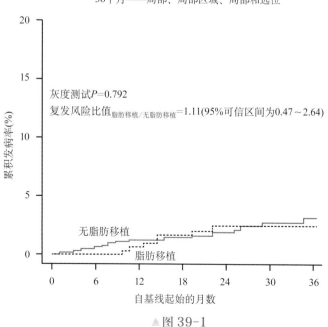

▲ 图 39-1

### 第 2 项研究

该项研究中,脂肪移植组与对照组的平均随访时间分别为初次手术后的第 63 个月和 66 个月,以及分别距离基线 38 个月和 42 个月。脂肪移植组与对照组 5 年局部复发的累计发病率分别为 18% 和 3%($P$=0.02)。该组分析结果显示,在患有"Ki-67"≥ 14 的高分化上皮内瘤变或者曾接受乳房象限切除术的 50 岁以下的女性中,脂肪移植不增加局部复发的风险(图 39-2)。

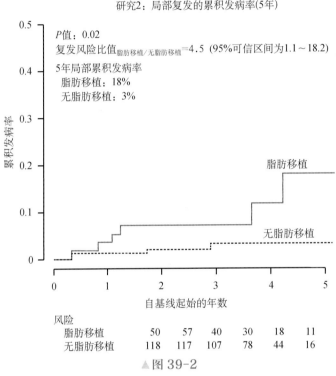

研究2:局部复发的累积发病率(5年)

▲ 图 39-2

上述 2 项在米兰的研究显示,脂肪移植增加乳房原位癌患者的局部肿瘤复发风险 [13]。

## 并发症

### 受区并发症

当于同一区域注入大量脂肪或受区血运状况不佳时,会发生脂肪坏死、油囊形成和钙化,导致脂肪移植失败。脂肪坏死会导致明显的可触及的乳房硬结,在临床上易与乳腺癌术后患者局部复发相混淆,因此需增加影像学检查并通过针刺活检鉴别(3% ~ 15%)。此外,乳房 X 线检查可鉴别脂肪移植后出现的钙化与乳腺癌钙化(0.7% ~ 4.9%)。脂肪移植患者感染的发生率为 0.6% ~ 1.1%,也可发生乳房畸形过度矫正或矫正不足的并发症。罕见并发症包括伤及位于乳房深层的假体、造成气胸或血管内注射导致脂肪栓塞等。

### 供区并发症

供区并发症与吸脂技术相关,较为少见。可能的并发症包括瘀青、肿胀、血肿形成、供区麻木或疼痛、感染、增生性瘢痕、凹凸不平,以及由于吸脂针穿入腹腔或肌肉导致的供区深层结构的损伤。

# 讨论

在一篇系统性回顾文献中，Krastev 等[14]对 394 篇关于脂肪移植的文章进行了分析。作者们根据癌症数据内容、随访质量和研究规模大小进行筛选，最终只检索到了 2 篇含有对照组的回顾性研究。2008 年，在一项对 8 篇文章的回顾性研究中，Chan 等[15]发现，大多数脂肪移植的适应证为健康人而非乳腺癌患者。无文章提及肿瘤学随访的细节问题。为证实乳腺癌患者移植脂肪的安全性，Rigotti 等[16]将乳房根治术与首次脂肪移植之间的时间段（第 1 周期）作为对照组与首次移植术后的时期（第 2 周期）相对比。但由于大多数癌症复发发生在癌症治疗后的第 1 个 5 年期间，因此随访中第 1 周期的癌症局部复发率不能与较长期随访中的癌症复发率相比较。此外，Rigotti 等未纳入接受保乳治疗的 104 例乳腺癌患者。保乳治疗的患者行脂肪移植后的癌症复发风险可能较接受乳房切除术的患者高。在我们的米兰系列研究中，我们观察到保乳治疗组的癌症局部复发风险较高（$P=0.04$）。

Brenelli 等[8]发表了 1 项关于 59 例保乳治疗术后患者行脂肪移植的研究。经过平均 3 年的随访观察，他们发现癌症局部复发率为每年 1%。Delay 等[3]对 880 例脂肪移植系列病例的研究显示，脂肪移植术并发症率低且效果良好。上文作者们认为脂肪移植不增加肿瘤局部复发风险。他们还建议须让从事乳腺成像的放射科专家于术前术后检查患者，降低由于脂肪移植干扰而对乳腺癌复发的影像结果误判断的风险。

诺丁汉乳房研究院的 Gale 等[12]发表了 1 项对照研究，该研究将 328 例接受脂肪移植的乳腺癌患者与 2 倍数量的未接受脂肪移植的乳腺癌患者相比较。经过乳腺癌后平均 88 个月和脂肪移植后平均 32 个月的随访之后，发现就肿瘤局部（0.95%vs.1.90%；$P=0.33$）、区域内（0.95%vs.0；$P=0.16$）、远处（3.32%vs.2.61%；$P=0.65$）转移复发的情况来看，脂肪移植组与对照组之间无明显差异。DCIS 的研究结果显示局部复发风险没有增加。但在 Gale 的研究中仅有 27 例原位癌患者。此外，我们最近回顾了在米兰的研究[9,10]，经过较长时间的随访观察，发现脂肪移植组与对照组的患者之间无明显差异。在米兰 IEO 的最近 1 项未发表的研究中，纳入了 324 例乳腺癌保乳治疗后行脂肪移植的患者，研究发现脂肪移植组与对照组相比局部肿瘤复发风险没有增加。

最近安德森医学中心（M.D. Anderson）的 Kronowitz 等[18]发表了 1 项关于乳腺癌治疗后进行脂肪移植的大样本研究。他们将 719 例研究组患者与 670 例对照组患者相比较。经过研究组乳房切除术后 60 个月和对照组 44 个月的平均随访时间后发现，研究组癌症局部复发占 1.3%（719 例中的 9 例），对照组为 2.4%（670 例中的 16 例）。研究组与对照组 5 年累积局部复发率分别为 1.6% 与 4.1%。研究组与对照组的全身复发病例各占 2.4% 与 3.6%（$P=0.514$）。因此研究者得出结论，脂肪移植不会增加乳腺癌患者局部或全身癌症复发风险（表 39-1）。

表 39-1 研究结果摘要

| Petit 等的对照研究[9,10] | 脂肪移植不增加原位癌患者的局部复发风险（在对随访结果修订后） |
| --- | --- |
| Gale 等的对照研究[17] | 脂肪移植不增加肿瘤局部复发风险 |
| Kronowitz 的对照研究[18] | 脂肪移植后肿瘤局部复发风险未增加 |
| 米兰对照研究（未发表） | 脂肪移植后肿瘤局部复发风险未增加 |

上述研究提供了充足的证据证实脂肪移植对乳腺癌患者的安全性。然而，最近研究的脂肪移植联合脂肪干细胞辅助技术仍未得到相应的认可。该技术包括自获取的脂肪组织中提取并浓缩脂肪前体细胞，再将后者注射到缺陷部位。已证实该技术可加强脂肪移植的治疗效果、提高移植脂肪的体积保留率[19]。若要证明高浓度的脂肪前体细胞不会刺激到"休眠"的癌细胞并增加肿瘤复发的风险，则必

须进行有对照组的临床研究。

为证明乳腺癌患者行脂肪移植的安全性，必须实施随机临床试验。开展该随机临床试验的必备条件是：存在可替代脂肪移植的方法，比如组织填充物。但是由于填充物临床并发症太多，以至于无法进行这种随机研究，并且目前市场上的填充产品也缺乏肿瘤学安全性。此外，无法向以美容为目的的女性提出实施脂肪移植组与非脂肪移植组之间临床随机试验的要求。

最近发表了主要基于酶促手段的新技术，用于提高样本中脂肪前体细胞浓度，从而可能获得更优质的移植物。Kølle 等[20] 的一项随机研究表明，使用"添加"技术处理脂肪后会明确提高移植脂肪的体积保留率。遗憾的是，目前尚未开展可靠的癌症临床研究以评估实施"添加"技术后的癌症复发风险。1项"恢复研究"中提到，在很短的随访时间内且在无对照组的情况下，未发现局部复发案例[21]。由于脂肪前体细胞分泌的蛋白质产生旁分泌效应存在刺激癌细胞的风险，因此该浓缩技术迫切需要肿瘤学分析证实其安全性。提高注射样本中的脂肪干细胞百分比会增加刺激癌细胞的风险。Willemsen 等[22] 研究了另1项刺激脂肪前体细胞旁分泌功能的方法：富含血小板的血浆（PRP）（参见第14章）。"添加"技术似乎对剂量依赖模式的脂肪干细胞的扩增和旁分泌功能均有影响。所有"添加"技术均应进行临床评估，以确保其肿瘤学安全性。

越来越多的证据表明，肥胖与多种肿瘤疾病的发病率和发病次数有关，包括女性绝经后乳腺癌。能量稳态紊乱会导致肥胖、炎症和脂肪因子信号改变，引起癌症的发生和进展。临床前研究表明，WAT 和 WAT- 周边前体细胞来源的细胞也可能促进癌细胞生长和转移[11,23,24]。我们报道了来源于人类 WAT 的 CD45$^-$CD34$^+$ 前体细胞可能会促进乳腺癌在临床前模型中的生长和转移。最近的某些研究为基于内源性 WAT 表达的转基因报告，显示脂肪细胞在很大程度上参与了肿瘤构成。然而，因为 WAT 包含了多种不同的前体细胞群（研究数据源自原始或混合细胞群），因此我们决定将2种数量上最相关的 WAT 前体细胞 [ 内皮前体细胞(endothelial progenitor cells，EPCs) 和脂肪干细胞 ] 分类以纯化前体细胞，并且在体外和体内研究该前体细胞在几个局部和转移性乳腺癌原位模型中的作用。最近研究发现，EPCs 不仅存在于骨髓组织中，还存在于脂肪组织中，特别是在小鼠的脂肪组织中。我们报道了人类 WAT 中有含量丰富的 CD45$^-$CD34$^+$ 的 EPCs。与粒细胞集落刺激因子（G-CSF）在血液中动员的骨髓源性 CD34$^+$ 细胞相比，经纯化的人类 WAT 源性 CD34$^+$ 细胞表达水平类似于干细胞相关基因，并且显著增加血管生成相关基因水平和抗肿瘤免疫的关键抑制因子 FAP-$\alpha$ 水平。在体外，WAT-CD34$^+$ 细胞分化为成熟的内皮细胞和内皮血管。在体内，对小鼠联合注射人 WAT-CD34$^+$ 细胞可促进肿瘤细胞血管化，并且显著促进肿瘤生长和转移，该小鼠模型为非肥胖型糖尿病合并免疫缺陷（NOD/SCID）白介素 -2 受体 $\gamma$（IL-2R-$\gamma$）- 乳腺癌裸鼠（NCG）模型。

## 结论

目前已经到了转化医学研究的关键时刻。许多研究人员正在研究脂肪组织的复杂特性并扩大其应用范围。然而临床工作者（整形外科医师）发现，迄今为止的动物实验研究结果还不支持应用于女性患者。他们强调称，在小鼠上进行的实验条件和结果与临床环境中脂肪移植的相关条件和结果完全不同。就本章的研究内容还要做最后的阐述，应进一步确认脂肪移植在乳腺癌患者中应用的安全性，尤其是当应用"添加"技术时。

**参考文献**

［1］Coleman SR, Saboeiro AP. Fat grafting to the breast revisited: safety and efficacy. Plast Reconstr Surg 119:775, 2007.

［2］Spear SL, Wilson HB, Lockwood MD. Fat injection to correct contour deformities in the reconstructed breast. Plast Reconstr Surg 116:1300, 2005.

［3］Delay E, Garson S, Tousson G, et al. Fat injection to the breast: technique, results, and indications based on 880 procedures over 10 years. Aesthet

Surg J 29:360, 2009.

[ 4 ] Gutowski KA, Baker SB, Coleman SR, et al. Current applications and safety of autologous fat grafts: a report of the ASPS Fat Graft Task Force. Plast Reconstr Surg 124:272, 2009.

[ 5 ] Delay E, Gosset J, Toussoun G, et al. [Efficacy of lipomodelling for the management of sequelae of breast cancer conservative treatment] Ann Chir Plast Esthet 53:153, 2008.

[ 6 ] Rigotti G, Marchi A, Galiè M, et al. Clinical treatment of radiotherapy tissue damage by lipoaspirate transplant: a healing process mediated by adipose-derived adult stem cells. Plast Reconstr Surg 119:1409, 2007.

[ 7 ] Pulagam SR, Poulton T, Mamounas EP. Long-term clinical and radiologic results with autologous fat transplantation for breast augmentation: case reports and review of the literature. Breast J 12:63, 2006.

[ 8 ] Brenelli F, Rietjens M, De Lorenzi F, et al. Oncological safety of autologous fat grafting after breast conservative treatment: a prospective evaluation. Breast J 20:159, 2014.

[ 9 ] Petit JY, Botteri E, Lohsiriwat V, et al. Locoregional recurrence risk after lipofilling in breast cancer patients. Ann Oncol 23:582, 2012.

[10] Petit JY, Rietjens M, Botteri E, et al. Evaluation of fat grafting safety in patients with intraepithelial neoplasia: a matched-cohort study. Ann Oncol 24:1479, 2013.

[11] Vona-Davis L, Rose DP. Adipokines as endocrine, paracrine, and autocrine factors in breast cancer risk and progression. Endocr Relat Cancer 14:189, 2007.

[12] Société Francaise de Chirurgie Plastique Reconstructrice et Esthétique. Available at *http://www.plasticiens.org/*.

[13] Botteri E, Bagnardi V, Rotmensz N, et al. Analysis of local and regional recurrences in breast cancer after conservative surgery. Ann Oncol 21:723, 2010.

[14] Krastev TK, Jonasse Y, Kon M. Oncological safety of autologous lipoaspirate grafting in breast cancer patients: a systematic review. Ann Surg 20:111, 2013.

[15] Chan CW, McCulley SJ, Macmillan RD. Autologous fat transfer—a review of the literature with a focus on breast cancer surgery. J Plast Reconstr Aesthet Surg 61:1438, 2008.

[16] Rigotti G, Marchi A, Stringhini P, et al. Determining the oncological risk of autologous lipoaspirate grafting for post-mastectomy breast reconstruction. Aesthetic Plast Surg 34:475, 2010.

[17] Gale KL, Rakha EA, Ball G, et al. A case-controlled study of the oncologic safety of fat grafting. Plast Reconstr Surg 135:1263, 2015.

[18] Kronowitz SJ, Mandujano CC, Liu J, et al. Lipofilling of the breast does not increase the risk of recurrence of breast cancer: a matched controlled study. Plast Reconstr Surg 137:385, 2016.

[19] McCleave MJ, Grover R, Jones BM. Breast enhancement using Macrolane: a report of complications in three patients and a review of this new product. J Plast Reconstr Aesthet Surg 63:2108, 2010.

[20] Kølle SF, Fischer-Nielsen A, Mathiasen AB, et al. Enrichment of autologous fat grafts with ex-vivo expanded adipose tissue-derived stem cells for graft survival: a randomised placebo-controlled trial. Lancet 382(9898):1113, 2013.

[21] Pérez-Cano R, Vranckx JJ, Lasso JM, et al. Prospective trial of adipose-derived regenerative cell (ADRC)-enriched fat grafting for partial mastectomy defects: the RESTORE-2 trial. Eur J Surg Oncol 38:382, 2012.

[22] Willemsen JC, Spiekman M, Stevens HP, et al. Platelet-rich plasma influences expansion and paracrine function of adipose-derived stromal cells in a dose-dependent fashion. Plast Reconstr Surg 137:554e, 2016.

[23] Bertolini F, Petit JY, Kolonin MG. Stem cells from adipose tissue and breast cancer: hype, risks and hope. Br J Cancer 112:419, 2015.

[24] Martin-Padura I, Gregato G, Marighetti P, et al. The white adipose tissue used in lipotransfer procedures is a rich reservoir of CD34$^+$ progenitors able to promote cancer. Cancer Res 72:325, 2012.

# 第40章

# 乳房先天畸形的脂肪塑形术：管状乳房、Poland 综合征和乳房不对称

Emmanuel Delay，Samia Guerid　译者：俞楠泽　马秀伟　王　阳

将大腿和腹部等部位多余的脂肪组织移植于乳房，以改善其形态及容量并非新的概念。脂肪抽吸主要得益于 Illouz[1] 和 Fournier[2] 的倡导，此后不久便出现了乳房脂肪移植这一方法。然而，由于当时脂肪移植技术远较今天粗糙，常常导致脂肪坏死，初期的发展并非一帆风顺。那时的乳房成像技术并不完善，脂肪坏死难以鉴别。Bircoll[3,4] 的工作带来的争议成为压倒该技术发展的最后一根稻草。因而导致美国整形与重建外科学会劝阻外科医师不要进行乳房脂肪移植手术[5]："委员会一致谴责在隆乳术中使用自体脂肪移植。大部分移植的脂肪将无法存活，而组织坏死的生理反应肯定是瘢痕化和钙化。因此，增加了 X 线片和钼靶照片检测早期乳腺癌的难度，因而增加了乳腺疾病漏诊的可能性。"ASPRS 的这一限令一度压制了该领域的研究和试验。

Coleman[6,7] 的工作再次引起了人们的兴趣，他强调如果遵循精心制订的手术方案，可安全有效地进行脂肪移植。因为脂肪移植对于面部容积的恢复和面部畸形的矫正非常有效，1998 年，我们制订了一项研究方案来评估胸乳区域脂肪移植的效果。通过这项研究，我们研发了名为"脂肪塑形"的独有技术，我们称之为脂肪建模[8,9]，用以确认移植到乳房的价值和耐受性[4,10]，并确认没有有害的临床或影像学影响[11-13]。

当我们在法国整形重建外科学会和国际会议上首次介绍我们的工作时，成为谴责的焦点，原因与20 世纪 80 年代的争论相同。之后，我们设计了科学研究，用科学证据逐一解决每项争论。在展示我们的工作时，反对意见开始减少，随着时间的推移，脂肪移植成为乳房再造广为流行和接纳的术式[4,8,9,14]。随后，我们逐步将脂肪移植的适应证拓展至隆乳术。

在本章中，我们介绍了脂肪移植治疗乳房不对称和先天性乳房畸形，并讨论了脂肪塑形技术的预期结果。

## 材料和方法

### 外科技术

我们机构从 1998 年起实施乳房脂肪塑形术，逐渐研发出一种可以将大量脂肪最为有效的移植到乳房（大容量移植）的精准技术。近期的工作使抽吸和移植技术更加标准化，从而降低每一步对脂肪组织的损害。脂肪在短期、中期和长期存活的关键是精确执行每个步骤[4,6,8,9]。

拟行脂肪塑形术前，患者必须维持理想的体重，因为移植的脂肪能保持其原有供区的"记忆"，如果患者在术后体重减轻，手术效果会打折扣。通常由经验丰富的乳腺影像学医师在手术前进行乳腺超声检查作为基础数据，并在最后 1 次脂肪塑形术后 1 年进行第二次超声检查。如果患者 > 30 岁，

会在流程中增加乳腺钼靶检查[12,13]。在手术前，对患者进行详尽的谈话，包括手术、随访、术前和术后的影像学检查，以便发现任何新发的或业已存在的乳腺癌隐患[15]。

术者必须首先评估乳房和胸部的治疗区域，在患者站立位时进行标记。拟行抽吸区域应富含脂肪。首选供区通常是腹部，因为患者在手术期间无须改变体位。然而，年轻患者腹部的脂肪量常常有限。次选区域是大腿外侧"马裤"畸形及大腿与膝内侧。用手术标记笔描绘脂肪供区的轮廓（图 40-1A ~ F）。

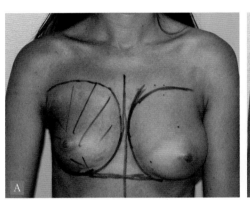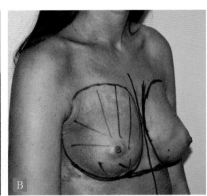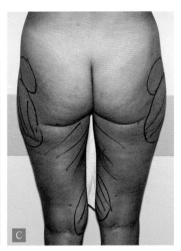

标记供区和受区

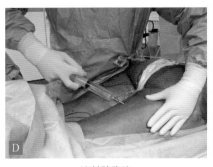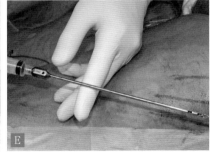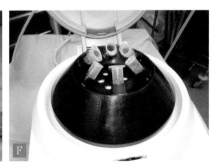

注射肿胀液 抽吸 离心

▲图 40-1A ~ F

因为手术中通常需要大量的脂肪，所以大多数患者都采用全身麻醉。如果同时进行其他手术，通常在术前预防性使用抗生素。脂肪塑形术本身不需要特别使用抗生素。局部麻醉仅适用于修复小范围的残留缺陷。

用 15 号刀片切开脂肪供区皮肤。若抽吸腹部脂肪，我们会在脐周做 4 个小切口。若抽吸侧腹部及髂骨上方脂肪，需在两侧各做 1 个附加切口。抽吸大腿脂肪时，我们在双侧臀下皱襞处做小切口，并在膝内侧做 1 个切口。

受区的切口最好隐蔽在原有瘢痕内。需通过 3 ~ 4 个切口进行多方位填充，其中 2 个切口位于乳房下皱襞。通常采用 18 G 针头刺穿皮肤，以减少切口长度。

我们使用直径为 3.5 mm 的钝头 5 孔吸脂针，连接 10 mL 螺旋注射器进行抽吸。采用最小负压和轻柔操作进行抽吸，防止脂肪组织受损。暴力抽吸会降低细胞存活率。抽吸脂肪总量必须考虑到离心的损耗量，以及在脂肪移植过程中必要的过度注射量。用快速吸收的细缝合线关闭切口。

在抽吸过程中，助手准备用于离心的注射器是封闭注射器，然后以 3 000 r/min 的速度离心 20 秒。手术团队必须训练有素，正确快速地处理脂肪。将纯化的脂肪经三通阀由离心注射器转移到 10 mL 注射器中。

在脂肪处理完成后，将纯化脂肪转移至大量的 10 mL 注射器备用。随后，10 mL 注射器连接直径为 2 mm 的注脂针，将脂肪移植至胸乳区域。因为乳房移植脂肪的机械力量不同，注脂针应比面部移植采用的注脂针略长、更结实一些。用 18 G 针头穿刺乳房皮肤，既可置入注脂针，又可控制瘢痕的长度，仅遗留 1 处不明显的点状瘢痕。制作数个注射孔，以便形成多方位交叉隧道（图 40-1G ～ L）。

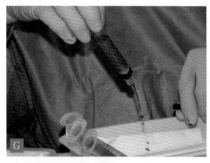
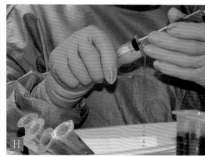
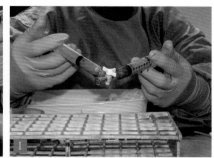

提纯并转移至注射器

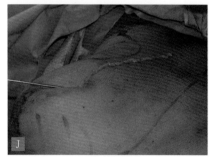
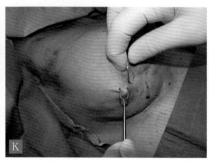
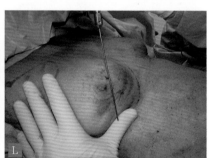

脂肪移植　　　　　　　　　　筋膜剥离　　　　　　　　　　拇指阻挡技术

▲图 40-1G ～ L

术者必须对胸乳区域的解剖了如指掌。由于移植物是从肋骨平面到皮肤进行移植，所以了解每一层组织的厚度是非常重要的。为了矫正先天畸形，必须评估乳腺浅面每一层组织的个体差异。将不同层次的组织在脑海中构建出三维立体形象的能力，该能力依赖于外科医师的手术经验，这是十分宝贵的财富。必须熟悉锁骨下血管和臂丛的解剖结构，在上胸部进行脂肪移植时必须非常小心，以防锁骨下血管或臂丛的损伤。在不同隧道进行移植时，必须严格控制注脂针的深度。

将超细的意大利面条样柱状脂肪移植到不同的微隧道中，由深层至浅层注射。退针时进行脂肪注射，而非进针时。不要移植过大的脂肪颗粒或过多的脂肪移植在同一个层次或同一区域，否则将导致脂肪坏死。每个微隧道均应行脂肪填充，使之被周围富含血供的组织完全包绕。

筋膜松解术是治疗乳房畸形的重要方法。其特别适用于瘢痕挛缩和皮肤弹性不足的治疗。操作中需剥离约束浅表皮肤的纤维束。筋膜松解术必须在不同的层次中分别进行，从而在不影响血流的情况下进行全部组织的松解，否则容易发生脂肪坏死。在操作中使用双爪钩牵拉皮肤并用 18 G 针头切断纤维条束[16]。

在受区条件允许的情况下，脂肪塑形需要适当过度填充，因为 30% 的脂肪体积会被吸收（20% ～ 30%，取决于脂肪的质量）。当受区移植的脂肪达到饱和，不能再容纳更多的填充时，必须停止移植以避免产生脂肪坏死，此为受区饱和度原则。用快速吸收的细缝线关闭注脂孔，然后单纯覆盖无菌敷料数日。

患者供区的疼痛不适与脂肪抽吸术类似。患者术后 48 小时内主诉锐性疼痛，可以用普通的镇痛药物治疗。在脂肪抽吸术中，我们会在供区注射稀释的罗哌卡因，以缓解术后 24 小时的不适。随后的 2 ～ 3 个月里，供区会存在一定的不适感。供区会有明显的瘀青，持续约 3 周时间。术后水肿会在 3 个月内完全或几乎完全消退。

乳房的瘀青大约持续 15 天，而水肿大约在 1 个月后消失。移植的脂肪体积大约会损失 30%，但是患者可能会感觉减少了 50%，因为患者会与术后第 2 天的情况进行对比，而那时的水肿程度是最高的。这些情况都必须在术前与患者说明清楚，并明确乳房体积在 3 ~ 4 个月后达到稳定。

## 结果

脂肪塑形术最初用于形容自体背阔肌皮瓣乳房再造。我们从 2000 年 1 月开始系统地使用脂肪塑形术来治疗乳房不对称和先天性胸廓乳房畸形。本文的资深作者于 2000 年 1 月至 2014 年 9 月进行了281 例无假体乳房再造，治疗了 30 例轻度双乳不对称、31 例重度双乳不对称合并单侧发育不良、30例漏斗胸相关的双乳不对称、90 例管状乳房及 31 例 Poland 综合征。

### 轻度不对称

轻度的不对称性是脂肪塑形的最佳适应证之一。该技术不仅可以在不需要假体的情况下增加较小乳房的体积，还可以调整其轮廓，从而获得几乎完美的对称性。

对中度乳房不对称患者的左侧乳房进行 1 次脂肪塑形术治疗，注射了 207 mL 脂肪。在术后 12 个月进行随访。对大多数轻度不对称的情况来说，通常 1 次移植就已足够，平均注射量为 220 mL。我们的患者对结果感到满意（图 40-2）。

### 重度不对称合并单侧发育不良

当双侧乳房存在明显的不对称时，应计划 2 次移植以确保获得理想的效果。我们通常在两次操作之间间隔 3 个月，间隔时间可能会更长，但对最终效果没有影响。在对侧存在乳房下垂或乳房肥大的情况时，可在第 2 次手术中同时进行乳房缩小或上提术。在脂肪移植时，发育不良侧一般不需要进行假体植入，因为由于乳房的变化，假体植入将不可避免地导致未来再次出现不对称。在脂肪塑形后，如果患者的体重保持稳定，则对称性也会较为稳定。

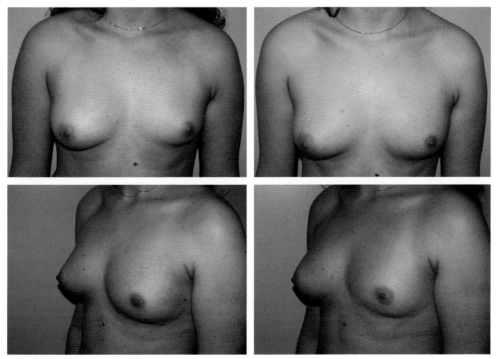

▲图 40-2

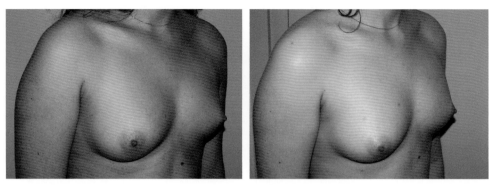

▲图 40-2（续）

一名 20 岁的女性存在明显的乳房不对称。其左侧乳房需要两次脂肪塑形治疗。在第 1 次手术中移植了 149 mL 脂肪，在第 2 次手术中移植了 276 mL 脂肪。在第 2 次手术后 12 个月进行随访（图 40-3）。

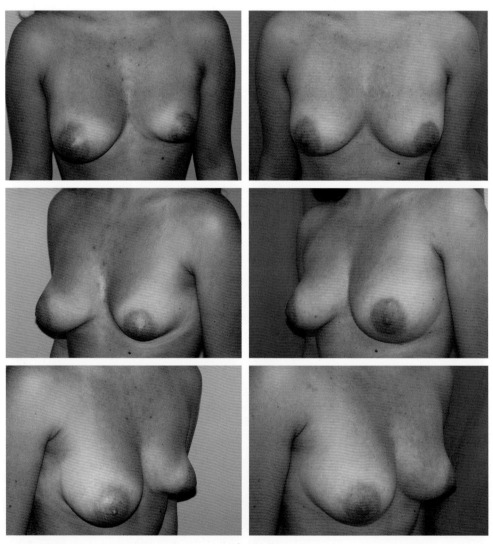

▲图 40-3

### 漏斗胸相关的不对称

漏斗胸是一种复杂的先天性胸骨和肋骨的胸廓畸形，表现为由前向后的凹陷。对实际功能的影响通常非常小甚至不存在。畸形本质上是形态学或美学上的问题，如果漏斗胸较为严重或是单侧的，则会对乳房形态产生更大的影响。

一名 20 岁女性患有乳房不对称和单侧漏斗胸。她接受了 2 次脂肪塑形治疗，分别移植了 321 mL 和 288 mL 脂肪。在第 2 次手术后 12 个月进行随访（图 40-4）。

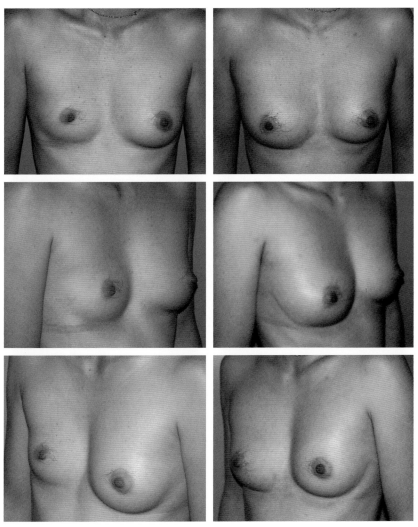

▲图 40-4

假体植入可能加重漏斗胸相关的乳房不对称。目前的治疗方法是进行胸骨软骨成形术和植入定制的硅胶假体。然而，在我们看来，脂肪塑形术比其他大型治疗方法更有价值，并能确实达到个体化的治疗效果[17]。在纠正不对称时，需要有经验的外科医师来评估要移植的脂肪量，因为矫正畸形需要移植大量脂肪。本技术可用于矫正单侧漏斗胸等与胸部畸形相关的假性乳房不对称。通常需要 2 次脂肪塑形来获得良好的对称性。由于非常瘦削的严重漏斗胸患者没有足够的脂肪用于矫正畸形，脂肪塑形可以作为三维 CT 扫描定制硅胶假体植入的辅助治疗。

### 管状乳房畸形

管状乳房畸形是一种先天性乳房形态畸形，在青春期乳房体积增加时变得明显。已报道有多种外科技术可以获得较为理想的治疗效果。多次脂肪塑形可用于矫正体积不足（特别是单侧畸形的情况），同时改善乳房基底和外形[18]。筋膜松解术可降低乳房下皱襞，并松解纤维环以获得令人满意的乳房下极形态[16]。对于明显的乳房下垂或乳晕疝，可用乳房成形术进行矫正。脂肪塑形术可用作胸口区域的辅助治疗，并获得与对侧相匹配的乳房基底形态。脂肪塑形术的最佳适应证是发育不良的单侧管状乳房（通常需要数次脂肪移植）和乳房上极的充盈度不足。

　　一名 18 岁管状乳房畸形患者接受了 2 次脂肪塑形治疗，在右侧乳房先后移植了 300 mL 和 140 mL 脂肪。我们还对其左侧乳房进行了乳房缩小术，切除了 320 g 组织。在第 2 次手术后 4 个月进行随访（图 40-5）。

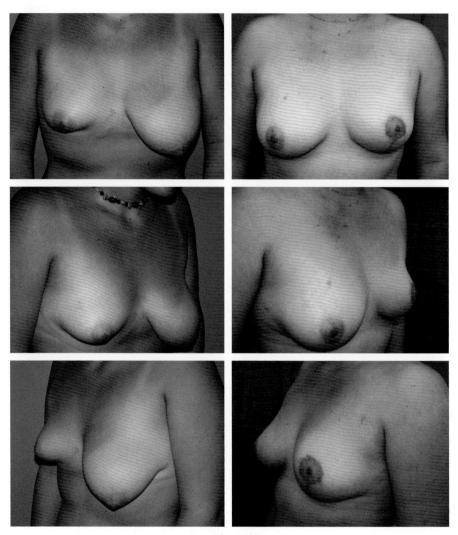

▲图 40-5

　　假体是双侧发育不良管状乳房的主要治疗方法，因为要对双侧均进行有效的体积增加，脂肪的需求量较高。本文资深作者 15 年来治疗了 185 例管状乳房畸形，仅 92 例患者单纯使用了脂肪塑形术。

## Poland 综合征

　　对于整形外科医师来说，纠正 Poland 综合征的胸部和乳房先天性畸形是一个挑战。在这种情况下，脂肪塑形是一种重要的工具，其通过简单的重复操作、非常轻微的术后瘢痕，获得非常理想的乳房塑形效果[19,20]。这些患者锁骨下血管的位置低于平常人，外科医师在操作中必须注意。最重要的一点是，在脂肪移植之前用手触摸注脂针尖端的确切位置以防止将脂肪注射入血管或损伤血管结构，否则可能会带来严重的后果。

　　治疗效果非常好，可获得与对侧几乎相同的乳房形态。这项技术的引入对 Poland 综合征的治疗带来了革命性的影响。根据畸形的程度不同，通常需要 2 ~ 5 次治疗才能获得较为理想的效果，通常在 2 次治疗之间间隔 3 个月。患者通常很少对身体轮廓的变化感到不适，因为这种技术会使乳房逐渐生长，模仿了正常的乳房发育。同样，感觉也会非常好，特别是如果患者在每次治疗后都在镜子前触摸她的乳房来感知并促进感觉的恢复。

一例 24 岁患有 Poland 综合征的患者接受了 3 次脂肪塑形治疗，分别移植了 260、350、157 mL 的脂肪。在第 3 次手术同时进行了垂直切口乳房上提术并去除 105 g 组织。在术后 12 个月进行随访（图 40-6）。

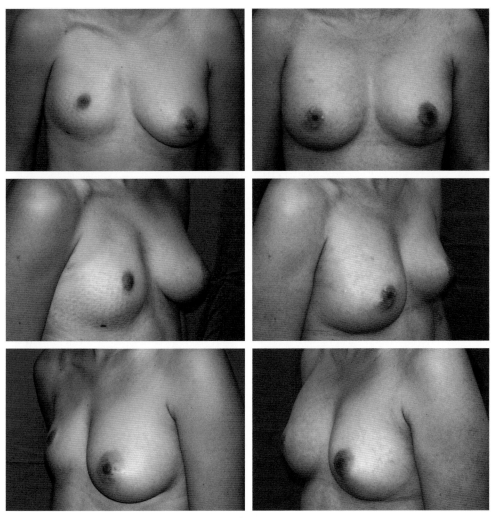

▲图 40-6

## 并发症

在本文资深作者从 1998 年至 2014 年 9 月进行的 2 000 次脂肪塑形手术中，出现了 12 例感染和 1 例气胸。我们的漏斗胸患者只有 1 例发生感染，表现为治疗部位的红斑，患者主诉疼痛和无力。局部麻醉后对术区进行充分引流、使用抗生素，炎症反应消退。这种并发症对该患者的手术最终美学效果没有影响。我们还有 2 例患者乳房肥大，通过脂肪塑形对发育不良的一侧乳房进行矫正。2 名患者的问题都是在其体重增加时发生的。在其体重稳定后，患者接受了单侧乳房缩小术。

## 讨论

脂肪塑形术的禁忌证非常少。该技术可能无法在瘦削的患者中实现所期望的美学目标，因为其脂肪容量非常有限。患者必须有足够的脂肪组织用于外形矫正，原因是存在 30% 的规律：在离心和制备过程中会有约 30% 的脂肪损失，并且在脂肪移植后 3 个月内也会因吸收而损失约 30% 的脂肪体积。在特定的情况下，如果可以从多个供区获得脂肪，禁忌证也可能是相对的，但脂肪抽吸过程也将更加复杂并且耗费更多时间。

脂肪塑形术在矫正胸廓和乳房先天性畸形中的应用较为成熟。其可以获得极好的手术效果，且几乎没有瘢痕。然而，为了防止发生并发症并对手术效果产生影响，必须遵循某些基本规则。有时候脂肪坏死会与乳腺肿瘤难以区别，为了防止其发生，必须遵守两个原则。

（1）三维网络原则：术终，乳房必须充满三维网状意大利面条样的脂肪组织。移植的隧道必须分层且交叉，以避免产生局部脂肪堆积。

（2）受区饱和原则：当受区组织脂肪饱和时，在一个切口继续注射后脂肪会通过另一个切口流出，此时必须停止脂肪移植。

为了在降低气胸风险的同时获得更好的乳晕突度，外科医师必须在双侧乳房下皱襞的中点处进行注射。通过这 2 个切口，必须在乳头乳晕区域以锥形的方式进行脂肪移植。将移植的脂肪想象为通过填充微孔道以形成圆锥形帐篷的"帐篷杆"。进而可以不在乳头乳晕做切口的情况下改善乳房的突度。因为如果在乳头乳晕区做切口进行脂肪移植将迫使外科医师以与肋骨垂直的方式进行操作，从而增加气胸的风险。

在调整术后乳房下皱襞位置时，如果其位置太高（主要出现在 Poland 综合征或 II 型管状乳房患者中），可以通过拇指阻挡技术进行脂肪塑形从而降低乳房下皱襞。对理想的乳房下皱襞进行标记，外科医师打开左手虎口并锁定右侧乳房下皱襞水平。此时，可以通过对左手阻挡的皮肤下方注射以实现对乳头乳晕区域的脂肪塑形。通过这种方式，可以将乳房下褶皱降低 2 ~ 3 cm，甚至更多。这种注射方法可以防止乳房下皱襞的过度降低，以及保证更安全和准确的操作。

脂肪塑形术是治疗乳房不对称和先天性乳房畸形的理想方法，应该作为这些适应证的首选治疗。在治疗中一般无须植入硅胶假体。只有在可用脂肪很少的患者或既往植入过假体的二次手术患者中，我们才使用假体联合脂肪塑形的联合操作。

## 结论

脂肪移植是治疗乳房不对称和先天性乳房畸形的重大进步。乳房不对称是脂肪塑形的理想适应证。在大多数情况下，不再需要使用假体来治疗乳房不对称。如果患者的体重保持稳定，所获得的乳房对称性也能有效且持久地维持。脂肪塑形在其他胸廓乳房先天性畸形中的应用也在不断发展。脂肪移植应用于 Poland 综合征的治疗效果极佳，该技术可能会彻底改变此类严重病例的治疗方法，同时获得前所未有的手术效果。脂肪塑形所需要的手术次数较少，随访相对简单，术后瘢痕非常轻微。脂肪塑形也可以用于纠正胸廓乳房畸形，如单侧或双侧的漏斗胸，并且也是不需要假体治疗管状乳房畸形的选择，特别是在单侧发育不良时。

### 参考文献

［1］Illouz YG. La Sculpture Chirurgicale par Lipoplastie. Paris: Arnette, 1988.
［2］Fournier PF. Liposculture: The Syringe Technique. Paris: Arnette Blackwell, 1991.
［3］Bircoll M. Cosmetic breast augmentation utilizing autologous fat and liposuction techniques. Plast Reconstr Surg 79:267, 1987.

［ 4 ］ Delay E. Breast deformities. In Coleman SR, Mazzola RF, eds. Fat injection: From Filling to Regeneration. St Louis: Quality Medical Publishing, 2009.

［ 5 ］ ASPRS Ad-Hoc Committee on New Procedures. Report on autologous fat transplantation, September 30, 1987. Plast Surg Nurs 7:140, 1987.

［ 6 ］ Coleman SR. Long-term survival of fat transplants: controlled demonstrations. Aesthetic Plast Surg 19: 421, 1995.

［ 7 ］ Coleman SR. Facial recontouring with lipostructure. Clin Plast Surg 24:347, 1997.

［ 8 ］ Delay E, Delaporte T, Sinna R. [Breast implant alternatives] Ann Chir Plast Esthét 50:652, 2005.

［ 9 ］ Delay E. Lipomodeling of the reconstructed breast. In SE Spear, ed. Surgery of the Breast: Principles and Art, ed 3. Philadelphia: Lippincott Williams & Wilkins, 2011.

［10］ Sinna R, Delay E, Garson S, Mojallal A. [Scientific bases of fat transfer. Critical review of the literature] Ann Chir Plast Esthét 51:223, 2006.

［11］ Pierrefeu-Lagrange AC, Delay E, Guerin N, et al. [Radiological evaluation of breasts reconstructed with lipomodeling] Ann Chir Plast Esthét 51:18, 2006.

［12］ Carloni R, Delay E, Gourari A, et al. Preoperative imaging prior to breast reconstruction surgery: bench-marking bringing together radiologists and plastic surgeons. Proposed guidelines. Ann Chir Plast Esthét 59:e13, 2014.

［13］ Veber M, Tourasse C, Toussoun G, Moutran M, Mojallal A, Delay E. Radiological findings after breast augmentation by autologous fat transfer. Plast Reconstr Surg 127:1289, 2011.

［14］ Coleman SR, Saboeiro AP. Fat grafting to the breast revisited: safety and efficacy. Plast Reconstr Surg 119:775, 2007.

［15］ Delay E, Sinna R, Delaporte T, et al. Patient information before aesthetic lipomodeling (lipoaugmentation): a French plastic surgeon's perspective. Aesthet Surg J 29:386, 2009.

［16］ Ho Quoc C, Sinna R, Gourari A, La Marca S, Toussoun G, Delay E. Percutaneous fasciotomies and fat grafting: indications for breast surgery. Aesthet Surg J 33:995, 2013.

［17］ Ho Quoc C, Delaporte T, Meruta A, La Marca S, Toussoun G, Delay E. Breast asymmetry and pectus ex-cavatum improvement with fat grafting. Aesthet Surg J 33:822, 2013.

［18］ Delay E, Sinna R, Ho Quoc C. Tuberous breast correction by fat grafting. Aesthet Surg J 33:522, 2013.

［19］ Delay E, Sinna R, Chekaroua K, et al. Lipomodeling of Poland's syndrome: a new treatment of the thoracic deformity. Aesthet Plast Surg 34:218, 2010.

［20］ Coudurier J, Ho Quoc C, Ismail M, Dlimi C, Tourasse C, Delay E. [Long-term outcome of lipomodeling in Poland's syndrome: about our first case with an eleven-years' follow-up] Ann Chir Plast Esthét 60:65, 2015.

# 第41章

# 乳房畸形重建

Alessandra Marchi，Alberto Marchetti，Gino Rigotti

译者：姜婵媛　马秀伟　王永前　韩雪峰　李发成

乳房畸形较为少见，青春期发病，对患者造成负面的心理和生理影响。乳房畸形的临床表现复杂多变：从简单的体积不对称，乳房之间的生理差异到复杂的结构畸形或者肋骨和肌肉发育不良[1]。双侧乳房不对称程度决定了是否被认为是正常和可接受的：如只限于轻微的体积差异，则被认为是正常和可接受的；如存在明显的体积、形态和乳晕轮廓的不对称，则较难被接受。当患者（尤其是年轻的女性患者）存在不同严重程度的乳房不对称、管状乳房或者 Poland 综合征时，她们往往感到不适和尴尬，甚至可能影响她们的社会关系。通常在乳房发育完全之后才可介入手术治疗。但考虑到患者的精神痛苦和漫长的分期治疗过程，某些情况下最好将手术年龄提前。

## 材料和方法

### 术前检查

脂肪移植的出现极大改变了乳房畸形的治疗策略[2]。在年轻女性中，应首选无植入物的手术方式。脂肪移植具有再生潜力，是获得自然、柔软且轮廓长久保持乳房的最好选择。

初次面诊时，在完成病史采集和系统体格检查之后，医师须与患者讨论拟行的手术方案，并向患者说明其乳房存在哪些形态异常、畸形的严重程度，所需治疗的复杂性和影响理想效果的各种限制因素。此外，还需向患者说明肿胀、瘀斑、淤血、脂肪吸收和供受区疼痛等可能出现的并发症。若要获得患者满意的手术效果，理解患者的心态和预期至关重要。

详细的体格检查之后，需完整地评估乳房的形态、体积、皮肤和乳头‐乳晕复合体。医师需记录双侧乳房轮廓和体积的差异，拍照记录并告知患者。上述评估有助于医师预估脂肪抽吸量以获取充足的移植脂肪。医师需评估皮肤的厚度、弹性、色泽和质地，要注意有无妊娠纹，还需评估乳房实质的质地、形状以及在 4 个象限的分布情况。

巨大的纤维瘤或癌症可能表现为乳房不对称，应加以鉴别以免误诊。乳房超声、乳房 X 线造影和 MRI 也是重要的检查手段，可评估乳房的体积、脂肪、腺体结构和乳癌征象。

胸部 X 线和 CT 有助于诊断患者的骨骼疾病或复杂畸形。腹部超声有助于排除与严重的乳房畸形相关的肾脏疾病。

精准的照片是记录术前术后形态的关键。采集患者站立时，双臂放松下的正位、斜位和侧位照片。上述照片有助于医师制订手术计划，记录变化，证实术后和每次随访时获得的结果。

## 手术方法

### 术前计划

每次术前的 1 个月内，患者需每天至少 8 小时于胸部佩戴组织外扩张器 BRAVA（参见第 42 章），通常于睡眠时佩戴。组织外扩张器的负压吸引作用有助于增加乳房脂肪移植受区的空间，通过提高每次移植的脂肪量来减少手术的次数[3-7]。

负压扩张了乳房表面皮肤，提高了乳房皮肤组织的柔软性，增加了乳房下垂的程度。因此可避免或减少对侧乳房实施形态调整、上提或者缩小的可能。

因为 BRAVA 可促进 ADSCs 增殖、增加最终的乳房体积，因此脂肪移植术后，应在瘀斑、疼痛、出血恢复后即尽快使用 BRAVA 系统[8]。

### 脂肪获取

患者于深度镇静麻醉下吸脂。术前 30 分钟给予抗生素。年轻患者的供区通常选择侧腹部和股骨大转子外侧区。供区实施肿胀麻醉（Klein 肿胀液配置：500 mL 生理盐水加 0.5% 利多卡因 20 mL 和 1 ∶ 40 万肾上腺素）[9,10]。

采用直径 3 mm 多孔钝头吸脂针连接 50 mL Luer-Lok 注射器实施脂肪抽吸。该直径吸脂针获取的脂肪颗粒较小，可增加移植脂肪接触面积，提高脂肪成活。

获取充足的脂肪后，将吸脂针自注射器上取下并用塞子替代。将注射器置于手术盆中，尽量长时间的静置，通常不超过 20 分钟。

### 纯化

脂肪抽吸物分为 3 层，最底层为液体，中间层含有有活力的脂肪，最上层含有自破裂脂肪细胞中析出的油脂。弃除液体和油脂，将剩余的纯化脂肪转移至 3 mL 注射器中备用[6]。

### 移植脂肪的分布层次

实施脂肪移植时，术者应关注 2 个主要问题：移植脂肪的总量和移植脂肪在注射区域的均匀分布。

可供移植的脂肪总量具有个体差异。将脂肪移植于 3 个层次（胸大肌后间隙、乳腺后间隙和皮下），勿将脂肪直接注射入乳腺腺体内。极为重要的是，脂肪注射时勿施加过大压力，应边退针边注射，最大限度地降低动静脉栓塞的风险。应于退针时，而不是进针时，将脂肪呈条带状地注射于针道内。脂肪移植后的乳房皮下张力过大和皮肤回缩严重都是影响乳房保持弹性和柔软性的关键因素，因此应避免发生上述情况[5,6]。

脂肪组织在各个层次的均匀分布最大限度地增加了脂肪颗粒与宿主组织的接触，提升了最终的效果[5,11]。注射大量的脂肪会导致脂肪坏死、油性囊肿形成和大钙化灶。

### Rigottomies 技术（皮下粘连松解术）

用 14 G 针进行皮下粘连松解，在平面和三维方向松解粘连和释放被压缩的腺体，并同时注射脂肪[12,13]。

## 结果

乳房畸形矫正术要遵循正规的序列治疗模式。我们根据多年的临床经验，总结了如下的手术步骤。

（1）在乳房下皱襞处行脂肪移植。

（2）通过皮下粘连松解降低乳房下皱襞。

（3）多层次行脂肪移植。

（4）在乳房的各个象限通过脂肪移植联合皮下粘连松解实施填充和松解治疗。

（5）使用 BRAVA 组织外扩张系统。

为保证有效的乳房填充和塑形，应遵循上述的每个步骤实施治疗。该手术流程具有普遍性，以下临床案例证实了该流程适用于每例患者。当然，要根据特定患者的需求，重点实施某些手术步骤。

## 轻度乳房不对称

20 岁患者，双侧乳房轻度不对称，患者要求行脂肪移植进行矫正，同时拒绝行对侧乳房上提术。表现为右侧乳房发育不良；左侧乳房下垂，乳头乳晕复合体指向下方。乳房皮肤柔软而有弹性。双侧乳房底面轮廓对称，下皱襞一致（图 41-1A ~ E）。

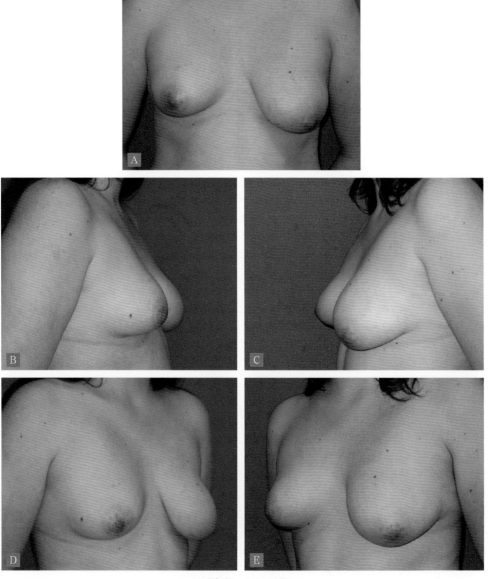

▲图 41-1A ~ E

患需增加右侧乳房容量和加重右侧乳房下垂度，减轻左侧乳房下垂度。患者术前和术后在右侧乳房佩戴 BRANA 进行组织外扩张，每天 8 小时，术前即刻移除。我沿着整个左侧乳房下皱襞注射 30 ～ 40 mL 的脂肪。为减轻左侧乳房的下垂程度，我于较低的位置重置乳房下皱襞，以增加乳晕边缘和乳房下皱襞之间的距离（图 41-1F ～ H）。

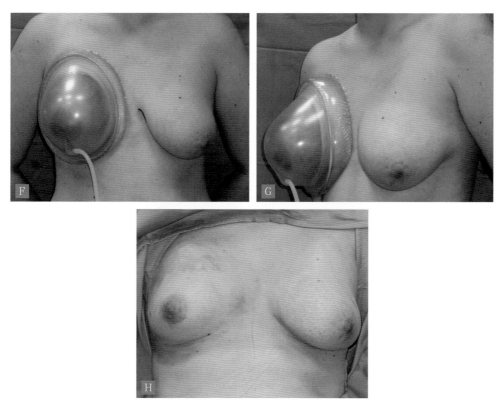

▲图 41-1F ～ H

我们采用简单、无创且非常有效的 Rigottomies 技术松解皮下粘连。用皮钩使皮肤处于一定张力下，用 14 G 锐针将乳房下皱襞从原始位置分离，一直分离至新的乳房下皱襞的理想位置（图 41-1I ～ J）。

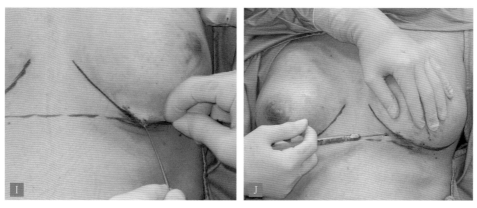

▲图 41-1I ～ J

为稳定手术效果，术者沿整个乳房下皱襞注射脂肪以防止回缩。此种手术方式减轻了左侧乳房的下垂程度，获得了更自然的外观。

对于右侧乳房，手术计划主要是增加乳房的体积和加重下垂度。右侧乳房的下皱襞与左侧对称，所以无须重塑或者改变位置。

采用 Coleman Ⅱ 型注脂针将脂肪组织注射到各个层次来增加左侧乳房的体积。首先，从最底层胸大肌后间隙开始，进行多隧道注射，单个隧道内注射极少量脂肪。因为易于找到正确层次，因此从外象限进针更加安全。注射脂肪时需缓慢小心，避免损伤下层的肋间肌和胸膜，防止发生血肿或气胸等严重并发症。

胸大肌后间隙脂肪注射总量为 60 ~ 80 mL。该手术步骤可增加乳房凸度。

然后，于乳腺后间隙注射脂肪，同样进行多隧道注射，单个隧道内注射极少量脂肪。选择不同的注射进针点以使脂肪分布更均匀。由于"大丸"状注射脂肪会导致脂肪吸收或油性囊肿形成，因此要避免此种注射方式。

最后，于皮下层注射脂肪。脂肪应移植到整个乳房的皮下和腺体之间。该手术步骤可提升乳房的柔软度、改善乳房的轮廓。勿将脂肪直接注射入乳腺腺体中。

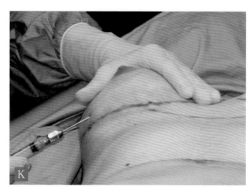

▲图 41-1K

为增加乳房体积，我们采用钝头注脂针将脂肪主要移植于乳房的下极。一定要保持皮肤的柔韧性，塑造乳房自然的感觉和外观（图 41-1K）。

在整个乳房下极进行 Rigottomies 皮下粘连松解，通过松解皮肤使乳房呈现一定程度的下垂，与对侧乳房相匹配。图 41-1L、M 展示了第 1 次脂肪移植后的手术效果。

患者实施了第 2 次脂肪移植。移植的脂肪总量为 530 mL（250 mL 和 280 mL）。6 个月内完成整个治疗。术后 2 年随访见乳房体积保持良好，双侧对称，下垂度一致（图 41-1N ~ R）。

患者术后 4 年半随访时体重明显增加，双侧乳房形态成比例地增加，对称性进一步改善。乳房体积增加与乳房下垂度增加相关（图 41-1S ~ U）。

27 岁女性患者，双侧乳房明显不对称。表现为右侧乳房发育正常，但是严重下垂；左侧乳房发育不良且下垂（图 41-2A ~ C）。

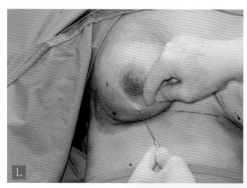

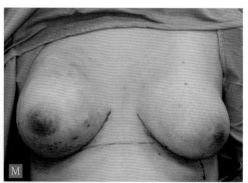

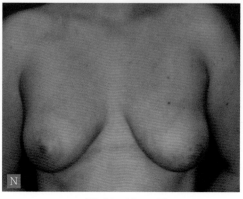

▲图 41-1L ~ N

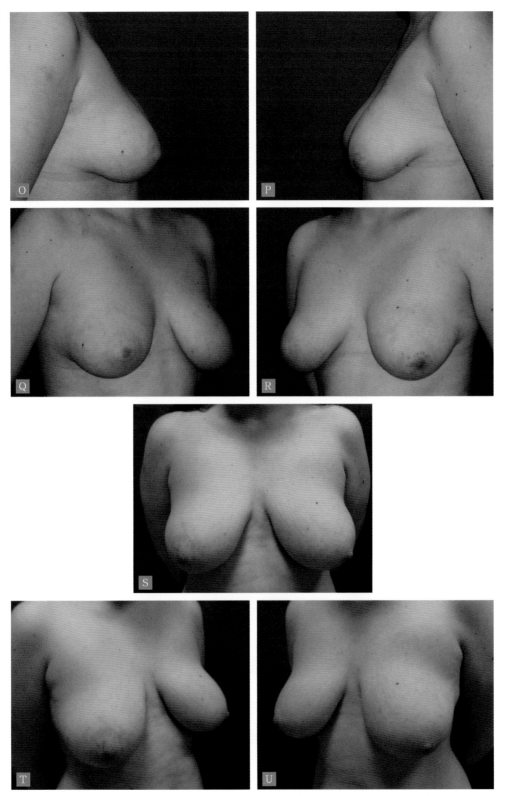

▲图 41-1O ~ U

患者左侧乳房进行了 2 次脂肪移植（430 mL 和 300 mL），同时调整右侧乳房形态。9 个月内完成整个治疗。随着时间的推移，左侧乳房逐渐下移，进一步改善最终的手术效果。

术后 5 年随访发现，患者乳房对称性良好，体积、形态和下垂度均获得保持。患者术后的变化过程非常有趣。患者在术后 9 个月内，体重从 110 kg 降到了 87 kg，减少了 23 kg。4 年后，患者因患

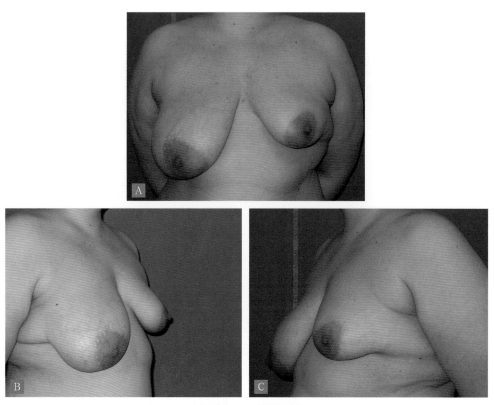

▲图 41-2A ~ C

有重症面部带状疱疹而使用类固醇治疗，体重再次增加，该患目前体重为 105 kg。乳房随着体重变化而成比例改变，左侧乳房（为脂肪组织重建）体积变化与对侧乳房相同（图 41-2D ~ F）。

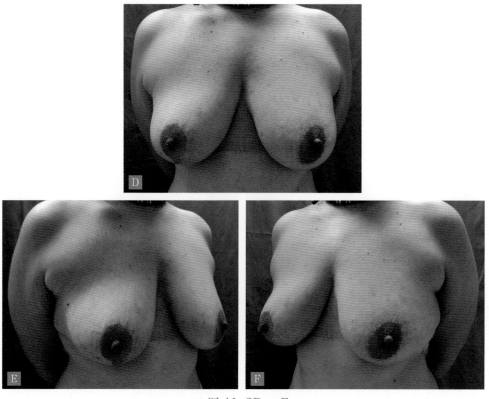

▲图 41-2D ~ F

22 岁患者，双侧结节型乳房，Groleau III 型，双侧乳房严重不对称。左侧乳房：各个象限均发育不良，乳房下皱襞上移，皮肤和胸壁紧密贴合。乳晕大而凸出。右侧乳房：外偏，下极发育不良，乳房下皱襞水平位置较高，乳晕较对侧大，但无对侧凸出（图 41-3A ～ E）。

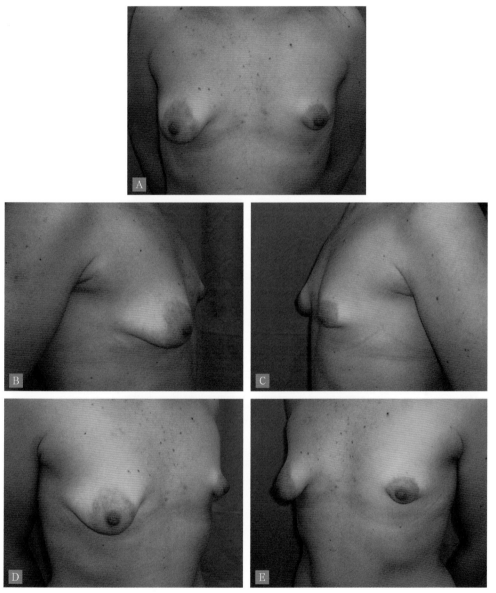

▲图 41-3A ～ E

预计实施 3 次脂肪移植。患者在术前和术后均需使用 BRAVA 进行组织外扩张，每次脂肪移植前佩戴 BRAVA 系统 4 周。要求患者在佩戴 BRAVA 之前，先用胶带粘住右侧乳晕，以防止由于 BRAVA 的负压而进一步扩大乳晕（图 41-3F ～ I）。

在第 1 次手术中，脂肪主要填充在乳房下极，通过 Rigottomies 皮下粘连松解降低乳房下皱襞。患者在术后 1 周开始佩戴 BRAVA，共佩戴 20 天。注意术后左侧乳房脂肪填充情况和乳房下皱襞下降情况。尽管在右侧乳房实施了广泛的皮下松解，但皮肤仍保留原有乳房下皱襞的印记（图 41-3J ～ L）。

第 2 次脂肪移植（240 mL）后 30 天，双侧乳房大小对称。右侧乳房下极仍较平坦，原有乳房下皱襞的痕迹明显（图 41-3M ～ O）。

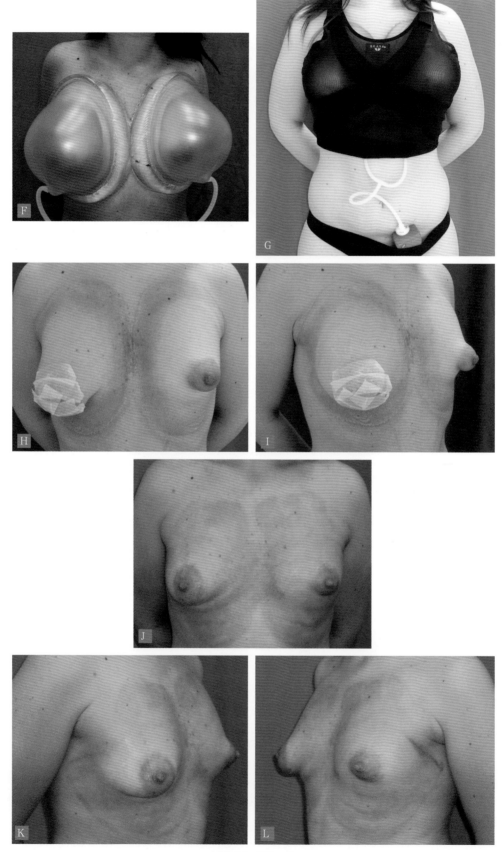

▲ 图 41-3F ~ L

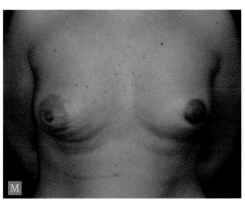
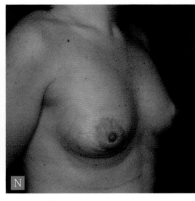
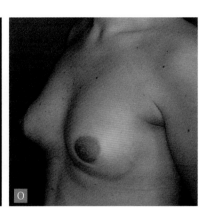

▲图 41-3M ~ O

患者进行了第 3 次脂肪移植和腺体内的粘连松解。脂肪移植到多个层次。在术后 4 年的随访中发现，乳房的对称性良好，形态和大小改善明显。双侧乳房下极柔软且凸起。乳房下皱襞下降至同一水平（图 41-3P ~ R）。

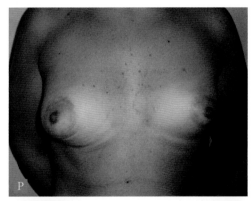

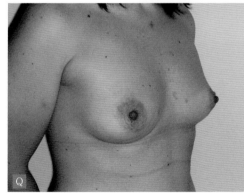
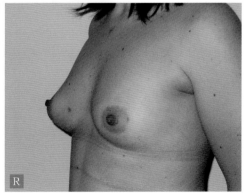

▲图 41-3P ~ R

18 岁患者，诊断为 Poland 综合征，曾在外院实施右侧解剖型硅胶假体隆乳术，通过乳房下皱襞入路将假体植入皮下平面。患者幼年时曾在内镜下实施金属补片植入、心脏缺损修复手术（图 41-4A ~ C）。

患者要求通过脂肪移植重建乳房。患者比较满意假体植入再造手术的效果，只是担心植入的假体存在破损的可能。由于心脏内存在金属补片，因此患者不能定期行 MRI 随访。

患者存在乳房发育不良、胸大肌和腋前襞缺如，手和上臂无异常。患者锁骨下区存在明显凹陷，可见假体的轮廓。当患者胸肌收缩时，更加突显缺陷。

患者假体的位置良好，有轻度包膜挛缩（Becker Ⅱ型），双侧乳房下皱襞位置对称。捏夹试验

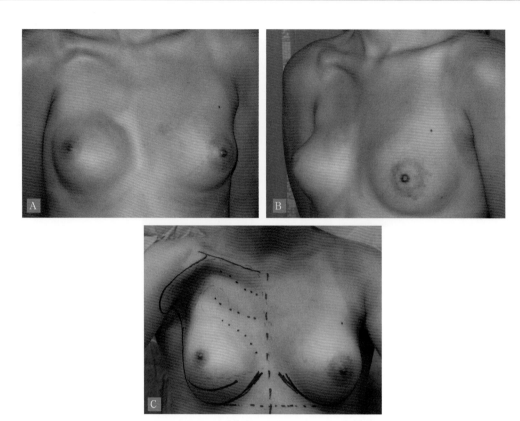

▲图 41-4A ~ C

显示皮肤具有良好的弹性和厚度。右侧乳头－乳晕复合体发育不良，且位置偏外侧，但患者并未主诉欲改善前述畸形。

患者 3 年内接受了 4 次脂肪移植。我们告知患者，每次只能获取少量脂肪。脂肪供区为骶骨区和臀部外侧区（图 41-4D）。

首次脂肪移植填充了锁骨下凹陷区域。在假体周围的皮肤和包膜之间共移植了 270 mL 脂肪。用 Rigottomies 技术松解皮肤和包膜之间的粘连。患者对术后领口区的即刻填充效果非常满意。首次手术后，假体的轮廓不再明显（图 41-4E）。

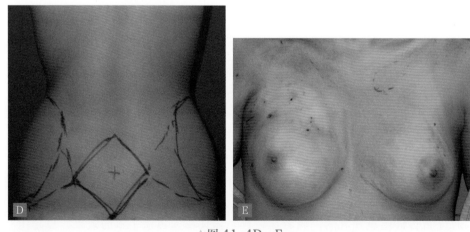

▲图 41-4D、E

患者之后又进行了 2 次脂肪移植，填充范围均位于假体周围（195 mL 和 170 mL）。在第 3 次手术时取出乳房假体。取出假体时，在乳房下皱襞水平可见血管化良好的脂肪组织。取出假体后的 2 个月内，用胶带粘贴固定于乳房下皱襞以维持其形态。为获得最佳的乳房对称性进行了第 4 次脂肪移植（210 mL）（图 41-4F ~ H）。

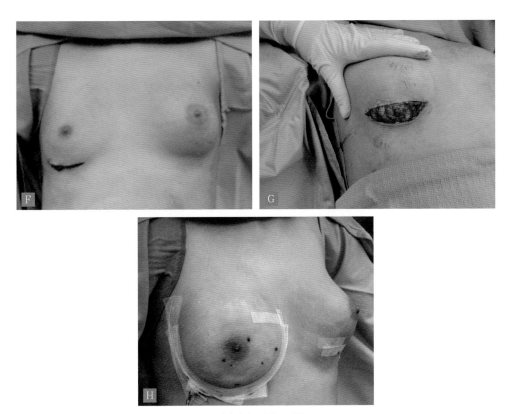

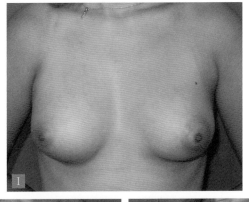

▲图 41-4F ~ H

　　术后 3 年随访见患者乳房对称性佳，锁骨下区域凹陷完全矫正，肋骨不再显现。在未使用肌肉瓣的情况下重建了先天缺失的腋窝前褶皱。患者对乳房重建的效果和吸脂后体形的改变均非常满意。重建后的乳房柔软且形态自然（图 41-4 I ~ K）。

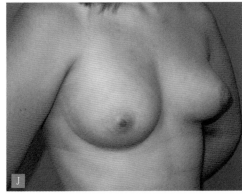

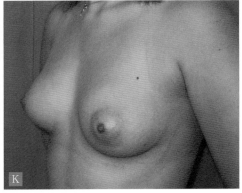

▲图 41-4 I ~ K

## 并发症

我们实施此类手术极少发生并发症。最常见的并发症为术后肿胀和瘀斑，通常于 15 天内消退。主要的长期并发症是油性囊肿形成和钙化。获取脂肪后，去除注射器最上方的油脂，以及以微滴形式极为均匀地注射脂肪，能够逐步降低上述并发症的发生。尤其应避免以"团状"或"大丸状"移植脂肪，否则势必导致脂肪坏死。对于超声检查或者触诊中发现的油性囊肿，可于下次脂肪移植时在门诊或者住院手术室通过超声引导吸除。

脂肪移植后形成的钙化通常归类为放射学上的 Bi-Rads 1 和 Bi-Rads 2 两型，表现为大而边缘化的钙化。随着乳房脂肪移植手术数量的惊人增长，放射医师已经能够熟练地区分脂肪移植后钙化图像和乳癌的线性、无定形的微钙化图像。此外，我们强烈建议勿于乳腺腺体中植入脂肪。

如过量及不当使用 Rigottomies 技术，将会导致血肿形成和移植脂肪的继发吸收。感染并发症极为罕见，我们实施的此类手术未发生过感染。我们所有的患者均于术前使用预防性剂量的抗生素。

## 讨论

通过应用该临床方案，可以重建大体积的乳房，从而获得良好的对称性，降低了对侧乳房整形的需求。乳房重建的效果持久存在，脂肪填充后的乳房与正常乳房一样，可随着患者体重增加而增大。当然，手术医师必须深刻理解该技术才能充分发挥该术式优势。同样重要的是，患者要接受分次脂肪移植的间隔时间，该间隔时间可使腺体、皮肤和脂肪组织在乳房中处于平衡状态。

促进脂肪成活的重要技术要点为：将脂肪均匀移植于各个层次，使脂肪细胞充分与毛细血管接触。为增加植入脂肪的总量，我们将脂肪移植于所有可能的层次内。皮下注射脂肪有助于纠正皮肤不平整和改善可见的轮廓缺陷。

脂肪移植就像雕塑一样，是一种精细、复杂的手术技术，而不是向空乳房内填充脂肪那样简单，该技术涉及多个方面的考量：解剖层次的选择，针对性的粘连松解，脂肪获取和移植量的确定，计划周密的脂肪抽吸和术后处理。

通过用 14 G 锐针经皮松解乳房下皱襞和脂肪移植，使外科医师能够尽可能地降低乳房下皱襞。下降的乳房下界和乳晕在乳房顶部的重新定位增加了乳房的凸度，明显降低乳房下垂程度。

如果必须要增加乳房下垂度，则需松解乳房下极的 Cooper 韧带，有助于减少皮肤和腺体的粘连。此时皮肤已承受不了乳腺的重量，最终乳房实质下降、皮肤松弛、乳房下垂。平行于皮肤表面进行 Rigottomies 分离松解（二维松解）可消除引起皮肤收缩的粘连。而垂直于皮肤表面的 Rigottomies 分离松解（三维松解）则可以减少皮肤的紧张度，为移植脂肪提供更多的空间。

若患者有很好的依从性，能够坚持使用 BRAVA 系统，则可提高脂肪移植成活率。术前应用 BRAVA 系统可以促进血管生成，促进移植后脂肪与受区融合，最大限度地提高脂肪存活率。此外，BRAVA 顶部的负压能够使组织内产生水肿，使皮肤松弛。增大的乳房空间有利于脂肪在三维空间均匀分布。术后负压能够改善组织血供，使脂肪细胞获得更好的营养。术后应用 BRAVA 系统，有助于巩固和确保乳房下皱襞保持在适当的水平。手术 7 天后开始使用 BRAVA 系统，佩戴 30 天。

## 结论

乳房脂肪移植的提出无疑改进了乳房畸形修复的方法。无论乳房大小如何，我们均可以通过合理地运用脂肪移植和皮下松解术治疗非常严重的乳房畸形，而不需借助腺体皮瓣或乳房植入物。通过脂肪移植重建了 Poland 综合征患者的腋窝前皱襞，而无须使用肌皮瓣，从而避免了与此手术相关的并发症。脂肪移植并发症发生率极低，仅限于大的油性囊肿，直接抽吸即可解决。脂肪移植是微创手术，无明显瘢痕，不影响患者工作、生活和社会功能，同时供区的轮廓通常也有改善。满足患者的需求、微创的治疗方法与重建阶梯原则一致，临床上根据该原则，手术医师选择对患者基础条件要求低并获得最佳结果的方式。

## 参考文献

［1］ Sadove A, van Aalst J. Congenital and acquired pediatric breast anomalies: a review of 20 years' experience. Plast Reconstr Surg 115:1039, 2005.

［2］ Rigotti G, Marchi A, Sbarbati A. Adipose-derived mesenchymal stem cells: past, present, and future. Aesthetic Plast Surg 33:271, 2009.

［3］ Khouri RK, Eisenmann-Klein M, Cardoso E, et al. Brava and autologous fat transfer is a safe and effective breast augmentation alternative. Plast Reconstr Surg 129:1173, 2012.

［4］ Khouri R, Khouri R Jr, Rigotti G. Aesthetic applications of Brava-assisted megavolume fat grafting to the breasts: a 9-year, 476-patient, multicenter experience. Plast Reconstr Surg 133:796; discussion 808, 2014.

［5］ Khouri RK, Rigotti G, Cardoso E, Khouri RK Jr, Biggs TM. Megavolume autologous fat transfer: part I. Theory and principles. Plast Reconstr Surg 133:550, 2014.

［6］ Khouri RK, Rigotti G, Cardoso E, Khouri RK Jr, Biggs TM. Megavolume autologous fat transfer: part II. Practice and techniques. Plast Reconstr Surg 133:1369, 2014.

［7］ Smith CJ, Khouri RK, Baker TJ. Initial experience with the Brava nonsurgical system of breast enhancement. Plast Reconstr Surg 110:1593; author reply 1595, 2002.

［8］ Khouri RK, Rigotti G, Khouri RK Jr, et al. Tissue-engineered breast reconstruction with Brava-assisted fat grafting: a 7-year, 488-patient, multicenter experience. Plast Reconstr Surg 135:643, 2015.

［9］ Rigotti G, Marchi A, Galiè M, et al. Clinical treatment of radiotherapy tissue damage by lipoaspirate transplant: a healing process mediated by adipose-derived adult stem cells. Plast Reconstr Surg 119:1409; discussion 1423, 2007.

［10］ Rigotti G, Marchi A, Stringhini P, Baroni G, Galiè M, Molino AM, Mercanti A, Micciolo R, Sbarbati A. Determining the oncological risk of autologous lipoaspirate grafting for post-mastectomy breast reconstruction. Aesthetic Plast Surg 34:475, 2010.

［11］ Rigotti G. Discussion: The volumetric analysis of fat graft survival in breast reconstruction. Plast Reconstr Surg 131:192, 2013.

［12］ Khouri RK, Smit JM, Cardoso E, Pallua N, Lantieri L, Mathijssen IM, Khouri RJ Jr, Rigotti G. Percutaneous aponeurotomy and lipofilling: a regenerative alternative to flap reconstruction? Plast Reconstr Surg 132:1280, 2013.

［13］ Rigotti G, Marchi A, Khouri R. Minimally invasive autologous mastectomy incisionless reconstruction: external expansion fat grafting and percutaneous scar release: a multicenter experience. Presented at the Eighty-eighth Annual Meeting and Symposium of the American Association of Plastic Surgeons, Rancho Mirage, CA, Mar 2009.

# 第42章

# 组织外扩张辅助自体脂肪移植乳房再造

Daniel Calva, Roger K. Khouri  译者：俞楠泽  王沛森  斯楼斌  王  阳

组织外扩张器作用于乳房组织，产生的机械力可以促进三维血管化组织支架的形成。皮肤组织扩张为再造乳房提供了充足的皮肤被罩，同时，机械力作用可以生成新的细胞外基质、结缔组织和血管结构[1-7]。当新的生物支架扩展并形成后，组织内环境已适合移植，此时应该将自体脂肪微滴均匀注入，不能使之积聚成团。应尽量减少整个新支架内部压力[8]。

使用组织外扩张（external vacuum expansion，EVE）技术形成组织支架，并产生新的基质和血管结构。图42-1A、B模拟了脂肪微粒如何充满支架内空间并最终血管化的过程。

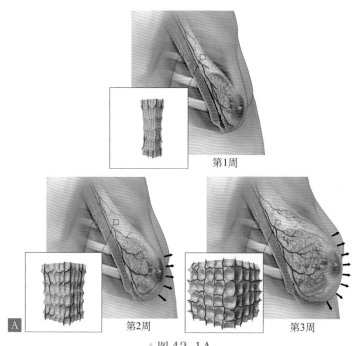

第1周

第2周

第3周

▲图42-1A

10多年来，本文第二作者（R.K.）将本技术作为自体皮瓣乳房再造的一种替代方法。我们最近发表的1篇纳入了488例患者的多中心研究表明，组织外扩张联合自体脂肪移植是一种安全、有效、微创的乳房再造方法，且可以在门诊进行[9-11]。

在本章中，我们将讨论患者选择和手术准备、即刻和延迟再造的手术技术、临床效果和并发症，以及与自体皮瓣再造相比的手术成本分析。

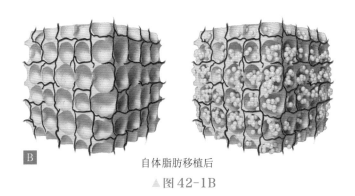

B 自体脂肪移植后
▲图 42-1B

## 患者选择和准备

理想的患者应该是中度脂肪堆积、未接受放疗、乳房组织上无瘢痕、无吸烟嗜好，而且具有合理手术期望值。我们认为接受过放疗的，或乳房上有瘢痕的低 BMI 患者也是该手术较好的适应人群。然而，对于这部分患者来说，手术会耗费更多的劳动、时间和专业知识，因此也应该更加谨慎。手术的排除标准包括吸烟、出血性疾病、导致表皮脱失的皮肤问题（如大疱性表皮松解症和天疱疮），扩张装置放置部位存在活动性皮肤感染以及患者的期望值不切实际。

由于患者依从性对手术成功至关重要，因此在首次面诊时，必须详细告知患者扩张过程和治疗时间。在诊室将 EVE 设备放置在患者身上并开启，进行约 20 分钟的测试，以确保患者能够对其耐受。

图 42-2 显示了如何放置和使用 EVE 设备。该女性患者曾行双侧乳房切除术。放疗后的右侧乳房需要更多的脂肪移植，其未放疗的左侧乳房已经进行了即刻再造、组织外扩张和自体脂肪移植。

EVE 装置必须在 0 ~ 60 mmHg 的循环压力下使用 3 分钟，休息 1 分钟，每天使用 10 小时，并在进行自体脂肪移植前 2 ~ 3 周开始使用。最小治疗剂量设定为在移植前约 15 天累积 200 小时。

患者展示了乳房再造期间 EVE 的使用情况。图 42-3 为其乳房切除术后组织外扩张之前和之后 3 周的情况。

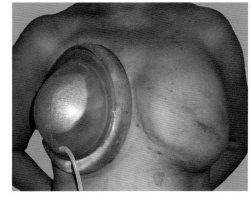

▲图 42-2

当患者的胸部体积至少比其扩张前体积大 2.5 倍时，我们认为适合进行局部脂肪移植。我们会明确告知患者，扩张越大，结果越好——这是她自己需要负责的部分。脂肪会在预先扩张的生物支架中存活，但我们不能在组织扩张的同时进行脂肪移植。

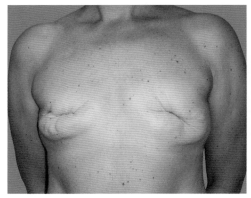
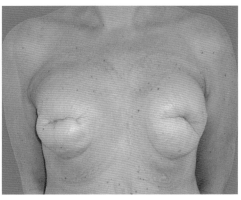

▲图 42-3

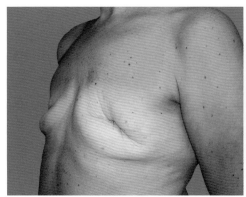
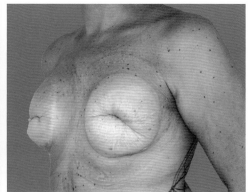

▲图 42-3（续）

## 手术技巧

### 获取脂肪

我们在获取脂肪时会使用脂肪移植器（Lipografter），K-VAC 注射器和 AT 阀等设备，将吸入的脂肪保存在一个封闭装置中。2 名外科医师可以同时进行脂肪抽吸，这也是本方法的一大优势。图 42-4 中 2 个含有脂肪抽吸物的无菌袋展示了操作中的 2 个不同阶段：在较近的袋子里是静置 10 分钟后的脂肪，而较远的袋子里是刚刚吸取的脂肪。

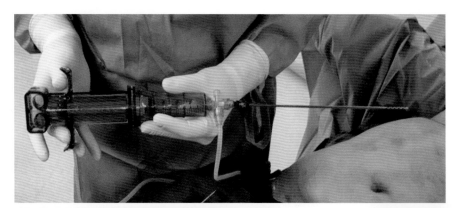
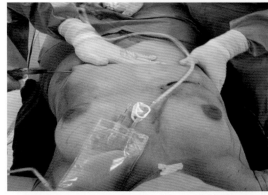
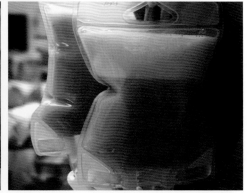

▲图 42-4

在术前确定并标记供区范围。患者全身麻醉后，用含有 1 ： 10 万肾上腺素的肿胀液注射浸润至供区组织较为坚硬。我们通常在每侧供区注入 1 ~ 2 L 肿胀液。我们将脂肪移植器连接到与 K-VAC 注射器相连的 12 孔 12 G 吸脂针。注射器在抽吸脂肪时会维持 300 mmHg 的恒定负压，无须在操作过程中更换或使用多个注射器。K-VAC 经 4 通 AT 阀高效无创地将抽吸的脂肪泵入无菌袋中[8]。脂肪在整个过程中都处于一个封闭系统中，这样可以最大限度地减少其在环境中的暴露，符合公认的脂肪移植原则。当脂肪转移至无菌袋后，K-VAC 注射器会自动重新锁定，以产生恒定 300 mmHg 的负压。

## 脂肪处理

当无菌袋内的脂肪抽吸物达到其总容量 200 mL 后，将其以 15 g 离心 1 分钟，或者通过重力（1 g）使其分离 15 分钟。当使用后面这种较为温和的方法时，无菌袋内几乎没有分离的油层。将肿胀液从袋中排出后，余下的脂肪便可用于移植。

## 脂肪移植

患者已做好进行脂肪移植的准备。皮肤上的划线为手术标记，显示将脂肪多层次多隧道均匀注射于组织外扩张后的整个乳房区域（图 42-5）。

组织扩张后受区体积增加，扩展了脂肪移植的额外空间。所能增加的移植脂肪量由增加的额外空间和受区原有的机械顺应性决定。移植的脂肪必须分散为细雾状的微粒或宽度不超过 2 mm 的带状物，并且不能聚结成较大的团块，否则可能导致脂肪坏死。因此，我们使用 14 G 针头在受区乳房周围穿刺多个注射孔，经此进行移植。使用这种微量脂肪移植方法，我们期望通过随机性实现均匀性。我们喜欢使用头端铲状的单孔弯型注脂针，因为其具有和乳房轮廓相似的曲度。在注射时保持尖端朝上，可以防止意外的胸壁刺伤。

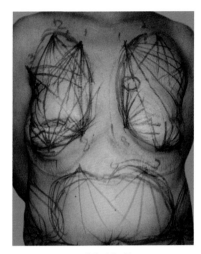

▲图 42-5

用 2.5 mL 注射器连接长 25 cm、直径 2.4 mm 的注脂针经较长的隧道进行微粒脂肪移植。注脂针由深至浅多层次；连续弧形放射状穿行于整个乳房，每次注射 0.1 mL/cm 的脂肪即可在乳房内留下约 2 mm 的条带。注射器可以通过 4 通 AT 阀自动从无菌袋中吸取脂肪，然后通过注脂针进行移植。通过避免更换注脂针和注射器，在节省时间的同时也使外科医师使用小容量注射器更加精确地移植脂肪。

脂肪在同一无菌储存袋中均匀分散，无须转移。这种方法可以确保均匀地移植并避免大的团块，因为脂肪聚集成团可能会导致脂肪坏死或油脂囊肿形成（图 42-6）。

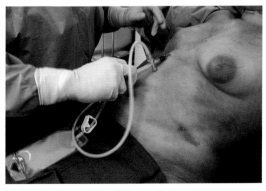

▲图 42-6

避免过度移植至关重要，因为其会导致组织间质压力增加，影响血液循环，从而阻碍脂肪的血运重建[12, 13]。

## 术后护理

术后第 3 天或第 4 天，患者开始在 10 mmHg 的低恒定负压下每天尽可能多地使用 EVE 装置，维持 3 ～ 4 周。此时使用该装置有助于形成三维支架固定移植的脂肪，并使乳房的生物支架维持在扩张状态。或者，我们可以在乳房上放置一个固定用的黏合夹板，在数周内维持扩张的移植状态并防止体积减小。

在 2 ～ 3 个月后可以重复上述治疗过程，直到再造乳房形态具有令人满意的突度。对于双侧乳房再造来说，我们的目标是实现患者和外科医师均满意的对称效果。对于单侧乳房再造来说，我们的目标是实现与对侧乳房相对称的体积和轮廓。对于放疗后的乳房来说，两次治疗间应至少间隔 3 个月。

## 其他操作

如果乳房组织上有瘢痕，我们会采用经皮腱膜松解及脂肪填充术（percutaneous aponeurotomy and lipofilling，PALF）（参见第 44 章）。该技术通过经皮网状扩张瘢痕并在针头剥离产生的微小三维间隙内移植脂肪来松解挛缩。瘢痕成了移植的基质，坚硬的纤维瘢痕可以被无数的微量脂肪移植物软化。此外，均匀散布的脂肪可防止分裂的纤维重新连接，减少挛缩复发的风险[14]。

## 延迟再造

患者接受了双侧乳房切除术，即刻假体植入乳房再造却未能成功。她的 BMI 很低，并且存在开放性伤口（图 42-7A、B）。

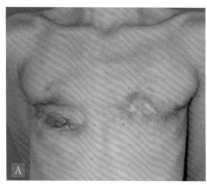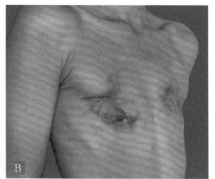

乳房切除术后
▲图 42-7A、B

患者接受了 3 次组织外扩张联合自体脂肪移植术。她对术后 3 年对随访效果感到满意（图 42-7C ～ J）。

组织外扩张增加了乳房切除术缺损的体积，扩展了生物支架，并刺激了新的基质和血管组织生成。组织外扩张可以使每次移植的脂肪存活更多，从而确实减少了整个乳房再造所需的脂肪移植次数[8]。

许多患者在乳房切除术后未行即刻再造。其中一些女性在癌症治疗时非常排斥接受另一项侵入性手术。使用自体脂肪移植进行后期乳房再造更易为患者接受。由于辐射会导致移植脂肪组织的损耗，因而对拟行放疗的患者，延迟再造更为安全。接受过放疗的乳房切除术患者，其组织顺应性差，阻碍扩张，从而限制了每次安全移植的脂肪量[15,16]。在第 3 次移植时，放疗后的组织才会具有更多正常结构，才可以像未经放疗的乳房切除术后患者的一样治疗。

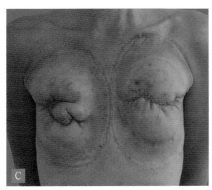
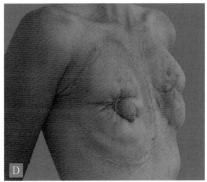

第 1 次组织外扩张 + 自体脂肪移植术后

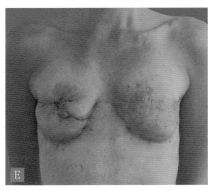
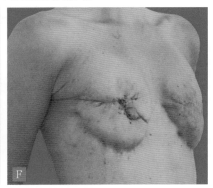

第 2 次组织外扩张 + 自体脂肪移植术后

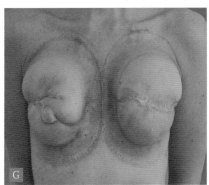
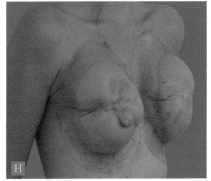

第 3 次组织外扩张 + 自体脂肪移植术后

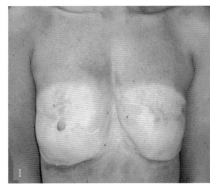
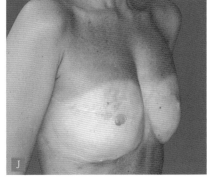

术后 3 年效果

▲ 图 42-7C ~ J

## 即刻再造

传统的脂肪移植是盲视下手术：我们看不到从注脂针中流出的脂肪，也不确定我们是否能避免过多的局部注射。即刻再造为我们提供了在直视下进行三维脂肪移植的独特机会。

图 42-8 显示了在胸大肌中进行脂肪移植的技术，术中照片可见肌肉内和肌肉下方都移植了薄带状脂肪。

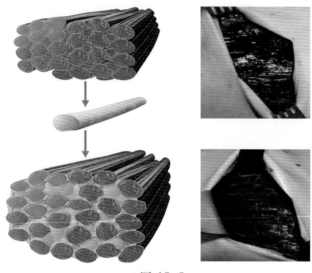

▲图 42-8

在标准脂肪移植时，受区的容量往往有限。去除胸肌筋膜后，肌肉可以膨胀到其原始体积的数倍，且不会增加间质内的压力。在这种情况下，胸大肌完全暴露，整形外科医师可以在直视下将自体脂肪移植至整块肌肉。

我们的想法是在肌束之间（肌肉内）的多个平面，由深至浅移植细薄的脂肪带。可以在肌肉下方进行脂肪移植，但应该小心谨慎，以避免注脂针刺穿肋间肌引起气胸。根据肌肉的大小不同，可以在肌肉、胸外侧筋膜以及乳房切除后皮瓣基底（如果可能的话）即刻移植 100 ~ 400 mL 的脂肪。

与传统手术相反，多余的皮肤是自体脂肪移植全乳房再造中的一个问题。多余的皮肤形成手风琴般的褶皱，黏附在胸壁，在松解过程中会产生局部缺血或空腔，从而导致脂肪移植物存活困难。乳房切除术后皮瓣应较为松散，恰到好处，没有褶皱。在即刻自体脂肪移植乳房再造中，多余皮肤的去留视情况而定，最好由整形外科医师来掌控。

脂肪也可以在直视下移植到乳房切除皮瓣的皮下组织中，特别是在上极，整形外科医师可以即刻开始乳房的塑形。患者可以即刻拥有一个较小的乳房，而且由于胸大肌主要位于胸部的内侧和上部，移植脂肪其体积膨大，形成隐约可见的乳沟。因而减少了与乳房切除术相关的心理创伤。若患者的肿瘤生物学特性需要放疗，则不建议进行即刻再造，因为辐射无疑会损害移植的脂肪并影响治疗效果。

在乳房切除术后 4 ~ 6 周，皮瓣已经愈合，移植的脂肪也已经完成血运重建，并且已经附着在肌肉上，此时患者已经具备组织外扩张的条件。为了通过扩张形成足够大的生物支架，可能需要共 1 ~ 6 次治疗来完成整个乳房再造。在每次扩张和治疗过程中，都应该遵守我们在外科技术部分中所描述的原则。

一名女性患者要求取出硅胶乳房假体并立即进行全乳房再造。术中发现假体取出后的乳房体积明显减少。患者只接受了 1 次移植。在术后 1 年进行随访（图 42-9）。

由于包膜挛缩，感染或其他并发症等种种原因需要取出假体，也是自体脂肪移植即刻乳房再造的适应证。此类患者可在取出假体的同时，通过 1 次自体脂肪移植实现全乳房再造。

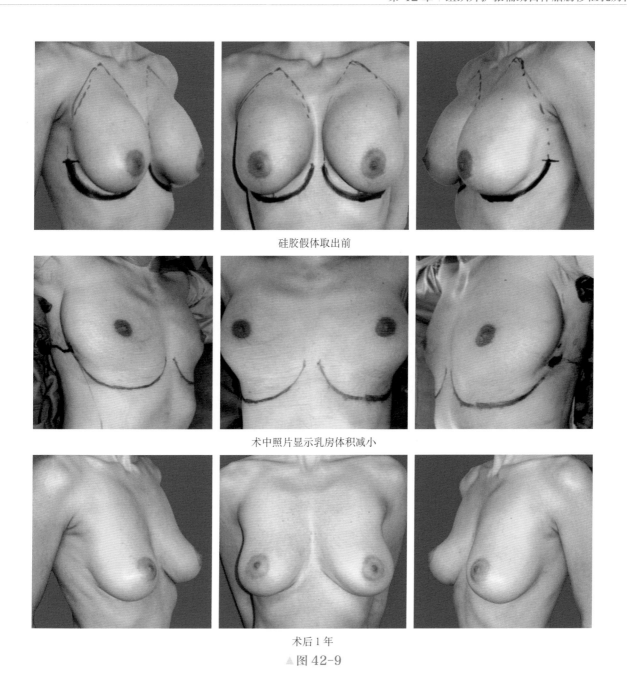

硅胶假体取出前

术中照片显示乳房体积减小

术后 1 年

▲ 图 42-9

## 临床经验

我们设计了一项为期 7 年的前瞻性研究，随访了 488 例患者的人口统计学数据、移植量、总手术次数、并发症和乳腺癌复发情况 [11]。使用三维表面成像和 MRI 计算术前和术后的乳房体积 [17]。在人口统计学方面，平均 BMI 为 23.5 kg/m² （15 ~ 34 kg/m²），第 1 次再造手术的平均年龄为 45 岁（28 ~ 74 岁）。在 7 年中，共有 488 名患者接受了乳房再造，平均随访时间为 2.5 年（6 个月至 7 年）。在 616 侧乳房共进行了 1 877 次脂肪移植。所有 488 名患者中有 427 名（87.5%）完成了再造，共计在 568 侧乳房中进行了 1 790 次手术。

我们对 80 侧乳房进行了即刻乳房再造，其中 27 例为预防性乳房切除。未接受放疗的患者平均需要 2.1 次手术才能达到满意的效果（1 ~ 5 次）；而接受放疗的患者平均需要 4.2 次移植（2 ~ 7 次）。共有 397 侧乳房进行了延迟再造，其中 71 侧乳房既往至少有 1 次乳房再造失败史（皮瓣或假体）。

未接受放疗的延迟再造患者平均需要 2.8 次治疗才能获得令人满意的再造效果（2～6次）。相反，接受过放疗的延迟再造患者平均需要 4.9 次治疗（3～10次）。前期有皮瓣或假体乳房再造失败的患者如果想要获得满意的效果，则需要更多的手术次数。

假体取出全乳房再造患者在假体取出之前和之后 1 年的 MRI 检查结果（图 42-10）。我们进行了组织外扩张联合自体脂肪移植术。无油性囊肿和脂肪坏死的迹象，也未发生乳房结构的变化。特别需要注意的是，手术很好地保持了患者整体的乳房体积。

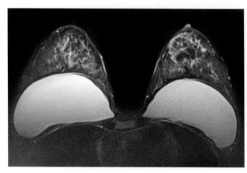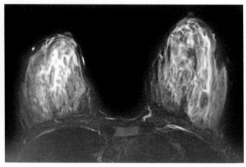

▲图 42-10

平均每侧乳房的 1 次脂肪移植体积为 225 mL，通过 MRI 测量的最终每侧乳房体积平均增加 375 mL。最初，由于放疗后瘢痕形成和皮肤的顺应性较差，我们只能进行少量移植。脂肪移植和组织外扩张后乳房体积变大且顺应性更好，可以移植更多体积的脂肪。

所有未行放疗的患者都能在整个再造乳房上感觉到棉絮的轻微接触。90% 的患者对其乳房体积、轮廓和整体感觉表示高度满意。所有患者在术后第 1 次随访（5 天）后均无障碍地恢复工作。接受即刻再造的未放疗患者整体治疗效果更好。与放疗后的患者相比，未放疗患者手术次数和并发症均较少。接受保留皮肤和（或）乳头乳晕乳房切除术的患者，由于多余的皮瓣会折叠并黏附到胸壁上，所以并发症发生率相对较高。折叠的皮瓣难以松解，会限制体积的增加，进而影响整体形状和最终结果。

## 并发症

早期并发症发生在术后 30 天内，包括 5 例气胸（0.8%）、5 例单纯细菌性蜂窝织炎，经抗生素治疗后得到改善（0.3%），以及 18 例皮肤坏死（包括压力性溃疡和乳房切除术后皮瓣坏死）（2.9%）。放疗后乳房皮肤坏死率（6.5%）明显高于非放疗乳房（1.4%；$P<0.01$）（表 42-1）。

表 42-1　616 例 1 877 次乳房手术的超过 7 年随访的并发症发生率

| 并发症 | 即刻再造 | | 延迟再造 | | |
| --- | --- | --- | --- | --- | --- |
| | 非放疗 (%) | 放疗 (%) | 非放疗 (%) | 放疗 (%) | 总体 |
| 可触及肿块 | 13 | 38 | 12 | 37 | 23 |
| 气胸 | 1.4 | 0 | 0 | 1.9 | 0.8 |
| 感染 | 0 | 13 | 0 | 0 | 0.3 |
| 皮肤坏死 | 2.8 | 13 | 1.1 | 5.8 | 2.9 |
| 复发 | 0 | 0 | 0 | 0.6 | 0.5 |

大多数坏死病例在本文资深作者的早期工作中发生。随着经验的积累，调整了受区脂肪移植的耐受量，并且使用 PALF 技术松解瘢痕组织，从而避免了与张力相关的皮肤坏死。传统隆乳术中气胸的

发生率高于本方法的气胸发生率。

在远期并发症方面，12% ～ 13% 的未放疗乳房和 37% ～ 38% 的放疗后乳房中发现了可触及肿块。超声检查发现大多数是油性囊肿。对实性肿块进行 MRI 评估，发现其大多数与脂肪坏死等良性结节性质一致。我们对可疑肿块进行了活检（5.2%），3 名患者（0.5%）诊断为局部复发。

## 讨论

通过组织外扩张和自体脂肪移植进行乳房再造属于体内组织工程。组织外扩张成就了组织工程的"圣杯"：具有功能性毛细血管循环的三维生物支架。将自体脂肪移植在这种支架内可以再生一个具有活性的自体组织块，其感觉、外观类似乳房，并且能保持乳房的自然特性[19]。与皮瓣法乳房再造这一复杂、费时和易于发生并发症的手术相比，使用组织外扩张联合自体脂肪移植可以通过患者自身的组织重新获得乳房体积。

接受过皮瓣法乳房再造的患者住院时间明显延长，从而导致住院费用的显著增加。TRAM 和 DIEP 皮瓣再造的乳房术后效果比假体植入再造的乳房更好；然而，这部分患者的乳房和供区都会留下较大的瘢痕。对于假体植入乳房再造的患者来说，植入物是惰性的、无活性的，且易发生并发症。我（R.K.）在意识到组织外扩张联合自体脂肪移植的明显优势前，是支持皮瓣法乳房再造的。

牢记脂肪移植的原则对于提高移植存活率至关重要。首先，移植物和受区的接触面是一个关键因素，要求脂肪移植物必须足够小（大约 2 mm），以使所有注入的脂肪与血管支架相接触。受区范围限制原则表明，人体移植支架的容量是有限的。许多学者尝试添加活性材料和脂肪制剂以克服这 2 条原则，但长期结果却令人失望[20,21]。如果没有组织外扩张，狭小的移植空间是再造过程中的限制因素[22]。通过使用 EVE 装置，增加了生物支架，而新生的基质和血管组织不仅支撑了扩张的生物支架，也保证了大量的脂肪移植。组织外扩张打破了受区的容量限制，从而增加了移植物和受区的接触面[2,8,10]。

在瘢痕松解和皮肤扩张的时候，需要联合另外 2 种技术。PALF 技术不仅使外科医师松解瘢痕，而且有助于扩张皮肤以减小张力并降低脂肪移植时组织间隙内压力的增加幅度。通过对致密组织进行细致和有序的经皮剥离，外科医师可以将限制性瘢痕转换成三维基质支架，可以在有限的空间中成功移植更大量的脂肪[13,14]。需要精确评估在受区的接触面积内进行充分且不过度移植的程度，如前文所述，术者必须时刻警惕防止过量移植。一个确保组织间隙压力不过度升高的简单方法是使用 1 根连接到动脉线路监测器的 14 G 针头测量乳房内间隔室的压力。另外 1 个重要的技术是反向腹壁成形联合脂肪移植（reverse abdominoplasty with fat transfer，RAFT），该方法可以利用上腹部皮肤以重塑乳房下极并重新定位乳房下皱褶。RAFT 不仅可以增加乳房的总表面积，还可以在不增加间质压力的情况下安全地移植更多脂肪[23]。

将这 2 种技术与 EVE 结合使用，可以增加患者乳房的平均脂肪移植量。通过三维成像和 MRI 测量发现，我们的患者乳房体积平均增加 375 mL，而其他文献发表结果为平均 100 ～ 225 mL[24-27]。由于自体脂肪的存活率增加，与其他传统的再造方法（6.5 次手术）相比，患者手术次数更少（非放疗后乳房平均 2.7 次，放疗后乳房平均 4.9 次）。我们只对实际的体积增加进行精确测量以评估效果，即受区体积增加与预处理后脂肪体积的百分比[7,8,26]。

组织外扩张联合自体脂肪移植乳房再造的并发症发生率低于其他任何方法。皮肤溃疡和皮瓣坏死发生率为 2.9%，且随着经验的积累有明显改善。气胸、感染和局部复发率也小于 1%，这远远低于其他全乳房再造手术的平均值[18,24-27]。其他学者也报道了使用组织外扩张联合自体脂肪移植技术进行乳房再造时的并发症发生率低于平均值[28,29]。

大多数并发症发生在接受放疗后的乳房再造患者中。Uda 等[30]发表的结果显示，他们使用组织外扩张的结果可以重复，并发症发生率低。然而，他们得出的结论却是：由于相关并发症发生率较高，放疗后的患者应禁用该技术。我们反对放疗后的患者不应使用组织外扩张联合自体脂肪移植的说法。文献中有足够的证据表明脂肪移植对放疗后的皮瓣有积极的作用，可以逆转一些不良反应。重要的是，放疗后的组织与正常组织不同，其不能进行常规移植，至少需要3次脂肪移植才能逆转了放疗造成的损害，此时移植的脂肪组织已经在放疗区域产生了足够的健康组织并对新的移植产生正常反应。

我们发现在患者中可触及结节总体发生率较低：未放疗的乳房为12%，放疗后的乳房为37%，其中大多数是良性的（局部复发率为0.5%）。发病率并不高于文献中报道的其他传统乳房再造术或乳房缩小术的数据[31,32]。患者在乳房再造过程中发现一个新的肿块对其心理是一个毁灭性的打击，常常无法释怀。使用组织外扩张联合自体脂肪移植后局部复发率较低（0.05%），也支持该技术优于其他方法。文献报道，没有发现接受脂肪移植乳房再造的患者乳腺癌复发率增加的证据，但是我们对每1例新发的可触及结节均应高度警惕[33-36]。

组织外扩张联合自体脂肪移植的主要优点之一是乳房的感觉得以保留。如果不进行侵入性操作并在显微镜下用特殊染色评估皮肤神经情况，就很难解释这些结果的原因。我们猜测是由于组织外扩张过程持续数周，而神经系统具有伸展、适应和维持功能的能力。

最后，成本分析表明与其他技术（如基于假体或皮瓣的乳房再造）相比，组织外扩张不仅对个人而且对整个社会都有更好的成本效益。医疗保险评估发现，与其他技术相比，使用组织外扩张联合自体脂肪移植可以每年节省18亿美元。而且这一评估并未将其他再造方法所需的多次手术、在患者的一生中更换多个假体，以及与DIEP、TRAM和假体植入再造相关的并发症发生率增加纳入考虑。

## 结论

组织外扩张联合自体脂肪移植乳房再造打破了既往的手术原则。这是一种通过创建血管化生物支架的体内组织工程。这一支架进而又促进了精细获取、处理并移植的脂肪微粒的存活。患者在家中遵循相关流程进行原位扩张，可以获得美丽、自然、敏感和丰满的再造乳房。虽然其确实需要多次手术，但都可以在门诊操作，微创且并发症发生率低。手术效果持久，患者非常满意。我们认为，组织外扩张联合自体脂肪移植乳房再造成本较低，并且优于其他手术方案。

## 参考文献

[1] Khouri RK, Schlenz I, Murphy BJ, et al. Nonsurgical breast enlargement using an external soft-tissue expansion system. Plast Reconstr Surg 105:2500, 2000.

[2] Khouri R, Del Vecchio D. Breast reconstruction and augmentation using pre-expansion and autologous fat transplantation. Clin Plast Surg 36:269, 2009.

[3] Chin MS, Ogawa R, Lancerotto L, et al. In vivo acceleration of skin growth using a servo-controlled stretching device. Tissue Eng Part C Methods 16:397, 2010.

[4] Liu PH, Lew DH, Mayer H, et al. Micro-mechanical forces as a potent stimulator of wound healing. J Am Coll Surg 199:57, 2004.

[5] Heit YI, Lancerotto L, Mesteri I, et al. External volume expansion increases subcutaneous thickness, cell proliferation, and vascular remodeling in a murine model. Plast Reconstr Surg 130:1, 2012.

[6] Lancerotto L, Chin MS, Freniere B, et al. Mechanisms of action of external volume expansion devices. Plast Reconstr Surg 132:569, 2013; reply 133:426e, 2014.

[7] Khouri RK, Rigotti G, Cardoso E, et al. Megavolume autologous fat transfer: part I. Theory and principles. Plast Reconstr Surg 133:550, 2014.

[8] Khouri RK, Rigotti G, Cardoso E, et al. Megavolume autologous fat transfer: part II. Practice and techniques. Plast Reconstr Surg 133:1369, 2014.

[9] Khouri RK, Eisenmann-Klein M, Cardoso E, et al. Brava and autologous fat transfer is a safe and effective breast augmentation alternative: results of a 6-year, 81-patient, prospective multicenter study. Plast Reconstr Surg 129:1173, 2012.

[10] Khouri RK, Khouri RK Jr, Rigotti G, Marchi A, Cardoso E, Rotemberg SC, Biggs TM. Aesthetic applications of Brava-assisted mega-volume fat grafting to the breasts: a 9-year, 476-patient, multicenter experience. Plast Reconstr Surg 133:796, 2014.

[11] Khouri RK, Rigotti G, Khouri RK Jr, Cardoso E, Marchi A, Rotemberg SC, Baker TJ, Biggs TM. Tissue-engineered breast reconstruction with Brava-assisted fat grafting: a 7-year, 488-patient, multicenter experience. Plast Reconstr Surg 135:643, 2015.

[12] Milosevic MF, Fyles AW, Wong R, et al. Interstitial fluid pressure in cervical carcinoma: within tumor heterogeneity, and relation to oxygen tension. Cancer 82:2418, 1998.

[13] Milosevic MF, Fyles AW, Hill RP. The relationship between elevated interstitial fluid pressure and blood flow in tumors: a bioengineering approach. Int J Radiat Oncol Biol Phys 43:1111, 1999.

［14］ Khouri RK, Smit JM, Cardoso E, et al. Percutaneous aponeurotomy and lipofilling: a regenerative alternative to flap reconstruction? Plast Reconstr Surg 132:1280, 2013.

［15］ Rigotti G, Marchi A, Galie M, et al. Clinical treatment of radiotherapy tissue damage by lipoaspirate transplant: a healing process mediated by adipose-derived adult stem cells. Plast Reconstr Surg 119:1409, 2007.

［16］ Mojallal A, Lequeux C, Shipkov C, et al. Improvement of skin quality after fat grafting: clinical observation and an animal study. Plast Reconstr Surg 124:765, 2009.

［17］ Kovacs L, Eder M, Hollweck R, et al. Comparison between breast volume measurement using 3D surface imaging and classical techniques. Breast 16:137, 2007.

［18］ Schneider LF, Albornoz CR, Huang J, et al. Incidence of pneumothorax during tissue expander-implant reconstruction and algorithm for intraoperative management. Ann Plast Surg 73:279, 2013.

［19］ American Medical Association. ICD-9-CM Expert for Hospitals and Payers, vols 1 through 3, Professional Edition 2016. Chicago: The Association, 2016.

［20］ Salgarello M, Visconti G, Rusciani A. Breast fat grafting with platelet-rich plasma: a comparative clinical study and current state of the art. Plast Reconstr Surg 127:2175, 2011.

［21］ Zhao J, Yi C, Zheng Y, et al. Enhancement of fat graft survival by bone marrow-derived mesenchymal stem cell therapy. Plast Reconstr Surg 132:1149, 2013.

［22］ Delay E, Garson S, Tousson G, et al. Fat injection to the breast: technique, results, and indications based on 880 procedures over 10 years. Aesthet Surg J 29:360, 2009.

［23］ Khouri RK, Cardoso E, Rotemberg S. The reverse abdominoplasty and fat transfer (RAFT) procedure: a minimally invasive, autologous breast reconstruction alternative. Presented at the Twenty-fifth Meeting of the European Association of Plastic Surgeons (EURAPS), Isle of Ischia, Italy, May 2014.

［24］ Delaporte T, Delay E, Toussoun G, et al. Breast volume reconstruction by lipomodeling technique: about 15 consecutive cases. Ann Chir Plast Esthet 54:303, 2009.

［25］ Doren EL, Parikh RP, Laronga C, et al. Sequelae of fat grafting postmastectomy: an algorithm for management of fat necrosis. Eplasty 12:e53, 2012.

［26］ Choi M, Small J, Levovitz C, et al. The volumetric analysis of fat graft survival in breast reconstruction. Plast Reconstr Surg 131:185, 2013.

［27］ Losken A, Pinell XA, Sikoro J, et al. Autologous fat grafting in secondary breast reconstruction. Ann Plast Surg 66:518, 2011.

［28］ Seth AK, Hirsch EM, Kim JY, et al. Long-term outcomes following fat grafting in prosthetic breast reconstruction: a comparative analysis. Plast Reconstr Surg 130:984, 2012.

［29］ Claro F, Figueiredo JC, Zampar AG, et al. Applicability and safety of autologous fat for reconstruction of the breast. Br J Surg 99:768, 2012.

［30］ Uda H, Sugawara Y, Sarukawa S, et al. Brava and autologous fat grafting for breast reconstruction after cancer surgery. Plast Reconstr Surg 133:203, 2013.

［31］ Casey WJ, Rebecca AM, Silverman A, et al. Etiology of breast masses after autologous breast reconstruction. Ann Surg Oncol 20:607, 2013.

［32］ Mandrekas AD, Assimakopoulos GI, Mastorakos DP, et al. Fat necrosis following breast reduction. Br J Plast Surg 47:560, 1994.

［33］ Fraser JK, Hedrich MH, Cohen SR. Oncologic risks of autologous fat grafting to the breast. Aesthet Surg J 31:68, 2011.

［34］ Ihrai T, Georgiou C, Machiavello JC. Autologous fat grafting and breast cancer recurrences: retrospective analysis of a series of 100 procedures in 64 patients. J Plast Surg Hand Surg 47:273, 2013.

［35］ Petit JY, Lohsiriwat V, Clough KB, et al. The oncologic outcome and immediate surgical complications of lipofilling in breast cancer patients: a multicenter study—Milan-Paris-Lyon experience of 646 lipofilling procedures. Plast Reconstr Surg 128:341, 2011.

［36］ Brenelli F, Rietjens M, De Lorenzi F, et al. Oncological safety of autologous fat grafting after conservative breast treatment: a prospective evaluation. Breast J 20:159, 2014.

# 第 6 篇

# 上肢

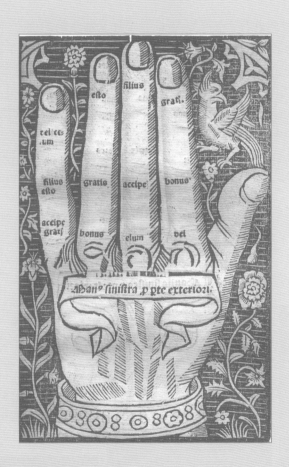

# 第 *43* 章

# 手和前臂年轻化

Sydney R.Coleman 译者：张弘沛 田 怡 张 诚 王沛森 韩雪峰 李发成

## 美学要点

手部无衣物遮盖，直接暴露在外，是人体最早显示衰老征象的部位之一。虽然有些医师认为手部脂肪随年龄增长而流失，因此可将脂肪注入衰老的手背，但是实际情况是，手的衰老并不只是脂肪丢失。正常手背并不仅仅是脂肪沉积的部位，年轻漂亮的手是丰满的，而不是肥胖的。手部年轻化的关键是于手背进行一层整体的脂肪移植，使手背的皮肤在触觉和视觉上变厚，且手背皮下组织稍有饱满。

健康漂亮的手背皮下组织为略饱满，可掩盖但并不是完全隐没浅静脉和肌腱。掌指关节（metacarpophalangeal，MCP）处于伸位时，手背肌腱的显露较屈曲位或休息位更明显。手背的浅静脉通常可被辨识，特别是在身材苗条和喜欢运动的个体中，上述血管会更粗大明显。透过皮肤可见蓝色的静脉，但通常不可见白色的肌腱。通常手部的皮肤和皮下组织为饱满状态，也可通过增加手背容量、饱满化关节获得年轻化外观。

患者 22 岁的照片，肌腱清晰可见。透过手背皮肤隐约可见静脉，特别是在近节指骨和第 2 掌骨区域更加明显。57 岁时，双手的皮下结构更加明显，手背皮肤贴近肌腱，绝大部分静脉轮廓自手背表面凸出。当双手失去饱满感后，关节显得更大更明显。与年轻时手部照片对比，患者年老后的第 1 掌指关节和近侧指间关节尤为明显（图 43-1A ~ D）。

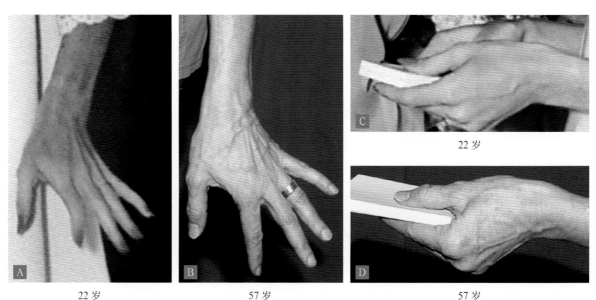

22 岁 　　　　　 57 岁 　　　　　 57 岁

▲ 图 43-1A ~ D

随着年龄增长，手的饱满度逐渐消失，关节显得更加突兀。透过菲薄的皮肤，手背静脉的轮廓、颜色和具有白色光泽的肌腱愈发明显。整个手和手指细微饱满度的缺失是衰老手的特点(图43-1E、F)。

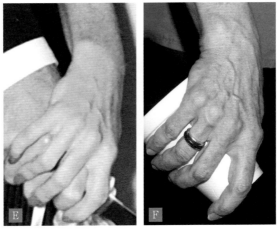

▲图43-1E、F

随着皮肤和皮下组织的萎缩，衰老手的皮下组织整体的饱满度逐渐消失，手背静脉更加凸出，蓝色加深，透过手背菲薄的皮肤可见伸指肌腱的白色光泽更加明显。甚至在掌指关节休息位或屈曲位时，都可见明显的肌腱。随着手背真皮下支撑组织饱满度的消失和弹性的逐渐下降，皮肤质地变得更加干瘪并产生皱纹（图43-2）。

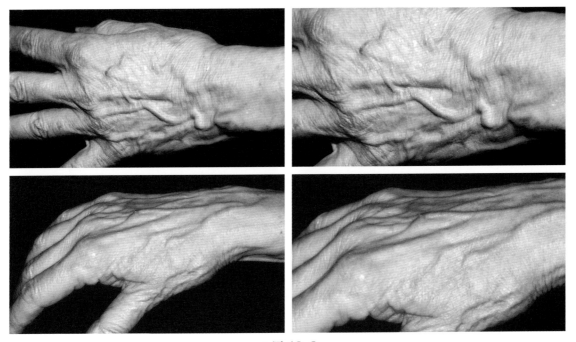

▲图43-2

掌骨间间隙加深，特别是拇指、示指之间的掌骨间间隙，常伴有手内肌肌肉容量丢失。随着手饱满度的丢失，手指和关节可能显得更大，呈现关节炎样外观（图43-3）。

Coleman脂肪移植行手部年轻化的目标是重塑年轻手背的饱满感，在皮下进行脂肪移植，注射一薄层脂肪使手恢复饱满度，随时间的推移，使皮肤变得更厚。

该自体结构脂肪移植技术简单、可靠，可获得持久的手背年轻化效果。该方法可使萎缩的皮下组织重新具有轻度的饱满感并增厚皮肤，以实现手背年轻化。而且该方法也可淡化静脉和肌腱所显露的

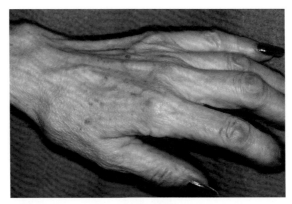

▲图 43-3

颜色，掩盖伸指肌腱和静脉显露的程度，并支撑衰老的皮肤。

## 解剖考量

只要在手部脂肪移植的全过程中仅使用 I 型注脂针（钝性），损伤深层组织结构的风险就极低。只要有目的地在真皮下层的静脉和皮肤之间进行脂肪移植，就不会损伤解剖结构。我在手背进行结构脂肪移植时，即使发生静脉损伤，损伤也极轻微，极少发生严重瘀青。移植中主要的解剖风险发生在移植入脂肪后进行按压塑形的时候。强力手指按压脂肪团块可能将新移植的组织压入肌腱深层，甚至压入更深的手内肌（详见并发症）。

手背结构脂肪移植的关键是在真皮下有目的性地注射一薄层脂肪组织，可在容量不足的掌骨间间隙和指蹼间隙适当增加注射量。

## 适应证和患者选择

手部脂肪移植患者最典型的诉求为手部外观的衰老程度远比面部严重。患者常常主诉手背的静脉和肌腱显露过于明显，要求双手呈现更年轻饱满的外观。手背皮下组织饱满度显著丢失和皮肤明显变薄的患者，是脂肪移植手部年轻化的最佳受术者。此类患者通常也具有静脉明显、肌腱显露和皮肤皱纹增多的表现。掌骨间凹陷或关节炎患者也是该手术的适应证，因为可以通过减小关节与手部的相对大小和突出度，调节关节和手的体积比例，使手部看起来更加健康。

## 材料和方法

### 技术指南

#### 标记

如图 43-4 所示标记患者手背。用橘红色线沿着手指走行，两侧分别向尺侧和桡侧延伸并穿过前臂近端，标记脂肪注射的范围。绿色标记需更多注射量的区域，蓝色标记较大静脉。

#### 麻醉

手部麻醉最常采用深度镇静联合腕部双平面神经阻滞法，而非局部浸润麻醉（如本例患者）。将 1% 利多卡因和 1∶10 万肾上腺素混合后，用 25 G 针头在两个平面进行麻醉：一个平面在拟注射区域近端，另一个平面在该平面的近端 2 cm 处。最后在设计切口处进行局部麻醉（图 43-5）。

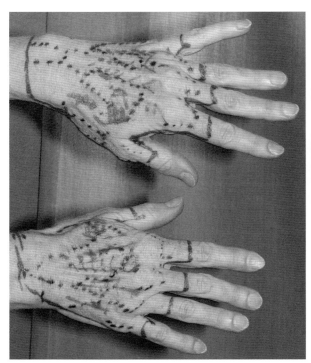
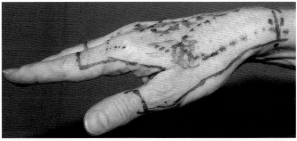
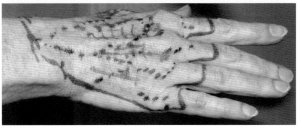

▲图 43-4

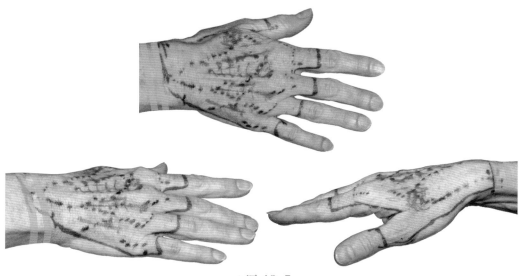

▲图 43-5

切口

切口略长于 1 mm，用 11 号刀片沿着皱纹线切开。在手部周边和手背做 7 ～ 9 个切口（图 43-6）。
最佳切口位置如下：

- 手背。
- 第 5 掌指关节。
- 环指和中指间的指蹼间隙。
- 示指桡侧。
- 拇指桡侧。
- 腕中部。

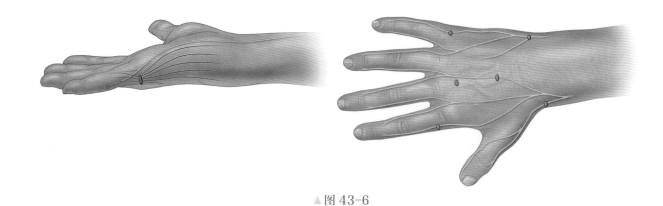

▲图 43-6

### 注脂针

为避免损伤深层结构（特别是静脉），应采用 17 G 钝针行手部脂肪移植。该类型钝性注脂针头端完全封闭，远端侧单孔，孔缘的弧度为 180°。我倾向于选择 7 cm 或 9 cm 长的针管进行注射（图 43-7）。

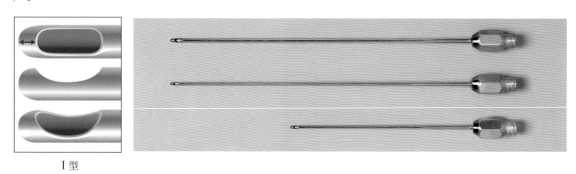

Ⅰ型

▲图 43-7

### 注射层次

注射的层次几乎完全位于紧邻皮下和静脉浅面之间的层次，该层次可为皮肤提供支撑并使皮肤增厚（图 43-8）。

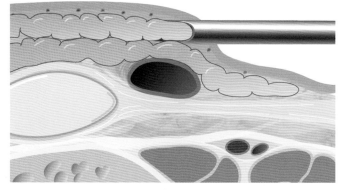

▲图 43-8

### 注射量

一般来讲，我推荐每只手至少注射 20 mL 脂肪，通常注射量为 30 mL 或更多。若患者要求圆润前臂轮廓或改善掌骨间凹陷，则需在上述区域注射更多脂肪。注意：除非患者有特别要求，否则应避免过度矫正。我注射时会根据既往临床经验，只注射所需量以达到既定效果。

技术

手部脂肪移植的基本注射技术类似于面部。但是，手部脂肪移植的注射层面完全局限于浅层，几乎没有分层。总的来讲，在所有手部脂肪移植中注射方法都相似，即通过几个有限的注射点进行扇形注射。我先注射手指和整个手背，如果有需要，再注射至手腕和前臂的背侧。注射脂肪时应紧邻皮下进行注射。注射掌骨间凹陷时，注射层面要稍深。

通过手背正中切口注射脂肪，极易达到手背大部分区域。首先通过手背正中切口将脂肪注射至所有手指（包括拇指）的指骨区域，该操作与我既往自掌指关节层面开始注射不同。从中央切口向手指区域注射脂肪更简单。将脂肪注射至整个近节指骨背侧。所有指骨和指蹼间隙区域可共注射至 7 mL 脂肪。脂肪注射于近端指间关节和掌指关节浅面。采用此种方法注射，关节可显得更小而且与手的其他部分比例关系更好。关节与手的其他部分过渡更加平滑自然。然后进行掌指关节和指蹼间隙的注射（图 43-9A、B）。

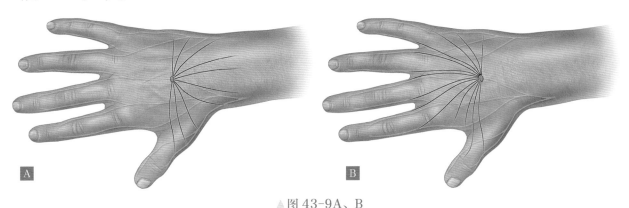

▲图 43-9A、B

通过拇指尺侧切口和师指桡侧切口将大约 1 mL 或更多的脂肪注入第 1 指蹼间隙（即拇指和示指间的指蹼间隙）。还可继续通过此 2 个切口将脂肪注射至手背，直至掌面（图 43-9C、D）。

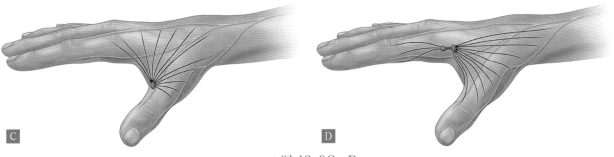

▲图 43-9C、D

通过拇指桡侧切口将脂肪放射状注射至桡侧手背，通过第 1 掌骨上的第 1 指蹼间隙，注射至接近手桡侧的掌面。注射量约为 3 mL 或更多（图 43-9E）。

然后通过中指掌指关节上方的切口向近端注射整个手背。通过手尺侧掌指关节的切口（位于掌面和背面的结合部）向整个手背和腕部注射。

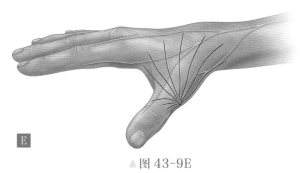

▲图 43-9E

通过小指尺侧的掌指关节切口，将脂肪呈放射状注射，范围包括手掌的尺侧和手背。通过腕背侧的正中切口，可将脂肪注射至手背和腕部中间区域（图 43-9F ~ I）。

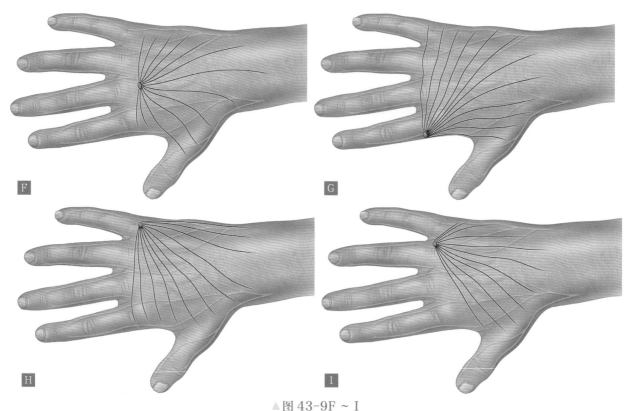

▲ 图 43-9F ~ I

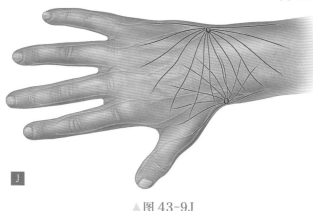

▲ 图 43-9J

先通过尺侧切口，后通过腕部切口行放射状注射，自手掌开始，延伸至手背和腕，直至前臂桡侧远端。可将脂肪注射至腕部和前臂远端以遮盖此区域静脉。该区域需大量脂肪：至少 5 mL，需要时可达 10 mL。因为腕部是上肢背侧出现皱纹的主要部位，所以相对于手的其他部位和前臂，此处需要注射一层更厚的脂肪。通常用免缝合胶带关闭手部的切口，用尼龙线缝合躯干的切口（图 43-9J）。

**最易出现的技术错误**

近节指骨注射量不足是最容易出现的技术错误。每个近节指骨均需注射约 1 mL 脂肪。

## 术后护理

手、前臂、近节指骨均使用微泡胶带包扎，作为隔离屏障留置 3 ~ 4 天。在注射区域包扎一层微泡胶带可对移植的脂肪轻度加压，可能有助于减轻水肿。此种胶带使患者难以触碰到手背，从而避免患者意外挤压到新移植于手背疏松网状层的脂肪，造成移位。应指导患者术后至少 1 周内勿触碰手背（特别是在睡觉时），同时也要避免头枕手部睡觉。也应告知患者将手部抬高，超过心脏平面，并在可耐受范围内冷敷术区（图 43-10）。

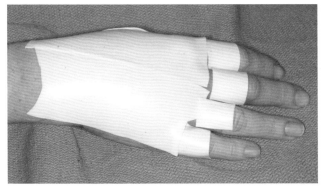
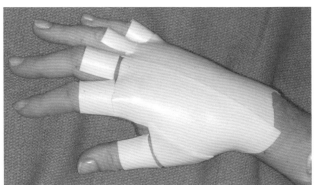

▲图 43-10

## 结果

一名 55 岁女性患者主诉其手部外观的衰老程度远比面部严重，手部静脉和肌腱凸显。虽然手部皱纹并不是她最为关注的问题，但亦欲改善。体检所示，患者肌腱显露程度比实际年龄严重，透过菲薄的皮肤可见明显的白色肌腱（图 43-11A ～ E）。

为供手部移植，我在硬膜外麻醉下获取如下剂量脂肪：腹部 40 mL，左右大腿内侧各 30 mL，左右膝内侧各 15 mL。脂肪总量 130 mL，经处理后获得 60 mL，每只手 30 mL。将处理后的脂肪注射至手背，注射次序为自近节指骨的中间部分至前臂远端的 1/3，自手掌尺侧至手掌桡侧。患者手部术后未接受任何局部治疗或手术治疗。

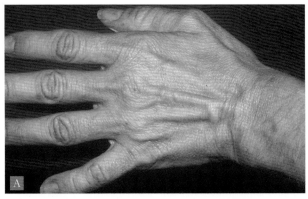

术前

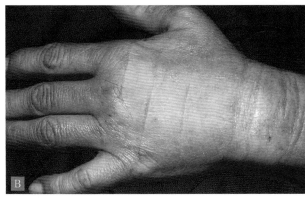

术后 5 天

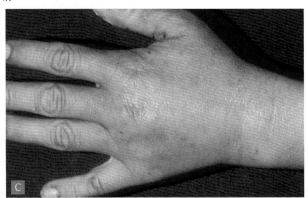

术后 12 天

▲图 43-11A ～ C

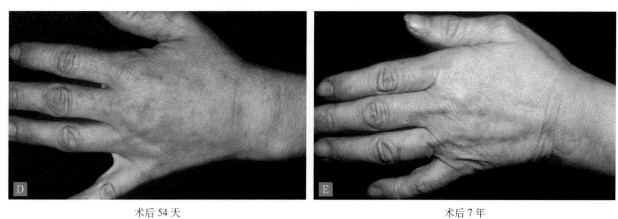

术后 54 天 　　　　　　　　　　　　　　　　　 术后 7 年

▲图 43-11D、E

术后 7 年进行复查体检可见，患者双手近节手指、手背、前臂远端仍保持轻度饱满。其手背静脉几乎不可见，肌腱亦未凸显。患者满意于单次治疗即可明显降低静脉和肌腱显露程度，同时赋予其双手"高贵的"感觉（图 43-11F ~ K）。

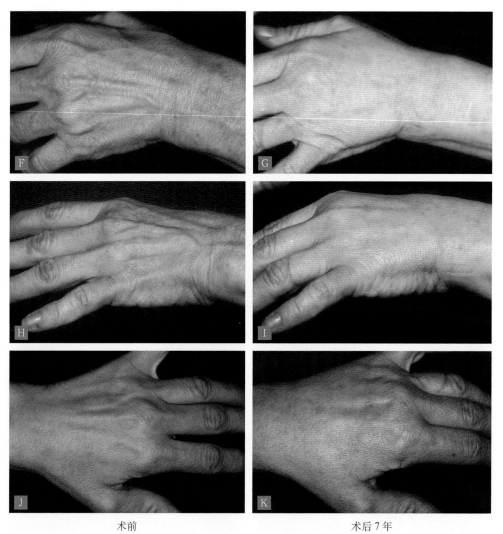

术前 　　　　　　　　　　　　　　　　　 术后 7 年

▲图 43-11F ~ K

一名 57 岁的女性患者主诉手背皮肤变薄、肌腱愈发显露。同时掌指关节突出、掌骨间凹陷使手部呈现骨性外观。因患者手部属于纤细型，所以患者尤其关注治疗后手部外观是否会变胖，同时还担心治疗后戒指与手指是否契合（图 43-12）。

我于患者双手近节指骨区域注射 3 mL 脂肪，于右侧手背注射 26 mL 脂肪，于左侧手背注射 27 mL 脂肪。术后 7 个半月，患者对术后效果非常满意。然而，由于我限定了近节指骨的注射量，因此仍可见手指处静脉。同时，手背上最粗大迂曲的静脉仍然明显，特别是当手部下垂导致静脉充血时，凸显的静脉更加困扰患者。

患者满意于术后早期手部肿胀时的外观，以至于回访时要求做外观更胖的手。因此于首次术后 1 年实施了第 2 次手术。第 2 次手术于左手手指注射 4 mL，右手手指 3 mL，双侧手背补充注射 16 mL。

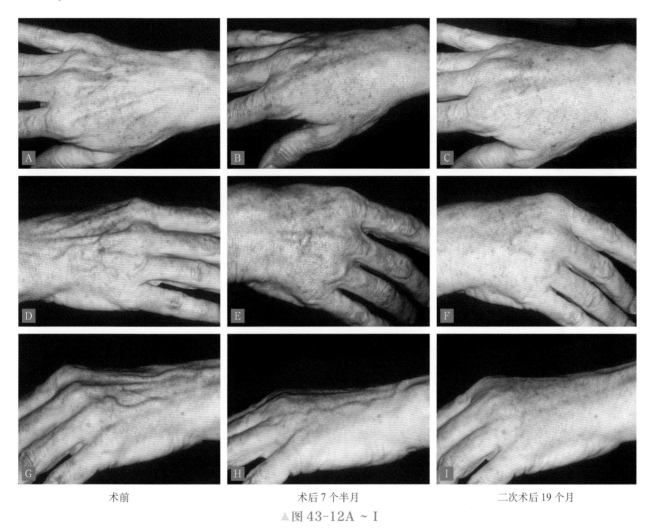

| 术前 | 术后 7 个半月 | 二次术后 19 个月 |

▲图 43-12A ~ I

第 2 次术后 19 个月，患者手背至近端指间关节的静脉和肌腱几乎全部被掩盖。虽然大多数人认为患者手部为过饱满状态，但患者喜欢如此外观，即使是手下垂位时也依然满意（图 43-12J、K）。

一名 54 岁女性患者主诉为透过半透明的皮肤，清楚可见蓝色的手背静脉和反光的肌腱。从患者的"游泳圈"抽取脂肪，进一步处理成可用的脂肪。左手注射 21 mL 脂肪，右手注射 25 mL 脂肪。2 年后回访，患者对术后手部外观非常满意（图 43-13）。

一名 62 岁的女性患者主诉为手部皮肤褶皱和愈发明显的静脉和肌腱。患者主要诉求为于中节指骨处注入少量脂肪以减轻近端指间关节和掌指关节的骨感。脂肪纯化后，于左手注射 29 mL，右手

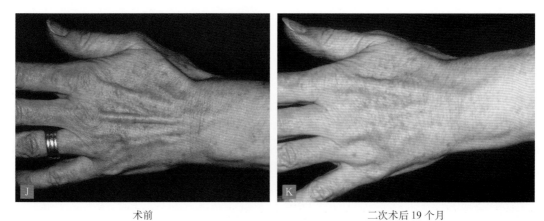

| | |
|---|---|
| 术前 | 二次术后 19 个月 |

▲图 43-12J、K

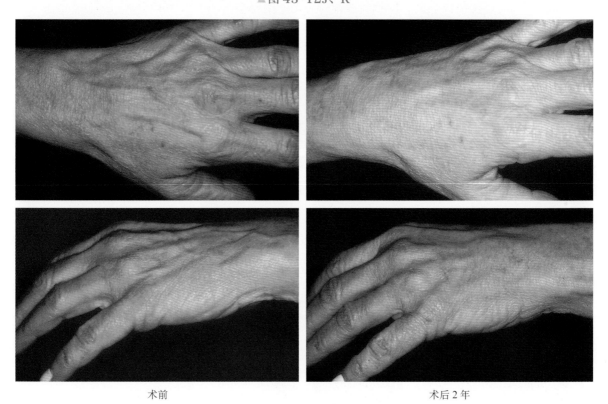

| | |
|---|---|
| 术前 | 术后 2 年 |

▲图 43-13

28 mL。范围自前臂远端经过近节指骨，后至中节指骨，几近远端指间关节。患者术后 39 个月回访，效果满意（图 43-14）。

一名 52 岁女性患者主诉为双手"骨感外观"，伴关节增大、肌腱和静脉凸出。患者既往有关节炎病史，可能是关节增大的原因。患者还存在明显的掌骨间凹陷。对于 52 岁女性来说，上述因素综合导致了其手部呈过度衰老状态（图 43-15）。

在局部麻醉下，于患者大腿内侧和腹部共抽取了 170 mL 的脂肪，经处理后获得 52.5 mL 可用脂肪。注射范围为自近节指骨至腕部近端，右手共注射 25.5 mL 脂肪，左手注射 26 mL 脂肪。重点注射部位为掌骨间隙（特别是拇指和示指间的掌骨间隙），以减轻手的凹陷性外观。患者 1 年回访，手部呈现非常健康的外观。由于脂肪注射至指蹼间隙、掌骨间间隙和手指，关节不再表现为增大的关节炎样外观。双手皱纹明显减少，患者自述其手部为"难以置信的顺滑"。

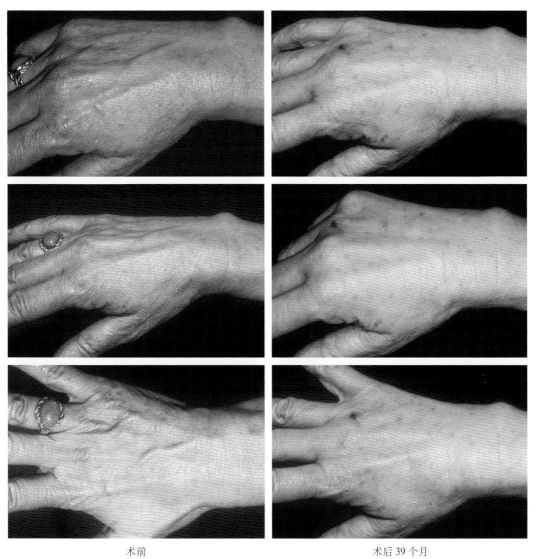

术前　　　　　　　　　　　　　　　　术后 39 个月

▲图 43-14

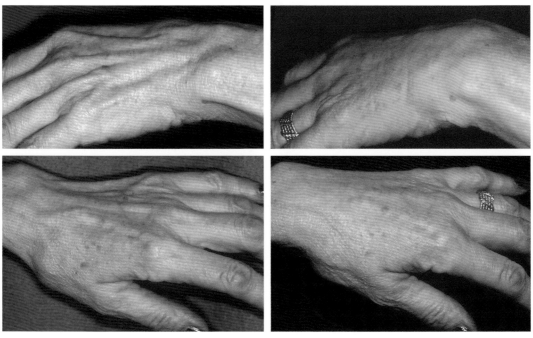

▲图 43-15

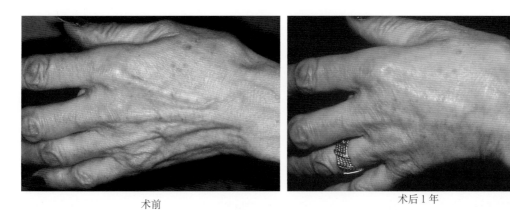

术前                                                           术后 1 年

▲图 43-15（续）

　　一名 40 岁女性患者的整个双手表现为初期衰老征象。患者尤为关注掌指关节周围虽较小但凸出的静脉和略有显露的伸肌腱。填充范围为自近节指骨至腕部的手背，左手共注射 23 mL 脂肪，右手 25 mL 脂肪。患者 1 年后回访，要求再次注射少量脂肪，尤其是腕部区域。于第一次术后 1 年，患者再次填充纯化后的脂肪，左手 5.8 mL，右手 5.7 mL。第二次术后 16 个月，手部小静脉几乎不可见，肌腱轮廓柔化。患者自觉其手部外观更年轻，更具吸引力（图 43-16）。

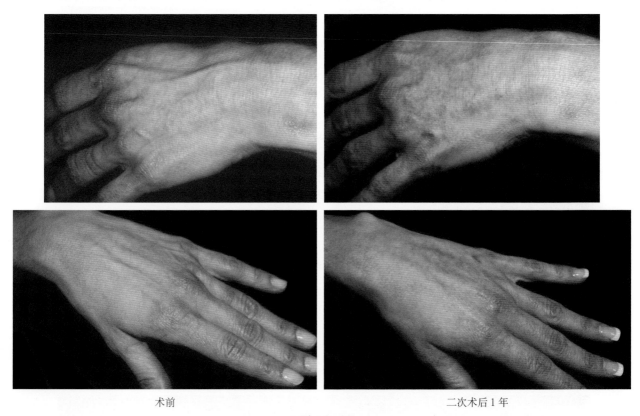

术前                                                           二次术后 1 年

▲图 43-16

　　一名 40 岁男性患者的手背皮下组织表现为弥漫性萎缩，自觉前臂和腕部容量欠缺。我使用 Coleman 钝性吸脂针自患者腹部的多个区域获取脂肪（图 43-17A ～ F）。

　　采用 Coleman Ⅰ型注脂针，于患者右前臂和腕部共注射 50 mL 结构脂肪，左前臂和腕部共注射 52.5 mL。然后注射整个右手背。采用 Coleman 钝性吸脂针可从获取的 3 mL 脂肪中离心获得 1 mL。术后使用微泡胶带包扎手部并用网套加固。术后 8 年仍可见患者前臂和腕部周径增大和治疗区域改善的效果（图 43-17G ～ I）。

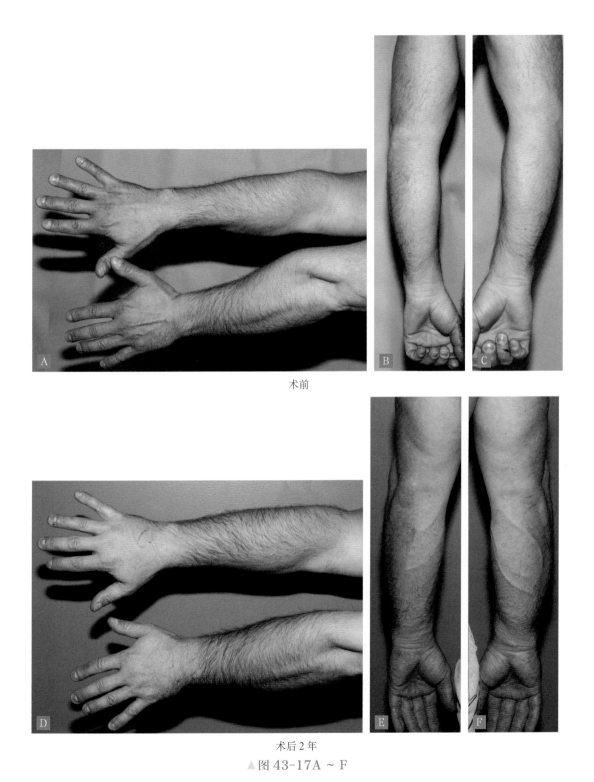

术前

术后 2 年

▲图 43-17A ~ F

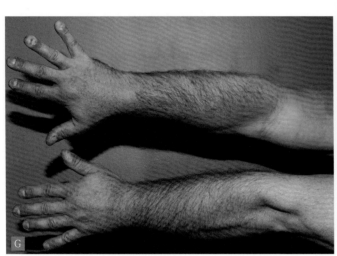
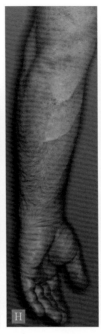
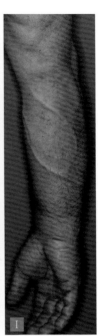

术后 8 年

▲ 图 43-17G ~ I

## 并发症

### 水肿

注脂针数百次的穿刺注射导致手背明显水肿，但瘀青程度极为轻微。实际上，我使用 Coleman Ⅰ 型钝针行手部脂肪移植从未出现明显瘀青。大部分水肿在术后 2 ~ 3 周内消退，虽然仍可能存在轻微肿胀，但在可接受范围内，外观自然。然而观察敏锐的患者可能观察到水肿程度的持续变化，可至 16 ~ 20 周，甚至更长。

### 脂肪团块

1992 年以前，我使用 16 G 锐针注射脂肪团块至手背，然后将移植脂肪按摩成一层平顺的脂肪。该时间段我难以预估患者预后，主要有 2 种并发症。部分患者出现细小但可见的脂肪团块，可能由于脂肪分布不均或移位导致。由于该不规则的脂肪团块较小且手部形态尚可，因此患者并未要求手术去除肿块。当我自 1992 年改变移植技术后，不再发生手背脂肪移植术后不规则脂肪团块和移位的并发症。

### 局部治疗导致的瘢痕

手部脂肪移植除上述并发症之外，我经历过唯一 1 例单侧手背瘢痕的并发症，患者同时进行了化学剥脱治疗。

### 感染

我未出现上肢脂肪移植中细菌或病毒感染的并发症。

### 损伤深层结构

当使用钝针注射时，手背脂肪移植无明显血肿或明显瘀青发生，而且我的患者也无手部感觉改变的主诉。然而，我曾接诊过几名其他医师行脂肪移植后出现并发症的患者。部分患者移植的脂肪位于肌腱深层，甚至深至手内在肌。我猜测，医师在注射该患者手背时，是以脂肪团块的形式移植脂肪，医师试图将这些团块按压均匀散开，此操作将脂肪挤入手部深层。

## 讨论

将包含许多小颗粒的结构性脂肪注入整个手背，可提供深层支撑，同时放射状延展皮肤。按手术规范注入手背的脂肪组织可形成一层结构性组织，重塑年轻饱满的手背，并长久维持效果。皮肤质量的逐渐提升、皮肤增厚，以及皮肤弹性的提升对手背皮肤年轻化起到重要作用。由于薄层脂肪组织的存在、组织增厚的作用和皮肤弹性的增加，脂肪移植不仅可淡化手背静脉的蓝色和肌腱的白色，还可遮盖和模糊静脉和肌腱的轮廓。鉴于手背区域是上肢背侧皱纹形成的主要位置，脂肪移植的总效应为增加手背老化皮肤的厚度，提高皮肤的弹性，并使深层的皮下组织年轻饱满。

### 推荐阅读

［1］ Abergel PR, David LM. Aging hands: a technique of hand rejuvenation by laser resurfacing and autologous fat transfer. J Dermatol Surg Oncol 105:725, 1989.

［2］ Aboudib JC, de Castro CC, Gradel J. Hand rejuvenation by fat filling. Ann Plast Surg 28:559, 1992.

［3］ Abrams HL, Lauber JS. Hand rejuvenation: state of the art. Dermatol Clin 8:553, 1990.

［4］ Charles-de-Sá L, Gontijo-de-Amorim NF, Maeda Takiya C, Borojevic R, Benati D, Bernardi P, Sbarbati A, Rigotti G. Antiaging treatment of the facial skin by fat graft and adipose-derived stem cells. Plast Reconstr Surg 135:999, 2015.

［5］ Coleman SR. Hand rejuvenation with structural fat grafting. Plast Reconstr Surg 110:1731, 2002.

［6］ Coleman WP. Fat transplantation. Dermatol Clin 17:891, 1999.

［7］ Fenske NA, Lober CW. Structural and functional changes of normal aging skin. J Am Acad Dermatol 15:571, 1986.

［8］ Fournier PM. Who should do syringe liposculpturing? J Dermatol Surg Oncol 14:1063, 1988.

［9］ Glogau RG, Beeson WH, Brody HJ, et al. Re: Obagi's modified trichloroacetic acid (TCA) controlled variable depth peel: a study of clinical signs correlating with histological findings. Ann Plast Surg 3:298, 1997.

［10］ Jimenez G, Spencer JM. Erbium:YAG laser resurfacing of the hands, arms, and neck. Dermatol Surg 25:831, 1999.

［11］ Lauber JS. Application of the tumescent technique to hand augmentation. J Dermatol Surg Oncol 16:369, 1990.

［12］ Lewis CM, Toledo LS. Contour augmentation. In Gasparotti M, Lewis CM, Toledo LS, eds. Superficial Liposculpture. New York: Springer, 1993.

［13］ Mojallal A, Lequeux C, Shipkov C, et al. Improvement of skin quality after fat grafting: clinical observation and an animal study. Plast Reconstr Surg 124:765, 2009.

［14］ Obagi ZE, Obagi S, Alaiti S, et al. TCA-based blue peel: a standard procedure with depth control. Dermatol Surg 10:773, 1999.

［15］ Skouge JW, Ratner D. Autologous fat transplant. In Coleman WP, Hanke CW, Alt TH, Asken S, eds. Cosmetic Surgery of the Skin: Principles and Techniques, ed 2. St Louis: Mosby–Year Book, 1997.

［16］ Teimourian B, Adham MN, Chiaramonte MF, et al. Rejuvenation of the hand: fat injection combined with TCA peel. Aesthetic Surg J 20:70, 2000.

# 第44章

# 非传统再生疗法，经皮针刺腱膜松解术联合脂肪填充术治疗掌腱膜挛缩症

Steven E.R. Hovius, Hester J. Kan, Jennifer S.N. Verhoekx, Christianne A. van Nieuwenhoven, Roger K. Khouri　译者：李　丹　张　诚　韩雪峰　乔海军

　　掌腱膜挛缩症(dupuytren disease)是一种常见的进行性增生性掌腱膜疾病，可导致手指屈曲挛缩，严重损害手的功能[1]。早期典型表现为手掌结节，其特点是细胞增殖和形成大量可收缩性肌成纤维细胞，形成纤维条索，最终导致手指挛缩[2]。手指挛缩通常采用手术切除、局限性筋膜切除术 (limited fasciectomy，LF) 或使用诸如针刺腱膜松解术 (needle aponeurotomy，NA) 和胶原酶注射等非传统微创疗法进行治疗。1972 年，Lermusiaux 引入 NA 并在美国普及，由 Foucher 和 van Rijssen 对该方法做了评估[3-5]。尽管这些微创疗法的复发率较高，但其术后早期恢复较快，因此此类术式愈发流行[6,7]。

　　为降低 NA 的高复发率，我们团队试验了一种新的治疗策略：即经皮腱膜广泛松解联合脂肪填充 (percutaneous aponeurotomy and lipofilling，PALF) 方案[8]。该方法的操作是：通过多个浅表切口，沿着条索走向切断纤维条索，松解开皮肤与皮下层的粘连。其目的是将条索松解成疏松的纤维受区，可于其间注射自体脂肪。本方法可恢复皮下脂肪容量，同时通过条索断端之间的脂肪阻隔作用，防止再次形成瘢痕粘连[9]。

　　20 世纪早期，脂肪就已被注射到病变部位以治疗手指挛缩[10]。此外，脂肪抽吸物含有干细胞，现在越来越多的证据表明，干细胞可能是一种减轻组织纤维化的有发展潜力的治疗方法[11, 12]。

　　我们已证实，脂肪组织来源的干细胞能抑制收缩性肌成纤维细胞的增殖[13]。肌成纤维细胞是引起纤维增生、导致屈曲挛缩的关键细胞[14]。因此，脂肪移植治疗掌腱膜挛缩的原理为脂肪移植物含有的 ADSCs 抑制肌成纤维细胞。

　　我们将在本章中描述脂肪移植联合经皮针刺腱膜广泛松解术治疗掌腱膜挛缩的效果。我们将讨论掌腱膜挛缩症中 ADSCs 对肌成纤维细胞影响的基础研究，并回顾我们实施 PALF 的临床效果。

## 基础研究

　　为研究干细胞对掌腱膜挛缩症中肌成纤维细胞的影响，我们在获得知情同意（MEC-2010-294）后获取组织样本。从手术患者的结节组织中分离出掌腱膜挛缩症肌成纤维细胞，并从全厚皮肤样品中分离出人真皮成纤维细胞。肌动蛋白细胞骨架通过 α-SMA（红色）和鬼笔环肽染色的纤维形肌动蛋白（F-actin）（黄色）显示，细胞核用 DAPI（蓝色）染色。ADSCs 购自 Lonza 公司（Berkshire，UK）（图 44-1）。

　　将不同细胞比例的肌成纤维细胞（100%、75%、25%、0%）与 ADSCs 或对照组真皮成纤维细胞共培养 5 天，检测细胞增殖率。为了研究可溶性因子对细胞增殖的影响，我们采集了 24 小时后肌成纤维细胞、ADSCs 和直接接触培养物（50% 肌成纤维细胞与 50%ADSCs 混合培养）的上清液。然

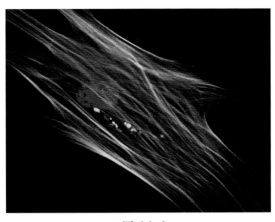

▲图 44-1

后将肌成纤维细胞置于上述上清液中。

用 5- 乙炔基 -2′- 脱氧尿苷微板法检测细胞增殖，5- 乙炔基 -2′- 脱氧尿苷在活性 DNA 合成过程中整合入 DNA，并用荧光微板读取仪检测 560 ~ 585 nm 波长的激发／发射波。为评估用于增殖研究的 DNA 含量，用 Hoechst 33258 染料对培养物进行染色，并用荧光微板读取仪测量 350 ~ 460 nm 波长处的激发／发射波进行分析。

将肌成纤维细胞与 ADSCs 共／不共培养，发现共培养组的肌成纤维细胞的数量在第 5 天减少（$P < 0.05$）（图 44-2A），然而，在肌成纤维细胞和对照组真皮成纤维细胞共培养组与不共培养组之间比较，肌成纤维细胞的增殖则无差异（图 44-2B）。

培养 ADSCs 的上清液使肌成纤维细胞的数量在第 5 天时减少（$P < 0.05$），而培养肌成纤维细胞的上清液则对肌成纤维细胞数量无影响（$P = 0.93$）（图 44-2C）。然后，我们用直接接触（50%肌成纤维细胞与 50%ADSCs 联合培养）培养的上清液培养肌成纤维细胞，以检测直接接触培养是否对 ADSCs 产生的可溶性因子有影响。直接接触培养的上清液使肌成纤维细胞的数量在第 5 天时减少（$P < 0.001$），与非接触 ADSCs 培养的上清液相比显著减少（$P < 0.05$）[13]。

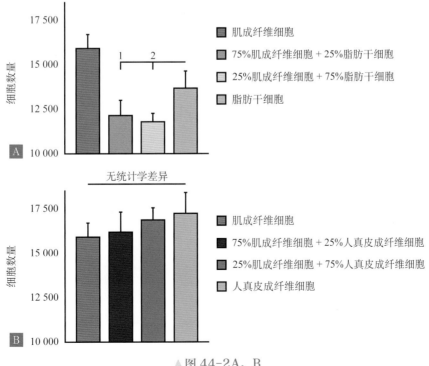

▲图 44-2A、B

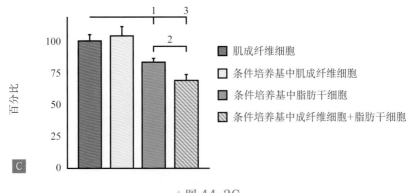

▲图 44-2C

## 对象与方法

### 患者选择

该技术的最佳适应证是希望尽量缩短恢复时间且病变累及多个手指的患者。存在复发性近端指间关节（proximal interphalangeal，PIP）挛缩或病情严重的年轻女性患者则不是最佳适应证。由于固有的关节挛缩和伸肌腱中央束的变薄，因此很难完全松解 PIP 挛缩，在发病时间长的患者中则更难处理。

在既往接受皮瓣手术的病变区域内，神经血管束固定在瘢痕内，易在松解时被锐针切断，而且该区域的条索和周围瘢痕组织更容易复发，因此我们不推荐在曾接受皮瓣手术的病变区域行 PALF 治疗。

### PALF 技术

用 500 mL 0.9% 的生理盐水与 20 mL 利多卡因、0.5 mg 肾上腺素 1：20 万以及碳酸氢钠的混合液浸润供区（通常是腹部或侧腹部），以获取脂肪。收获的脂肪不离心，而是简单地通过重力沉淀处理。每 5 mL 脂肪约沉淀处理 10 分钟。去掉肿胀液，不过滤脂肪，尽量避免脂肪暴露在空气中。

PALF 技术可于具备所需设施的门诊或日间手术室进行。患者取仰卧位，患侧上臂置于上臂托板上。可使用以下几种麻醉方式。

（1）上臂阻滞麻醉，联合吸脂部位局部麻醉以获取脂肪。

（2）全身麻醉。

（3）外周阻滞麻醉或联合神经阻滞麻醉，同时吸脂区局部麻醉。

（4）病变指局部浅层麻醉，同时吸脂区局部麻醉。

病变手指完全驱血后，用一个坚硬但柔韧的手牵开器使手最大限度地张开（图 44-3A、B）。

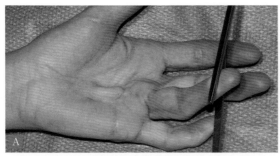

原发性掌腱膜挛缩术前

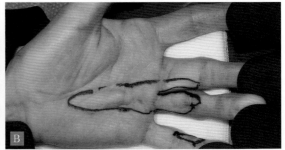

累及第 3、4 指，第 5 指部分区域

▲图 44-3A、B

用 19 G 锐针沿整个条索有序地进行多次不同层次和位置的穿刺，方向为自条索近端向远端，手法为锐针针尖轻柔地侧向摆动切割条索。通过调整针的斜度控制针刺深度，此操作手法可避免损伤指动脉和指神经。掌横纹近端的针刺深度为 2 ~ 3 mm，掌横纹远端的针刺深度为 1 ~ 1.5 mm，具体针刺深度视皮肤厚度而定（图 44-3C ~ J）。

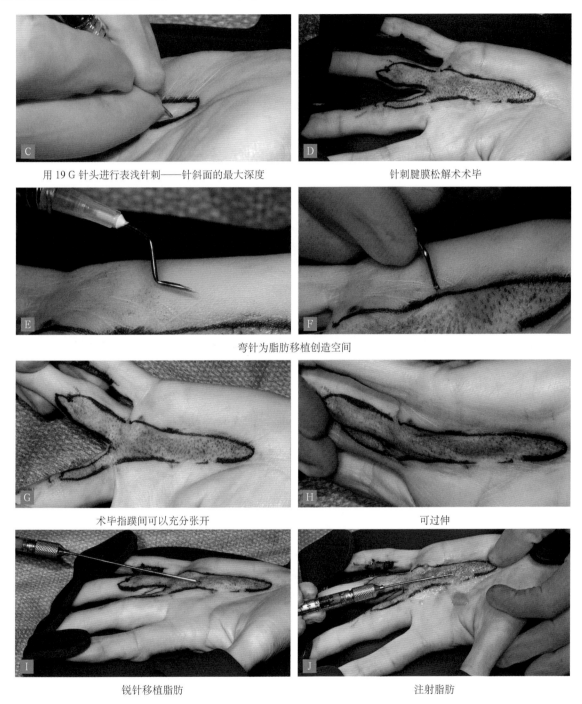

用 19 G 针头进行表浅针刺——针斜面的最大深度　　　　　针刺腱膜松解术术毕

弯针为脂肪移植创造空间

术毕指蹼间可以充分张开　　　　　可过伸

锐针移植脂肪　　　　　注射脂肪

▲ 图 44-3C ~ J

通过 2 或 3 个入针点，用 14 G 钝针将获取的脂肪抽吸物注射入手掌和手指。每个手指的挛缩区域平均注射 10 ~ 15 mL 极为稀薄的脂肪抽吸物。部分脂肪会自针眼外溢。因为移植的脂肪非常稀薄，因此可轻度过矫掌部皮肤。

术中需用手牵引器持续维持有力地伸展挛缩手指。在挛缩完全松解前，有必要维持此种张力以处理残余的限制性挛缩带。术者必须注意，锐针可使紧绷的挛缩纤维断裂，同时勿损伤较疏松的神经血管束。此种恒定的张力将确保针尖的选择性切割和该操作的安全性。纵向松解条索后，用成角度的针在皮下做雨刮样弧形清扫，再进一步松解皮肤刺入点处的条索。

术后用石膏过伸位夹板和敷料包扎患手。5～7天后到门诊拆除夹板，患者可以恢复正常活动。建议患者佩戴夜间延长夹板4个月，但许多患者依从性较差。开放性手术后，尚无证据证明术后过伸位夹板有效，因此，PALF患者在治疗后是否需要使用夹板仍有争议（图44-3K、L）。

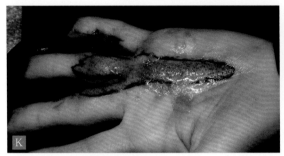
注射完成

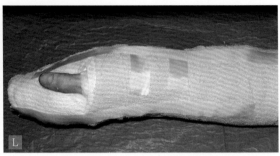
用石膏夹板／敷料包扎1周

▲图44-3K、L

PALF技术的手术时间通常与LF手术相同；当然手术时间还取决于病变涉及的手指数量和疾病严重程度。与开放性手术相比，PALF技术的显著优势是一次手术即可治疗所有挛缩条索，而一次开放手术很少能安全地治疗2条以上条索[7]。

## 结果

在最近8年的时间里，我们在鹿特丹和迈阿密采用PALF共治疗了300余名患者。我们发表的回顾性队列研究报告了91例患者（99手），其中50例患者用角度测量法（平均随访44周）测量[8]，可完全松解MP的关节挛缩，改善角度为37°～-5°（改善了114%），明显改善PIP的关节挛缩，改善角度为61°～27°（改善了56%）。几乎所有患者均于2～4周内恢复日常活动，并对结果非常满意[8]。

2010年在Erasmus大学医学中心（鹿特丹）开展了一项随机对照试验，比较LF和PALF的效果[15]。研究显示，PALF组和LF组手术后挛缩矫正效果相同，术后1年，挛缩复发率无差别。然而，最显著的差别是PALF治疗的患者术后9天即可正常使用手部，而LF治疗的患者则需17天。

因为术后复发的判定很大程度上取决于研究人员对复发的定义和描述，所以很难记录复发率。我们曾发表一篇关于对掌腱膜挛缩症复发不同定义的综述，在专家中进行Delphi研究，以获得大部分专家认可的掌腱膜挛缩症复发的定义[16]。

## 并发症

在过去的8年中，我们采用PALF治疗了300例患者，其中只发生1例永久性神经损伤，2例短暂性神经失用症，以及4例复杂局部疼痛综合征（complex regional pain syndrome，CRPS）。1例患者出现肌腱断裂，需二次手术修整。1例患者术后出现感染，采取抗生素治疗。

PALF总并发症发生率低于标准LF手术，尤其是在我们经常处理的严重多指挛缩（采用标准LF手术则需行多个Z形皮瓣或皮肤移植）的情况下，PALF并发症的发生率较标准LF会更低。

## 讨论

PALF 与传统切开手术完全不同。我们的手术是通过经皮网状扩张挛缩组织来松解挛缩，并通过注射具有再生潜能和对疾病进程有抑制作用的组织来帮助防止纤维化的复发 [8, 17]。

干细胞已应用于再生医学的治疗领域，且已被证明可下调炎症细胞因子和降低纤维化过程中肌成纤维细胞的表达 [11,18]。我们的基础研究表明，ADSCs 通过细胞与细胞接触依赖信号传导和释放可溶性因子抑制肌成纤维细胞增殖 [13]。掌腱膜挛缩肌成纤维细胞是驱动病理性纤维化的关键细胞，因此我们的研究结果代表了治疗掌腱膜挛缩症的一种转化策略。

经皮针刺广泛腱膜松解术之后，由于仍然存在肌成纤维细胞的聚集，可能出现再次挛缩。脂肪移植中的 ADSCs 具有再生潜能，对收缩性肌成纤维细胞具有抑制作用。该机制也许能解释为什么我们使用的非传统微创再生疗法与创伤更大更容易发生并发症的 LF 手术的复发率相差无几。我们的临床结果表明，PALF 技术是一种安全且令人满意的掌腱膜挛缩症治疗方法。

PALF 治疗掌腱膜挛缩症的 2 个关键点。

（1）施加较强的牵拉力：张力对针尖的选择性切割能力至关重要。正如锐针只能在小提琴弦紧绷的状态下才能割断琴弦一样，本方法中的针更易切断限制关节伸展的绷紧的纤维。针尖在张力下对结构的选择性切割能力为保护重要疏松的神经血管束提供了安全保障。此外，通过磨损使条索纤维断裂形成多数缺口，为脂肪移植物提供受区支架，并且网状结构的延伸扩大弥补了皮肤不足，无须皮肤移植或皮瓣转移就可以松解最紧的挛缩。

（2）脂肪移植：自体脂肪移植是该技术的重要组成部分，原因如下。首先，脂肪抽吸物中的干细胞具有再生潜能并能抑制收缩性肌成纤维细胞 [13]；其次，据报道于挛缩腱膜内注射移植物可防止掌腱膜挛缩症复发 [19]；第三，脂肪移植物可以补充皮下脂肪缺失，恢复组织正常的柔韧性 [8,2]。

当我们将 PALF 技术与如 LF 和 NA 等更传统的手术相比时，我们发现由于 LF 手术的创伤大，并发症发生率很高（高达 30%）。然而，微创 NA 和胶原酶也被证实有较高的复发率 [6,7]。PALF 虽然与 NA 同属微创技术，但是术后 1 年评估的复发率却与 LF 相差无几 [8]。因此可以说 PALF 技术在治疗掌腱膜挛缩症方面是两全其美的方法。

## 结论

PALF 是治疗掌腱膜挛缩症的一种微创治疗方法，该方法具有恢复快、并发症少和患者满意度高的特点。PALF 治疗掌腱膜挛缩症与传统切开手术有很大不同。无须任何切口，该再生治疗将病变组织转变为疏松的受区结构来容纳具有再生潜力的移植物，以获得至少与其他传统的方案一样令人满意的结果。

我们已经证明，ADSCs 抑制收缩性肌成纤维细胞的增殖。由于肌成纤维细胞是导致掌腱膜挛缩症纤维化和屈曲挛缩发展的关键细胞，使用含有 ADSCs 的脂肪抽吸物抑制肌成纤维细胞可能有助于避免或减少复发性挛缩的发生。

我们的临床结果表明，接受 PALF 治疗的患者能在 1 周后就恢复日常活动，其效果和复发率与侵袭性 LF 手术相当，而并发症发生率更低。就恢复时间、手术创伤来看，PALF 可以与 NA 和胶原酶技术媲美，同样为微创方法。

## 参考文献

［1］ McFarlane R, McGrouther DA, Flint MH, eds. Dupuytren's Disease. Edinburgh: Churchill Livingstone, 1990.

［2］ Luck JV. Dupuytren's contracture; a new concept of the pathogenesis correlated with surgical management. J Bone Joint Surg Am 41-A:635, 1959.

［3］ Badois FJ, Lermusiaux JL, Massé C, et al. [Non-surgical treatment of Dupuytren disease using needle fasciotomy] Rev Rhum Ed Fr 60:808, 1993.

［4］ van Rijssen AL, Werker PM. Percutaneous needle fasciotomy in Dupuytren's disease. J Hand Surg Br 31:498, 2006.

［5］ Foucher G, Medina J, Malizos K. Percutaneous needle fasciotomy in Dupuytren disease. Tech Hand Up Extrem Surg 5:161, 2001.

［6］ van Rijssen AL, ter Linden H, Werker PM. Five-year results of a randomized clinical trial on treatment in Dupuytren's disease: percutaneous needle fasciotomy versus limited fasciectomy. Plast Reconstr Surg 129:469, 2012.

［7］ Watt AJ, Curtin CM, Hentz VR. Collagenase injection as nonsurgical treatment of Dupuytren's disease:8-year follow-up. J Hand Surgery Am 35:534, 2010.

［8］ Hovius SE, Kan HJ, Smit X, Selles RW, Cardoso E, Khouri RK. Extensive percutaneous aponeurotomy and lipografting: a new treatment for Dupuytren disease. Plast Reconstr Surg 128:221, 2011.

［9］ Rayan GM. Clinical presentation and types of Dupuytren's disease. Hand Clin 15:87, 1999.

［10］ Lexer E. Die freie fetttransplantation. In Die Transplantation, Teil 1. Stuttgart: Ferdinand Ecke, 1919.

［11］ Elnakish MT, Kuppusamy P, Khan M. Stem cell transplantation as a therapy for cardiac fibrosis. J Pathol 229:347, 2013.

［12］ Dazzi F, Horwood NJ. Potential of mesenchymal stem cell therapy. Curr Opin Oncol 19:650, 2007.

［13］ Verhoekx JS, Mudera V, Walbeehm ET, Hovius SE. Adipose-derived stem cells inhibit the contractile myofibroblast in Dupuytren's disease. Plast Reconstr Surg 132:1139, 2013.

［14］ Tomasek JJ, Gabbiani G, Hinz B, et al. Myofibroblasts and mechano-regulation of connective tissue remodelling. Nat Rev Mol Cell Biol 3:349, 2002.

［15］ Kan HJ, Selles RW, van Niewenhoven CA, Zhou C, Khouri RK, Hovius SE. Percutaneous aponeurotomy and lipofilling (PALF) versus limited fasciectomy in patients with primary Dupuytren's contracture: a prospective, randomized, controlled trial. Plast Reconstr Surg 137:1800, 2016.

［16］ Kan HJ, Verrijp FW, Huisstede BM, Hovius SE, van Nieuwenhoven CA, Selles RW. The consequences of different definitions for recurrence of Dupuytren's disease. J Plast Reconstr Aesthet Surg 66:95, 2013.

［17］ Khouri RK, Smit JM, Cardoso E, Pallua N, Lantieri L, Mathijssen IM, Khouri RK Jr, Rigotti G. Percutaneous aponeurotomy and lipofilling: a regenerative alternative to flap reconstruction? Plast Reconstr Surg 132:1280, 2013.

［18］ Semedo P, Correa-Costa M, Antonio Cenedeze M, et al. Mesenchymal stem cells attenuate renal fibrosis through immune modulation and remodeling properties in a rat remnant kidney model. Stem Cells 27:3063, 2009.

［19］ Degree I, Tejpar S, De Smet L. Improved postoperative outcome of segmental fascietomy in Dupuytren disease by insertion of an absorbable cellulose implant. J Plast Surg Hand Surg 45:157, 2011.

# 第 / 篇

# 下肢与会阴区域美容

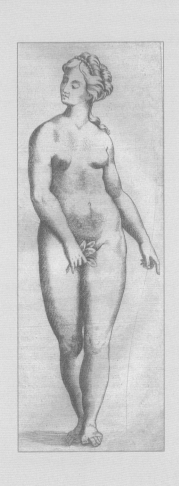

# 第45章

# 脂肪抽吸术后医源性畸形

Sydney R.Coleman, David Cangello　译者：田　怡　张弘沛　乔海军　张　诚　韩雪峰　李发成

　　脂肪抽吸术是世界上开展最多的外科手术之一。由于 Coleman 结构性脂肪移植是解决医源性吸脂畸形（吸脂最常见的并发症）的关键技术，所以对所有实施脂肪抽吸术的美容医师而言，必须掌握此项技术。

　　我采用 Coleman 脂肪移植技术治疗的首批患者就是脂肪抽吸术后畸形的患者，因此该类患者是我获得最长临床经验的患者。

　　与手部脂肪移植年轻化不同，要改善体部表面不平整畸形需用三维视角去分析问题和制订治疗方案。

## 美学考量

　　脂肪抽吸术使外科医师能够比开放式手术更容易、更安全地改变患者的身体比例。20 世纪 80 年代早期，随着脂肪抽吸术的开展，女性患者可选择改善大腿、腹部、臀部等部位的轮廓，以摆脱"马裤腿"、巨大臀部、腹部膨隆和臂部松垂。此外还可重塑臀下皱襞，塑造"微笑样"臀部。脂肪抽吸技术开展后的很短时间内就成为世界上最常实施的外科手术之一。随着脂肪抽吸术 20 世纪 70 年代末到 80 年代中期的发展，出现了新的临床问题，即脂肪抽吸术后医源性畸形。任何实施脂肪抽吸术的手术医师都会遇到此种最常见的吸脂并发症，即吸脂区表面凹凸不平，其中有的是加重了原有的不平整，有的是脂肪团块，有的是新形成的不平整。由于大腿和腹部极易发生凹凸不平，因此医师逐渐将其看作是脂肪抽吸术后尚可接受的并发症。

　　然而，脂肪抽吸术后医源性畸形并不仅仅是凹凸不平。改变女性大腿、臀部、腹部之间的关系会导致不自然甚至怪异的比例。例如，明显减小女性大腿外侧体积，而不相应降低腰部体积，患者体形整体就会呈现方形甚至男性化的外观。下腹部抽吸平整而不抽吸上腹部，也会加重方形外观。臀部体积的轻度减少和（或）臀下皱襞的延长和加深，会打断大腿外侧和后外侧过渡到臀部的连续性。无论是天然的臀部，还是上述手术方式塑造的臀部，常被认为是无吸引力的臀部。

　　1987 年，我开始使用脂肪移植治疗医源性脂肪抽吸术后畸形，主要关注于术区表面凹凸不平。随着脂肪移植技术逐渐成熟，我开始关注身体的比例，脂肪抽吸术应塑造更自然的美学比例，重建腰部、臀部和大腿之间具有女性特点的比例关系。

　　一名 30 岁女性患者 2 年前实施了大腿外侧、臀部和"游泳圈"脂肪抽吸术。患者的主诉是吸脂导致臀下皱襞加深并环绕大腿。患者自觉术后腿部显得更短，臀部显得更大和更下垂。患者还观察到其体形呈"方形"，缺乏女性特点。当患者向给其实施脂肪抽吸术的整形医师抱怨其臀部外观时，她发现该整形医师是刻意加深其臀线，使其更"美观……微笑"（图 45-1A ～ C）。

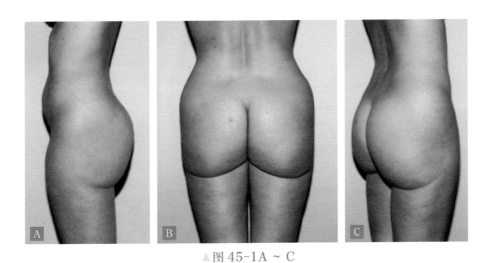

▲图 45-1A ~ C

　　患者二次术后的 3 年和 4 年的照片。身体外观恢复至更自然的状态。脂肪供区为该患腰部、臀部上区和臀部外侧，然后注射至臀下皱襞和大腿外侧，在腰部、臀部和大腿之间构建更女性化、更自然的关系（图 45-1D ~ L）。

　　通过填充深陷的臀下皱襞并轻度加宽大腿，重建臀部与大腿更加自然的过渡。通过恢复臀部和大腿间的连续性，重塑更具吸引力、更年轻的腿部线条。

　　恢复臀部和大腿间的自然过渡对大腿外侧的外观产生巨大的影响，同时还可平顺明显的凹凸不平。

　　加宽大腿和填充臀下皱襞造成了垂直提升的错觉。当然，垂直提升并非完全的"垂直"方向，

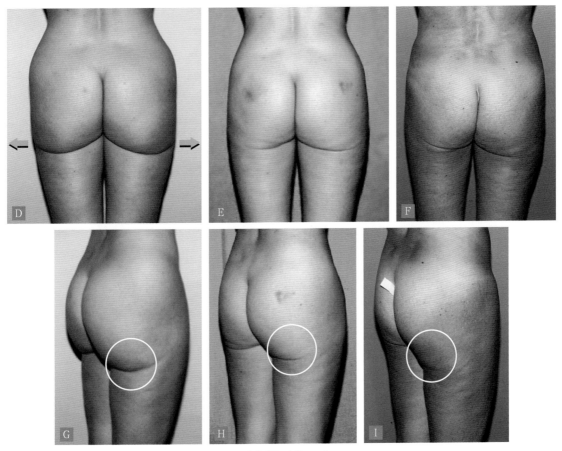

▲图 45-1D ~ I

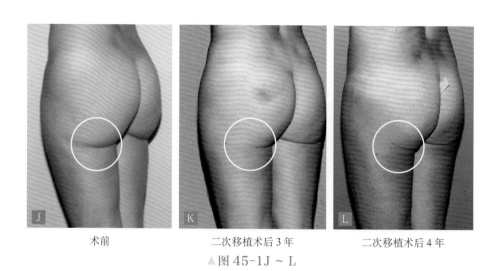

术前 　　　　　　二次移植术后 3 年 　　　　　　二次移植术后 4 年

▲图 45-1J ~ L

其矢量方向呈放射状。恢复臀部和大腿间过渡的连续性，使腿部线条更具吸引力，更加年轻（图 45-1M ~ R）。

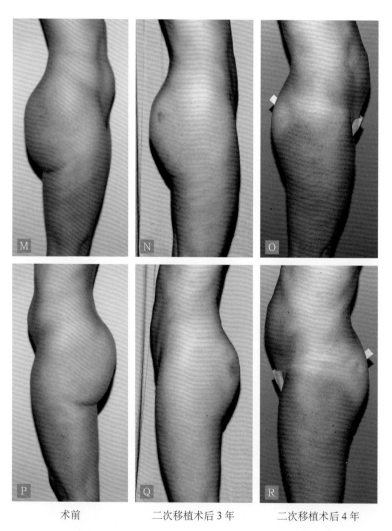

术前 　　　　　　二次移植术后 3 年 　　　　　　二次移植术后 4 年

▲图 45-1M ~ R

　　脂肪抽吸术是改善身体比例的有效手段，但必须理解去除某些身体要素或增加某些人工要素的后果。为获得最佳的美学效果，重要的是从整体效果出发进行缜密的术前设计。

## 患者选择

出现医源性畸形的患者通常和整形美容医师有过不愉快的经历。由于患者受既往经历的负面影响，医师通常很难获取患者对他或她目前的外观和期望值的真实想法。

除非外科医师（他或她）有充足的信心能够矫正患者畸形，否则不应同意施行修复手术。术前应明确告知患者，在获取供修复不平整畸形的脂肪时，可能造成新的供区畸形。

医师应对手术有合理的预期，既可修复患者的畸形，又不会造成新的不可接受的问题（如供区的不平整或畸形）。此外，医师应相信，有效的矫正可通过照片表现出来，患者能通过照片看到并肯定这些积极的变化。

由于患者常常对既往手术已经有负面情绪，因此不赞成让患者既往不喜欢的施术医师再次施行修复手术。如果施行修复手术的医师在问诊的过程中采取负面的态度，也会加重患者负面情绪。这将导致医师很难让患者最终满意。医师应谨慎地以建设性的方式应对未来的治疗进程，我不愿意为对手术计划持否定态度的患者实施手术。

## 材料与方法

### 技术指南

#### 麻醉

既往此类手术都采用硬膜外麻醉或偶尔采用全身麻醉。然而为尽量减少并发症，我的麻醉医师现在对该类手术最常采用的是全身静脉麻醉（total intravenous anesthesia，TIVA）。该麻醉医师具有"换药室手术"麻醉的丰富经验，精通 TIVA，很幸运能够与他一起工作。TIVA 使用药物通常包括丙泊酚、氯胺酮和某种镇静剂。TIVA 的优点是即使延长了手术时间，患者也能迅速苏醒，此种情况在移植大量脂肪以治疗大范围畸形时并不少见。此外，TIVA 极少发生吸入性麻醉术后常见的恶心、头晕、头昏等并发症。

除 TIVA 之外，也常对供区和受区行局部浸润麻醉。供区与受区同样使用利多卡因、肾上腺素和乳酸林格液的混合液进行浸润麻醉。该混合液包含 1% 利多卡因注射液 50 mL 和 1 : 1 000 的肾上腺素注射液 1.25 mL，再与乳酸林格液 500 mL 混合形成肿胀液。供区按照肿胀液和吸脂量 1 : 1 的比例进行浸润麻醉。

#### 切口

当从背部、骶部或臀部获取脂肪时，骶骨窝是主要的切口部位。因为骶骨窝切口的瘢痕隐蔽，即使发生凹陷或色素沉着也不明显，因此与其他部位的切口相比，该切口更易被患者接受。偶尔也会采用脊柱上方的正中线切口。该切口可以向 2 个不同的方向进行抽吸。大腿内侧抽取脂肪时，常使用腹股沟切口。受区切口为沿受区周围长约 2 mm 的切口，可使脂肪从至少 2 个方向进行注射。

#### 脂肪的抽吸和制备

由于供区的位置与移植组织持久性之间无明确相关性，因此吸脂部位应选择在身体轮廓需改善的区域。必须注意的是，应尽量减少从单个区域抽吸的脂肪量，以免形成新的畸形。用 11 号手术刀做切口，用钝性 Lamis 注射器注射前述的肿胀液。吸脂针采用的是 Coleman 脂肪吸脂针，该针经过专门设计以减少对移植物的损伤。用 10 mL 的注射器与吸脂针连接，手动施加少量的负压，可以最大限度地减小对脂肪颗粒的损伤。

获取脂肪后，将注射器上的吸脂针取下后换上小帽，取下注射器的活塞。然后将注射器放入无菌套管，1 200 g 离心 2 分钟。弃除油脂，然后将下层液体排净。

### 注脂针

将 3 mL 的注射器连接到最长的 Coleman 注脂针上（14 ~ 16 G，长度 7 ~ 15 cm）。我更喜欢使用较短的注脂针（通常 9 cm），但为避免切口过多，会更换成 15 cm 的注脂针以便可从任一切口注射脂肪。我喜欢使用 15 cm 长且直径较细的注脂针。由于用最长的注脂针穿过纤维层时很难控制注射路径，所以在阻力较大时换用 16 G 注脂针。根据受区深层结构的弧度，交替使用直注脂针和弯注脂针。虽然有曲度更大的针管，但我经常将较长的针管弯成更贴合身体的弧度，比如在背部或大腿注射时。虽然预制成形的弯针有助于沿身体的弧度操作，但是新的多孔针管也可行轻度弯曲，因此可通过改变针管的曲度以适应弧度平面（图 45-2）。

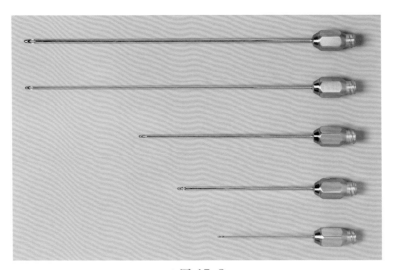

▲图 45-2

我向注射器转移 2.5 mL 处理后的脂肪以便于操作。不同于 1 mL 的注射器，2.5 mL 注射器可以反复使用而不会发生活塞卡顿。体部脂肪注射技术不同于前述的面部和手部，每个通道注射量会略大。然而，即便注射行程很长，单通道推注量也不要超过 0.5 mL（图 45-3）。

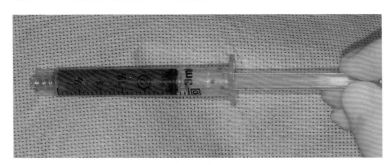

▲图 45-3

### 注射层次

注射层次的选择取决于预期效果。如欲明显改变大腿或臀部轮廓，则需将脂肪注射至深层。当在深层注射脂肪时，特别是要注射至肌肉中时，应使用 15 cm 长的壁较厚的 16 G Ⅰ型注射针。该粗大钝针降低了损伤肌肉中血管和神经的可能性。

对某些特殊的凹沟或凹陷,则需将更多的脂肪注射到浅层。注射时应垂直于凹沟或凹陷自然形成的长轴,有助于避免形成"香肠样"畸形,如只平行于凹陷长轴行脂肪注射则会出现上述畸形。矫正浅表畸形时,直接从皮下开始,一层层向深层注射,注射的层次越深,表面的羽化效果越明显。

### 注射量

矫正身体畸形所需的量各不相同,从微小不平整的 1 mL,到大腿、臀部或臂部缺陷的多达 300 或 400 mL。术者的经验和准确的照片是精确判断注射量的最有价值的工具。抽取的脂肪量应是预估注射量的 2 倍。

## 技术

### 关键技术

分析缺陷是修复畸形最重要的步骤。如手术医师不能在照片上充分显示畸形,就几乎不可能显示手术所带来的积极改变。

标准体部拍照有相对固定的流程,无须过多阐述,但是常规拍照不足以显示浅表的不平整。随机观察和常规传统拍摄技术都不能清楚地确定问题所在,充分表现畸形程度,尤其是患者所看到的程度。

患者观察标准照片中自己的身体时,通常主诉为该照片不能准确显示自己裸体时所观察到的全部的表面不平整。此矛盾产生的主要原因是,患者观察上述不平整的视觉角度为自上而下,光线亦为自上而下,而标准照片的视角偏低且存在更多漫射光线。因此,整形医师常规使用的标准视角拍摄的照片很难显示出患者的畸形。

标准视角照片无法充分显示该例患者主诉的左臀部大面积凹陷(图 45-4A、B)。

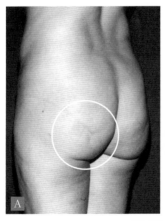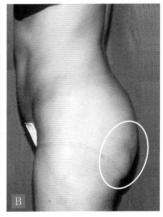

▲图 45-4A、B

为解决上述矛盾,我尝试使用自上方、下方和侧向的光线进行拍摄,并嘱患者摆出诸多体位,均未获成功。最终我研发了一套拍摄系统来分析身体凹陷,以更加准确地反映患者自己感知到的和期望矫正的缺陷。几年前,我的一例患者坚持要求我站在凳子上,自她上方几英尺的方位为其身体拍照。通过"鸟瞰"视角,医师可以比任何一个标准视角更好地观察到患者身体表面的不平整。

自患者的鸟瞰图上可清楚看到左臀部的缺陷,与患者本人自肩部向下观察或存在向下光线照镜子时所观察的情况一致(图 45-4C、D)。

即使巨大的不平整,在正常视角也可能很难分辨,而鸟瞰视角则可以更清晰地表现出来。现在只要是体部手术,我都会站在脚凳上从差不多 10 种不同视角拍摄照片。与之前使用的拍摄角度相比,鸟瞰视角能更清楚地反映患者的体表形态,有利于我更好的评估患者欲矫正的问题(图 45-4E、F)。

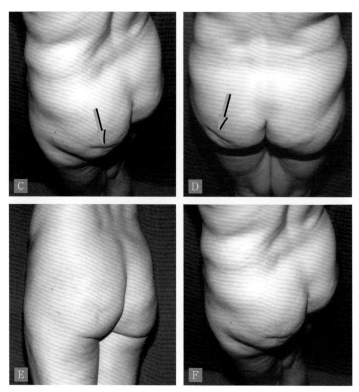

▲图 45-4C ～ F

　　拍摄结构性脂肪移植供区和受区的标记后照片。实施手术前，比较患者站立位拍摄的标记与未标记的照片。术中将上述照片并排放置，以便当患者处于仰卧或俯卧位时可更准确地分析标记区和真实畸形之间的关系（图 45-4G ～ J）。

　　术者通过观察清晰的照片评估患者的缺陷程度，对于制订治疗方案和评估矫正范围至关重要。此种拍摄方法为我提供了标准化的手术效果评价方法，更好地评估患者手术前后的体积变化。此鸟瞰视

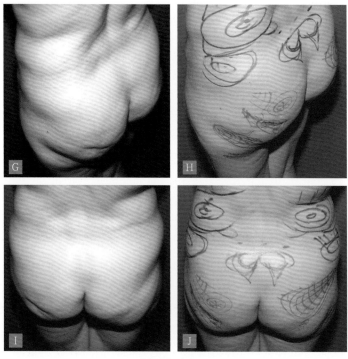

▲图 45-4G ～ J

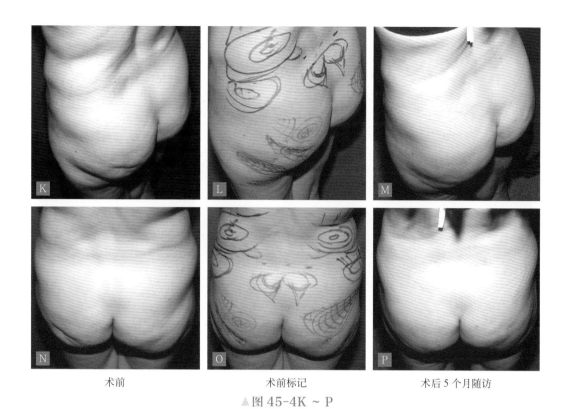

| | | |
|---|---|---|
| 术前 | 术前标记 | 术后 5 个月随访 |

▲图 45-4K ~ P

角可以让术者更好地理解体积变化对身体外形的影响（图 45-4K ~ P）。

移植的脂肪重塑臀部，使上臀部几乎有了"提升"的效果（图 45-4Q、R）。

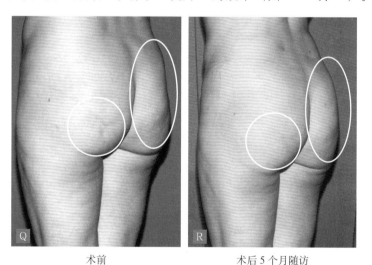

| | |
|---|---|
| 术前 | 术后 5 个月随访 |

▲图 45-4Q、R

脂肪移植时参照鸟瞰视角照片非常重要。我可在患者术中仰卧时参照站立位的情况，更精准地调整患者的体部形态。鸟瞰照片是我实施体部脂肪移植时预估效果唯一的最重要的手段。

**方法演示**

一名 60 岁女性患者左臀部多次注射类固醇后导致凹陷。鸟瞰视角可见明显凹陷，但大多数的传统视角几乎无法显现此问题（图 45-5A ~ C）。

经过从多角度观察患者体部畸形后制订手术计划。为患者设计的方案是抽吸凹陷上方的脂肪，将其进行处理后再移植到凹陷部位（图 45-5D）。

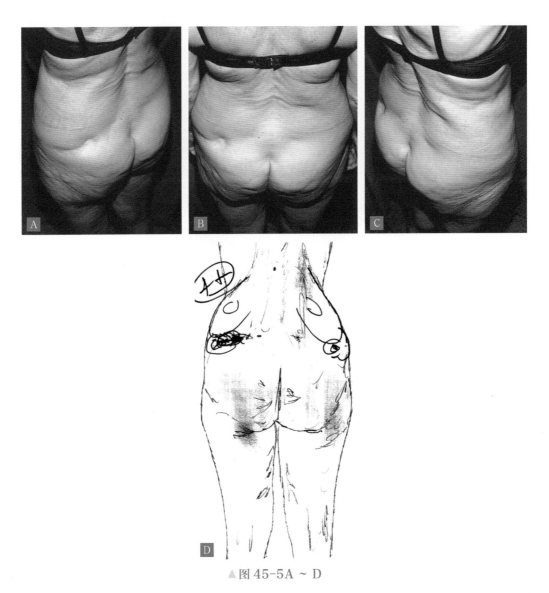

▲图 45-5A ~ D

于术日晨用紫色笔标记拟吸脂区域，绿色笔标记拟注射纯化脂肪的区域，红色笔标记切口（图 45-5E ~ J）。

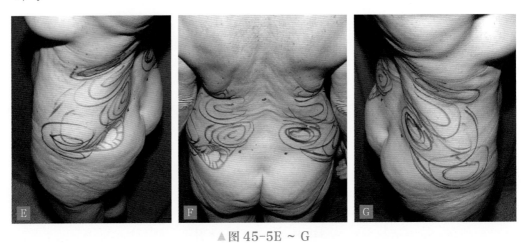

▲图 45-5E ~ G

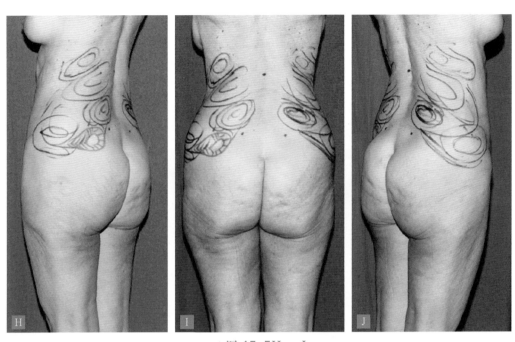

▲图 45-5H ～ J

图 45-5K ～ N 显示已经从患者右侧和左侧上方"游泳圈"处获取脂肪。系列照片中第一张显示

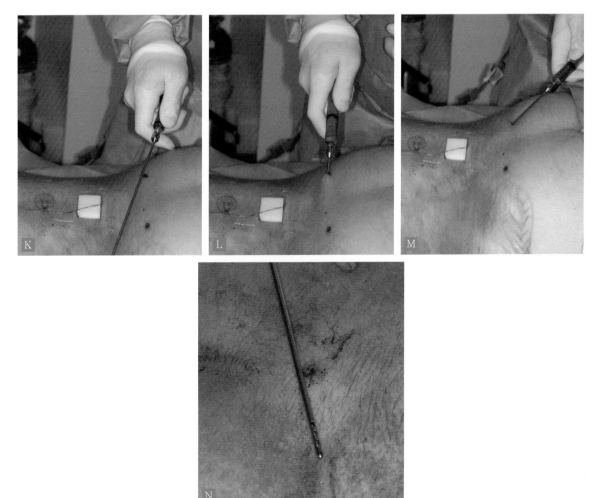

▲图 45-5K ～ N

获取脂肪的吸脂针。经长时间的实践，我重新设计了多孔吸脂针，最后一张照片展示了当前的设计。矫正凹陷的第一步是去除凹陷上方的组织，降低该区域的凸出，并获取更多填充凹陷部位的脂肪。自对侧骶部切口入针，我使用 23 cm 长的直吸脂针开始抽吸距对侧切口最近部分的脂肪。

然后转至同侧切口入针，继续用 15 cm 或 23 cm 长的直吸脂针抽吸外侧脂肪。用脂肪离心时产生的油脂润滑切口，使切口边缘的摩擦性损伤降至最小。在获取脂肪时，上述操作是减轻切口瘢痕最重要的一个方法（图 45-5O ~ Q）。

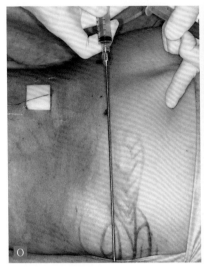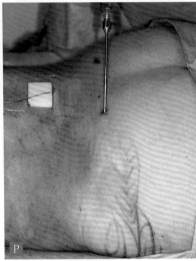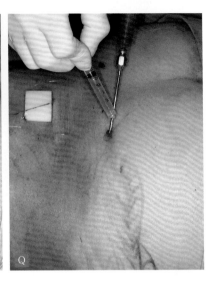

▲图 45-5O ~ Q

抽吸脂肪时，由于直形针管显然无法适应体部弧度的变化，因此需增加辅助切口以更好地适应弧度变化。然而，附加切口通常无法置于隐蔽位置。

为减少有效抽吸躯干皮下组织所需的切口数量，我开始使用连接 10 mL 注射器的弯吸脂针抽吸脂肪。由于该吸脂针弧度缓和，因此术者可沿着患者体部自然弧度抽拉针管抽吸脂肪。例如，自骶部切口进针，我可通过 23 cm 弯针沿患者的体部轮廓前行，抽吸远端侧腰部和髋部的脂肪。采用弯针可避免直针抽吸时意外搔刮导致的供区不平整。

我自患者右侧腰部抽吸 100 mL 脂肪，自凹陷上方的臀部抽吸 70 mL 脂肪（图 45-5R ~ U）。

使用 15 cm 长的 I 型钝性注脂针，经同侧骶部切口进针向凹陷区注射脂肪。该长针管可自更远距离的切口实施注射，通常用于体部注射。注射从深层开始，逐渐过渡到浅层，达到整体充填的效果（图 45-5V ~ Y）。

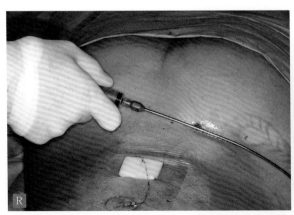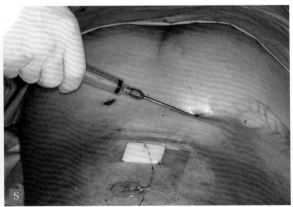

▲图 45-5R、S

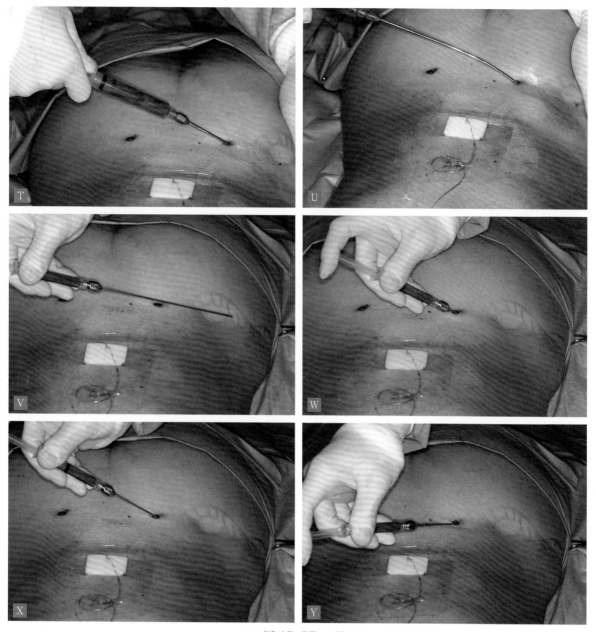

▲图 45-5T ~ Y

注脂针插入切口及在组织中穿行时，需将针管紧紧地夹在手指（中指、环指、小指）和拇指间。退针时用示指（某些情况下用拇指）按压活塞。只有在针管后退时才推动活塞注射脂肪入供区，在针管前进时则不能推动活塞。针管向前推进时，勿给注射器活塞施加压力。首次尝试该注射方法时，术者勿将手指置于活塞上，以避免在针管向前推进时意外实施注射。

在组织深层分多个层次注射脂肪，由深到浅逐层注射，最后紧贴皮下注射一层脂肪。在较浅的层次，应特别注意避免线性或成团注射。对于激素性萎缩或其他原因导致萎缩的患者，紧贴皮下层注射尤为重要（图 45-5Z、AA）。

在体部和面部脂肪移植的多数情况下，我会至少从 2 个方向实施注射，理由是如此注射似乎更利于移植的脂肪形成完整结构。本例患者中，我可自所做切口垂直于先前移植脂肪的切口注射脂肪。11 号刀片做切口后，我通常用小剪刀或 III 型注脂针分离切口深部（图 45-5BB、CC）。

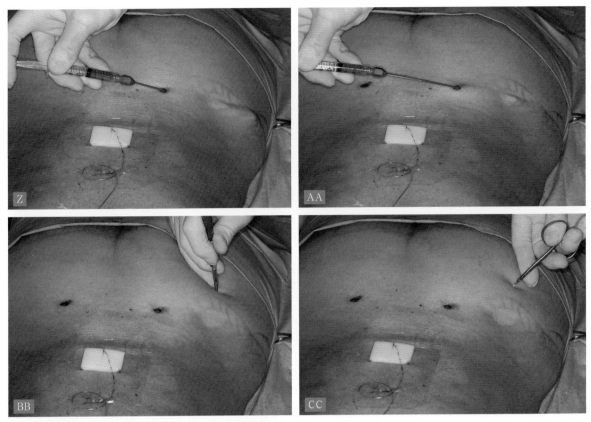

▲图 45-5Z ～ CC

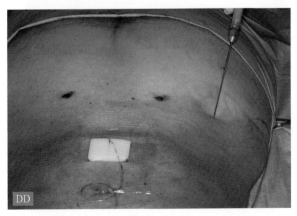

▲图 45-5DD

继续用钝针在凹陷中心（最严重区域）加强注射，并向周边做"羽毛状"过渡（图 45-5DD）。

再次从深层的筋膜和肌肉开始注射，并逐层注射到最表浅的层次。对于该患者的凹陷，可在未打断皮肤和深层组织间的连续性的情况下达到有效填充。然而，如凹陷处的粘连导致皮肤凹坑或单个凹陷，则应采取措施打断粘连。因为首先分离瘢痕或粘连会导致空腔形成，脂肪会在空腔内游走，所有应待基本完成注射后再行激进广泛的粘连松解（图 45-5EE、FF）。

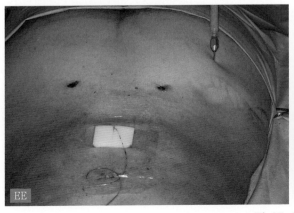

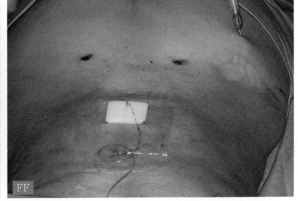

▲图 45-5EE、FF

我推荐使用 V 形剥离器松解皮下粘连或瘢痕。由于更精细的 V 形剥离器对受区损伤更小，所以我倾向于在面部使用此种剥离器松解粘连。然而在躯干选用更粗（16 ～ 14 G）更长（15 cm）的剥离器可能更高效。

## 术后护理

### 特殊敷料

为避免发生非预期的不平整，勿用任何弹力服或敷料包扎受区。

用 Reston 泡棉覆盖体部吸脂部位。即使在凹陷相邻的组织未被抽吸的情况下，我有时也会将 Reston 泡棉围绕受区并向移植区中央推挤以降低移植区域压力。该预防措施对移植区域为承重部位（如坐骨周围区域）时尤为重要。

亦可在 Reston 泡棉上增加腰带或腹带轻微加压，但勿对移植区域施压。

### 体位

由于坐骨为坐位时承重部位，因此在臀线或下臀部脂肪移植后，应嘱患者勿直接坐在其"坐骨"上。正确体位为向前坐远一点或向后靠背来分散患者体重，避免压力直接作用于新近移植区域。

由于骶骨为仰卧位时承重部位，因此在骶骨周围脂肪移植后，应鼓励患者尽量采用非手术侧的侧躺姿势。

### 按摩

虽然我通常鼓励患者术后尽早按摩供区（在供区变软后即可实施），但是由于移植组织需较长时间才可稳定，故要求患者至少术后 4 个月方可按摩受区。

# 结果

## 案例 1

一名 46 岁女性患者要求修复重度过量吸脂导致的上臂畸形。可见患者上臂多处不平整和部分上臂骨架化。由于上臂缺失大量脂肪，故计划实施分期手术（图 45-6A ～ L）。

由于患者右侧上臂脂肪过度吸脂程度较左侧重，因此首次手术于左上臂注射脂肪 140 mL，右上臂 285 mL。由于患者上臂为"大力水手"样外观，故分别从单侧前臂近端吸取极少量脂肪（10 mL），

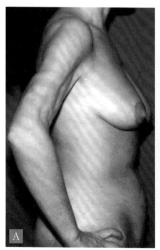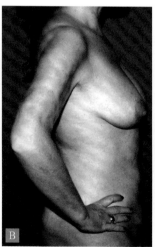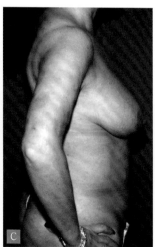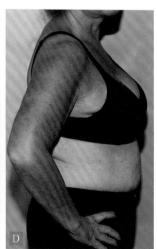

▲图 45-6A ～ D

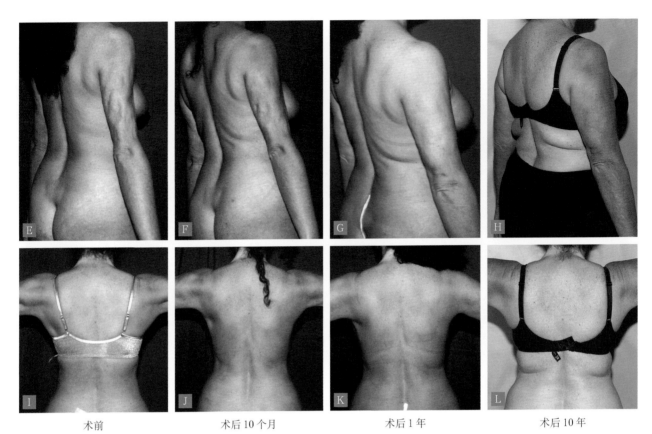

| 术前 | 术后 10 个月 | 术后 1 年 | 术后 10 年 |

▲图 45-6E ~ L

以减轻前臂相对凸出的情况。与其他案例相同，均使用 10 mL 注射器和牵拉活塞栓形成负压来获取脂肪。

患者首次术后 10 个月回访，可见令人欣喜的修复效果。为进一步饱满上臂和矫正凹陷，于首次术后 1 年实施第 2 次手术。

第 2 次手术左上臂注射脂肪 130 mL，左侧腋后襞抽取脂肪 27 mL。右上臂注射脂肪 210 mL，右侧腋后襞抽取脂肪 24 mL。患者于第二次术后 1 年再次回访。图片显示患者最终效果。双上臂容积明显增加。此外，轮廓不平整获得极大改善，只有少量残余凹陷。右列图示患者在两次手术后 10 年的效果。注意脂肪的长期存活。

### 案例 2

一名 55 岁患者实施大腿浅表环形吸脂 7 个月后就诊，表现为大腿严重凹凸不平和广泛脂肪缺失（以大腿内侧为著）。由于大腿内侧严重凹陷，我们决定分期手术（图 45-7A ~ C）。

首次手术共抽吸皮下脂肪 790 mL，纯化后获取 340 mL 可用脂肪（图 45-7D）。

注射区域集中在双大腿内侧，右侧注射脂肪 130 mL，左侧注射 140 mL。于右侧髋部外侧、臀部凹陷及大腿后侧的不平整处注射少量脂肪（图 45-7E ~ H）。

患者于首次术后 6 个月回访，可见明显改善，但其仍要求行下一阶段治疗。用 10 mL 注射器再次抽取皮下脂肪 420 mL，纯化后获取 200 mL 可用脂肪（图 45-7I）。

第 2 次手术右大腿补充注射脂肪 50 mL，左大腿 110 mL。剩余少量脂肪注射于左大腿前侧残余的细微凹陷（图 45-7J）。

双侧大腿内侧皆实施了相对大容量的脂肪移植（图 45-7K、L）。

患者于最后一次手术后 6 年 4 个月回访。注意大腿内侧的改善情况，缺失的容量得到恢复。左侧 2 张图片为左侧打光，充分显现出左大腿内侧凹凸不平已矫正为光滑平整（图 45-7M ~ P）。

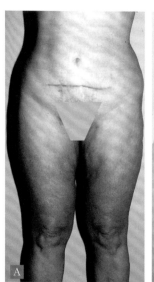
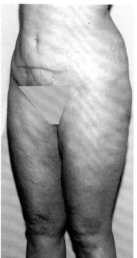
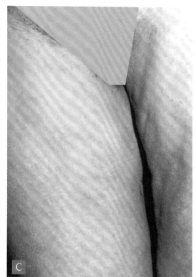
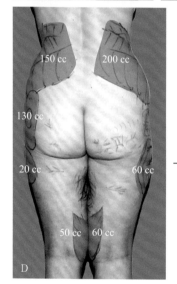

| 吸脂量 | 左（mL） | 右（mL） |
| --- | --- | --- |
| "游泳圈" | 150 | 200 |
| 臀部 | 130 | |
| 大腿后侧 | 10 | 10 |
| 大腿外侧 | 20 | 60 |
| 膝内侧 | 50 | 60 |

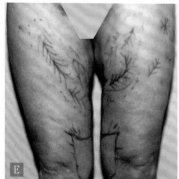
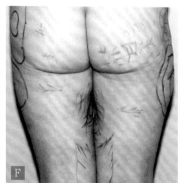

▲ 图 45-7A ～ F

631

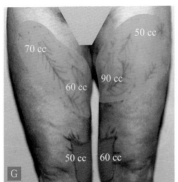

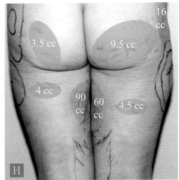

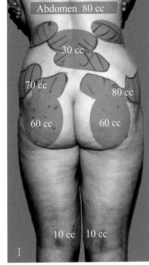

| 吸脂量 | 左（mL） | 右（mL） |
|---|---|---|
| 腹部 | 80 | |
| 中、上背部 | 30 | |
| 臀部外上侧 | 70 | 80 |
| 臀部 | 60 | 60 |
| 大腿外侧 | 70 | |
| 大腿内下侧 | | 50 |
| 膝内侧 | 10 | 10 |

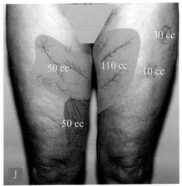

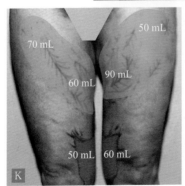

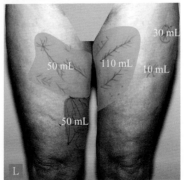

▲图 45-7G ~ L

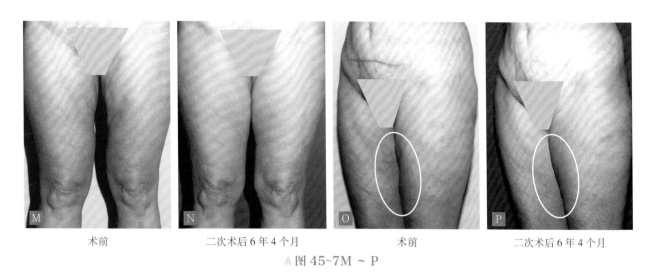

| 术前 | 二次术后 6 年 4 个月 | 术前 | 二次术后 6 年 4 个月 |

▲ 图 45-7M ~ P

使用环形闪光灯的特写照片有助于分析体部和面部的表面不平整（图 45-7Q ~ V）。

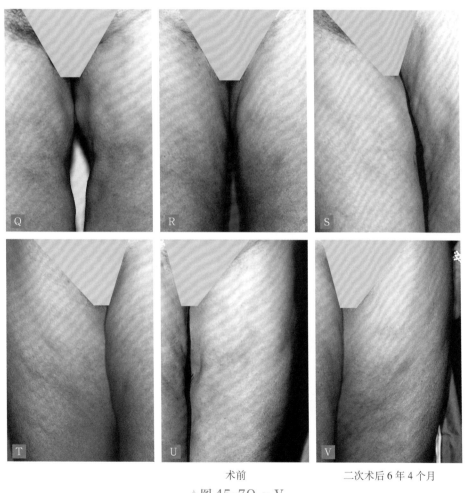

术前　　　　　　　　　二次术后 6 年 4 个月

▲ 图 45-7Q ~ V

　　后面观显示，于右侧髋部凹陷处仅移植脂肪 16 mL，同时联合临近区域吸脂，改善了患者右侧髋部的轮廓（图 45-7W、X）。

　　后面观和斜面观亦显示大腿内侧的改善程度（图 45-7Y ~ BB）。医师建议患者实施第 3 次手术以进一步改善，但因患者自觉可接受目前效果，故拒绝再次手术。

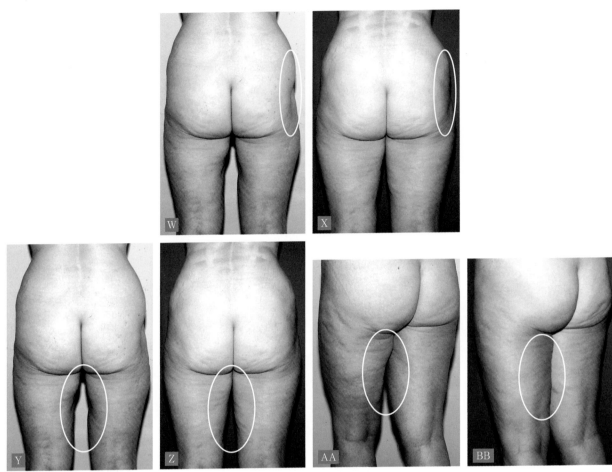

▲图 45-7W ~ BB

众多患者的医源性畸形较为轻微，仅需对凹凸不平实施少量脂肪移植使其平滑，而无须大容量脂肪移植。一名 35 岁女性患者于 3 年前实施大腿外侧脂肪抽吸，术后出现轻微不平整（图 45-8A）。

患者几乎无可用供区，只能获取极少量脂肪，于其右大腿外侧所示不平整区域仅注射了 30 mL 脂肪（图 45-8B、C）。

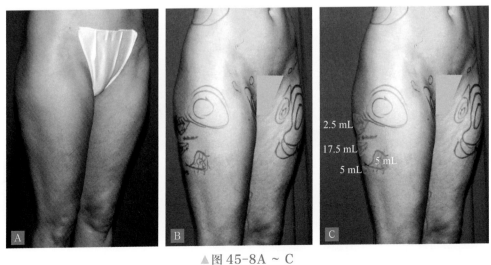

▲图 45-8A ~ C

实施了唯一一次手术后，患者于术后 2 年 3 个月回访。少量的结构性脂肪移植即获得明显改善和患者极高的满意度（图 45-8D ~ G）。

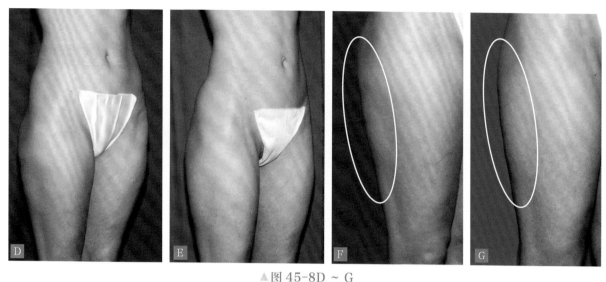

▲图 45-8D ~ G

## 并发症

患者在接受 1 次更大量的脂肪移植修复医源性脂肪抽吸术畸形后，发生了血清肿和血肿（图 45-9A、B）。

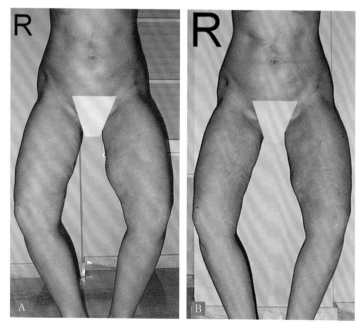

▲图 45-9A、B

患者大腿内侧存在明显粘连，只能采用广泛激进的锐性分离松解。术后患者出现大量血清样液体积聚，需手术引流治疗。供区感染、色素沉着和脂肪栓塞是其他非常少见的并发症（图 45-9C、D）。

### 最易出现的技术问题

最易出现的技术问题是在获取脂肪时造成新的畸形。为降低供区畸形的所有潜在风险，手术医师

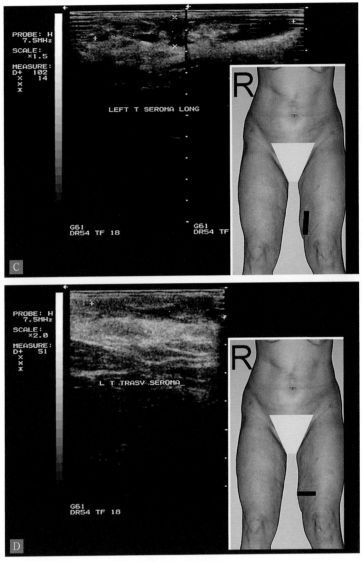

▲图 45-9C、D

应尽量减少单一部位的吸脂量。如仅从少数区域获取脂肪，则极易在较小区域内产生新的畸形。采用多个供区和增大供区面积有助于降低单个区域凹陷的潜在风险。同时也要注意勿过度矫正凹陷，否则会发生与凹陷畸形相反的膨出畸形。

## 讨论

所有患者均需正确看待手术效果。尽管我从未给任何患者实施超过3次手术来矫正医源性脂肪抽吸术后畸形，但是本人仍会敬告存在严重畸形的患者，可能需要多达4次手术才能达到可接受的效果。我告知患者：矫正主要缺陷的第1步是恢复体积，第2步是用"最后的润色"来平顺畸形区域。极少患者要求行第3次手术以使畸形区域更加平顺。通常1次手术即可矫正较小的不平整。

## 结论

单纯脂肪抽吸术后出现的医源性吸脂畸形中较少发生粘连。根据我的经验，超声吸脂、激光吸脂和吸脂后血清肿导致的畸形中易发生瘢痕粘连。由于创伤或注射导致的脂肪营养不良同样容易发生皮下粘连。首先在粘连区域内用钝针尽可能多的移植脂肪，以此判断粘连程度。通常钝针移植后就足以松解粘连。如仍存在粘连，可使用 V 形剥离子破坏瘢痕。松解瘢痕的操作通常动作幅度较大，只有如此操作，才可体现处理粘连的本质：即尽量松解粘连至满意的效果。

脂肪移植后，某些患者的肿胀持续 5 ～ 6 个月以上，1 年内皆可发生某些细微的变化。我在上次手术至少 6 个月后才会考虑再次实施手术。

## 推荐阅读

［1］ Chamosa M, Abascal J. Proportional liposuction. Ann Plast Surg 41:107, 1998.
［2］ Dillerud E, Haheim LH. Long-term results of blunt suction lipectomy assessed by a patient questionnaire survey. Plast Reconstr Surg 92:35, 1992.
［3］ Gargan TJ, Courtiss EH. The risks of lipectomy: their prevention and treatment. Clin Plast Surg 11:457, 1984.
［4］ Gasperoni C, Salgarello M, Emiliozzi P, et al. Subdermal liposuction. Aesthetic Plast Surg 14:137, 1990.
［5］ Guerrerosantos J. Autologous fat grafting for body contouring. Clin Plast Surg 24:619, 1996.
［6］ Illouz G. Body contouring by lipolysis: a 5-year experience with over 3000 cases. Plast Reconstr Surg 72:591, 1983.
［7］ Pitman GH, Teimourian B. Suction lipectomy: complications and results by survey. Plast Reconstr Surg 76:65, 1985.
［8］ Reed LS. Some thoughts on suction-assisted lipectomy. Plast Reconstr Surg 72:624, 1983.
［9］ Regnault P, Daniel RD. Secondary thigh-buttock deformities after classical techniques. Prevention and treatment. Clin Plast Surg 11:505, 1984.
［10］ Rohrich RJ, Beran SJ. Is liposuction safe? Plast Reconstr Surg 104:819, 1999.
［11］ Stampos M, Xepoulias P. Fat transplantation for soft tissue augmentation in the lower limbs. Aesthetic Plast Surg 25:256, 2001.
［12］ Stone A, Rispler J. Scars at cannula sites for liposuction. Plast Reconstr Surg 99:257, 1997.
［13］ Teimourian B. Complications associated with suction lipectomy. Clin Plast Surg 16:385, 1989.
［14］ Teimourian B, Adham MN. A national survey of complications associated with suction lipectomy: what we did then and what we do now. Plast Reconstr Surg 105:1881, 2000.
［15］ Vilain R. Prevention and treatment of waves after suction lipectomy. Ann Plast Surg 17:194, 1986.

# 第46章

## 臀部和躯干的美容性脂肪抽吸与脂肪移植

Constantino Mendieta　译者：李　丹　张　诚　韩雪峰　梁青松　李发成

如今，脂肪移植正迅速成为臀部轮廓重塑的基本方法，同时也成为小腿、胸肌、腹直肌、肱二头肌、三角肌和其他解剖部位的大体积肌肉轮廓加强的基本方法。由于脂肪在大容量填充、修复和再生医学中的潜力，脂肪已从最不被重视的身体组成部分之一转变为最有价值的组成部分之一。我钟情于通过脂肪移植的方法增大／塑形臀部。与臀部植入假体相比，脂肪移植具有用途更广、精确性更高、可实施选择性填充、恢复期短、并发症少等特点。我们有时面临的挑战是确认是否可获取充足的脂肪。

## 材料与方法

### 仪器与设备

15 年前，我首次实施了脂肪移植，那时我对臀部美学知之甚少，而且几乎没有供臀部脂肪移植的技术设备。那时的设备仪器非常简单，包括吸脂针和注脂针、过滤器、收集瓶和注射器，但必须寻找各种制造商和供应商以装配上述简单的设备，寻找合适的收集系统和仪器的过程极其乏味。如今，很容易找到所需设备，吸脂设备变得更加复杂（依靠许多不同的技术来辅助获取脂肪），如内部和外部超声、动力辅助系统、射频的应用、激光设备和其他模式。因此医师有很多选择来优化脂肪抽吸和移植过程。由于设备花费昂贵，因此每位医师必须抉择使用哪些设备可更有效地节约时间和改进效果，以证实该设备物有所值（框 46-1）。

---

#### 框 46-1　脂肪获取和制备方法总览

我获取脂肪的方法如下：
- 大口径针管获取脂肪：5 mm 钝针
- 每例患者均采用动力辅助吸脂
- Wells Johnson 封闭式脂肪回注系统

---

我目前采用以下技术设备。
- 动力辅助吸脂机（MicroAire）。
- 动力辅助自动注射 Wells Johnson 脂肪移植机。

### 动力辅助吸脂

我所有病例均采用动力辅助吸脂（power-assisted liposuction, PAL）机（MicroAire, Charlottesville，VA）。该设备安装电动往复吸脂针（4 000 ～ 6 000 次 / 分），使吸脂更简单，减少了医师的疲劳。该设备效果好，可加快吸脂进程。该设备的原理并非产生热量，因此不会发生烫伤，但如术者发生误操作，则可能会因摩擦而灼伤皮肤，由于损伤轻微，术后 2 ～ 3 天后才可观察到该摩擦伤（图 46-1）。

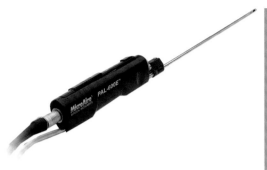

PAL 电动手具

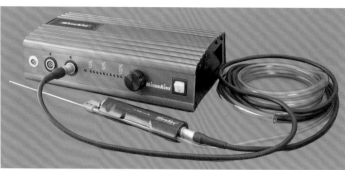

完整的 PAL 系统

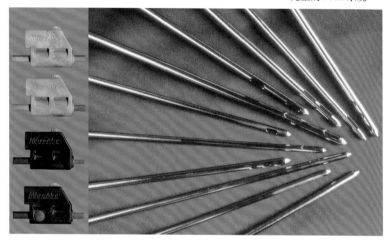

吸脂针配置范围

▲图 46-1

根据我使用 PAL 系统的经验，该设备确实会破坏约 10% 的获取脂肪，但考虑到获益远远大于10% 的损失，因此权衡利弊后我仍愿意使用该设备。

**Wells Johnson 封闭式自体脂肪注射系统**

我目前应用的脂肪采集、制备和回注系统包含一个 2 L 的容器 [Wells Johnson（Tucson，AZ）制造 ]。该系统包含非常大的 Lukens 收集装置以储存获取的脂肪（图 46-2）。

脂肪移植领域已获得重大的进展。进展之一便是通过封闭的泵系统，用吸脂针（5 mm 篮状钝针）吸脂后，再将吸脂针作为注脂针实现自动注射脂肪。该自动注射脂肪系统彻底改变了我的脂肪移植技术，该系统缩短了手术时间，避免了我应用开放系统中遇到的问题，如由于脂肪暴露在空气中而增加了获取脂肪污染的可能性的问题，以及损失小颗粒脂肪的问题（我既往应用过滤法制备脂肪，损失15% ～ 20% 的脂肪细胞）。因为该系统大大缩短了制备脂肪的时间，所以我将此封闭系统取代了我曾应用的注射 - 过滤手术流程。

再注射静置系统的缺点是无法去除脂肪抽吸物中的所有水分，因此与我既往应用的过滤法相比，移植的脂肪内易含有更多的水 / 液体成分（约20% 以上）。也就是说，因为移植脂肪中含有较多的水分，所以我的脂肪移植成活率会有假性降低。然而，我保留了既往过滤法损失的较小的脂肪细胞（约丢失

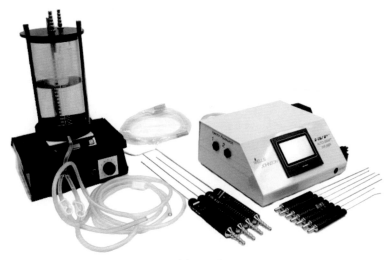

▲图 46-2

20% 的脂肪）。

## 术前准备

所有手术操作均于全麻下进行，地点为我所在的外科中心（仅 ASA1 和 ASA2 患者）。手术团队成员较少：麻醉医师、巡回护士、我的手术助手和我。

### 术前评估和实验室检查

进行常规术前医学评估和与年龄相应的实验室检查。嘱患者至少在治疗前 2～4 周停止服用所有影响血小板的药物和产品。肠道准备制剂不作为常规给药。患有类风湿性关节炎并正在服用英夫利昔单抗（Remicade）等免疫抑制药物的患者易发生感染，包括分枝杆菌感染[1]，因此应在术前至少 2 周停用上述药物，术后停用 1～2 个月。需告知患者此类药物会增加感染风险，并需获得风湿病专家的停药许可。

于手术当日早晨为患者拍照。需从三维的不同的角度拍摄：因为不同角度观察臀部的形态均不相同，所以术前保留各个角度的图像至关重要。医师也可通过术前照片与患者探讨治疗区域。拍照时嘱患者旋转 360°，每转 45° 拍摄 1 张照片，因此我可从不同角度获取从前到后的图像。采用 9 个照相体位，包括用以评估臀下皱襞三角区域的"跳水"体位（图 46-3）。

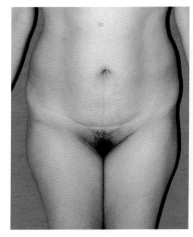
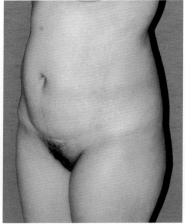
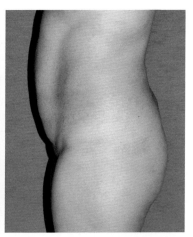

▲图 46-3

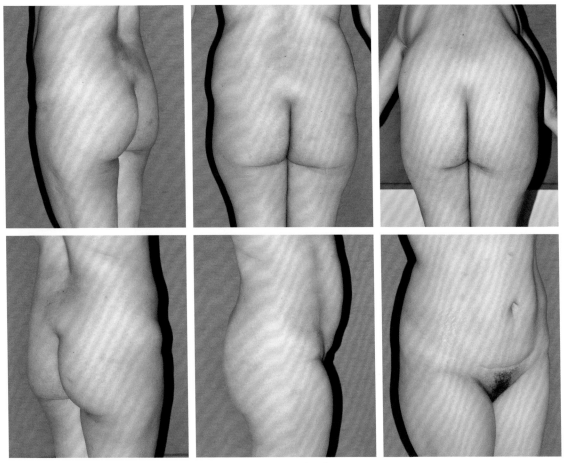

▲图 46-3（续）

**标记**

同样是在手术当日，在患者等候区，于患者站立位时标记划线。确定吸脂区域，通常包括区域 1 至区域 4，以及斜形区域[2]。区域 5 会受到不同文化的影响：有些患者希望增加该区域的脂肪，而另一些则要求去除该区域脂肪（图 46-4）。

虽然臀部背侧区域存在 11 个美学单位，但是有 6 个重要区域真正构建了臀部框架[①]和形态（区域 1 ～ 5 和区域 8），以下是我对上述问题的讨论。

告知患者由于我所在的州（佛罗里达州）单次脂肪抽吸总量不允许超过 4 L，因此可能并不是抽吸所有标记区域。标记上述区域的目的是作为需要更多脂肪时的备用供区。我重点关注和优先处理的区域是 1 ～ 4 区。如需更多的脂肪用于形态重塑，我会选择大腿外侧（5 区，如存在过量脂肪）、腹部、大腿内侧、膝内侧、胸外侧壁和臀部（特殊情况下）作为供区，直到获得足量的移植脂肪。应将获取的脂肪量控制在 4 L 内，供区抽吸程度适当（图 46-5）。

臀部有 3 个体表标志：①第 1 个是髂后上棘（骶骨旁凹陷区域），该点为臀肌起点高度，是我刻意突显的区域。②通过髂后上棘点，易确定和标记 V 形区（1 区）。此为骶前间隙区，由臀间皱襞的最高点以及髂后上棘凹陷构成。将上述点连接形成 V 形，即 1 区。吸除该区域脂肪，可明显增强臀部的美学轮廓（图 46-6A、B）。③确认臀外侧中部的任何凹陷（白色箭头，8 区）（图 46-6C、D）。

有时上述凹陷会一直延伸到大腿前侧。因此要注意标记凹陷向外侧的延伸范围，并标记所有小凹陷或凹凸不平。评估 3 区，并尝试预估脂肪去除量：很少、无或很多。将标记后臀部拍照，由于术中

① 原文为"frame"，直译为"框架"，是指"臀部整体轮廓形态"。——译者注

吸脂区 1 ~ 5

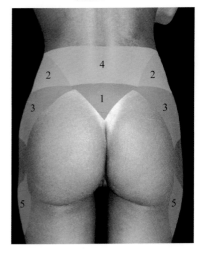

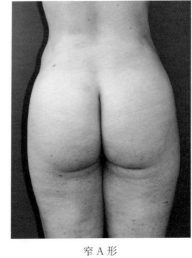

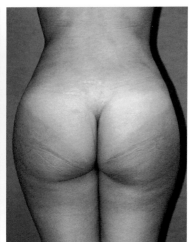

窄 A 形　　　　　　　　　宽 A 形

▲图 46-4　　　　　　　　　　　　▲图 46-5

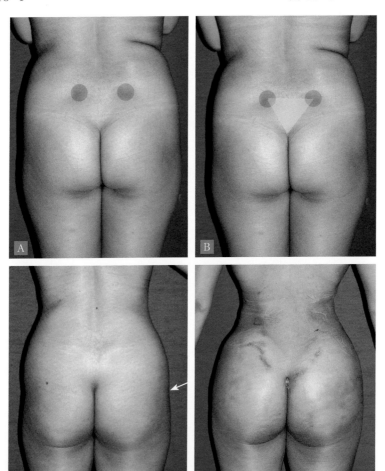

▲图 46-6A ~ D

常常会擦掉标记，因此标记后照片对于术中再次标记极有帮助（图 46-6E ～ H）。

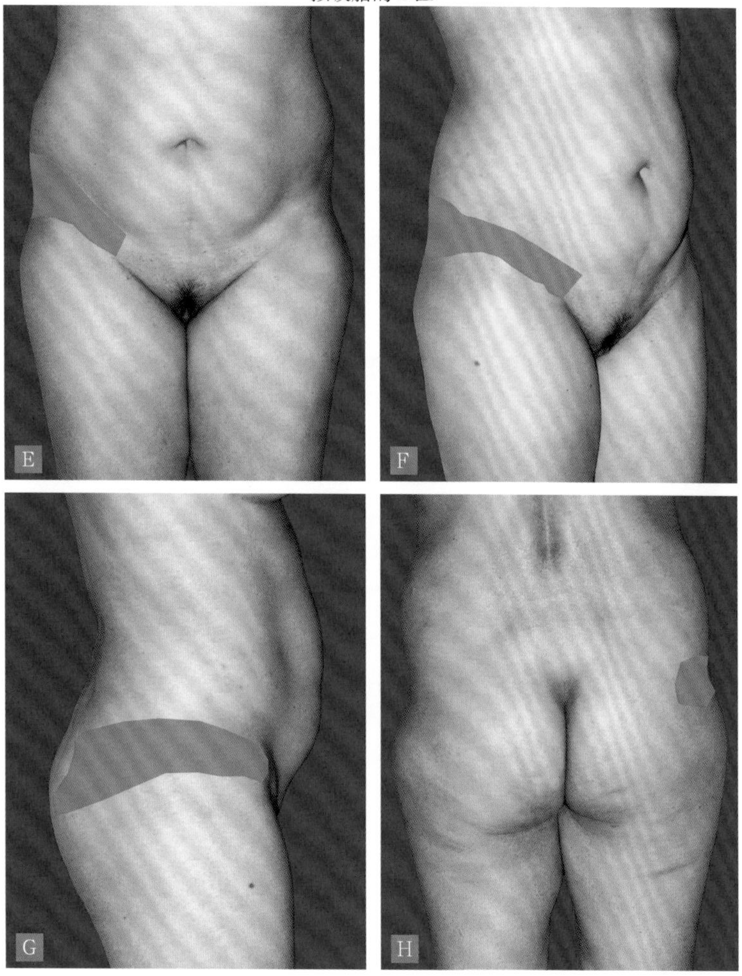

拟吸脂的 8 区

▲图 46-6E ～ H

**药物**

术前静脉输液 1 L。术前用药包括克林霉素（Cleocin）600 mg 静滴。如患者出现术后恶心的风险很高，可于术前舌下含服昂丹司琼 [Zofran 口腔崩解片（orally disintegrating tablet，ODT）] 8 mg。手术即将结束时静脉注射地塞米松（Decadron）10 mg，以减少术后肿胀，并有利于减少恶心和呕吐的发生。如果患者有反流病史，特别是患者术中俯卧位时，可静脉注射甲氧氯普胺（Reglan）10 mg 和雷尼替丁（Zantac）50 mg。

**手术室准备与患者初始体位**

低于膝部的 TED 软管和气动长裤安放完毕后，患者取站立位，用室温氯己定或必妥碘液消毒。

**患者在手术台上的体位**

患者现准备仰卧于手术台上：患者手臂保持在头部以上，1 位助手将所有管子挡离上手术台的通道，其他助手抓住患者的腿并扶着患者上背部帮助其躺下。嘱患者缓缓躺下，并将臀部置于臀板上。充气管道放入长裤内。

此时取出气动长裤的压缩管并与充气管道连接。该过程需要 2 位助手：1 位助手保持无菌，另 1 位助手连接管道。

衬垫好所有体部压力点。然后铺巾，开始诱导麻醉。

麻醉诱导后，助手准备导尿和铺巾，并佩戴新的无菌手套插入导尿管。患者将留置尿管回家，避免频繁起床排尿的不便。留置导尿对患者来说极为方便，同时导尿也有助于监测体液状态。第 2 天患者来诊时拔除尿管。再次消毒术区并检查相关术前准备，然后开始注射肿胀液。

### 技术指南

**肿胀液**

我使用的肿胀液成分如下（框 46-2）。

| 框 46-2　肿胀麻醉时相关参考值 |
| --- |
| ● 通常注射肿胀液 4 ~ 5L<br>● 术中静脉输液 4 ~ 5L<br>● 5 ~ 6L 脂肪抽吸物（液体和脂肪）可获得 2 ~ 3L 上层脂肪 |

- 乳酸林格溶液 1 L。
- 1% 利多卡因 25 mL。
- 1：10 万肾上腺素（体前部使用 1 支，但在背部和腰部致密区增加至 2 支）。

**脂肪获取**

获取脂肪的供区取决于术前预估的该部位可获取的脂肪量，以及进行轮廓塑造、形态重塑和体积增大所需要的脂肪量（图 46-7）。

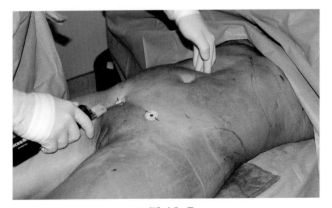

▲图 46-7

**分区吸脂**

因为手术的目的为重塑臀部的轮廓和形态，所以将去除可改善整个臀部形态的区域的脂肪。无论是使用脂肪还是假体隆臀，我几乎都会对每例患者的 1 ~ 4 区实施脂肪抽吸，而较少抽吸 5 区。如前所述，5 区存在文化差异，某些患者强烈要求保留该区域的轮廓，而其他患者则要求重塑该区域（图 46-8）。

臀外侧中部（8 区）是特别有趣的区域，8 区是 6 个需要脂肪移植的区域中唯一用来过渡臀部轮廓的区域。由于该区域没有肌肉，因此脂肪会移植到血管较少的皮下组织，需要更仔细和精确的移植技术。

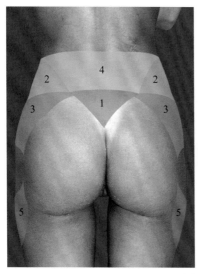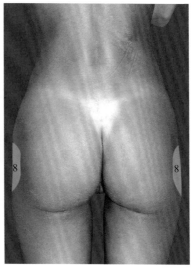

▲图 46-8

其他需塑形区域的雕塑取决于可获取的脂肪量。对于超重或严重超重的患者，由于本州规定单次脂肪抽吸不允许超过 4 L，而我的手术目的是塑造腰部轮廓和臀部框架，所以可能在抽吸如腹部或背部的其他部位时受到限制。我会在术前将限制因素告知患者。

但如果患者是小到中等的臀部框架，我会首先塑造腹部轮廓，然后是腰部和臀部框架，再到其他部位：胸外侧壁、上背部、大腿内侧、膝内侧，可能还包含臀部。

根据脂肪特点选择吸脂技术

我会根据患者的脂肪特点和可获取的脂肪选择不同的吸脂技术。我通常于手术初期使用 5 mm 吸脂针抽吸深层。初期的脂肪抽吸为我评估预抽取脂肪的特点提供依据，并解答如下几个问题：脂肪是坚实的还是松软的？脂肪抽吸得快还是慢？是不是很难抽吸，还是像抹黄油一样轻松？皮肤表面容易产生凹凸不平吗？皮肤是厚还是薄，致密还是疏松？深层很容易与浅层区分开吗，还是几乎都融合在一起？

根据评估结果，我调整操作方法和技术。如果患者的脂肪极其致密，我将在该极其致密的区域预制隧道（使用动力辅助吸脂针）以软化脂肪（此类特点的区域通常位于上、下腹部和腹白线／中线处）。此为 Simeon Wall, Jr. 的技术，称为"SAFE"吸脂术（分离，抽吸，均衡）。

吸脂术中患者采用仰卧位、侧卧位和俯卧位。每个体位都有特定的目的和技术目标，当我学会塑造体部和臀部的轮廓后，就更加明晰这些目的的具体内容了。

仰卧位时抽吸如下区域。

● 腹部。

● 覆盖腹外斜肌／腹内斜肌区域。

● 部分后三角区域。

● 侧胸壁。

● 大腿内侧（如需要）。

腹部轮廓雕塑仅为预先设定的获取脂肪的途径，并不影响臀部形态。但当仰卧位吸脂时，应特别注意勿误操作而破坏臀部的框架轮廓。

当患者仰卧位时，术者应避免在髂嵴下方抽吸脂肪（照片中用 X 标记）。髂嵴下区域对应于臀部轮廓的 A 点（图 46-9）。

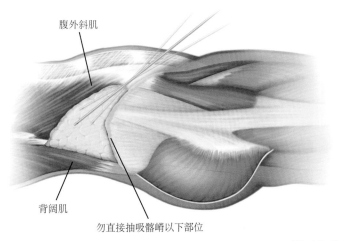

腹外斜肌

背阔肌

勿直接抽吸髂嵴以下部位

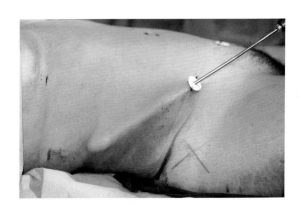

▲图46-9

如不遵循此小技巧，可能发生上臀部的过度抽吸，形成非流畅过渡的台阶（图46-10）。髂嵴下区和3区（白色箭头）应在患者侧卧位时直视下抽吸（图46-11）。

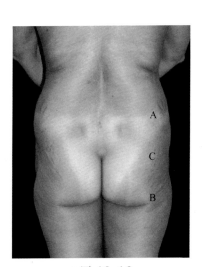

A

C

B

▲图46-10

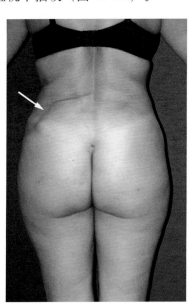

▲图46-11

**轮廓塑造**

侧卧位

将患者转到侧卧位，开始塑造臀部框架和区域。雕塑如下区域。

- 美学单位2：侧后三角；腰围。
- 轮廓A点：臀部上外侧。
- 3区。
- 轮廓B点：大腿外侧，必要时。
- 胸壁侧后部和背部。

美学单位2的轮廓塑形

通过塑造更细的腰部构建臀部框架。需抽吸下背部和骶部脂肪以塑造更细的腰围，但抽吸时应注意最重要的区域是侧后三角，即美学单位2。自上述区域开始塑造美学臀部轮廓，患者侧卧位是实施手术的最佳体位（图 46-12）。

侧后三角的下界是髂后上棘，上界为第 12 肋，内侧界为腰肌，外侧界是腹内斜肌（图 46-13 左）。

该三角形区域存在一个非常明显的脂肪垫。该脂肪垫移动度大，当患者处于不同体位时其向周围移动，因而会产生脂肪已经被完全吸除的错觉，而实际上仅为移位而已。

为有效、充分地雕塑该脂肪垫区域，术者不仅须在患者侧卧位时，还应在俯卧位时抽吸该区域。我既往曾尝试在患者仰卧位和俯卧位时塑造腰线，但从未获得期望中的精致轮廓。虽然患者在手术台上的时候腰线形态很好，但术后 3 ~ 6 个月的结果显示仍存在改进的空间（图 46-14A）。

直到我学会如何在侧卧位时有效抽吸侧后三角，我才开始观察到巨大的变化。此区域需要通过三维立体的方法进行抽吸。首先在患者仰卧位时抽吸，然后转到侧卧位继续抽吸。然而仅于此 2 个体位无法达到我预期的效果，因此需在俯卧位时继续抽吸后三角形区域（图 46-14B ~ D）。

臀外上部（A 点）和 3 区塑形

A 点与美学单位 3 紧密相关但又各不相同。框架 A 点对应于腋中线上的点，位于腋前线和腋后线之间。美学单位 3 在臀中肌上方，因此位于腋后线外侧和臀大肌内侧。这 2 个区域的轮廓塑造方法完全不同（图 46-15A、B）。

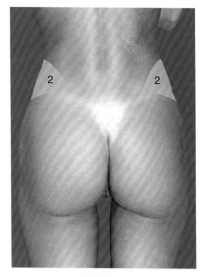

▲图 46-12

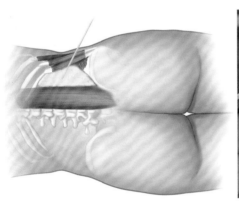
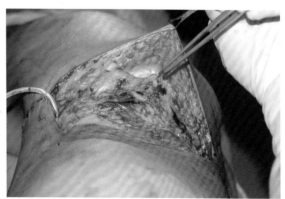

▲图 46-13

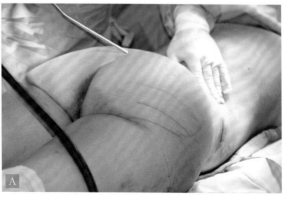

▲图 46-14A

647

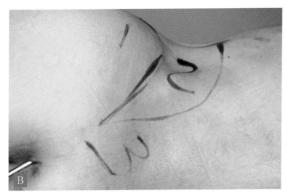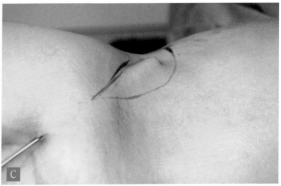

后方入路

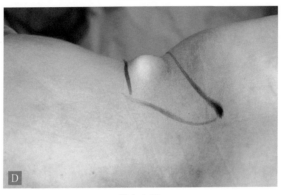

前方入路

▲图 46-14B ~ D

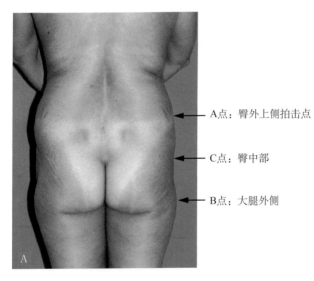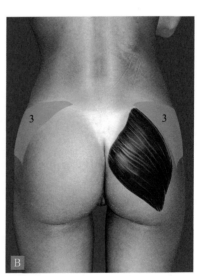

A点：臀外上侧拍击点

C点：臀中部

B点：大腿外侧

▲图 46-15A、B

　　应在所有体位下（仰卧位、侧卧位和俯卧位）塑形后三角（美学单位 2）才可获得好的效果。应在侧卧位和俯卧位时直视下塑形 3 区（图 46-15C ~ E）。

　　3 区的塑形对我来说仍是巨大的挑战。如该区域抽吸过度，则无疑会造成台阶畸形（黑色箭头）；相反，如抽吸不足则会使臀部呈过于方形外观（白色箭头）。该区域的轮廓塑造目标为臀部与上方髂嵴的平滑过渡。我已掌握通过使用术前照片预估抽吸的脂肪量。通常情况是在手术台上时可观察到很好的效果，然而数月后则发现该区域明显抽吸不足或抽吸过度。该区域为易发生并发症的区域，学习过程艰难，我也仍在学习中（图 46-15F、G）。

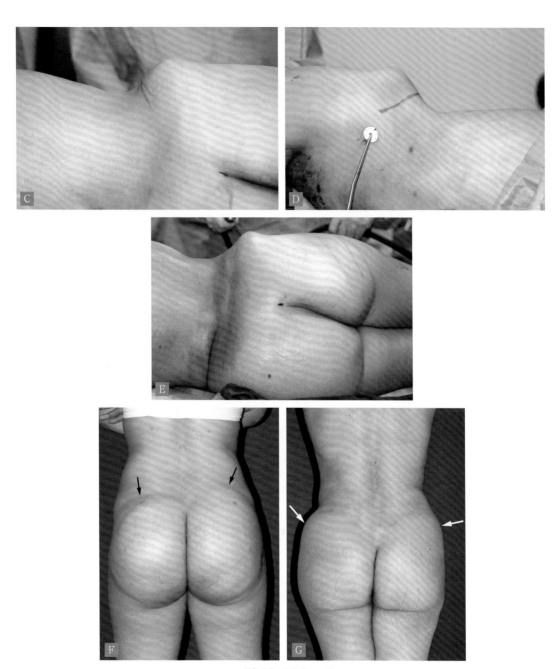

▲图 46-15C ~ G

俯卧位

俯卧位将有助于以下区域的轮廓塑形（图 46-16）。

- V 区：美学单位 1。
- 侧后三角的剩余脂肪：美学单位 2。
- 臀上部的剩余脂肪：外框架 A 点。
- 美学单位 3。
- 下骶部 / 下背部：美学单位 4。
- 如存在，臀下皱襞内侧的过多脂肪：美学单位 7。

1 区塑形

当患者俯卧位时，经臀间沟上方的切口塑形 V 区。由于该区域需

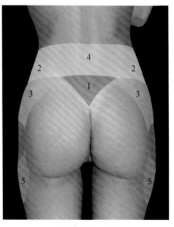

▲图 46-16

交叉抽吸，因此需在侧腰的某个部位选择第2切口，通常位于髂后上棘（不是髂前上棘）（图46-17A、B）。

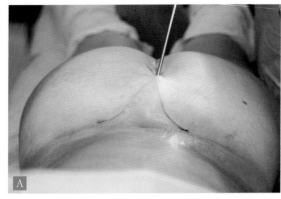
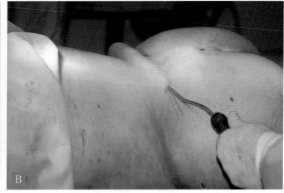

▲图46-17A、B

患者处于俯卧位时，进一步塑形侧后三角，此体位更易观察到患者最终的身体轮廓。当患者处于侧卧位时，可能无法观察到某些患者存在于臀外上区（3区）的多余脂肪，而俯卧位则可观察到。只要观察到该多余脂肪，即应予以吸除。也应吸除偶尔存在于臀下皱襞处的多余脂肪（图46-17C）。

虽然增大体积会增加臀部突出度，但是吸脂塑形会塑造美学的臀部框架。单纯增加体积只会使臀部变大（图46-17D、E）。

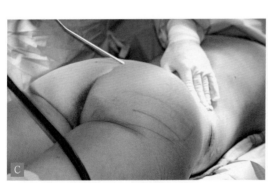
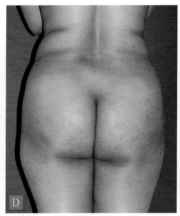
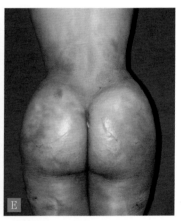

▲图46-17C～E

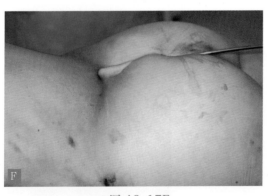

▲图46-17F

与大多数整形医师的常规吸脂不同，为塑形臀部轮廓，需更充分地抽吸脂肪，特别是在V区（骶骨）和侧后三角（图46-17F）。

### 手术技术

#### 目的

臀部脂肪注射需完成2个目的：塑造臀部肌肉的形状和轮廓，增加臀部体积。脂肪雕塑是通过创造清晰而美观的框架来塑形臀部框架，同时也要对臀肌塑形。

### 脂肪移植的入口

在大多数脂肪移植中，我采用5个标准切口：臀间沟、双侧髂后上棘上部凹陷区和双侧臀下皱襞。尽量将臀下皱襞的切口设计在褶皱里，如无褶皱，则将切口设计于可最方便地填充所有区域的位置，通常位于同侧股二头肌外侧与臀大肌的交界处。如通过上述切口仍不能有效填充某些区域，则需增加切口（图 46-18A、B）。

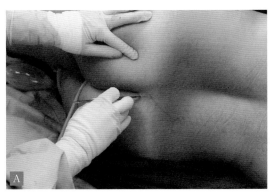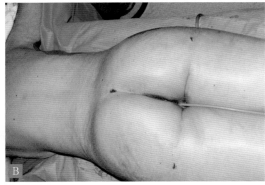

▲图 46-18A、B

增加哪些切口取决于患者的解剖结构、畸形的严重程度、手术难易程度，以及需要重塑的程度。

很多情况下，需要填充位于股二头肌和股外侧肌之间的三角形空间。在此类病例中，我会设计双侧大腿外侧切口，该切口用途非常广泛：通过此切口可抽吸"马裤腿"、上方的 A 点（臀部外上），并可将脂肪移植于臀下皱襞和框架 C 点。还可通过此用切口加宽臀肌基底，并在肌肉和臀部框架之间的过渡区内行吸脂或脂肪移植。该切口并非必须切口，但当我需要在上述区域内手术，同时臀下皱襞切口存在某些限制因素（太靠内侧，患者的解剖结构等）时，则会采用双侧大腿外侧切口（图 46-18C、D）。

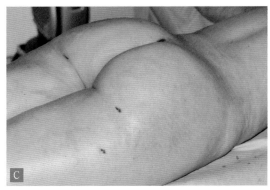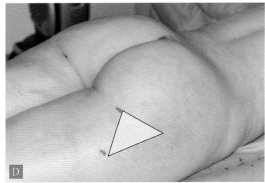

▲图 46-18C、D

在许多情况下，我无法通过臀间沟切口抽吸腰线，对于此类病例可在髂后上棘处增加吸脂切口。该切口有时用来辅助进行 C 点上部和（或）臀部外上过渡区的脂肪移植。某些情况下，我也用文身的侧面边界作为入口，原因是瘢痕完全隐藏于文身中，很难被发现(图 46-18E)。

**脂肪移植的层次**

关于臀部脂肪移植最常见的 2 个问题如下。

（1）脂肪移植的确切层次是什么：脂肪，肌肉，还是两者都注射？

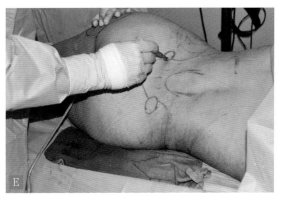

▲图 46-18E

（2）在注射过程中如何避免损伤坐骨神经？

我原则上倾向于尽量将脂肪移植于肌肉内。然而某些情况限制了肌内的注射量，在以下 3 类患者中，我不得不在皮下脂肪层移植更多的脂肪。

第 1 类患者是仅可获取有限脂肪的患者。由于本手术的主要目标是塑造外形和轮廓，脂肪移植越浅则对皮肤表面的影响越直接，外形轮廓的突出度也就越明显。换言之，10 mL 脂肪移植于浅层组织（肌筋膜以浅层次）比移植于肌肉层隆起更明显。因此，如果我认为供移植的脂肪量较少，那么就会刻意将脂肪注射到浅层肌肉和皮下层，其中 60% ~ 70% 的脂肪量注射于皮下层，30% ~ 40% 注射于肌层。一旦获得所需的形状，即将脂肪移植于更深的肌肉层中。然而，如果供移植的脂肪量充足，在轮廓重塑后即可将脂肪移植于肌肉中，提高肌肉中移植脂肪的占比，即 60% ~ 70% 注射到肌肉，30% ~ 40% 注射到皮下层（图 46-19）。

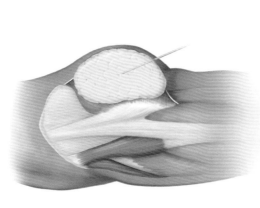
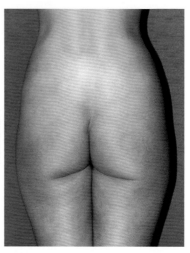

▲图 46-19

第 2 类患者是臀部表面扁平的患者，我会将脂肪更多地移植于更浅的层次。某些患者的肌肉可能为圆形，但皮下层容量缺失导致臀部凹陷或扁平（白色箭头）。对于此类患者，使臀部变圆的唯一方法就是增加皮下组织层的容量以弥补缺陷（图 46-20）。

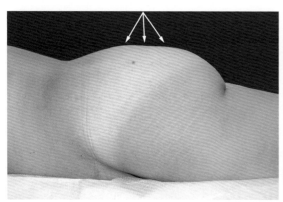
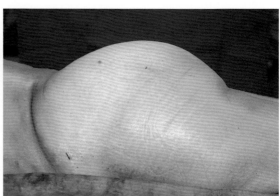

▲图 46-20

增加肌肉体积并不会影响扁平区的形态，因为问题不在肌肉而在皮下组织。解决办法为将脂肪移植到皮下层。

第 3 类患者是臀部表面不平整的患者。脂肪移植是改善有缺陷或凹凸不平区域的唯一方法。增加肌肉的体积只会增大臀部而不会改善凹凸不平的问题（图 46-21）。

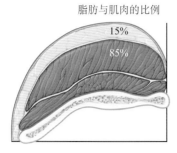

脂肪与肌肉的比例

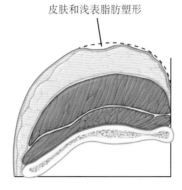

皮肤和浅表脂肪塑形

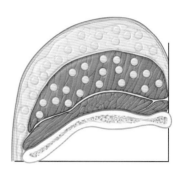

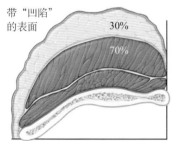

带"凹陷"
的表面

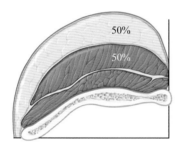

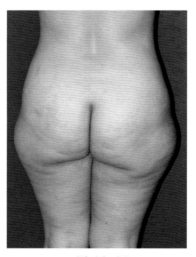

▲图 46-21

**移植过程中避免损伤坐骨神经**

坐骨神经位于坐骨结节外侧沟中，受到周边组织的良好保护，层次比我们想象的要深。坐骨神经位于股后肌群深方，该肌肉进一步保护了神经。为避免损伤神经，脂肪移植的隧道路径应平行于手术台，如此操作的目的是将脂肪注射于肌肉的中间层或者更浅的层次。注脂针保持平行注射就不会刺到坐骨结节外侧沟附近（图 46-22）。

虽然入口位于褶皱处，但神经远低于入口（图 46-23）。

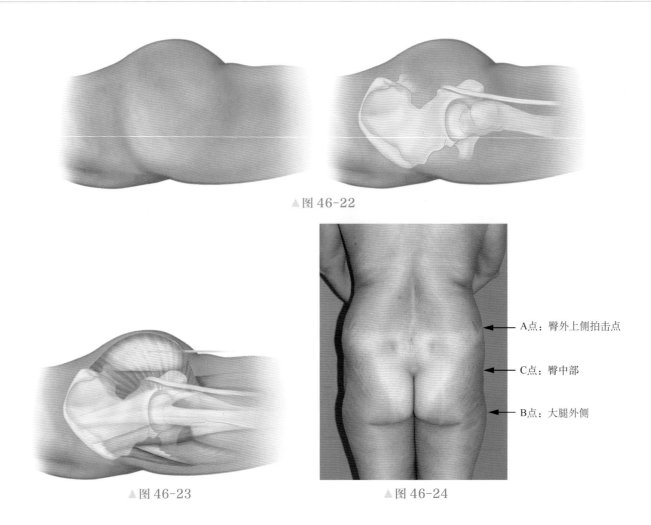

▲图 46-22

▲图 46-23

▲图 46-24

A点：臀外上侧拍击点

C点：臀中部

B点：大腿外侧

**精准注射脂肪**

通常通过重复的往复运动完成脂肪移植，通过多个隧道将脂肪注射到多个层次（参见第 1 章）。在振动的 5 mm 篮状钝针持续运动的同时，以线性方式缓慢注射脂肪（勿停滞注射以免形成脂肪团块）。

**脂肪移植顺序**

按以下顺序实施抽吸和移植的区域：抽吸位于腰部的 A 点（臀部外上侧区域）；B 点（大腿外侧区域）实施抽吸、注射或不做任何操作；如果需要可向 C 点移植脂肪。可参考该简单的方法记住上述治疗顺序：首先考虑腰线形态，然后对框架 ABC 点实施治疗（图 46-24）。

该治疗顺序为从外到内，即自框架开始，之后是过渡区域，然后是肌肉。从外侧到内侧的顺序如下。

（1）抽吸和处理脂肪。

（2）重塑框架：抽吸 A 点，可能抽吸或注射 B 点，并评估 C 点是否需要行脂肪移植。

（3）完成框架塑形后，即可改善臀部过渡区，特别是外下侧臀 – 大腿交界处和臀大肌 – 臀中肌过渡区。

（4）接下来，术者调整脂肪分布，重塑肌肉和调整臀部高度，使之与髂后上棘相匹配。

（5）只有在所有这些改变完成后，才会出现隆臀的效果。

**仰卧位和侧卧位**

臀部脂肪移植的首要目标是改善框架。虽然几乎所有的脂肪注射都是在患者俯卧位进行，但是有些脂肪移植需要在仰卧位和侧卧位进行。

臀外侧中部凹陷有时会一直延伸到（甚至半环绕）大腿前外侧（图 46-25）。

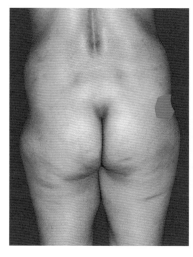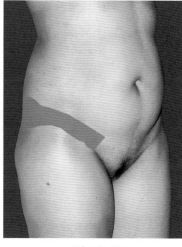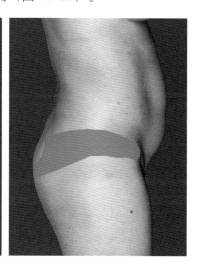

▲图 46-25

臀外侧中部凹陷的前部位于髂前上棘的股直肌附着点。患者站立时凹陷常不明显，我经常会注意到当患者在手术台上处于仰卧位时，该凹陷最为明显。患者取仰卧位，用 10 mL 注射器注射该凹陷。将脂肪通过多个隧道分层移植于中、深层，然后再移植于更浅层，直到填平凹陷（图 46-26A ~ C）。

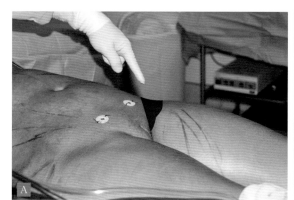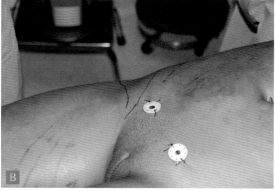

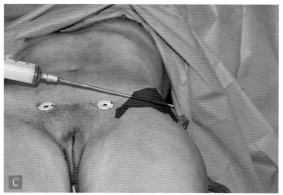

▲图 46-26A ~ C

该凹陷的外侧与臀部框架 C 点相对应。因此当患者侧卧位时，可继续通过脂肪移植行臀部框架塑形（图 46-26D、E）。

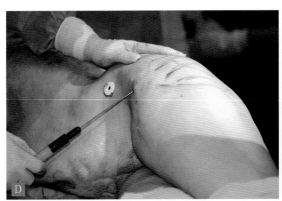
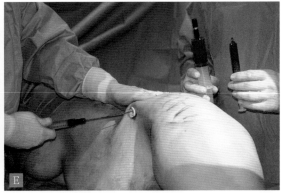

▲图 46-26D、E

**通过 C 点脂肪移植改善臀部框架形态**

臀部塑形过程中的趣味在于，自每个新的体位角度都可观察到单一体位观察不到的问题。因此需在仰卧位、俯卧位、斜卧位和侧卧位时评估每个区域。虽然患者在侧卧位时，似乎已经完成了臀部框架修饰，但当患者在俯卧位时，术者可能会惊讶地发现缺陷仍然存在，需增加脂肪移植剂量（图46-27）。

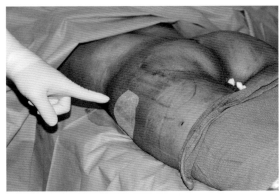
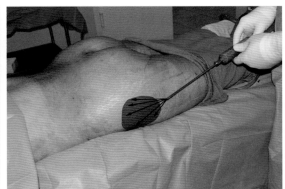

▲图 46-27

**通过在 B 点移植脂肪增宽臀部框架 A 点**

在患者俯卧位时进一步塑形臀部框架。如患者希望获得更宽的臀部框架 A 点，则可在填充 B 点这一阶段中增宽 A 点。框架重塑应为三维重塑，须在各个体位（仰卧位、斜卧位、侧卧位和俯卧位）下进行，否则无法达到框架重塑部分的最佳效果（图 46-28）。

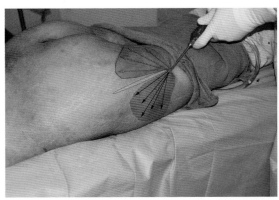
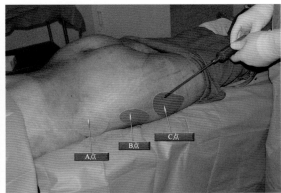

▲图 46-28

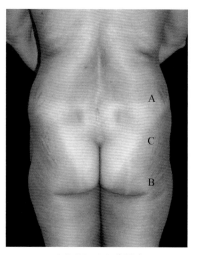

▲图 46-28（续）

过渡区域的改善和容量分布

应关注所有 4 个过渡区（如右臀所示）。有些操作是在患者侧卧位时进行，而有些在俯卧位。在增加过渡区体积的同时，术者附带填充所有臀部 4 个象限（1 ～ 4 象限）（图 46-29）。

通过在臀下外侧和大腿衔接处（a 区）填充脂肪，术者可同时扩大臀肌基底并改变其形状。因此通过对过渡区的操作，术者可解决另外 2 个问题：肌肉形状和体积分布。在整个手术过程中，术者关注的重点为改善臀部轮廓，而非增加体积，臀部的体积增大仅为改善轮廓时的附加作用。

患者侧卧位时，术者开始在肌肉过渡区移植脂肪。尤应注意将脂肪移植到臀肌下外侧与大腿的交界区，即股二头肌和股外侧肌（三角区）之间的连接区。通过臀下褶皱切口，在许多情况下也通过大腿外侧切口（图 46-29 中 b 区）进行脂肪移植。脂肪移植方法为从上方或下方交叉移植（图 46-30）。

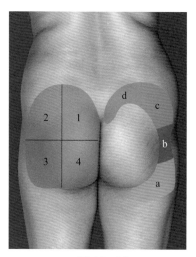

▲图 46-29

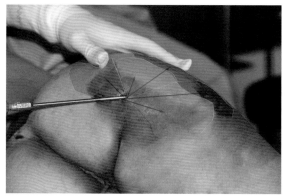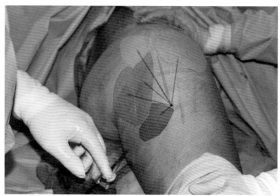

▲图 46-30

臀下部与大腿的连接区的脂肪移植尤为重要，填充该区域要做到以下几点。

● 从增宽臀肌基底开始，将其变为更宽、更美观的形状。勿与臀部框架 B 点（位于腋中线，比填充区域更加靠外侧）混淆，B 点对应"马裤腿"。

● 填充位于股二头肌和股外侧肌之间的三角形空间以增加体积，有助于支撑臀下区，提升臀部。

● 使臀肌和大腿之间的过渡更加柔顺。

填充下一个过渡区：臀外侧中部 – 框架的交界区。通过臀下褶皱切口自下向上、臀间沟切口自内侧向外侧向此处移植脂肪。采用扇形、交叉技术填充脂肪（图 46-31A、B）。

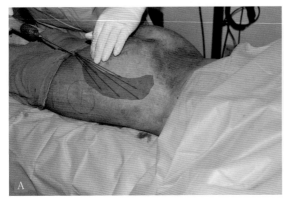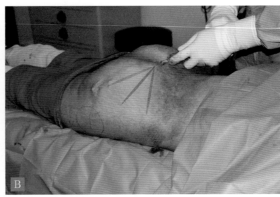

▲图 46-31A、B

将脂肪移植到臀大肌和臀中肌之间的交界区，进一步改善过渡区。通常可通过触诊评估此处组织缺失量（图 46-31C、D）。

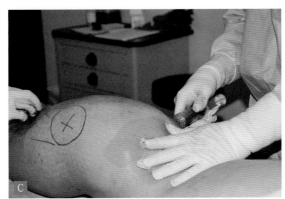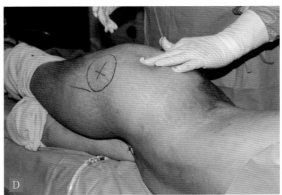

▲图 46-31C、D

接下来，经臀间沟切口和臀下皱襞切口来处理臀内侧过渡区（图 46-31E、F）。

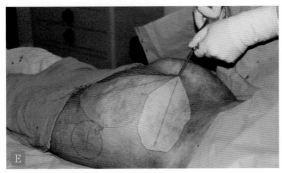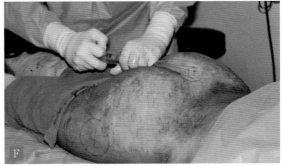

▲图 46-31E、F

肌肉高度

臀肌高度应达到髂后上棘。在完成臀部轮廓、过渡区和肌肉体积分布的治疗后，我将努力把肌肉高度提升到髂后上棘。

通过从臀下皱襞切口和臀间沟切口应用交叉扇形移植技术进行脂肪移植，以提高肌肉高度。持续增加体积直至肌肉达到预期高度（髂后上棘）[3]（图 46-32A、B）。

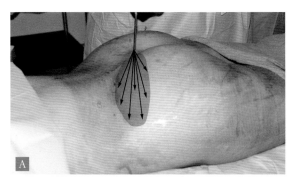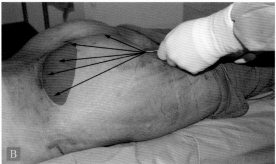

▲图 46-32A、B

当达到预期的肌肉高度后，我会向后退一步，自远处重新评估整个臀部的形状和体积。如必须调整臀部某一象限的体积，则于此时重新调整（图 46-32C、D）。

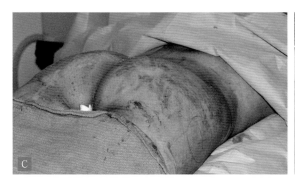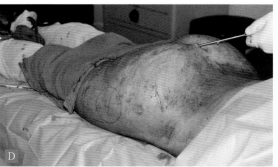

▲图 46-32C、D

增加臀部体积

当获得最佳的臀部框架形态、肌肉形态、过渡区、体积分布和整体形态后，即可增加臀部体积。如上文所述，大部分脂肪量用于形态和轮廓重塑，只有极少的脂肪量用于增加臀部体积（图 46-33）。

重塑轮廓的操作确实增加了一些体积,但目前的"增加臀部体积"的操作才是真正的增加体积。体积增大塑造了更加美观的臀部（图 46-34）。

有时存在于臀外侧中部的凹陷也需要脂肪填充治疗。通常患者臀中肌外侧区域平坦，该区域的组织粘连严重、紧密、难以扩张。某些患者该区域需要再次脂肪

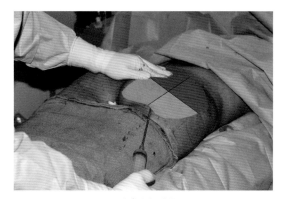

▲图 46-33

移植，某些患者的该区域将永远保持扁平。在侧卧位时进行脂肪移植有助于扩张该区域。当患者转至俯卧位时，术者会尝试通过在深面利用吸脂针或 Toledo 叉预制隧道来松解位于筋膜真皮层的致密粘连。我有时会采用 18 G 锐针尽量松解该区域的粘连，但结果是矫正过度，并且很难修复（参见并发症部分）。因此松解上述区域要保守，此点至关重要，如需更充分的松解或更多的脂肪移植才可获得好的效果，则待二期处理。

引流

我不使用引流，而是开放腹股沟和臀间沟切口作为引流口，同时在下背部／骶部放置压力垫。该技术的血清肿发生率小于 5%。

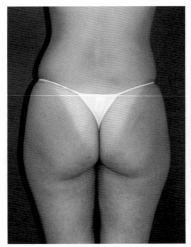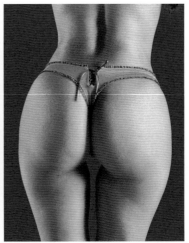

▲ 图 46-34

## 术后护理

### 塑身衣和压力垫

常规穿塑身衣 4 ~ 6 周。除了在骶骨部位放置一个三角形的压力垫，我不使用任何特殊的压力垫。

### 恢复室

患者保持仰卧位直到完全苏醒并能够自主呼吸后，可将患者置于俯卧位。恢复室中的监测重点是保持体温和监测体液情况。由于早期恢复阶段时液体持续渗出，因此有必要积极监控体液状态。

### 术后指导

压力会损伤移植的脂肪，因此必须指导患者避免臀部受压至少 8 周（此数字为我的主观数字，可重新调整）。因此，患者可将枕头放在股后肌群下（不接触臀部）来调节坐姿。枕头使臀部悬空，避免对新移植组织产生压力。采用此技术，患者术后 10 天可以重返工作、开车和看电影，但术后 8 周内坐位时如前衬垫枕头。

患者的另一个选择是购买一把折叠椅，该椅子既可作为手杖又能作为椅子。椅子价格低廉。在该椅子上坐着时，臀部实际上悬于椅子的后面，所以局部无受压。然而，如果脂肪移植于臀下皱襞处，则我更倾向于使用枕头（图 46-35）。

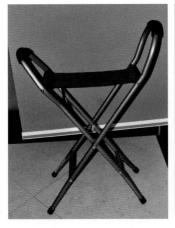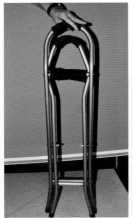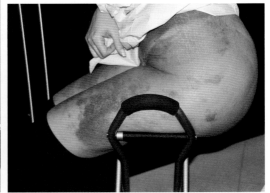

▲ 图 46-35

在运送患者回家或术后随访时，患者应采用俯卧位或侧卧位。患者应演练上述体位，并于术后前3 天保持上述体位。

嘱患者穿戴塑身衣 4 ～ 6 周。通常推荐从术后第 1 周开始进行吸脂区的击碎脂肪团的（Endermologie）脂肪按摩治疗。建议患者 3 个月内不要购买适合自己新轮廓的衣服，最终效果将于术后 6 个月左右稳定。

## 结果

一名 22 岁女性身高 5 英尺 1 英寸（约 155 cm）、体重 62 kg（136 lb），由于患者轻度超重且健康状态良好，因此是脂肪移植的理想患者。于患者腹部、腹内斜肌和腹外斜肌区、后三角区和骶部（V区）行脂肪抽吸术，每侧臀部移植纯化脂肪 550 mL。术后 8 个月效果如图 46-36 所示。

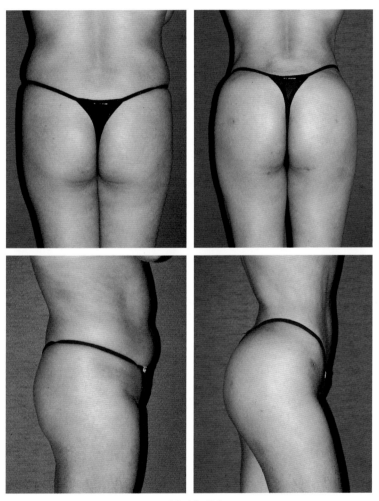

▲图 46-36

一名 27 岁女性身高 5 英尺 3 英寸（约 160 cm）、体重 58 kg（128 lb），实施了腹部、侧腹部、背部、臀上部和大腿内外侧脂肪抽吸术，每侧臀部移植脂肪 750 mL。术后 11 个月效果如图 46-37所示。

一例 31 岁患者身高 5 英尺 5 英寸（约 165 cm），体重 64 kg（140 lb）。于患者的腰部、腹部和臀上部进行脂肪抽吸术，每侧臀部、C 点和大腿外侧移植脂肪 900 mL。术后 11 个月效果如图 46-38所示。

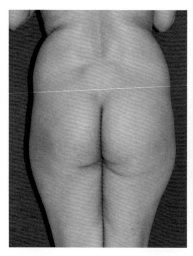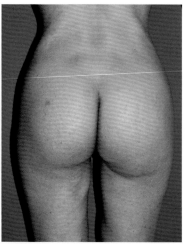

▲图 46-37

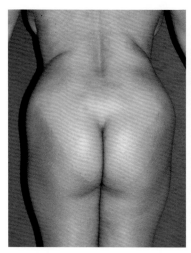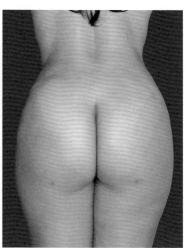

▲图 46-38

## 并发症

并发症罕见且与吸脂术类似，包括皮肤表面不平整、色素沉着和增生性瘢痕[4]。患者卧床休息时，如挤压肘部可引起尺神经病变。因为术后患者处于俯卧位，所以会压迫尺神经。应在肘部下方放置枕头，如患者想改变"沙滩"姿势（俯卧位、弯肘、臂展90°），可将臂部置于身体两侧。大多数神经病变会随着时间的推移而痊愈，如已发生神经损伤，则采用加巴喷丁（神经氨酸钠）、维生素 $B_{12}$ 和 $B_6$ 治疗。我提醒患者把枕头放在肘部下面，或者将臂部置于身体两侧。我治疗的患者中无坐骨神经麻痹发生。

虽然我的患者未出现任何臀部血肿，但据我所知，其他医师实施的 1 位臀部脂肪移植患者在术后 3 个月复查时发现血肿。通过抽吸积血解决了该问题，无复发（图 46-39）。

油囊极为罕见。其他可能的并发症包括脂肪坏死、脂肪栓塞、深静脉血栓形成、血容量过低和贫血（图 46-40）。

### 坏死

可能发生脂肪液化坏死。三酰甘油囊肿非常罕见，呈乳白色，外观与脓液类似。图 46-41 中患者在病情痊愈前实施了 3 次抽吸治疗。极少发生硬化性脂肪坏死（少于 1% 的病例）。我有 4 例患者发

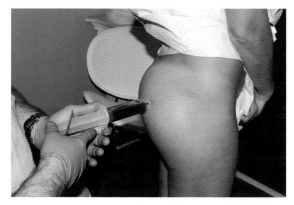

▲ 图 46-39

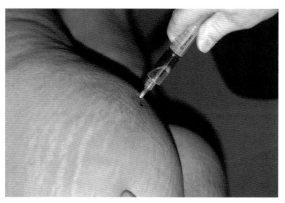

▲ 图 46-40

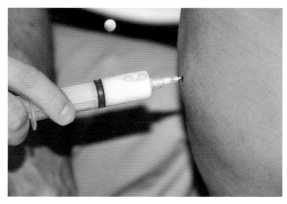

▲ 图 46-41

生严重的组织坏死，面积达 10 cm×10 cm，我向坏死区域内注射 10 mg 曲安奈德（Kenalog）。嘱所有发生组织坏死的患者等待约 1 年。只有 1 例实施了坏死组织切除，面积 4 cm×6 cm，上臂部遗留瘢痕。其余 3 例患者均未回访进行坏死区治疗。如这 3 例患者回诊，我可能会首先尝试抽吸治疗，以确定是否可破坏和吸出坏死组织。如抽吸不能解决问题，则实施进一步的切除治疗，或者可能实施连续的注射类固醇治疗。

也可能发生包裹性脂肪坏死。该肿块切除自 1 例接受过其他医师脂肪移植的患者。患者的臀部存在 1 个 8 cm×10 cm 的肿块，活动度佳，包裹良好（图 46-42）。

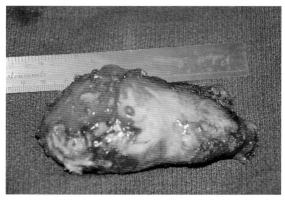
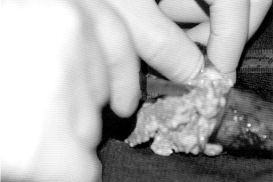

▲ 图 46-42

## 感染

4%～6% 的患者会发生感染。感染后的体征通常不典型。患者在 8～10 天开始主诉臀部疼痛加重。

查体见局部无红肿，触诊仅为轻微不适。很难通过上述症状和体征鉴别患者是术后不适还是感染。患者可能会有发热，但通常无发热。因为感染集中于深部，所以在 3～4 周内不会出现特征性红斑，需要一段时间感染迹象才会在皮肤表现出来。因此，如果患者在 8～10 天前接受过隆臀术，出现单侧臀部疼痛加重，特别是在行走时加重的症状，则怀疑感染。当怀疑感染时，我会触诊患者最不舒适的区域，并用带 18 G 锐针的 20 mL 注射器做诊断性抽吸。如未抽出脓肿，我会采用超声辅助诊断或使用抗生素试验性治疗以检视患者是否好转。

感染为轻度单纯性蜂窝组织炎，可口服抗生素治疗（图 46-43）。

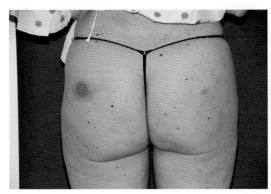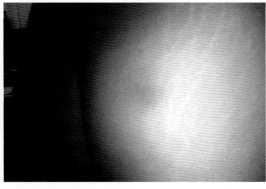

▲图 46-43

如果确认了脓肿的积聚区，我将在局麻下用 11 号刀片做一个小切口，然后尽可能地、充分地冲洗脓腔。保持切口开放并放置小棉条或小纱条引流。行脓液细菌培养，并给予广谱抗生素（通常为克林霉素和环丙沙星）治疗，以覆盖大肠埃希菌、葡萄球菌，偶尔也包括假单胞菌，在实验室细菌培养结果回报后，将广谱抗生素调整为敏感抗生素。每天检视患者，观察患者症状。如症状未消退，则在麻醉下行局部切开、探查和引流，可能需要增加小切口以放置引流。大多数感染可以在局麻下进行治疗，无须在大手术室内行广泛的引流手术（图 46-44）。

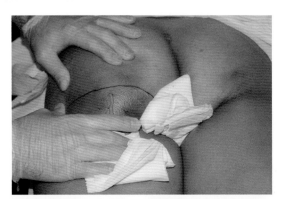

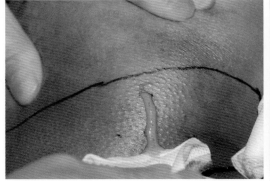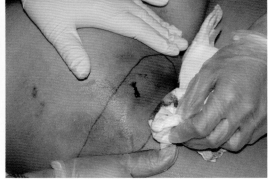

▲图 46-44

如感染更为广泛，则需更积极的切开和引流。如未确定是否有感染的积聚，我会嘱患者行超声检查。我收治的几个病例中，超声检查结果为阴性，但实际上有脓液积聚。如超声结果为阴性，我仅为预防性使用抗生素（通常每 6 小时口服克林霉素 300 mg）。嘱患者每 24 ~ 48 小时复诊。如症状加重，则再次行定位穿刺。如仍为阴性结果，则嘱患者行 CT 检查（图 46-45）。

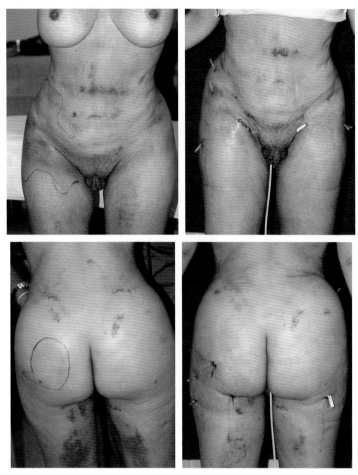

▲图 46-45

某些患者可能于术后 1 ~ 2 个月出现红斑和更典型的感染征象，如出现此种情况，则应将采集的分泌物送检常规培养和分枝杆菌特殊检测。某些患者 3 个月后复诊时主诉单侧臀部出现局限性、进行性疼痛。对于此类患者，我会参考前述的诊疗计划，将分泌物送检分枝杆菌和真菌培养。此类患者的典型表现是臀部疼痛进行性加重，并存在数个凸起红肿的区域，面积约为 1 角硬币大小或者只有其 1/4 大小。上述区域通常无引流，可能存在波动感，该部位穿刺抽吸物可为浆液性液体。采集的任何液体均应送检标准革兰染色、常规细菌培养和药敏测试，同时检测是否存在分枝杆菌和真菌。上述微生物均须做培养和药敏试验。曾经发生过几次如下情况，尽管我已下了医嘱，但实验室却未做药敏试验，因此，如果分枝杆菌检测呈阳性，则应该打电话向实验室确认标本是否已行药敏试验。上述微生物通常需要几周的扩增时间，当出现阳性结果时，实验室可能已错过送检药敏的最佳时机。此类微生物在整形手术中越来越受到重视（图 46-46）。

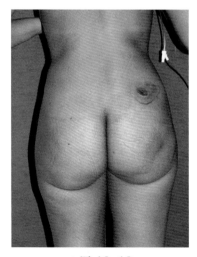

▲图 46-46

### 输血需求

在我执业生涯的初期，由于术后贫血常见，我的患者中有 10% 需要输血。目前术后输血发生率为 3% ~ 4%。术后血红蛋白水平通常为 100 g/L，有时在 70 ~ 90 g/L。如血红蛋白水平低于 70 g/L 或达到个体评估指标（首先确定患者是否有症状、心动过速、顽固性头痛、严重虚弱或呼吸短促），则需要输血。

### 血清肿

腹部可能会出现血清肿或少量积液。可多次锐针抽吸治疗（通常 2 ~ 3 次）， 但如累及范围过大，则需放置引流。

### 脂肪栓塞

尽管已有脂肪栓塞的报道，但是仍被看作是个案。如患者俯卧位时，以一定角度向耻骨或盆腔深部进行注射，则很可能发生脂肪栓塞。注射方向应平行于手术台，注射的层次应在肌肉中层及其以浅层次。尽管脂肪栓塞的确切发病率尚未明确，但在美国和世界各地的几例死亡病例已证实确与隆臀术后脂肪栓塞有关。

### 臀部不对称

每例患者隆臀术后均会存在臀部不对称，因此臀部不对称并非并发症。两侧脂肪的吸收通常相等。术前存在的不对称需记录在案，并于术前告知患者，只有这样，患者才不会在术后关注不对称。

### 吸脂术中渗血

尽管已使用肾上腺素，但某些患者仍会渗血以至于影响脂肪抽吸。如患者出血过多，我会预先在肿胀液中加入 2 支肾上腺素（1 : 1 000），如抽吸物仍含有较多血液，我会在达到 4 L 吸脂限制量前结束手术。由于获取脂肪量不足，可能限制了脂肪移植量、导致了臀部容量不足。再次手术需要间隔一段时间（通常约 3 个月后）。

### 凹陷区域矫正过度

在部分病例中，我采用 18 G 锐针在凹痕或臀部致密区域进行充分的真皮下松解，导致矫正过度。该情况很难改善，需要多次脂肪移植，抽吸多余脂肪，少数情况下会实施皮肤切除（图 46-47）。

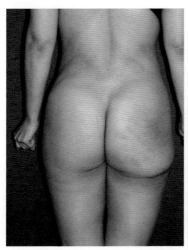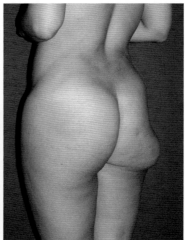

▲ 图 46-47

# 讨论

## 移植脂肪能存活多少

我嘱患者术后6个月再评估脂肪存活情况。虽然目前尚无科学的可重复的方法来确定移植脂肪的存活率，我的观察结果是，使用该技术移植的脂肪平均存活率为 60% ～ 65%。

我们还必须谨记，术中 50% 的脂肪用于臀部的周边框架重塑，仅此项操作即可极大地改善臀部的形态。臀部框架塑造完成后，无论是否填充脂肪或植入物，臀部形态均可突显出来。即使所有移植的脂肪都被吸收（虽然我的患者中从未发生），臀部的形态都会获得显著改善。

# 结论

行臀部轮廓塑形和体积增大时，术者的手术顺序为自外到内，即从臀部最外侧开始手术。我称"臀部最外侧部分"为"框架"（可通过 A、B 和 C 点勾勒出），然后我再向内侧调整肌肉与"框架"之间的过渡。接下来，根据术前设计的合适大小，我进一步向内填充以改善肌肉，向头侧填充肌肉的上部至髂后上棘（此为臀肌的上限或高度），然后平衡分配臀肌所有 4 个象限的体积，术者最后行臀部体积增大。我们的大部分手术是塑形臀部区域，只有 1/4 的手术是臀部体积增大。

**参考文献**

［1］ Medication guide for Remicade. Available at *https://www.remicade.com/shared/product/remicade/prescribing-information.pdf*.
［2］ Mendieta CG. Classification system for gluteal evaluation. Clin Plast Surg 33:333, 2006.
［3］ Mendieta CG. Intramuscular gluteal augmentation technique. Clin Plast Surg 33:423, 2006.
［4］ Mendieta CG. The Art of Gluteal Sculpting. St Louis: Quality Medical Publishing, 2011.

# 第 8 篇

# 下肢与会阴区域重建

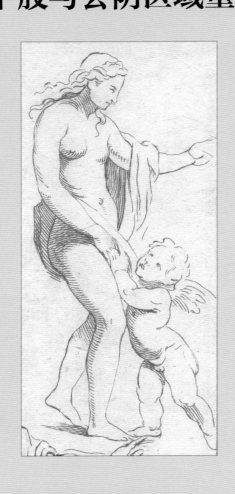

# 第47章

# 女性生殖区域脂肪移植

Massimiliano Brambilla  译者：马希达  田 怡  梁青松  张 诚  韩雪峰  李发成

女性生殖器部位的脂肪移植适合多种适应证。因为血运丰富和组织疏松，移植的脂肪吸收率较低。在美容性妇科成形术中，脂肪移植是一种有效手段，可增加大阴唇和外阴部结构的体积，在功能性妇科整形术中，可用于治疗瘢痕、放射性皮炎、萎缩，疼痛和松弛。

## 原理

### 女性外阴解剖（图47-1）

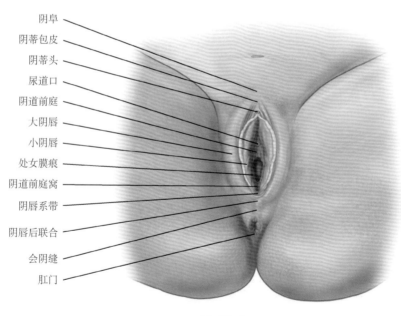

阴阜
阴蒂包皮
阴蒂头
尿道口
阴道前庭
大阴唇
小阴唇
处女膜痕
阴道前庭窝
阴唇系带
阴唇后联合
会阴缝
肛门

▲ 图47-1

### 大阴唇

大阴唇长7～8 cm，宽3～4 cm，厚2～5 cm，位于耻骨与肛门前方大约3 cm的位置之间。皮下组织为富含脂肪和浅层皮脂腺的疏松结缔组织。其血供是由阴部内动脉各分支血管相互高度吻合而成，包括：阴唇后动脉分支、阴部动脉分支和会阴动脉分支。大阴唇中无主要知名血管（图47-2、图47-3）。

大阴唇的神经支配来源于阴部神经的会阴支及阴唇支。淋巴回流到腹股沟浅淋巴结（图47-4）。

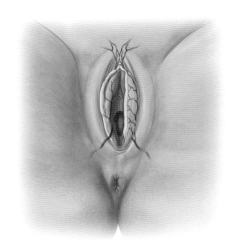

▲ 图 47-2

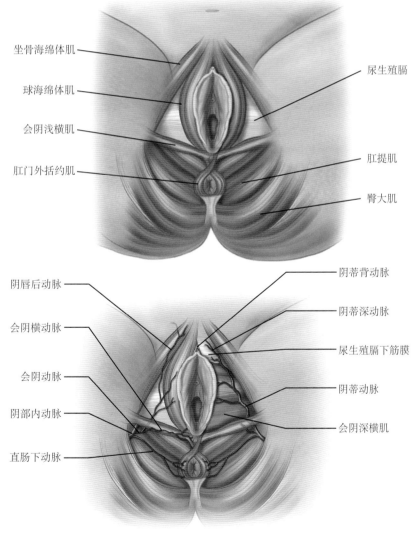

坐骨海绵体肌

球海绵体肌

会阴浅横肌

肛门外括约肌

尿生殖膈

肛提肌

臀大肌

阴唇后动脉

会阴横动脉

会阴动脉

阴部内动脉

直肠下动脉

阴蒂背动脉

阴蒂深动脉

尿生殖膈下筋膜

阴蒂动脉

会阴深横肌

▲ 图 47-3

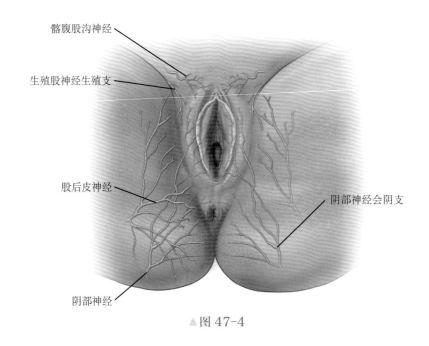

髂腹股沟神经

生殖股神经生殖支

股后皮神经

阴部神经会阴支

阴部神经

▲图 47-4

**唇间沟**

左右两侧的唇间沟将大阴唇和小阴唇分开。

**小阴唇**

小阴唇长 4～6 cm，宽 2～4 cm，延伸到阴蒂前庭，接续于阴蒂包皮。皮下组织由致密结缔组织、勃起组织和弹性纤维组成，无脂肪组织。神经和血管束分布于阴唇深面。阴唇动脉和静脉形成血管网，在阴唇基底相互交通，并发出多个分支汇入阴唇嵴，与阴蒂背动脉周围分支高度吻合[1]。神经支配为阴唇神经，与血管伴行，其终末支支配阴唇嵴及阴唇壁[2]。

**阴蒂**

阴蒂是双拱形的可勃起器官，长 2～3 cm。第 1 个拱形由 3 部分组成（分别是 3 个阴蒂海绵体、阴蒂脚及阴蒂悬韧带），而第 2 个拱形则是由阴道外上方的 2 个球体组成（长 1～3 cm）。阴蒂的血供是由为海绵体供血的深动脉提供。球体的供血动脉也支配阴道前庭球。阴蒂背动脉在阴蒂背侧走行，并到达阴蒂头，在该处分支，分别供应阴蒂头和包皮。

阴蒂背侧静脉为主要静脉，汇入阴部内静脉。阴蒂的神经支配来自下腹部神经丛和阴部神经[3]。

**阴道**

阴道长 7.5～9 cm。由于一些解剖变异和阴道分娩引起的改变，阴道腔的大小不一。阴道是一个有弹性的肌性管道，覆以黏膜，深入一层为结缔组织固有层，然后是一层较薄平滑肌，接着是外膜，即一薄层致密的结缔组织。黏膜固有层含有弹性纤维和密集网状分布的血管、淋巴和神经。血管的渗出液和腺体分泌的子宫颈黏液在性唤起和性交时起润滑作用。

阴道穹窿分为 4 部：前部、后部和 2 个侧部。在阴道前穹窿，黏膜深处的中线位置有一层较薄的疏松结缔组织，该层组织起自尿道，并被尿道括约肌覆盖。阴道后穹窿的直肠阴道间隙紧邻直肠肌肉和筋膜，阴道后部的前 4～6 cm 区域稍厚（2～5 cm），向后逐渐变薄。两个外侧穹窿的黏膜通过纤维网状结构紧紧黏附于球海绵体肌。球海绵体肌较薄，厚度 0.5～1.5 cm。外侧的坐骨直肠窝处有脂肪垫将耻骨尾骨肌与坐骨海绵体肌分开。该脂肪垫里有会阴动脉小分支，其后是阴部内动脉分支[4]。

阴道的动脉供应有 3 个来源。

（1）阴道上段由子宫动脉阴道支供应。

（2）中段由腹部下动脉的分支阴道动脉供应，在阴道中部垂直进入阴道管。

（3）下段由痔中动脉和阴蒂动脉的分支供应。

阴道的神经支配来自自主神经系统。感觉纤维来自阴部神经，而痛觉纤维来自骶神经根。

阴道的淋巴一般汇入髂内和髂外淋巴结、腹股沟浅淋巴结和直肠周围淋巴结。

### 生理学：激素、衰老及阴道分娩的影响

外阴阴道组织很大程度上受雌孕激素水平变化的影响，导致营养和吸收功能的波动。因此，激素水平低下会导致组织衰老[5]。衰老过程导致外阴阴道结构的营养减少：大阴唇脂肪量减少，形成"垂袋样"外观，小阴唇萎缩变薄；坐骨直肠窝的脂肪垫减少；阴道黏膜和固有层的营养减少[6]。复杂的肌腱膜系统随着年龄增长而力量减弱、体积减小[7, 8]。

### 女性生殖器的理想外观

"美"的女性生殖器从未被标准定义。然而，尽管外阴的解剖变异很大，但仍可以参考年轻女性的外阴特征来描述女性外阴的理想美学特征，该定义过程与定义乳房、面部和眼睑的美学特征相同。大阴唇应饱满圆润，小阴唇须部分隐藏于大阴唇之下，并突出 1.5～3 cm；阴蒂不应过分突出，其包皮应与小阴唇相连续。阴道口不应暴露。

## 女性生殖器脂肪移植的方法

### 术前评估：常规考量

接受外阴脂肪移植的患者应为全身和局部健康状况良好，外阴区域情况良好，无炎症征象。如果阴道 pH 有变化，需恢复其生理正常值。

无论是否采用镇静麻醉，创伤最小的手术都可在局部麻醉下进行，脊髓麻醉或全身麻醉用于最复杂的手术。多数手术可以在 1 天内（日间手术环境）完成。

将生理盐水、肾上腺素及罗哌卡因（耐乐品 Naropin）按 1：1 的比例注入术区。目的是实现血管收缩，减小血管直径。用 14 G 钝针注射。

### 适应证及特殊考量

如下患者建议进行脂肪移植以改善女性外阴外观和功能。

● 容量不足。
● 术后萎缩性瘢痕。
● 皮肤和黏膜萎缩及营养障碍。
● 疼痛综合征。

为避免出现并发症，注射脂肪时要区分安全区、中度危险区和高危区。

### 注射安全区

● 大阴唇。
● 阴蒂周围区域：阴蒂周围的浅层是注射安全区，注意避开垂直进入阴蒂的神经血管束。
● 阴道壁的前外侧部分。
● 直肠阴道间隙下段（距阴道口 3～5 cm）。

**中度危险区：注射时必须非常小心**

- 小阴唇：阴唇动脉位于阴唇底部；小阴唇进行脂肪移植时应警惕该血管，避免使用细钝针或锐针。
- 阴道前壁：除非考虑尿失禁的治疗，否则不应将脂肪移植到尿道附近，以避免潜在的穿孔及尿道扭曲。
- 球海绵体肌外侧：坐骨直肠窝包含会阴动脉和阴部内动脉的分支。
- 靠近直肠的会阴区：有穿孔风险。

**高危区**

- 深层存在知名粗大血管。避免在大血管走行的区域进行脂肪移植，在直肠、尿道和腹膜附近注射时应极为谨慎。
- 由于阴道前壁与膀胱、腹膜的距离很近，该处脂肪移植过程中可能出现问题，建议在超声引导下注射。
- 由于直肠阴道隔膜的上半部分较薄，因此在此处进行脂肪移植须极其谨慎。

# 临床应用

### 基本概念

不同的适应证需要采用特定技术行脂肪获取、处理和移植。

### 增加容量

- 用 2 mm 吸脂管获取脂肪。
- 3 000 r/min 离心 2 分钟。
- 用 1.2 mm（18 G）钝针或 1.6 mm（16 G）钝针进行脂肪移植。

### 瘢痕松解

- 用多孔（800 μm）吸脂管获取脂肪。
- 3 000 r/min 离心 1 分钟。
- 用 18 ~ 21 G 钝针或 18 ~ 21 G 锐针进行脂肪移植（使用锐针行瘢痕松解）。

### 再生效果

- 用 2 mm（8 G）多孔（800 μm）钝性吸脂针获取脂肪。
- 3 000 r/min 离心 1 分钟。
- 用 18 ~ 21 G 钝针进行脂肪移植。
- 皮内和黏膜内纳米脂肪注射有助于改善早期皮肤和黏膜营养不良[9]。

### 特定区域及其适应证

#### 增大大阴唇

大阴唇的脂肪室是获得外阴美学平衡的重要因素。已发表通过皮下脂肪移植增大大阴唇的报道[10]。该手术的目的为矫正衰老过程中大阴唇自然减少的体积，改善先天性轮廓不佳，或通过增加大阴唇体积、降低小阴唇过度突出的征象。

患者术前存在大阴唇萎缩，注意在每侧大阴唇移植 15 mL 脂肪和小阴唇注射 5 mL 脂肪后 9 个月的变化（小阴唇变小是一种视觉错觉）（图 47-5）。

| 吸脂针规格 | 2 mm 钝针 |
| --- | --- |
| 注脂针规格 | 16 G 或 18 G 钝针 |
| 注射量 | 每侧 5 ～ 15 mL |
| 注射层次 | 皮下 3 cm 多层注射 |
| 注射次数 | 1 ～ 2 次 |

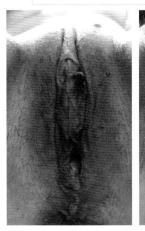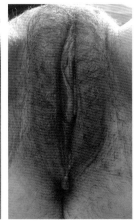

▲图 47-5

### 增大小阴唇

该手术的目的是填充萎缩的小阴唇，或填充小阴唇自身基底使其视觉上突出度变小，模拟小阴唇缩小的效果。将脂肪移植到小阴唇根部以改善其轻微肥大的状况。此过程中需注意避免损伤走行于小阴唇基底的动脉。为避免将脂肪注入血管，需使用 1.4 mm 的注脂钝针。

图 47-6 显示小阴唇根部移植脂肪组织后原来突出的小阴唇在视觉上明显缩小。

| 吸脂针规格 | 2 mm 钝针 |
| --- | --- |
| 注脂针规格 | 基底部 16 G，基底上方 0.8 mm 到 18 G 钝针 |
| 注射量 | 每侧 1 ～ 3 mL |
| 注射层次 | 皮下 |
| 所需注射次数 | 1 ～ 2 次 |

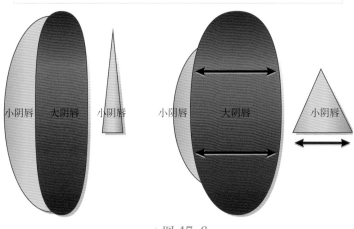

▲图 47-6

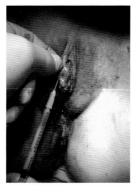

▲图 47-7

图 47-7 示意小阴唇脂肪移植术中。

**缩窄阴道腔**

由于人的自然衰老，尤其是胎儿经过阴道分娩[8]，皮肤、黏膜、肌肉和整个筋膜系统被拉伸，使组织厚度和肌肉的收缩能力发生改变，阴道腔随之变化。

阴道脂肪移植的目的包括以下几点。

（1）通过增加阴道壁厚度来缩窄阴道腔，仅在中度松弛的病例采用此种方法。

（2）在轻度和重度松弛中，脂肪移植与筋膜缝合术的联合应用，减少了高张力缝合会阴成形术和激进的黏膜切除术的使用。

（3）阴道组织的再生。

脂肪移植的位置

- 阴道后壁：将脂肪移植至会阴区和直肠阴道隔下段，至距外阴开口向上 4 ~ 5 cm 的位置终止，应避免将脂肪注入直肠阴道隔上段。建议注射脂肪时把手指放入肛门内以感受注脂针的位置。

- 前壁：可沿阴道腔全长注射脂肪，但需与尿道走行路径保持至少 2 cm 的距离。插入尿管更有利于上述操作。

- 侧壁：脂肪既可注射到黏膜和海绵体肌肉之间，也可以注入球海绵体肌内（肌肉极薄且黏附于黏膜），以及坐骨直肠窝（注意：如果用锐针注射脂肪，此处则为高风险区）。

考虑到注射的安全和效果，阴道侧壁的脂肪移植需遵循几个原则。在黏膜和球海绵体肌之间注射盐水、肾上腺素及 5% 的罗哌卡因（Naropin）的混合溶液，每侧 10 mL，进行水分离（使肌肉与黏膜分离，为移植获得更大空间）。将 10 mL 混合溶液注入球海绵体肌内（使垂直穿入肌肉的细小血管收缩），15 mL 注射到外侧脂肪垫内（形成水分离，使可能穿入脂肪垫的小口径血管收缩）。黏膜下层的注射采用 0.8 mm 的钝针，肌肉间和外侧脂肪垫的注射则用 1.5 mm 钝针（图 47-8、图 47-9）。

患者阴道照片，侧壁脂肪移植术前（图 47-10A）、术后 3 个月（图 47-10B）和术后 9 个月（图 47-10C）。

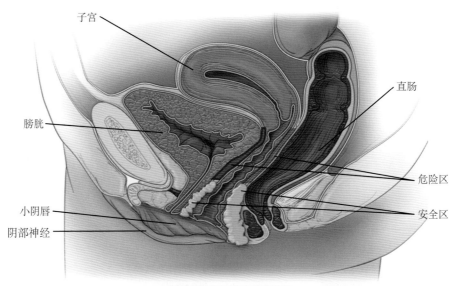

阴道前壁和后壁的脂肪移植

▲图 47-8

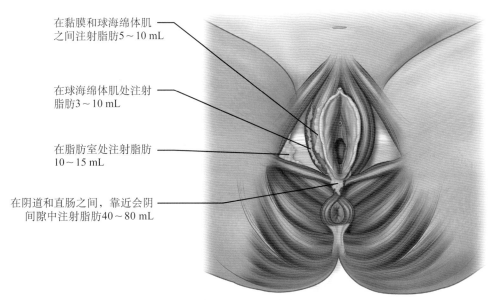

在黏膜和球海绵体肌
之间注射脂肪5～10 mL

在球海绵体肌处注射
脂肪3～10 mL

在脂肪室处注射脂肪
10～15 mL

在阴道和直肠之间，靠近会阴
间隙中注射脂肪40～80 mL

阴道侧壁和会阴处的脂肪移植

▲ 图 47-9

| 吸脂针规格 | 2 mm 钝针 |
|---|---|
| 注脂针规格 | 16～18 G 钝针 |
| 注射量 | 侧壁 8/20 mL<br>后壁 5/10 mL<br>前壁 10/15 mL |
| 注射层次 | 皮下、黏膜下、肌肉内 |
| 注射次数 | 1～3次 |

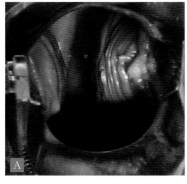
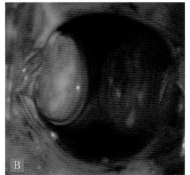
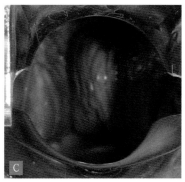

▲ 图 47-10

患者实施了脂肪移植以矫正阴道松弛。图为阴道术前情况（图47-11A）、脂肪移植和会阴成形术（皮肤黏膜切除和筋膜缝合）术后1年情况（图47-11B）。

### 外阴阴道瘢痕

外阴阴道瘢痕可能是先天性（先天性环状狭窄）、自身免疫源性（由于硬化性苔藓和扁平苔藓）、感染的后遗症，或是医源性（如外阴切开术、毁损、放射性皮炎治疗、感染和皮质类固醇治疗）。外阴阴道瘢痕的结果是组织硬度增加，皮肤和黏膜脆性增加，收缩能力降低。所有上述因素均可导致性交困难和溃疡形成。

针对外阴瘢痕进行脂肪移植的目的是软化粘连，填充软组织（"软枕功能"），以促进瘢痕处组

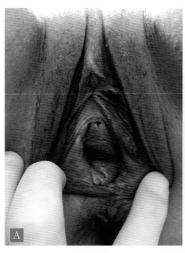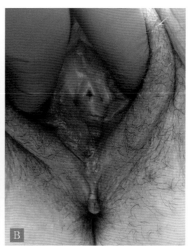

▲图 47-11

织再生。脂肪移植对放射性皮炎治疗的益处先前已描述[11]。

**外阴阴道瘢痕脂肪移植的要点和技巧**

● 评估手术过程中涉及的组织对制订适当的策略至关重要。

● 如瘢痕僵硬但无组织挛缩，可用钝针进行脂肪移植。

● 如果瘢痕僵硬伴有组织挛缩，则需进行脂肪移植和经皮瘢痕松解术（Rigottomies 方法）[12]。

● 如果瘢痕挛缩严重或出现严重环形狭窄，则需进行皮瓣修复重建联合残留瘢痕的脂肪移植。

● Rigottomies 方法（经皮瘢痕松解）必须避免形成较宽的无血管带，否则移植的脂肪将无法存活。因此，必须用针头离断不同层面上的纤维来松解瘢痕，该过程类似打开海绵，但同时保留了许多隔膜。

● 瘢痕的水分离可使组织膨胀、避免损伤血管，尤其对治疗侧壁瘢痕和前壁瘢痕有效。

为了避免穿孔，由于阴道上部的瘢痕（如子宫切除术后、阴道重建及后侧环状狭窄的后遗症）十分接近膀胱和腹膜，所以必须采用超声引导下脂肪移植术。

外阴阴道瘢痕的深度与其病理情况紧密相关（图 47-12）。

在经皮松解瘢痕过程中同时进行脂肪移植，瘢痕条索被打断，并在瘢痕内植入小脂肪团（图 47-13）。

患者阴唇间有一术后挛缩蹼状瘢痕。术前所见（图 47-14A）和 2 次同时注射脂肪 10 mL 经皮瘢痕松解术后 1 年（图 47-14B）如图所示。

采用岛状皮瓣联合挛缩环多处瘢痕松解术矫正环状狭窄（图 47-15）。

患者子宫切除术后遗留后段瘢痕性狭窄，采用超声引导下瘢痕松解术进行治疗（图 47-16）。

**硬化萎缩性苔藓**

硬化萎缩性苔藓是一种自身免疫性疾病，导致黏膜和皮肤逐渐僵硬，小阴唇和阴蒂头逐渐粘连，以及皮肤和黏膜弹性降低和营养不良[13]。阴道口逐渐收缩，而黏膜组织由于自然老化变薄和常规采用的局部皮质类固醇疗法而变得僵硬及出现溃疡。

脂肪移植在该病的各个阶段都非常有用，既可单独进行治疗操作[14]，也可以与皮肤移植和皮瓣修复重建进行联合治疗。在该区域脂肪移植的目的包括组织再生、抗感染、产生免疫调节作用，以及松解瘢痕组织。

| | |
|---|---|
| 吸脂针规格 | 2 mm 钝针 |
| 注脂针规格 | 组织较硬但未出现收缩：18 ~ 21 G 钝针<br>组织较硬且出现收缩：18 ~ 21 G 锐针，可经皮分离松解瘢痕 |
| 注射量 | 2 ~ 15 mL |
| 注射层次 | 皮下和肌肉内 |
| 注射次数 | 1 ~ 5 次 |

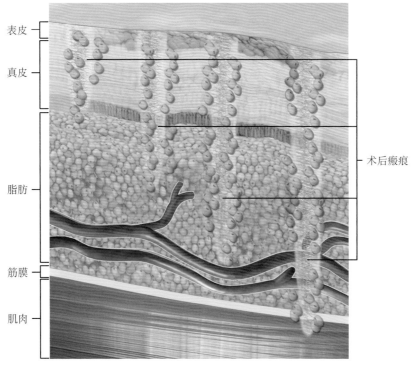

表皮

真皮

脂肪　　　　　　　　　　　　　　　　　　　　　术后瘢痕

筋膜

肌肉

▲ 图 47-12

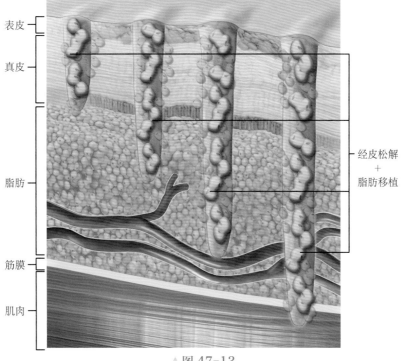

表皮

真皮

脂肪　　　　　　　　　　　　　　　　　　　　　经皮松解<br>＋<br>脂肪移植

筋膜

肌肉

▲ 图 47-13

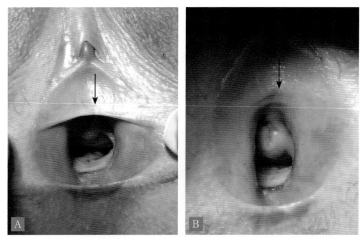

▲图 47-14

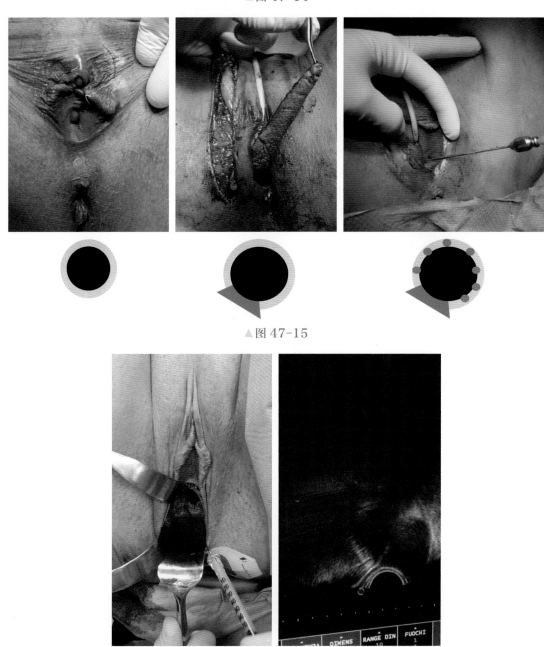

▲图 47-15

▲图 47-16

**治疗硬化萎缩性苔藓的要点与技巧**

● 必须确定病理状态所涉及的组织层次。

● 如果苔藓硬化只侵犯浅层（早期），可使用 27 ～ 30 G 锐针注射富含血小板的血浆（PRP）或
纳米脂肪到皮内 - 黏膜下层。

● 如果苔藓硬化侵犯到深层，但不存在大的外阴组织收缩，可采用钝针进行多层脂肪注射移植。

● 如果苔藓硬化引起收缩，则需进行经皮瘢痕松解和脂肪移植。

患者术前和经皮瘢痕松解术联合脂肪移植（每侧 15 mL）治疗后 3 个月（图 47-17、图 47-18）。

| 吸脂针规格 | 2 mm 钝针 |
| --- | --- |
| 注脂针规格 | 18 G 和 21 G 针 |
| 注射量 | 2 ～ 15 mL |
| 注射层次 | 皮下 / 黏膜下 |
| 注射次数 | 1 ～ 5 次 |

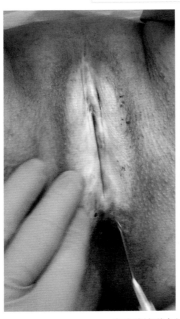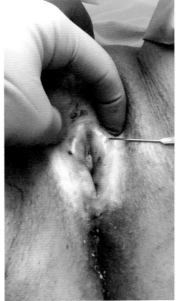

脂肪移植联合经皮瘢痕松解术

▲ 图 47-17

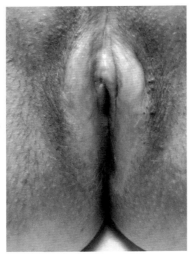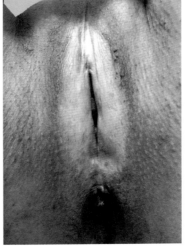

▲ 图 47-18

患者术前和经二次脂肪移植（每侧 5 mL）术后 1 年（图 47-19）。

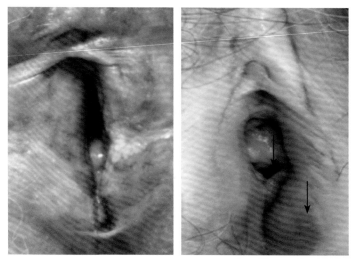

▲图 47-19

脂肪移植手术前后的组织病理图像显示了组织的修复和再生（图 47-20）。

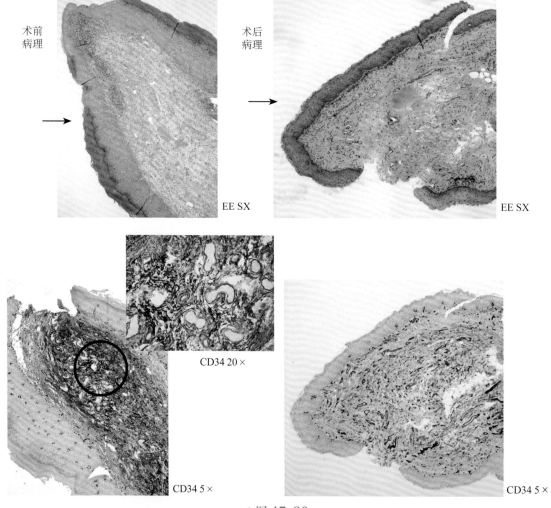

▲图 47-20

**外阴和会阴疼痛**

外阴疼痛是一种常见的症状，原因多种多样：术后并发症、外伤、感染、癌症和自身免疫性疾病[15]。明确引发疼痛原因是确定适当治疗方法的关键。

脂肪移植可用于以下几种情况。

● 瘢痕挛缩引起的疼痛。

● 会阴处及阴道疼痛（例如阴部神经受压引发的阴部神经病变）[16]。

● 真性外阴疼痛。

脂肪移植的目的和机制为脂肪移植可对疼痛综合征起到正向干预作用，例如以下情况。

● 通过松解瘢痕来释放被包埋的神经。

● 在神经末梢和浅层之间插入脂肪垫（枕头效应）。

● 抗炎作用[17]。

● 再生作用[18]。

真性外阴痛[19]是一种特殊疾病，其特征是有精确扳机点，当棉签刺激时可引发疼痛。扳机点处的组织中含有更高比例的痛觉纤维和更多的肥大细胞。现已证实，扳机点中神经纤维和肥大细胞的数量增多[20]。皮下移植 1 ~ 2 mL 脂肪组织，在神经纤维和皮肤之间插入一个小而有效的脂肪垫，此处抗炎症因子对肥大细胞产生积极作用，再生因子有助于炎症神经纤维恢复正常。

阴部神经综合征[21]是一种疼痛的病理状态，通常与肛门括约肌手术和其他会阴手术有关。其症状由高度敏感的会阴神经纤维引起。扳机点和阴部神经分布必须通过神经分布图来进行主观判断：阴部神经终末运动潜伏期（PNMTL）。

图 47-21 显示治疗外阴神经综合征。

| 吸脂针规格 | 2 mm 钝针 |
| --- | --- |
| 注脂针规格 | 18 G 和 21 G 钝针 |
| 注射量 | 1 ~ 10 mL |
| 注射层次 | 皮下/黏膜下 |
| 注射次数 | 1 ~ 5 次 |

脂肪移植治疗阴部神经综合征

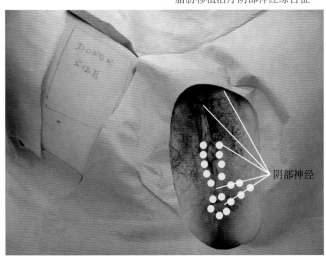

阴部神经

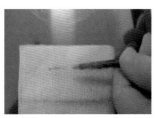

移植脂肪20 mL
（外阴、外阴周围和直肠肌肉）

▲图 47-21

**尿失禁**

可通过尿道周围脂肪移植治疗压力性尿失禁[22]，原理为膨出尿道周边的组织、促进尿道周围平滑肌再生。该方法与多年前在尿道周围注射临时或永久填充物的操作类似，应小心地注射到多个层次，而不是注射到一个（单个）脂肪组织层（见下框）。

| | |
|---|---|
| 吸脂针规格 | 2 mm 钝针 |
| 注脂针规格 | 18 G，10 cm 长 |
| 注射量 | 2 ~ 15 mL |
| 注射层次 | 尿道周围 |
| 注射次数 | 1 ~ 5次 |

## 并发症

脂肪移植后可能出现的并发症如下。

- 感染极为罕见，但可能发生。无菌操作和使用抗生素将降低其发生率。
- 可能引起血肿，在大阴唇注射脂肪时尤易发生。
- 若脂肪注射过量、注射方法和部位不当，则会出现移植脂肪坏死。治疗方法为吸除坏死脂肪。脂肪坏死的结局为油囊形成和纤维化。
- 由于外阴包被组织高度血管化，因此阴道组织坏死极为罕见。
- 血管栓塞是最严重的并发症，可导致局部坏死和全身的严重并发症。在血管丰富的组织结构进行脂肪移植，严格禁止使用与血管口径相同或小于血管口径的注脂针，亦应避免使用锐针注射上述部位。
- 外阴和肛门黏膜的直肠阴道穿孔可能会形成直肠阴道瘘管。

## 讨论

妇科整形是一个全新的多学科的外科领域，其中脂肪移植的重建和再生效果起着重要作用。由于阴道组织的血管丰富、可伸展性好，女性生殖部位的脂肪移植物存活率非常高，脂肪坏死和油囊形成的发生率很低。

在美容性妇科整形中，通过脂肪移植来填充大阴唇和缩窄外阴阴道壁是安全有效的方法。大多数病例一次手术即可获得满意的结果。

因为脂肪干细胞具有再生能力、抗炎能力和免疫调节能力，在再生妇科整形中，脂肪细胞提供了独特的再生资源。需由多学科团队治疗退变性病理情况的疾病。医师需要考虑患者的一般情况、免疫状态、无炎症、局部症状和心理方面等因素。

可采用经皮瘢痕松解和脂肪移植治疗放射性皮炎和伴有疼痛不适的瘢痕。根据瘢痕类型和皮肤损伤的类型，治疗次数的差异很大。治疗结果令人满意，很多患者恢复了正常性生活。

## 结论

女性生殖部位脂肪移植是一种安全有效的方法，可改善其外观和功能。术者应熟悉解剖学和生理学知识。多学科联合治疗（整形外科医师、妇科医师、泌尿科医师等）是达到良好的手术效果和未来拓宽脂肪移植应用的基础。

## 参考文献

［1］ Georgiou CA, Benatar M, Dumas P, et al. A cadaveric study of the arterial blood supply of the labia minora. Plast Reconstr Surg 136:167, 2015.

［2］ Ginger V, Cold C, Yang C. Structure and innervation of the labia minora: more than minor skin folds. Female Pelvic Med Reconstr Surg 17:180, 2011.

［3］ O'Connell HE, Sanjeevan KV, Hutson JM. Anatomy of the clitoris. J Urol 174(4 Pt 1):1189, 2005.

［4］ Blondeel P, Morris S, Hallock G, Neligan P. Perforator Flaps. St Louis: Quality Medical Publishing, 2006.

［5］ MacBride MB, Rhodes DJ, Shuster LT. Vulvovaginal atrophy. Mayo Clin Proc 85:87, 2010.

［6］ Farage M, Maibach H. Lifetime changes in the vulva and vagina. Arch Gynecol Obstet 273:195, 2006.

［7］ Jelovsek JE, Maher C, Barber MD. Pelvic organ prolapse. Lancet 369(9566):1027, 2007.

［8］ Garagiola DM, Tarver RD, Gibson L, et al. Anatomic changes in the pelvis after uncomplicated vaginal delivery: a CT study on 14 women. AJR Am J Roentgenol 153:1239, 1989.

［9］ Memar O, Nezamabadi A, Milani BY, et al. Nanofat grafting: basic research and clinical application. Plast Reconstr Surg 133:728e, 2014.

［10］ Salgado CJ, Tang JC, Desrosiers AE III. Use of dermal fat graft for augmentation of the labia majora. J Plast Reconstr Aesthet Surg 65:267, 2012.

［11］ Rigotti G, Marchi A, Galiè M, Baroni G, Benati D, Krampera M, Pasini A, Sbarbati A. Clinical treatment of radiotherapy tissue damage by lipoaspirate transplant: a healing process mediated by adipose-derived adult stem cells. Plast Reconstr Surg 119:1409; discussion 1423, 2007.

［12］ Khouri RK, Smit JM, Cardoso E, Pallua N, Lantieri L, Mathijssen IM, Khouri RK Jr, Rigotti G. Percutaneous aponeurotomy and lipofilling: a regenerative alternative to flap reconstruction? Plast Reconstr Surg 132:1280, 2013.

［13］ Murphy R. Lichen sclerosus. Dermatol Clin 28:707, 2010.

［14］ Boero V, Brambilla M, Sipio E, et al. Vulvar lichen sclerosus: a new regenerative approach through fat graft. Gynecol Oncol 139:471, 2015.

［15］ Sand PK. Chronic pain syndromes of gynecologic origin. J Reprod Med 49(3 Suppl):230, 2004.

［16］ Venturi M, Brambilla M, Boccasanta P, et al. Pudendal neuralgia: a new option for treatment. Preliminary result in feasibility and efficacy. Pain Med 16:1475, 2015.

［17］ Akasheh RT, Pang J, York JM, et al. New pathways to control inflammatory responses in adipose tissue. Curr Opin Pharmacol 13:613, 2013.

［18］ Kokai LE, Marra K, Rubin JP. Adipose stem cells: biology and clinical applications for tissue repair and regeneration. Transl Res 163:399, 2014.

［19］ Shah M, Hoffstetter S. Vulvodynia. Obstet Gynecol Clin North Am 41:453, 2014.

［20］ Bornstein J, Goldschmid N, Sabo E. Hyperinnervation and mast cell activation may be used as histopathologic diagnostic criteria for vulvar vestibulitis. Gynecol Obstet Invest 58:171, 2004.

［21］ Benson JT, Griffis K. Pudendal neuralgia, a severe pain syndrome. Am J Obstet Gynecol 192:1663, 2005.

［22］ Lee PE, Kung RC, Drutz HP. Periurethral autologous fat injection as treatment for female stress urinary incontinence: a randomized double-blind controlled trial. J Urol 165:153, 2001.

# 第48章

# 下肢重建

Guy Magalon, Elie Toledano, Julien Niddam　译者：马希达　肖孟春　张　诚　韩雪峰　李发成

　　随着一种可靠、规范的利用自身组织的填充技术——结构脂肪移植的出现，外科医师治疗下肢重建的方法又新增一种有力武器。虽然该技术的快速发展要归功于面部美容手术，但是并不妨碍该技术在其他领域的推广，在面部和乳房的重建手术中均已得到应用。脂肪移植也是改善下肢轮廓和重建的一种可行的选择。

　　1979 年首次报道了采用硅胶植入物来增加小腿[1, 2]和臀部[3-6]体积。1992 年发表了有关四肢脂肪移植的论文，主要涉及手部[7, 8]臀部和小腿[9-17]。本章对 Coleman 脂肪移植在下肢重建术中的使用[18-24]进行了介绍，并对微粒脂肪移植[25, 26]的发展加以论述。

## 材料和方法

### 适应证

　　下肢容量缺失可分为两大类：①整个肢体严重营养不良或萎缩或者肢体局部不对称。②肢体局部的一个部位或多个部位损伤，但整个肢体无严重营养不足或萎缩。

　　可以通过脂肪移植治疗以下原因导致的下肢软组织容量缺失。

- 修复重建手术。
- 创伤性瘢痕[27]。
- 医源性组织损伤，特别是小儿肢体手术或放疗后[28]。
- 先天性畸形，如马蹄足或单侧肢体萎缩[10, 12]。
- 肿瘤切除术后及放疗后的损伤。
- 感染后遗症。
- 美容手术。
- 美容性脂肪移植。
- Benslimane[29]强调下肢的美学标准。脂肪抽吸与注射相结合可改变脂肪分布，比如抽吸踝部和膝内侧，同时填充小腿。
- 硅胶植入后进行脂肪移植以改善轮廓。

### 分析

　　决定行肢体脂肪移植时，临床上需考量以下 2 个主要因素。

　　（1）将患肢的容量缺失与对侧进行比较。通过测量缺损的表面和平均深度并参考其大致形状，

估计缺陷的体积大小。对于营养不良的肢体，要评估不对称的程度。此种不对称通常是由肌肉和皮下组织的营养不良引起。在肢体不同高度对两侧肢体的周长进行测量比较，对制订手术方案很有帮助。

（2）局部皮肤的质地和伸展能力是决定因素，有助于医师预估矫正容量缺失所需的手术次数。

### 技术指南

在计划手术前，术区肢体无创面暴露，患者无感染，必须对四肢皮肤实施按摩或淋巴引流治疗，以提高局部抗扩张能力。

术前患者直立位，确定和标记供区与受区的位置。患者可告知医师患者本人最在意的区域。当患者肢体不对称时，通常使用对侧肢体作为供区来减少不对称，同时实施对侧肢体吸脂和营养不良侧肢体脂肪填充。

我们倾向于使用全身麻醉，因为全麻下我们可以同时在双下肢进行脂肪抽吸和注射。由于患者处于全身麻醉状态，无须在供区和受区注射利多卡因或肾上腺素。

### 方法

一名39岁女性因注射缓释可的松后出现右侧臀部脂肪萎缩。通过测量缺陷的表面积（20 cm²）和平均深度（2 cm），估计容量缺失为40 mL（图48-1A、B）。

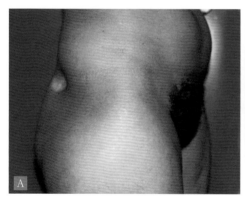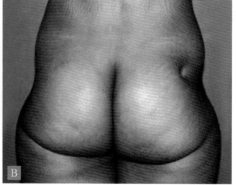

▲图48-1A、B

### 标记

术前标记确定切口、取脂部位和移植区域。手术在全身麻醉下进行（图48-1C、D）。

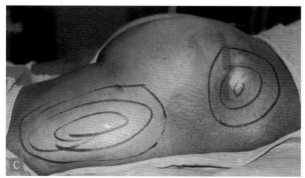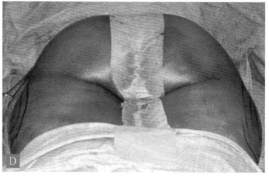

▲图48-1C、D

**切口**

脂肪注射是通过多个 2 mm 切口，上述切口放射状分布在容量缺失区周围（图 48-1E），从而可以实现不同注射轴的三维交叉。此方法的目的是将脂肪注入受区组织，实现三维分布，每个维度均包括少量脂肪（图 48-1F、G）。

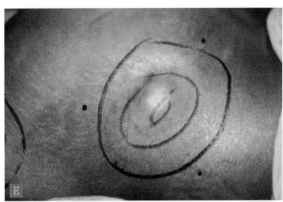

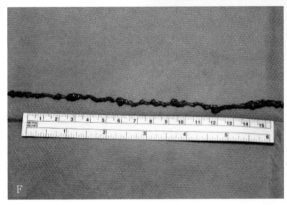
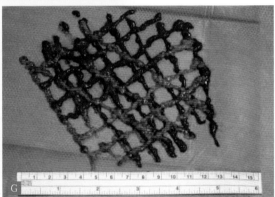

▲图 48-1E ~ G

**注射层次**

我们通常将脂肪移植于患者的皮下组织层。脂肪也可以移植到肌筋膜室，尤其是在存在肌萎缩的肢体不对称病例中。但肌内注射存在发生急性筋膜室综合征的风险，尤其在腿部更易发生。必须于腿部实施 2 ~ 3 个短切口的筋膜切开（减压）术，以防止此种情况发生。只有当肌内注射脂肪时，才在每个注射的筋膜室实施筋膜切开术。第 1 种筋膜切开术是针对前部筋膜室，通常做 2 cm 的皮肤切口，可以彻底地垂直切开腿部前外侧肌筋膜室。第 2 种筋膜切开术是针对腿后部筋膜室，做后入路 2 cm 皮肤切口，在 2 块腓肠肌之间进行完全的垂直筋膜切开术。根据我们的经验，可以通过避免将脂肪注入肌肉，全部注射到皮下层来减少术后疼痛、降低急性筋膜室综合征的风险，如果需要可多次注射。

**脂肪量**

脂肪移植量的多少取决于下肢重建的指征。根据我们的经验，通常需要 2 个阶段治疗来修复肢体不对称，平均每次注射量是 80 ~ 100 mL。局部病变需要的脂肪量取决于缺损的大小，范围为 4 ~ 180 mL。

### 脂肪获取与手术方法

为了达到理想效果，外科医师必须有需行多次手术的准备。2 次手术的间隔至少需要 6 个月。关键不是急于给患者手术，而是在于等待脂肪成活的最终效果。通过多个切口放射状进行脂肪注射。

我们采用 Coleman[7,13-15,17-19] 的结构脂肪移植技术，将双孔 Coleman 吸脂管连接到 10 mL Luer-Lok 注射器，从大腿外侧和右臀部获取脂肪。在供区周围取多个 3 mm 切口获取脂肪组织。选择多个进针点来确保获取最佳质量的脂肪组织。高质量的移植物在离心后所含油和血液成分比例最低。可通过避免对组织的机械损伤，以及在每个吸脂区域获取适度的脂肪量来确保脂肪的高质量。

采用 10 mL 的 Luer-Lok 注射器和 Coleman 吸脂管获取脂肪。采用 MediLite 离心机，3 000 r/min 离心 3 分钟，获取的脂肪按密度分成三部分——油、脂肪组织和残渣。将去除油脂和残渣的脂肪组织通过三通道 Luer-Lok 转移到较小的针管中用于注射（图 48-1H ~ J）。

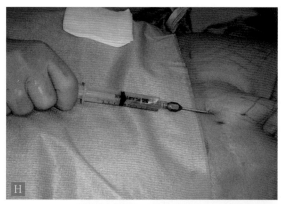

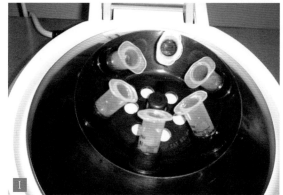
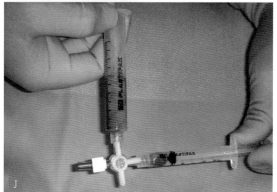

▲图 48-1H ~ J

### 脂肪注射

采用放射状切口在多个平面内注射以产生"交叉平面"效果。我们使用 7 或 9 cm 注脂针进行脂肪注射。在有些病例中，我们使用长 15 cm 的注脂针进行更大面积的治疗。术后即刻照片显示了填充效果，无矫正过度（图 48-1K、L）。

40 mL 脂肪移植术后 12 个月，效果对比如图 48-1M ~ P 所示。

### 术后护理

用薄纱覆盖吸脂和注脂切口。如果供区局部条件允许加压，则可轻微加压供区，但无须加压受区。当受区靠近关节时，可能需要关节制动以减少移植脂肪的移动。

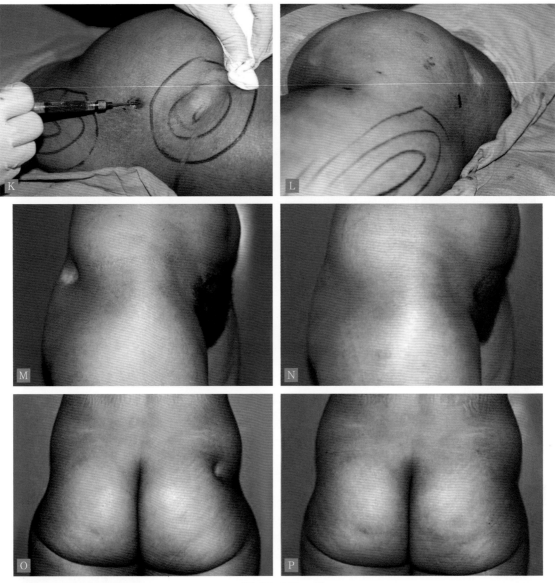

▲图48-1K ~ P

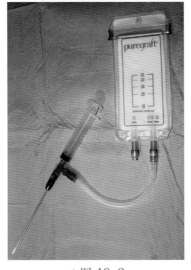

▲图48-2

## 微量注射技术

当需要填充的体积较小时，我们采用微量注射技术和一次性设备：一根 2 mm 粗、开孔小于 1 mm 的吸脂针，双膜袋过滤[30]，注射用 0.8 mm 的 21 G 注脂针。

采用 14 G 吸脂和注水钝针获取脂肪，1 个三通阀和 1 个 50 mL 的双膜袋（PureGraf）（图 48-2）。

患者表现为足底萎缩（图 48-3A ~ G）。标记微量注射部位，从膝内侧抽取脂肪（图 48-3H）。用 30 G 锐针经进针点注入局部麻醉药，10 mL 注射器收集脂肪，用 14 G 针头穿刺为进针点入口（图 48-3G）。用 21 G 注脂针注射纯化脂肪共 12 mL（图 48-3I）。足部的术后效果（图 48-3J）。

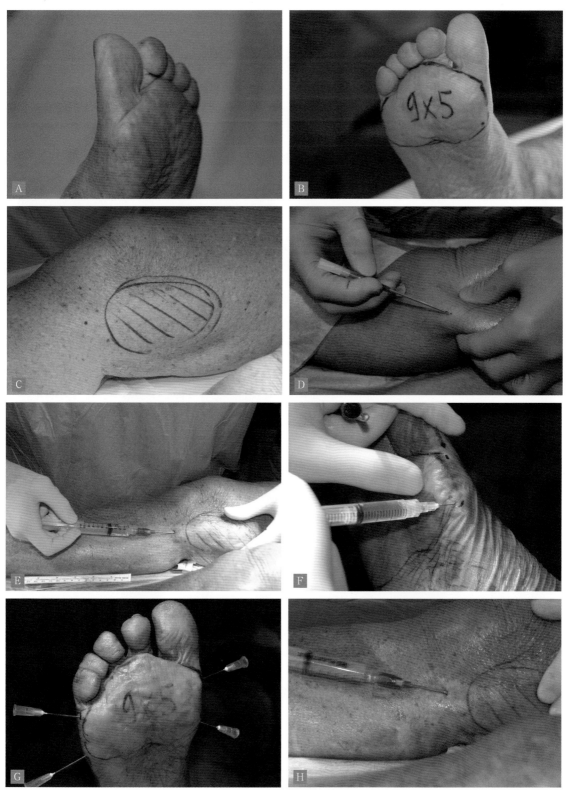

▲ 图 48-3A ～ H

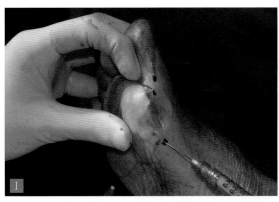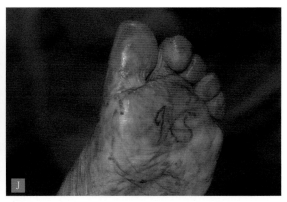

▲图 48-3I、J

## 结果

### 传统技术的效果

一名 21 岁女性的右臀部和髋部软组织缺失。在童年发生的一场车祸中，患者髋部骨折及脱臼，导致软组织坏死和萎缩。局部遗留巨大的感染后瘢痕，曾于 20 个月前修复。移植手术用 15 cm 的注脂针分 2 次进行：首次术中注射 100 mL，第 2 次注射 90 mL。图 48-4 为患者第 2 次术后。值得注意

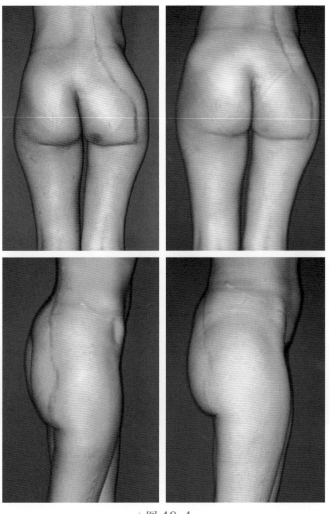

▲图 48-4

的是，脂肪移植也改善了瘢痕的质地。

一名 19 岁女性因左足畸形出现小腿肌肉萎缩。脂肪移植于皮下层，未行筋膜切开。脂肪移植手术分 2 次完成：首次移植 60 mL，第 2 次 80 mL。图 48-5 显示第 2 次术后 72 个月。

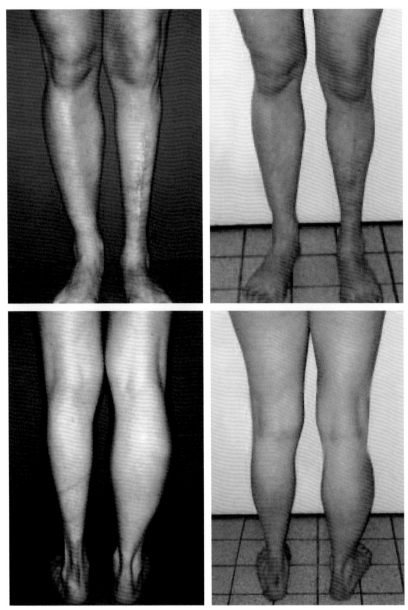

▲图 48-5

一名 43 岁女性因切除右侧大腿恶性黑色素瘤，深达腱膜，导致皮下组织量减少（A）。缺损位于右小腿后部，直径约 10 cm；该部位为薄层植皮覆盖。从腹部和转子区抽取脂肪。脂肪移植分 5 期进行：分别移植 90、70、70、80 和 60 mL，共移植 370 mL（图 48-6A）。

第 3 次脂肪移植后，部分移植皮肤坏死（图 48-6B）。我们认为坏死的原因是因为注射过于表浅，也可能是移植脂肪量过多导致。该坏死在局部护理治疗 3 周后即获得痊愈。6 个月后，我们进行了第 4 阶段的脂肪移植。患者第 5 次术后 25 个月如图 48-6C 所示。

在切除大腿内侧肌群远端的血管肉瘤及放射治疗后，一名 57 岁的女性膝内侧和大腿远端内侧出现了放射性皮炎、皮肤萎缩和脂肪缺失。分 2 期进行脂肪移植：第 1 期移植 40 mL，第 2 期移植 30 mL。图 48-7 为术后 27 个月的效果，皮肤质地整体获得明显改善。可以通过捏夹试验确认皮肤的厚度和柔

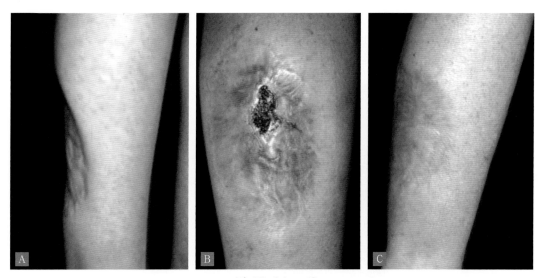

▲图48-6A ~ C

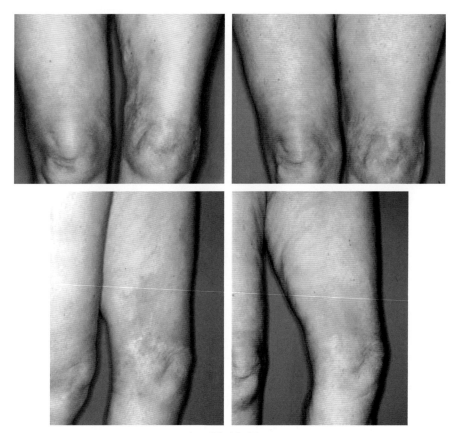

▲图48-7

软度均得到改善。

一名 41 岁女性在车祸后右腿软组织容量缺失，包括皮肤、脂肪和肌肉组织。受伤部位仅进行了局部护理。该区域完全愈合后，进行了瘢痕修复。修复术采用 2 个扩张皮瓣，使其有可能对整个瘢痕进行修复。然而，右腿仍存在大量容量缺失。采用 15 cm 的注脂针分 2 次进行脂肪移植：第 1 次 50 mL，第 2 次 70 mL。将脂肪注射到皮下组织，无须行筋膜切开。图 48-8 是第 2 次术后 22 个月，脂肪移植明显补充了缺失的体积，且未扩大瘢痕，皮肤的颜色和平滑度也同时得到改善。

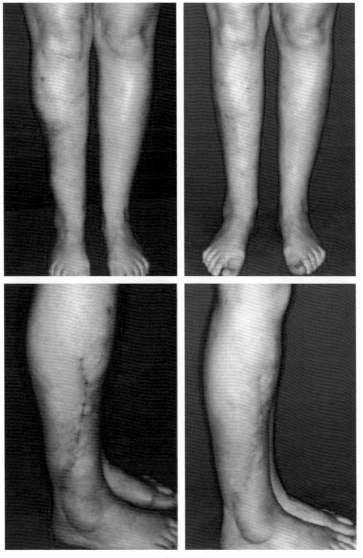

▲图 48-8

　　一名 14 岁女孩右膝上内侧单次注射了缓释的皮质激素后出现皮肤萎缩。图 48-9 为激素注射 10 个月后。第 1 次脂肪移植的注射量为 8 mL。图 48-9 为患者术后 28 个月的情况。患者皮肤的颜色、厚度和柔软度均明显改善，屈膝时无牵拉现象。

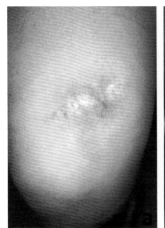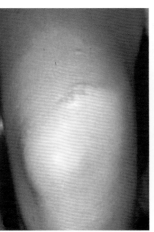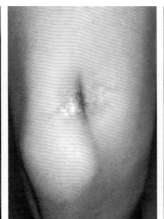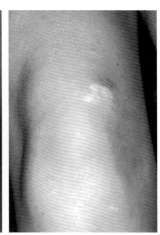

▲图 48-9

一名 30 岁的截瘫女性因压疮经多次外科手术治疗，造成双侧坐骨处瘢痕。图 48-10 为脂肪移植术后 6 个月，左侧坐骨区移植脂肪 8 mL，右侧 12 mL。该处脂肪移植是为了提高局部组织的质地，而不是增加体积，所以我们仅移植少量脂肪。我们的目标是增加该脆弱皮肤的稳定性，同时减少瘢痕的炎症反应，避免病灶复发，并防止皮肤和皮下组织萎缩。经 2 年的随访患者未复发，我们在等待更长时间的随访以进一步评估。

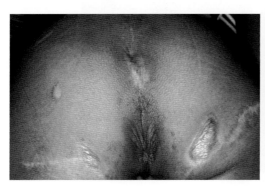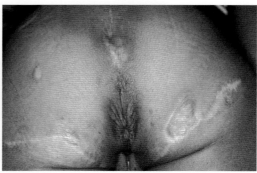

▲ 图 48-10

### 微量注射技术的效果

一名 35 岁男性的双侧足底均存在慢性溃疡。将微粒脂肪（Microfat）和富含血小板的血浆（PRP）按照 6 mL 脂肪和 4 mL PRP（40% 混合物）的比例混合。每侧足底病变注射 5 mL 混合物。术后 1 个月愈合，图 48-11 为术后 6 个月的结果。

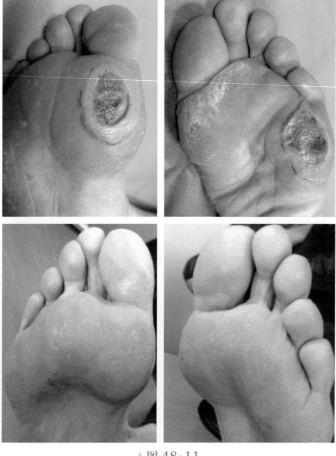

▲ 图 48-11

28 岁女性左踇趾截除术后，出现一个不稳定并伴发疼痛的足底瘢痕。注入 4 mL 的微粒脂肪。6 个月后，能明显观察到该处皮肤增厚和质地改善（图 48-12）。

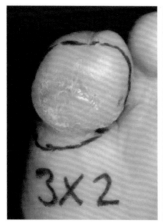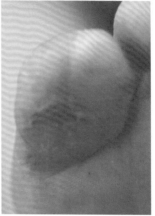

▲图 48-12

一名 35 岁女性的右足跟存在一个粘连性、疼痛性瘢痕。微量注射 8 mL 微粒脂肪后，皮下组织结构得到改善，皮肤厚度增加（图 48-13）。

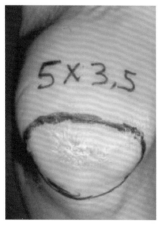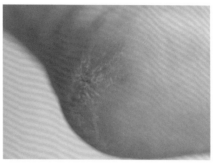

▲图 48-13

一名 35 岁男性右足背存在疼痛性瘢痕，第 4 和第 5 足趾截除。注射微粒脂肪 7 mL。再次注射以分离粘连，重建皮下组织。治疗后右脚行动更加灵活，穿鞋更加舒适（图 48-14）。

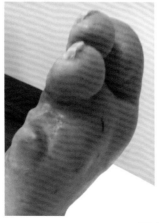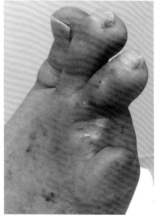

▲图 48-14

一名 48 岁男性右足跟进行了全厚皮移植。分 2 次进行微量脂肪注射，间隔时间 6 个月，分别注射 8 mL 和 10 mL。皮下组织重建后，皮肤明显增厚（图 48-15）。

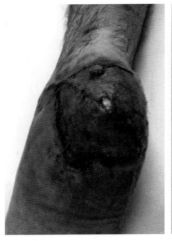
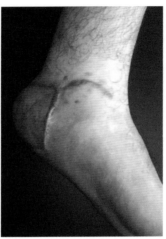

▲ 图 48-15

一名 65 岁男性足底脂肪垫（跖球）萎缩，跖前侧疼痛。实施微粒脂肪注射治疗，内侧足底脂肪垫注射 8 mL，外侧足底脂肪垫注射 4 mL，以改善足弓的形态。图 48-16 为术后 6 个月的效果。

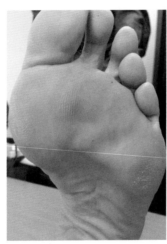
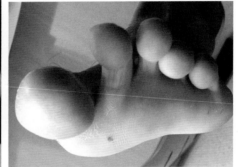

▲ 图 48-16

## 并发症

参考我们的患者，脂肪移植的主要缺点是容量缺失较大时需多次手术。根据我们的经验，每例患者进行结构性脂肪移植的平均次数是 1.5 次（范围从 1 到 5 次）。最常见的并发症为术后水肿和瘀斑，当移植层次过浅时更易发生。虽然血肿和感染为常见并发症，但该术式发生率很低。肌内注射时存在发生急性筋膜室综合征的风险，尤其是在腿部移植时。如将大量脂肪移植到皮下，而受区又存在血管化不佳时（如瘢痕或皮肤移植），则可能发生皮肤坏死。在我们的系列病例中，发生了 1 例局部坏死，该 45 岁患者的情况为：广泛切除恶性黑色素瘤并进行皮肤移植后，脂肪填充腿部软组织缺损，患者于第 3 次术后发生皮肤坏死，进行局部处理（隔日更换凡士林纱布敷料 1 次，持续 3 周）直至完全愈合。创面愈合后又实施了 2 次脂肪移植手术。

血肿和感染的预防措施为：使用 Coleman 钝头吸脂针和严格外科无菌操作。控制脂肪移植引起感染或血肿的原则与其他外科手术相同。在肌内注射脂肪颗粒时，必须通过筋膜切开术来预防急性筋膜室综合征。可通过抬高肢体、按摩或改善淋巴循环来治疗术后水肿。

术前须充分告知患者结构脂肪移植技术相关事宜[7,13-19]，包括潜在的并发症和缺点。以便患者在可能实施的多次手术治疗之前，有时间充分考虑是否接受本治疗。

## 讨论

脂肪移植作为一种治疗手段，可重塑过瘦的小腿，矫正因先天性缺陷或感染、创伤导致的腿部不对称。对于某些难治性病例，外科医师可将脂肪移植作为一种有价值的治疗手段，脂肪移植可分期、多次矫正，每次手术间隔时间为 6 个月。微量注射的使用拓宽了该技术的适应证，特别是用于修复粘连和疼痛的瘢痕。

## 结论

在四肢注射脂肪组织是一种安全的方法，已建立完善的标准。通常把对侧肢体作为首选供区以增加双侧对称性。严重肢体不对称或局部软组织缺损较大时通常需要 2 ~ 3 次脂肪移植治疗，治疗开始前须告知患者可能需要多次脂肪移植才可达到预期效果。

在肢体重建手术中，经多个入口的放射状、交叉状的脂肪注射是该技术成功的关键因素之一。

### 参考文献

[ 1 ] Carlsen LN. Calf augmentation—a preliminary report. Ann Plast Surg 2:508, 1979.
[ 2 ] Glicenstein J. Correction of amyotrophies of the limbs with silicone prosthesis inclusion. Rev Bras Cir 69:117, 1979.
[ 3 ] Aiache AE. Gluteal re-contouring with combination treatments: implants, liposuction, and fat transfer. Clin Plast Surg 33:395, 2006.
[ 4 ] Cárdenas-Camarena L, Paillet JC. Combined gluteoplasty: liposuction and gluteal implants. Plast Reconstr Surg 119:1067, 2007.
[ 5 ] Harrison D, Selvaggi G. Gluteal augmentation surgery: indications and surgical management. J Plast Reconstr Aesthetic Surg 60:922, 2007.
[ 6 ] Vergara R, Marcos M. Intramuscular gluteal implants. Aesthetic Plast Surg 20:259, 1996.
[ 7 ] Coleman SR. Hand rejuvenation with structural fat grafting. Plast Reconstr Surg 110:1731; discussion 1745, 2002.
[ 8 ] Aboudib Júnior JH, de Castro CC, Gradel J. Hand rejuvenescence by fat filling. Ann Plast Surg 28:559, 1992.
[ 9 ] de Pedroza LV. Fat transplantation to the buttocks and legs for aesthetic enhancement or correction of deformities: long-term results of large volumes of fat transplant. Dermatol Surg 26:1145, 2000.
[10] Lewis CM. Correction of deep gluteal depression by autologous fat grafting. Aesthetic Plast Surg 16:247, 1992.
[11] Pereira LH, Radwanski HN. Fat grafting of the buttocks and lower limbs. Aesthetic Plast Surg 20:409, 1996.
[12] Stampos M, Xepoulias P. Fat transplantation for soft tissue augmentation in the lower limbs. Aesthetic Plast Surg 25:256, 2001.
[13] Pereira LH, Nicaretta B, Sterodimas A. Bilateral calf augmentation for aesthetic purposes. Aesthetic Plast Surg 36:295, 2012.
[14] Mojallal A, Veber M, Shipkov C, et al. Analysis of a series of autologous fat tissue transfer for lower limb atrophies. Ann Plast Surg 61:537, 2008.
[15] Niechajev I. Calf augmentation with autologous tissue injection. Plast Reconstr Surg 123:1891, 2009.
[16] Veber M Jr, Mojallal A. Calf augmentation with autologous tissue injection. Plast Reconstr Surg 125:423, 2010.
[17] Hoppmann R, Meruane M, Gonzales D, et al. Calf lipo-reshaping. J Plast Reconstr Aesthetic Surg 66:956, 2013.
[18] Coleman SR. Long-term survival of fat transplants: controlled demonstrations. Aesthetic Plast Surg 19:421, 1995.
[19] Coleman SR. Facial recontouring with lipostructure. Clin Plast Surg 24:347, 1997.
[20] Coleman SR. Structural fat grafts: the ideal filler? Clin Plast Surg 28:111, 2001.
[21] Coleman SR. Structural Fat Grafting. St Louis: Quality Medical Publishing, 2004.
[22] Coleman SR. Structural fat grafting: more than a permanent filler. Plast Reconstr Surg 118(3 Suppl):108S, 2006.
[23] Coleman SR. Facial augmentation with structural fat grafting. Clin Plast Surg 33:567, 2006.
[24] Coleman SR, Saboeiro AP. Fat grafting to the breast revisited: safety and efficacy. Plast Reconstr Surg 119:775; discussion 786, 2007.
[25] Nguyen PS, Desouches C, Gay AM, Hautier A, Magalon G. Development of micro-injection as an innovative autologous fat graft technique: the use of adipose tissue as dermal filler. J Plast Reconstr Aesthet Surg 65:1692, 2012.
[26] Alharbi Z, Oplander CH, Almakadi S, Fritz A, Vogt M, Pallua N. Conventional vs micro-fat harvesting: how fat harvesting technique affects tissue-engineering approaches using adipose tissue-derived stem/stromal cells. J Plast Reconstr Aesthet Surg 66:1271, 2013.
[27] Lapiere JC, Aasi S, Cook B, et al. Successful correction of depressed scars of the forehead secondary to trauma and morphea en coup de sabre by en bloc autologous dermal fat graft. Dermatol Surg 26:793, 2000.
[28] Rigotti G, Marchi A, Galiè M, et al. Clinical treatment of radiotherapy tissue damage by lipoaspirate transplant: a healing process mediated by adipose-derived adult stem cells. Plast Reconstr Surg 119:1409; discussion 1423, 2007.
[29] Benslimane F. The Benslimane's artistic model for leg beauty. Aesthetic Plast Surg 36:803, 2012.
[30] Zhu M, Cohen SR, Hicok KC, Shanahan RK, Strem BM, Yu JC, Arm DM, Fraser JK. Comparison of three different fat graft preparation methods: gravity separation, centrifugation, and simultaneous washing with filtration in a closed system. Plast Reconstr Surg 131:873, 2013.

# 第 9 篇

## 特殊问题

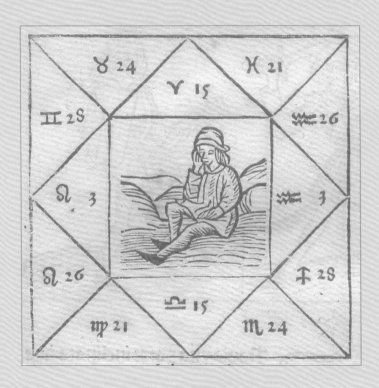

# 第49章

# 面部脂肪室的解剖与组织学

Rod J. Rohrich, Smita R. Ramanadham 译者：戚　征　肖孟春　王　阳

　　面部特定脂肪室的知识改变了整形外科医师对面部衰老的认识，从而改变了面部年轻化的方法。随着我们对浅层和深层脂肪室的认知，正如 Rohrich 和 Pessa[1] 生动描述的那样，目前看来，老化过程主要是容量缩减的结果。上述脂肪室容量减少的差异性导致面部轮廓不协调。该过程称为假性下垂，即随着年龄的增长，颊部深层脂肪的选择性缩减降低了浅层脂肪垫的凸起，导致出现外覆皮肤过多和松垂的错觉[2,3]。而年轻的面容与此不同，其脂肪室之间过渡流畅，形成平整光滑的轮廓。

　　既往认为面部皮下脂肪融为一体，因此，面部年轻化手术是基于将皮下组织作为一个整体单位，通过分离皮肤和 SMAS 将之提升和重新定位[4]。其要点主要是采用 SMAS 切除术与 SMAS 折叠术等技术，改变 SMAS 及皮肤的矢量方向和收紧程度以达到治疗目的。然而，脂肪室的发现导致了技术的发展，即面部容量的差异性填充联合 SMAS 年轻化治疗[5]。

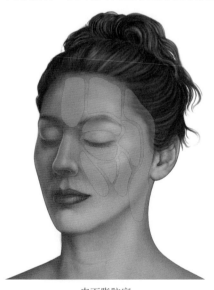

皮下脂肪室

▲图 49-1

　　我们必须回顾大量的解剖学研究[1,3,4,6,7]，才能充分理解这一机制。他们的研究阐明了面部浅层及深层脂肪室被筋膜隔分离为多个独立的网格状单元（图 49-1）。

　　在 30 具尸体的特定部位注射亚甲蓝后，进行半侧颜面解剖，其中男性 18 例，女性 12 例，年龄 47～92 岁[1]，研究发现如下。

　　鼻唇脂肪室：鼻唇脂肪室位于颊部脂肪内侧的前面，覆盖颌部之上。上缘为眼轮匝肌限制韧带（orbicular retaining ligament，ORL）。鼻唇脂肪位于眼轮匝肌下部深层脂肪的内侧。并紧邻颧大肌下缘。

　　颊部脂肪室：颊部脂肪室包括 3 个组成部分，内侧、中部和外侧颞 - 颊脂肪室。内侧脂肪室位于鼻唇沟外侧，颊下方脂肪的上方、ORL 之下及眶部脂肪室外侧。中部脂肪室位于腮腺浅面。内侧和中部脂肪室的致密纤维基底对应颧韧带。外侧颞 - 颊脂肪室也位于腮腺浅面，并连接颞部脂肪与颈部皮下脂肪。颊部外侧纤维隔恰恰位于该脂肪室的前方。

　　额颞部脂肪室：包括中线处中央脂肪室和左右两侧的中部脂肪室。前述的外侧颞 - 颊脂肪室位于后者外侧。

　　眶部脂肪室：眶脂肪也由三个室组成，包括上、下和外侧。环状结构的 ORL 是其边界。

　　颊下方脂肪室：颊下方脂肪室紧邻降口角肌。内侧边界为降下唇肌，下界为颈阔肌膜部。值得注意的是，其与鼻唇脂肪互不相连且截然不同。

　　深层也存在脂肪室，包括眼轮匝肌下部、眼轮匝肌后部和颊脂垫。其位于面肌上、下，利于这些肌肉在做表情和咀嚼过程中的滑动[1]。既往已经发现老化时颞部深层脂肪发生萎缩，目前也发现颊部内侧深层脂肪亦是如此[4]。尸体解剖进一步的研究证实内侧深层脂肪分为 2 个区域，均位于颧大肌内侧；内侧大部分与梨状肌相接，外侧则覆于上颌骨之上[3]。深层脂肪室支撑被覆的皮下脂肪；其体积丧失导致前颊部突度降低，鼻唇沟加深，并可造成下睑的 V 形畸形。进一步的研究发现，颊部内侧深层脂肪室中的脂肪与浅层脂肪室，即鼻唇脂肪室相比，细胞大小不同。鼻唇脂肪室脂肪细胞的平均大小远大于颊部内侧深层脂肪室的细胞[2]。其部分原因可能是其位于肌肉上方，有丰富的血管供应，且其代谢活动高于深层脂肪，而后者相对惰性，由于贴近骨骼易受压迫，造成相对萎缩[2]（图49-2）。

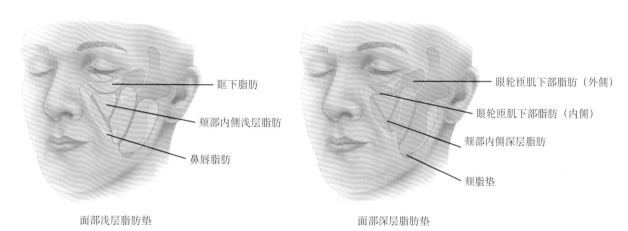

眶下脂肪
颊部内侧浅层脂肪
鼻唇脂肪

眼轮匝肌下部脂肪（外侧）
眼轮匝肌下部脂肪（内侧）
颊部内侧深层脂肪
颊脂垫

面部浅层脂肪垫　　　　　　　　　　　　　　　　　面部深层脂肪垫

▲ 图 49-2

　　面部脂肪室由结缔组织的纤维束所分隔，其源于深层筋膜穿行至真皮，并包含供应皮肤的穿支血管[4,8]。这些筋膜韧带限制面部的剪切力，从而形成"保护系统"，保持面部的血管供应的稳定[4,8]。

　　这些发现支持下述观点——面部年轻化应着眼于 2 个核心概念：容量恢复和面部轮廓改善。这并非新的概念，Ristow 于 2001 年报道了自体脂肪直接注射进入颊部深层脂肪[3,9]。其效果立竿见影，向前的凸度得以改善，鼻唇沟及下睑 V 形畸形减轻，使颊部及唇 - 颊结合处更为年轻[3]。脂肪注射至这些特定的脂肪室中，提高了可控性和精确度，能够更为准确地恢复面部容量。面部年轻化中最重要和确切的脂肪室包括颧部深层及鼻唇深层脂肪室，以及颧部浅层的中间及外侧（高）脂肪室[10]。皮肤略微松垂的年轻患者可以单独注射脂肪，或作为分离皮肤和 SMAS 提升组织的辅助治疗[5]。Rohrich 等[5] 最近综述中评价了上述特定面部脂肪室脂肪移植与 SMAS 叠加或 SMAS 切除等 SMAS 手术的协同效应。

## 患者及方法

　　对资深作者（R.J.R）实施的提升 - 填充技术的所有患者进行了回顾性研究。该技术包括前述的个体化部分面部提升[10]，开放式颈部提升，全部深层脂肪室、鼻唇沟及颧部浅层中间及高位脂肪室注射脂肪，必要时面部磨削。面部提升 - 填充技术相关的关键脂肪室见上文。每一脂肪室的标准脂肪注射量为 1 ~ 3 mL，平均注射量 2 mL/ 每室。通常使用 10 mL 注射器和吸脂针由腹部或大腿手工抽取脂肪。准备就绪后，将脂肪分置于 1 mL 注射器，并使用 19 G 注脂针直接注射到上述脂肪室。注射前要仔细回抽，以确保脂肪不会直接注射到血管内。每例面部的平均总注射量为 12 mL（8 ~ 14 mL）。然后使用计算机系统分析连续 100 名面部提升联合脂肪室注射脂肪的患者(96 名女性和 4 名男性)，以评估某些数据点。

纳入标准为术后随访至少 6 个月，术前和术后影像为位置一致的斜位照片（图 49-3）。

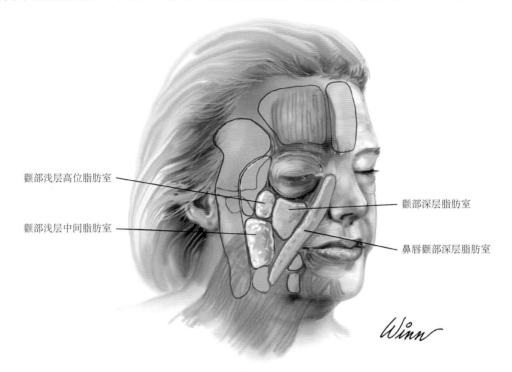

颧部浅层高位脂肪室

颧部浅层中间脂肪室

颧部深层脂肪室

鼻唇颧部深层脂肪室

▲ 图 49-3

并发症的评估分为轻度和重度亚组。重度并发症包括所有需要二次手术修复或重返手术室的事件。所有保守治疗的均为轻度并发症。

使用特定面部点的轮廓比值评估效果。临床评估包括 Barton [11] 所描述的鼻唇沟深度术前和术后变化程度，以及斜位照片上颧部最突出点的二维位置变化。A 点代表颧部最突出的顶点，B 点为颧部下凹。其间距除以瞳孔间距确定比值。如前所述创建计算机软件程序，量化上述面部标志的变化 [12]。数字图像的数据基于 3 个变量进行分析：$X$ 轴，连接双侧瞳孔中点的水平线；$Y$ 轴，面部测量侧经瞳孔中点的垂直线；以及瞳孔间距。然后绘制面部的侧面轮廓，手动识别 A、B 点。程序随之生成 A、B 点位置的 $X$ 轴值和 $Y$ 轴值（图 49-4）。

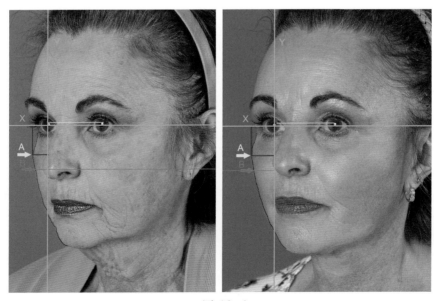

▲ 图 49-4

X 轴上的负性变化与轮廓侧面凸度减少相符，反之，正性变化表示容量和凸度增加。同样，Y 轴上的负性变化与凸度垂直位移降低相符，反之，正性变化表示最高突出点的位置较高，意味着通过皮肤和 SMAS 的提升，该点被纵向提高。

最后，由 2 名整形外科观察员评估术前和术后照片，为每例患者的鼻唇沟（nasolabial fold, NLF）和颧部隆起分级。NLF 等级：0，无明显褶皱；1，轻度；2，中度；3，重度褶皱。颧部评分：1，颧弓下方凹陷，2，平坦；3，颧弓下方凸起。

## 结果

颧部轮廓最突出点体积增加，可增加凸度。A 点平均提升 12.24%，而凸度增加 13.47%。B 点代表填充颧深脂肪室颧下隆起的效果，去除该区域原已凸出的 7% 病例，凸度增加 15.64%（表 49-1）。

表 49-1　颧部轮廓最突出点及颧下凹陷

| | X 轴（凸度）（%） | Y 轴（提升）（%） |
| --- | --- | --- |
| 颧部轮廓最突出点* | | |
| 平均 | 13.47 | 12.24 |
| 最小值 | -4.55 | -5.88 |
| 最大值 | 45.39 | 49.69 |
| SD | 15.24 | 15.74 |
| 颧下凹陷† | | |
| 平均 | 15.64 | |
| 最小值 | 0.09 | |
| 最大值 | 49.85 | |
| SD | 11.31 | |

注：* 颧部轮廓最突出点在 X 轴（凸度增加 = 下降）上的变化和 Y 轴（较高位置 = 提升）上的变化。
　　† 颧下凹陷点仅在 X 轴上进行凸度评估。固定 Y 轴位置，聚焦于脂肪室填充效果。注射颧深及颧中部脂肪室填充此处凹陷。93%（93/100 例）的患者 B 点改变，7 例无变化（颧下凸起无须改变）。表中为 93% 改变者的观察结果。

NLF 平均评分 0 级术后由 1.5% 提高到 21.5%。颧突平均凸度术后由 6% 提高到 28%。81% 的 NLF 提高了至少一个等级，11% 提高超过一个等级。63% 的颧骨隆凸提高至少 1 级，10% 提高 1 级以上。

## 讨论

容量恢复并非面部年轻化的新概念[3]。此外，虽然已经确认面部提升时必须分离 SMAS，但每种特定技术的优越性仍存在争议。目前看来，通过手术操作联合填充并提升特定组织有助于提升手术效果。面部脂肪室的详细解剖描述加深了我们对上述概念的理解，并创建了一个地形图，便于精确定位、确定层次和评估容量缺失[5]。与面部年轻化关联最多的是颧深、鼻唇沟脂肪室及颧部浅层中部、高位脂肪室。颧部深部脂肪由较小的脂肪细胞组成，易于较快的萎缩。因此，首先填充该脂肪室较为关键，为后续的浅层填充及 SMAS 手术建立基础。定位准确时，使用少量的脂肪即可获得相应的临床效果。这就减少了注射大量脂肪——尤其是在浅层脂肪室所造成的过量填充的外观。推荐的次序是首先填充颧部深层和鼻唇沟脂肪室，最后填充高位（浅层）外侧脂肪室。通过个体化部分面部提升方法分离 SMAS，使之在不同的矢量方向桥接深层和浅层脂肪室，从而形成平滑的颊部轮廓[5]。必要时可随后在口角、唇部亚单位和颊侧凹陷进行额外的浅层脂肪移植。

本研究中，颧部凸度和颧部提升均得以改善。此外，经训练有素的观察员分析，鼻唇沟和颧部的等级也有提高。脂肪室萎缩是面容衰老主要原因的理念有了更多的证据。除非需要提升 SMAS 和皮肤来解决松弛，提升和填充技术即可解决这一问题。

此类患者的术前规划极为关键。术前必须确定面部萎缩、松弛的位置和每侧面部的丰满度，以便术中正确处理。适当填充内侧深层脂肪室，打好基础，才能够适当地分离 SMAS。在已填充的深层脂肪室浅面，需要增加丰满度的位置，精确地折叠 SMAS。通常在面部较薄的一侧折叠。另外，面部较丰满一侧行 SMAS 切除术，以减少其丰满度。在 SMAS 手术操作时矢量会发生变化，面部较宽侧矢量呈较为水平方向，较窄侧矢量呈较为倾斜方向 [5]。在 SMAS 操作之前恢复面部容量，无须通过 SMAS 改善面部所有形状。最终由脂肪填充弥补面部提升技术（图 49-5、图 49-6）。

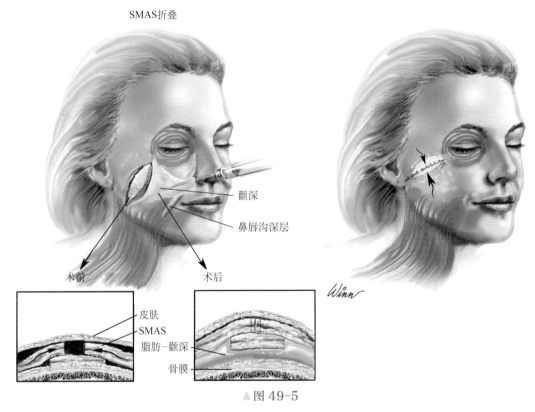

▲ 图 49-5

脂肪活力和移植物存活有其局限性。此外，组织弹性的多变性影响面部整体可以提升的程度。上述情况可能使面部年轻化提升 - 填充技术难以预测。为了避免移植物明显吸收的临床状况，可能会诱使术者过量填充，但是其会导致臃肿丑陋的外观，应予避免。每个脂肪室保守移植 1 ～ 3 mL，但应与患者讨论，告知其将来可能需要额外注射脂肪或填充材料维持容量 [5]。

众所周知，面部提升手术需要处理 SMAS；然而，单用此项操作无法解决面部老化引起的容量萎缩。目前对面部深浅 2 层脂肪室的了解，使整形外科医师可以直接优先填充萎缩的脂肪室，明确地解决容量缺失。其包括前述的颧深、鼻唇深层脂肪室和浅层的颧部中、外侧（高）脂肪室。随后，分离 SMAS，连接不同的脂肪室，提升并改善面部的整体轮廓。

面部整体形状和轮廓的评估是获得最佳结果的关键，且必须在术前、术中和术后阶段持续评估。尽管多年来我们对面部解剖的了解日益加深，提高了恢复容量的可控性，但未来的进展可能依赖于开发容量三维影像与特定脂肪室缩小计算等技术，以提高容量恢复的精确度。

SMAS切除

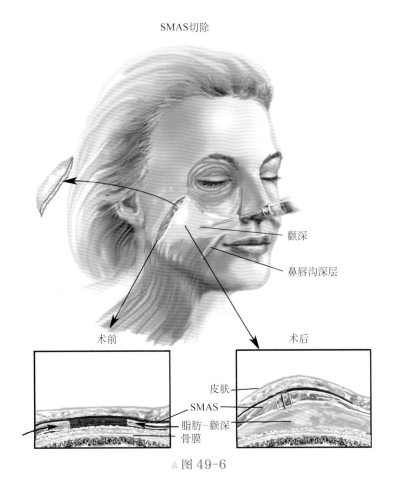

颧深

鼻唇沟深层

术前　　　　　　　　　术后

皮肤

SMAS

脂肪-颧深

骨膜

▲ 图 49-6

## 临床病例

　　一名 60 岁女性行提升 - 填充面部提升术。脂肪移植量为右侧右颧深脂肪室 3 mL，左侧 2 mL；右侧颞部浅层外侧（高位）脂肪室 2 mL，左侧 1 mL。此外，双侧下颌前部区域植入 2 mL。行双侧 SMAS 折叠术，在较短 / 宽的右侧为垂直矢量方向，在较长的左侧为水平矢量方向（图 49-7）。

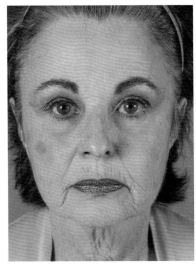
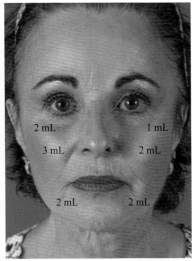
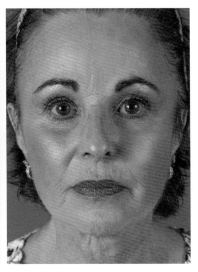

▲ 图 49-7

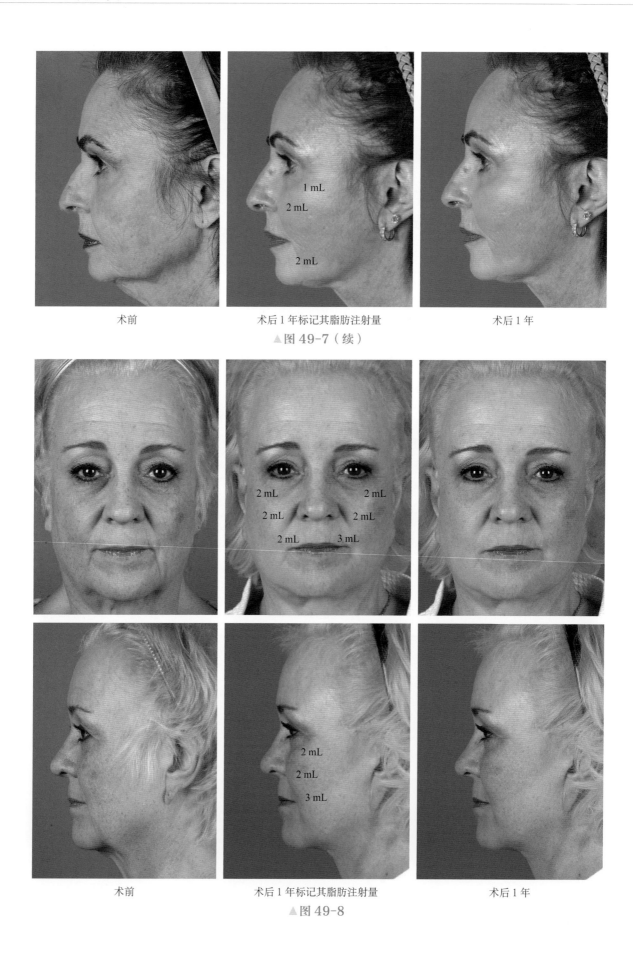

术前　　　　　　　　　术后1年标记其脂肪注射量　　　　　　　　　术后1年

▲图49-7（续）

术前　　　　　　　　　术后1年标记其脂肪注射量　　　　　　　　　术后1年

▲图49-8

一名 62 岁女性行提升 – 填充面部提升术和开放式颈部提升（图 49-8）。面部脂肪移植包括左侧鼻唇沟注射 3 mL 脂肪，右侧 2 mL。颧深脂肪室每侧注射 2 mL，但事后看来，左侧略微多一些可能有益于患者。颧部浅层外侧（高位）脂肪室每侧植入 2 mL。根据个性化面部组分分析进行双侧 SMAS 切除术以减少其面部宽松度。左侧矢量水平方向，由于右侧面部较为短 / 宽，因而分离较多的皮肤，矢量呈倾斜方向。

## 结论

面部浅、深层脂肪室的发现大大加深了我们对面部老化的认知。脂肪移植于这些特定的脂肪室——特别是颧深、鼻唇沟、颧部浅层中部和高位脂肪——可以针对性的恢复容量。其与基于个性化面部组分分析的 SMAS 手术相结合，有助于改善面部年轻化的美容效果。

## 参考文献

［1］ Rohrich RJ, Pessa JE. The fat compartments of the face: anatomy and clinical implications for cosmetic surgery. Plast Reconstr Surg 119:2219, 2007.

［2］ Wan D, Amirlak B, Giessler P, Rasko Y, Rohrich RJ, Yuan C, Lysikowski J, Delgado I, Davis K. The differing adipocyte morphologies of deep versus superficial midfacial fat compartments: a cadaveric study. Plast Reconstr Surg 133:615e, 2014.

［3］ Rohrich RJ, Pessa JE, Ristow B. The youthful cheek and the deep medial fat compartment. Plast Reconstr Surg 121:2107, 2008.

［4］ Rohrich RJ, Pessa JE. The retaining system of the face: histologic evaluation of the septal boundaries of the subcutaneous fat compartments. Plast Reconstr Surg 121:1804, 2008.

［5］ Rohrich RJ, Ghavami A, Constantine FC, Unger J, Mojallal A. Lift-and-fill face lift: integrating the fat compartments. Plast Reconstr Surg 133:756e, 2014.

［6］ Rohrich RJ, Pessa JE. The anatomy and clinical implications of perioral submuscular fat. Plast Reconstr Surg 124:266, 2009.

［7］ Pessa JE, Rohrich RJ. Facial Topography: Clinical Anatomy of the Face. Boca Raton: CRC Press, 2012.

［8］ Schaverien MV, Pessa JE, Rohrich RJ. Vascularized membranes determine the anatomic boundaries of the subcutaneous fat compartments. Plast Reconstr Surg 123:695, 2009.

［9］ Ristow B. Personal communication, Sept 2001.

［10］ Rohrich RJ, Ghavami A, Lemmon JA, et al. The individualized component face lift: developing a systematic approach to facial rejuvenation. Plast Reconstr Surg 123:1050, 2009.

［11］ Barton FE Jr. Rhytidectomy and the nasolabial fold. Plast Reconstr Surg 90:601, 1992.

［12］ Rohrich RJ, Ghavami A, Mojallal A. The five-step lower blepharoplasty: blending the eyelid-cheek junction. Plast Reconstr Surg 128:775, 2011.

# 第50章

# 人体脂肪分区的解剖和历史

Andrea Sbarbati, Maria Rosaria Marinozzi, Giamaica Conti
译者：张文超　蔡伟平　斯楼斌　王　阳

脂肪组织是参与脂肪合成和储存的特殊结缔组织，主要由胶原纤维结构网络包埋的特化细胞（脂肪细胞）组成。储存在脂肪组织中的脂肪来自膳食脂肪或机体内部。脂肪组织包括多个解剖学分区。在成人中，脂肪可以分布于皮肤下（皮下脂肪）、内脏器官（内脏脂肪）、骨髓（黄骨髓）和乳房组织中，但它也存在于肌肉和其他器官组织中。

在人体中，脂肪组织的分布因遗传、年龄、性别以及种族而异，而在某些脂肪堆积区域，则与激素、糖皮质激素的敏感性相关。

在妊娠的第14周和第16周之间开始出现首个脂肪小叶，并依次由上至下，由近端向远端发展。到妊娠28周时，全部内脏和皮下组织对应位置均可检测到脂肪小叶[1]。

哺乳动物有2种不同类型的脂肪组织：白色脂肪组织（white adipose tissue，WAT）和棕色脂肪组织（brown adipose tissue，BAT）。最近的研究已经证明了第3类潜在的脂肪组织，称为brite脂肪组织（"褐白色"），也称为米黄色、诱导褐色或征募褐色脂肪组织。其由一种"神秘"类型的脂肪细胞构成。在形态学上，无法区分该类型脂肪细胞和其相邻的基础状态或未刺激状态下的白色脂肪细胞。然而，当受到长期低温刺激（或其他类似β-肾上腺素受体激动剂作用）时，它会变成多房脂肪细胞并开始产热[2]。

## 棕色脂肪组织：一种产热组织

棕色脂肪组织主要位于内脏脂肪中，棕色脂肪细胞是其主要组成部分。棕色脂肪细胞含有多个较小（多房）的脂滴，富含线粒体，主要存在于富含神经和血管的区域。

棕色脂肪组织是一种产热组织[3]。热生成由游离脂肪酸的氧化磷酸化介导，受组织特异性线粒体棕色脂肪解偶联蛋白1（uncoupling protein 1，UCP1）的表达调节[4]。棕色脂肪组织的激活依赖于交感神经（去甲肾上腺素受体）刺激。热生成对暴露在低温中的新生儿至关重要，因为他们无法依靠颤抖发热，需要棕色脂肪产热来维持体温。然而随着年纪增长，棕色脂肪将逐渐消失并形成单房脂质沉积物。此时的棕色脂肪非常类似于白色脂肪，但其仍保持在生理刺激后产热的能力。由于棕色脂肪的功能减退或亢进与肥胖的发病机制[5]以及其他病理状况有关，在过去20年大家对于棕色脂肪的兴趣逐渐增加[6]。棕色脂肪的生化和细胞生物学已被广泛研究，并且有很多优秀的研究成果发表[7]。

## 白色脂肪组织：一种异质化组织

白色脂肪是人体脂肪组织的主要部分，在各器官之间形成隔垫并具有相应不同的功能。白色脂肪的主要功能是以三酰甘油的形式储存能量,同时还可以作为热绝缘体保护其他器官免受机械撞击损伤[8]。白色脂肪组织的功能受内分泌系统和交感神经系统的调节,特别是脂肪细胞的能量代谢受胰岛素、儿茶酚胺,以及其他器官产生的糖皮质激素等激素的调控。这些激素与脂肪细胞结合并引发三酰甘油的水解,释放富含能量的脂肪酸和甘油,这一过程称为脂肪分解。

白色脂肪组织还参与免疫反应、抗炎血压控制、凝血以及甲状腺和生殖功能。这些过程主要通过合成和释放被称为脂肪因子(如脂联素、瘦素)的生物活性肽协调,这些生物肽可以通过自分泌、旁分泌和内分泌的方式在局部和远隔部位发挥作用[9]。

在白色脂肪组织中由两种主要的细胞组分构成:白色脂肪细胞和基质血管成分(stromal vascular fraction,SVF)。它们虽然形态不同但功能却有一定相关性。白色脂肪组织剩余部分由水(5%~30%)和蛋白质(3%或更少)组成。

白色脂肪细胞占白色脂肪组织总量的90%,其重量的60%~85%由脂质构成,且大部分为三酰甘油和游离脂肪酸、甘油二酯、胆固醇、磷脂和少量胆固醇酯。脂肪酸的主要类型是肉豆蔻酸、棕榈酸、棕榈油酸、硬脂酸、油酸和亚油酸。

白色脂肪细胞体积较大,球形,排列紧密,并由富含血管的疏松结缔组织支撑。脂肪细胞的大小基于细胞脂质的含量,直径为 80~130 μm,其体积因其活跃程度而异。白色脂肪细胞含有一个独特的磷脂单分子膜包绕的大脂滴,由波形蛋白网状物、周脂素和蛋白质共同组成的笼状结构强化[10]。细胞核呈扁平状,位于细胞外周,其核纤层与波形蛋白网状物相偶联[11]。细胞核周围的细胞质增厚,且含有高尔基体,光滑、粗糙内质网,游离核糖体,体积大而细长横向嵴密集的线粒体[12]。不同脂肪分区之间线粒体及其酶的数量不同,形成了脂肪组织生理功能的多样[13]。白色脂肪细胞具有丰富的肌动蛋白皮质网络[11],其细胞质也含有脂质结构,称为脂滴、脂质体或脂肪体。它们是胞质内的细胞器,由一个由磷脂单分子膜包绕的中性脂质核和可以调节其大小和脂质运输的相关蛋白质组成[14]。

细胞膜的功能主要在于介导脂肪酸、蛋白质的转运[15]。细胞膜上含有各种类型的激素受体、神经递质(主要是去甲肾上腺素)、细胞因子和其他信号分子[16]。脂肪细胞表达 Toll 样受体,这些受体负责识别病原体相关的分子模式和先天性、获得性免疫的其他信号分子[17]。细胞膜外覆多糖 - 蛋白质复合物[12]。

SVF 由多能干细胞、前脂肪细胞、成纤维细胞、周细胞、血管和淋巴管内皮细胞、巨噬细胞、肥大细胞和其他浸润性免疫细胞[16]、淋巴细胞组成[18]。SVF 的细胞成分及其功能总结见表 50-1。

表 50-1 SVF 的细胞成分

| 干细胞 | 肥大细胞 | 前脂肪细胞 | 淋巴细胞 | 巨噬细胞 |
|---|---|---|---|---|
| 多向分化潜能(可分化为骨骼、软骨、肌肉、脂肪细胞) | 与炎症过程、重塑过程和肥胖有关 | 增殖潜力,取决于不同起源的脂肪垫 | CD8+T 细胞,INF-γ+,CD4+T 细胞和β2 细胞,以及作为抗炎细胞的调节性 T 细胞(Tregs) | 骨髓来源的细胞,具有引发炎症、细胞凋亡和炎症细胞募集的作用 |
| 主要用于再生和重建手术,尤其适用于皮肤再生、瘢痕矫正和乳房再造 | 参与脂肪组织中的细胞因子分泌、胰岛素抵抗机制和氧化代谢调节 | 分化可刺激肿瘤细胞黏附机制的脂肪细胞或脂肪细胞前体 | 脂肪组织中的存在与肥胖、高瘦素水平、Treg 下调和对自身免疫病的易感性有关 | 其数量在肥胖等病理状况中增加。该过程由巨噬细胞和其他细胞类型的旁分泌激活引导,并涉及多种机制,例如血管生成、调节和脂肪细胞前体的分化 |

### 内脏脂肪组织

内脏脂肪组织（visceral adipose tissue，vWAT）与内脏器官相关，可以分为 3 个主要部分。第 1 种是与肠道相关的网膜脂肪；第 2 种是在肠道周围更深层的肠系膜脂肪和位于腹腔背侧肾脏附近的腹膜后脂肪；第 3 种，少量的内脏脂肪位于纵隔（胸内或心包脂肪）和特定器官周围，如心脏（心外膜脂肪）、胃（上腹部脂肪）和血管（血管周围脂肪）[19]。内脏脂肪的脂肪小叶，特别是在大网膜中的内脏脂肪，体积较大，形状不规则，且不被胶原隔膜包裹。内脏脂肪实际上由成熟的单房脂肪细胞组成[20]。

内脏脂肪积聚与一系列代谢改变密切相关，包括胰岛素抵抗、高胰岛素血症、三酰甘油水平升高、低高密度脂蛋白（high-density lipoprotein，HDL）胆固醇降低和高血压[21]。内脏脂肪的脂肪细胞中脂肪生成和脂肪分解均较为活跃，并可产生促炎细胞因子。此外，参与先天免疫、急性期反应、补体因子中的分子在内脏脂肪组织中过表达。

### 皮下脂肪组织

皮下脂肪组织（subcutaneous adipose tissue，sWAT）广泛分布于身体表面，位于真皮层和深筋膜之间皮下层。皮下脂肪组织的脂肪小叶通常排列规则，其连接支架随解剖部位和功能不同而变化[22]。

#### 皮下脂肪组织的分类

皮下脂肪组织看似结构相同，但实际上不同脂肪分区中的形态差异存在定性定量分析上的不同。皮下脂肪组织的结构随部位、年龄、性别、体重、种族和营养状况不同而变化。例如，老年人皮下脂肪组织的结缔网状结构中含有比年轻人更大量的胶原蛋白成分，并且在老化过程中存在中度的血管壁增厚。在腹部和臀部，深层脂肪组织富含纤维成分（表 50-2）。

表 50-2　皮下脂肪组织分类

| 堆积性皮下脂肪组织 | 结构性皮下脂肪组织 | 纤维性皮下脂肪组织 | 小叶状皮下脂肪组织 | 无小叶皮下脂肪组织 |
| --- | --- | --- | --- | --- |
| 缺乏胶原成分 | 存在更多基质 | 纤维组织粗壮且含量较多 | 纤维组织粗壮且含量较多 | 存在于高度纤维化的组织中 |
| $90 \sim 100\ \mu m$ 的单房脂肪细胞 | 嵌在肌肉组织中的 $80\ \mu m$ 的脂肪细胞 | 脂肪细胞嵌在致密胶原蛋白基质中，直径为 $80\ \mu m$ | 富含厚壁毛细血管，血运丰富 | 毛细血管和血管密度不恒定，但通常含量不多 |
| 细胞外空间狭小；薄壁毛细血管和干细胞小体罕见 | 特别是在转子、耻骨上区域、腋窝、膝内侧面、大腿、上臂、胸壁和乳房区域 | 常见于遭受机械应力的部位 | 脂肪细胞簇集于胶原纤维周围，直径为 $90 \sim 100\ \mu m$ | 脂肪细胞中脂质含量较少 |

很明显，这种异质性与每个分区所起到的作用不同有关。这使我们认识到更确切的术语是皮下 sWATs（subcutaneous，sWATs）而不是 sWAT。皮下白色脂肪组织的异质性可能与不同部位的脂肪库中的功能特化有关[21]。与腹部相比，大腿区域的脂质通常动员速率较慢，但合成速率较高。禁食会导致所有脂肪堆积区域脂肪动员速率增加和脂肪合成速率降低。肥胖人群中脂肪代谢的激素调节也存在区域差异。胰岛素的调节作用在股骨区域最为明显，而儿茶酚胺的调节则在腹部最为显著。

实际上，皮下白色脂肪组织可以被归类为一个大的子系列。基于其结构和超微结构的不同，白色脂肪组织可以分为 3 种：堆积性白色脂肪组织（deposit WAT、dWAT）、结构性白色脂肪组织（structural WAT，stWAT）和纤维性白色脂肪组织（fibrous WAT，fWAT）[23]。然而，必须强调的是，各个脂肪分区可以由不同类型的皮下脂肪组织混合组成。

### 堆积性脂肪组织

堆积性白色脂肪组织(dWAT)主要堆积于腹部,特别是在脐周区域。其为典型的无小叶脂肪组织,由于其缺乏胶原成分(非基质)而富含脂质,可以认为是一种代谢脂肪。其特征在于含有稳固排列的体积较大的脂肪细胞(90 ~ 100 μm),被孤立而薄弱的胶原纤维网络连接并包绕。细胞外空间非常狭小。微循环由薄壁毛细管形成,干细胞龛巢极少。周皮细胞等增强元素极少。脂肪细胞倾向于彼此平行地相互黏附在一起,管周可见巨噬细胞[23]。

图 50-1 第 1 张图片显示腹部白色脂肪组织扫描电镜图像(scanning electron microscope, SEM)(比例尺:50 μm),可见脂肪细胞体积较大和胶原成分匮乏,脂肪细胞被薄层胶原纤维囊包围。图 50-1 第 2 张图片为透射电子显微镜(transmission electron microscope, TEM)显微图像(比例尺:5 000 nm),显示脂肪细胞周围只有稀疏的胶原纤维。

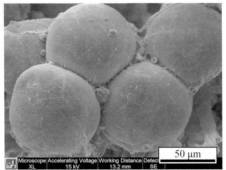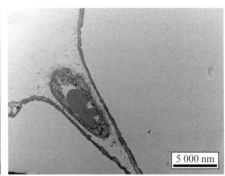

▲图 50-1

### 结构性脂肪组织

结构性白色脂肪组织或 stWAT 是多形性非小叶状脂肪组织。由于其与周围结构的关系起着不同的作用,因此其形态更为多样,且在不同部位也有不同的变化。一般而言,它更像是一种基质脂肪,位于脂肪组织较少,而肌肉组织较多的区域。其基质良好,血运丰富,多能干细胞含量也相对正常[23]。

在扫描电镜显微照片(图 50-2 左)中,可以看到 2 型结构性白色脂肪组织的特点在于胶原成分多变(比例尺:20 μm)。透射电镜显微照片(图 50-2 右)显示由相对密集的结缔组织包膜覆盖的脂肪细胞(比例尺:2 000 nm)。在成熟的单房脂肪细胞之间可见胶原纤维的存在。

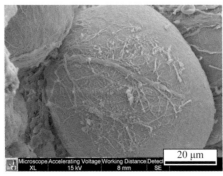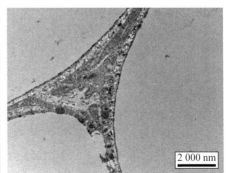

▲图 50-2

脂肪细胞的平均直径小于堆积性白色脂肪组织(约 81 μm)。在膝内侧(92 μm)和粗隆(86 μm)附近脂肪细胞直径相对更大一些。结构性脂肪组织更多地呈区域性分布,其功能不仅限于储存脂肪:在这些区域中,脂肪组织主要依附在具有一定形态的空间结构中。大转子、耻骨上区域、腋窝、膝内侧、大腿、上臂、胸部和乳房区域以及臀部的脂肪均属于该类型[23]。

在毛细血管周围中可见一些与基底膜相关的成分（分化差或在分化过程中）。这些成分通常富含多核糖体，并且几乎没有游离内质网池构成的其他细胞器。此外，毛细血管可以显示基底膜增厚或呈多层化，这种现象主要存在于老年人中。通常巨噬细胞成分较为罕见。

在不同部位脂肪组织中，下肢受特定机械刺激的区域中可以观察到一些特殊现象。例如，在膝内侧和转子区域，脂肪组织表现为相当薄的结缔组织，类同于间充质的网状结构。通过扫描电子显微镜可见脂肪细胞周围环境的特征在于由分离的胶原纤维制成的网状结构。这种网状结构往往与脂肪细胞的质膜相分离，脂肪细胞在这些区域表现为光滑均匀。

### 纤维性脂肪组织

纤维性白色脂肪组织（fWAT）富含纤维成分，具有良好的力学性能。fWAT常见于机械应力较大的区域，如转子区域。因此，纤维脂肪细胞体积较小，且被较厚的纤维壳包裹。在扫描电子显微镜下可以观察到纤维脂肪细胞周围存在着紧密的厚层胶原纤维网。光学显微镜下即可以看到这种网状物，但只有使用透射电子显微镜才能清楚地观察到其具体结构。这种脂肪组织特点在于富含胶原组织，存在于小叶或非小叶亚型中[23]。

图 50-3 显示脂肪组织间存在丰富的纤维成分。在图 50-3 左（SEM 图像；比例尺：20 μm）中，在脂肪细胞周围的厚层结构中可见紧密的增厚胶原纤维网。在图 50-3 右（TEM 图像；比例尺：10 μm）中，脂肪细胞被致密胶原束组成的厚层结缔组织鞘覆盖。

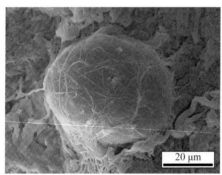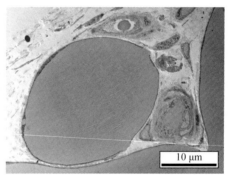

▲图 50-3

### 小叶纤维性白色脂肪组织

小叶纤维性白色脂肪组织是一种 fWAT，存在于有强烈机械刺激的区域，如跟骨脂肪垫中。小叶纤维脂肪组织被连接隔垫划分为大小不等的微腔。在由脂肪细胞组成的区域中，组织具有良好的血运，毛细血管的内皮较厚，一部分由面纱细胞覆盖。脂肪细胞体积较大（直径 90 ～ 100 μm），并且由厚层胶原束组成的致密连接鞘所覆盖。扫描电子显微镜下，隔膜显示为胶原纤维紧密结合形成的高密度层，形似篮状结构。篮状结构的外表看起来形状规则并且易于与基质胶原蛋白分离。因此，隔膜是具有明显形态特征的结构，与脂肪细胞的质膜密切相关，在透射电子显微镜下它们似被虚拟空间分隔开来。

### 非小叶纤维性脂肪组织

非小叶纤维性脂肪组织具有最大限度的纤维化结构，但呈现为小叶状组织，例如存在于假体周围的包膜（辐射和未辐射）。非小叶纤维 fWAT 是一种坚硬的脂肪非小叶组织，具有丰富的基质成分。该组织中血管密度变化不一，但通常不是特别丰富。在血管周围可以发现巨噬细胞和细长结构，细长结构脂质含量较差，属于脂肪细胞系分化过程中的元素。

## 脂肪细胞周围的胶原成分网状结构

在低倍数 SEM 图像（图 50-4 左）中，很容易可以检测到脂肪细胞周围胶原样篮状结构样本。脂肪细胞簇的较高倍数图像（图 50-4 右）显示了脂肪细胞周围胶原样篮状成分的结构和排列细节。

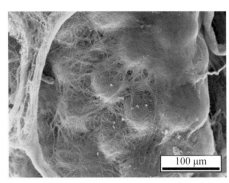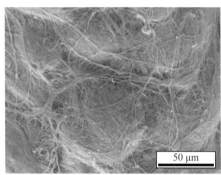

▲图 50-4

在某些区域，例如足底脂肪垫，强烈的机械刺激可能导致脂肪细胞破裂。因此，在这些区域中，脂肪细胞受到脂肪细胞周围胶原样篮状结构的保护，这种结构由与其质膜密切相关的致密网状胶原纤维组成。脂肪细胞周围胶原样篮状结构似乎通过胶原蛋白分支与分隔脂肪叶隔膜的连接结构相连。

在某些 sWAT 脂肪垫中存在类似的结构，但 fWAT 中该结构厚度最大。该结构能够承受由机械应力产生的压缩力。因此，更容易受机械应力影响的区域呈现出此种更发达的脂肪细胞周围胶原样篮状结构（表 50-3）。

表 50-3　脂肪细胞周围胶原样篮状结构

| 纤维性白色脂肪组织 | 堆积性白色脂肪组织 | 结构性白色脂肪组织 |
| --- | --- | --- |
| 在这种类型的组织中，脂肪细胞周围胶原样篮状结构达到最大厚度。其特点在于胶原平行带和一些脂肪沉积区存在多层基膜 | 篮状结构非常弱，并且脂肪细胞的膜是相互黏附的 | 篮状结构存在且结构良好。它与丰富的细胞微血管隔室相关 |

在堆积性白色脂肪组织（dWAT）中，此种篮状结构不完整并且强度非常弱，因此脂肪细胞的细胞膜紧密黏附。dWAT 中仅存在分离的胶原纤维，并且其特征在于存在较少的基质成分却包含大量脂质沉积物。整体而言，此种组织表现为由紧密黏附的元素组成的合胞体。

在 stWAT 中，脂肪细胞周围富含胶原纤维的篮状结构完整并且与大的多孔微血管隔室相关联。这可能与 stWAT 所承受的机械应力有关，并且毫无疑问的是这种类型的 sWAT 通常位于遭受机械应力的区域。

在 fWAT 中，脂肪细胞周围富含胶原纤维的篮状结构非常厚，由平行排列的胶原纤维构成。由于存在一些超微结构，例如内皮厚度、血管周围元素的存在和多层基底膜，该组织中篮状结构的微循环形态也具有一定特殊性。以上现象表明此处细胞快速更新，可能是对慢性创伤压力的反应。该结构与某些存在于生理情况中的组织的特殊机械性能有关，例如跟骨垫，其本质上是一种富含显著胶原纤维的组织。

脂肪细胞周围胶原纤维篮状结构在保持细胞完整性中起到重要作用，因此该结构可能影响脂肪获取和自体脂肪移植的效果。在脂肪获取过程中，分离脂肪细胞库的困难在于细胞之间存在紧密黏附。这也可能意味着在获取脂肪过程中将会造成更大的细胞损伤，因为牵引和抽吸的操作可能破坏脂肪细胞而不是单纯地分离它们。

### 后脂肪细胞阶段

Conti 等 [24] 描述了遭受机械应力后 sWAT 形态的序列变化。脂肪细胞应激后的序列变化由不同阶段组成：细胞膜破坏，脂质电荷丧失，杯状脂肪细胞形成和后脂肪细胞形成（即在创伤事件中存活并重新开始脂滴内化的细胞）。

### 白色脂肪组织中的性别差异

男性和女性的体脂分布差别很大。女性通常比男性有更高的体脂率；男性更易于在中央区域（躯干和腹部）积聚更多脂肪，而女性在下半身（臀-大腿区域）积聚更多脂肪 [25]。在女性中，形成乳房脂肪垫的脂肪组织在乳腺发育和青春期后调节上皮细胞的增殖和功能中起着重要作用。此外，即使女性的 BMI、脂肪总量和腹部皮下脂肪组织量更高，女性内脏脂肪组织的含量仍低于男性 [26]。

这种性别二态性的原因尚不清楚，目前很多研究集中在男女不同性类固醇激素的差异。例如，患有多囊卵巢综合征的女性体内雄激素过多，容易发生中心性肥胖 [27]，而睾酮激素治疗的男性脂肪量较少，中心脂肪选择性丧失 [28]。在男性和女性的区域脂肪酸代谢调节中，身体存在明显的区域差异 [29]。

Kotani 等 [30] 在比较不同年龄组的区域脂肪组织分布时发现了其性别二态性。特别是，他们注意到 vWAT 随年龄增大而不断增加，此种情况主要存在于男性和绝经后女性中。这些潜在性别差异非常重要，因为它们与男性和女性心血管疾病的发病率密切相关。

### 白色脂肪组织的种族差异

不同种族群体的区域脂肪组织分布存在显著差异。与其他种族相比，欧洲血统的个体通常表现出较低的肥胖率，但是这些受试者显示出比非洲血统拥有更多的内脏脂肪组织。西班牙裔和黑种人的内脏脂肪比其他种族群体相对较少。最近的一项研究表明，与欧洲人后裔相比，南亚人的中心性肥胖更多。遗传因素与环境因素的相互作用可能决定了脂肪分布和脂质储存中的种族差异。在黑种人女性中，过量的腹部脂肪与心血管疾病和 2 型糖尿病危险因素的相关性低于白种人女性。

# 结论

脂肪组织在全身多个区域的分布状态具有一定的临床意义。为了优化基于自体脂肪移植的再生因子，充分了解不同类型的白色脂肪组织非常重要。白色脂肪组织的主要区别在于结缔组织和微血管区。脂肪移植不应随意选择供体部位，而应该基于循证研究来选择。形态学数据表明，获取脂肪的最佳位置可能是 stWAT：组织间被薄的胶原间隔分开，并且微循环富含干细胞。这可能使该类型的 WAT 成为基于异位干细胞创建的再生疗法的理想组织。

### 参考文献

[ 1 ] Poissonnet CM, Burdi AR, Garn SM. The chronology of adipose tissue appearance and distribution in the human fetus. Early Hum Dev 10:1, 1984.

[ 2 ] Cinti S. Between brown and white: novel aspects of adipocyte differentiation. Ann Med 43:104, 2011.

[ 3 ] Smith RE, Horwitz BA. Brown fat and thermogenesis. Physiol Rev 49:330, 1969.

[ 4 ] Lidell ME, Enerbäck S. Brown adipose tissue—a new role in humans? Nat Rev Endocrinol 6:319, 2010.

[ 5 ] Rothwell NJ, Stock MJ. A role for brown adipose tissue in diet-induced thermogenesis. Nature 281:31, 1979.

[ 6 ] Lean ME, Jennings G. Brown adipose tissue activity in pyrexial cases of cot death. J Clin Pathol 42:1 153, 1989.

[ 7 ] Sbarbati A, Baldassarri AM, Zancanaro C, et al. In vivo morphometry and functional morphology of brown adipose tissue by magnetic resonance imaging. Anat Rec 231:293, 1991.

[ 8 ] Trayhurn P, Wood IS. Adipokines: inflammation and the pleiotropic role of white adipose tissue. Br J Nutr 92:347, 2004.

[ 9 ] Ronti T, Lupattelli G, Mannarino E. The endocrine function of adipose tissue: an update. Clin Endocrinol 64:355, 2006.

[10] Ohsaki Y, Cheng J, Suzuki M, et al. Biogenesis of cytoplasmic lipid droplets: from the lipid ester globule in the membrane to the visible structure. Biochim Biophys Acta 1791:399, 2009.

［11］ Verstraeten VL, Renes J, Ramaekers FC, et al. Reorganization of the nuclear lamina and cytoskeleton in adipogenesis. Histochem Cell Biol 135:251, 2011.

［12］ Sato K, Umeno H, Nakashima T. Histological investigation of liposuctioned fat for injection laryngoplasty. Otolaryngol Head Neck Surg 26:219, 2005.

［13］ Deveaud C, Beauvoit B, Salin B, et al. Regional differences in oxidative capacity of rat white adipose tissue are linked to the mitochondrial content of mature adipocytes. Mol Cell Biochem 267:157, 2004.

［14］ Martin S, Parton RG. Lipid droplets: a unified view of a dynamic organelle. Nat Rev Mol Cell Biol 7:373, 2006.

［15］ Doege H, Stahl A. Protein-mediated fatty acid uptake: novel insights from in vivo models. Physiology 21:259, 2006.

［16］ Ouchi N, Parker JL, Lugus JJ, et al. Adipokines in inflammation and metabolic disease. Nat Rev Immunol 11:85, 2010.

［17］ Suganami T, Ogawa Y. Adipose tissue macrophages: their role in adipose tissue remodeling. J Leukoc Biol 88:33, 2010.

［18］ Silva KR, Côrtes I, Liechocki S, et al. Characterization of stromal vascular fraction and adipose stem cells from subcutaneous, preperitoneal and visceral morbidly obese human adipose tissue depots. PLoS One 12:e0174115, 2017.

［19］ Iozzo P. Myocardial, perivascular, and epicardial fat. Diabetes Care 34:S371, 2011.

［20］ Markman B, Barton FE Jr. Anatomy of the subcutaneous tissue of the trunk and lower extremity. Plast Reconstr Surg 80:248, 1987.

［21］ Arner P. Differences in lipolysis between human subcutaneous and omental adipose tissues. Ann Med 27:435, 1995.

［22］ Cassisa A. Pathophysiology of subcutaneous fat. G Ital Dermatol Venereol 148:315, 2013.

［23］ Sbarbati A, Accorsi D, Benati D, et al. Subcutaneous adipose tissue classification. Eur J Histochem 54:e48, 2010.

［24］ Conti G, Benati D, Bernardi P, Jurga M, Rigotti G, Sbarbati A. The post-adipocytic phase of the adipose cell cycle. Tissue Cell 46:520, 2014.

［25］ Tchernof A, Després JP. Pathophysiology of human visceral obesity: an update. Physiol Rev 93:359, 2013.

［26］ Lemieux S, Prud'homme D, Nadeau A, et al. Seven-year changes in body fat and visceral adipose tissue in women. Association with indexes of plasma glucose-insulin homeostasis. Diabetes Care 19:983, 1996.

［27］ Escobar-Morreale HF, San Millán JL. Abdominal adiposity and the polycystic ovary syndrome. Trends Endocrinol Metab 18:266, 2007.

［28］ Allan CA, McLachlan RI. Androgens and obesity. Curr Opin Endocrinol Diabetes Obes 17:224, 2010.

［29］ Blaak E. Gender differences in fat metabolism. Curr Opin Clin Nutr Metab Care 4:499, 2001.

［30］ Kotani K, Tokunaga K, Fujioka S, et al. Sexual dimorphism of age-related changes in whole-body fat distribution in the obese. Int J Obes Relat Metab Disord 18:207, 1994.

# 第**51**章

# 神经周围脂肪移植治疗神经瘤
# 和疼痛综合征

Luca Vaienti, RimLardo Gazzola　　译者：张文超　蔡伟平　斯楼斌　王　阳

　　疼痛性神经瘤和疼痛综合征的治疗是棘手的临床问题。神经瘤是神经对损伤的自然反应，在3%～5%的病例中可能出现临床症状[1]。神经瘤引起的疼痛通常为持续的剧烈疼痛，在某些情况下上层皮肤的轻微刺激即可引起疼痛不适，甚至限制日常活动。疼痛很少会自发产生，并影响睡眠。一般在疼痛难以忍受并且已经尝试过药物治疗后无效时，患者才会来咨询外科医师。延迟就诊通常增加了疼痛加剧的可能性，使得周围神经系统的手术成功率降低。

　　多年来，文献中已经描述了多种神经瘤治疗方法，但并没有非常有效的方法。所有手术治疗的共同目标是解除神经的轻微创伤和瘢痕粘连以缓解持续的神经压迫和疼痛。在神经瘤切除后，通常通过神经移植来恢复神经连续性。或者将近端神经残端转接至病变附近健康完整组织，通常是肌肉或静脉中。

　　Coleman[2]介绍的结构性脂肪移植为整形外科和手外科展示了一种新型的再生基质。事实上，基于 Coleman 技术的脂肪移植可以为周围神经提供有效的保护，抵抗外部压力，降低神经周围黏附，并创造有利于神经再生的环境。脂肪移植在疼痛综合征中有多种潜在的应用，并且在治疗部位上没有任何限制。2010 年，我（L.V.）首次应用自体脂肪移植治疗上肢末端神经瘤[3]。该技术也逐渐被更广泛的应用，现在是治疗神经性疼痛的有效替代方法，其治疗适应范围从疼痛性终末神经瘤到持续性神经瘤和神经性疾病。

## 疼痛性神经瘤的病因

　　神经瘤是由神经损伤引起的，是受损轴突对损伤的再生性反应。束状逃逸是神经瘤发生的关键生理原因，此种情况下再生的轴突无法穿透完整的神经束膜。当神经束膜受损时，轴突再生发生在该鞘外部。施万细胞、成纤维细胞和新血管生成也参与其中[4]。虽然在神经瘤中可以发现施万细胞，但其瘤体中轴突通常纤细而且脱髓鞘，没有任何极化生长现象（表51-1）。

表51-1　神经瘤性疼痛

|  | 刺激原因 | 机制 | 疼痛的临床表现 | 诊断 |
|---|---|---|---|---|
| 慢性刺激 | 轴突的机械或化学刺激 | 神经纤维的髓鞘形成不良增加敏感性 | 自发性、感觉过敏、压力性疼痛，以及关节屈曲[†]引发疼痛 | 临床检查、Tinel 试验、选择性阻滞、超声检查MRI（深部神经瘤） |
| 中枢疼痛 | 无明显诱因 | 神经根神经节、灰质后角和更近端水平神经细胞的自发活动[*] | 自发性[†] | |

注：[*] Birch R. Nerve repair. In Wolfe SW, Pederson WC, Hothkiss RN, et al, eds. Green's Operative Hand Surgery, ed 6. Philadelphia: Churchill Livingstone, 2010。

[†] Sood MK, Elliot D. Treatment of painful neuromas of the hand and wrist by relocation into the pronator quadratus muscle. J Hand Surg Br 23:214, 1998。

## 常见的神经瘤及其外科治疗

痛性神经瘤的发病原因多为外伤、慢性微创伤（如投球手的拇指，插入保龄球时附着于拇指背侧的尺神经慢性受损[5]）、医源性损伤或截肢（10% ～ 15%的轴突会出现慢性神经性疼痛[6]）。

神经瘤的常见部位是桡神经浅支、皮肤前臂神经、正中神经（通常是腕管松解后的医源性原因）和手掌皮神经（此处神经瘤可能因锐性创伤引起）（表 51-2）。

表 51-2 手术选择

| 手术 | 适应证 | 目标 | 利弊 |
|---|---|---|---|
| 神经瘤切除联合 I 期神经吻合术 | 可用的远端神经残端足够长<br>足够量的软组织覆盖<br>原发神经瘤<br>神经间隙可以通过直接神经吻合术来闭合 | 消除疼痛<br>恢复感觉 | 利：有效消除疼痛、恢复感觉<br>弊：适用条件受限 |
| 神经瘤切除联合神经移植 | 可用的远端神经残端足够长<br>足够量的软组织覆盖<br>原发神经瘤<br>神经间隙较宽，不能直接闭合 | 消除疼痛<br>恢复感觉 | 利：有效消除疼痛、恢复感觉<br>弊：适用条件受限<br>手术时间较长<br>需要神经移植物<br>供区神经需要麻醉 |
| 神经瘤切除术 | 远端神经残端不可用<br>软组织覆盖不足<br>广泛的瘢痕粘连<br>继发性神经瘤或多次复发 | 消除疼痛 | 利：操作简答<br>弊：复发率高<br>切除 10 cm* 的神经节段成功率更高 |
| 神经瘤切除术加"残端封闭"技术（神经接合、电凝、神经结扎、硅胶帽†、神经管‡） | 远端神经残端不可用<br>软组织覆盖不足<br>广泛的瘢痕粘连<br>继发性神经瘤或多次复发 | 消除疼痛 | 利：抑制轴突增生和束状逃逸，比单纯神经瘤切除术更有效。防止刺激（使用硅胶帽或神经管时）<br>弊：经常复发 |
| 神经瘤切除联合神经转位（骨骼、肌肉、静脉） | 远端神经残端不可用<br>软组织覆盖不足<br>广泛的瘢痕粘连<br>继发性神经瘤或多次复发 | 消除疼痛 | 利：轴突位于健康组织中可抵御创伤 静脉内皮增加神经纤维的髓鞘化§<br>弊：神经转位后的稳定问题。理论上固定神经断端在转位过程中可能损伤神经，产生新的神经瘤。肌肉重新定位不适用于表面肌肉或远端的肌肉¶ |

注：* Birch R, Bonney G, Wynn Parry CB. Resection of terminal neuromas. In Birch R, Bonney G, Wynn Parry CB, eds. Surgical Disorders of the Peripheral Nerves. London：Churchill Livingstone, 1998。

† Tupper JW, Booth DM. Treatment of painful neuromas of sensory nerves in the hand：a comparison of traditional and newer methods. J Hand Surg Am 1：144, 1976。

‡ Dahlin LB, Lundborg G. Use of tubes in peripheral nerve repair. Neurosurg Clin N Am 12：341, 2001。

§ Koch H, Herbert TJ, Kleinert R, et al. Influence of nerve stump transplantation into a vein on neuroma formation. Ann Plast Surg 50：354, 2003。

¶ Laborde KJ, Kalisman M, Tsai TM. Results of surgical treatment of painful neuromas of the hand. J Hand Surg Am 7：190, 1982。

### 神经周围脂肪移植的适应证

神经周围脂肪移植（perineural fat grafting, PFG）是一种将保护性和生物活性基质置于神经残端的新技术。PFG 适用于对其他外科和药物治疗无效的末端神经瘤。事实上，如果条件允许我们认为应该始终重建神经。当不适合进行神经重建且药物治疗无法实现满意的疼痛控制时，可考虑使用PFG。

当神经切除和移植重建不适用时，PFG 也可用于持续性痛性神经瘤的治疗。在这些情况下，神经松解和 PFG 可能适用，但应仔细评估这些病例的适应证。

## 材料与方法

### 术前评估

临床评估对于确定疼痛性神经瘤的确切位置至关重要，包括针对神经瘤外覆皮肤的 Tinel 试验，以及对感觉改变的评估，包括感觉异常、感觉减退和感觉过敏。所有患者均应行选择性阻滞。

因为疼痛是一种主观感觉，所以量化疼痛的最佳做法是要求患者在视觉模拟量表（visual analog scale，VAS）上对疼痛程度进行评分。该心理测量量表包括一个水平方向长 10 cm 线，线的左端表示没有疼痛，右端表示患者感觉到的最大疼痛程度。结果记录为 0 到 10 的数值。疼痛程度被分为 3 度：轻度（1 ~ 3）、中度（4 ~ 6）和重度（7 ~ 10）。在适用的情况下，可以使用臂部，肩部和手的功能障碍（disabilities of the arm, shoulder, and hand, DASH）评分评估上肢功能。

临床评估和检测应在术后至少重复 2 次以评估手术效果。在我们的病例系列中，术后 12 个月和 36 个月进行临床检查，MRI 仅在术前进行，而超声检查分别在术前和术后 36 个月进行。

我们回顾性分析了 14 名患有上肢痛性末梢神经瘤的患者。所有患者均在痛性神经瘤发病部位进行手术 [ 腱鞘缝合术、腕管松解术、第 1 伸肌室释放术、第 1 环形滑车（A1）滑车松解术、截肢术、神经松解术、软骨瘤切除和骨折修复 ]，并且两个痛性神经瘤患者手术治疗无效。

### 外科手术

根据 Coleman 描述的方法抽吸和处理脂肪组织 [2]，常用供区是腹部和大腿。术前标记腹部和大腿抽脂区域，体表切开 3 mm 皮肤并注射肿胀溶液（100 mL 生理盐水溶液和 10 mL 利多卡因，10 mL 罗哌卡因和 0.1 mg 肾上腺素）。通常使用 10 mL 注射器和 3 mm 钝针抽吸脂肪，然后将获取的脂肪组织置入离心机中 3 000 r/min 下离心 3 分钟。

一名 35 岁的男性患有右前臂后部皮神经附近复发的末端神经瘤。该处神经瘤在 2 年前创伤后起病。患者在另一家医院行单纯末端神经瘤切除术。术后 3 个月，患者原部位疼痛复发并就诊于我院。我们评估了患者的临床症状和感觉异常的区域，查体示 Tinel 征阳性，即存在放射性疼痛。然后我们解剖并分离了痛性神经瘤。我们建议术前超声引导下在皮肤上标记该部位，有助于多发性神经瘤的诊治，特别是当只有少数神经瘤疼痛并需要治疗时（图 51-1）。

在切除神经瘤前于神经下行罗哌卡因浸润麻醉。然后解剖近端神经残端至约 3 cm。或者，当疼痛呈非持续性且仅在运动时发生时，神经瘤应与近端神经残端一起分离保留（图 51-2）。

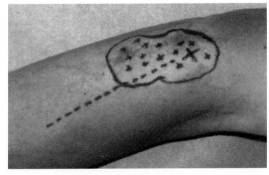

▲ 图 51-1

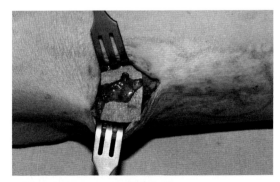

▲ 图 51-2

术中须仔细止血，避免放置引流。在接受抗凝或抗血小板治疗的患者中如果出血很多，应在切除神经瘤的部位放置 Blake 管，并于术后第 2 天拔出。引流管不应放在脂肪移植部位。

通过靠近病灶主体的小切口显露神经。如果瘤体大小合适，可通过该切口完整切除神经瘤。若瘤体较大，则分部分切除神经瘤并行神经吻合。此操作下可以通过皮肤牵引神经而避免造成神经损伤。可在神经近端残端的神经外膜上缝合牵引线。如图 51-3 所示，通过 3 mm 皮肤切口将神经残端牵拉至靠近手术部位 2 cm 处。重新定位神经断段近段将有助于避免神经周围粘连并将神经置入正常组织中。当痛性神经瘤位于大片瘢痕组织中时，更应该考虑进行神经近端移位。

经皮置入 3 个注脂针。从主要切口确认注脂针尖端的正确定位。理想情况下，脂肪组织应被移植在神经周围。我们通常采用 17 G 注脂针行脂肪移植。如图 51-4 所示，为了对远端 3 cm 长度的神经进行准确的脂肪移植，从重新定位的神经残端周围选取独立的皮肤穿刺点置入注脂针。可以采用 4-0 尼龙缝合线或胶带将套管保持在所需位置。然后用皮下间断缝合关闭主切口，并用单丝尼龙缝合注射部位皮肤。

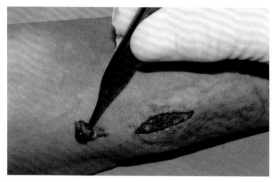

▲图 51-3

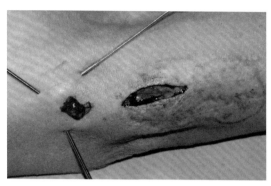

▲图 51-4

通常需要移植 3 ~ 15 mL 的纯化脂肪，采用连续皮内缝合手术切口。手术全程神经应通过牵引线轻柔牵张。脂肪移植完成后，缝合主要切口并在皮肤层面切断神经以使其残端退缩在移植的脂肪组织内（图 51-5）。

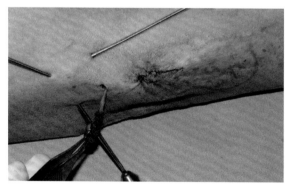

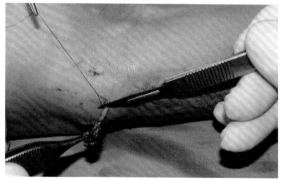

▲图 51-5

该患者在神经残端周围共注射约 16 mL 纯化脂肪，移除注脂针后采用单丝尼龙缝合切口（图 51-6）。

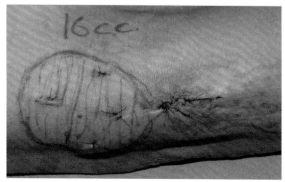

▲图 51-6

### 术后护理与康复

术后不应加压包扎。当对四肢进行手术时，术后应告知患者在术后 2 周内避免使用患肢。如果在负重部位进行 PFG，则在术后 3 周内均应避免任何承重。虽然在术后前 2 周内应特别小心，但没有必要采用夹板和固定支架。

术后至少 6 个月内均应对临床症状的任何改善进行评估。我们认为手术效果在术后 12 个月内趋于稳定。应在术后 36 个月随访进行最后的临床评估。评估过程中应考虑材料和方法部分中列出的参数，并再次行超声检查。

## 结果

我们已经使用 PFG 用于治疗松解 A1 滑车术、第 1 伸肌室释放、腕管正中神经减压、肌腱缝合、截肢、骨折修复、神经松解和软骨瘤去除后引发的末端神经瘤。我们发现受累最常规的神经是桡神经的浅支，其次是尺神经的掌指侧支，中间支和感觉分支。大多数患者多在痛性神经瘤发病 1 年后才就诊于外科医师。

通过 VAS 评分、Tinel 试验以及 DASH 评分评估 PFG 治疗后的痛性神经瘤患者治疗效果，我们观察到患者术后疼痛显著减轻。在上肢痛性神经瘤患者随访中，术后 12 个月时 DASH 评分减少了 23.2%，但同时 VAS 评分基线此时平均提高了 22%，尽管没有统计学差异[7]。在大多数情况下，超声可以检测评估移植脂肪的成活情况，以及神经残端移是否在植脂肪组织中固定良好。

## 并发症

在我们治疗的患者中，我们没有观察到任何感染、裂开或血肿的情况。有 2 例患者疼痛缓解效果不佳，而其余患者术后疼痛缓解结果较为满意。有 6 例患者疼痛缓解程度在术后前 6 个月逐渐减少然后趋于稳定，但最终仍然比治疗前有所改善。

## 讨论

由于复发的风险较高，痛性神经瘤的治疗对于医师一直都具有挑战性。单纯切除神经瘤联合神经结扎和硅胶帽无法得到稳定的治疗效果。目前最受欢迎的治疗方法是神经移位术，据报道神经移位术后疼痛缓解率为 77%，手术总体成功率为 98%[8]。神经可以移位至骨骼、静脉或肌肉组织[9]。

既往文献中描述的每一项技术，都是针对性处理痛性神经瘤形成因素。其分类如下。
- 缺乏神经保护。
- 束状逃逸。
- 轴突非定向生长。

神经重新定位解决了神经缺乏保护的问题并且可以抑制轴突增生[10]。肌肉和骨骼上的神经转位理论上甚至可以抑制束状逃逸[11]。神经转位至肌肉组织常见的并发症是术后局部疼痛。一些作者推荐可在局部注射布比卡因并固定数周或数月。

神经重新定位至静脉主要可以解决束状逃逸[9]。神经结扎、硅胶帽和简单的电凝可抑制轴突非定向生长，理论上可以抑制痛性神经瘤的形成[12]。神经移植物和自体组织，如肌肉和静脉移植，可以指导和极化轴突生长[13]。

我们认为理想治疗方法应该同时解决导致神经瘤形成的所有因素。因为既往讨论的治疗方法都是针对神经瘤致病因素的选择性而非整体性治疗，因此都不是完全成功的治疗方案。脂肪组织是一种重要的再生基质，可以改善任何神经近端重新定位的效果，提供重要的机械和生物基质。PFG 治疗痛性神经瘤的原理基于脂肪组织的特性[3,7,14]。PFG 解决了疼痛性神经瘤的主要病因：神经残端的机械应力、瘢痕粘连、轴突异常生长和束状逃逸。

2010 年，我（L.V.）发表了应用脂肪组织治疗肢末梢神经瘤中的文章[3]。技术创新得到完善后，2013 年发表的第 1 个案例系列由 3 个阶段组成[7]。

（1）首先解剖神经瘤。若为终末期神经瘤，将之切除，近端残根重新定位。对于连续性的神经瘤，切除受累的神经束。

（2）根据 Coleman 描述的程序抽吸和处理脂肪组织。

（3）处理过的脂肪组织被注射到受影响的神经周围。

脂肪移植有助于神经的正确纵向移动和滑动，从而防止瘢痕粘连的发生，并避免对残端产生进一步的压力[15]。此外，脂肪组织形成了一个保护性神经外衣，可防止在运动过程中对神经造成直接损伤和压迫。从理论上讲，脂肪组织可以抵消束状逃逸和无方向性轴突生长。这一特性可以通过脂肪源性干细胞（adipose-derived stem cells，ADSCs），以及脂肪细胞和血管基质成分的存在来解释，后者由前脂肪细胞、间质细胞、内皮细胞和周细胞组成。

ADSCs 是一种低度增殖和衰老的细胞谱系。与间充质干细胞相似，ADSCs 可以分化为神经细胞表型[16]。ADSCs 可以通过血管新生（从而增强局部血管形成），减少局部炎性反应和直接促进髓鞘形成来预防疼痛性神经瘤的形成。这些特征已通过 ADSCs 的体内实验得到证实。事实上，ADSCs 已被证明能促进髓鞘形成[17]、减少炎症浸润、提高神经功能和再生能力[18]。相反，当神经被切开时，脂肪组织被证明可以抑制轴突再生，避免轴突非定向生长和新神经瘤的形成[19]。

脂肪组织是一种重要的再生基质，可以改善神经近端重新定位的效果，提供重要的机械和生物基质。在机械原理层面，脂肪组织允许生理性纵向偏移和神经滑动，并在神经残端周围形成保护性包裹。ADSC 的存在可以减少局部炎症和炎症浸润，也能促进髓鞘形成并改善神经功能。

## 结论

由于疼痛性神经瘤复发率高和临床症状较为严重，其治疗是一个较为棘手的临床问题。既往文献中描述的各种治疗方法无法明确有效地改善疼痛性神经瘤的致病原因。

Coleman 引入的结构性脂肪移植促进了脂肪组织用于外周神经系统外科手术。PFG 是一种用于治疗上肢痛性神经瘤的新型技术。该手术操作简单且可重复性高，不需要牺牲其他组织结构或长时间固定。因此，它可以有效地用于终末和非连续性神经瘤治疗。PFG 治疗痛性神经瘤的效果显著，我们认为脂肪组织是治疗疼痛性神经病理综合征的有效基质。

**参考文献**

[ 1 ] Atherton DD, Taherzadeh O, Facer P, et al. The potential role of nerve growth factor (NGF) in painful neuromas and the mechanism of pain relief by their relocation to muscle. J Hand Surg Br 31:652, 2006.

[ 2 ] Coleman SR. Facial recontouring with lipostructure. Clin Plast Surg 24:347, 1997.

[ 3 ] Vaienti L, Merle M, Villani F, Gazzola R. Fat grafting according to Coleman for the treatment of radial nerve neuromas. Plast Reconstr Surg 126:676, 2010.

[ 4 ] Yüksel F, Kişlaoğlu E, Durak N, et al. Prevention of painful neuromas by epineural ligatures, flaps and grafts. Br J Plast Surg 50:182, 1997.

[ 5 ] Howell AE, Leach RE. Bowler's thumb. Perineural fibrosis of the digital nerve. J Bone Joint Surg Am 52:379, 1970.

[ 6 ] Ducic I, Mesbahi AN, Attinger CE, et al. The role of peripheral nerve surgery in the treatment of chronic pain associated with amputation stumps. Plast Reconstr Surg 121:908; discussion 915, 2008.

[ 7 ] Vaienti L, Merle M, Battiston B, Villani F, Gazzola R. Perineural fat grafting in the treatment of painful end-neuromas of the upper limb: a pilot study. J Hand Surg Eur Vol 38:36, 2013.

[ 8 ] Hazari A, Elliot D. Treatment of end-neuromas, neuromas-in-continuity and scarred nerves of the digits by proximal relocation. J Hand Surg Br 29:338, 2004.

[ 9 ] Watson J, Gonzalez M, Romero A, et al. Neuromas of the hand and upper extremity. J Hand Surg Am 35:499, 2010.

［10］ Laborde KJ, Kalisman M, Tsai TM. Results of surgical treatment of painful neuromas of the hand. J Hand Surg Am 7:190, 1982.

［11］ Sood MK, Elliot D. Treatment of painful neuromas of the hand and wrist by relocation into the pronator quadratus muscle. J Hand Surg Br 23:214, 1998.

［12］ Tupper JW, Booth DM. Treatment of painful neuromas of sensory nerves in the hand: a comparison of traditional and newer methods. J Hand Surg Am 1:144, 1976.

［13］ Millesi H, Meissl G, Berger A. The interfascicular nerve-grafting of the median and ulnar nerves. J Bone Joint Surg Am 54:727, 1972.

［14］ Vaienti L, Gazzola R, Villani F, et al. Perineural fat grafting in the treatment of painful neuromas. Tech Hand Up Extrem Surg 16:52, 2012.

［15］ Wilgis EF, Murphy R. The significance of longitudinal excursion in peripheral nerves. Hand Clin 2:761, 1986.

［16］ Zuk PA, Zhu M, Ashjian P, et al. Human adipose tissue is a source of multipotent stem cells. Mol Biol Cell 13:4279, 2002.

［17］ Tomita K, Madura T, Mantovani C, et al. Differentiated adipose-derived stem cells promote myelination and enhance functional recovery in a rat model of chronic denervation. J Neurosci Res 90:1392, 2012.

［18］ Marconi S, Castiglione G, Turano E, et al. Human adipose-derived mesenchymal stem cells systemically injected promote peripheral nerve regeneration in the mouse model of sciatic crush. Tissue Eng Part A 18:1264, 2012.

［19］ Lutz BS, Ma SF, Chuang DC, et al. Interposition of a pedicle fat flap significantly improves specificity of reinnervation and motor recovery after repair of transected nerves in adjacency in rats. Plast Reconstr Surg 107:116, 2001.

# 第52章

# 并发症

Sydney R. Coleman, Riccardo F. Mazzola  译者：张文超　斯楼斌　王　阳

　　虽然已被证明脂肪移植较为安全，而且术后不良反应发生率较低，但如同任何外科手术一样，其也有相应的并发症。最常见的并发症是术后不美观，通常与脂肪注射的位置、方式和体积有关。术后不美观包括过度矫正、矫正不足、表面不规则、注射脂肪移位和供体部位相关问题[1]。单纯改善患者面部或身体轮廓并不总足以产生满意的效果。脂肪移植最棘手的问题之一是充分明确患者的术前预期和患者满意的治疗效果，但两者往往并不契合[2]。若患者未对其面部或身体的改变做好心理建设，没有彻底了解术后恢复过程和手术可能造成的意外，即使成功的手术也可能会使患者产生失望的结果。外科医师必须熟悉与脂肪移植相关的并发症，并应告知患者关于脂肪移植过程中最可能发生的不良事件。手术开始前，患者应仔细阅读并理解知情同意书，其中应详细说明手术的所有细节和预期结果、术后恢复过程，患者在术后恢复期间的责任，以及潜在的可能后遗症和并发症。

　　结构性脂肪移植还有其他潜在的并发症，例如感染、神经、肌肉和腺体等深层结构的损伤、坏死、钙化、形成油性囊肿，还有最严重的栓塞。

　　幸运的是，脂肪移植的并发症发生率与大多数开放手术相比而言极低，并且随着外科医师经验积累不良事件的发生率显著降低。

## 一般美学相关并发症

### 容量不足

　　结构性脂肪移植的目标是使移植的脂肪均匀且可按术前预期情况存活。消肿后，最常见的患者不满意之处为他们感受到特定区域或多或少的胀满不适。在预测拟行脂肪移植量时，需要考虑许多因素，包括脂肪吸收率和术中水肿。获得使患者满意的精确丰满度可能相对困难。详细的手术计划和细致的脂肪准备必不可少（参见第1章）。即使医患双方对术后效果意见达成一致，仍有许多因素会影响最终结果（参见第2章）。外科医师常被问及移植的脂肪究竟会存活多少，目前看来仍无法给予准确答案。妥善的方法是查看患者术后随访照片，观察移植脂肪所产生的特定变化。了解注射剂量与效果的相应关系更为重要，而不仅仅是关注存活率。因此，明确面部注射10 mL、20 mL或30 mL脂肪的效果差异性更为关键。

### 再吸收

　　消肿后，患者希望更为丰满时，需要考虑是否与注射量不足或再吸收有关。脂肪移植的主要缺点之一即为吸收，既往文献报道术后脂肪吸收率从25%至80%不等[3,4]。不过有许多方法可以尽可能

地降低再吸收率。

### 获得纯化脂肪

理想情况的处理方法应该是对脂肪组织损害最小的同时，消除脂肪抽吸物中的血液和油性成分和其他杂质，获得最纯净的脂肪（见第 1 章）。血液、脂肪酸和其他杂质的存在可以刺激炎性反应，导致再吸收。无论怎样处理脂肪，都不会得到 100% "纯净"的脂肪。即使在处理后，脂肪抽吸物中也会存在不同程度的油脂、血液和利多卡因等其他杂质。此外，也不可能植入纯度一致的脂肪。 尽管采用了细致的技术，但脆弱脂肪组织在抽吸和纯化过程中，仍会因负压、暴露在空气中和机械损伤而发生部分死亡。

### 减小创伤

脂肪抽吸物穿经较细的吸脂针，会对脂肪组织颗粒产生压力，并进而形成机械性创伤。这种创伤可能因患者而异。例如，瘦弱患者的脂肪细胞储存的三酰甘油要少得多，细胞体积也更小。当组织颗粒含有较小的细胞时，就更有可能无创地穿经吸脂针。略肥胖的患者，其脂肪细胞充满三酰甘油，细胞体积较大。其细胞壁被拉伸，在脂肪抽吸、纯化和注射过程中，更易被某些机械操作损伤。在这些操作中组织损失的精确比例则难以预测。

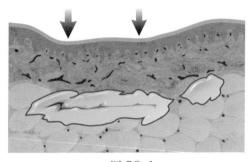

▲图 52-1

### 保持存活

由于移植的脂肪常会位于血供较差的区域，一部分将以不规则的方式坏死。随着脂肪组织的坏死和再吸收，会出现表面不规整。一般在术后 4 个月或更长时间随消肿过程逐渐表现出来。若为了将移植的脂肪塑造成特定形状，注射成团块状而非微小颗粒脂肪，常会导致表面不规整（图52-1）。

即使在理想的情况下，一小部分移植的脂肪也会坏死，但某些情况下，尤其是缺血、脂肪坏死的可能性会增加。

### 少量均匀注射脂肪

单次注射过多脂肪形成团块状，会使移植脂肪团块中央的脂肪细胞与周围血液供应隔离开来。若无营养和呼吸，脂肪将坏死，最终形成油性囊肿、钙化和纤维化[4]（图 52-2）。

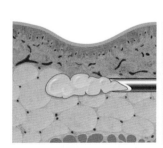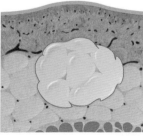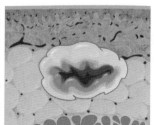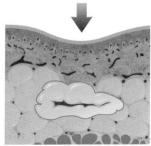

▲图 52-2

必须避免注射呈团块状，否则将导致移植脂肪团块中央部分坏死。微量均匀植入脂肪，使之最大限度接触周围组织，以利于移植脂肪的存活。强行在空间有限的部位（如鼻部）注射过多的脂肪，或将移植的脂肪放在太过致密的层次（如填充深部胸骨缺损）均可导致脂肪坏死，因为上述情况下移植脂肪细胞难以获得足够的营养，逐渐可发展为组织萎缩、油性囊肿和进行性钙化。

### 肿胀

术后肿胀是结构性脂肪移植最常见的问题。患者应对其术后外观变化有充分的心理准备，以免因术后肿胀而过度焦虑。关键是应该告知患者，肿胀会在术后 3 天持续加重，以免其恐慌。由于局部组织注射局麻药可使其肿胀并充满液体，因此在保证局部镇痛和血管收缩的前提下，应尽可能少地注射局麻药。术后 5 ～ 7 天应用电疗仪器辅助治疗可以成功地缓解除皱、脂肪塑形和面部脂肪移植术后肿胀[5]。

### 水肿发生原因

钝性注脂针刺入组织可即刻引起组织水肿。为散在植入脂肪微粒，需要数百次刺入，最终导致重度水肿。

许多脂肪移植的早期专家都提倡将移植的脂肪组织按压塑形，使之均匀分布，消除表面不规整，形成适宜的形态。他们单次注射多达 1 或 2 mL 的脂肪，然后指压塑形脂肪组织。遗憾的是，其难以掌控制移植物的皮下构型，脂肪甚至可以向多个方向喷射，形成不规则的组织团块（图 52-3A、B）。

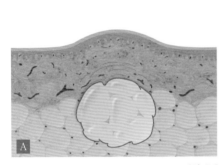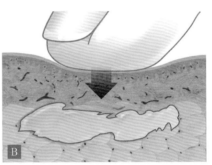

▲ 图 52-3A、B

如前所述，营养和供氧不足可使脂肪存活不良，导致表面形态不规则。如果意外形成囊肿或堆积团块，手指按压有时会使这种轻微的形态不规则变得平整。然而，注射脂肪时绝对不能抱有注射后可以靠按压改变其形状的想法。脂肪注射及后续一系列操作产生的组织肿胀可使皮肤表面最初看起来光滑平整，如此一来也可能使没有经验的外科医师相信移植的脂肪已经充分地注射在一个光滑的层次中。如果脂肪全部存活，外观将保持光滑平整，然而不幸的是往往一部分脂肪会坏死（图 52-3C、D）。

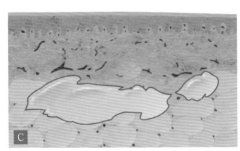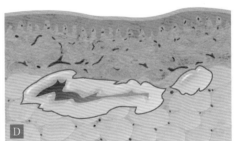

▲ 图 52-3C、D

这掩盖了可能有助于确定手术终点的视觉线索。此外，由于患者个体差异，难以预测特定患者的身体会在脂肪注射过程中和注射即刻完成后将产生何种反应。

这种将纯化脂肪注射入受体部位的三维技术可以达到手术拟定预想的形状、体积和结构变化。每次注射脂肪时都应将脂肪组织以最佳的体积和形态注射在所需的位置。不同患者之间、不同注射部位之间，甚至在同一患者左右两侧，术后肿胀程度都有所不同。

因为在脂肪注射过程中见到的所有这些视觉线索都具有一定欺骗性，所以注射部位的术中外观不应被用作确定注射脂肪量的唯一标准，这就是为什么在手术开始前估计所需注射脂肪体积非常重要。

### 形态不规则，肿块，钙化以及油性囊肿

脂肪移植最令人痛苦和常见的结果之一是有可视及或触及的表面不规整和肿块，主要是由移植脂肪的坏死引起的。Kato 等[6] 证明虽然单个死亡的脂肪细胞可以被完全吸收，而被挤压的油滴被形成的瘢痕（胶原基质形成）所取代，同时伴有慢性炎性反应。如果出现许多微小液滴（＜1 mm），则会出现可触及的表面形态不规则。如果坏死更加一致（＞10 mm），则油性囊肿的形成则是典型的表现，还可导致慢性炎症[7]。一旦形成，油性囊肿将永久保持，没有任何体积减小或再吸收的倾向。

一例患者出现左侧下颌骨单个囊肿，源于1年前为改善面部不对称而进行的脂肪移植，术中7 mL脂肪被注射在多个隧道中。手术后1个月发现纤维化囊肿。1年后没有发现复发倾向（图52-4）。

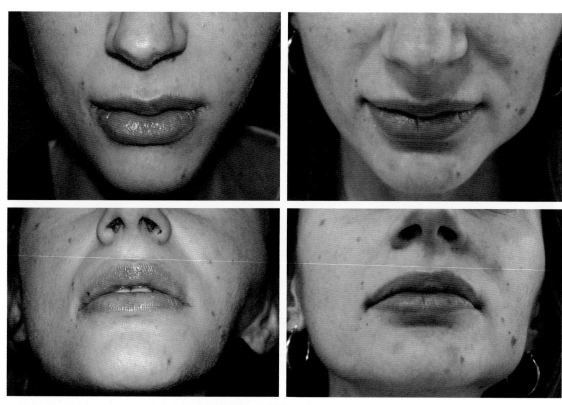

▲图 52-4

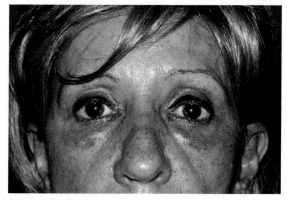

▲图 52-5

一名女性既往脂肪移植填充泪沟形成双侧纤维囊肿。用19 G钝针每侧注射了0.5 mL精制低密度脂肪（图52-5）。同时行面中部提升术，以避免囊肿切除术后形成局部凹陷。

在乳房等一些特殊区域，油性囊肿和钙化的形成可能会对乳腺癌的诊断造成影响[8]（参见第42章）。然而，脂肪坏死导致的钙化迥异于乳腺癌导致的钙化。专业的放射科医师可以很好地区分两者。

### 油性囊肿产生原因

脂肪移植后是否坏死主要取决于手术技术。油性

囊肿的形成常见于大容量移植或单点注射过量。常见部位为乳房和臀部，可能因为乳房和臀部脂肪注射时多采用口径较大的注脂针（16～18 G），而面部则很少会用到如此大口径的注脂针。根据 Kato 等[6]的研究，油性囊肿的形成过程如下：脂肪细胞死亡产生油滴，随后形成坏死的钙化组织，最终形成油性囊肿，并且有增大趋势。囊肿周围的厚壁和囊肿周围结实的围墙阻止囊肿本身吸收新生油滴，使其大小和形态维持在一个稳定状态[7]。

**如何避免形成油性囊肿**

注射脂肪使其产生光滑的丰满度是手术成功的必要条件，这要求医师具有一定技术能力和经验，同时应准确预计和确定所需注射脂肪的体积。在皮肤薄的受体区域尤其如此，例如眼睑部位（参见图 52-3，第 23 章中更进一步讨论治疗下睑脂肪注射后形态不规则）。

使用细针（如 21 G）、较低密度脂肪、意大利面条状的等分技术，以及移植物精心塑形等解决方案，有可能避免脂肪坏死及其继发的形态不规则和油性囊肿形成。

## 脂肪移位

脂肪移位最常发生在肌肉运动特别明显的区域，例如在眉间肌肉起点、眉毛上方的眉中区域。术者在此区域注射脂肪时，皱眉肌呈松弛状态，因而皮肤表面似乎较为平滑。然而，一旦患者清醒收缩肌肉时，比如患者做鬼脸状时，就会出现局部凹陷（参见第 26 章）。术后随访照片可能看起来很美观，但额肌收缩时会出现表面不规则。这些患者后续可能需要继续注射肉毒素。

在眉间、鼻背和额部注射脂肪之前应审慎注射肉毒毒素（Botox）。若患者褶皱较深，肉毒毒素无法完全缓解，麻痹肌肉以固定褶皱的移动性，可能有助于获得可靠稳定的矫正效果。对于因诱导性麻痹而消失的浅褶皱患者，不应使用肉毒毒素，因为难以定位病变区域。

浅层的脂肪组织注射至黏膜下层及紧邻红唇下方，可以使移植的脂肪更加稳定。注射脂肪丰唇应减少口轮匝肌强力收缩的影响（参见第 27 章）。

## 注射冷冻脂肪

由于冷冻脂肪中含坏死组织，注射于人体可能增加患者严重感染的风险[9,10]。注射冷冻脂肪的效果不一，但大多数情况下移植的冷冻脂肪几乎完全被吸收。由于存在出现文书错误的可能性，我们强烈建议不要使用自体库存脂肪。错误的文书记录可能导致无意中传播 HIV 或肝炎等病毒，或引发自体输血反应。计划注射储存自体脂肪的医师必须意识到特定的安全要求，并且州和联邦政府机构都设有关于脂肪库自体脂肪回植的严格规范。

然而，拟议的自体组织冷冻保存方法显示出巨大的前景（参见第 15 章）。将低温保护剂加入组织中，将其以可控速率冷却至较低的储存温度。研究表明当遵循严格的解冻方案时，抽吸的脂肪组织可维持明显活力。这可能吸引患者愿意将其组织储存于脂肪库未来用于自身脂肪移植，前提是储存的脂肪可以得到适当的保存并且保持无菌状态和一定活力。

## 供区并发症

去除皮下脂肪组织相应地减少了供体部位的支持，可能导致局部形态不规则、皱纹增加和凹陷。因此术者必须用 2 mm 或 3 mm 的吸脂针进行操作，且应在不同的方向上吸脂以避免从单个特定区域抽吸过多脂肪，否则定会导致难以纠正的局部凹陷。行面部脂肪填充时吸脂部位通常选择下腹部，因为下腹部是获得所需体积脂肪抽吸物的最佳部位。在瘦高型患者，大腿内侧或膝内侧是可以提供所需脂肪的供选择部位。如果需要移植大量脂肪，也可以选择其他供体部位区域，例如背部、侧腹和大转子周围区域。但如果选择从侧腹或转子周围获取脂肪，必须双侧同时吸脂以保持双侧对称性，防止供体区域两侧外形存在明显差异。

应注意选择隐蔽部位设计切口，如脐周、耻骨上或腹股沟，以免瘢痕增生时，形成明显的瘢痕。

当从腹部吸脂时，必须捏起皮肤以避免吸脂针刺穿肠道或内脏。这种情况在瘦高患者或腹部疝气患者中出现的概率更高[11,12]（图 52-6）。

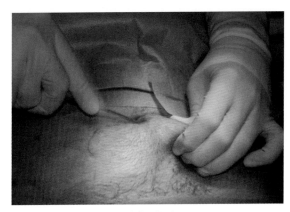

▲图 52-6

## 严重并发症

### 感染

行结构性脂肪移植的患者应采取与其他外科手术相同的预防术后感染的护理。尽管脂肪移植手术相对简单，但遵守无菌操作的关键原则对于避免术后并发症至关重要[13]。建议使用氯己定擦洗并用聚维酮碘消毒供区和受区作为感染预防措施。建议在唇部、生殖器、口腔等潜在污染区域术中使用抗生素。

由于使用受污染的注脂针，患者唇部和眉间术后出现化脓性感染。脂肪注射的顺序由唇部到眉间，患者的口腔黏膜可能在唇部注射脂肪时发生穿孔。术后 4 天患者出现化脓性感染，需在唇部和眉间开放引流控制感染。在延迟感染的病例中，应高度怀疑分枝杆菌或其他异常感染（图 52-7）。

### 污染区域处理策略

在处理可能污染的区域时，适用以下准则。

（1）任何面部手术患者均应在术前用漱口水（Peridex）漱口。

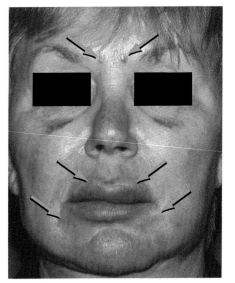

▲图 52-7

（2）为避免污染其他术区，唇部应最后注射脂肪。

（3）如果在口周、鼻周注射脂肪过程中口腔或鼻腔黏膜发生穿孔，则应该立即将该注脂针从无菌区域移除。

（4）患者在可能受黏膜表面细菌污染的部位进行手术时，破皮前应预防性静脉注射头孢或其他合适的抗生素。

（5）对于鼻部、阴道或肛门区域，应考虑采用相同的预防方法。

（6）若出现延迟感染，应高度怀疑分枝杆菌或其他不常见病原体感染。

异物

注意避免无意中将棉纤维等异物掺杂在抽取的脂肪组织，此种情况最有可能发生在纯化脂肪过程中。编织棉鼻腔填塞物或编织海绵是异物感染的主要来源。Telfa 垫和其他吸水敷料是很好的替代品，尽管它们中的大多数在切割成合适小块后会释放松散纤维。掺杂在移植脂肪组织的棉花或其他物质的纤维在注射到受体部位时会导致炎症和瘢痕形成。建议将神经外科医师常用的Codman 垫用来从脂肪组织中吸附油脂，这或许是分解或释放纤维可能性最低的材料（图 52-8）。

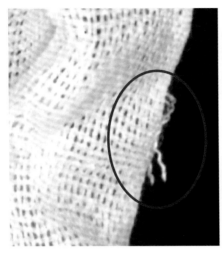
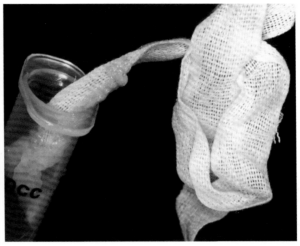

▲图 52-8

深层结构损伤

神经损伤

单独行脂肪移植从而发生的感觉和运动神经损伤与使用锐针或尖头注脂针来松解瘢痕或粘连有关。一些患者出现短暂的感觉丧失，可能是因为在眶上或眶下神经附近采用锐针进行操作。正是这些暂时的感觉丧失并发症的出现促使 Coleman 设计现已投入使用的钝针。

仅使用钝针的情况下，运动神经永久性损伤罕见，可能会发生感觉神经轻微症状，其中大多数是暂时性的。

一名患者因面部不对称行面部脂肪注射填充，术后下颌缘出现油性囊肿，再次尝试手术去除油性囊肿后，该患者出现面神经下颌缘支永久性损伤（图 52-4）。该病例中尽管使用了钝针，仍然发生了神经损伤（图 52-9）。

在我们治疗的患者中，出现了 4 例面神经损伤：2 例暂时性面神经下颌缘支损伤（S.R.C.）、1 例永久性（R.F.M.）和 1 例暂时性面神经额支损伤（S.R.C.）。第 1 个病例可能由于采用锐针所导致。锐针一般在浅表注射使用，以免误入血管并尽量减少对神经的损害，同时应该规避在深层次进行锐针注射。

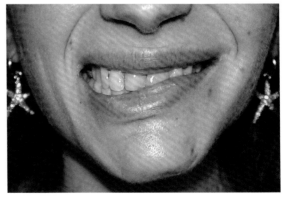

▲图 52-9

第 2 个病例的神经损伤发生在使用 2.1 mm 吸脂针在下颌骨前缘抽吸脂肪过程中，引起损伤的原因最可能是由于吸脂针的孔道在抽吸脂肪过程中产生了负压并作用在神经上。第 3 种情况发生在为行手术移除位于下颌缘处近面神经下颌缘支的粘连性油性囊肿，此处油性囊肿因既往脂肪注射产生。虽然术中使用 19 号钝针来移除囊肿，但钝针的抽插运动可能是损伤神经的原因。术后 2 年，神经损伤的情况没有得到明显缓解。面神经额支暂时性损伤发生在向颞部和耳前区域脂肪移植时，术后4周神经损伤自行恢复。

### 肌肉损伤

用锐针或钝针侵及面部或身体的肌纤维会损伤肌肉并导致运动受限或受损。注意千万不要损伤表情肌和咬肌。

当咬肌收缩时，注射到咬肌中的脂肪会引起难看的凸起，导致牙关紧闭，破坏下颌后缘美学。渗透到肌肉中的组织可能在肌肉移动时导致肌肉外观发生变化。

将大量组织移植到功能性肌肉中或其附近，不仅会影响肌肉外观，还会影响其功能。尤其是对于既往或目前肌肉或神经受损的患者，应谨慎进行脂肪移植。

除了面部肌肉，功能性肌肉也可能受相邻结构性脂肪移植引起的水肿的影响。该患者术后左眼上睑下垂暂时性加重，可能是因为脂肪注入眶上区域造成局部水肿影响了上睑提肌。术后1个月、2年的外观改变按顺序呈现在图52-10，此时她的上眼睑恢复到了其术前状态。

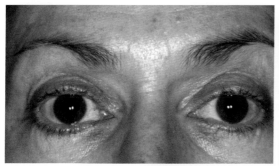
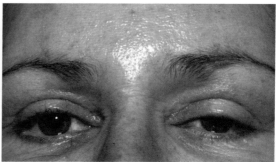
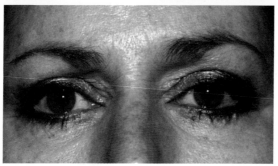

▲图52-10

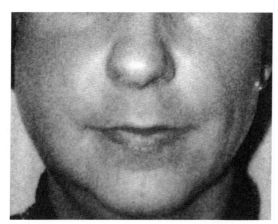

▲图52-11

### 腮腺损伤

在面颊和耳前区域填充脂肪时，即使采用最圆钝的注脂针，术者也应小心避免损伤腮腺。确实存在穿透腮腺的潜在风险，并可能导致腮腺瘘和腮腺炎。下颌下腺的损伤可能导致周围组织水肿和疼痛不适。图52-11患者手术中医师使用18 G锐针在其右后颊区松解瘢痕。术后患者并发腮腺炎，采用抗生素和热敷保守治疗。

### 血管栓塞并发症

#### 血管内注射造成血管栓塞

脂肪移植最具破坏性的潜在并发症是血管内注射后

栓塞。这并非新近才有报道。早在 1926 年，Conrad Miller 首先提出应该警惕注射填充剂误入动脉内的风险 [10]。很明显，误入静脉的脂肪颗粒可以进入肺部造成肺栓塞。

颗粒物质注入动脉中，可阻断其血液流向特定的解剖区域，并造成该区域组织坏死。注入动脉的异物可能进入头部的中央动脉系统并引起卒中或甚至失明。

### 注射物如何引起卒中或失明

视网膜动脉和睫状后动脉是颈内动脉眼内段的近端分支。面部的许多浅表动脉是眼动脉的远端分支（眶上、滑车上、鼻背动脉及内眦动脉）。用于注射脂肪的锐针或钝针可能会意外刺入其血管壁并进入管腔。若注脂针的侧孔位于动脉腔内，在推动注射器针栓注射填充剂时，可将之注入动脉管腔中。进一步推动针栓，填充物取代动脉血，呈条索状向近端逆行至视网膜动脉的起始点（图 52-12）。

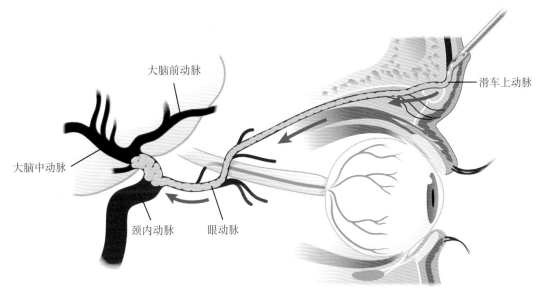

▲图 52-12

一旦术者停止推动针栓，逆行入血的过程也会相应停止。当动脉收缩压推动血液流动时，会将填充物推进到眼动脉的分支中。即使微量的填充剂流入视网膜动脉也可造成视网膜中央动脉阻塞，最终通常导致永久性失明（图 52-13）。

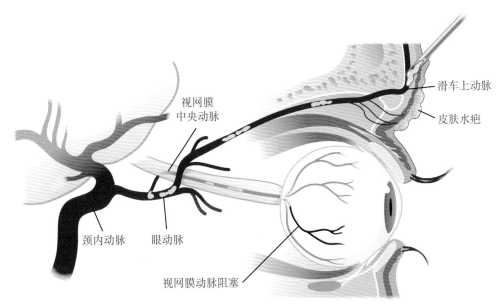

▲图 52-13

为避免此类严重并发症，必须熟知面部血管解剖结构，并明了关键的预防和治疗策略。在皮下组织或更深处注射软组织填充物时应尽可能使用钝针。与较大、较钝的注脂针相比，锐性注脂针、细小注脂针和针头更易穿透动脉壁并进入动脉管腔。因此，采用任何类型的锐针在面部注射颗粒填充物时，都应特别小心。包括所有软组织填充剂，甚至类固醇注射剂。

也应限制单次注射的容量。填充物必须呈团块注射，才能形成连续的条索状逆行延伸至眼动脉或颈内动脉。因此，若术者单次注射量限制在 1/10 mL 以下，则填充物逆行延伸至眼动脉的概率就会相对低很多。我建议在面部单次注射量应 < 1/10 mL。在眶周区域，为了更加安全，我提倡单次注射量最好 < 1/30 mL 甚至 1/50 mL。受区建议使用肾上腺素，血管收缩会减少误入的概率。

使用较大的注射器（5 mL 或 10 mL）注射脂肪时，外科医师对注射容量的掌控度不及使用较小注射器精确，因而更易于误注过量的脂肪或注射压力过高。因此，我强烈建议仅使用 1 mL 螺旋注射器进行面部皮下脂肪注射。

使用辅助机械装置进行软组织注射也会造成失明。因此，我建议外科医师应避免使用任何可能在注射时产生较高压力的辅助装置。

自 Teimourian [14] 1988 年报道首个病例以来，逐渐出现了大量注射导致视网膜中央动脉闭塞引起单侧失明的病例 [15-26]。Beleznay 等 [23] 鉴别了 98 例在注射填充术后发生视力改变的病例。令人关注的是，出现视力改变风险较高的注射部位依次是眉间（38.8%）、鼻区（25.5%）、鼻唇沟（13.3%）和额部（12.2%）。最常见的填充物是自体脂肪（47.9%），其次是透明质酸（23.5%）。最典型的症状是即刻的视力丧失和疼痛。Park 等 [20] 报道了眼动脉闭塞患者动脉内药物溶栓后的视力部分恢复的病例。

由于相关动脉管腔细小，即便到达颈内动脉所需的填充物体积也很小。既往曾有报道关于在鼻唇沟注射仅 0.05 mL 填充物后发生单侧失明和脑梗死的病例。

### 视网膜中央动脉栓塞治疗

视网膜中央动脉栓塞的治疗必须在发病后立即进行。即使几分钟的缺氧也将导致视网膜不可逆的变性。所有治疗都旨在移除栓子，使其进入视网膜更周边部位，目的在于减轻对视网膜的损害。当栓子脱落后，完全失明可能转变为部分失明。

手指按压眼球可能导致栓子移位。增加患者体内二氧化碳水平可以直接使视网膜血管舒张。可以通过使用麻醉机（有条件的话）或通过简单地用袋子罩住口鼻反复呼吸来增加体内二氧化碳水平。

另一种治疗方法用药物，如碳酸酐酶抑制剂，降低视网膜中央动脉的压力，可以口服乙酰唑胺或多佐胺（Trusopt）滴眼。最后的治疗方法是球内穿刺以降低眼压。

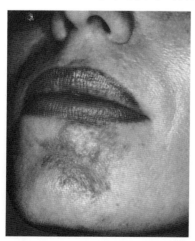

▲图 52-14

### 皮肤坏死

相同的软组织填充物也可以栓塞黏膜、结膜或皮肤的滋养动脉并导致组织坏死。

一例患者采用锐针在木偶纹区域注射冷冻脂肪过程中误入动脉，术后 1 年出现下唇皮肤明显坏死，我（S.R.C.）对这例患者进行了相关治疗。该患者先前已经接受过皮肤科医师在同一木偶纹区域注射脂肪，并使用冷冻脂肪再次进行注射。在用 22 G 锐针注射冷冻脂肪的过程中，患者明显感觉下唇左侧出现难以忍受的疼痛，后来发展至左下唇皮肤和黏膜的全层缺失。这是文献中报道过严重疼痛伴随皮肤软组织坏死的最典型表现（图 52-14）。

### 脑梗死

正如推动注射器针栓将软组织填充剂注入眼动脉一样，推动针栓也可将填充剂注入颈内动脉。软组织填充物由此可以栓塞颈内动脉滋养的任何区域，最终导致卒中。

2010 年，在一家英国医院发生了一起在一名 18 岁女孩的咽喉后壁和侧壁注入少量脂肪（0.2 ~ 0.3 mL）治疗腭咽闭合功能不全的著名医疗事故。VPI 是腭裂手术的后遗症之一。脂肪被意外地注射入颈动脉。注射过程中外科医师使用 14 G 锐针连接至 10 mL 注射器来代替钝针注射，不幸的是术后不久患者因脂肪栓塞而卒中。3 年后，患者仍有为失语，右侧肢体偏瘫，左眼黑朦等症状[27,28]。Wang 等报道了另 1 例颈内动脉栓塞的病例[22]。

### 死亡

2015 年 7 月公布了墨西哥和哥伦比亚整形外科医师的经验，报告了两个国家因臀部脂肪移植而死亡的情况[29-31]。作者报道墨西哥在过去 10 年间 13 例死亡，无论是在臀部脂肪移植期间还是移植后 24 小时内。在哥伦比亚，有 9 人在向臀部注射脂肪期间或术后即刻死亡。哥伦比亚死亡的患者尸检报告都显示臀部静脉受损。尸检结果并非完全相同，但在一些尸检报告中证实了以下发现：臀上静脉内可见脂肪团，下腔静脉、右心房、右心室和肺部出现肉眼可见的脂肪。

这不仅仅是墨西哥或哥伦比亚的局部地区问题。2015 年 3 月，洛杉矶验尸官办公室再次报告了使用 60 mL Toomey 注射器共注射 1 200 mL 脂肪死亡的案例。死亡尸检表明肺下叶的小血管内含有多个肉眼可见的脂肪组织。据推测，患者的臀部内曲张的静脉可能是栓子进入静脉系统的渠道。

这并非新问题。自 2009 年以来，媒体相关的报道便不断涌现。据报道，2010—2011 年佛罗里达州的诊所接受臀部脂肪移植的患者中有 3 人死亡，加利福尼亚州、纽约州和佐治亚州也有同样报告。所有死亡病例均发生在手术过程中或之后的 24 h 内。如果脂肪栓塞发生于肺部或心脏处，患者通常在术中发生死亡。如果较小的脂肪团进入静脉并逐渐在肺部沉积，往往在手术后 24 小时内发生死亡。

虽然脂肪栓塞的发生率不高，但也应该让我们重新评估治疗方法以确保脂肪移植安全性。脂肪注射层次是否重要？不在臀部注射脂肪或仅在肌肉浅层中注射脂肪是否可以避免栓塞？最令人担心的问题是，脂肪注射到其他肌肉内后是否会发生类似情况：胸大肌、小腿、前臂、肱二头肌或肱三头肌。脂肪注射的入口选择、注射速度、注射体积和注射量在血栓形成中各自扮演何等角色。

## 结论

虽然脂肪移植手术总体文献报道是安全的，属于微创手术，术后不良结果发生率很低，但脂肪移植术与任何外科手术一样确实存在手术并发症。

脂肪坏死导致钙化和油性囊肿形成是最典型的并发症之一。防止囊肿形成非常重要，因为一旦囊肿形成将很难处理，并且通常需要二次手术来切除它们。为此，应避免推注注射脂肪，注射的脂肪必须根据类似意大利面条的技术进行，以促进移植物的血管化并获得活性良好的组织。

注射脂肪的医师应该充分了解注射技巧，保证注射后的对称性，避免移植的脂肪细胞体积不足。

严重并发症的概率很低。它们本质上是血管相关性的，包括失明、皮肤坏死、卒中和死亡。明了面部动脉的解剖结构至关重要。锐针能够穿透动脉壁，刺入管腔，并将脂肪注射在血管内，所以应当避免使用锐针注射。

## 参考文献

[1] Coleman SR. Complications and technical considerations of autologous fat transplantation. Presented at the Conference of the American Society of Aesthetic Plastic Surgery, Los Angeles, May 1992.

[2] Coleman SR. Discussion: Free fat transplantation for facial tissue augmentation. J Oral Maxillofac Surg 58:169, 2000.

[3] Kølle SF, Fischer-Nielsen A, Mathiasen AB, et al. Enrichment of autologous fat grafts with ex-vivo expanded adipose tissue-derived stem cells for graft survival: a randomised placebo-controlled trial. Lancet 382:1113, 2013.

[4] Yoshimura K, Coleman SR. Complications of fat grafting: how they occur and how to find, avoid, and treat them. Clin Plast Surg 42:383, 2015.

[5] Kinney BM. Pulsed electromagnetic field therapy in plastic surgery. Aesthet Surg J 25:87, 2005.

[6] Kato H, Mineda K, Eto H, et al. Degeneration, regeneration and cicatrization after fat grafting: dynamic total tissue remodeling during the first three months. Plast Reconstr Surg 133:303e, 2014.

[7] Mineda K, Kuno S, Kato H, et al. Chronic inflammation and progressive calcification as a result of fat necrosis: the worst outcome in fat grafting. Plast Reconstr Surg 133:1064, 2014.

[8] Hyakusoku H, Ogawa R, Ono S, et al. Complications after autologous fat injection to the breast. Plast Reconstr Surg 123:360, 2009.

[9] Kim SM, Kim YS, Hong JW, et al. An analysis of the experiences of 62 patients with moderate complications after full-face fat injection for augmentation. Plast Reconstr Surg 129:1359, 2012.

[10] Kim SK, Choi JA, Kim MH, et al. Treatment of the *Mycobacterium chelonae* infection after fat injection. Arch Plast Surg 42:68, 2015.

[11] Talmor M, Hoffman LA, Lieberman M. Intestinal perforation after suction lipoplasty: a case report and review of the literature. Ann Plast Surg 38:169, 1997.

[12] Di Candia M, Malata CM. Aesthetic and functional abdominal wall reconstruction after multiple bowel perforations secondary to liposuction. Aesthetic Plast Surg 35:274, 2011.

[13] Talbot SG, Parrett BM, Yaremchuk MJ. Sepsis after autologous fat grafting. Plast Reconstr Surg 126:162e, 2010.

[14] Teimourian B. Blindness following fat injection. Plast Reconstr Surg 82:361, 1988.

[15] Dreizen NG, Framm L. Sudden unilateral visual loss after autologous fat injection into the glabellar area. Am J Ophthalmol 107:85, 1989.

[16] Egido JA, Arroyo R, Marcos A, et al. Middle cerebral artery embolism and unilateral visual loss after autologous fat injection into the glabellar area. Stroke 24:615, 1993.

[17] Danesh-Meyer HV, Savino PJ, Sergott RC. Case reports and small case series: ocular and cerebral ischemia following facial injection of autologous fat. Arch Ophthalmol 119:777, 2001.

[18] Mori K, Ohta K, Nagano S, et al. [A case of ophthalmic artery obstruction following autologous fat injection in the glabellar area] Nippon Ganka Gakkai Zasshi 111:22, 2007.

[19] Lee CM, Hong IH, Park SP. Ophthalmic artery obstruction and cerebral infarction following periocular injection of autologous fat. Korean J Ophthalmol 25:358, 2011.

[20] Park SJ, Woo SJ, Park KH, et al. Partial recovery after intraarterial pharmacomechanical thrombolysis in ophthalmic artery occlusion following nasal autologous fat injection. J Vasc Interv Radiol 22:251, 2011.

[21] Carruthers JD, Fagien S, Rohrich RJ, et al. Blindness caused by cosmetic filler injection: a review of cause and therapy. Plast Reconstr Surg 134:1197, 2014.

[22] Wang DW, Yin YM, Yao YM. Internal and external carotid artery embolism following facial injection of autologous fat. Aesthet Surg J 34:NP83, 2014.

[23] Beleznay K, Carruthers JD, Humphrey S, et al. Avoiding and treating blindness from fillers: a review of the world literature. Dermatol Surg 41:1097, 2015.

[24] Thaunat O, Thaler F, Loirat P, et al. Cerebral fat embolism induced by facial fat injection. Plast Reconstr Surg 113:2235, 2004.

[25] Hong DK, Seo YJ, Lee JH, et al. Sudden visual loss and multiple cerebral infarction after autologous fat injection into the glabella. Dermatol Surg 40:485, 2014.

[26] Shen X, Li Q, Zhang H. Massive cerebral infarction following facial fat injection. Aesthetic Plast Surg 40:801, 2016.

[27] Mazzola RF. Personal communication, 2013.

[28] Filip C. Response to autologous fat grafting for the treatment of velopharyngeal insufficiency: state of the art. J Plast Reconstr Aesthet Surg 67:1155, 2014.

[29] Cárdenas-Camarena L, Bayter JE, Aguirre-Serrano H, et al. Deaths caused by gluteal lipoinjection: what are we doing wrong? Plast Reconstr Surg 136:58, 2015.

[30] Astarita DC, Scheinin LA, Sathyavagiswaran L. Fat transfer and fatal macroembolization. J Forensic Sci 60:509, 2015.

[31] Vongpaisarnsin K, Tansrisawad N, Hoonwijit U, et al. Pseudomonas aeruginosa septicemia causes death following liposuction with allogenic fat transfer and gluteal augmentation. Int J Legal Med 129:815, 2015.

# 第 10 篇

## 未来前景

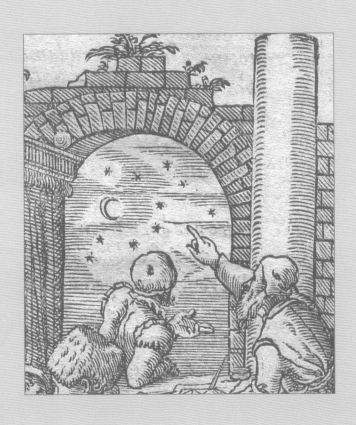

# 第53章

## 脂肪移植皮肤年轻化的未来前景：临床和组织学论证

Gino Rigotti　译者：秦　锋　斯楼斌　王　阳　韩雪峰

本书已经证明，脂肪不仅可以作为矫正身体轮廓的填充物，而且在组织再生、改善功能方面也发挥着重要作用，例如治疗 Dupuytren 病、腭咽闭合不全、声带麻痹、瘢痕重塑等和治疗由放疗、硬皮病、难治性创面、重建放射性乳房等引起的组织损伤。

几个世纪以来，脂肪组织一直被认为是高能量的储存器，因为它能够结合大量液体，并具有维持体温的绝缘性能，所以通常会参与体内平衡。

在 2000 年，脂肪组织被发现是成人间充质干细胞和脂肪源性干细胞（adipose-derived stem cells，ADSCs）的最大来源[1]，ADSCs 能够分化成其他类型的组织，如骨骼、肌肉、软骨、神经和血管。这一发现改变了曾质疑脂肪移植益处的外科医师的态度。由于脂肪抽吸物中含有基质血管成分（stromal vascular fraction，SVF）、祖细胞、T 细胞、B 细胞、肥大细胞和脂肪组织巨噬细胞，以及通过注射纯化的脂肪抽吸物可获得修复和再生的作用，因此人们对脂肪移植应用的科学兴趣显著增加。

既往通常采用从身体的另一部位切除的皮瓣或植皮封闭皮肤缺损。虽然这种方式可获得有效的效果，但其本质是"拆东墙补西墙"。我们认为在不远的未来，结构性脂肪移植将在重建手术中发挥主要作用，脂肪移植可采用微创形式，利用其再生潜能优势，促进伤口愈合、改善瘢痕收缩、减少乳房切除术后的疼痛综合征、隆乳等诸多方面。

脂肪移植前和术后 1 年照片，可见患者真皮下结构性脂肪移植后的延缓衰老效果（图 53-1）。

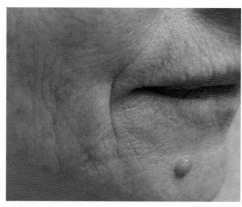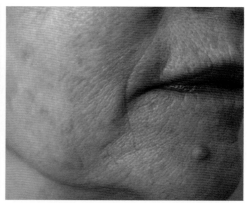

▲图 53-1

## 材料与方法

为了证明脂肪移植和 ADSCs 对面部皮肤延缓衰老治疗的效果，我们对拟实施面部除皱术的患者进行了以下临床研究[1]。我们的目标是分析以下内容。

（1）注射脂肪或扩增的间充质干细胞（mesenchymal stem cells，MSCs）及 SVF 后，老化皮肤的组织学和超微结构的变化。

（2）比较脂肪或扩增的 MSCs 注射前和注射后的样本的结构差异。

（3）建立明确皮下结缔组织能否作为研究延缓衰老机制相关作用的良好临床模型。

该研究包括抽吸脂肪（20 mL）并从左耳前区域切除一条皮肤。该组织标本代表基线／对照模型。标本被送到维罗纳大学（意大利）的人体解剖学实验室和里约热内卢联邦大学（巴西），以进行光学和电子显微镜的形态学分析。

将获取的脂肪分成两部分：第 1 部分立即注射到左耳前区，远离先前切取标本的伤口，而第 2 部分送去实验室以扩增干细胞。5 周后，将扩增的细胞注射到对侧耳前区域。

注射脂肪和扩增的 MSCs 治疗 3 个月后，进行面部除皱手术并第 2 次组织活检。将对照样品与脂肪治疗后或用扩增的 ADSCs 治疗后获得的标本进行对比。令人惊讶的是，无论是用脂肪还是用 MSCs 治疗，两者均有类似的促血管生成效应。

在治疗前（图 53-2A），扩增的 MSCs 治疗后（图 53-2B），以及脂肪和 SVF 治疗后（图 53-2C）进行皮肤荧光染色。在 2 种治疗之后，可检测到真皮浅层黑染的弹力纤维增加（染色为黑色并定位在真皮浅层中）。相比之下，真皮深层的弹力纤维很少。

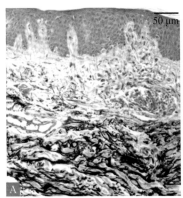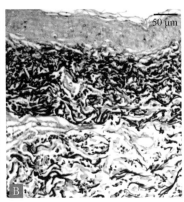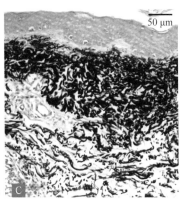

▲图 53-2

治疗前（图 53-3A）、扩增的 MSCs 治疗后（图 53-3B）和使用脂肪和 SVF 治疗后（图 53-3C）使用皮肤苏木精 - 伊红（HE）染色。2 种治疗后，在真皮 - 皮下组织交界处可见血管的存在。

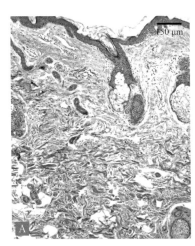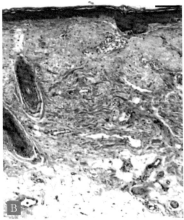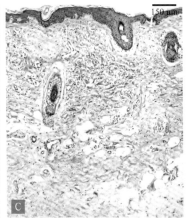

▲图 53-3

值得注意的是，治疗前，皮肤显示出弹性组织变性的迹象，与"新的弹性纤维"（即所谓弹性纤维形成）的减少有关，然而用扩增的MSCs治疗后，弹性组织变性显著降低，同时真皮乳头层弹性纤维形成显著增加。换言之，光学和电子显微镜检测到了新弹力纤维重要的形成过程[2]。脂肪治疗也获得了同样的效果。

## 讨论

我们进行了一项临床研究，比较了治疗后的皮肤组织和从同一患者相同区域获取的对照组标本的组织学和超微结构，以记录皮肤年轻化的过程[2]。该研究对象为6名45～65岁的拟行面部除皱术的患者。

图53-4为皮肤的扫描电子显微镜图像。A～C，真皮浅层（比例尺：5 μm、2.5 μm、2.5 μm）。D～F，真皮深层（比例尺：10 μm、10 μm、5 μm）。G～I，脂肪细胞位于皮下层（比例尺：25 μm）。A、D和G显示治疗前的真皮部分。B、E和H显示用扩增的MSC治疗后的真皮。C、F和I显示用脂肪和SVF治疗后的真皮。扩增的MSCs治疗和含有SVF的脂肪治疗皆改变了真皮层的胶原蛋白和网状纤维网络。很明显，在真皮乳头层中，胶原纤维形成了比在真皮网状层更精细的结构，而在真皮网状层中胶原纤维排列为粗纤维束状。在脂肪细胞成分中，表现为包裹成熟细胞的胶原纤维的减少。

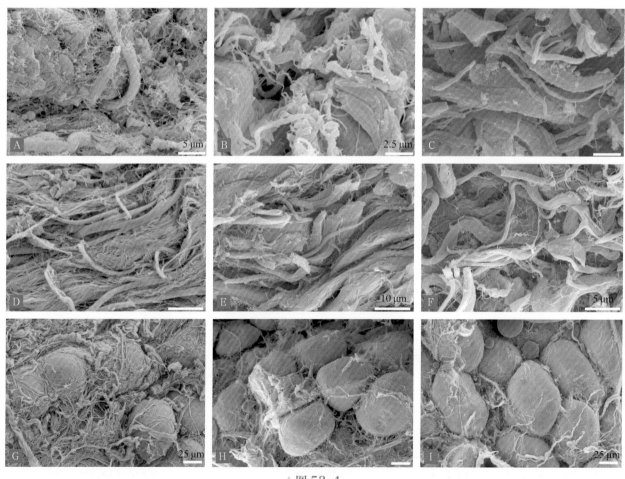

▲图53-4

通过光学显微镜和电子显微镜对治疗前的皮肤进行了直接比较。通过光学显微镜（图53-5A，HE染色）和电子显微镜（图53-5B）观察该部分的相同区域。较厚的弹性纤维在图53-5C中放大。

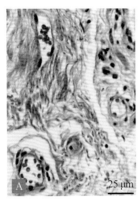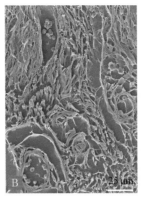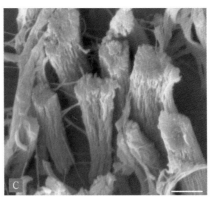

▲图 53-5

可见弹力纤维直径较小，以单个蠕虫状弯曲纤维的形式不规则的排列。

　　该研究表明，用脂肪和 SVF 或扩增的 MSCs 治疗可显著改变真皮结构，能够获得皮肤年轻化的效果。此外，该研究证实了干细胞发挥的作用，原因是脂肪和含有扩增的 MSC 的溶液中都包含了干细胞。年轻化是通过血管生成和弹力纤维重排（两者均发生于结缔组织内）的过程实现的。但是由于结缔组织存在于人体的所有组织中（肾脏、心脏、骨骼、肝脏、脾脏、支气管等），从我们研究中可能延伸出一个有趣的问题：我们是否可以不仅改善和修复皮肤，而且还修复结缔组织组成的所有其他器官呢？有什么限制？这是否代表了可以被视为"青春之泉"的物质？

## 结论

　　虽然尚未证实，但是结构性脂肪移植可能在恢复由结缔组织组成的其他组织的年轻化中起到关键作用，从而达到再生的效果。

### 致谢

　　作者感谢 Riccardo Mazzola 为本章准备的稿件。作者还要感谢 L．Charles-de-Sá、Natale F．Gontijo-de-Amorim、C．Maeda Takiya、Radovan Borojevic、Donatella Benati、Paolo Bernardi 和 Andrea Sbarbati 等原始文献的共同作者们，本章内容改编于此（Antiaging treatment of the facial skin by fat graft and adipose-derived stem cells. Plast Reconstr Surg 135：999, 2015）。

参考文献

［1］Zuk PA, Zhu M, Ashjian P, et al. Human adipose tissue is a source of multipotent stem cells. Mol Biol Cell 13:4279, 2002.
［2］Charles-de-Sá L, Gontijo-de-Amorim NF, Maeda Takiya C, Borojevic R, Benati D, Bernardi P, Sbarbati A, Rigotti G. Antiaging treatment of the facial skin by fat graft and adipose-derived stem cells. Plast Reconstr Surg 135:999, 2015.

# 图片来源

## 绪论

图 1 来自 Czerny V. Drei plastiche Operationen. 3. Plastischer Ersatz der Brustdrüse durch ein Lipom. Arch f kl Chir 50:544-550, 1895.

图 2 来自 Stein A. Paraffin-Injektionen. Theorie und Praxis. Stuttgart: Enkem, 1904, pp 79-114.

图 3 和 4 来自 Holländer E. Die kosmetische Chirurgie. In Joseph M, ed. Handbuch der Kosmetik. Leipzig: Von Veit, 1912, pp 689-690; 708.

图 7 来自 Miller CC. Cannula Implants and Review of Implantation Technics in Esthetic Surgery. In Two Parts. Chicago: Oak Press, 1926, pp 66-71.

图 8 来自 the Archives of the Fondazione G. Sanvenero Rosselli in Milan, Italy.

图 10~16 和 18 来自 Lexer E. Fettgewebsverpflanzung. In Lexer E. Die freien Transplantationen. I. Teil. Stuttgart: Enke, 1919, pp 264-547.

图 17 来自 Mauclaire P. Le Greffes Chirurgicales. Paris: JB Baillière, 1922, pp 52-57.

图 19 来自 Gillies HD. Plastic Surgery of the Face. London: H Frowde, Hodder and Stoughton, 1920, p 41.

图 21 来自 Mauclaire P. Le Greffes Chirurgicales. Paris: JB Baillière, 1922, pp 52-57.

## 第 1 部分 原则和基本概念

来自 Carradori F. Istruzione elementare per gli Studiosi della Scultura. Pisa: Società Letteraria, 1802. Personal collection of Riccardo F. Mazzola, MD.

## 第 1 章

图 1-4 由 Taylor Maulin & Associates 拍摄

图 1-13 A~F、 J~L 和 V~X 由 Taylor Maulin & Associates 拍摄

图 1-13 P~R 来自 Mentor Worldwide LLC, Irvine, California.

## 第 4 章

图 4-1 和 4-2 经 允 许 引 自 John Wiley and Sons Inc, from Zimmerlin L, Donnenberg VS, Pfeifer ME, et al. Stromal vascular progenitors in adult human adipose tissue. Cytometry Part A 2010;77:22-30; permission conveyed through Copyright Clearance Center, Inc.

## 第 7 章

图 7-1 A~C 来自 Cytori Therapeutics, San Diego, California.

## 第 9 章

图 9-1 来自 Pallua N, Pulsfort A, Suschek C, et al. Content of the growth factors bFGF, IGF-1, VEGF, and PDGF-BB in freshly harvested lipoaspirate after centrifugation and incubation. Plastic and Reconstructive Surgery 2009;123(3):826-833. *www.PRSJournal.com.*

图 9-2 来自 Pallua N, Serin M, Wolter TP. Characterisation of angiogenetic growth factor production in adipose tissue-derived mesenchymal cells. Journal of Plastic Surgery and Hand Surgery 2014;48:412-416, copyright © Acta Chirurgica Scandinavica Society reprinted by permission of

(Taylor & Francis Ltd, *http://www.tandfonline.com*) on behalf of Acta Chirurgica Scandinavica Society.

图 9-3 来自 Pallua N, Kim BS. Fat grafting and adipose tissue engineering. Plastic Surgery Hyperguide Online Tutorial, copyright © Vindico Medical Education, *http://www.vindicocme.com.*

## 第 2 部分 再生潜能
来自 Matthioli PA. I discorsi nelli sei libri di Pedacio Dioscoride Anazarbeo della Materia Medicinale. Venezia: V Valgrisi, 1568. Personal collection of Riccardo F. Mazzola, MD.

## 第 11 章
引自 Clinics in Plastic Surgery, Vol 42, Kapur SK, Dos-Anjos Vilaboa S, Llull R, Katz AJ, Adipose tissue and stem/progenitor cells: discovery and development, Pages 155-167, Copyright 2015, 经 Elsevier 允许

## 第 12 章
图 12-3、12-5 和 12-6 来自 Kato H, Mineda K, Eto H, et al. Degeneration, regeneration, and cicatrization after fat grafting: dynamic total tissue remodeling during the first 3 months. Plastic and Reconstructive Surgery 2014;133:e303-e313. *www.PRSJournal.com.*

图 12-7 经允许引自 Future Medicine Ltd, from Yoshimura K, Eto H, Kato H, et al. In vivo manipulation of stem cells for adipose tissue repair/reconstruction. Regenerative Medicine 2011;6(6s):33-41; permission conveyed through Copyright Clearance Center, Inc.

## 第 15 章
图 15-1 来自 Pu L, Cui X, Fink B, et al. Adipose aspirates as a source for human processed lipoaspirate cells after optimal cryopreservation. Plastic and Reconstructive Surgery 2006; 117(6): 1845-1850. *www.PRSJournal.com.*

图 15-4 引自 Cryobiology, Vol 55, Cui XD, Gao DY, Fink BF, Vasconez HC, Pu LL,

Cryopreservation of human adipose tissues, Pages 269-278, Copyright 2007, 经 Elsevier 允许

## 第 3 部分 临床应用
来自 Doyen E. Technique Chirurgicale. Paris: Masson, 1897. Personal collection of Riccardo F. Mazzola, MD.

## 第 1 篇 皮肤
来自 Valverde de Hamusco J. Anatomia del Corpo Humano. Venezia: A Salamanca and A Lafreri, 1560. Personal collection of Riccardo F. Mazzola, MD.

## 第 18 章
图 18-3 B 和图 18-5 A 来自 Klinger M,Marazzi M, Vigo D, et al. Fat injection for cases of severe burn outcomes: a new perspective of scar remodeling and reduction. Aesthetic Plastic Surgery 2008;32:465-469. 经 Springer 同意

## 第 21 章
图 21-16、21-19 和 21-20 引自 Clinics in Plastic Surgery, Vol 42, Piccolo NS, Piccolo MS, Piccolo MT, Fat grafting for treatment of burns, burn scars, and other difficult wounds, Pages 263-283, Copyright 2015, 经 from Elsevier 同意

## 第 2 篇 面颈部美容
来自 Lavater G. L'Art de connaitre les Hommes par la Physionomie. Paris: Depelafol, 1835. Personal collection of Riccardo F. Mazzola, MD.

## 第 23 章
引自 Clinics in Plastic Surgery, Vol 42, Marten TJ, Elyassnia D, Fat grafting in facial rejuvenation, Pages 219-252, Copyright 2015, 经 Elsevier 同意
图 23-2~23-5、23-6 B、23-7、23-9~23-13、23-15~23-22、23-24~23-31、23-33、23-34、23-36~23-41、23-43 和 23-44 引自 Clinics in Plastic Surgery, Vol 42, Marten TJ, Elyassnia D, Fat grafting in facial rejuvenation, Pages 219-252,

Copyright 2015 经 Elsevier 同意

图 23-6 A 来自 Tulip Medical Products, San Diego, California.

**第 24 章**

图 24-10~ 图 24-12 由 Taylor Maulin & Associates 拍摄

**第 26 章**

图 26-7 和图 26-8 由 Taylor Maulin & Associates 拍摄

**第 27 章**

图 27-5 由 Taylor Maulin & Associates 拍摄

**第 28 章**

图 28-14~ 图 28-16 由 Taylor Maulin & Associates 拍摄

**第 29 章**

图 29-5 由 Taylor Maulin & Associates 拍摄

**第 3 篇 面颈部修复重建**

来自 Lavater G. L'Art de connaitre les Hommes par la Physionomie. Paris: Depelafol, 1835. Personal collection of Riccardo F. Mazzola, MD.

**第 32 章**

图 32-8 F~H 来自 Hair transplantation: Piero Tesauro, MD, PhD, Plastic Surgeon, Milan, Italy.

**第 34 章**

引 自 Clinics in Plastic Surgery, Volume 42, Riccardo F. Mazzola, Giovanna Cantarella, Isabella C. Mazzola, Regenerative approach to velopharyngeal incompetence with fat grafting, Pages 365-374, Copyright 2015, 经 Elsevier 允许

图 34-1、34-3 A、34-4、34-5、34-7、34-9 和 34-12 引自 Clinics in Plastic Surgery, Vol 42, Mazzola RF, Cantarella G, Mazzola IC, Regenerative approach to velopharyngeal incompetence with fat grafting, Pages 365-374, Copyright 2015, 经

Elsevier 允许

**第 4 篇 乳房整形**

来自 Fischer-Düdelmann A. Die Frau als Hausärztin. Stuttgart: Süddeutsches Verlags-Institut, 1900. Personal collection of Riccardo F. Mazzola, MD.

**第 36 章**

图 36-1 和图 36-3 由 Taylor Maulin & Associates 拍摄

**第 5 篇 乳房重建**

来自 Cavalieri GB. Opera ne la quale vi è molti Mostri de tutte le Parti del Mondo. Roma: Cavalieri, 1585. Personal collection of Riccardo F. Mazzola, MD.

**第 39 章**

图 39-1 来自 Petit JY, Botteri E, Lohsiriwat V, et al. Locoregional recurrence risk after lipofilling in breast cancer patients. Annals of Oncology 2012;23(3):582-588, 经 Oxford University Press 允许

图 39-2 来自 Petit JY, Rietjens M, Botteri E, et al. Evaluation of fat grafting safety in patients with intraepithelial neoplasia: a matched-cohort study. Annals of Oncology 2013;24(6):1479-1484, 经 Oxford University Press 允许

**第 6 篇 上肢**

来自 Anianus M. Compotus commentario declaratus una cum Figuris et Manibus annotationibusque in margine suis in locis insertis. Paris: Philippe G, 1503. Personal collection of Riccardo F. Mazzola, MD.

**第 43 章**

图 43-7 由 Taylor Maulin & Associates 拍摄

**第 7 篇 下肢与会阴区域美容**

来自 Disdier FM. Exposition exacte ou Tableaux

Anatomiques des différentes parties du Corps Humain. Paris: Crépy, 1784. Personal collection of Riccardo F. Mazzola, MD.

## 第 45 章
图 45-2 由 Taylor Maulin & Associates 拍摄

## 第 46 章
图 46-1 来自 MicroAire, Charlottesville, Virginia.

图 46-2 来自 Wells Johnson Company, Tuscon, Arizona.

## 第 8 篇 下肢与会阴区域重建
来自 Esegrenio F. Facillima Methodus Delineandi omnes Humani Corporis partes. Venezia: Remondini, 1770. Personal collection of Riccardo F. Mazzola, MD.

## 第 9 篇 特殊问题
来自 Angelus J. Astrolabium Planum. Augsburg: Ratdolt E, 1488. Personal collection of Riccardo F. Mazzola, MD.

## 第 49 章
图 49-1 来自 Rohrich R, Pessa J. The fat compartments of the face: anatomy and clinical implications for cosmetic surgery. Plastic and Reconstructive Surgery 2007;119:2219-2227. *www.PRSJournal.com.*

图 49-2 来自 Pessa JE, Rohrich RJ. Facial Topography: Clinical Anatomy of the Face. St Louis: Quality Medical Publishing; 2012:77, 53.

图 49-3~49-8 和表 49-1 来自 Rohrich R, Ghavami A, Constantine F, et al. Lift-and-fill face lift: integrating the fat compartments. Plastic and Reconstructive Surgery 2014;133:756e-767e. *www.PRSJournal.com.*

## 第 10 篇 未来前景
来自 Rueff J. De Conceptu et Generatione Hominis. Frankfurt: Feyerabend S, 1580. Personal collection of Riccardo F. Mazzola, MD.

## 第 53 章
图 53-2~53-5 来自 Charles-de-Sá L, Gontijo-de-Amorim N, Maeda Takiya C, et al. Antiaging treatment of the facial skin by fat graft and adipose-derived stem cells. Plastic and Reconstructive Surgery 2015;135:999-1009. *www.PRSJournal.com.*

# 专业术语缩略词英汉对照

| ACEi | angiotensin-converting enzyme inhibitors | 血管紧张素转换酶抑制剂 |
|------|------------------------------------------|------------------------|
| ADM | acellular dermal matrix | 无细胞真皮基质 |
| ADRCs | adipose-derived regenerative cells | 脂肪再生细胞 |
| ADSCs | adipose-derived stem cells | 脂肪干细胞 |
| ADSVF | adipose-derived stromal vascular fraction | 脂肪来源的基质血管成分 |
| AECs | adipose-derived endothelial cells | 脂肪源性内皮细胞 |
| AFG | autologous fat grafting | 自体脂肪移植 |
| ALP | alkaline phosphatase | 碱性磷酸酶 |
| APCH7 | allophycocyanin-H7 | 全藻蓝蛋白 -H7 |
| ASAPS | American Society for Aesthetic Plastic Surgery | 美国整形美容外科学会 |
| ASPS | the American Society of Plastic Surgeons | 美国整形外科医师协会 |
| BAT | brown adipose tissue | 棕色脂肪 |
| BM-MSCs | bone marrow–derived mesenchymal stem cells | 骨髓间充质干细胞 |
| BMP | bone morphogenetic proteins | 骨形成蛋白 |
| BSSO | bilateral sagittal split osteotomy | 双侧矢状劈开截骨术 |
| C/EBP | CCAAT/enhancer–binding protein | CCAAT／增强子结合蛋白 |
| CAL | cell-assisted lipotransfer | 细胞辅助脂肪移植 |
| CAT | Committee for Advanced Therapies | 高级治疗委员会 |
| CBA | composite breast augmentation | 复合隆乳术 |
| CD | cluster of differentiation | 分化集群 |
| CDK4 | cyclin-dependent kinase-4 | 细胞周期蛋白依赖激酶 -4 |
| CFGT | Coleman fat grafting technique | 科尔曼脂肪移植技术 |
| CFU-F | the colony-forming unit fibroblasts | 集落形成单位成纤维细胞 |
| CHFS | Cochin Hand Function Scale | Cochin 手功能量表 |
| CPA | cryoprotective agent | 低温保护剂 |
| CRPS | complex regional pain syndrome | 复杂局部疼痛综合征 |
| CTGF | connective tissue growth factor | 结缔组织生长因子 |
| Cyt532 | Cytocare 532 | 细胞保护 532（非交联透明质酸） |
| DAMPs | damage-associated molecular patterns | 损伤相关分子模式 |
| DASH | disabilities of the arm, shoulder, and hand | 臂部、肩部和手的功能障碍 |
| DIP | distal interphalangeal | 远端指间 |
| DMEM | Dulbecco's Modified Eagle's Medium | 杜尔贝科改良伊格尔培养基 |

| DMSO | dimethyl sulfoxide | 二甲基亚砜 |
| ECD | energy-coupled dye | 能量耦合染料 |
| ECM | extracellular matrix | 细胞外基质 |
| EGF | epidermal growth factor | 表皮生长因子 |
| ELISA | enzyme-linked immunosorbent assay | 酶联免疫吸附测定 |
| EMA | the European Medicines Agency | 欧洲药品管理局 |
| EPCs | endothelial progenitor cells | 内皮前体细胞 |
| ERAs | endothelin receptor agonists | 内皮素受体刺激素 |
| EURAPS | the European Association of Plastic Surgeons | 欧洲整形外科医生协会 |
| EVE | external vacuum expansion | 组织外扩张 |
| FA | facial atrophy | 颜面萎缩 |
| FABP4 | fatty acid binding protein 4 | 脂肪酸结合蛋白 4 |
| FCM | flow cytometry | 流式细胞术 |
| Fc-γR | fraction crystallizable-gamma receptor | 部分可结晶 γ 受体 |
| FDA | Food and Drug Administration | （美国）食品和药品管理局 |
| FGF | fibroblast growth factor | 成纤维细胞生长因子 |
| FMO | fluorescence minus one | 荧光 -1 |
| G3PDH | glycerol-3-phosphate dehydrogenase | 甘油 -3- 磷酸脱氢酶 |
| GABA | gamma-aminobutyric acid | γ - 氨基丁酸 |
| G-CSF | granulocyte colony–stimulating factor | 粒细胞集落刺激因子 |
| GFP | green fluorescent protein | 绿色荧光蛋白 |
| GM-CSF | granulocyte-macrophage colony-stimulating factor | 粒 - 巨噬细胞集落刺激因子 |
| GMG | geniomandibular groove | 颏下颌沟 |
| GVHD | graft-versus-host disease | 移植物抗宿主病 |
| HA | hyaluronic acid | 透明质酸 |
| HGF | hepatocyte growth factor | 肝细胞生长因子 |
| HIF-1α | hypoxia-inducible factor-1-alpha | 乏氧诱导因子 -1 α |
| HIV | human immunodeficiency virus | 人类免疫缺陷病毒 |
| HLAD | human leukocyte antigen–antigen D | 人类白细胞抗原 - 相关抗原 D |
| HPS | hematoxylin-phloxin-saffron | 苏木素 - 福禄考素 - 藏红花 |
| HSCs | hematopoietic stem cells | 造血干细胞 |
| IBMX | isobutylmethylxanthine | 异丁基甲基黄嘌呤 |
| IDO | indoleamine 2,3-dioxygenase | 吲哚胺 2,3- 双加氧酶 |
| IFATS | the International Federation for Adipose Therapeutics and Science | 国际脂肪治疗与科学联合会 |
| IFN-γ | interferon-gamma | γ 干扰素 |
| IGF | insulin-like growth factor | 胰岛素样生长因子 |
| IL-10 | interleukin-10 | 白细胞介素 -10 |
| ISCs | intestinal stem cells | 肠干细胞 |
| ISCT | the International Society for Cellular Therapeutics | 国际细胞治疗学会 |
| ISPRES | the International Society of Plastic and Regenerative Surgery | 国际整形再生外科学会 |

| KGF | keratinocyte growth factor | 角化细胞生长因子 |
|---|---|---|
| LA | lipoatrophy | 脂肪萎缩 |
| LA | limited fasciectomy | 局限性筋膜切除术 |
| LAFCs | lipoaspirate fluid–derived cells | 吸脂液衍生细胞 |
| LD | lipodystrophy | 脂肪代谢障碍 |
| LMA | laryngeal mask airway | 喉罩通气 |
| LPL | lipoprotein lipase | 脂蛋白脂酶 |
| LS | LipoStructure | 脂肪塑形 |
| MCP | metacarpophalangeal | 掌指的 |
| MCP-1 | monocyte chemoattractant protein-1 | 单核细胞趋化蛋白 -1 |
| MHCII | major histocompatibility complex class II | 主要组织相容性复合体 II |
| MHISS | Mouth Handicap in Systemic Sclerosis Scale | 系统性硬皮病口腔障碍量表 |
| MMF | mycophenolate mofetil | 霉酚酸酯 |
| MMP-9 | matrix metallopeptidase-9 | 基质金属肽酶 -9 |
| MSCs | mesenchymal stem cells | 间充质干细胞 |
| Muse cells | multilineage-differentiating stress-enduring cells | 多向分化应力持久性细胞(缪斯细胞) |
| NA | needle aponeurotomy | 针刺腱膜松解术 |
| NLF | nasolabial fold | 鼻唇沟 |
| NSCs | neural stem cells | 神经干细胞 |
| OPN | osteopontin | 骨桥蛋白 |
| ORL | orbicular retaining ligament | 眼轮匝肌限制韧带 |
| OSA | obstructive sleep apnea | 阻塞性睡眠呼吸暂停 |
| OSN | osteocalcin | 骨钙素 |
| PAH | pulmonary arterial hypertension | 肺动脉高压 |
| PAI | plasminogen activator inhibitor | 纤溶酶原激活物抑制剂 |
| PAL | power-assisted liposuction | 动力辅助吸脂 |
| PALF | percutaneous aponeurotomy and lipofilling | 经皮腱膜切开脂肪填充术 |
| PAMPs | pathogen-associated molecular patterns | 病原体相关分子模式 |
| PDAC | pancreatic ductal adenocarcinoma | 胰腺导管腺癌 |
| PDGF | platelet-derived growth factor | 血小板衍生生长因子 |
| PECY5 | phycoerythrin-cyanine 5 | 藻红蛋白 - 花菁 5 |
| PEDF | pigment-epithelium derived factor | 色素上皮衍生因子 |
| PET-CT | positron emission tomography-computed tomography | 正电子发射断层扫描 |
| PFG | perineural fat grafting | 神经周围脂肪移植 |
| PGE2 | prostaglandin E2 | 前列腺素 E2 |
| PIP | proximal interphalangeal | 近端指间 |
| PLA | processed lipoaspirate | 脂肪抽吸提取物 |
| POSAS | patient and observer scar assessment scale | 患者和观察者瘢痕评定量表 |
| PPAR- γ | peroxisome proliferator activated receptor-gamma | 过氧化物酶体增殖物激活受体 - γ |
| PRL | platelet-rich lipotransfer | 富血小板脂肪移植 |
| PRP | platelet-rich plasma | 富血小板血浆 |
| RAFT | reverse abdominoplasty with fat transfer | 反向腹壁成形联合脂肪移植 |

| | | |
|---|---|---|
| RCS | Raynaud's Condition Score | Raynaud 状态量表 |
| RD | romberg disease | 半侧颜面萎缩 |
| RM | regenerative medicine | 再生医学 |
| RUNX2 | runt-related transcription factor-2 | 转录因子 -2 |
| SDF-1 | stromal cell derived factor-1 | 基质细胞衍生因子 -1 |
| SDF-1-α | stromal cell derived factor-1-alpha | 基质细胞衍生因子 -1-α |
| SEM | scanning electron microscope | 扫描电子显微镜 |
| SFG | structural fat grafting | 结构性脂肪移植 |
| SGZ | the subgranular zone | 亚颗粒带 |
| SHAQ | Scleroderma Health Assessment Questionnaire | 硬皮病健康评估问卷 |
| SOD2 | superoxide dismutase -2 | 超氧化物歧化酶 -2 |
| SRC | scleroderma renal crisis | 硬皮病肾危象 |
| SSc | systemic sclerosis | 硬皮病 |
| SVF | stromal vascular fraction | 基质血管成分 |
| SVZ | the subventricular zone | 室管膜下区 |
| sWATs | subcutaneous adipose tissue | 皮下脂肪组织 |
| TACs | transit-amplifying cells | 传输放大细胞 |
| TAPC | transit-amplifying progenitor cell | 转运扩增祖细胞 |
| TCA | trichloroacetic acid | 三氯乙酸 |
| TEM | transmission electron microscope | 透射电子显微镜 |
| TGFβ | tumor growth factor-beta | 肿瘤生长因子 -β |
| TGF-β | transforming growth factor-beta | 转化生长因子 -β |
| TH1 | T-helper 1 | 辅助 T 细胞 1 |
| TIMP-1 | tissue inhibitor of matrix metalloproteinase-1 | 组织抑制剂基质金属蛋白酶 -1 |
| TIVA | total intravenous anesthesia | 全身静脉麻醉 |
| TNF-α | tumor necrosis factor-alpha | 肿瘤坏死因子 -α |
| UCP1 | uncoupling protein -1 | 解偶联蛋白 -1 |
| VAS | Visual Analog Scale | 视觉模拟量表 |
| VECs | valvular endothelial cells | 瓣膜内皮细胞 |
| VECs | vascular endothelial cells | 血管内皮细胞 |
| VEGF | vascular endothelial growth factor | 血管内皮生长因子 |
| VFFA | vocal fold fat augmentation | 声带脂肪填充 |
| VPI | velopharyngeal incompetence or insufficiency | 腭咽闭合不全 |
| vWF | von willebrand factor | 血管性血友病因子 |
| WAT | white adipose tissue | 白色脂肪组织 |
| α-SMA | alpha smooth muscle actin | α - 平滑肌肌动蛋白 |